# 少见及疑难皮肤病

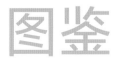

## Atlas of Rare and Challenging Skin Diseases

主　　　编　高天文　刘　玲　马翠玲　廖文俊

副　主　编　付　萌　刘　宇　王　雷　樊平申　王胜春　王　琳

特邀副主编　杨淑霞　杨希川　王秀丽　张福仁　冉玉平

主　　　审　王　刚　李春英　刘　斌

秘　　　书　成文静　俞　晨　陈凤鸣　李　冰　邵　帅　张金娥

人民卫生出版社
PEOPLE'S MEDICAL PUBLISHING HOUSE
·北 京·

**图书在版编目（CIP）数据**

少见及疑难皮肤病图鉴 / 高天文等主编 . —北京：
人民卫生出版社，2024.3
ISBN 978-7-117-35727-2

Ⅰ.①少… Ⅱ.①高… Ⅲ.①皮肤病 – 疑难病 – 图谱
Ⅳ.①R751-64

中国国家版本馆 CIP 数据核字（2024）第 001666 号

| 人卫智网 | www.ipmph.com | 医学教育、学术、考试、健康， |
| | | 购书智慧智能综合服务平台 |
| 人卫官网 | www.pmph.com | 人卫官方资讯发布平台 |

**少见及疑难皮肤病图鉴**
Shaojian ji Yinan Pifubing Tujian

主　　编：高天文　刘　玲　马翠玲　廖文俊
出版发行：人民卫生出版社（中继线 010-59780011）
地　　址：北京市朝阳区潘家园南里 19 号
邮　　编：100021
E - mail：pmph @ pmph.com
购书热线：010-59787592　010-59787584　010-65264830
印　　刷：三河市宏达印刷有限公司
经　　销：新华书店
开　　本：889 × 1194　1/16　印张：44
字　　数：1695 千字
版　　次：2024 年 3 月第 1 版
印　　次：2024 年 4 月第 1 次印刷
标准书号：ISBN 978-7-117-35727-2
定　　价：399.00 元

打击盗版举报电话：010-59787491　E-mail：WQ @ pmph.com
质量问题联系电话：010-59787234　E-mail：zhiliang @ pmph.com
数字融合服务电话：4001118166　E-mail：zengzhi @ pmph.com

# 编 委
（按贡献排序）

**空军军医大学西京医院皮肤科**

高天文　刘　玲　马翠玲　廖文俊　王　雷　刘　宇　付　萌
樊平申　王胜春　王　琳　高继鑫　成文静　俞　晨　陈凤鸣
李　冰　郭艳阳　高　琳　屈欢欢　郭伟楠　朱冠男　郭　伟
张荣利　肖月园　张宇伟　刘　芳　张　晓　郝军峰　王媛丽
谭　强　高美艳　亢寒梅　邵　帅　张金娥　肖　茜　石　琼

# 特邀副主编
（按贡献排序）

杨淑霞（北京大学第一医院）

杨希川（陆军军医大学西南医院）

王秀丽（上海市皮肤病医院）

张福仁（山东第一医科大学附属皮肤病医院）

冉玉平（四川大学华西医院）

# 特邀编委
（按贡献排序）

王宏伟（复旦大学附属华东医院）

于海洋（青岛市市立医院）

张　颖（重庆市中医院）

朱建建（常德市第一人民医院）

陈思远（华中科技大学同济医学院附属协和医院）

蔡绥勍（浙江大学医学院附属第二医院）

柳君如（烟台毓璜顶医院）

孙勇虎（山东第一医科大学附属皮肤病医院）

# Atlas of
# Rare and Challenging Skin Diseases

# 使用说明

- **年轻医生、研究生系统学习**：请先学习常见病非典型表现，只看其中的典型病例，待有较好的基础后再学习非典型病例。

- **主治医师、副主任医师学习提高**：主要看常见病非典型病例。

- **主任医师及高年资副主任医师学习提高**：主要看罕（少）见病部分。

- **临床工作中不认识的疾病查找**：请按部位查对，即按本书的目录查阅。亦可根据发病年龄索引、特殊皮损形态索引查对。这些索引在正文后面。

- **病名索引**：放在最后，按疾病首字拼音排序，包含别名。英文病名索引在倒数第二个。

# Directions for use

- **Young doctors and graduate students study systematically:** first study atypical symptoms of common diseases, only look at typical cases, and then study atypical cases when you have a better foundation.

- **Attending doctors and deputy chief physicians learn to improve:** focus on atypical cases of common diseases.

- **Chief physician and senior deputy chief physician learn to improve:** mainly study rare/difficult diseases.

- **Search for diseases you don't know in clinical work:** Search by site, i.e. refer to the table of contents in this book. You can also check by index of age of onset, index of special rash morphology. All of these indexes are following the main text.

- **Index of disease names:** Placed last, sorted alphabetically by the first name of the disease, containing aliases. The English index is the second to last.

# 主编简介

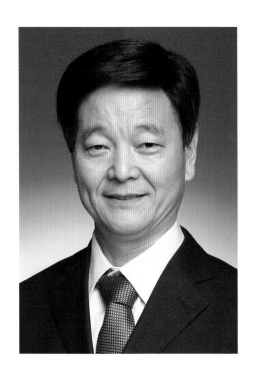

**高天文** 医学博士、教授、主任医师

1955年生于云南禄劝，1983年毕业于第四军医大学，1992年获第三军医大学皮肤性病学博士学位，1996年在美国完成博士后学习。1997—2011年担任第四军医大学西京医院皮肤科主任。现兼任中国抗癌协会黑色素瘤专业委员会主任委员、陕西省医学会皮肤性病学分会主任委员、中华医学会皮肤性病学分会白癜风研究中心首席专家、空军军医大学西京医院伦理委员会主任委员等职；曾兼任中华医学会皮肤性病学分会第十二届副主任委员及病理学组组长、中华医学会医学美学与美容学分会第七届副主任委员、中国医师协会皮肤科医师分会第三届副会长等职。主编、主译专著及音像教材15部，发表SCI论文170余篇。临床及科研主要研究方向：皮肤组织病理、黑色素瘤、白癜风。

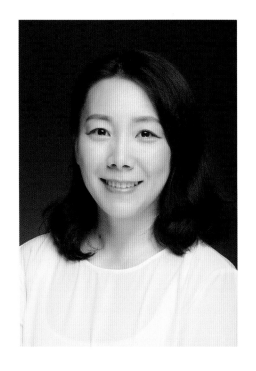

**刘　玲** 医学博士、副教授、副主任医师

1980年生于四川叙永，1998年毕业于第四军医大学，2009年获第四军医大学皮肤性病学博士学位，2016年成为美国Thomas Jefferson大学访问学者。兼任中国医师协会皮肤科医师分会罕见遗传病专业委员会委员、中华预防医学会皮肤病与性病预防与控制专业委员会青年委员、陕西省医学会皮肤性病学分会青年委员会委员等职务。参编、参译皮肤科专著近20部，发表SCI论文42篇，其中第一/通信作者10篇。主要研究方向：皮肤组织病理、色素性皮肤病、遗传性皮肤病及自身免疫性疱病。

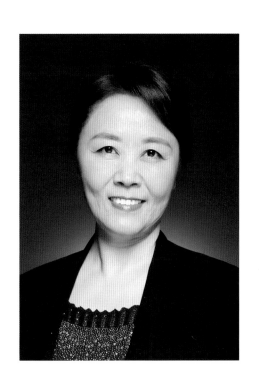

**马翠玲**　医学博士、教授、主任医师

河南省开封市人。1980年考入第一军医大学医疗系，1985年获临床医学学士学位，2000年获第四军医大学皮肤病与性病学博士学位，之后赴美国西弗吉尼亚大学完成博士后学习，主要从事环境因素与感染性皮肤病、皮肤肿瘤发生机制研究。现任中国医师协会皮肤科医师分会痤疮学组委员、中华预防医学会皮肤病与性病预防与控制专业委员会性艾学组委员、中国中西医结合学会皮肤性病专业委员会痤疮学组委员。以第一作者或通信作者发表SCI论文30余篇。自1985年至今在空军军医大学西京医院皮肤科从事医疗、教学、科研工作。专业特长：性传播疾病、色素性疾病、儿童皮肤病、皮肤组织病理。

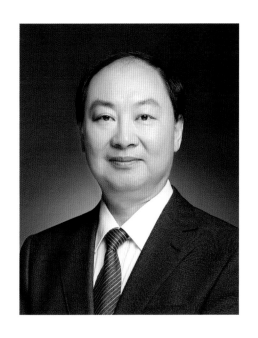

**廖文俊**　医学博士、教授、主任医师

四川省自贡市人，1984年毕业于第三军医大学获学士学位，1998年获第四军医大学病理学与病理生理学博士学位。以第一作者或通信作者在SCI及源期刊杂志上发表学术论文及文献综述100余篇。主编专著4部、副主编/译专著3部。现兼任中国医师协会皮肤科医师分会皮肤病理亚专业委员会副组长、陕西省医学会皮肤性病学分会常务委员、陕西省医师协会皮肤科医师分会常务委员、西安医学会皮肤病学分会副主任委员等职。临床专长：免疫性皮肤病、结缔组织病、皮肤血管炎、皮肤组织病理。

# 序 言

在众多的医学临床学科里,皮肤科病种最多,皮肤疾病的诊断仍存在许多困惑,甚至难以治疗。对于皮肤科医生来说,常见病的诊断和治疗相对容易掌握,而少见病和罕见病的诊断和治疗往往是对医生从医经验和其对皮肤疾病知识整体把握的考验。对于年轻医生和很多基层皮肤科医生来说,受限于门诊量、患者群体等的局限性和地域差异等因素,缺乏认识少见病和罕见病的途径和经验,更增加了发现、识别和确诊少见病和罕见病的难度。然而,目前皮肤科学领域对于少见病和罕见病的专著较少,由高天文教授等主编的《少见及疑难皮肤病图鉴》一书填补了这一空白,对于指导青年医生全面掌握皮肤疾病种类,指导皮肤疾病诊疗和减少误诊率具有重要意义,有助于推动皮肤少见病和罕见病的普及和诊疗水平的提高。

本书的主编高天文教授是目前国内顶尖的皮肤领域专家,在国内有多个学术任职。自 1997 年接任第四军医大学西京医院皮肤科主任以来,带领科室取得了前所未有的大踏步跨越式发展,成就了皮肤科省重点学科、国家重点学科、全军皮肤病研究所等一座座丰碑。高天文教授曾从师国内知名的皮肤病理方面的泰斗刘荣卿教授,在皮肤病理、黑色素瘤、白癜风、疑难皮肤病诊治等方面均具有相当高的造诣,还首次在国际上发现和命名"外伤后细菌性致死性肉芽肿"这一新疾病,后经过数十年持续研究,终于发现其病原体阿米巴并重新命名为"外伤后阿米巴致死性肉芽肿",并首次提出该病救治方案,研究成果获军队医疗成果一等奖。高天文教授具有不畏艰险、勇攀高峰的科学精神,始终保持对知识的敬畏和求知若渴的态度,带领科室形成"和谐、拼搏、超越"的西京文化。本书是高天文教授带领西京医院皮肤科团队近 20 年收录的少见病和罕见病的总结,包含疾病的临床表现、诊断线索、优质图片等核心诊断要点,具有以下几个突出特点。

1)内容体系纵深丰富:对于少见病和罕见病,疾病的鉴别诊断更为重要,本书在临床特点方面进行了深入的鉴别和剖析,让读者更为清晰地认识疾病并加深记忆;此外,本书所囊括的疾病病种较为全面,基本涵盖了目前发现的皮肤少见病和罕见病的种类,对于每种疾病均呈现了典型病例的例证,含金量高。

2)编委成员力量雄厚:本书编委成员廖文俊教授具有丰富的病理学背景和临床经验,在编写本书过程中花费大量时间完成病例选择、图片采集和文字整理。编委王雷教授是目前国内知名的中青年皮肤病理学专家,独立或参与撰写了多部皮肤病理学著作,在本书的撰写上也付出了大量心血和努力。本书编委成员既具有扎实的临床积累,又具有病理尤其是大病理方面的基础,使本书内容具有权威性和说服力。

3)章节编排简明有序:本书按照皮损分布部位进行疾病种类划分,思路清晰,方便查阅,使读者一目了然,可读性强。

4)图片典型质量高:书中所收集的病例均为国内患者,相比国外的书籍,对于亚洲人群皮肤疾病表现的诊断更具有借鉴意义。

我很高兴看到这样一本切近临床需要,简明扼要又具有一定深度和广度参考书的出版,我将此书推荐给广大的中青年皮肤科医生,希望本书的出版能够增强皮肤科医生对于皮肤少见病和罕见病的认识和重视,促进皮肤科医生整体诊疗水平的提升。

刘玉峰

2023 年 1 月

# 前　言

看图识字,是儿童学习文字的起始。与儿童一样,从感性到理性,通过看图谱学习皮肤病,可能是我和大多数皮肤科医生都走过的路。有了一定积累后,我特别想有一本罕见、少见、异形疑难的皮肤病图谱,以快速提升自己的诊断水平。很失望,我始终未能如愿。2005 年,为了培养研究生和年轻医生,我们启动了《罕见、少见、异形及疑难皮肤病图鉴》的编写,但实施中发现当时的积累远远难以达此目标,只好等待。2018 年在完成《实用皮肤组织病理学》一书后,我默默地做着准备,后因写作《白癜风》一书等其他工作暂时停顿。经过反复思考与查找图片等准备,2021 年 9 月正式在科室全体医生中宣布启动工作,请近半年内有时间和精力的医生主动报名参与。该工作获得了大家的热烈响应,并进行多次充分讨论,王刚教授提议的书名《少见及疑难皮肤病图鉴》获得了认可。

本书编写初衷的目标读者是中、高级职称医师,筹备会上编委们认为有必要为每个常见病增加 1 个典型病例,让初级人员也能学习,使年轻医生在掌握典型病例后能快速掌握疑难、少见及不典型的皮肤病,加速成长过程。

目录编排、分类是一本书的灵魂。本书的主目录根据疾病的好发部位编排,将罕(少)见与常见不典型皮肤病分开,每部分再按结节斑块、丘疹水疱、斑疹顺序,此编排有利于读者在临床工作中查找不认识的疾病。对一些临床形态变异特别大的疾病,我们特列了第八章,挑选了十大类疾病,适当多选一些病例,以便于读者系统性学习。此外,我们列出了发病年龄索引、特殊皮损形态索引,因其中列出的疾病超出本书而改为附录,相信这些附录和索引将为读者学习提供很大的便利。

书中大量的疑难病例选自临床诊断错误,由病理、化验等检查后修正者。这些罕见、少见、不典型皮肤病对于主治医师及低年资副主任医师有很大难度,图片挑选由临床经验丰富的高年资医师实施,经多位主编反复审定。初稿由年轻医生书写后,副主编、主编及主审轮番审修,因此本书最终形成了一个较大的主编、副主编及主审团队。正因每个病例均经过至少 10 人次之手,作者的贡献最终根据承担的工作数量及质量体现在作者排序中。

本书的图片主要选自科室 2005 年以来取病理时拍摄的百余万幅数码照片,基本上未用早年像素偏低的数码照片及以往积累的胶片照片。一些不需取病理的照片主要选自住院患者照片及部分医生平时积累的门诊照片。

毛发疾病一节特邀北京大学第一医院杨淑霞教授编写并提供全部图片;麻风一节特邀陆军军医大学西南医院杨希川教授审修并提供较多图片,后又特别邀请山东第一医科大学附属皮肤病医院张福仁教授把关;梅毒一节特邀上海市皮肤病医院王秀丽教授修改和补充病例;深部真菌病、诺卡菌病一节特邀四川大学华西医院冉玉平教授审理。部分病例通过临沂市人民医院陈洪晓教授建立的"天天向上"皮肤病理交流平台征集而得。全部非空军军医大学西京医院皮肤科的病例均已在文中注明提供者及单位。在此特向对本书做出贡献的全部同仁表示衷心感谢!

尽管所选图片由不同层次的医生挑选和把关,但限于一个独立单位的认知水平,仍难免有误诊误判或描述错误,衷心希望读者予以指正。

高天文

2023 年 1 月

# PREFACE

Learning to read by looking at pictures is the starting point for children to learn words. Similarly, for most dermatologists and me, learning about skin diseases through pictures is the path we have taken, from the emotional to the rational. After accumulating a certain amount of experience, I particularly wanted to have a rare, uncommon, and unusual skin disease atlas to quickly improve my diagnostic level. I was disappointed that I was unable to achieve this goal. In 2005, in order to cultivate graduate students and young doctors, we launched the compilation of Rare, Uncommon, Unusual, and Difficult Skin Disease Atlas, but during the implementation, we found that the accumulation at that time was far from reaching this goal, so we had to wait. After completing the Practical Dermatopathology book in 2018, I silently prepared, but later paused due to other work including writing the book Vitiligo. After repeated thinking and searching for pictures, in September 2021, I officially announced the launch of the work to all the doctors in our department, and invited doctors who had time and energy to actively sign up to participate.

The original goal of the book was to target middle and high-level medical professionals, but at the preparatory meeting, the editors believed that it was necessary to add one typical case for each common disease, so that even beginners can learn from it. Young doctors can quickly master difficult, rare, and atypical skin diseases after typical cases, accelerating the growth process.

The arrangement and classification of the table of contents is the soul of a book. The main table of contents of this book is arranged according to the location of the disease, separating the rare from common atypical skin diseases. And each part is arranged in the order of macules, nodules, papules, plaques, which is conducive to the reader looking up unknown diseases in clinical work. For some diseases with particularly large clinical morphological variations, we have specially listed Chapter 8, and selected 10 major categories of these diseases, with more cases selected for systematic learning. In addition, we have listed the age of onset index and the special lesions pattern index, which have been changed into appendices because the diseases listed in them are beyond the diseases in this book. We believe that these appendices and indexes will provide great convenience for readers.

The book contains a large number of difficult cases, which are selected from clinical diagnostic errors, and are corrected by pathological, laboratory, and various examinations. These rare, uncommon, and atypical skin diseases are difficult for attending physicians and junior associate chief physician. The selection of images is carried out by experienced senior physician, and repeatedly reviewed by multiple chief editors. Drafted by young doctors, the manuscript was then reviewed by the deputy editors, chief editors, and main reviewers, so the book finally needed a large team of chief editors, deputy editors, and main reviewers. The final version of this book is the result of the efforts of at least 10 people for each case, thus the author contributions are reflected in the authors' order according to the quantity and quality of their work.

The pictures in this book are mainly selected from the department's digital photos taken since 2005, basically not from early digital photos with low pixels and the accumulated film photos, with a total of more than a million. Some cases that do not need pathology are mainly selected from photos of inpatient patients and outpatient photos accumulated by each doctor.

The section on hair diseases is specially written and provided all the pictures by Professor YANG Shuxia from Peking University First Hospital; the section on leprosy is specially reviewed and provided with many pictures by Professor YANG Xichuan from the Southwest Hospital of AMU; the section on syphilis is specially revised and supplemented with cases by Professor WANG Xiuli from Shanghai Skin Disease Hospital. Here, we express our sincere gratitude to all colleagues who have made contributions to this book!

Despite the fact that the selected pictures are selected and reviewed by the team, there may still be misdiagnosis, misjudgment or description is inaccurate due to the cognitive level of an independent unit. We sincerely hope that readers will correct them.

**GAO Tianwen**
**January 2023**

# 目　录

# CONTENTS

# 第一章

## 面、颈、头皮为主的皮肤病

# Chapter 1

# Skin diseases of face, neck and scalp

# 第一章
# 面、颈、头皮为主的皮肤病
（skin diseases of face, neck and scalp）

## 第一节　面部为主的罕/少见病
（rare diseases of face）

### 1.1.1　外伤后阿米巴致死性肉芽肿
（fatal Balamuthia granuloma after trauma）

20世纪60年代以来，国内一些专家曾陆续观察到一种面部外伤后出现的致死性肉芽肿，高天文等根据患者的临床及病理特点、电镜下发现细菌、分离出的细菌分子生物学鉴定为痤疮丙酸杆菌、并依据药敏等结果，成功挽救了1位患者，将其命名为"外伤后细菌性致死性肉芽肿（fatal bacterial granuloma after trauma）"，2002发表于《英国皮肤病学杂志》。2017年利用免疫组化和分子生物学方法，最终证明病原为巴拉姆希阿米巴（*Balamuthia mandrillaris*），与美国国家职业安全卫生研究所（NIOSH）等报告的肉芽肿性阿米巴脑炎（俗称"食脑虫病"）为同一病原体。美国NIOSH总结全球200多个病例，仅10例救治成功。鉴于该病绝大多数有明确外伤史，致死率仍然非常高，改用新的疾病名称：外伤后阿米巴致死性肉芽肿（fatal Balamuthia granuloma after trauma，FBGT）。

该病有下列特点：主要发生于面部；多有明确外伤史；进行性暗红色斑块；皮损附近及远处可继发斑块、结节，多呈暗紫红色、坚硬如骨；后期出现脑炎症状；糖皮质激素治疗可使皮损暂时消退，但显著加速患者死亡。病理示真皮内肉芽肿性炎症，浆细胞、组织细胞、多核巨细胞和淋巴细胞为主，需特别注意与寻常狼疮鉴别。巴拉姆希阿米巴特异性抗体免疫组化和分子生物学技术可确诊。

### 外伤后阿米巴致死性肉芽肿1　典型病例

男，20岁，左颧部砖头砸伤，愈后出现暗红色斑块10个月。

病例点评：边缘堤状隆起、原发斑块旁出现新的斑块是该病特点。该患者入院时磁共振成像（magnetic resonance imaging，MRI）示无脑内感染，不恰当用药后出现脑内多发感染并快速死亡。图1.1.1.1中的糜烂结痂系院外用药及取病理所致。

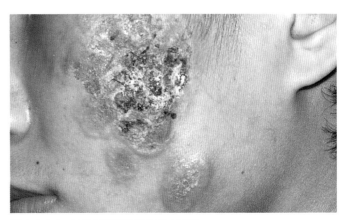

图1.1.1.1　外伤后阿米巴致死性肉芽肿

### 外伤后阿米巴致死性肉芽肿2　典型病例

男，12岁，鼻部红斑块逐渐增大1年，无不适（图1.1.1.2）。无明确外伤史。确诊后给予干扰素γ联合林可霉素1年治愈。

病例点评：部分病例缺乏明确外伤史，推测儿童、鼻周由挖鼻或小的损伤导致。

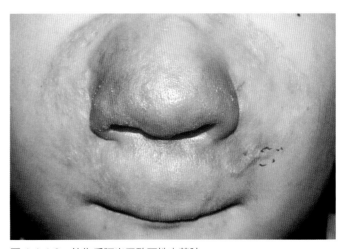

图1.1.1.2　外伤后阿米巴致死性肉芽肿

### 外伤后阿米巴致死性肉芽肿 3 典型病例

女,8 岁,左鼻旁外伤后红斑不愈,形成斑块渐增大 10 个月,MRI 检查示左枕叶感染(图 1.1.1.3)。干扰素 γ 联合林可霉素治疗后皮损消退,脑内病灶略缩小,脑外科手术切除后继续用药 12 个月,随访 15 年未复发。

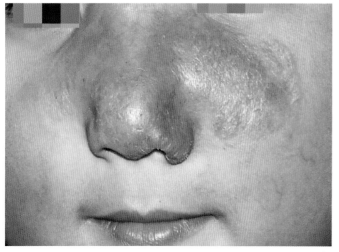

图 1.1.1.3 外伤后阿米巴致死性肉芽肿

### 外伤后阿米巴致死性肉芽肿 4

男,74 岁,左眶下擦伤 29 个月,愈后出现暗红色肿块 25 个月(图 1.1.1.4)。该患者用干扰素 γ 联合林可霉素 1 周后皮损明显改善,能睁眼。持续用药 4 个月,停药后 3 个月发生脑内感染死亡。

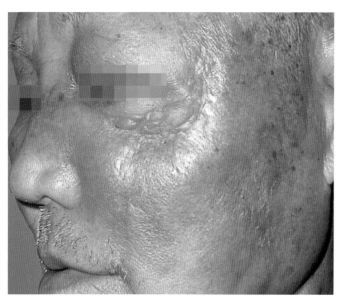

图 1.1.1.4 外伤后阿米巴致死性肉芽肿

### 外伤后阿米巴致死性肉芽肿 5

女,12 岁,左面部狗咬伤愈后 1 年出现红斑块,缓慢增大 4 年(图 1.1.1.5)。

病例点评:该患者病情进展缓慢,用林可霉素等多种抗生素治疗 6 个月皮损基本消退,但脑感染逐渐扩大,7 个月后死亡。

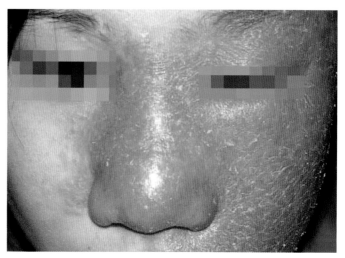

图 1.1.1.5 外伤后阿米巴致死性肉芽肿

### 外伤后阿米巴致死性肉芽肿 6

男,4 岁,面部红斑、结节、斑块 3 年余。初鼻弓小丘疹,用自制药涂后发生溃疡,愈后遗留红斑,渐形成斑块,并逐渐增大(图 1.1.1.6)。

病例点评:该患者对干扰素 γ 联合林可霉素、阿奇霉素均有效,但最终死于脑感染。

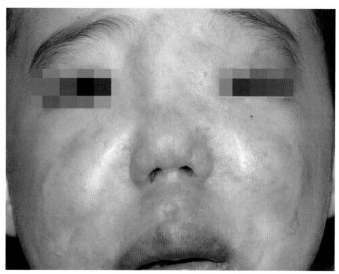

图 1.1.1.6 外伤后阿米巴致死性肉芽肿

## 外伤后阿米巴致死性肉芽肿 7

男,21 岁,鼻部、鼻周、上唇上部暗红色肿块 16 个月,皮损坚硬如骨(图 1.1.1.7)。患者无明确外伤史,先后到全国 9 家医院就诊,确诊后对各种治疗药物反应差,1 年半死亡。

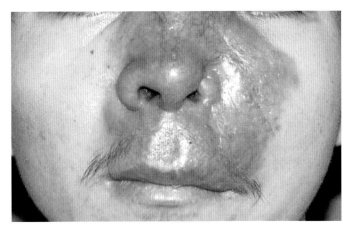

图 1.1.1.7 外伤后阿米巴致死性肉芽肿

## 外伤后阿米巴致死性肉芽肿 8

女,57 岁,左腰部浸润性红色斑块伴痒 2 年(图 1.1.1.8)。

病例点评:该例皮损形态典型,但无明确外伤史,发生于腰部,诊断极困难。

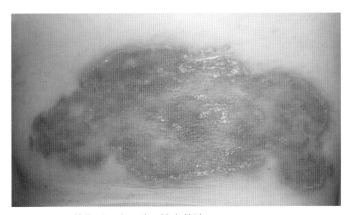

图 1.1.1.8 外伤后阿米巴致死性肉芽肿

## 外伤后阿米巴致死性肉芽肿 9

女,4 岁,左面部外伤后遗留红斑,渐扩大形成斑块 1 年半(图 1.1.1.9)。该例药物治疗有效但皮损消退缓慢,予手术切除后继续用药 4 个月停药,随访 8 年未复发。

病例点评:该例浸润及边缘隆起不明显,颜色接近正常皮肤,外伤史是重要诊断线索。

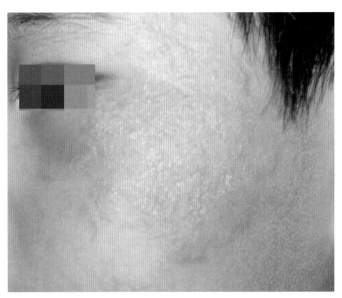

图 1.1.1.9 外伤后阿米巴致死性肉芽肿

## 1.1.2 结节病
### (sarcoidosis)

结节病又称肉样瘤病、类肉瘤,是一种病因不明的系统性肉芽肿性疾病。可仅限于皮肤,也可累及多个系统,最常累及肺。结节病皮肤表现多种多样,皮损通常表现为红褐色至紫红色丘疹和斑块,好发于面部,特别是鼻翼、眼周和口周,其次为颈、躯干上部及四肢。可发生于瘢痕和文身处。少见皮肤表现为色素减退、鱼鳞病样、银屑病样及溃疡等。结节病其他变异型包括 Lofgren 综合征、Darier-Roussy 型结节病以及冻疮样狼疮型结节病。Lofgren 综合征表现为结节性红斑、肺门淋巴结肿大、发热及关节炎。Darier-Roussy 型结节病表现为无痛、坚实的皮下结节或斑块,病变局限于皮下脂肪层并常与系统性结节病有关。冻疮样狼疮型结节病的特征性损害为紫色的丘疹、结节和斑块,主要分布于鼻、面颊,伴鳞屑,该型通常与发生于肺部及上呼吸道的慢性结节病有关。儿童结节病罕见,通常表现为关节炎、葡萄膜炎及皮肤损害三联征,并伴全身症状。当考虑儿童结节病时,需排除 Blau 综合征。结节病组织学特征为非干酪性肉芽肿,周围通常无或稀疏淋巴细胞浸润,即"裸结节",这也是确诊本病的特征性改变。结节病的临床和组织学诊断均为排除性诊断。

### 结节病 1(丘疹、斑块、结节型) 典型病例

女,52 岁,面部多发丘疹、斑块、结节 1 年。偶痒,逐渐增多(图 1.1.2.1)。

病例点评:红褐色至紫褐色的丘疹、斑块、结节为典型表现,鼻、唇、口周及眶周为好发部位。

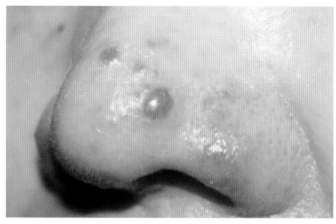

图 1.1.2.1a　结节病

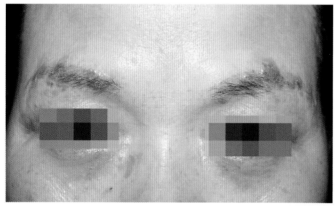

图 1.1.2.1b　结节病

### 结节病2（丘疹、斑块、结节型）

女,43岁,鼻尖丘疹、结节,右眉外侧斑块1年,无不适(图1.1.2.2)。

病例点评:鼻、眶周为好发部位,鼻部结节表面毛细血管扩张。

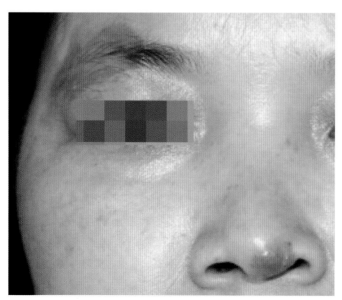

图 1.1.2.2　结节病

### 结节病3（丘疹、斑块、结节型）

女,46岁,面部、背部多发红斑、丘疹、结节3年,皮疹渐增多(图1.1.2.3)。近期有干咳,肌肉酸痛。肺活检组织病理提示肺结节病。

病例点评:红色至紫红色红斑、丘疹、结节,有浸润感,面部、背部为好发部位。

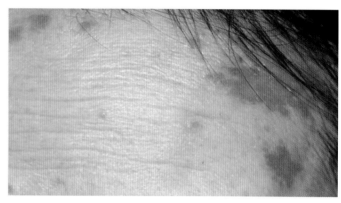

图 1.1.2.3a　结节病

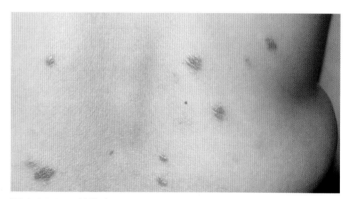

图 1.1.2.3b　结节病

### 结节病4（结节、斑块型）

女,54岁,前额、眉区结节、斑块1年半(图1.1.2.4)。

病例点评:眉区为好发部位。

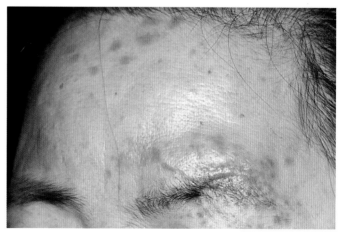

图 1.1.2.4　结节病

## 结节病 5（丘疹、斑块型）　典型病例

男，56 岁，左耳及耳周紫红色丘疹、斑块 10 年（图 1.1.2.5）。

病例点评：单侧分布紫红色扁平丘疹，部分融合成斑块。

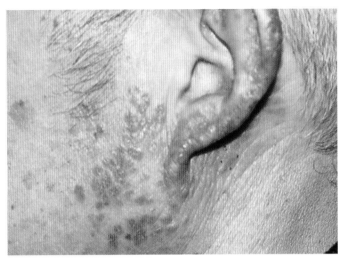

图 1.1.2.5　结节病

## 结节病 6

女，48 岁，面部多发红色丘疹、结节 1 年（图 1.1.2.6）。

病例点评：面部多发结节，以鼻部及周围为著，部分皮损表面呈疣状改变。

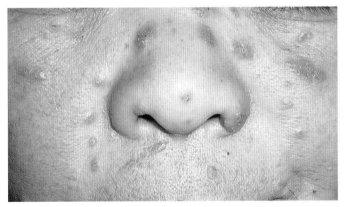

图 1.1.2.6　结节病

## 结节病 7（丘疹型）　典型病例

男，37 岁，面部丘疹 1 个月，缓慢增多（图 1.1.2.7）。

病例点评：微丘疹为结节病罕见表现。

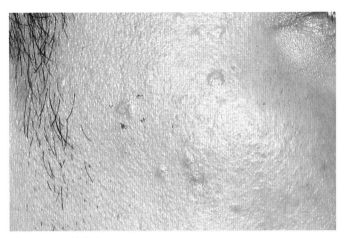

图 1.1.2.7　结节病

## 结节病 8（丘疹型）

男，48 岁，面部、躯干、四肢暗红色丘疹 1 年半（图 1.1.2.8）。

病例点评：暗红色扁平丘疹类似扁平苔藓。

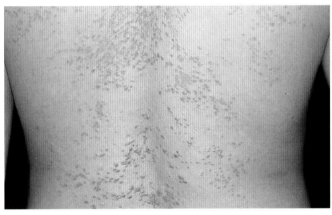

图 1.1.2.8a　结节病

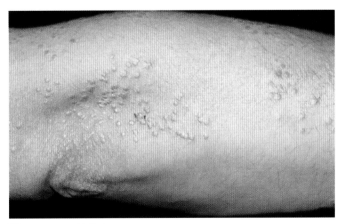

图 1.1.2.8b　结节病

## 结节病 9（斑块型）　典型病例

男，72 岁，躯干斑块 1 年（图 1.1.2.9）。

病例点评：红色斑块伴细薄鳞屑，需与银屑病鉴别。

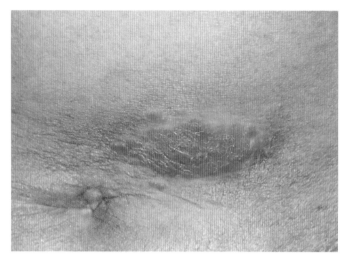

图 1.1.2.9　结节病

## 结节病 10（苔藓样型）

男，56 岁，背部丘疹、斑块 10 年，伴肺纤维化（图 1.1.2.10）。

病例点评：苔藓样皮损为少见变异。

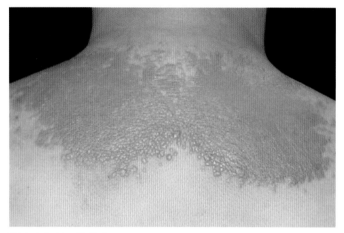

图 1.1.2.10　结节病

## 结节病 11（苔藓样型）　典型病例

男，75 岁，躯干、四肢红斑、丘疹 10 年。丘疹，渐增大，融合成片状（图 1.1.2.11）。

病例点评：泛发性苔藓样皮损，临床上比较少见。

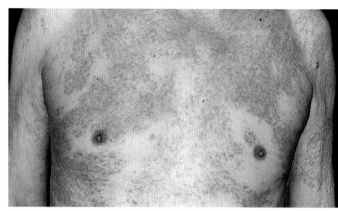

图 1.1.2.11a　结节病

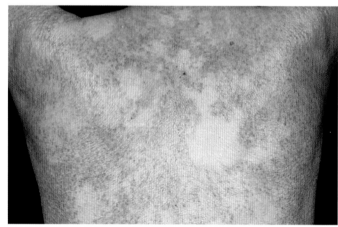

图 1.1.2.11b　结节病

## 结节病 12（萎缩型）　典型病例

女，64 岁，面中部红斑 1 年，无明显痛痒，逐渐扩大（图 1.1.2.12）。

病例点评：皮疹表面萎缩，部分呈环状。

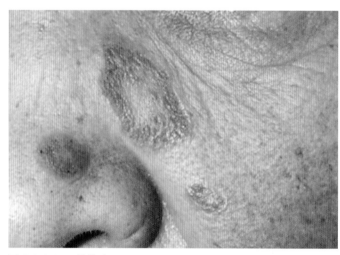

图 1.1.2.12　结节病

### 结节病 13（萎缩型）

男,55 岁,眉区、头皮、背部环状斑块 8 年(图 1.1.2.13)。肺门淋巴结肿大伴肺结节。

病例点评:环状斑块,中央萎缩,皮损类似光线性肉芽肿。

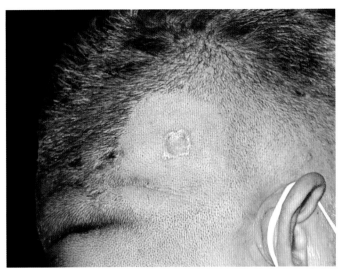

图 1.1.2.13　结节病

### 结节病 14（皮下结节型）　典型病例

女,47 岁,右手腕部紫红色皮下结节 2 个月(图 1.1.2.14)。6 年前出现咳嗽,无痰,4 年前在外院诊断为"肺结节病"。

病例点评:皮下结节型(Darier-Roussy 型)常伴有系统损害。该患者糖皮质激素治疗 2 个月后皮疹消退。

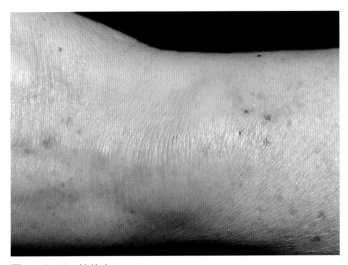

图 1.1.2.14　结节病

### 结节病 15（结节型）

女,57 岁,面颈部及双上肢散在结节 2 个月余(图 1.1.2.15)。

病例点评:结节较小,需与汗囊瘤等鉴别。

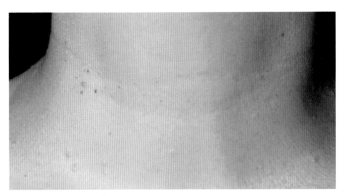

图 1.1.2.15　结节病

### 结节病 16（结节性红斑型）

女,50 岁,双膝关节周围皮下结节 2 个月余,不伴发热及关节痛(图 1.1.2.16)。

病例点评:结节病患者的结节性红斑表现,此类患者如合并肺门淋巴结肿大和关节炎,诊断为 Lofgren 综合征。

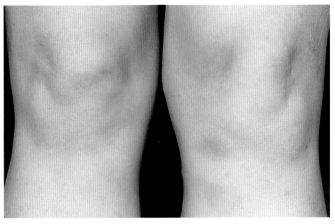

图 1.1.2.16　结节病

### 结节病 17（结节性红斑型）　典型病例

女,66 岁,四肢红斑、皮下结节伴轻度乏力 1 个月(图 1.1.2.17)。

病例点评:亚急性皮损,乏力为非特异性表现。

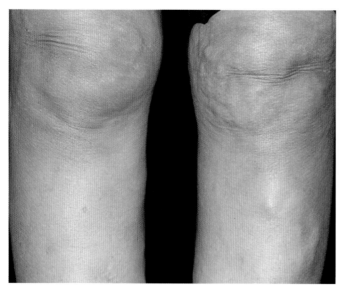

图 1.1.2.17　结节病

## 结节病 18（结节性红斑型）

男，44 岁，全身散在红斑、结节 4 年（图 1.1.2.18）。1~2 个月可自行消退。

病例点评：泛发性皮疹，可自发缓解。

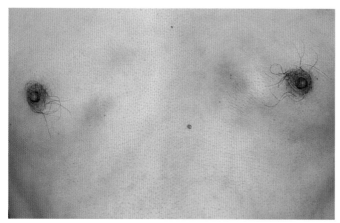

图 1.1.2.18a　结节病

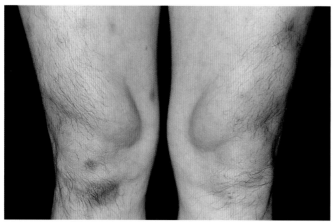

图 1.1.2.18b　结节病

## 结节病 19

女，40 岁，双手掌红斑、皮下结节 10 年余，可自行消退（图 1.1.2.19）。

病例点评：手掌为罕见部位。

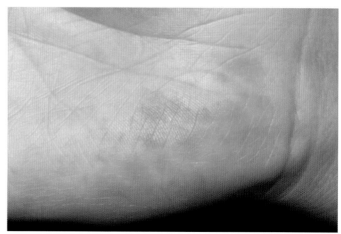

图 1.1.2.19　结节病

## 结节病 20

女，64 岁，踝周网状青斑 4 年，无不适（图 1.1.2.20）。

病例点评：网状青斑为罕见表现。

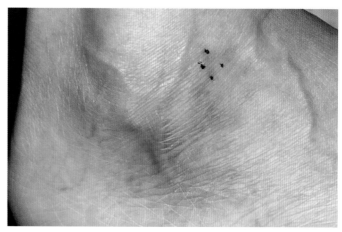

图 1.1.2.20　结节病

## 1.1.3　渐进性坏死性黄色肉芽肿
（necrobiotic xanthogranuloma）

渐进性坏死性黄色肉芽肿（NXG）是一种罕见慢性进行性非朗格汉斯细胞组织细胞增生性疾病。好发于老年人，平均发病年龄为 62 岁，大部分病例（约 80%）伴有单克隆丙种球蛋白血症，其中最多见的为单克隆 IgG-κ 型。典型临床表现为眶周、躯干和四肢出现的黄红色或褐色丘疹、斑块和/或结节，质硬，中央萎缩呈淡黄色,部分表面有瘢痕及毛细血管扩张,表面偶见溃疡。皮损通常多发,对称性分布,可伴有肝脾肿大等。眶周受累时可出现眼睛疼痛、烧灼感、瘙痒、视物模糊、复视、急性短暂性视力丧失、干眼等症状。部分病例可伴发血液系统恶性肿瘤,需要密切关注血液系统相关疾病。需要同扁平黄瘤、类脂质渐进性坏死、环状肉芽肿、播散性黄瘤病等疾病相鉴别。

### 渐进性坏死性黄色肉芽肿 1　典型病例

女,47 岁,面部肿胀、眶周硬化结节 1 年(图 1.1.3.1),加重 2 个月(浙江大学医学院附属第二医院蔡绥勍教授提供)。

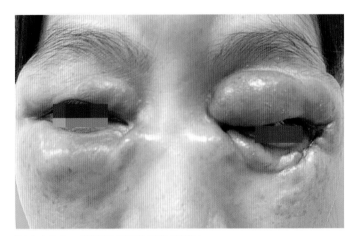

图 1.1.3.1a　渐进性坏死性黄色肉芽肿

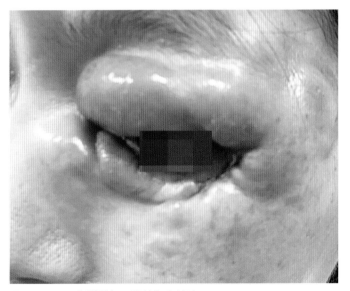

图 1.1.3.1b　渐进性坏死性黄色肉芽肿

### 渐进性坏死性黄色肉芽肿 2

男,59 岁,双眼睑黄色丘疹,斑块 5 年(图 1.1.3.2),累及胸背及头皮等部位伴声音嘶哑 4 个月。免疫电泳分析:单克隆抗体 IgG 阳性,发现 M 蛋白,为 IgG-λ 型;轻链 λ 2.99g/L(0.9~2.1g/L),轻链 κ 阴性,轻链(尿)阴性(烟台毓璜顶医院柳君如提供)。

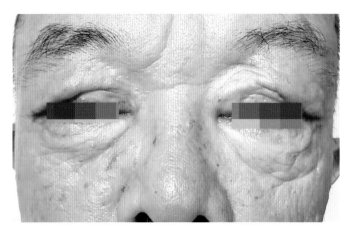

图 1.1.3.2a　渐进性坏死性黄色肉芽肿

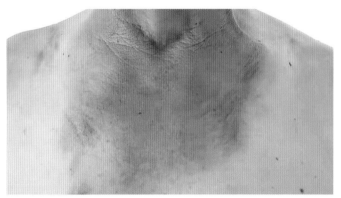

图 1.1.3.2b　渐进性坏死性黄色肉芽肿

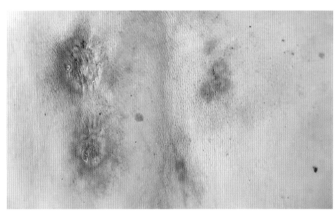

图 1.1.3.2c　渐进性坏死性黄色肉芽肿

## 1.1.4　慢性念珠菌病性肉芽肿
(chronic candidiasis granuloma)

慢性念珠菌病性肉芽肿是一种异质性疾病,可为常染色体隐性遗传,也可伴有内分泌腺病或其他免疫缺陷,为皮肤、黏膜、甲的慢性复发性白念珠菌感染,病程日久皮损角化肥厚、结痂而形成肉芽肿样改变,而真正的肉芽肿病理学特征少见。本病多为儿童起病,病程缓慢,成年后损害可局限。皮损表现可为红色匐行性鳞屑性斑块,或红斑上覆褐色鳞屑,多见于面部和头皮,可引起脱发。黏膜损害可表现为白色假膜、口角炎、口唇裂纹等,也可表现为外阴阴道念珠菌病。甲受累可表现为甲板显著增厚、发育不良，甲周红肿，可见化脓，指端常呈球状。病理表现以表皮乳头瘤样增生、角化过度，角质层内见念珠菌酵母细胞、假菌丝甚至真菌丝为特点，假菌丝呈间歇性缩窄及藕节状；真皮可见致密淋巴细胞、中性粒细胞、浆细胞、多核巨细胞浸润，真正的肉芽肿病变少。

## 慢性念珠菌病性肉芽肿 1　典型病例

女，9 岁，头皮脓疱 6 年余，角化结痂 2 年（图 1.1.4.1）。

病例点评：本例患儿皮肤、黏膜、甲皆有受累，慢性病程，头皮损害较重，临床表现典型。

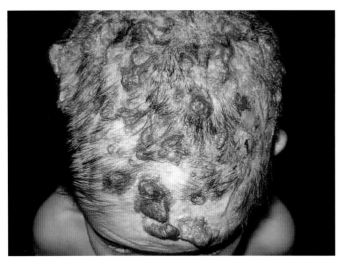

图 1.1.4.1a　慢性念珠菌病性肉芽肿

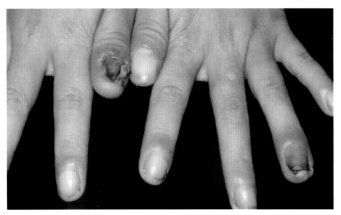

图 1.1.4.1b　慢性念珠菌病性肉芽肿

## 慢性念珠菌病性肉芽肿 2

男，1 岁，鼻背、口唇、左手示指红斑、糜烂、结痂 3 个月余（图 1.1.4.2）。患儿 3 个月前舌尖部发现 1 处红斑，渐扩展至唇部、手指等部位。

病例点评：本例患儿皮肤、黏膜、甲皆有受累，慢性病程，临床表现典型。

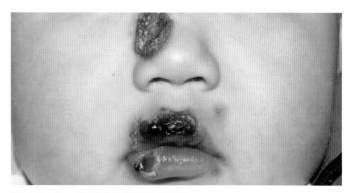

图 1.1.4.2a　慢性念珠菌病性肉芽肿

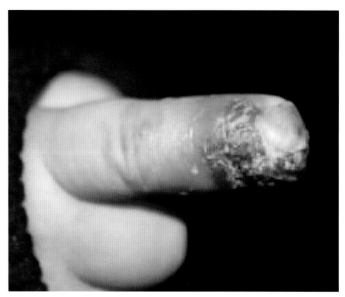

图 1.1.4.2b　慢性念珠菌病性肉芽肿

## 慢性念珠菌病性肉芽肿 3

女，6 岁，口鼻、耳部、双手红斑、斑块、结痂 5 年（图 1.1.4.3）。

病例点评：本例患儿鼻部、口周、耳郭等抠抓部位可见红斑、痂皮，并可见新发红斑，手掌、手指皮损界限清晰，符合真菌感染特点，并伴有免疫缺陷。

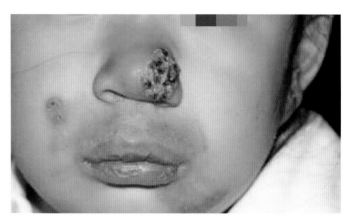

图 1.1.4.3a　慢性念珠菌病性肉芽肿

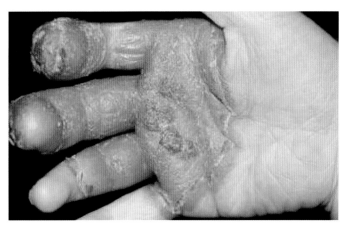

图 1.1.4.3b 慢性念珠菌病性肉芽肿

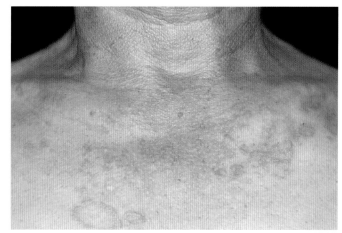

图 1.1.5.1b 结节性类弹力纤维病

## 1.1.5 结节性类弹力纤维病
（nodular elastosis）

结节性类弹力纤维病又称结节性类弹力纤维病伴囊肿及粉刺（nodular elastosis with cysts and comedones），即 Favre-Racouchot 综合征，属于慢性日光损伤及皮肤老化表现，以囊肿、粉刺和弹力纤维变性为特点，好发于有慢性日晒史老年人，皮损多见于眼眶区和颊区，大的、壁薄的开放性或闭合性粉刺发生于真皮上部。

### 结节性类弹力纤维病 1 典型病例

男，58 岁，面部多发丘疹，颈及胸背部斑块半年（图 1.1.5.1）。无明确痛痒，日晒后加重。

病例点评：该病例除面部粉刺样丘疹外，伴上胸、颈背部光线性肉芽肿。

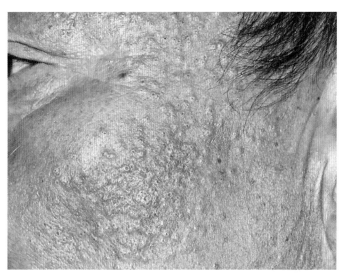

图 1.1.5.1a 结节性类弹力纤维病

### 结节性类弹力纤维病 2 典型病例

男，47 岁，面部丘疹 3 年，无不适（图 1.1.5.2）。

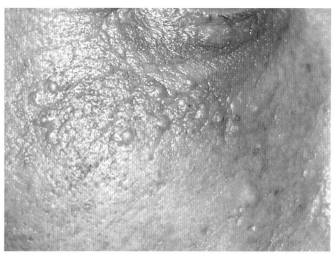

图 1.1.5.2 结节性类弹力纤维病

## 1.1.6 木村病
（Kimura disease）

一种良性的淋巴组织增生性慢性炎症性疾病，以淋巴细胞滤泡样结构、嗜酸性粒细胞增多和血管增生为特征。病因不明，可能与病毒、寄生虫、昆虫叮咬、念珠菌感染等有关。多见于 20~40 岁青年男性，好发于头颈部和四肢，可累及淋巴结、腮腺、下颌腺。皮损形态以无痛性肿块为主。病程慢性，可达数十年。血清学检查可见外周血嗜酸性粒细胞增多和血清 IgE 水平明显升高，部分患者累及肾脏表现为肾病综合征。

## 木村病 1　典型病例

男,20 岁,双耳后包块 3 年(图 1.1.6.1)。

病例点评:患者于 3 年前无明显诱因双耳后分别出现皮下包块,无不适,逐渐增大后行病理检查示"木村病",左侧皮损手术切除痊愈。

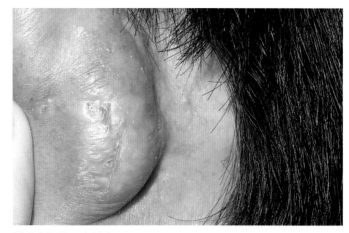

图 1.1.6.2b　木村病

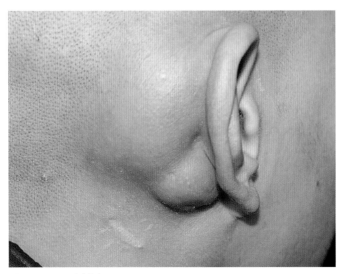

图 1.1.6.1　木村病

## 木村病 3

女,64 岁,双侧耳垂红肿 3 年(图 1.1.6.3)。

病例点评:双侧耳垂红肿,皮肤温度高,需与血管性水肿、血管瘤及其他脉管畸形相鉴别。

## 木村病 2

男,31 岁,左耳红斑反复肿胀渗液 8 年(图 1.1.6.2)。

病例点评:本例病史较长,反复破溃渗液,曾行激光治疗无效。临床表现较难与其他慢性炎症性皮肤病鉴别。

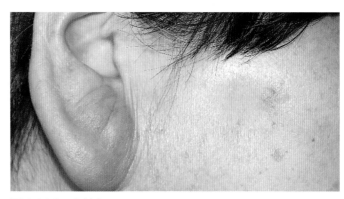

图 1.1.6.3　木村病

## 木村病 4

男,44 岁,左耳后包块 7 年(图 1.1.6.4)。

病例点评:左耳后肿胀性包块,缓慢发展,界限不清。

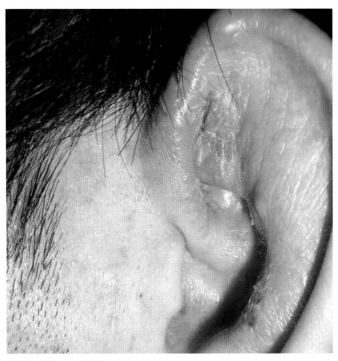

图 1.1.6.2a　木村病

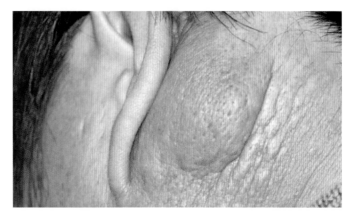

图 1.1.6.4　木村病

## 木村病 5

男,54 岁,头面部右侧及枕部肿块 30 年余(图 1.1.6.5)。

病例点评:皮损为弥漫肿胀性包块,范围较大,发展缓慢。

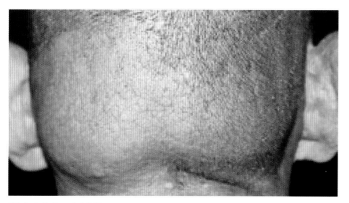

图 1.1.6.5　木村病

## 1.1.7　皮肤混合瘤
（mixed tumor of skin）

皮肤混合瘤又称软骨样汗管瘤(chondroid syringoma),是少见的汗腺来源肿瘤,可来源于小汗腺或者顶泌汗腺(又称大汗腺)。皮肤混合瘤与肌上皮瘤和唾液腺的多形性腺瘤有一定相似性。皮肤混合瘤和肌上皮瘤常有 *PLAG1* 或 *EWSR1* 基因重排,在肿瘤中混合有上皮和基质成分。皮损好发于鼻、口周和颊部,其他部位较少见。临床表现为坚实的结节,光滑,无症状,缓慢生长。

### 皮肤混合瘤 1　典型病例

男,35 岁,右眼内眦结节 1 年余,无不适,缓慢增大。否认外伤史。右眼内眦鼻根处一隆起性皮色结节,直径约 1.2cm,质韧,可移动(图 1.1.7.1)。B 超示皮下实质性包块,内有少许血供。

病例点评:表现为肤色的皮下结节,质韧,可活动,发病部位是皮肤混合瘤的好发部位,临床易误诊为表皮囊肿和毛母质瘤。

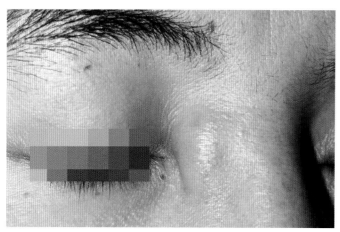

图 1.1.7.1　皮肤混合瘤

### 皮肤混合瘤 2　典型病例

男,59 岁,左侧人中嵴皮下结节 1 年半。无自觉症状,未治疗。否认外伤史。人中左侧可见一直径约 0.7cm 皮色结节,质韧,表面光滑,界限清,活动欠佳,无压痛(图 1.1.7.2)。

病例点评:表现为口周光滑的肤色结节,为皮肤混合瘤的好发部位,质地坚韧。这些特点便于同其他附属器肿瘤相鉴别。

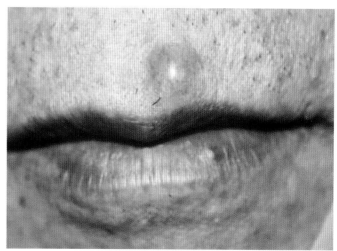

图 1.1.7.2　皮肤混合瘤

### 皮肤混合瘤 3

男,87 岁,鼻部丘疹 4 年余,无不适,缓慢增大。鼻翼左侧不规则丘疹,质中,界清(图 1.1.7.3)。

病例点评:鼻部单发不规则丘疹,部分表面可见蓝色结构。临床易误诊为基底细胞癌和毛母细胞瘤。

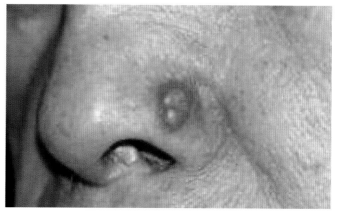

图 1.1.7.3　皮肤混合瘤

## 1.1.8　面部肉芽肿
（granuloma faciale）

中老年患者居多,皮损以鼻、颧、耳、前额多见,不侵犯内脏。

临床表现通常为一个或多个暗红、紫红色丘疹、斑块或结节,斑块可大至数厘米,中央凹陷,或呈环形。早期损害软,正常肤色,之后呈实性、棕红色,最后变硬、紫红色。一般无自觉症状,少数有轻痒、刺痛或压痛。慢性病程,皮损发展缓慢。

## 面部肉芽肿1 典型病例

男,43岁,头、面部浸润性斑丘疹1个月,偶痒(图1.1.8.1)。

病例点评:面部多个暗红、紫红色丘疹,部分融合为斑块,鼻背部为著。

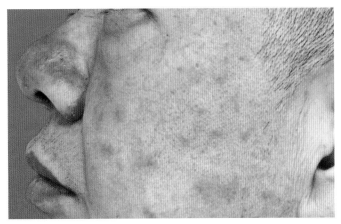

图1.1.8.1 面部肉芽肿

## 面部肉芽肿2

男,24岁,额右侧暗红色结节2个月(图1.1.8.2)。

病例点评:孤立暗红色结节,表面可见毛细血管扩张,临床需与血管淋巴样增生伴嗜酸性粒细胞增多鉴别。

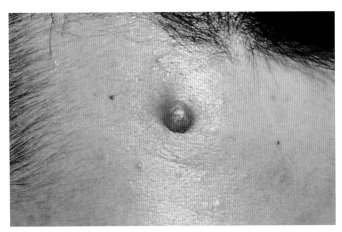

图1.1.8.2 面部肉芽肿

## 1.1.9 微囊肿附属器癌
### (microcystic adnexal carcinoma)

微囊肿附属器癌又名不典型增生性汗管瘤(anaplastic syringoma)、汗管样癌(syringoid carcinoma)。为局限性斑块、结节,表面皮肤正常或萎缩,可附鳞屑,生长缓慢。好发于面部尤以鼻唇沟常见,可见于腋窝和臂部。切除后易局部复发,转移少见。需与结缔组织增生性毛发上皮瘤、硬斑病、硬斑病样基底细胞癌等鉴别。

## 微囊肿附属器癌1 典型病例

女,42岁,左下睑硬化斑9年余(图1.1.9.1)。

病例点评:1年前局部出现脓疱,破溃,伴剧烈瘙痒。此例曾误诊为寻常狼疮。

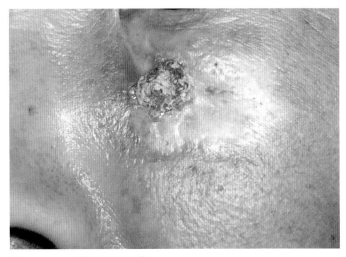

图1.1.9.1 微囊肿附属器癌

## 微囊肿附属器癌2

男,64岁,额部斑块5年余(图1.1.9.2)。

病例点评:初直径为0.5cm大小皮色丘疹,无痛痒,抠破后1年内快速增大为斑块,院外考虑基底细胞癌。临床不典型,很难考虑到本病,触诊坚硬可能有提示。

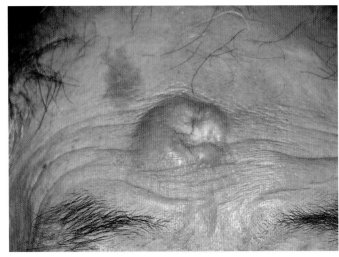

图1.1.9.2 微囊肿附属器癌

## 微囊肿附属器癌 3

男,59岁,右侧口角结节3年(图1.1.9.3)。

病例点评:临床不典型,质硬有提示意义。

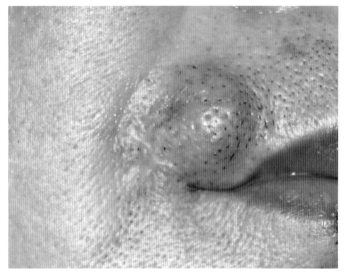

图1.1.9.3 微囊肿附属器癌

## 微囊肿附属器癌 4

男,66岁,左鼻翼、鼻中隔红斑10年余(图1.1.9.4)。

病例点评:自诉皮损处感觉丧失,触之较韧。临床不典型,应与硬斑病、基底细胞癌等相鉴别。

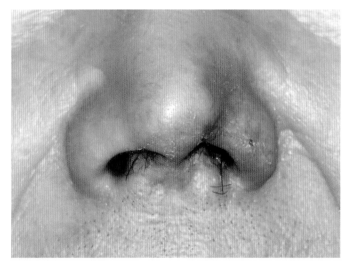

图1.1.9.4 微囊肿附属器癌

## 微囊肿附属器癌 5

女,53岁,右眉根部皮下结节30年余(图1.1.9.5)。

病例点评:初约5mm大小丘疹,无不适,缓慢增大,质韧。临床不典型,表现为暗红色结节。

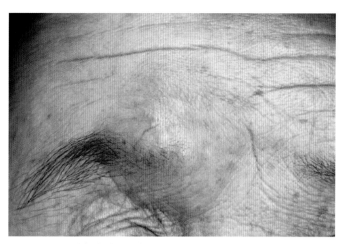

图1.1.9.5 微囊肿附属器癌

# 1.1.10 多发性错构瘤综合征
（multiple hamartoma syndrome）

多发性错构瘤综合征又称考登综合征（Cowden syndrome）,是一种少见的常染色体显性遗传性疾病。大多数患者可检测出PTEN基因(抑癌基因)胚系突变。典型皮肤黏膜病变为多发扁平小丘疹,好发于面颈部,如口周、鼻孔、耳轮、前额部、口腔黏膜、牙龈多见细小的圆石样丘疹、疣状小丘疹,有时可见舌体肥厚增大、阴囊舌等。特异性皮疹以外毛根鞘瘤多见,也可为多发性硬化性纤维瘤。其他非特异性丘疹散发于肢体远端,为半透明的凹形角化性点状掌跖角化等。常伴有皮肤外系统改变,消化道病变多以全消化道息肉表现为主,结肠最常见;甲状腺病变以甲状腺肿及甲状腺腺瘤最为常见;乳房病变以乳房纤维腺瘤、导管内乳头状瘤或腺瘤多见;骨骼异常以颅部脑膜膨出最常见。

### 多发性错构瘤综合征（多发性外毛根鞘瘤）

女,60岁,口周、颏下、双手足角化性丘疹20余年(图1.1.10.1)。

病例点评:有典型皮疹表现,并可见唇部黏膜受累,在此基础上,手指背部圆形细小角化性丘疹部分呈凹形,可与手背的扁平疣等疾病鉴别。

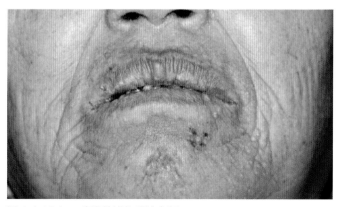

图1.1.10.1a 多发性错构瘤综合征

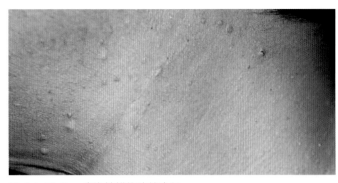

图 1.1.10.1b　多发性错构瘤综合征

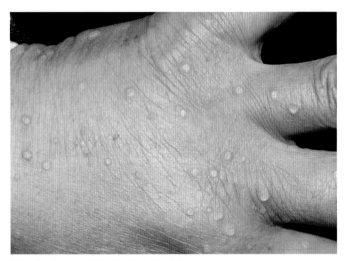

图 1.1.10.1c　多发性错构瘤综合征

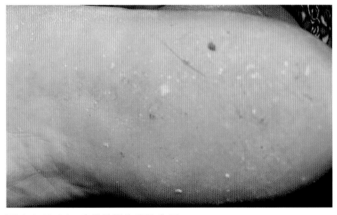

图 1.1.10.1d　多发性错构瘤综合征

## 1.1.11　毛囊瘤
（trichofolliculoma）

毛囊瘤是一种罕见的伴有毛囊分化的错构瘤性病变。好发于成年男性，常见于面部，特别是鼻部，也可见于头皮和颈部。表现为单发直径 0.5~1cm 肤色半球形丘疹，中央呈脐凹状，常有一根或多根毛发穿出。病理改变见中央大的毛囊，周围较多毫毛毛囊结构，部分毫毛毛囊可发育形成毛发，所以临床可以表现为多个毛发从中央穿出。

### 毛囊瘤 1　典型病例

女，35 岁，右上唇丘疹 4 年，初为小米大小，后逐渐增大，无不适，未出现破溃。鼻下部绿豆大小丘疹，质坚实，中央脐凹状，有毛发穿出（图 1.1.11.1）。

病例点评：鼻周肤色单发丘疹，中央有脐凹和毛发穿出，是典型毛囊瘤的表现。需要与角化棘皮瘤和表皮囊肿相鉴别。

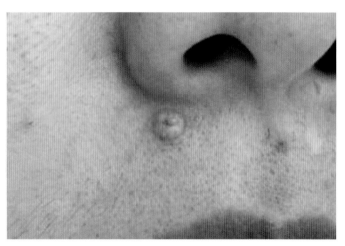

图 1.1.11.1　毛囊瘤

### 毛囊瘤 2　典型病例

男，31 岁，左颧部红色丘疹 3 年，无不适，缓慢增大，经常可自行挤出黄白色脂质物。左颧部可见约 0.5cm 红色丘疹，表面光滑，中央可见脐凹，见毛发生长（图 1.1.11.2）。

病例点评：颧部出现的红色丘疹，可挤出黄白色物质，中央见脐凹，容易误诊为扩张孔、毛鞘瘤等疾病。

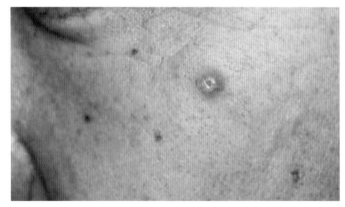

图 1.1.11.2　毛囊瘤

### 毛囊瘤 3

男，65 岁，鼻尖黄色丘疹 2 年余，轻微瘙痒，1 年前切除后复发。未出现破溃。鼻部可见约 0.3cm 黄色丘疹，中央见脐凹，表面光滑，无溃疡(图1.1.11.3)。

病例点评:鼻部黄色丘疹,中央可见浅脐凹,无毛发生长,不典型的临床表现,需要与粟丘疹、毛发上皮瘤等疾病相鉴别。

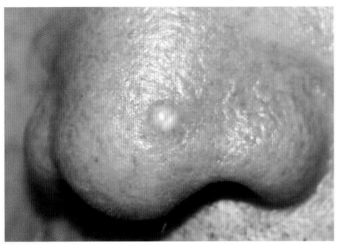

图1.1.11.3　毛囊瘤

## 1.1.12　毛鞘棘皮瘤
（pilar sheath acanthoma）

一种向终末部毛囊,即漏斗部和峡部分化的毛囊肿瘤。中老年人多发,好发于面部,上唇多见。通常是单发,直径为0.5~1.0cm丘疹或结节,肤色,中央多有毛孔样开口或角质栓。

### 毛鞘棘皮瘤1　典型病例

男,45岁,上唇褐色丘疹1年,无不适,挑破后形成凹陷(图1.1.12.1)。

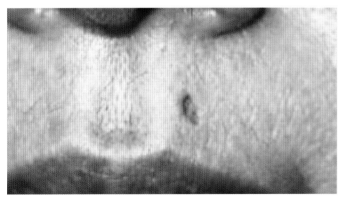

图1.1.12.1　毛鞘棘皮瘤

### 毛鞘棘皮瘤2　典型病例

男,66岁,面部褐色丘疹2年(图1.1.12.2)。

病例点评:皮损起初为小丘疹,中央有毛孔样开口,随着病情发展逐渐扩大成凹陷。

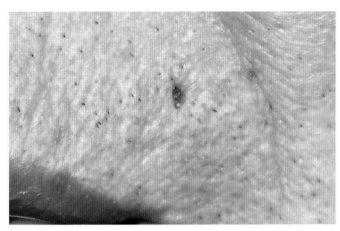

图1.1.12.2　毛鞘棘皮瘤

## 1.1.13　倒置性毛囊角化病
（inverted follicular keratosis）

倒置性毛囊角化病(IFK)是寻常疣或刺激性脂溢性角化病的晚期表现,呈向下的增生模式,好发于老年男性,皮损可呈不同的形态,多为单发,可为皮色、粉红或黑褐色的结节状损害,乳头瘤样损害或角化棘皮瘤样皮损,临床需与角化棘皮瘤、鳞状细胞癌、基底细胞癌或黑色素瘤等相鉴别。

### 倒置性毛囊角化病1　典型病例

男,54岁,上唇左侧黑色丘疹3个月余(图1.1.13.1)。

病例点评:皮损发生于面部,表面粗糙,呈疣状增生,局部可见角质栓样物质,需与脂溢性角化病、角化棘皮瘤鉴别。

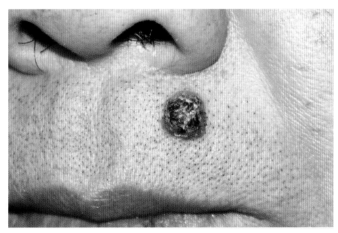

图1.1.13.1　倒置性毛囊角化病

### 倒置性毛囊角化病2

女,58岁,发现左眉下黑色丘疹2个月(图1.1.13.2)。

病例点评:皮损为光滑的黑色丘疹,界清,表面光滑,需与色素痣、化脓性肉芽肿鉴别。

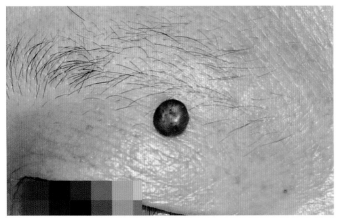

图 1.1.13.2　倒置性毛囊角化病

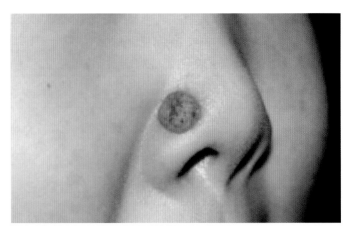

图 1.1.14.2　结缔组织增生性毛发上皮瘤

## 1.1.14　结缔组织增生性毛发上皮瘤
（desmoplastic trichoepithelioma）

结缔组织增生性毛发上皮瘤又叫硬化性上皮错构瘤（sclerosing epithelial hamartoma），好发于中青年女性，偶有家族性报道，皮疹好发于面中部，特别是颊部，为直径 3~8mm 的白色或淡黄色丘疹，中央凹陷或萎缩，一般不破溃，周边隆起，质地坚实，类似环状肉芽肿。

### 结缔组织增生性毛发上皮瘤 1　典型病例

女，8 岁，右面部淡红色丘疹 6 年，无痛痒（图 1.1.14.1）。

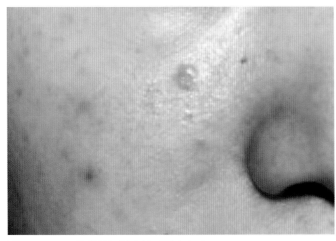

图 1.1.14.1　结缔组织增生性毛发上皮瘤

### 结缔组织增生性毛发上皮瘤 2

女，8 岁，鼻部肤色丘疹 3 年余，无痛痒，渐增大（图 1.1.14.2）。

病例点评：鼻部丘疹，曾于当地医院行 2 次激光治疗，均于治疗后半年复发，我院就诊时皮疹呈疣状改变，病理提示寻常疣合并结缔组织增生性毛发上皮瘤。

### 结缔组织增生性毛发上皮瘤 3

女，31 岁，鼻根部白色丘疹 20 余年，无痛痒，缓慢增大（图 1.1.14.3）。

病例点评：慢性病程，曾多次抠破后自行恢复，皮疹缓慢增大，局部见粟丘疹样结构。

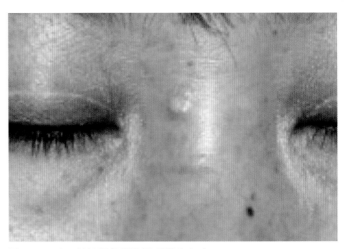

图 1.1.14.3　结缔组织增生性毛发上皮瘤

## 1.1.15　角化棘皮瘤
（keratoacanthoma）

本病为一种源于毛囊皮脂腺的鳞状上皮肿瘤，快速增长，部分可自愈，但有发生转移的报道。目前被归为分化良好的鳞状细胞癌（角化棘皮瘤型）。主要见于中老年人，男性多于女性。临床多数皮损为光滑、圆顶形、红色丘疹，数周内迅速增大至 1~2cm，中央呈"火山口状"，自行消退后常遗留瘢痕。临床分为单发、发疹型（罕见）及特殊型（巨大型、边缘离心型及甲下型）。有部分病例呈持续侵袭性生长而无消退趋势，称为边缘离心性角化棘皮瘤及残毁性角化棘皮瘤，可致严重组织缺损。

## 角化棘皮瘤 1 典型病例

男,53 岁,鼻左侧斑块 40 天。患者 40 天前发现鼻左侧红色丘疹,增长迅速,质硬,边界清,中央呈火山口状(图 1.1.15.1)。

病例点评:角化性结节,迅速增大,中央呈火山口状角质物。

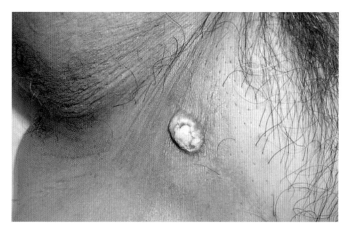

图 1.1.15.3 角化棘皮瘤

## 角化棘皮瘤 4

男,69 岁,左下睑黑色丘疹 1 年余(图 1.1.15.4)。患者 1 年前发现黑色丘疹,渐增大,呈斑块状,中央糜烂、结痂,未治疗。

病例点评:下睑斑块,边缘隆起,中央糜烂、结痂,局部呈淡黑褐色,形似基底细胞癌。

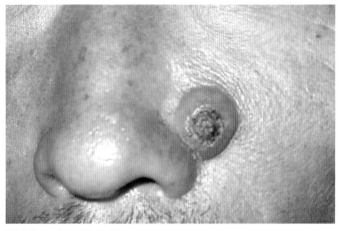

图 1.1.15.1 角化棘皮瘤

## 角化棘皮瘤 2 典型病例

女,76 岁,左眉包块 4 个月(图 1.1.15.2)。患者 4 个月前无明显诱因出现左眉丘疹,轻微疼痛,渐增大,1 个月前剪刀割破,未治疗。

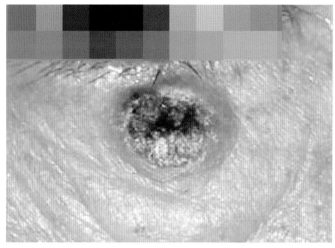

图 1.1.15.4 角化棘皮瘤

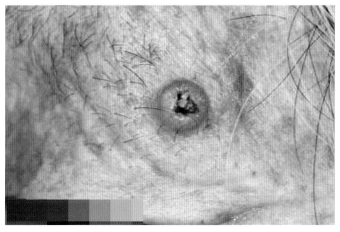

图 1.1.15.2 角化棘皮瘤

## 角化棘皮瘤 3

男,65 岁,腹股沟赘生物 1 年(图 1.1.15.3)。

病例点评:皱褶部赘生物,呈"乳头瘤"样,中央糜烂。

## 角化棘皮瘤 5

男,55 岁,右下颌斑块 3 年(图 1.1.15.5)。初为 0.5cm 红色丘疹,伴痒,抓破后出血。

病例点评:此为边缘离心性角化棘皮瘤,一种发展迅速、可自愈的皮肤假性肿瘤。可分单发型、多发型和发疹型。具有生长期、静止期及自然消退期 3 个阶段。临床上主要需与鳞状细胞癌相鉴别。

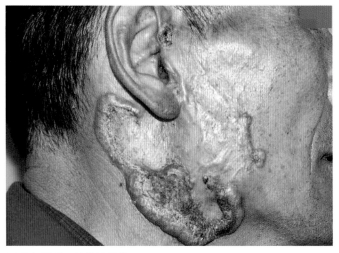

图 1.1.15.5　角化棘皮瘤

## 1.1.16　鲍恩样光线性角化病
（bowenoid actinic keratosis）

主要见于老年男性。与日光照射及遗传易感性有关。常见于曝光部位，以面部、颈部、手背及前臂最常受累。皮损为红色或黄棕色干燥、鳞屑性斑块及丘疹，针尖大小至直径 2cm 以上。病理类似于鲍恩病，是光线性角化病的一种病理亚型，表现为表皮全层细胞的排列紊乱，细胞有异型性，但通常没有毛囊附属器的受累，临床与光线性角化病类似，发生于光暴露部位。

### 鲍恩样光线性角化病 1　典型病例

女，58 岁，右颞部红斑 1 年余，皮损上覆褐色痂皮，无明显自觉症状，渐增大（图 1.1.16.1）。

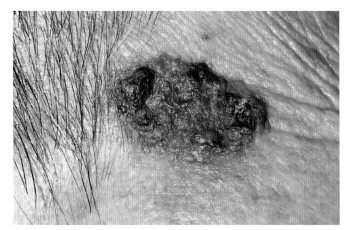

图 1.1.16.1　鲍恩样光线性角化病

### 鲍恩样光线性角化病 2　典型病例

女，81 岁，右侧面部红斑 1 年余，近期出现糜烂，伴疼痛，皮损上覆黏着性鳞屑及薄层痂皮（图 1.1.16.2）。

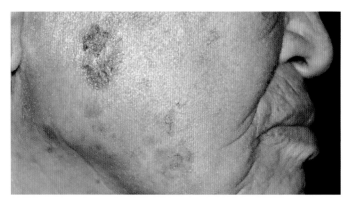

图 1.1.16.2　鲍恩样光线性角化病

### 鲍恩样光线性角化病 3　典型病例

女，74 岁，右侧面部红斑 5 年余，皮损渐增大，上覆黏着性厚层鳞屑（图 1.1.16.3）。

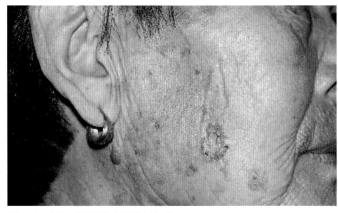

图 1.1.16.3　鲍恩样光线性角化病

### 鲍恩样光线性角化病 4

女，83 岁，右颞暗褐色斑块伴鳞屑 1 年余（图 1.1.16.4）。
病例点评：皮损边缘稍隆起，需要与基底细胞癌相鉴别。

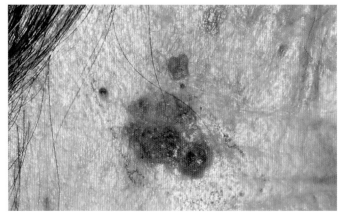

图 1.1.16.4　鲍恩样光线性角化病

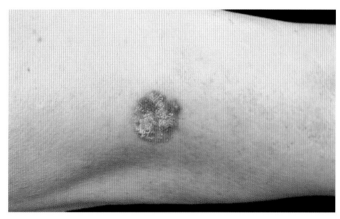

图 1.1.17.3 苔藓样角化病

## 1.1.17 苔藓样角化病
（lichenoid keratosis）

多见于中、老年女性，好发于胸、臂，亦可发生于其他部位。皮损为单发的红褐色丘疹或斑块，直径 5~20mm，表面光滑或疣状。可能是浅表脂溢性角化病、日光性黑子或光线性角化病演变而来，代表经历免疫性消退的表皮增生性病变。

### 苔藓样角化病 1 典型病例

男，74 岁，胸前暗红斑伴痒 3 个月余（图 1.1.17.1）。

病例点评：前胸红斑，边界清楚，表面糜烂注意鉴别鲍恩病。

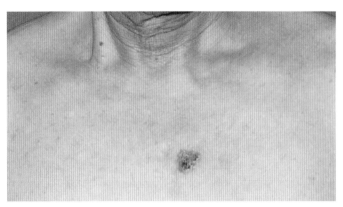

图 1.1.17.1 苔藓样角化病

### 苔藓样角化病 2

女，55 岁，左面褐色斑片 5 年（图 1.1.17.2）。

病例点评：左耳前褐色斑片，局部呈红褐色，边界清楚，形状不规则。

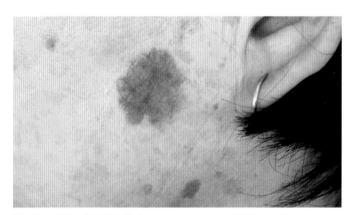

图 1.1.17.2 苔藓样角化病

### 苔藓样角化病 3

男，75 岁，左上肢斑片 20 余年（图 1.1.17.3）。

病例点评：前臂红褐色斑片，边界清楚，上覆鳞屑，易剥离。

### 苔藓样角化病 4

女，56 岁，右面部暗红色斑块 3 年，明显增大半个月（图 1.1.17.4）。

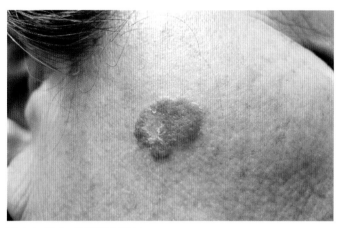

图 1.1.17.4 苔藓样角化病

### 苔藓样角化病 5

女，50 岁，右颞部斑片 10 年，破溃、疼痛 1 个月（图 1.1.17.5）。

病例点评：表面破溃粗糙，脱屑，苔藓样改变，可能与搔抓、摩擦有关。

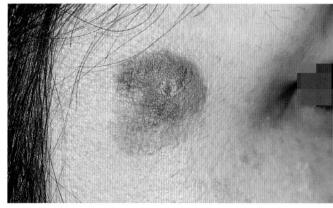

图 1.1.17.5 苔藓样角化病

## 1.1.18 毛细血管动脉瘤
（capillary aneurysm）

毛细血管动脉瘤又名毛细血管或静脉血栓形成（thrombosed capillary or vein）。呈半球形或轻度分叶结节，中等硬度，大小2~10mm不等，颜色为蓝黑色。损害突然或逐渐发生。好发于面部，可累及口腔黏膜、外阴等部。

### 毛细血管动脉瘤 1　典型病例

女，21岁，左面颊丘疹 2 个月余，无不适（图 1.1.18.1）。自述于蚊虫叮咬后出现。

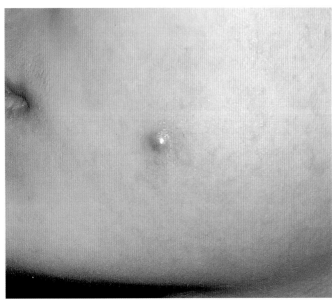

图 1.1.18.1　毛细血管动脉瘤

### 毛细血管动脉瘤 2　典型病例

女，38岁，发现外阴蓝紫色丘疹 3 天（图 1.1.18.2）。
病例点评：以蓝紫色丘疹为主要表现，表面光滑，从外观即可判断为血管性疾病，但临床难与血管角皮瘤相鉴别。

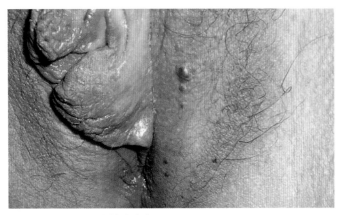

图 1.1.18.2　毛细血管动脉瘤

## 1.1.19　鼻部纤维性丘疹
（fibrous papule of nose）

鼻部纤维性丘疹是发生于成人鼻部的良性错构瘤，由毳毛毛囊及周围血管性纤维基质构成，好发于鼻部圆顶性丘疹，皮色或者淡红色，一般小于5mm。

### 鼻部纤维性丘疹 1　典型病例

男，18岁，鼻部红色丘疹 3 年，缓慢增大，无不适，药物治疗无效（图 1.1.19.1）。
病例点评：鼻尖淡红色，半球形，皮疹光滑，约3mm，边界清楚，质地坚韧。

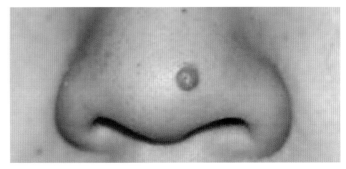

图 1.1.19.1　鼻部纤维性丘疹

### 鼻部纤维性丘疹 2　典型病例

男，24岁，左鼻唇沟褐色丘疹 24 年，近期渐增大（图 1.1.19.2）。
病例点评：自幼发生，与常见纤维性丘疹病的好发部位及临床改变不同，易混淆为色素痣。

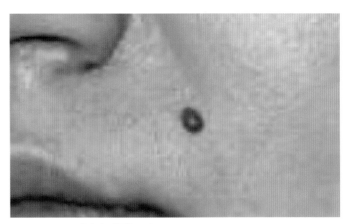

图 1.1.19.2　鼻部纤维性丘疹

### 鼻部纤维性丘疹 3　典型病例

男，18岁，右颊部红褐色丘疹 14 年，碰触不易破溃（图 1.1.19.3）。

病例点评:孤立淡红色丘疹,临床上易与 Spitz 痣、化脓性肉芽肿等相混淆。

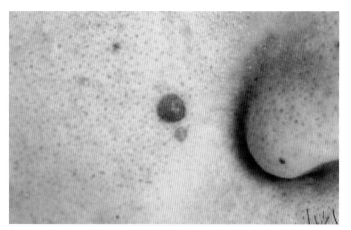

图 1.1.19.3　鼻部纤维性丘疹

## 1.1.20　网状组织细胞瘤
（reticulohistiocytoma）

成年人多见,但儿童及老年人均可发病,男女比例大致相当。好发于头面部,躯干四肢亦多见,其他特殊部位包括口腔和外生殖器。临床表现为单发、外生性丘疹,呈黄色或灰白色,直径多为数毫米。偶可多发。多可自行消退。

### 网状组织细胞瘤 1　典型病例

男,34 岁,左面部丘疹 2 个月余(图 1.1.20.1)。

病例点评:孤立外生性红色结节,表面见轻度脱屑和痂皮,临床需与化脓性肉芽肿等鉴别。

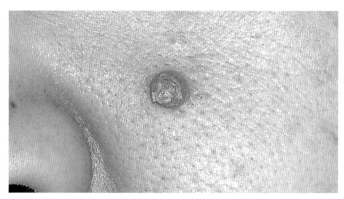

图 1.1.20.1　网状组织细胞瘤

### 网状组织细胞瘤 2

男,32 岁,左面部黄色结节 7 年余(图 1.1.20.2)。

病例点评:孤立黄色丘疹,表面光滑,临床与黄色肉芽肿类似,需通过病理鉴别。

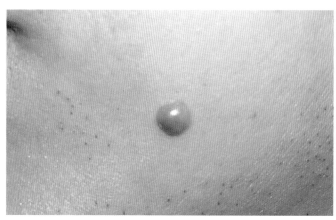

图 1.1.20.2　网状组织细胞瘤

### 网状组织细胞瘤 3

男,16 岁,鼻部结节 1 年余(图 1.1.20.3)。

病例点评:孤立褐色结节,质硬,表面毛细血管扩张,临床需鉴别毛发上皮瘤和皮肤纤维瘤等。

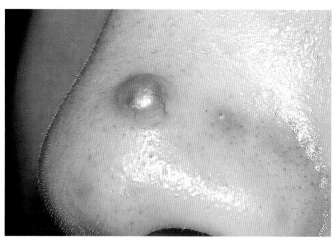

图 1.1.20.3　网状组织细胞瘤

## 1.1.21　丛状神经纤维瘤
（plexiform neurofibroma）

丛状神经纤维瘤常见于儿童,无性别差异,约 25% Ⅰ 型神经纤维瘤患者可发生丛状神经纤维瘤。皮损最常见于头部和颈部。可沿神经分布,为柔软或坚实的结节,大的肿瘤表面皮肤常形成大而多的皱褶伴不同程度的色素沉着,其下方的骨骼可肥大。

### 丛状神经纤维瘤 1　典型病例

男,6 岁,左下肢黑褐色斑片 5 年余,增大伴表面丘疹,疼痛 2 个月(图 1.1.21.1)。

病例点评:出生既有,随着年龄增长,皮损渐增大,近期出现皮损处疼痛。需与色素性毛表皮痣鉴别。

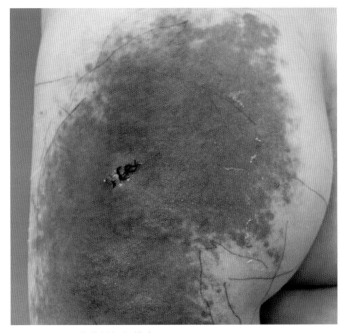

图 1.1.21.1　丛状神经纤维瘤

## 丛状神经纤维瘤 2

男,6 岁,面部、前颈部、躯干褐色斑点、斑片 3 年余(图 1.1.21.2)。

病例点评:自前颈部开始出现大小不一褐色斑点、斑片,无不适,后于右面部、躯干逐渐出现类似皮损。

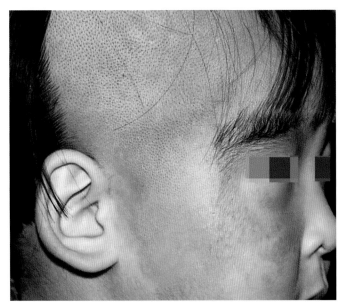

图 1.1.21.2　丛状神经纤维瘤

## 丛状神经纤维瘤 3

男,52 岁,头皮、颈部丘疹、结节 4 年(图 1.1.21.3)。

病例点评:4 年前自头皮、颈部出现数个丘疹,皮损缓慢增大,出现结节,无任何不适。

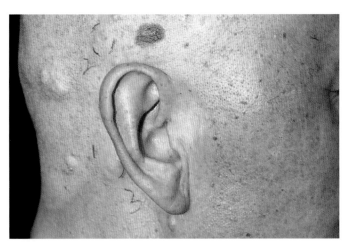

图 1.1.21.3　丛状神经纤维瘤

## 丛状神经纤维瘤 4

男,38 岁,颈部皮下结节 6 年(图 1.1.21.4)。

病例点评:6 年前无意间发现颈部一质软结节,皮损缓慢增大,无自觉症状。

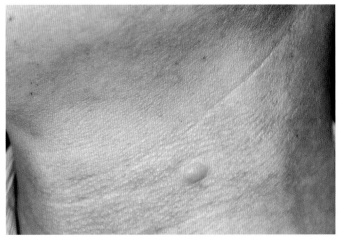

图 1.1.21.4　丛状神经纤维瘤

## 1.1.22　孤立性局限性神经瘤
（solitary circumscribed neuroma）

孤立性局限性神经瘤又称为栅栏状包裹性神经瘤(palisaded encapsulated neuroma),是一种不伴有明显组织损伤的神经纤维错构瘤样增生。临床多发生于 30~50 岁中老年人,约 90% 皮损位于面部,特别是鼻周围,也可发生于口腔黏膜、阴茎,表现为孤立性肤色或粉红色丘疹、结节,硬如橡皮,无自觉症状。

### 孤立性局限性神经瘤 1　典型病例

女,29 岁,左颊部丘疹 5 年(图 1.1.22.1)。

病例点评:皮损为位于面部孤立的肤色丘疹,缓慢增大。

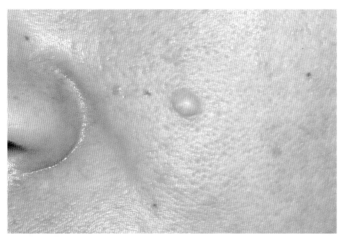

图 1.1.22.1　孤立性局限性神经瘤

### 孤立性局限性神经瘤 2

女,42 岁,右鼻翼皮色丘疹 7 年(图 1.1.22.2)。

病例点评:鼻翼孤立性皮色丘疹,缓慢增大。

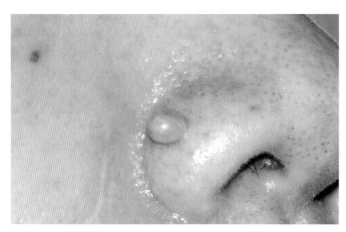

图 1.1.22.2　孤立性局限性神经瘤

### 孤立性局限性神经瘤 3

男,31 岁,冠状沟丘疹 2 年(图 1.1.22.3)。

病例点评:冠状沟部位皮色孤立丘疹。

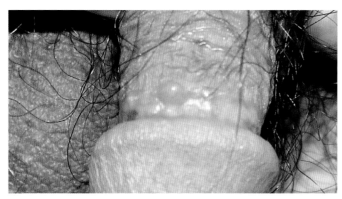

图 1.1.22.3　孤立性局限性神经瘤

## 1.1.23　耳郭假囊肿
（pseudocyst of auricle）

该病多见于中年男性,可能与耳郭发育异常、缺血性坏死或摩擦压迫等外伤相关,皮损多位于耳郭前上部,表现为皮下结节或包块,多为单侧分布,也可以双侧受累。多数无明显自觉症状。

### 耳郭假囊肿 1　典型病例

男,67 岁,左耳郭包块 1 个月余(图 1.1.23.1)。

病例点评:该病例 2 个月前确诊"二期梅毒",行"苄星青霉素"治疗 3 次。高血压病史 6 年余,慢性阻塞性肺疾病(chronic obstructive pulmonary disease,COPD)/肺心病 2 年,肾病综合征 2 个月余。综合该患者系统性疾病,考虑耳郭假囊肿不除外由于局部炎症导致。

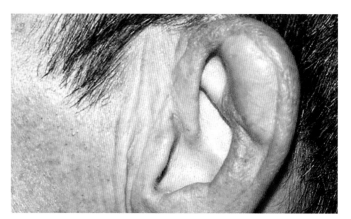

图 1.1.23.1　耳郭假囊肿

### 耳郭假囊肿 2　典型病例

男,22 岁,右耳郭皮下结节 5 个月(图 1.1.23.2),左耳郭皮下结节 2 个月。

病例点评:该病例双侧受累,比较少见。追问病史,患者无明确外伤史和其他系统性疾病,考虑该病例耳郭假囊肿可能与先天发育异常相关。

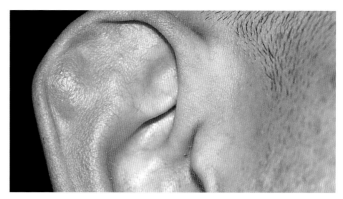

图 1.1.23.2　耳郭假囊肿

# 1.1.24　SAPHO 综合征
（SAPHO syndrome）

SAPHO 综合征又名滑膜炎-痤疮-脓疱病-骨肥厚-骨髓炎综合征（synovitis, acne, pustulosis, hyperostosis and osteitis syndrome），病变主要累及皮肤及骨关节，皮肤损害表现为掌跖脓疱病、严重痤疮、化脓性汗腺炎等。骨关节损害主要表现为骨肥厚、骨髓炎及滑膜炎，最常见的骨骼受累部位是前胸壁，其次是中轴骨关节，也可出现骶髂关节受累。

## SAPHO 综合征 1　典型病例

男，16 岁，面部丘疹、脓疱、囊肿 1 年余，胸、腰椎关节疼痛 2 周（图 1.1.24.1）。

病例点评：骨关节损害伴聚合性痤疮等无菌性脓疱病是本病诊断的依据，但本例骨关节损害发生较晚，应随访跟踪方可明确诊断。

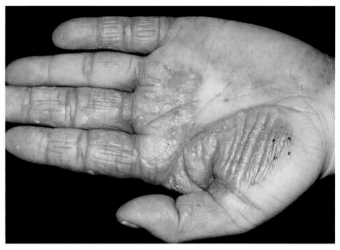

图 1.1.24.2a　SAPHO 综合征

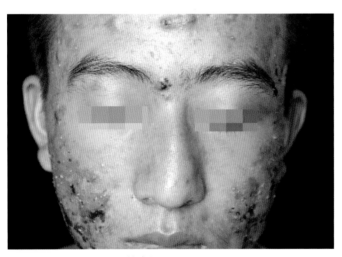

图 1.1.24.1a　SAPHO 综合征

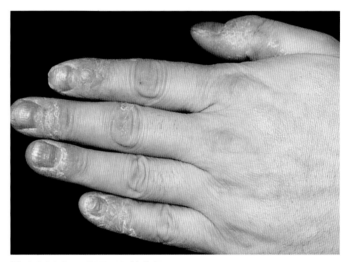

图 1.1.24.2b　SAPHO 综合征

## SAPHO 综合征 3

男，47 岁，双手足掌跖脓疱伴关节、肌肉疼痛 2 年余（图 1.1.24.3）。面部可见中度痤疮皮损。

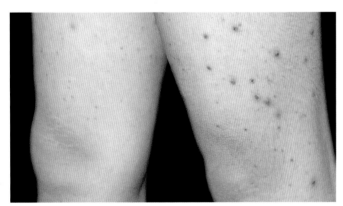

图 1.1.24.1b　SAPHO 综合征

## SAPHO 综合征 2

男，40 岁，手足红斑、脓疱，痒 1 年余（图 1.1.24.2）。伴腰、髋、膝关节疼痛。锁骨压痛阳性。

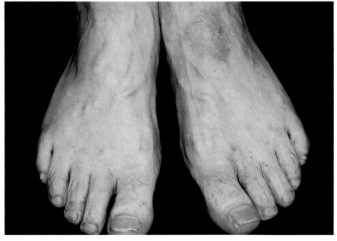

图 1.1.24.3　SAPHO 综合征

## 1.1.25　Moll 腺囊肿
（Moll gland cyst）

Moll 腺囊肿又名顶泌汗腺囊瘤（apocrine sweat cystic tumor），是来源于顶泌汗腺的一种良性腺瘤样囊性增生。该病少见，皮疹通常单发，偶尔多发。好发于面部，尤其是眼周，也可见于鼻、颊、下颌角或头皮，极少发生于顶泌汗腺聚集部位。多见于成人，皮疹为中等硬度的囊性结节，可呈肤色、蓝色、淡蓝色或紫色。不易自行破溃，切开后可见透明液体，无自觉症状，生长缓慢。临床需与蓝痣、色素性基底细胞癌、表皮囊肿、小汗腺囊瘤、大汗腺囊腺瘤等鉴别。

### Moll 腺囊肿 1　典型病例

男，58 岁，右下睑囊肿 4 年余，无不适（图 1.1.25.1）。

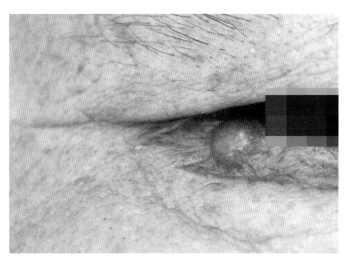

图 1.1.25.1　Moll 腺囊肿

### Moll 腺囊肿 2

女，35 岁，左下睑淡褐色丘疹 5 年（图 1.1.25.2）。缓慢增大，无不适。

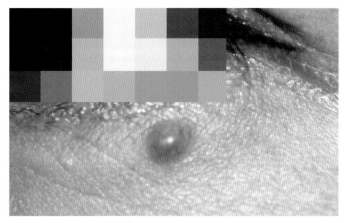

图 1.1.25.2　Moll 腺囊肿

### Moll 腺囊肿 3　典型病例

女，36 岁，右小阴唇结节 2 年（图 1.1.25.3）。

病例点评：1 年前曾切开引流，后结节增大。临床需与黏液囊肿、表皮囊肿等鉴别。

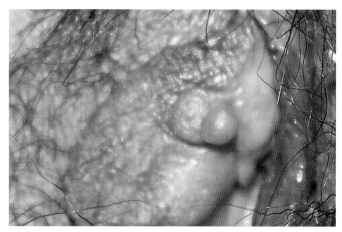

图 1.1.25.3　Moll 腺囊肿

## 1.1.26　皮脂腺毛囊瘤
（sebaceous trichofolliculoma）

皮脂腺毛囊瘤无次级毛囊，因此不是真正的毛囊瘤或其变异，可能是皮脂腺的异常增生。其多发生于毛囊皮脂腺丰富部位，特别是鼻部，少见于阴囊和阴茎。皮损呈单发的肤色半球形结节，直径可达 1cm，中央凹陷，可见瘘管样开口，其中有终毛、毳毛穿出。

### 皮脂腺毛囊瘤 1　典型病例

男，1 岁，头顶部丘疹 1 年余。患儿出生后发现头顶部有一疣状结节，渐增大，无不适。约 1.0cm×1.5cm，质软，无压痛，界清（图 1.1.26.1）。

病例点评：头顶部结节，虽然并非高发部位，根据病理可与皮脂腺痣鉴别。

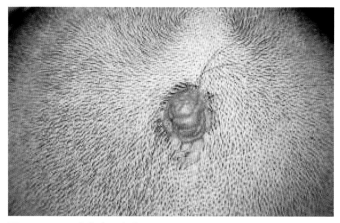

图 1.1.26.1　皮脂腺毛囊瘤

### 皮脂腺毛囊瘤 2

男,25 岁,额部丘疹 2 年渐增大(图 1.1.26.2)。丘疹破溃后流出白色物质,无不适,未曾诊治。

病例点评:额头单发丘疹,可见凹陷开口,容易误诊为皮脂腺增生或表皮囊肿。

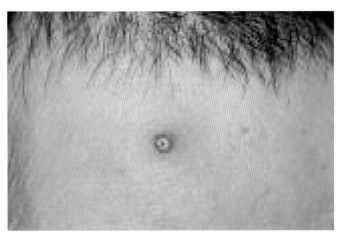

图 1.1.26.2　皮脂腺毛囊瘤

### 皮脂腺毛囊瘤 3

男,59 岁,头皮蚕豆大小皮色斑块伴瘙痒破溃 2 年余,可见毛囊开口,顶部表面破溃,可见鲜红糜烂面(图 1.1.26.3)。

病例点评:头部斑块不易发现,搔抓后破溃、糜烂,需注意与皮脂腺痣、毛母细胞瘤鉴别。

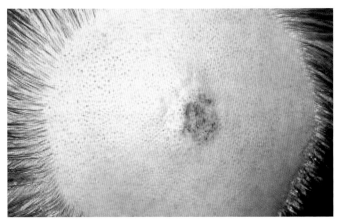

图 1.1.26.3　皮脂腺毛囊瘤

## 1.1.27　氯痤疮
### ( chloracne )

氯痤疮是指接触环境中的氯化烃类化合物经过系统吸收后导致的一种痤疮表现的毒性疾病。皮损早期出现面颈部,逐渐向下发展至躯干、四肢、生殖器等其他部位。主要皮损为开放性粉刺、粟丘疹和脓疱,严重者会出现脓肿、瘢痕、皮肤增厚等。还可出现多毛症、掌跖部多汗症等其他临床表现。系统受累包括肝毒性、中枢神经系统表现等,系统未受累者预后较好。

### 氯痤疮 1　典型病例

男,51 岁,面部、胸部、腋下丘疹 10 天(图 1.1.27.1),13 天前工厂原料燃烧(三氯吡啶醇钠)后出现。

病例点评:面部、躯干四肢多发红色丘疹、斑片,面部可见脓疱、脓痂。

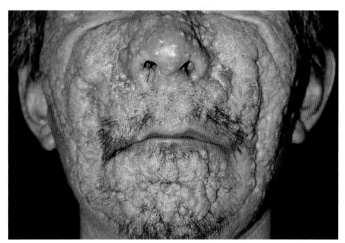

图 1.1.27.1a　氯痤疮

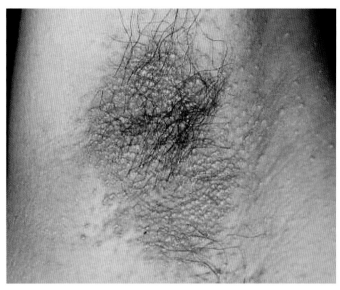

图 1.1.27.1b　氯痤疮

### 氯痤疮 2　典型病例

男,43 岁,面部黑斑,结痂伴破溃 2 个月余(图 1.1.27.2)。

病例点评:工作环境中接触固体农药(三氯吡啶醇钠)后,面部出现散在红斑、丘疹,渐融合,自觉无痒痛,逐渐加重,出现视物不清,常流泪。多名工友出现类似皮疹。

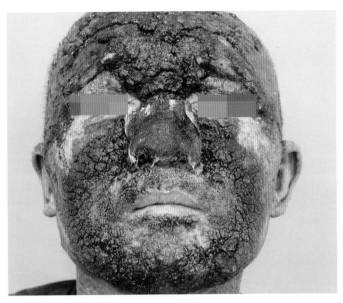

图 1.1.27.2a 氯痤疮

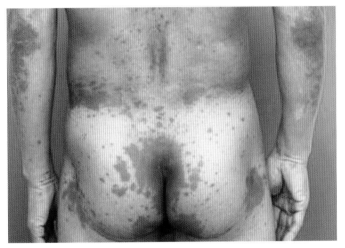

图 1.1.27.2b 氯痤疮

## 1.1.28 颞动脉炎
（temporal arteritis）

颞动脉炎又称为巨细胞动脉炎（giant cell arteritis，GCA）、老年性巨细胞动脉炎、颅动脉炎（cranial arteritis）、Horton 病，是一种肉芽肿和巨细胞的全层动脉炎，可累及任何中等大小动脉及大动脉。常见于 50 岁以上女性，发病率随年龄增高。常表现为颞动脉、枕动脉及面动脉区可触及的有搏动性或无脉的疼痛性结节，或扭曲肿胀而硬的条索状结节，有时结节位置皮肤表面发红或发绀。早期可有全身症状，如发热、乏力、头痛、食欲缺乏等，也有咀嚼疼痛和张口困难等皮肤外表现。罕见局部头皮因缺血而坏死，发生坏死前常出现受累动脉区域带状分布的瘀斑、水疱或大疱等，缺血也可能导致舌体坏疽、视神经炎、视网膜病变等。眼动脉分支受累者可出现失明，心血管、神经系统、胃肠道血管受累者严重时可致死。

**颞动脉炎 典型病例**

女，65 岁，双颞部条索状结节伴疼痛 1 个月（图 1.1.28.1）。

病例点评：双侧颞部及周边头皮红色结节，典型条索状疼痛结节，触诊无搏动感，有诊断意义，病理上血管壁有肉芽肿性炎症、血栓等特点。

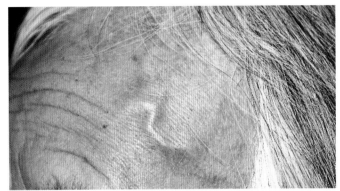

图 1.1.28.1a 颞动脉炎

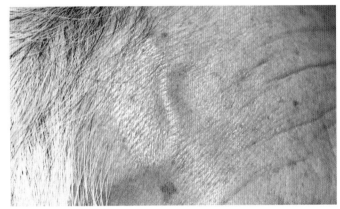

图 1.1.28.1b 颞动脉炎

## 1.1.29 嗜酸性脓疱性毛囊炎
（eosinophilic pustular folliculitis）

嗜酸性脓疱性毛囊炎又称 Ofuji 病，是一组病理特征为嗜酸性粒细胞浸润为主的毛囊和毛囊周围炎症的疾病，1970 年由日本学者 Ofuji 首次报道。病因尚不明确，可能与感染、药物等刺激及自身免疫性疾病相关。本病多见于青壮年男性，好发于面部、胸背部和四肢近端，皮损特征为环状、旋涡状或匐行性斑块，其上常有红色毛囊性丘疹和无菌性脓疱。病程慢性复发性，可瘙痒，发生于头皮严重时可致瘢痕性脱发。

**嗜酸性脓疱性毛囊炎 1 典型病例**

男，36 岁，躯干、四肢红斑、脓疱反复发作 10 年余（图 1.1.29.1）。

病例点评：慢性病程，躯干、四肢反复发作匐行性红斑，红斑基础上无菌性脓疱。就诊时外周血白细胞正常，嗜酸性粒细胞轻度增高,感染四项正常,无过敏性鼻炎、哮喘、血液病等慢性病病史。

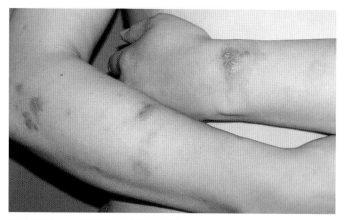

图 1.1.29.1a 嗜酸性脓疱性毛囊炎

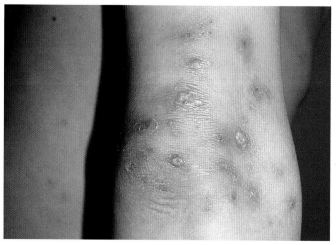

图 1.1.29.1b 嗜酸性脓疱性毛囊炎

## 嗜酸性脓疱性毛囊炎 2

男,50 岁,躯干、四肢泛发丘疹、结节 3 年(图 1.1.29.2)。

病例点评:3 年前无明显诱因双下肢出现红色丘疹,伴轻度瘙痒,后增多延及躯干、双上肢,有破溃疼痛。病情夏重冬轻,冬天自行消退后留有色素沉着。

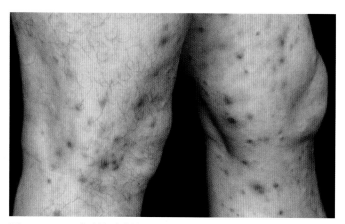

图 1.1.29.2 嗜酸性脓疱性毛囊炎

## 嗜酸性脓疱性毛囊炎 3

男,52 岁,躯干、四肢多发丘疹、结节反复 8 年(图 1.1.29.3)。

病例点评:躯干、四肢多发丘疹、结节,呈褐色,伴痒,有些破溃、表面结痂。皮损反复发作,可自行消退,愈后留下色素减退。

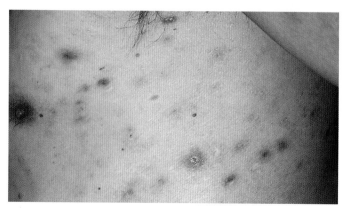

图 1.1.29.3a 嗜酸性脓疱性毛囊炎

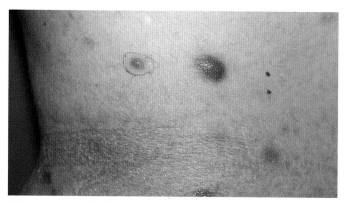

图 1.1.29.3b 嗜酸性脓疱性毛囊炎

## 嗜酸性脓疱性毛囊炎 4

男,26 岁,面部红色丘疹 20 天余(图 1.1.29.4)。

病例点评:病史较短,由左眼周发展到全面部,伴痒,外用夫西地酸部分消退。

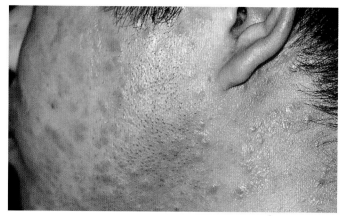

图 1.1.29.4 嗜酸性脓疱性毛囊炎

## 1.1.30　牙源性瘘管
（dental sinus）

　　牙源性瘘管又称牙源性皮瘘或牙齿窦道，是由慢性根尖周炎发生脓肿，脓液从皮肤开口排出，形成瘘孔、炎症性结节或凹陷的疾病。发病初期常有牙痛史，数周后在牙根尖相应的部位有肿物形成。任何年龄均可发生，由眼内眦到颈部任何区域均可发生，常见发生部位为颏部和颌线区域。皮损外观表现多样，如丘疹、结节、瘘孔、萎缩凹陷、包块、脓肿等。通过触诊查体发现索条状窦道或牙X线片诊断。需除外免疫缺陷、糖尿病等所致的局部慢性反复感染，以及基底细胞癌、感染性肉芽肿、腮腺导管瘘等。

### 牙源性瘘管 1　典型病例

　　男，19岁，颈部结节80天（图1.1.30.1）。

　　病例点评：结节沿下颌线分布，曾行手术切除，不久后复发，触诊可触及下颌内条索状结构，触碰后不易出血，可与化脓性肉芽肿鉴别。

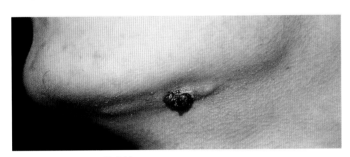

图1.1.30.1　牙源性瘘管

### 牙源性瘘管 2　典型病例

　　女，30岁，右下颌包块手术后复发4年（图1.1.30.2）。

　　病例点评：右下颌红色包块，表面白色鳞屑痂，上方有凹陷，4年前手术切除后复发。组织病理检查显示蜂窝织炎及肉芽肿样改变。牙尖周X线显示为根尖弥漫的可透性区伴慢性尖周脓肿。

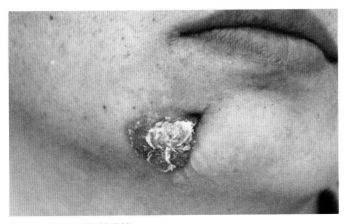

图1.1.30.2　牙源性瘘管

### 牙源性瘘管 3

　　男，23岁，鼻左侧脓肿4个月（图1.1.30.3）。

　　病例点评：鼻左侧脓肿，反复破溃流脓，皮肤无明显的红、肿、热、痛特征，经口腔科会诊进一步X线检查为牙源性瘘管。

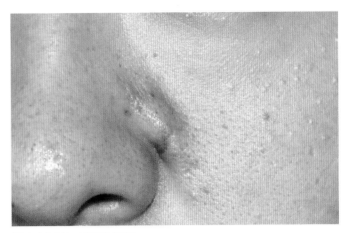

图1.1.30.3　牙源性瘘管

### 牙源性瘘管 4

　　男，19岁，下颌丘疹3个月余（图1.1.30.4）。

　　病例点评：红褐色结节，基底轻度凹陷，发病前有牙根疼痛的情况，病程中无易出血表现，经病理排除化脓性肉芽肿等，于口腔科进一步X线检查为牙源性瘘管。

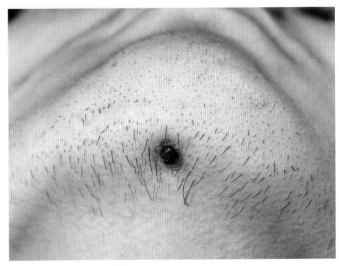

图1.1.30.4　牙源性瘘管

### 牙源性瘘管 5

　　女，81岁，右鼻翼暗红色斑块2个月（图1.1.30.5）。

　　病例点评：曾因牙根病变拔牙数颗。2个月前右鼻翼出现红色斑块后，曾有破溃，后自行愈合。

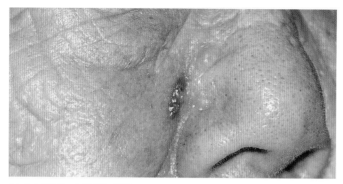

图 1.1.30.5 牙源性瘘管

## 1.1.31 毛囊黏蛋白病
（follicular mucinosis）

临床较少见，以酸性黏多糖聚集在毛囊（毛囊外根鞘和皮脂腺）内为其特征。发病机制不明，无明显性别、年龄差异，好发于头、面颈部，也可见于躯干、四肢，多局限分布，无自觉症状，可伴有感觉异常、瘙痒、麻木等。典型皮疹特征是具有光泽的淡红色或肤色毛囊性丘疹，或带鳞屑的红色浸润性斑块或结节，其上毛囊显著，可有不同程度毛发脱落，也可表现为多种形式，如痤疮、湿疹、囊肿、结节等。病灶周围可出现无症状的低色素病变。本病按临床经过又可分为 3 种类型。①急性良性型：临床相对常见，好发于较年轻患者，皮损多局限于头、颈、上肢等部位，一般 2 个月至 2 年自行消退；②慢性良性型：好发于年龄较大患者，少见，皮损较大较多，分布较广泛，形态亦多种多样，可反复出现或持续数年；③淋巴瘤相关型：多见于成年人，最常见的恶性肿瘤是皮肤 T 细胞淋巴瘤，以蕈样肉芽肿最多见。

### 毛囊黏蛋白病 1 典型病例

男，59 岁，头皮斑块 5 个月，渐增大、增厚，轻度瘙痒（图 1.1.31.1）。

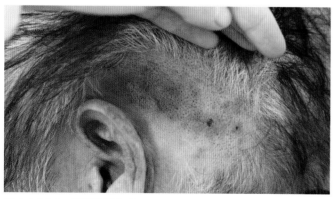

图 1.1.31.1 毛囊黏蛋白病

### 毛囊黏蛋白病 2

女，58 岁，面部、上肢红斑、丘疹伴痒 6 年，时轻时重（图 1.1.31.2）。

病例点评：慢性病程，皮疹多发，境界较清，病理提示为毛囊黏蛋白性蕈样肉芽肿。

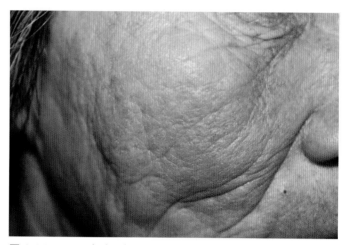

图 1.1.31.2 毛囊黏蛋白病

### 毛囊黏蛋白病 3

女，42 岁，鼻右侧红斑伴痒 3 年（图 1.1.31.3）。

病例点评：浸润性红斑，带状分布。

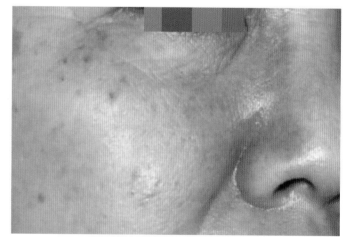

图 1.1.31.3 毛囊黏蛋白病

### 毛囊黏蛋白病 4

女，19 岁，面、颈、四肢红斑、鳞屑、瘙痒反复 17 年（图 1.1.31.4）。

病例点评：皮疹广泛分布，瘙痒剧烈，病理提示毛囊黏蛋白性蕈样肉芽肿。

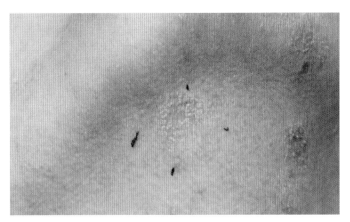

图 1.1.31.4　毛囊黏蛋白病

### 毛囊黏蛋白病 5

　　男,19 岁,额部红斑,局部肿胀 1 年余(图 1.1.31.5)。

　　病例点评:额部界清浸润性红斑,表面轻度苔藓化。

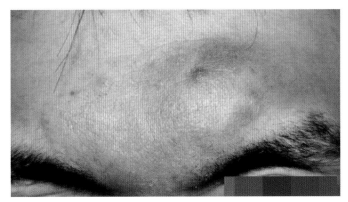

图 1.1.31.5　毛囊黏蛋白病

## 1.1.32　萎缩性毛发角化病
（keratosis pilaris atrophicans）

　　本组疾病包括面部萎缩性毛发角化病、虫蚀状皮肤萎缩及秃发性毛发角化病 3 种类型。①面部萎缩性毛发角化病包括眉部瘢痕性红斑和萎缩性红色毛发角化症。眉部瘢痕性红斑特征为持续性网状红斑及细小的角质性毛囊性丘疹,丘疹中央有纤细而易折断的眉毛穿过,好发于眉弓外侧,可至耳前、额部甚至头皮。多幼年发病,终生存在。萎缩性红色毛发角化症特征为毛囊性小丘疹,周围红晕,好发于两侧耳前,可至邻近皮肤,愈后遗留色素沉着。②虫蚀状皮肤萎缩,皮损特征为直径 1~3mm 圆形或不规则形的微凹陷的皮色萎缩斑点,始发于双侧颧部,初期为针尖大小毛囊性丘疹,逐渐于丘疹顶部出现角质栓,角质栓脱落后形成萎缩斑点。③脱发性棘状毛囊角化病,皮损特征为躯干和四肢的粟丘疹和毛囊性角质栓,最早由鼻部发展至躯干和四肢,常伴发掌跖角化、脱发、瘢痕、畏光和角膜异常等。

### 萎缩性毛发角化病 1（虫蚀状皮肤萎缩）　典型病例

　　男,8 岁,面部红色丘疹消退后遗留萎缩性点状瘢痕 2 个月余(图 1.1.32.1)。

　　病例点评:无明显诱因发病,皮疹消退后,遗留萎缩性瘢痕。

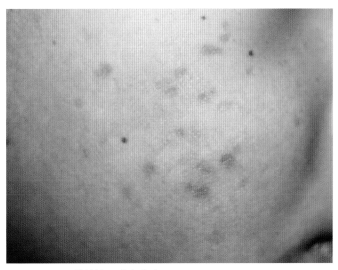

图 1.1.32.1　萎缩性毛发角化病

### 萎缩性毛发角化病 2（虫蚀状皮肤萎缩）　典型病例

　　男,17 岁,左侧面部出现片状萎缩斑 5 年,无明显诱因(图 1.1.32.2)。

　　病例点评:面颊部单侧萎缩性瘢痕,注意追问病史,与复发性单纯疱疹导致的瘢痕相鉴别。

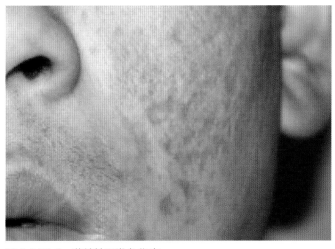

图 1.1.32.2　萎缩性毛发角化病

### 萎缩性毛发角化病 3（虫蚀状皮肤萎缩）　典型病例

　　男,11 岁,面部密集蜂窝状小凹坑 2 年,无明显诱因,无自觉症状(图 1.1.32.3)。

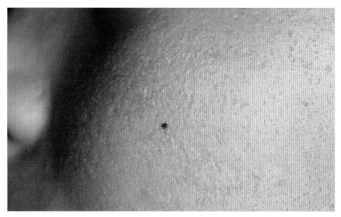

图 1.1.32.3　萎缩性毛发角化病

### 萎缩性毛发角化病 4（眉部瘢痕性红斑）　典型病例

男,7 岁,面部红斑、丘疹,干燥,出生不久开始出现,反复发作（图 1.1.32.4）。

病例点评:始发于婴儿期,前额、眉部可见多发毛囊性小丘疹,眉毛外 1/3 为著,瘢痕性脱眉,面颊部可见淡红斑、毛囊性小丘疹。

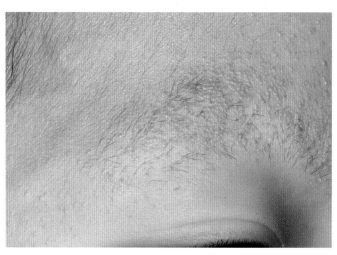

图 1.1.32.4a　萎缩性毛发角化病

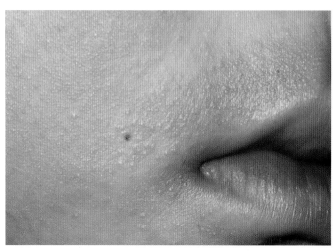

图 1.1.32.4b　萎缩性毛发角化病

### 萎缩性毛发角化病 5（虫蚀状皮肤萎缩）　典型病例

男,11 岁,出生时腰部出现虫蚀状皮肤萎缩,逐渐增大,扩展至双髋部（图 1.1.32.5）。

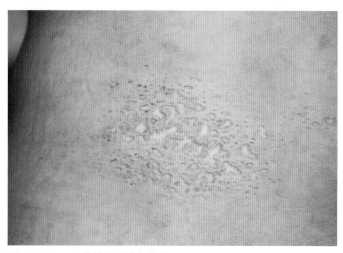

图 1.1.32.5a　萎缩性毛发角化病

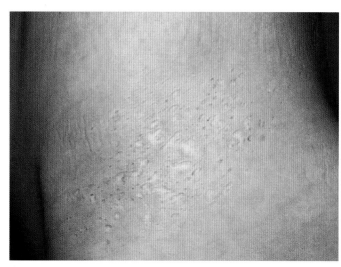

图 1.1.32.5b　萎缩性毛发角化病

## 1.1.33　着色性干皮病
（xeroderma pigmentosum）

是一种具有遗传异质性的常染色体隐性遗传性皮肤病,表现为 DNA 修复功能障碍。早期表现为光敏感、眼畏光等改变。充分发展后表现为皮肤萎缩、皮肤异色、毛细血管扩张等改变。晚期可合并多种皮肤肿瘤,如鳞状细胞癌、基底细胞癌、角化棘皮瘤或黑色素瘤等。

### 着色性干皮病 1　典型病例

男,7 岁,面部多发雀斑样皮疹,自幼即有,日晒后加重（图 1.1.33.1）。

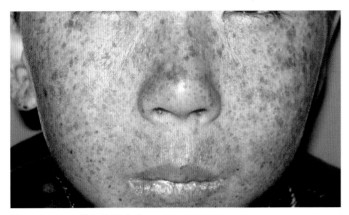

图 1.1.33.1 着色性干皮病

## 着色性干皮病 2 典型病例

男,13 岁,面部雀斑,皮肤干燥 10 年,双手弥漫红肿 9 年。日光照射后,面部出现散在分布的水疱,数月后水疱自行破溃,愈后留下黑色斑疹,反复发生,渐累及颈后。双手出现红肿,否认家族史(图 1.1.33.2)。

病例点评:面颈融合的雀斑样损害,潮红、干燥。双手背轻度红肿、粗糙,少数雀斑样疹。

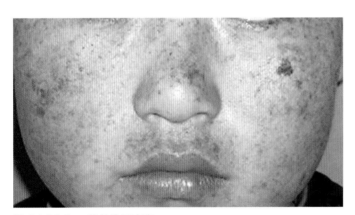

图 1.1.33.2a 着色性干皮病

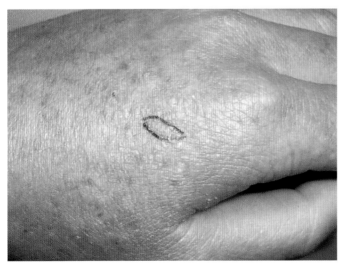

图 1.1.33.2b 着色性干皮病

## 着色性干皮病 3

女,16 岁,右口角外侧结节、溃破 3 个月(图 1.1.33.3)。

病例点评:患者有着色性干皮病病史 16 年,智力稍差。合并鳞状细胞癌为着色性干皮病的晚期表现。

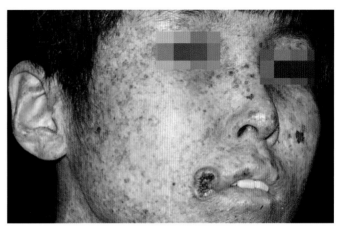

图 1.1.33.3 着色性干皮病

## 着色性干皮病 4

女,2 岁,面、颈部色素沉着斑、色素减退斑及水疱 2 年余(图 1.1.33.4)。

病例点评:患儿 2 年前面部出现红斑、水疱,皮损愈合后结痂,反复发作,渐出现色素沉着斑及色素减退斑。1 年前颈部亦出现类似皮损。

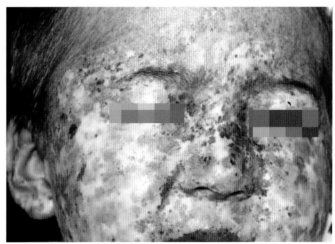

图 1.1.33.4 着色性干皮病

## 着色性干皮病 5

女,18 岁,面部、躯干及四肢褐色斑疹 18 年。出生时即有,随年龄增长渐加重,近 2 年颈部、腋下及乳房下出现色素沉着,皱褶部位皮疹明显(图 1.1.33.5)。

病例点评：皱褶为主的皮疹，容易误诊为屈侧网状色素沉着，基因检测结果证实为着色性干皮病。

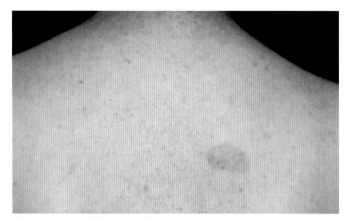

图 1.1.33.5a　着色性干皮病

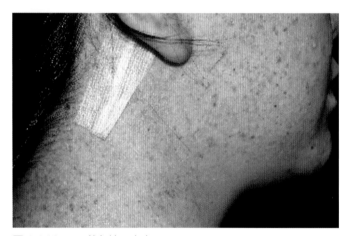

图 1.1.33.5b　着色性干皮病

## 1.1.34　卟啉病
（porphyria）

卟啉病是由于参与血红素生物合成途径中酶的功能障碍所致。临床上将卟啉病分为急性或非急性、皮肤型或非皮肤型。目前所有类型卟啉病的致病基因均已探明，基因检测可作为辅助诊断。卟啉病皮肤表现多限于日光暴露的部位。

迟发性皮肤卟啉病是最常见的卟啉病类型。其皮肤表现包括光敏性、皮肤脆性增加以及曝光部位出现水疱、糜烂、结痂、粟粒疹及瘢痕。此外，还可出现炎症后黑变病、多毛症、瘢痕性脱发及硬皮病样改变。该病是尿卟啉原脱羧酶催化活性减低所致。生化检查可发现尿卟啉、7-羟基卟啉和粪卟啉增加。诱发因素包括酒精、雌激素、多氯烃、血液透析、血色素沉着症、丙型肝炎和人类免疫缺陷病毒（human immunodeficiency virus，HIV）感染。

### 卟啉病 1　典型病例

男，43 岁，面部、双手背红斑、水疱反复 6 年（图 1.1.34.1）。否

认家族性遗传性疾病、慢性肾衰竭、红斑狼疮等慢性病等病史，既往有大量饮酒史，忌酒后皮损有所改善。尿液在 Wood 灯下可见到粉红色荧光。

病例点评：30 余岁发病，与饮酒相关。口周、鼻背、耳郭糜烂、结痂，双手背见散在痂皮及色素沉着斑，右手小指伸侧见水疱，结合尿液检查，属典型迟发性皮肤卟啉病（porphyria cutanea tarda）。

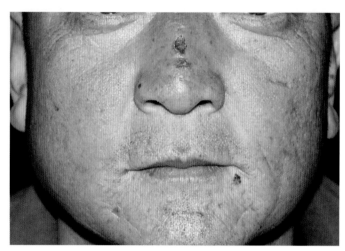

图 1.1.34.1a　卟啉病

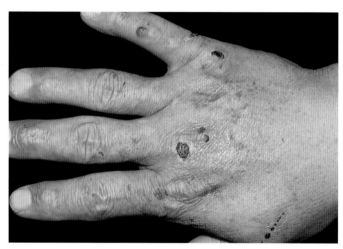

图 1.1.34.1b　卟啉病

### 卟啉病 2

女，2 岁，面部、双手背反复红斑、糜烂、瘢痕形成 2 年余（图 1.1.34.2）。每年春秋两季发作较频繁，患儿有搔抓皮损动作。否认家族性遗传性疾病病史。

病例点评：本例患者考虑皮肤型卟啉病的亚类红细胞生成性原卟啉病（erythropoietic protoporphyria），由亚铁螯合酶缺陷所致，但该例未行基因检测确定。临床特征为皮肤光敏感，日光暴露部位出现强烈的灼烧感、针刺感和瘙痒。继而出现红斑、水肿、结痂、瘀斑及蜡样瘢痕，但水疱不常见。皮肤症状在照射阳光数分钟内可出现。

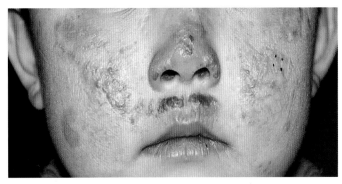

图 1.1.34.2a　卟啉病

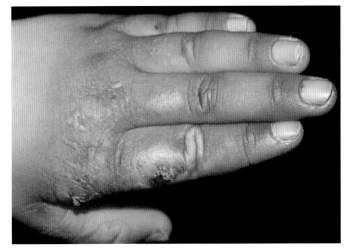

图 1.1.34.2b　卟啉病

## 卟啉病 3

女,26 岁,双手背水疱、瘙痒、瘢痕形成 1 年余(图 1.1.34.3)。否认家族性遗传性疾病病史。基因检测发现 *PPOX* 基因杂合移码突变。

病例点评:依据临床表现、组织病理检查及基因检测结果,考虑变异性卟啉病(porphyria variegata),即混合型卟啉病(mixed porphyria)。是一种常染色体显性遗传病,以血红素生物合成途径中的第 7 个酶——原卟啉原氧化酶缺乏所导致。属于急性卟啉病的一种,可单独或同时出现皮肤及神经精神症状。

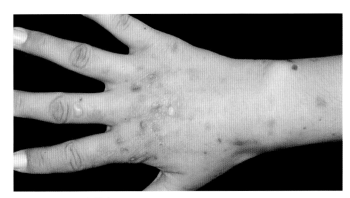

图 1.1.34.3　卟啉病

## 1.1.35　褐黄病
### (ochronosis)

本病包括 2 种类型:尿黑酸尿症和外源性褐黄病。尿黑酸尿症是由于肝和肾内尿黑酸 1,2-二氧化酶缺乏引起尿黑酸在软骨、肌腱、皮肤和纤维组织中沉积所致,临床上巩膜、面部、耳郭、软骨和指/趾甲呈现蓝黑色或灰色;汗液呈黑色,有关节炎和尿黑酸尿。外源性褐黄病可由苯酚、间苯二酚和苦味酸治疗或口服和肌内注射抗疟药如氯喹、氢醌漂白引起,抗疟药所致的褐黄病常表现为膝、面部、甲下的石灰色色素沉着;氢醌漂白诱发的褐黄病好发于骨突出部位,如前额、颞部、鼻和下颌,也可见于颈部两侧。外源性褐黄病除色素沉着外,患者有广泛的"鱼子酱样"黑色丘疹,也可以见皮肤萎缩和胶样粟丘疹。

### 褐黄病 1　典型病例

男,48 岁,尿液变黑 48 年,巩膜黑斑 3 年,面部褐色斑片 1 年(图 1.1.35.1)。

病例点评:患者出生后即发现尿布呈黑色,尿液长时间静置后可变成黑色,3 年前巩膜出现黑斑。查体耳软骨亦有增厚和变黑。母亲有类似疾病。

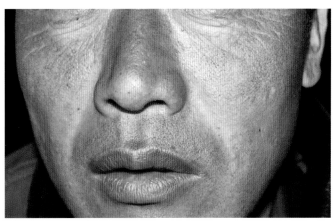

图 1.1.35.1a　褐黄病

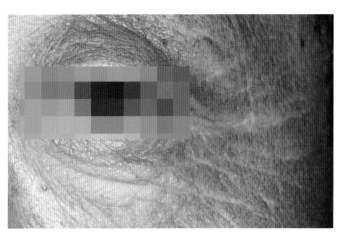

图 1.1.35.1b　褐黄病

## 褐黄病 2

男,43 岁,面部两侧红斑 1 年(图 1.1.35.2)。

病例点评:1 年前因染发后双侧颊部出现红斑,无痛、痒等自觉症状,曾在外院诊断黄褐斑,治疗后无效,渐发展。

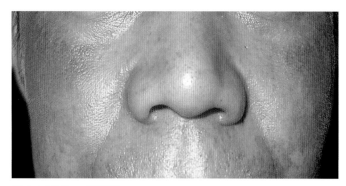

图 1.1.35.2a 褐黄病

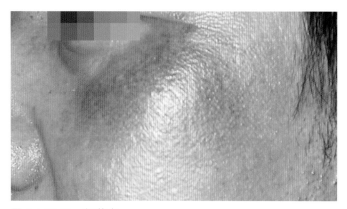

图 1.1.35.2b 褐黄病

## 1.1.36 艾迪生病
(Addison disease)

艾迪生病又称为原发性慢性肾上腺皮质功能减退症(chronic primary adrenal insufficiency),是由于自身免疫性疾病和肾上腺结核等,导致肾上腺皮质功能受损引起的肾上腺皮质功能低下。临床可表现为血压低、疲劳、肌肉无力、食欲下降、体重减轻及皮肤黏膜色素沉着,呈灰褐色或黑褐色,色素沉着以面部、四肢暴露部位及易受摩擦部位为重,牙龈常见。

### 艾迪生病 典型病例

男,46 岁,面部、双手及足黑褐色斑 5 年余,患者部分指甲可见纵行甲黑线(图 1.1.36.1)。患者促肾上腺皮质激素显著升高(301.4pmol/L,正常值 5.1~32.0)。

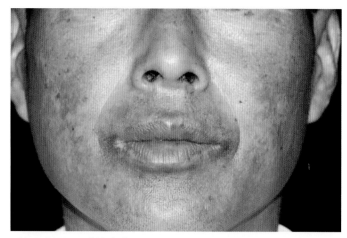

图 1.1.36.1a 艾迪生病

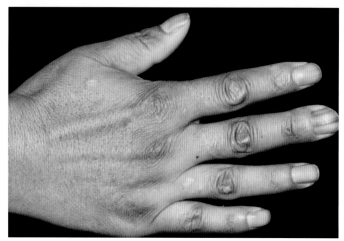

图 1.1.36.1b 艾迪生病

## 1.1.37 幼儿面部获得性色素斑
(acquired hyperpigmented macule on face of young children)

是发生于幼儿的自限性皮肤病,表现为额、颞部散在分布的棕红色或浅褐色斑疹,多为椭圆形、圆形或不规则,表面无鳞屑,斑疹直径<1cm,皮损无萎缩、无自觉症状、无出汗障碍等表现,摩擦刺激皮损或患儿哭闹时皮疹颜色可加深。皮疹多在学龄前消退,无需治疗。

### 幼儿面部获得性色素斑 1

女,9 个月,额部、右颞部褐色斑疹 5 个月余(图 1.1.37.1)。

病例点评:5 个月前额部、右颞部发现褐色斑疹,渐增多,哭闹时变红,未治疗。专科查体:额部、右颞部多发大小不等、形状不规则褐色斑疹,边界清楚。

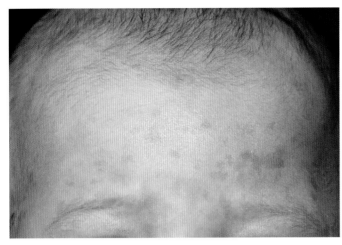

图 1.1.37.1a 幼儿面部获得性色素斑

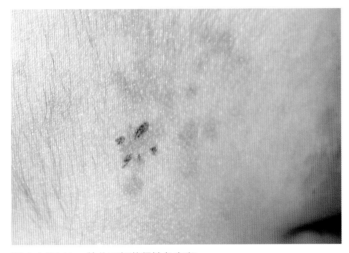

图 1.1.37.1b 幼儿面部获得性色素斑

### 幼儿面部获得性色素斑 2

男，1 岁，面部散在褐色斑点 1 年余（图 1.1.37.2）。患儿出生后不久发现额部出现散在褐色斑片，无不适，未治疗，逐渐增多，受热后皮疹颜色偏红。

病例点评：面部散在褐色斑点，边界清，压之不褪色，额部皮疹较多，无融合。

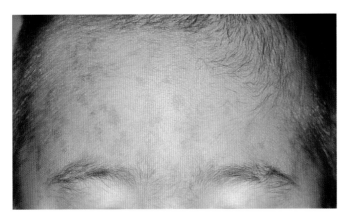

图 1.1.37.2a 幼儿面部获得性色素斑

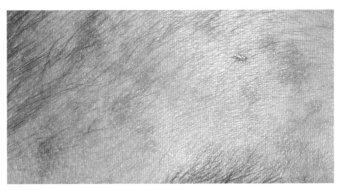

图 1.1.37.2b 幼儿面部获得性色素斑

## 1.1.38 白化病
（albinism）

白化病是一组与色素合成有关的基因突变导致黑色素缺乏的单基因遗传病。目前已鉴定出至少 18 种白化病致病基因及其对应的亚型。依据遗传学和临床表现差异，可分为眼、皮肤、毛发均有色素缺乏的眼皮肤白化病（oculocutaneous albinism，OCA）和仅眼部色素缺乏的眼白化病（ocular albinism，OA）两大类。白化病又可分为非综合征型白化病和综合征型白化病两大类。非综合征型白化病又称单纯型白化病，患者只表现为眼、皮肤、毛发等部位的色素减退和视力障碍。包括眼皮肤白化病 1~7 型（OCA1~OCA7）和眼白化病 1 型（OA1）。

### 白化病 1 典型病例

男，56 岁，出生时全身皮肤、毛发呈白色，畏光，20 岁后曝光部位出现红斑、丘疹、痒（图 1.1.38.1）。48 岁右上臂出现结节，病理示结节为基底细胞癌。

病例点评：先天白发、白色皮肤、蓝眼睛，为眼皮肤白化病 1A 型（OCA1A）特点，是酪氨酸酶活性完全缺失的最严重亚型，由染色体 11q14.3 上的酪氨酸酶基因突变导致（本例未行基因检测，分型仅为临床推测）。

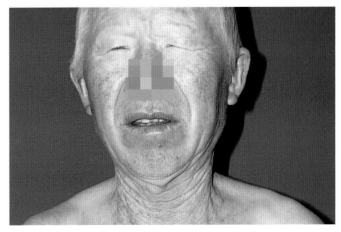

图 1.1.38.1 白化病

### 白化病 2 典型病例

男，15 岁，出生即全身色素缺失、瞳孔、毛发黄色，4 岁面部逐渐出现色素斑，日晒后皮肤潮红（图 1.1.38.2）。无家庭史。

病例点评：头发为浅棕色，随年龄增长色素轻微增加，为眼皮肤白化病 4 型（棕色，OCA4）特点，由染色体 5p13.3 上的膜相关转运蛋白（membrane-associated transporter protein，MATP）基因突变引起。亦可能为由基因 OCA2（又称 P 基因）突变导致的眼皮肤白化病 2 型（OCA2）（本例未行基因检测）。

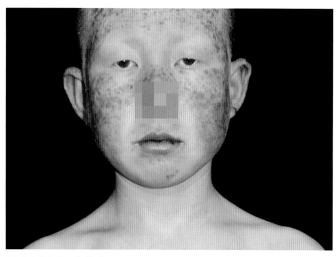

图 1.1.38.2 白化病

### 白化病 3

男，9 个月，出生时全身无色素，近期头发渐变黑（图 1.1.38.3）。大学时变正常，曾祖父和表姑患相同疾病。

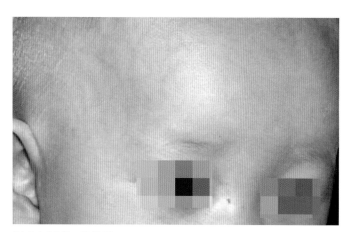

图 1.1.38.3 白化病

## 1.1.39 福格特-小柳综合征
（Vogt-Koyanagi syndrome）

福格特-小柳综合征又名福格特-小柳-原田综合征（Vogt-Koyanagi-Harada syndrome）。可能与病毒感染、自身免疫及遗传有关。表现为全身黑色素细胞"免疫"破坏的相应症状，可有发热、头痛、头晕等前驱症状，1~2 周后出现视网膜炎和耳部症状，然后出现白癜风样白斑，毛发变白、脱落，甲板破坏。好发于中青年。临床上需与只有单一表现的白癜风、全秃、甲营养不良等疾病鉴别。

### 福格特-小柳综合征 1 典型病例

男，16 岁，全秃伴白斑、20 甲甲板破坏、虹膜结膜炎 1 年（图 1.1.39.1）。泼尼松治疗后虹膜结膜炎愈，白斑好转，秃发和甲损害无改善。

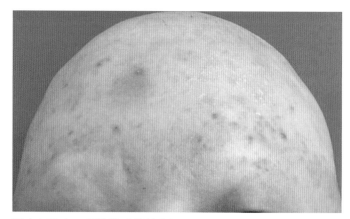

图 1.1.39.1a 福格特-小柳综合征

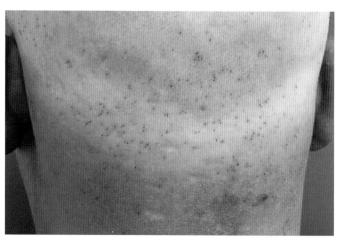

图 1.1.39.1b 福格特-小柳综合征

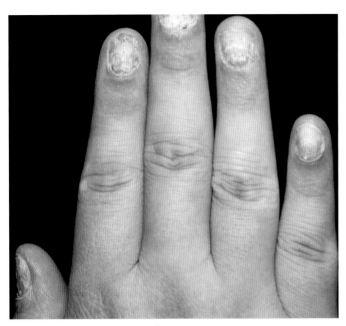

图 1.1.39.1c　福格特-小柳综合征

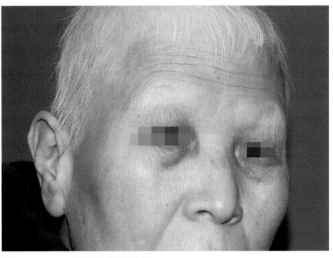

图 1.1.39.2　福格特-小柳综合征

### 福格特-小柳综合征 2

女,50 岁,外阴黑色素瘤Ⅳ期,以黑色素瘤细胞疫苗及大剂量干扰素 α1b 治疗肿瘤基本消退,半年后患虹膜结膜炎,全身毛发变白、稀疏,伴面部白斑(图 1.1.39.2)。

病例点评:该例的发生与黑色素瘤细胞疫苗及大剂量干扰素 α1b 治疗黑色素瘤的疗效明显相关,临床表现与黑色素细胞免疫损伤相一致。

### 1.1.40　光线性肉芽肿
（actinic granuloma）（见 1.3.1）

### 1.1.41　肠病性肢端皮炎
（acrodermatitis enteropathica）
（见 4.1.10）

### 1.1.42　冻疮样红斑狼疮
（chilblain lupus erythematosus）
（见 8.6.3.4）

## 第二节　面部为主的常见病非典型表现
（common diseases of face with atypical manifestations）

### 1.2.1　基底细胞癌
（basal cell carcinoma）

基底细胞癌又称基底细胞上皮瘤（basal cell epithelioma），主要发生于中年以后,尤其老年人,与日光照射有关,多见于人体中线附近。好发部位为眼眶周围、鼻翼、鼻唇沟和颊部等暴露部位,浅表型和纤维上皮瘤型多见于躯干。发展缓慢,但日久可局部广泛破坏,极少转移。临床形态可分为 5 型。①结节溃疡型:此型较常见,初发为蜡样小结节,中心易溃疡,边缘呈珍珠样卷起,伴以毛细血管扩张,中央形成棕色结痂。②色素型:同结节溃疡型,但有明显褐色色素沉着。③局限性硬斑病样、硬化型或纤维化型:局部皮肤硬化,呈白色或淡黄色,边界不十分清楚,略高出皮面,最后可破溃、结痂。④浅表型:损害为一处或数片红斑,表面有糠状鳞屑,外围有线状蜡样边缘,可形成浅表溃疡,易形成瘢痕。⑤纤维上皮瘤型:损害为一个或数个高出皮面的结节,质地中等,表面光滑,淡红色,常略有蒂,偶尔破溃。

### 基底细胞癌 1　典型病例

男,60 岁,右耳前红色斑块,伴糜烂 2 年(图 1.2.1.1)。

病例点评:结节溃疡型,边缘珍珠状丘疹,中央形成溃疡。

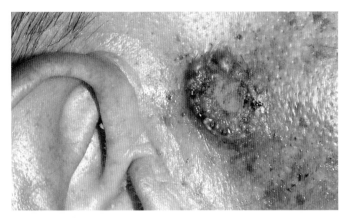

图 1.2.1.1 基底细胞癌

## 基底细胞癌 2 典型病例

女,53 岁,鼻部红疹 8 年(图 1.2.1.2)。

病例点评:结节溃疡型,中央稍凹陷,边缘珍珠样隆起为重要特点。

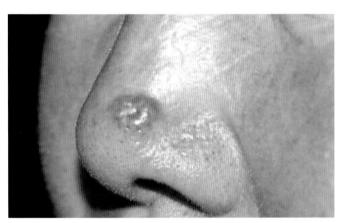

图 1.2.1.2 基底细胞癌

## 基底细胞癌 3

女,53 岁,背部暗红斑半年(图 1.2.1.3)。

病例点评:非曝光部位,病程较短,注意鉴别炎症性疾病或鲍恩病。

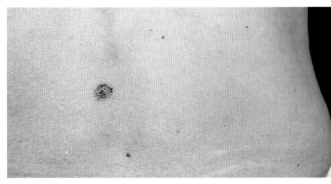

图 1.2.1.3 基底细胞癌

## 基底细胞癌 4

女,75 岁,额部黑色斑块 3 年(图 1.2.1.4)。

病例点评:老年女性,曝光部位黑色皮疹,应首先考虑基底细胞癌或黑色素瘤。

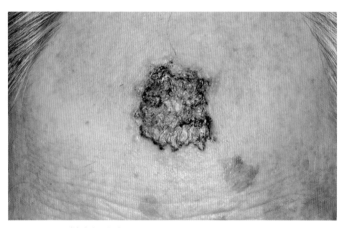

图 1.2.1.4 基底细胞癌

## 基底细胞癌 5(多发浅表型基底细胞癌) 典型病例

男,56 岁,全身散在红斑、结痂伴痒反复 20 年(图 1.2.1.5)。面部、躯干多发红斑,境界清楚,周边轻度线状隆起。病理示瘤细胞团于表皮底部呈芽蕾状向下延伸。

病例点评:浅表型,临床上不易与炎症性皮肤病、原位皮肤鳞状细胞癌等鉴别。

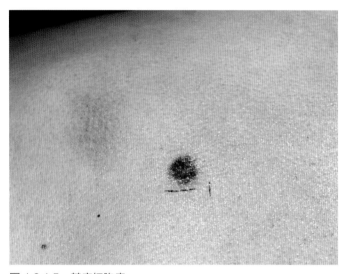

图 1.2.1.5 基底细胞癌

## 基底细胞癌 6 典型病例

女,66 岁,左腹部紫红色斑块 6 年(图 1.2.1.6)。

病例点评:浅表型,易与鲍恩病混淆。

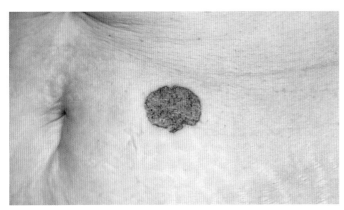

图 1.2.1.6  基底细胞癌

## 基底细胞癌 7

女,41 岁,右下睑红褐色丘疹 3 年(图 1.2.1.7)。

病例点评:此例不易与色素痣鉴别,30 岁后发病是重要线索。

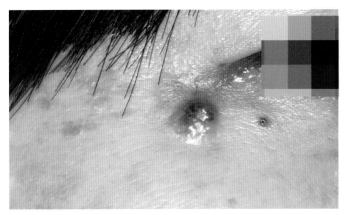

图 1.2.1.7  基底细胞癌

## 基底细胞癌 8

女,72 岁,右侧腰部斑块、糜烂,伴疼痛 1 年(图 1.2.1.8)。

病例点评:此例病史仅 1 年即形成明显的结节,糜烂溃疡,临床误诊为结节型黑色素瘤。

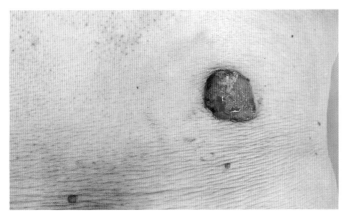

图 1.2.1.8  基底细胞癌

## 基底细胞癌 9(结节囊肿型基底细胞癌)

女,36 岁,左耳后上方头皮结节 4 年(图 1.2.1.9)。

病例点评:蓝黑色结节,界清,色素分布均匀,质韧,囊性感。本型需与黑色素瘤、皮肤附属器肿瘤等相鉴别。病理上肿瘤团块囊性扩张,周围间质疏松,富含黏液。

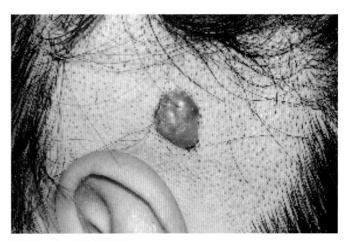

图 1.2.1.9  基底细胞癌

## 基底细胞癌 10

男,61 岁,左鼻孔下方胡须缘黑色丘疹 40 年余(图 1.2.1.10)。

病例点评:本例病史长,形态缺乏基底细胞癌特点,临床误诊色素痣。

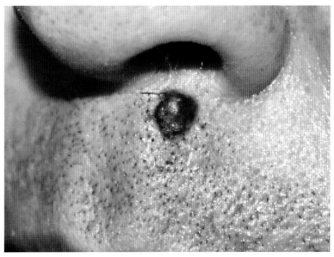

图 1.2.1.10  基底细胞癌

## 基底细胞癌 11(硬斑病样基底细胞癌)

女,78 岁,左侧鼻唇沟红斑 3 年,溃疡 3 个月余(图 1.2.1.11)。

病例点评:皮损呈淡红色萎缩性斑片,轻度凹陷,似硬斑病。反复破溃提示恶性改变。病理示瘤细胞团周边基质致密、硬化。

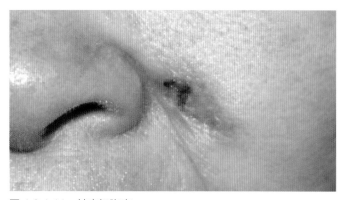

图 1.2.1.11　基底细胞癌

## 1.2.2　痣样基底细胞癌综合征
（nevoid basal cell carcinoma syndrome）

常染色体显性遗传。皮肤损害为多发性基底细胞癌，好发于面部，为 1~10mm 丘疹，肉色至褐色，常对称散在分布，可于出生时或生后发生，有逐年增多趋势。累及多器官系统和组织，包括牙齿、骨骼、眼、神经、生殖系统等，以颌骨囊肿、手掌或足底凹陷和骨骼异常最多见。X 线检查可发现多发性颌骨囊肿，还可表现出肋骨分叉、脊柱后凸、侧凸或骨性结合、硬脑膜钙化等；CT 检查可见脑积水；B 超可发现隐睾等。

### 痣样基底细胞癌综合征 1　典型病例

男，54 岁，鼻部黑色斑块 5 年，术后 2 年（图 1.2.2.1）。

病例点评：头面部多发黑色丘疹、斑块，边缘隆起，表面脱屑，双手掌见点状凹陷。

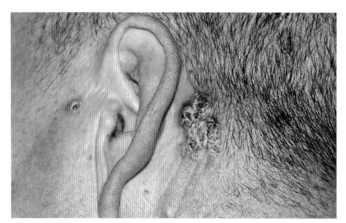

图 1.2.2.1　痣样基底细胞癌综合征

### 痣样基底细胞癌综合征 2

女，18 岁，眼周、耳周密集的褐色丘疹 7 年（图 1.2.2.2）。

病例点评：面部多发褐色丘疹伴手掌点状凹陷，皮损处于发展早期。

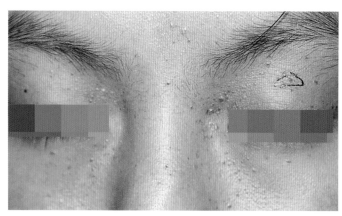

图 1.2.2.2a　痣样基底细胞癌综合征

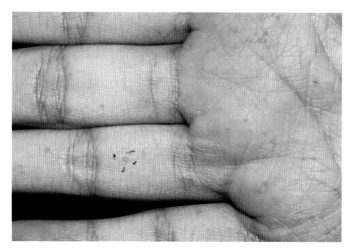

图 1.2.2.2b　痣样基底细胞癌综合征

### 痣样基底细胞癌综合征 3

女，58 岁，发现右颞部黑色丘疹 3 天（图 1.2.2.3）。半年前腹部有类似皮损，行病理检查示"基底细胞癌"。CT 扫描示颞骨、颌骨多发囊肿。母亲、哥哥有类似散发皮损，均行病理检查示"基底细胞癌"。

病例点评：该病例皮损少，但有明确的家族史，颞骨、颌骨多发囊肿。

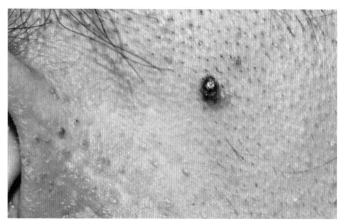

图 1.2.2.3　痣样基底细胞癌综合征

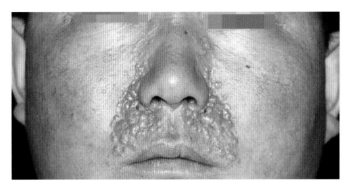

图 1.2.3.2　毛发上皮瘤

## 1.2.3　毛发上皮瘤
（trichoepithelioma）

毛发上皮瘤分为单发性和多发性，是毛母细胞瘤的特殊类型。单发性好发于 40 岁以上成人，多发生于面部，偶见于其他部位。多发性为常染色体显性遗传，女性多见，幼年发病，随着年龄增大皮损数目增多，特别是青春期增大明显。皮损初为肤色半透明丘疹，直径 2~8mm，质硬，表面光滑，可见毛细血管扩张。临床容易与结节性硬化相混淆，结节性硬化本质为血管纤维瘤，表现为粉红色或者淡棕色的有蜡样光泽的丘疹。病理表现为基底样细胞团块、毛乳头样结构和角囊肿，周边有结缔组织围绕。以皮肤附属器肿瘤为特征的 Brooke-Spiegler 综合征可出现多发性毛发上皮瘤。

### 毛发上皮瘤 1　典型病例

女，9 岁，面部多发坚实丘疹 1 年余（图 1.2.3.1）。无不适，缓慢增多，主要集中于内眦与鼻周。曾行激光治疗，效果不佳。否认家族史。

病例点评：幼年女，鼻周多发肤色有光泽的坚实丘疹，无溃疡。病程持续时间长。

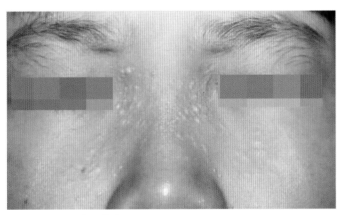

图 1.2.3.1　毛发上皮瘤

### 毛发上皮瘤 2　典型病例

男，30 岁，面中部多发皮色丘疹、斑块 10 年余。随年龄逐渐增多增大，无不适。曾行冷冻治疗，效果不佳。否认家族遗传史。面中部可见密集分布肤色、淡红色丘疹，部分融合形成斑块（图 1.2.3.2）。

病例点评：青年患者，慢性病程，面中部多发密集丘疹，缓慢融合形成大的斑块，注意鉴别结节性硬化症。

### 毛发上皮瘤 3

女，65 岁，左鼻翼丘疹 10 年余，近年来迅速增大，偶有疼痛。左鼻翼约 0.8cm 淡红色半球形丘疹，表面可见光泽，局部见毛细血管扩张，质中，边界清楚（图 1.2.3.3）。

病例点评：老年女性，慢性病程，单发淡红色丘疹，表面可见光泽，有毛细血管扩张。需要同基底细胞癌和毛母细胞瘤相鉴别。

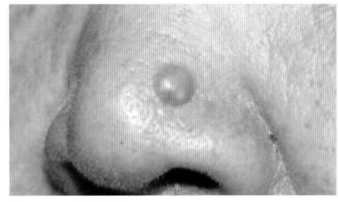

图 1.2.3.3　毛发上皮瘤

## 1.2.4　异物肉芽肿
（foreign body granuloma）

常见于囊肿破裂、毛囊炎继发反应，其他异物包括美容填充或手术。睑板腺囊肿破裂伴异物反应多表现为发生于下睑部位的红色丘疹或结节。其他异物包括手术后缝线肉芽肿等。

### 异物肉芽肿 1　典型病例

女，48 岁，眼眶暗红色斑块 4 年（图 1.2.4.1）。

病例点评：既往有局部美容填充史，为诊断依据。

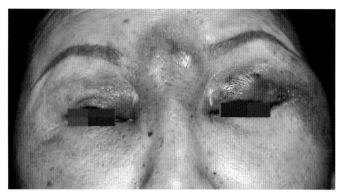

图 1.2.4.1 异物肉芽肿

## 异物肉芽肿 2

女,25 岁,上唇多发红色丘疹 1 年(图 1.2.4.2)。

病例点评:沿上唇边缘规律分布,为文唇相关的异物肉芽肿。

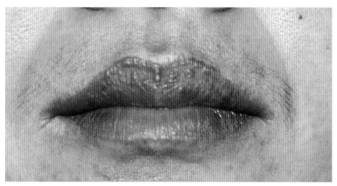

图 1.2.4.2 异物肉芽肿

## 异物肉芽肿 3

女,41 岁,鼻背部蓝色丘疹 20 年(图 1.2.4.3)。

病例点评:20 年前铅笔芯扎伤史,病程较长。临床表现似蓝痣或皮下出血,需仔细结合病史以明确诊断。

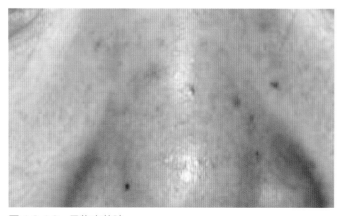

图 1.2.4.3 异物肉芽肿

## 异物肉芽肿 4

女,43 岁,面部多发暗红色丘疹 3 个月余(图 1.2.4.4)。

病例点评:矩阵式分布的红色丘疹,水光针注射后导致的皮疹,结合病史可诊断。

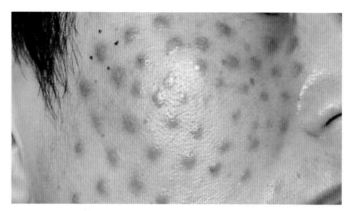

图 1.2.4.4 异物肉芽肿

## 1.2.5 硅肉芽肿
（silica granuloma）

含硅微粒(如石英和石棉等)侵入皮肤引起异物反应。表现为丘疹或结节,蓝色或蓝黑色,线状排列或散在分布,一般不形成溃疡。病程缓慢,皮疹可自行吸收消退。

### 硅肉芽肿 典型病例

女,38 岁,额部暗红色斑块 30 年(图 1.2.5.1)。

病例点评:外伤后出现,轻微痛痒,易误诊为瘢痕。

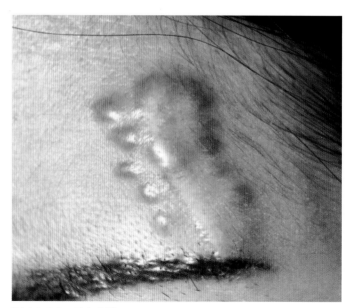

图 1.2.5.1 硅肉芽肿

## 1.2.6 皮肤淋巴细胞浸润症
（lymphocytic infiltration of skin）

皮肤淋巴细胞浸润症又称为 Jessner-Kanof 综合征，是一种皮肤淋巴网状组织炎症性反应性疾病，病因不明，可能与遗传、日晒、外界刺激、局部创伤、昆虫叮咬或感染等有关。典型皮损为紫红色或黄红色浸润性斑块，有时中央可消退，形成环状或盘状斑块。斑块表面通常光滑平坦，无鳞屑且无毛囊角化过度现象。偶有轻度疼痛或瘙痒，多无全身症状。好发于面部，尤其是鼻、颊、颧部和额部，单发或者泛发，多见于成年男性。皮损常有自发性缓解，消退后不留瘢痕，也可缓解与加重交替出现，且日晒后加重，但多数患者无光敏感现象。临床需与盘状红斑狼疮、多形性日光疹、皮肤淋巴瘤、面部肉芽肿及神经性皮炎等鉴别。

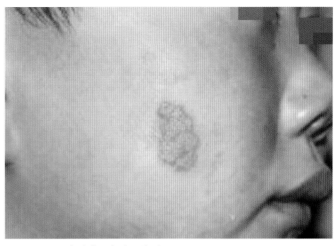

图 1.2.6.2 皮肤淋巴细胞浸润症

### 皮肤淋巴细胞浸润症 1 典型病例

男，48 岁，左颊浸润性红斑 3 个月余（图 1.2.6.1）。

病例点评：患者无光敏感现象，但左颊浸润性红斑日晒后加重，曾于外院按"神经性皮炎"治疗，未见好转，后病理示真皮内淋巴细胞浸润，无界面改变，考虑为淋巴细胞浸润症。

### 皮肤淋巴细胞浸润症 3

女，43 岁，左面部红肿 3 年（图 1.2.6.3）。自述 3 年前左面部虫咬后出现红色丘疹及斑块，伴痒，此后略有缓解但不疼不痒，持续不退。

病例点评：临床易误诊为血管性水肿、丘疹性荨麻疹等。病理上淋巴细胞浸润，无嗜酸性粒细胞，无真皮乳头水肿等可鉴别。

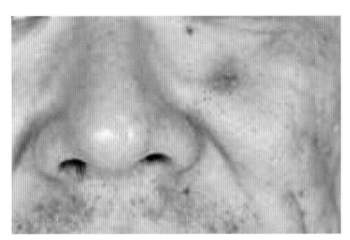

图 1.2.6.1 皮肤淋巴细胞浸润症

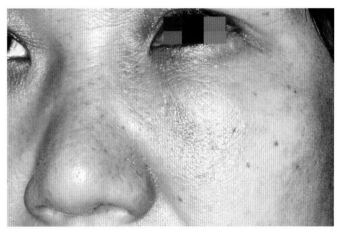

图 1.2.6.3 皮肤淋巴细胞浸润症

### 皮肤淋巴细胞浸润症 2 典型病例

男，5 岁，右面部浸润性红斑半年（图 1.2.6.2），外院治疗（不详，可能外用激素）后减轻，但未见消退，组织病理上真皮内密集淋巴细胞浸润，经免疫组化排除皮肤淋巴瘤，考虑为淋巴细胞浸润症。

病例点评：病理上密集淋巴细胞浸润，主要观察细胞有无异型性，必要时行免疫组化染色，与皮肤淋巴瘤等鉴别。

### 皮肤淋巴细胞浸润症 4

男，46 岁，面部多发浸润性红斑 1 年（图 1.2.6.4）。额头、鼻背及颧部多发的浸润性红斑，不疼不痒，持续 1 年，无光敏感现象，双手背、双前臂等其他部位无皮损。

病例点评：除面部外，颈部、上肢等光暴露部位无皮疹，需注意与神经性皮炎、盘状红斑狼疮、多形性日光疹等鉴别。

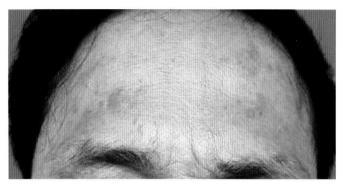

图 1.2.6.4　皮肤淋巴细胞浸润症

## 1.2.7　口面部肉芽肿病
（orofacial granulomatosis）

口面部肉芽肿病（OFG）又称为肉芽肿性唇炎（cheilitis granulomatosa）。OFG 是一种慢性非坏死性肉芽肿性炎症性皮肤病。多发于年轻成人，任何年龄均可发病，男女发病比例相当。多发于口唇，尤其以下唇多见。皮损表现为局限性皮肤黏膜肿胀、肥厚、粗糙、干燥和脱屑。OFG 首发表现常为上唇间歇性肿胀，类似血管性水肿。发病早期通常在数小时至数日内缓解。随着疾病进展可能同时累及双侧口唇，出现持续性肿胀，导致功能丧失和毁容。有的病例可累及额、颊、颌、眼睑、舌及外阴。发病呈慢性病程，可反复发作。少数病例可出现颈部及下颌淋巴结肿大。如伴有面神经麻痹及沟状舌，称为梅-罗综合征（Melkersson-Rosenthal syndrome）。

### 口面部肉芽肿病 1　典型病例

女，53 岁，口唇、下颌皮肤潮红、肿胀 1 年。1 年前发现口唇、颈部出现潮红、肿胀，曾诊断为"血管神经性水肿"，病情反复发作。口唇、下颌、颌和颈部皮肤弥漫性红斑，质硬，无压痛（图 1.2.7.1）。

病例点评：口唇水肿，口周皮肤弥漫性浸润性境界不清的红斑，质地较坚实，慢性复发性病程，都是符合 OFG 的典型特征。

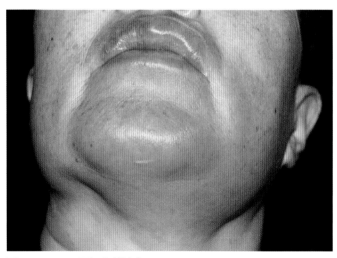

图 1.2.7.1　口面部肉芽肿病

### 口面部肉芽肿病 2　典型病例

女，45 岁，口唇及口周面部红斑、肿胀 2 年。2 年前发现口唇肿胀、干裂、有痂皮。1 年前口周面部皮肤出现红肿，无明显不适。曾口服外用多种药物治疗，疗效不佳，病情反复逐渐加重。口唇肿胀、干裂，上覆鳞屑痂皮，口周皮肤可见暗红色浸润性红斑、肿胀、界欠清，触之有浸润感，无压痛（图 1.2.7.2）。

病例点评：中年女性，慢性反复发作的病程，浸润性肿胀的红斑符合 OFG 的典型特征。除常见的口唇周围皮肤受累，双侧面颊也有累及，说明 OFG 不仅累及口唇周围，也可累及全面部。

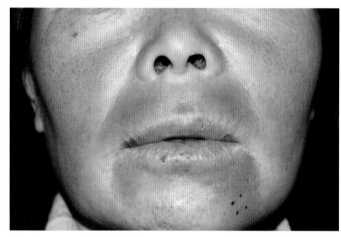

图 1.2.7.2　口面部肉芽肿病

### 口面部肉芽肿病 3　典型病例

男，60 岁，口唇水肿，面部肿胀红斑 4 个月。患者最初出现了口唇水肿，后逐渐累及面中部，面颊及上睑。面中部、双颊及上睑可见肿胀浸润性红斑，境界不清，下唇肿胀、粗糙，表面可见少量皮屑（图 1.2.7.3）。

病例点评：唇部肿胀，面中部、面颊及眼睑浸润性红斑，也是累及全面部的 OFG。

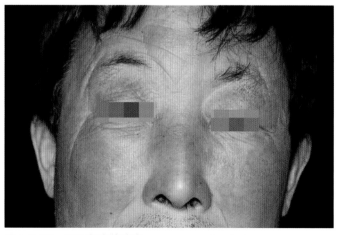

图 1.2.7.3　口面部肉芽肿病

## 1.2.8 脂溢性角化病
（seborrheic keratosis）

多发于中老年,偶发生于幼年,男性多于女性。病因不明,可能与光损伤、遗传及激素水平有关。好发于面、颈、躯干,不累及掌跖。皮损污黄色、褐黑色或黑色,为高于皮面的扁平丘疹、斑块、结节,偶有蒂,直径数毫米至2cm或更大,边缘清楚,表面粗糙,多覆以油腻鳞屑或厚痂。可单发或多发。无自觉症状,偶瘙痒,罕有恶变。脂溢性角化病罕见恶变,更常见的(大约占5%)是与脂溢性角化病伴发的肿瘤,有时称为碰撞瘤(collision tumor)。最常见的伴发肿瘤是浅表型基底细胞癌,鳞状细胞癌和黑色素瘤也有报道。

### 脂溢性角化病 1 典型病例

男,57岁,左耳前黑色斑块20年,缓慢增大(图1.2.8.1)。

病例点评:左耳前黑色斑块,边界清,粗糙,为典型表现。

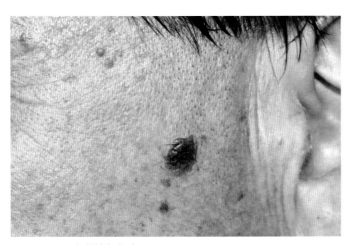

图 1.2.8.1 脂溢性角化病

### 脂溢性角化病(儿童)2

男,5岁,右侧下睑丘疹2年(图1.2.8.2)。

病例点评:儿童患者,临床上较少见,注意鉴别其他良性皮肤肿瘤。

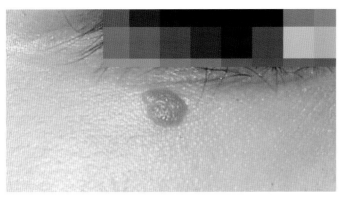

图 1.2.8.2 脂溢性角化病

### 脂溢性角化病 3

女,29岁,颈部黑色丘疹20年,近期增大迅速(图1.2.8.3)。

病例点评:年轻患者,皮疹自幼出现,近期增大显著,容易误诊为"色素痣"。

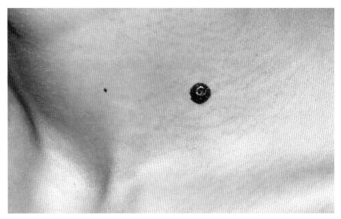

图 1.2.8.3 脂溢性角化病

### 脂溢性角化病(多发)4

女,29岁,面部褐色丘疹、斑疹1年余,逐渐增多(图1.2.8.4)。

病例点评:年轻患者,曝光部位多发较小皮疹,临床上需要与扁平疣、丝状疣等相鉴别。

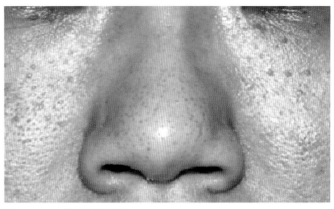

图 1.2.8.4 脂溢性角化病

## 1.2.9 皮样囊肿
（dermoid cyst）

皮样囊肿是由胚胎局部发育不良导致的先天性疾病。常于出生后或儿童期发病。皮疹最好发于眉外侧端的上方,也可以在眼周、面中线以及其他部位。典型皮损通常数毫米到数厘米大小不等,多位于皮下脂肪层。皮损比较坚实、不波动、不透明。大部分皮损不与表面皮肤相连。临床需要与表皮囊肿、畸胎瘤等鉴别。

### 皮样囊肿 1　典型病例

男,7 岁,出生即发现左眉弓外侧上方皮下结节。缓慢增大,皮疹 2cm×2.5cm 大小,质硬,活动度差,无压痛(图 1.2.9.1)。

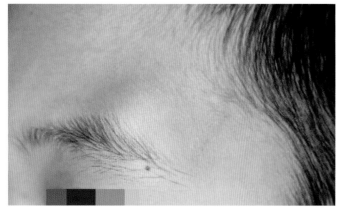

图 1.2.9.1　皮样囊肿

### 皮样囊肿 2

女,14 岁,出生即发现右耳后淡紫红色包块。逐渐增大,包块约 0.8cm×1cm 大小,表面呈淡紫红色,质软(图 1.2.9.2)。外院 B 超示血管瘤。

病例点评:从发病部位及皮疹特点均不典型,容易误诊为血管瘤或血管畸形。

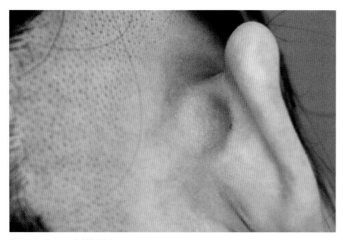

图 1.2.9.2　皮样囊肿

### 皮样囊肿 3

男,21 岁,枕部及右侧耳后两处结节,出生即有。头皮结节约 2cm×2cm 大小,右耳后结节约 1cm×1cm 大小,质软,缓慢增大(图 1.2.9.3)。

病例点评:皮样囊肿较少见于头皮和耳周。临床需要和脂肪瘤等鉴别。B 超可有助于诊断。

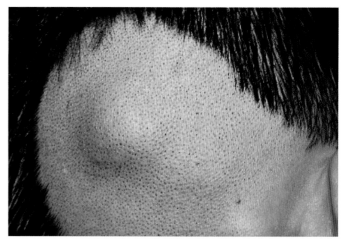

图 1.2.9.3　皮样囊肿

## 1.2.10　表皮囊肿
### （epidermal cyst）

表皮囊肿又称为表皮样囊肿(epidermoid cyst)或者漏斗部囊肿(infundibular cyst),是由于毛囊口堵塞引起的毛囊漏斗部扩张形成的囊肿。常表现为真皮内坚实且有弹性的结节,大小不等,多为皮色,结节中央可见开放的毛囊口。多数单发,亦可多发,如 Gardner 综合征等。外伤导致的表皮植入真皮亦可以引起该疾病,通常不与表皮相连。该病多累及头面部和背部,其他部位也可累及。囊肿的内容物主要是角质物质,可从开放的毛囊口排出或挤出。囊肿破裂后,角质物质常引起异物炎症反应,包括红、肿、热、痛,容易被误诊为感染,该病不需要系统抗生素治疗,皮损内注射激素或者手术切开清除内容物可促进症状消退。

### 表皮囊肿 1　典型病例

男,24 岁,左面部结节 2 周(图 1.2.10.1)。

病例点评:丘疹中央可见开口,可挤出白色角质物质,渐增大,表面红肿,提示可能继发感染。

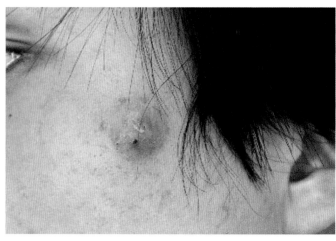

图 1.2.10.1　表皮囊肿

### 表皮囊肿破裂伴异物反应 2

男，22 岁，左面颊淡红色囊肿 1 个月（图 1.2.10.2）。

病例点评：反复自行挤压内容物，渐增大，近期微痛，提示为破裂伴感染或异物反应的表皮囊肿。

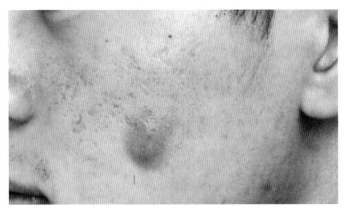

图 1.2.10.2　表皮囊肿破裂伴异物反应

### 表皮囊肿 3

女，10 岁，右下睑红色结节 3 个月余（图 1.2.10.3）。

病例点评：无不适，无破溃、出血，否认外伤史。该患者发病年龄较小，部位亦比较罕见，临床被误诊为感染性肉芽肿。

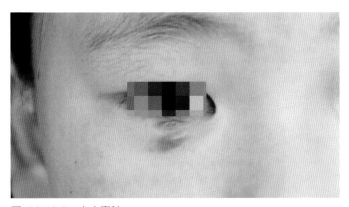

图 1.2.10.3　表皮囊肿

### 混合痣伴表皮囊肿破裂伴异物反应 4

男，34 岁，左面颊部黑褐色丘疹自幼发生，红、肿、疼痛 10 天（图 1.2.10.4）。

病例点评：既往有色素痣，红、肿、疼痛为伴发的表皮囊肿破裂。

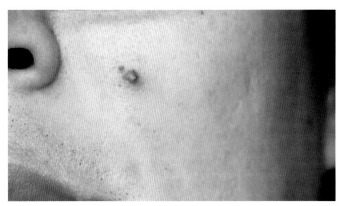

图 1.2.10.4　混合痣伴表皮囊肿破裂伴异物反应

## 1.2.11　婴幼儿血管瘤
（infantile hemangioma）

婴幼儿血管瘤是儿童最常见的良性血管肿瘤，皮损多于出生后 5~8 周出现，可先天性发生。好发于头颈部、黏膜，全身各部皮肤均可累及。通常为单发皮损，可多发甚至全身播散。早期表现为粉红色斑疹，在数月内出现迅速增长，体积突然增大和颜色变得鲜红，表面可光滑或粗糙不平。巨大血管瘤可继发 Kasabach-Merritt 综合征，引起血小板急剧减少，导致弥漫性血管内凝血和皮肤紫癜，严重时可致命。

### 婴幼儿血管瘤 1　典型病例

女，2 月龄，右大腿内侧红色斑片，出生即有（图 1.2.11.1）。

病例点评：出生时表现为红斑，渐出现丘疹，质软。

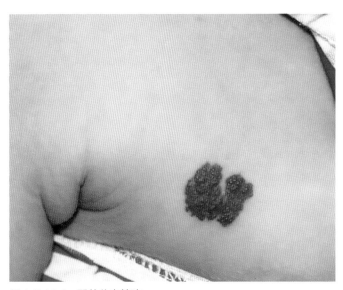

图 1.2.11.1　婴幼儿血管瘤

### 婴幼儿血管瘤 2　典型病例

男，1月龄，右手掌、左足第 2 趾红色斑疹、斑片，出生即有（图 1.2.11.2）。

病例点评：皮疹累及手、足。

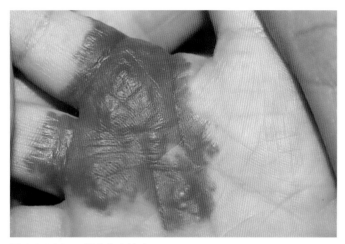

图 1.2.11.2a　婴幼儿血管瘤

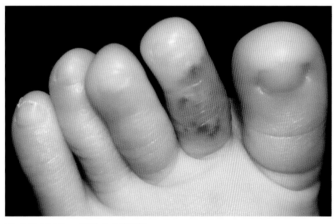

图 1.2.11.2b　婴幼儿血管瘤

### 婴幼儿血管瘤 3　典型病例

男，6月龄，随年龄增长颜色变淡（图 1.2.11.3）。

病例点评：上唇黏膜部位皮疹。

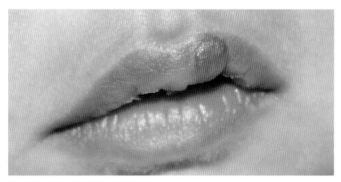

图 1.2.11.3　婴幼儿血管瘤

### 婴幼儿血管瘤 4　典型病例

男，3月龄，头皮红色斑块，出生为鲜红色，颜色逐渐变暗（图 1.2.11.4）。

病例点评：头皮皮疹，表面可见毛发生长。

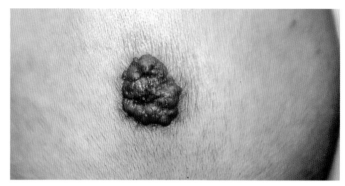

图 1.2.11.4　婴幼儿血管瘤

## 1.2.12　鲜红斑痣
### （nevus flammeus）

先天发生，通常发生在面部、颈部等暴露部位，也可发生于全身其他部位。典型临床表现为粉红、鲜红至暗红色斑片、斑块，边界清楚。随着年龄增长皮损逐渐增厚、颜色逐渐加深，最终可形成结节样增生物。部分可伴颅内或眼内血管畸形，如软脑膜蛛网膜瘤、结膜、虹膜或脉络膜血管瘤等。部分伴随并发症，包括合并脑部血管瘤、癫痫、对侧脑瘫、眼部血管瘤斯特奇-韦伯综合征（Sturge-Weber syndrome）以及合并软组织及骨肥大、静脉曲张、动静脉瘘的血管骨肥大综合征（Klippel-Trénaunay-Weber syndrome）等。

### 鲜红斑痣 1　典型病例

男，35岁，左颈部紫红色斑片 35 年，出现结节 10 年（图 1.2.12.1）。

病例点评：红色斑片基础上的外生性结节，病史较长，增生明显。

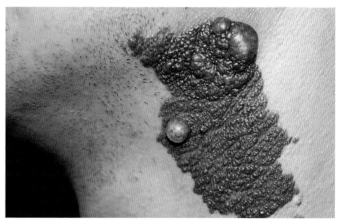

图 1.2.12.1　鲜红斑痣

## 鲜红斑痣 2

男,47 岁,左侧面部红色肿块 20 年(图 1.2.12.2)。

病例点评:20 年前左面部即出现红斑,逐渐增厚形成结节、斑块,皮损较肥厚。

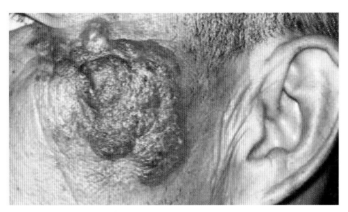

图 1.2.12.2　鲜红斑痣

## 鲜红斑痣 3

女,36 岁,前胸、腋下淡红色斑疹 3 年(图 1.2.12.3)。

病例点评:淡红色斑片,于外院行激光治疗后复发,稍凸出于皮面,增厚不明显。

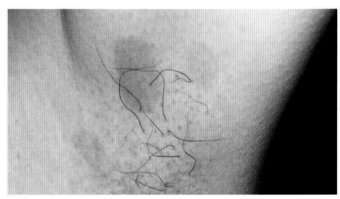

图 1.2.12.3a　鲜红斑痣

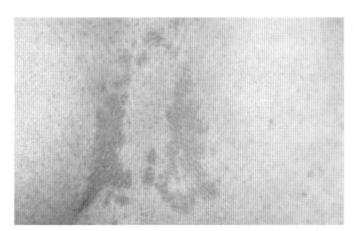

图 1.2.12.3b　鲜红斑痣

## 鲜红斑痣 4

男,7 岁,右面部淡红色斑片 7 年(图 1.2.12.4)。

病例点评:发生于三叉神经第 2 支,出生即有右面部淡红色斑片,颜色随年龄增长渐加深。

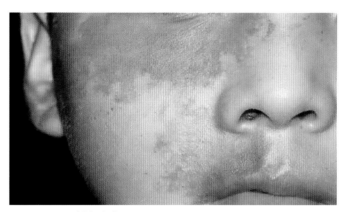

图 1.2.12.4　鲜红斑痣

## 鲜红斑痣 5

男,30 岁,左颊、唇部、下颌、颈部红斑 30 年,下唇、下颌肥厚 8 年(图 1.2.12.5)。

病例点评:30 年前即出现左颊、唇部、下颌及颈部紫红色斑片,8 年前下唇、下颌红斑增厚。

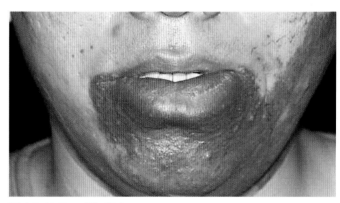

图 1.2.12.5a　鲜红斑痣

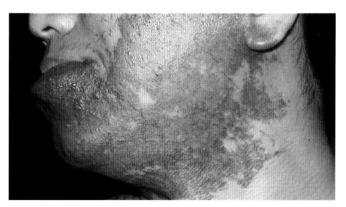

图 1.2.12.5b　鲜红斑痣

### 鲜红斑痣 6（斯特奇-韦伯综合征）

男，62 岁，右面部红斑 60 年余，出现结节 30 年余（图 1.2.12.6），癫痫 50 年。

病例点评：皮损三叉神经第 1 和第 2 支分布的区域鲜红斑痣，伴癫痫、脉络膜血管瘤、青光眼等，即斯特奇-韦伯综合征的临床诊断。

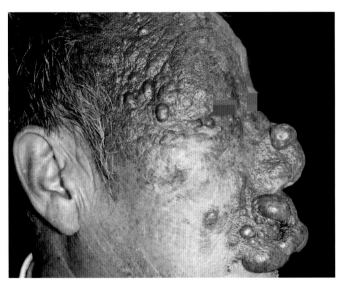

图 1.2.12.6　鲜红斑痣（斯特奇-韦伯综合征）

## 1.2.13　静脉畸形
（venous malformation）

静脉畸形是最为常见的脉管畸形类型，是由静脉异常发育产生的静脉血管结构畸形。皮损多为轻微至深蓝色，触之柔软，通常出生即有，不会自行消退，随着静脉畸形的扩张，淤血和血栓可导致局部肿胀、疼痛甚至变形。特殊类型的静脉畸形可累及多个部位，伴不同类型的综合征，如家族性皮肤黏膜静脉畸形（皮肤、口腔黏膜、舌部受累）和蓝色橡皮疱样痣综合征（皮肤、消化道黏膜受累）等。

### 静脉畸形 1　典型病例

男，16 岁，颈部蓝紫色斑片 16 年（图 1.2.13.1）。

病例点评：颈部蓝紫色斑片，边界不清，随年龄缓慢增大，无触痛。

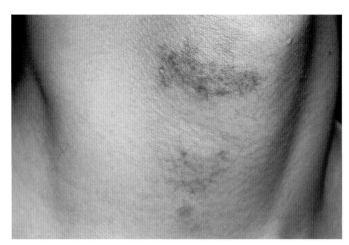

图 1.2.13.1　静脉畸形

### 静脉畸形 2　典型病例

女，39 岁，左颞部、眼部淡蓝色斑片 39 年（图 1.2.13.2）。

病例点评：累及眼部，左上睑外侧一皮下结节，病史较长。

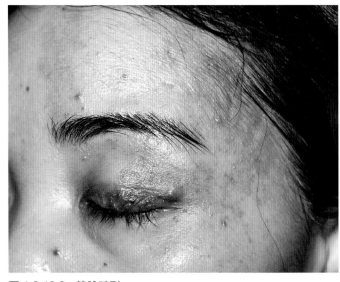

图 1.2.13.2　静脉畸形

### 静脉畸形 3　典型病例

女，18 岁，右手小指、手掌蓝色斑片、皮下包块 18 年（图 1.2.13.3）。

病例点评：累及手部，随生长发育缓慢增大，出现皮下包块，导致手部畸形。

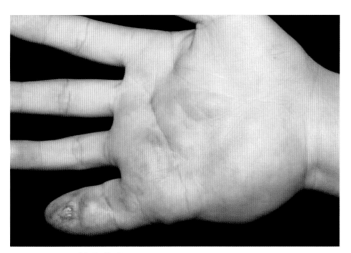

图 1.2.13.3　静脉畸形

## 1.2.14　动静脉畸形
（arteriovenous malformation）

动静脉畸形又称动静脉血管瘤（arteriovenous hemangioma），多见于中老年男性患者。与外伤关系密切，可发于全身各部位，以面部多发，病程常长达数年。单发皮损可有瘙痒、疼痛等不适，直径一般不超过 1cm；多发皮损多为继发于鲜红斑痣的结节性损害。

### 动静脉血管瘤 1　典型病例

女,20 岁,下唇红色丘疹 8 年(图 1.2.14.1)。

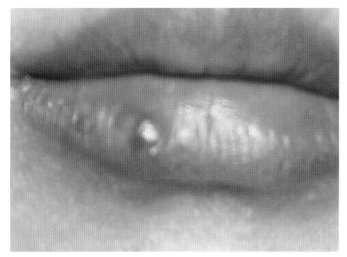

图 1.2.14.1　动静脉血管瘤

### 动静脉血管瘤 2

男,51 岁,右面部红色丘疹,出生即有(图 1.2.14.2)。

病例点评:单发于面部的暗红色丘疹,皮损小于 1cm,表面光滑,注意与樱桃状血管瘤鉴别。

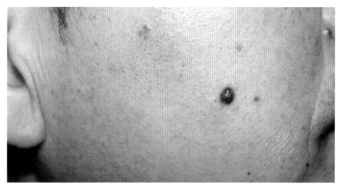

图 1.2.14.2　动静脉血管瘤

### 动静脉血管瘤 3

女,24 岁,左手示指、中指、手背红丘疹半年余(图 1.2.14.3)。

病例点评:发于肢端,多发红色丘疹,边界清楚,但不是在鲜红斑痣基础上发生。

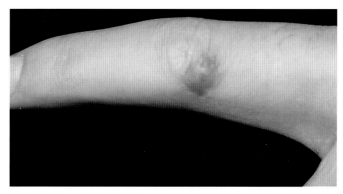

图 1.2.14.3　动静脉血管瘤

### 动静脉血管瘤 4

男,49 岁,右鼻唇沟红斑、结节 30 年(图 1.2.14.4)。

病例点评:前期为红色斑片,诊断为鲜红斑痣,未及时治疗,血管增生明显,逐渐形成丘疹、结节,表面光滑,诊断为鲜红斑痣合并动静脉血管瘤。

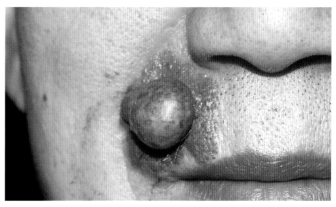

图 1.2.14.4　动静脉血管瘤

## 1.2.15　蜘蛛痣
（spider nevus）

蜘蛛痣又称蜘蛛状血管瘤（spider angioma），是一种特发性毛细血管扩张症，为皮肤小动脉分支末段扩张所形成。中央细小动脉性红色丘疹和放射状扩张的毛细血管形态酷似蜘蛛。常见于儿童，妊娠妇女和肝病患者。皮损大小不等，大的直径可达 1.5cm，好发于面、颈和躯干上部，偶尔发生于下肢和外伤部位。中央红色丘疹常略高于皮面，玻片压诊时周边毛细血管扩张可暂时性消退。很少自行消退。

### 蜘蛛痣 1　典型病例

女，41 岁，左面部红色丘疹伴毛细血管扩张 7 年余（图 1.2.15.1）。

病例点评：该皮损有典型的中央细小动脉性红色丘疹和周边放射状扩张的毛细血管，与颧部扩张的不规则形态毛细血管明显不同。

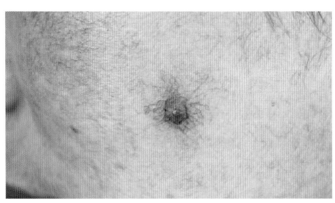

图 1.2.15.1　蜘蛛痣

### 蜘蛛痣 2

女，42 岁，左面部红色丘疹 3 年（图 1.2.15.2）。

病例点评：该病例肉眼下见中央的红色丘疹，周边毛细血管扩张结构不明显，皮肤镜下可见毛细血管扩张结构。周边血管不明显的外观结构与既往行 1 次电凝和 2 次激光治疗有关。

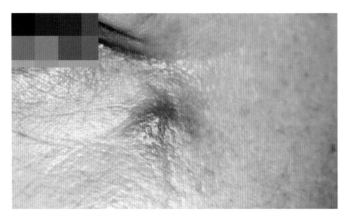

图 1.2.15.2　蜘蛛痣

### 蜘蛛痣 3

男，44 岁，鼻部红色丘疹、毛细血管扩张 23 年（图 1.2.15.3）。

病例点评：该例蜘蛛痣有明显毛细血管扩张，毛细血管未呈明显的放射状外观，红色丘疹并不位于扩张的毛细血管中央。

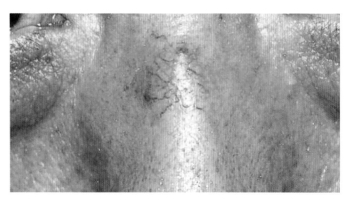

图 1.2.15.3　蜘蛛痣

## 1.2.16　化脓性肉芽肿
（granuloma pyogenicum）

化脓性肉芽肿又名分叶状毛细血管瘤（lobulated capillary hemangioma），青年人多发，多发生于暴露部位，也可发生于黏膜、皮下脂肪层及血管内。多与创伤有关，部分与妊娠以及维 A 酸应用相关。常表现为创伤部位出现的外生性红色丘疹，表面可有破溃。

### 化脓性肉芽肿 1　典型病例

男，27 岁，右拇指红色增生物 3 个月余（图 1.2.16.1）。

病例点评：外生性红丘疹，基底部衣领状皮肤包绕。

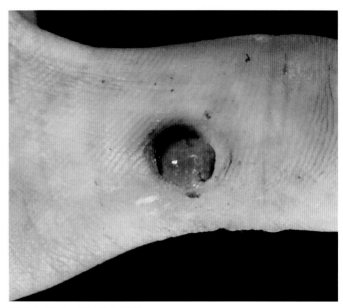

图 1.2.16.1　化脓性肉芽肿

## 化脓性肉芽肿 2

男，40岁，左手指丘疹1个月（图1.2.16.2）。

病例点评：左手小指屈侧约0.2cm×0.2cm大小丘疹，触之易出血。

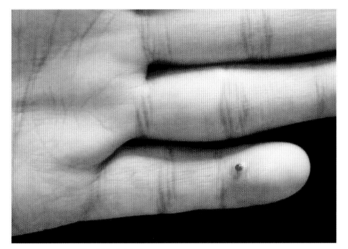

图1.2.16.2　化脓性肉芽肿

## 化脓性肉芽肿 3

女，20岁，右耳后红色丘疹2个月余（图1.2.16.3）。

病例点评：右耳后见约0.5cm×0.5cm×0.5cm大小红色丘疹。注意与樱桃状血管瘤鉴别。

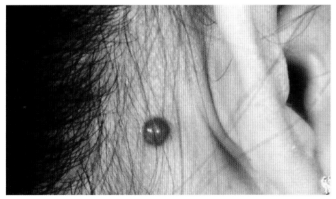

图1.2.16.3　化脓性肉芽肿

## 化脓性肉芽肿 4

男，3岁，右面出现红色丘疹2个月（图1.2.16.4）。

病例点评：右侧面部红色丘疹，周边皮肤无异常。注意与其他血管瘤相鉴别，组织病理具有特征性。

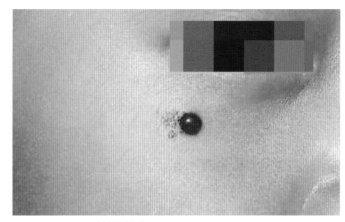

图1.2.16.4　化脓性肉芽肿

## 1.2.17　血管纤维瘤
### （angiofibroma）

血管纤维瘤是组织学相似而临床表现、预后不同的一组疾病，纤维性丘疹为孤立、有光泽圆顶状肤色丘疹，多见于成人面部，最常见于鼻部。多发性面部血管纤维瘤和甲周纤维瘤是结节性硬化症的表现之一，是由单一的常染色体显性遗传所引起的复合性发育不良，面部血管纤维瘤皮损多对称分布于双颊、鼻唇沟及鼻部。甲周纤维瘤也是血管纤维瘤，皮损可出现明显的角化过度和表皮增生。面部血管纤维瘤和甲周纤维瘤被认为是诊断结节性硬化症的主要特征，大约75%的结节性硬化症患者有血管纤维瘤。

### 血管纤维瘤 1　典型病例

男，12岁，左面颊丘疹2年（图1.2.17.1）。

病例点评：单发的丘疹，直径小于5mm，以鼻部多见，因此也可诊断鼻部纤维性丘疹。

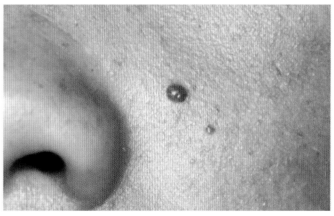

图1.2.17.1　血管纤维瘤

### 血管纤维瘤(结节性硬化症)2 典型病例

男,18 岁,面部多发丘疹 10 年(图 1.2.17.2)。

病例点评:皮损自儿童期出现,青春期充分发展,可达数百个,主要累及鼻唇沟、颊部及颏部。

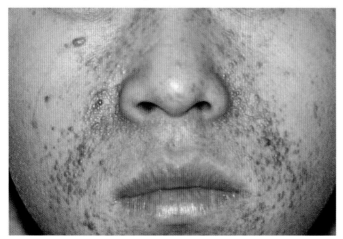

图 1.2.17.2 血管纤维瘤(结节性硬化症)

### 血管纤维瘤 3

女,11 岁,面部、躯干红色斑片、丘疹 4 年(图 1.2.17.3)。

病例点评:皮损自幼出现,渐增多,累及面部、躯干,临床较难诊断。

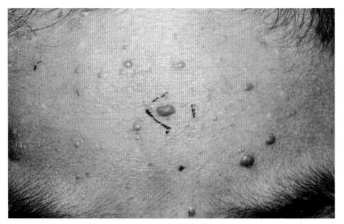

图 1.2.17.3 血管纤维瘤

## 1.2.18 粟丘疹
（milium）

粟丘疹为起源于表皮或附属器上皮的潴留性囊肿。皮损常表现为 1~2mm 的白色或黄色坚实丘疹,顶尖圆,上覆以极薄表皮。常发生于面部,尤其是眼睑、颊及额部。通常无自觉不适症状,有的可自行消退。可分为自发性和继发性,继发性见于Ⅱ度烧伤、

大疱性表皮松解症等水疱性疾病、皮肤磨削术或剥脱术后恢复过程等。

### 粟丘疹 1 典型病例

女,62 岁,鼻梁处白色及皮色丘疹 2 个月(图 1.2.18.1)。白色及皮色丘疹皮肤镜下为界限清楚的均质结构。

病例点评:白色小丘疹,临床皮损特征较典型,皮色小丘疹易与汗管瘤、毛发上皮瘤等混淆。

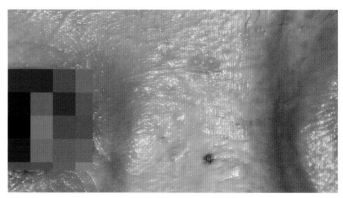

图 1.2.18.1 粟丘疹

### 粟丘疹 2

女,32 岁,面部丘疹 5 年(图 1.2.18.2)。

病例点评:病理上真皮无导管结构可与汗管瘤鉴别。自行挤压后无液体渗出,挤压破溃后有角质物,可与小汗腺囊瘤相鉴别。

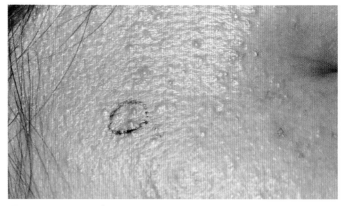

图 1.2.18.2 粟丘疹

### 粟丘疹 3

女,8 岁,面部多发皮色丘疹出生即有,挤压后可见白色内容物(图 1.2.18.3)。

病例点评:病史和临床皮损特征不易与毛发上皮瘤区别,病理上真皮内有多个小的复层鳞状上皮的囊壁形成的囊肿,囊壁有颗粒层。

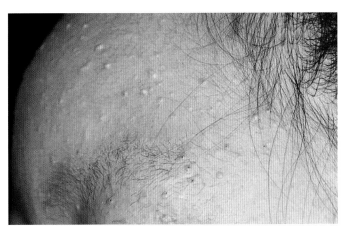

图 1.2.18.3 粟丘疹

## 粟丘疹 4

男,42 岁,面部多发丘疹 14 年(图 1.2.18.4)。曾按"表皮囊肿"予激光治疗后部分皮损消退,余部位有新出皮疹。病史时间较长,囊肿略大,位置浅表、数量较多。

病例点评:单个皮疹较大,不容易与表皮囊肿鉴别,但表皮囊肿在面部较少群集发生。

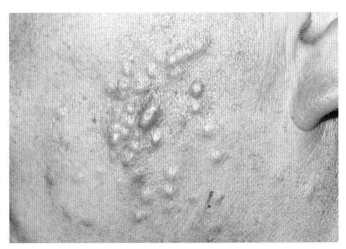

图 1.2.18.4 粟丘疹

## 1.2.19 扁平疣
( flat wart )

以青少年及青壮年居多,皮肤型人乳头瘤病毒( human papilloma virus,HPV )感染所致,主要为 HPV-3、HPV-10 型。好发于面部及手背等平滑皮肤处。皮损大多骤然出现,为 2mm 左右的圆形或多角形扁平丘疹,正常皮色或淡褐色,表面多无鳞屑,质硬,数目较多,多数密集。可出现同形反应(又称 Koebner 现象),沿抓痕呈线性排列接种。

### 扁平疣 1 典型病例

女,27 岁,面、颈、双上肢褐色密集丘疹 8 年,渐加重,瘙痒明显(图 1.2.19.1)。

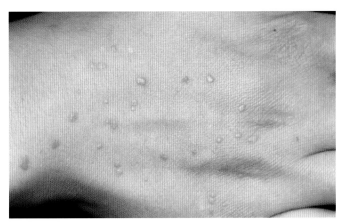

图 1.2.19.1 扁平疣

### 扁平疣 2 典型病例

女,42 岁,面部扁平丘疹 2 年(图 1.2.19.2)。

病例点评:面、额部可见散在分布的米粒大小褐色丘疹,无自觉症状,边界清楚,无渗出及糜烂,容易误诊为脂溢性角化病。

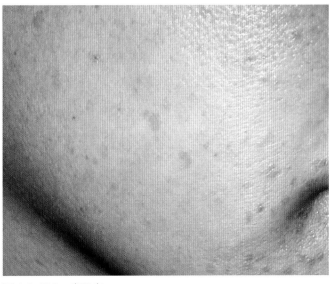

图 1.2.19.2 扁平疣

### 扁平疣 3 典型病例

女,9 岁,面部皮疹 3~4 年,无不适,逐渐增多(图 1.2.19.3)。

病例点评:面部中央部位较密集丘疹,粟粒大小,呈皮色。皮疹圆顶光滑,临床易误诊为血管纤维瘤、毛发上皮瘤等。

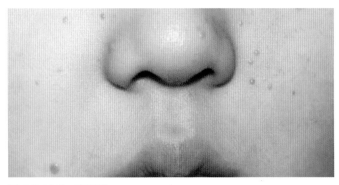

图 1.2.19.3 扁平疣

## 扁平疣 4

男,29 岁,面部疣状新生物 15 年(图 1.2.19.4)。系统检查无异常。

病例点评:青年男性,症状严重、多发的扁平疣,注意排查是否存在免疫系统缺陷。本例不易除外疣状表皮发育不良。

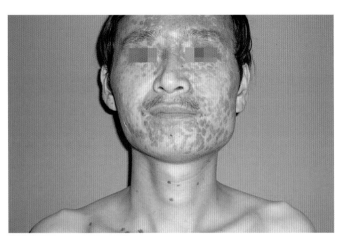

图 1.2.19.4 扁平疣

## 扁平疣 5

女性 7 岁,额部白色斑点半年余,近期加重(图 1.2.19.5)。

病例点评:本病例表现为色素减退。额部白色斑点,呈线状排列,提示同形反应。

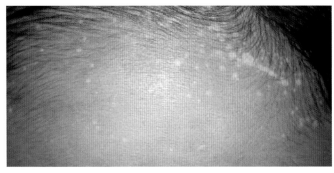

图 1.2.19.5 扁平疣

# 1.2.20 小汗腺囊瘤
## (eccrine hidrocystoma)

小汗腺囊瘤由小汗腺真皮内导管扩张形成。好发于成人面部,尤其眼周及颊部,躯干、腘窝、外耳和外阴也可发病。夏季好发,冬季较少。皮损常表现为单发或多发的紧张性水疱或囊性透明丘疹,大小直径 1~8mm,棕褐色或淡蓝色。患者转移到寒冷环境后皮损仍可持续数周乃至数月才自行消退。若穿刺常会有液体流出。可通过切开引流、电外科治疗等破坏囊壁以防止复发。

### 小汗腺囊瘤 1 典型病例

女,42 岁,左外眦透明丘疹 2 年(图 1.2.20.1)。

病例点评:2 年前发现,无不适,皮损为约 0.8cm×0.2cm 大小透明皮色丘疹,表面光滑,质软,夏季明显。

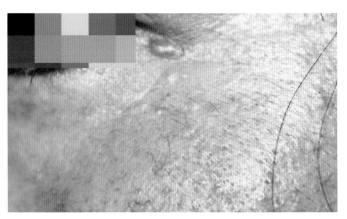

图 1.2.20.1 小汗腺囊瘤

### 小汗腺囊瘤 2

男,13 岁,鼻背部及鼻旁多发皮色丘疹 7 年余(图 1.2.20.2)。

皮损为散在分布于鼻背及其两侧的 0.1~0.3cm 的透明光泽小丘疹,持续存在,冬轻夏重,挑破后有液体流出。

病例点评:临床表现类似毛发上皮瘤,但皮疹半透明样、冬轻夏重,具有线索价值。

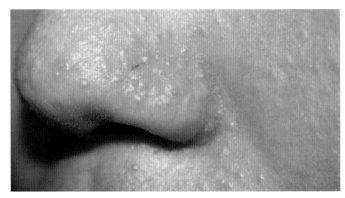

图 1.2.20.2 小汗腺囊瘤

## 小汗腺囊瘤 3　典型病例

男,37 岁,面部广泛皮色丘疹 8 年(图 1.2.20.3 )。

皮损泛发,对称分布于眶周及两颊,无不适,夏重冬轻,刺破后出清亮液体。

病例点评:需要与玫瑰痤疮、颜面播散性粟粒狼疮鉴别,皮损颜色不红,炎症较轻,夏重冬轻,这些特征有助于鉴别。

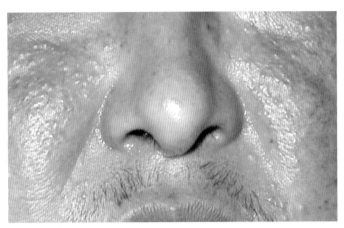

图 1.2.20.3　小汗腺囊瘤

## 小汗腺囊瘤 4

女,33 岁,面部皮色小丘疹 1 年余(图 1.2.20.4 )。

眶周对称分布的皮色坚实小丘疹,天热时加重,寒冷时减轻。

病例点评:皮疹形态及部位需与汗管瘤相鉴别,汗管瘤通常不会自行减轻。

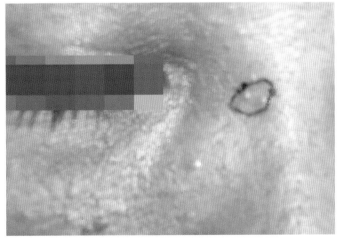

图 1.2.20.4　小汗腺囊瘤

## 1.2.21　汗管瘤
（ syringoma ）

汗管瘤是向末端汗管分化的一种良性附属器肿瘤,发病机制

尚不明确,可能与内分泌(血清雌二醇水平的异常增高)、妊娠、遗传和环境有关。汗管瘤发病率为 0.6%,多发于青春期,偶发于老年人,女性多于男性(男女约 1∶2 )。Friedman 和 Butler 根据患者临床表现、合并疾病将汗管瘤分为 4 型,分别为局限型,家族型,合并唐氏综合征型及发疹型。多发于眼睑、外阴,也可播散全身,对称分布。皮损为针头至绿豆大小的丘疹,皮色或棕黄色,中等硬度,常密集而不融合。一般无自觉症状,位于外阴者常伴剧痒。皮疹多发,数个至数百个不等。良性,不恶变。

## 汗管瘤 1　典型病例

女,40 岁,面部淡黄色丘疹 5 年余(图 1.2.21.1 )。

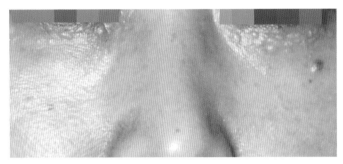

图 1.2.21.1　汗管瘤

## 汗管瘤 2

男,24 岁,双眼周、两颊部淡红色丘疹 10 余年,渐增多,无不适(图 1.2.21.2 )。

病例点评:鼻背、鼻两侧淡红色丘疹,质硬,皮疹形态及部位需要与结节性硬化症和毛发上皮瘤鉴别。

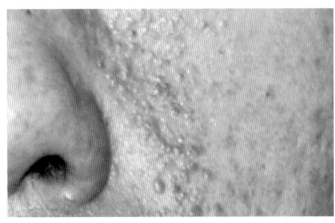

图 1.2.21.2　汗管瘤

## 汗管瘤 3

女,51 岁,外阴皮色丘疹伴瘙痒 30 年(图 1.2.21.3 )。

病例点评:外阴局限分布,需与大汗腺痒疹鉴别。

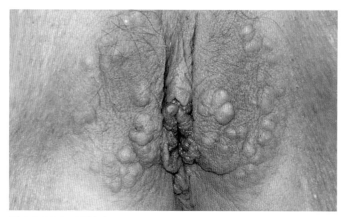

图 1.2.21.3 汗管瘤

### 汗管瘤 4

男,13 岁,右眼睑周围小丘疹 6 年余,无自觉症状,渐增多(图 1.2.21.4)。

病例点评:单侧发病,发病年龄小。

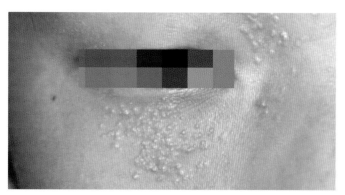

图 1.2.21.4 汗管瘤

### 汗管瘤 5

男,55 岁,胸部密布红褐色扁平丘疹 30 年(图 1.2.21.5)。

病例点评:躯干部多发皮疹,红褐色,局部融合,需要与扁平疣等鉴别。

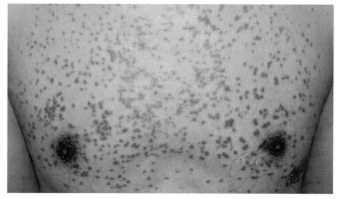

图 1.2.21.5 汗管瘤

### 汗管瘤 6

男,20 岁,颈部、躯干、四肢红褐色斑疹、丘疹 7 年,无自觉症状,逐渐增多(图 1.2.21.6)。

病例点评:皮疹对称分布,皮疹为米粒大小斑疹、丘疹。

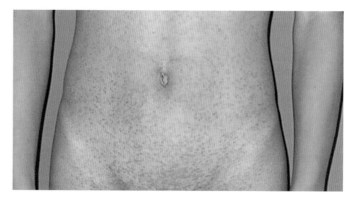

图 1.2.21.6a 汗管瘤

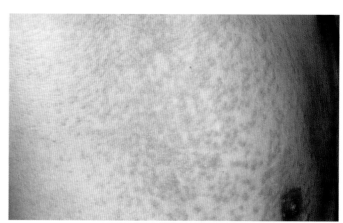

图 1.2.21.6b 汗管瘤

### 汗管瘤 7

女,32 岁,颈胸部淡红色丘疹 10 余年,偶痒,渐增多(图 1.2.21.7)。

病例点评:颈胸部多发红色、孤立皮疹,表面较光滑。

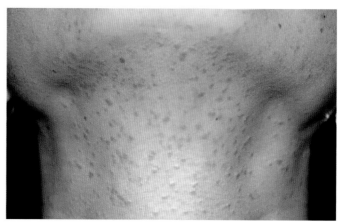

图 1.2.21.7 汗管瘤

## 1.2.22　皮脂腺增生
（sebaceous hyperplasia）

正常皮脂腺增大所致，属良性病变。分为早熟性皮脂腺增生（premature sebaceous gland hyperplasia）和老年性皮脂腺增生（senile sebaceous hyperplasia）。前者发生于30岁之前的年轻人面部，后者好发于老年人额、面颊、乳晕和生殖器等部位。病因不明，可能与雄激素和外伤及局部炎症刺激相关。皮损孤立或多个成簇分布。单个丘疹表现为淡黄色，圆形或半球形，直径为1~3mm，中央常有脐凹，质地较软，无自觉症状。

### 皮脂腺增生1（老年型）典型病例

男，60岁，面部肤色丘疹5年（图1.2.22.1）。

病例点评：多发，淡黄色，可见脐凹，为典型表现。

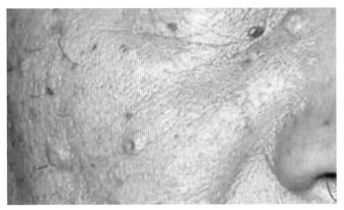

图1.2.22.1　皮脂腺增生

### 皮脂腺增生2（早熟型）典型病例

男，38岁，面部黄色丘疹10年（图1.2.22.2）。

病例点评：淡黄色丘疹、密集分布、可见脐凹。

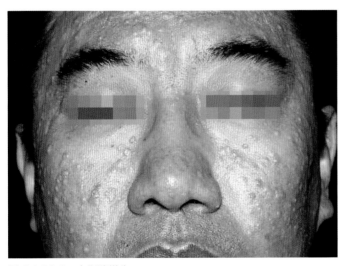

图1.2.22.2　皮脂腺增生

### 皮脂腺增生3　典型病例

女，16岁，右面颊部6年（图1.2.22.3）。

病例点评：右面颊皮色丘疹、斑块，皮疹簇集分布，表面有孔道，与临床上常见皮疹分布部位及颜色稍有区别，需要仔细甄别。

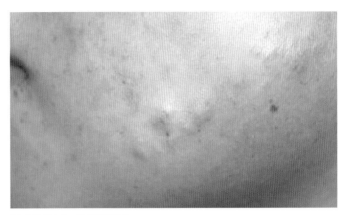

图1.2.22.3　皮脂腺增生

### 皮脂腺增生4　典型病例

男，31岁，左唇角下斑块10余年（图1.2.22.4）。

病例点评：左唇角下出现单发暗红色斑块，皮损质硬，与临床上常见的独立丘疹不同，不易诊断，需通过组织病理与瘢痕、感染疾病相鉴别。

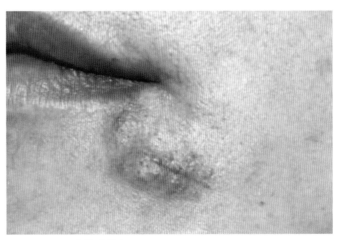

图1.2.22.4　皮脂腺增生

## 1.2.23　婴儿脂溢性皮炎
（neonatal seborrheic dermatitis）

病因不清，可能与母体雄激素经胎盘转运刺激婴儿皮脂腺生长、马拉色菌定植相关。临床表现头皮无症状、非炎症性黄色油腻性鳞屑堆积，常累及头顶和额部，呈"摇篮帽"样分布。多发生于出生后3周，具有自限性。

## 婴儿脂溢性皮炎 1

病例点评：面部以眉部为著，淡红色斑片，油腻性痂（图 1.2.23.1）。

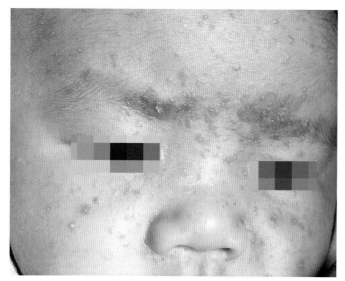

图 1.2.23.1 婴儿脂溢性皮炎

## 婴儿脂溢性皮炎 2

病例点评：头部痂；头顶部油腻性痂（图 1.2.23.2）。

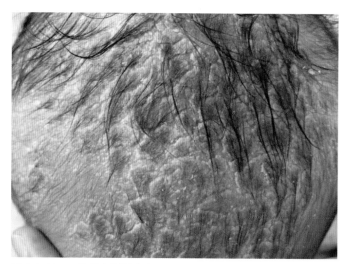

图 1.2.23.2 婴儿脂溢性皮炎

## 1.2.24 单纯疱疹/生殖器疱疹
### （herpes simplex/genital herpes）

单纯疱疹由单纯疱疹病毒（herpes simplex virus，HSV）感染所致，可分为 HSV-1 及 HSV-2。HSV-1 主要引起除生殖器以外的皮肤黏膜感染和脑部感染，典型病例为红斑基础上簇集性小水疱，破溃后可形成浅表溃疡，自觉灼热、痒或疼痛。病程短，有自限性，但易于复发。

生殖器疱疹皮损发生于生殖器及肛周者，主要由 HSV-2 引起，也可由 HSV-1 或两型混合感染，主要发生于青年人或成人，通过密切的生殖器接触传染，临床分为初发性生殖器疱疹（包括原发、非原发）、复发性生殖器疱疹（同一部位反复发作）、亚临床 HSV 激活等类型。

## 单纯疱疹 1 典型病例

女，33 岁，右臂红斑基础上水疱 1 周（图 1.2.24.1）。

病例点评：上肢局限性皮损，具有单纯疱疹典型症状，红斑基础上簇集性水疱，少许水疱中央可见脐凹。

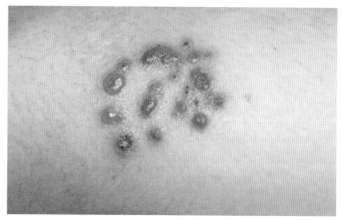

图 1.2.24.1 单纯疱疹

## 单纯疱疹 2

女，35 岁，右手小鱼际外侧缘红斑、水疱伴压痛反复 2 年（图 1.2.24.2）。

病例点评：皮损发生于手部，红斑基础上的水疱伴有压痛，属于复发性单纯疱疹。

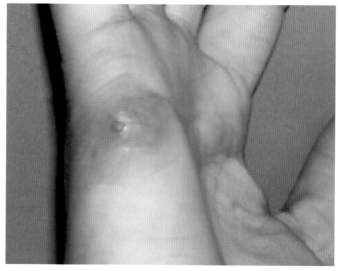

图 1.2.24.2 单纯疱疹

### 单纯疱疹 3

男,44 岁,背部红斑、水疱伴痛痒 10 天余(图 1.2.24.3)。

病例点评:背部多发不规则水肿性红斑,上可见簇集性水疱,部分水疱破溃、糜烂、结痂,皮损处伴有痛痒,需与自身免疫性疱病鉴别,可行 HSV 病毒及自身抗体检测。

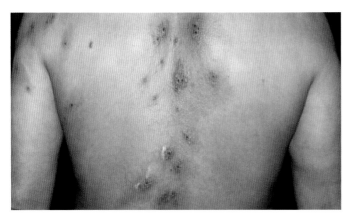

图 1.2.24.3 单纯疱疹

### 生殖器疱疹 4 典型病例

女,57 岁,阴唇红斑、水疱伴疼痛 7 天(图 1.2.24.4)。生殖器部位多发红斑、水疱,发病部位局限,部分皮损伴脓疱,自觉疼痛明显。

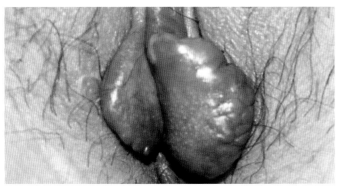

图 1.2.24.4 单纯疱疹

## 1.2.25 脓疱疮
### (impetigo)

好发于 2~7 岁儿童,常由化脓性球菌(大多为金黄色葡萄球菌)浅表感染引起。皮损特点常为丘疹、水疱或脓疱,易破溃而形成脓痂。分为大疱性脓疱疮和非大疱性脓疱疮。大疱性脓疱疮有脓疱,脓液沉积于疱底部,形成半月形积脓现象;非大疱性脓疱疮多见渗液干燥结成蜜黄色痂皮。好发于面部、口周、鼻孔周围、耳郭及四肢等暴露部位。当金黄色葡萄球菌侵及毛囊口时,形成表浅性毛囊口炎,也称 Bockhart 脓疱疮,即毛囊性脓疱疮。虫咬、搔抓、长期外用强效糖皮质激素或其他皮肤损伤可诱发毛囊性脓疱疮。特征性皮损为毛发开口处表浅性小圆形脓疱,四周绕以红晕,好发于头部及四肢,尤以股部及小腿常见。

### 脓疱疮 1 典型病例

男,8 岁,下颌部脓疱、渗出、结痂 10 天(图 1.2.25.1)。

病例点评:面部、口周渗液,干燥结蜜黄色痂皮,为非大疱性脓疱疮的典型特点。

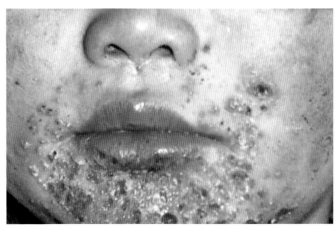

图 1.2.25.1 脓疱疮

### 脓疱疮 2 典型病例

男,4 岁,躯干、上臂糜烂,结痂 2 周(图 1.2.25.2)。

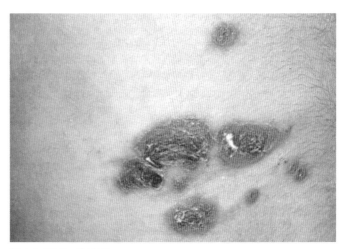

图 1.2.25.2 脓疱疮

### 脓疱疮 3 典型病例

女,13 岁,面部、四肢红斑、糜烂、脓疱 1 周(图 1.2.25.3)。

病例点评:皮损为脓疱,有典型的半月形积脓现象,为大疱性脓疱疮的典型皮损。

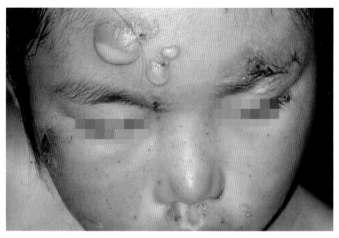

图 1.2.25.3a 脓疱疮

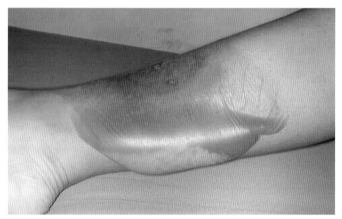

图 1.2.25.3b 脓疱疮

## 毛囊性脓疱疮 4

男,8岁,头顶脓疱反复4年(图1.2.25.4)。头皮泛发浅表脓疱,与毛囊分布一致,曾按真菌感染治疗无效。脓性分泌物细菌培养为金黄色葡萄球菌。

病例点评:幼儿头皮脓疱,应注意完善病原学检查,鉴别真菌或其他细菌性感染。

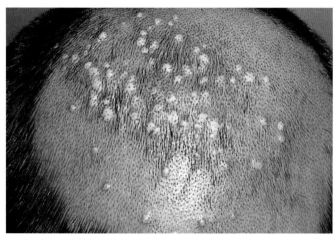

图 1.2.25.4 毛囊性脓疱疮

# 1.2.26 葡萄球菌性烫伤样皮肤综合征
(staphylococcal scalded skin syndrome)

SSSS 为一种急性感染性皮肤病,大多发生于婴幼儿,偶见于成人,典型皮损为全身泛发性红斑、松弛性大疱及大片状表皮剥脱。病程初始时在口周或眼睑周围出现红斑,或红斑基础上松弛性大疱,随后迅速蔓延到躯干和四肢近端,1~2天内在口周和眼周出现渗出结痂,口周痂皮脱落形成放射状皲裂。有时见水疱剥脱后糜烂面,糜烂面恢复后形成糠状脱屑。该病可伴有全身症状,如发热、厌食、呕吐和腹泻等,或合并败血症、肺炎等,严重的可致死。

### 葡萄球菌性烫伤样皮肤综合征 1 典型病例

男,1岁3个月,面颈部红斑、痂皮伴痒痛4天(图1.2.26.1)。伴瘙痒,轻度疼痛,随后面颈部出现潮红,摩擦后出现表皮剥脱,留下浅表糜烂。

病例点评:口、眼周结痂及颈部小脓疱是本病的特征性表现,皮肤潮红,表皮剥脱需与中毒性表皮坏死松解症(TEN)鉴别。

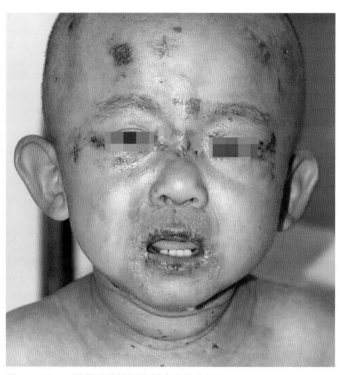

图 1.2.26.1 葡萄球菌性烫伤样皮肤综合征

### 葡萄球菌性烫伤样皮肤综合征 2

男,1岁11个月,面颈、躯干、四肢红斑、糜烂1周(图1.2.26.2)。1周前患儿臀部"湿疹"搔抓后破溃,红斑基础上出现脓疱,后脓疱发展至全身。脓疱消退后口周出现放射状干燥痂皮和轻度皲裂。

病例点评:患儿既往患"湿疹",提示皮肤屏障受损,容易继发感染。

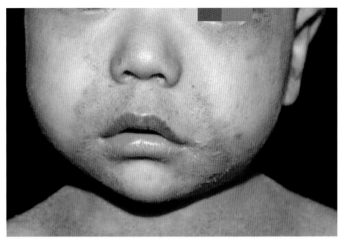

图 1.2.26.2a 葡萄球菌性烫伤样皮肤综合征

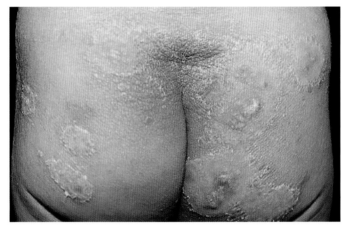

图 1.2.26.2b 葡萄球菌性烫伤样皮肤综合征

### 葡萄球菌性烫伤样皮肤综合征 3

女,3 岁,左胸部红斑、糜烂 10 天,累及面、躯干、四肢 7 天(图 1.2.26.3)。左胸部首发红斑、糜烂,继而泛发躯干、四肢,轻度瘙痒及疼痛。

病例点评:病情进展较快,以浅表糜烂为特征。

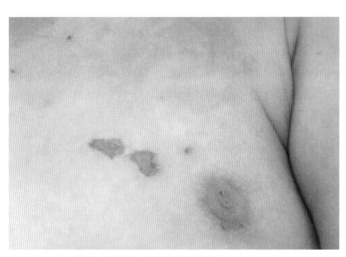

图 1.2.26.3 葡萄球菌性烫伤样皮肤综合征

## 1.2.27 种痘样水疱病
### (hydroa vacciniforme)

病因不明,与 EB 病毒相关。蚊虫叮咬诱发及加重病情,出现高反应性皮损。好发于东亚人群,累及儿童和青少年,无明显性别差异,但成年人也可发生。好发于日光暴露部位如面部、四肢,偶可见于躯干。皮疹形态多样,有水疱、血疱、丘疹、坏死、溃疡、结痂,愈合后留下浅的痘样瘢痕,常伴面、四肢水肿。皮疹长期反复发作。严重病例可伴发热、消瘦、肝脾及淋巴结肿大等全身症状。可伴噬血细胞综合征。种痘样水疱病和种痘样水疱病样淋巴瘤,二者为谱系疾病,前者一般无系统性损害,后者有系统性损害,可进展为高侵袭性淋巴瘤。

### 种痘样水疱病 1 典型病例

女,11 岁,面、耳、手背红斑、水疱 4 年余(图 1.2.27.1)。患者 4 年前无明显诱因发现枕部水疱,易破溃,皮损渐增多至面、耳、双手背。病情反复,春季稍重,面、耳、双手背散在水疱,结痂,尼科利斯基征(-),面部散在凹陷性瘢痕。家族史(-)。

病例点评:面、耳、手等曝光部位红斑、水疱反复发作。

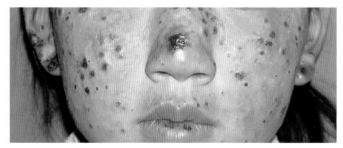

图 1.2.27.1a 种痘样水疱病

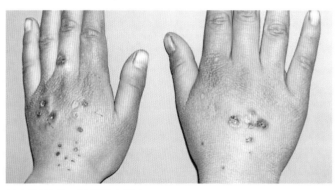

图 1.2.27.1b 种痘样水疱病

### 种痘样水疱病 2

男,8 岁,面、颈、手背丘疹 6 年(图 1.2.27.2)。患儿 6 年前面部、手背等暴露部位出现丘疹、糜烂、结痂,每年春夏季发作 3~4 次,给予药膏(具体不详)外用后,数日内痊愈。

病例点评:春夏季暴露部位反复发作丘疹,较虫咬皮炎严重,并伴有糜烂。

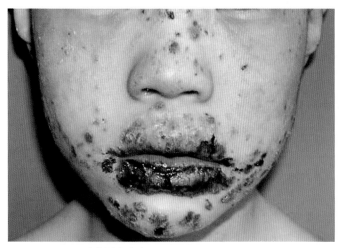

图 1.2.27.2a 种痘样水疱病

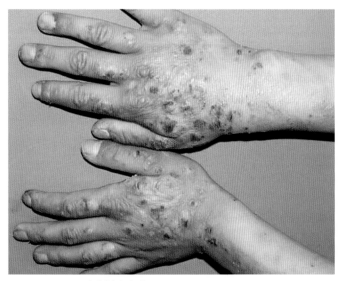

图 1.2.27.2b 种痘样水疱病

### 种痘样水疱病 3

女,5岁,面部、躯干、四肢红斑、水疱、瘢痕伴高热4年,加重2个月(图1.2.27.3)。面部轻度浮肿,双眼睑肿胀,左眼不能睁开,面部散在20余处白色点状凹陷性瘢痕,偶见小水疱,皮疹以面部四肢较多,躯干较少。

病例点评:皮疹发作时,伴面部肿胀;水疱消退后形成凹陷性瘢痕。

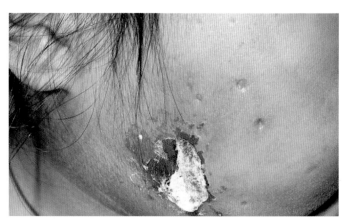

图 1.2.27.3 种痘样水疱病

### 种痘样水疱病 4

女,10岁,面、手背部水疱、瘢痕4~5年,无发热,无家族史,无虫咬过敏(图1.2.27.4)。面颊、耳郭、手背红斑丘疹,水疱,多发凹陷性瘢痕。

病例点评:面部、双手背反复水疱,消退后遗留凹陷性瘢痕。

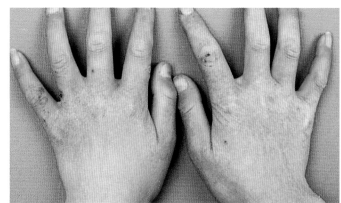

图 1.2.27.4a 种痘样水疱病

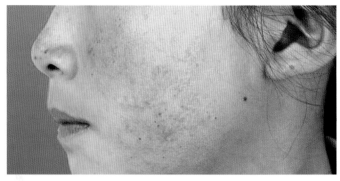

图 1.2.27.4b 种痘样水疱病

## 种痘样水疱病 5

男,14 岁,面部、四肢红斑、丘疹、水疱、大疱,反复 7 年余(图 1.2.27.5)。面部可见萎缩性瘢痕,四肢较密集片状红斑、丘疹及萎缩性瘢痕,双手、足肿胀,红斑基础上水疱、大疱,壁厚,疱壁紧张。

病例点评:面部、四肢反复紧张性水疱,消退后遗留凹陷性瘢痕,应注意与其他自身免疫性疱病鉴别。

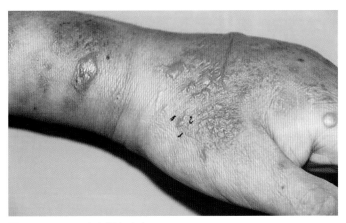

图 1.2.27.5a 种痘样水疱病

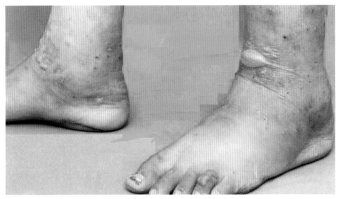

图 1.2.27.5b 种痘样水疱病

## 种痘样水疱病 6

男,8 岁,面、耳丘疱疹伴痒 2 个月,加重 10 天(图 1.2.27.6)。2 个月前面、耳部丘疱疹,伴瘙痒,不疼,余无不适,未曾特殊治疗,10 天来自觉丘疱疹数量增多,气温高时瘙痒加重,面、耳部可见大小不等的丘疱疹,最大约 0.6cm×0.6cm,表面光滑,边界清,无破溃渗出,部分可见结痂及抓痕。母亲:光敏性皮炎。

病例点评:光暴露部位反复发作丘疹、丘疱疹,注意鉴别光敏性皮炎、虫咬皮炎等。

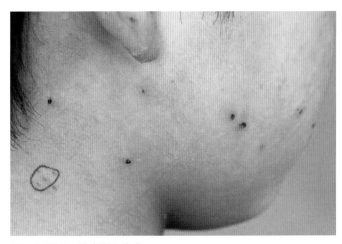

图 1.2.27.6 种痘样水疱病

## 种痘样水疱病 7

男,7 岁,全身反复丘疹、水疱、溃疡伴发热 4 年,加重 1 个月(图 1.2.27.7)。全身丘疹、水疱、溃疡,部分皮损结痂,以面部及四肢尤重,躯干较轻,部分皮损消退后遗留凹陷性瘢痕。

病例点评:非曝光部位反复发生丘疹、水疱,表面黑痂,消退后遗留显著凹陷性瘢痕。

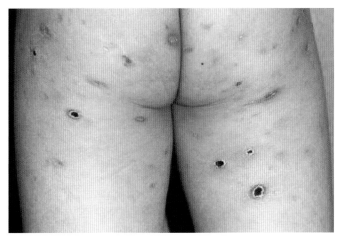

图 1.2.27.7 种痘样水疱病

## 种痘样水疱病 8

女,19 岁,面部红斑、丘疹、血痂反复伴发热 10 余年(图 1.2.27.8)。

病例点评:2 岁始日晒后面部出现小水疱、丘疹,常发热。多处遗留凹陷性瘢痕。EB 病毒:$3.04×10^2$,抗 EBV 衣壳抗体 IgG 阳性。

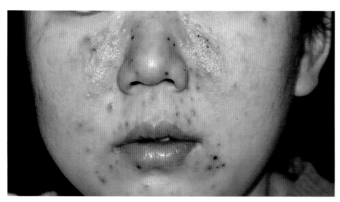

图 1.2.27.8　种痘样水疱病

## 1.2.28　隐翅虫皮炎
（paederus dermatitis）

隐翅虫皮炎是接触隐翅虫毒液后出现的急性皮肤炎症反应。当虫体被拍击或压碎时，含有隐翅虫素的毒液沾染皮肤才致病。常发生于暴露部位，皮损形态常呈点状、条索状红肿、瘙痒，继而出现灼热、疼痛，可见透明薄壁水疱，有时也发展为脓疱或灰黑色坏死，皮损周围可出现点状或片状鲜红色丘疹或水疱。严重时可有全身症状，如头痛、发热等。

### 隐翅虫皮炎 1　典型病例

男，右腋下红斑、脓疱 2 天（图 1.2.28.1）。

病例点评：右腋下红斑，其上有脓疱，发病后未发现致病虫体，但皮损的分布在腋下有对应关系，右上肢下垂时两处红斑重叠，为毒素沾染形成的对吻损害。

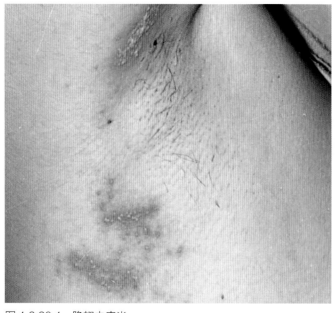

图 1.2.28.1　隐翅虫皮炎

### 隐翅虫皮炎 2

男，24 岁，左肘窝红斑、簇集条形水疱 1 天（图 1.2.28.2）。否认出疹前曾外用（贴）各类药膏及搔抓等机械刺激。

病例点评：簇集性红斑、小脓疱，呈线状、条索状分布，呈以肘窝线为镜像的对吻损害。

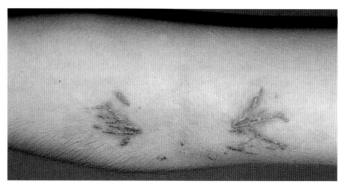

图 1.2.28.2　隐翅虫皮炎

### 隐翅虫皮炎 3

男，40 岁，野外宿营后右侧阴囊、腹股沟红斑、脓疱，伴疼痛 1 天（图 1.2.28.3）。

病例点评：水肿性红斑基础上的密集针头大小脓疱，损害中心融合成片，表面稍下陷呈蓝灰色。

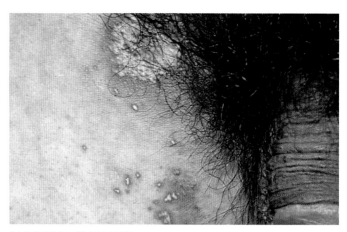

图 1.2.28.3　隐翅虫皮炎

## 1.2.29　蜂蜇伤
（bee sting）

蜂蜇伤后局部显著疼痛、烧灼感或瘙痒，很快会出现红肿，水疱或大疱。轻症者可出现一过性全身症状，严重者可出现多器官衰竭甚至死亡。

## 蜂蜇伤 1　典型病例

男，22 岁，右前臂蜂蜇伤 2 个月（图 1.2.29.1）。

病例点评：起初蜂蜇右前臂红色丘疹，破溃、渗液。

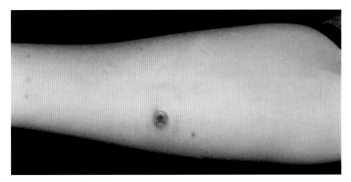

图 1.2.29.1　蜂蜇伤

## 蜂蜇伤 2　典型病例

女，20 岁，左下肢水肿性红斑、水疱、血疱伴疼痛 2 天（图 1.2.29.2）。

病例点评：患者有蜂蜇伤史，起初出现左下肢水肿性红斑，逐渐加重出现水疱、血疱，无系统症状，口服甲泼尼龙片明显好转。

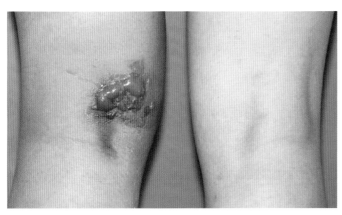

图 1.2.29.2　蜂蜇伤

## 蜂蜇伤 3　典型病例

男，8 岁，口唇、枕部、臀部水肿性红斑、水疱伴疼痛 1 小时（图 1.2.29.3）。

病例点评：有蜂蜇伤病史，唇部、臀部及枕部水肿性红斑，水疱，剧烈疼痛，实验室检查肌酸激酶和乳酸脱氢酶轻微升高，肌内注射地塞米松注射液后皮疹消退。

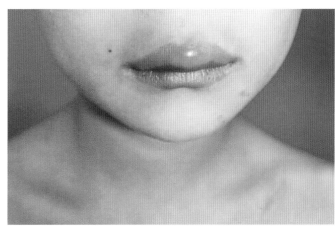

图 1.2.29.3　蜂蜇伤

## 1.2.30　胶样粟丘疹
### （colloid milium）

胶样粟丘疹亦称胶样变性（colloid degeneration），是一组异质性疾病的病理诊断，其特征是在真皮内出现胶冻样物质沉积，分成年型、少年型、结节性、色素性、肢端角化伴真皮嗜酸性物质沉积。成年型胶样粟丘疹与长期过度日光暴露有关，好发于面部、颈部、耳部和手背，局限于日光暴露部位。多见于浅肤色、男性、户外工作者。皮损为黄色圆顶状半透明的丘疹，直径 0.1~0.5cm。穿刺皮损时可挤出胶样物质。临床需与类脂质渐进性坏死等鉴别。

### 胶样粟丘疹 1　典型病例

男，45 岁，双颊部皮疹 1 年（图 1.2.30.1），无不适。

病例点评：面颊部潮红，示日光损伤特点，密集小丘疹融合成斑块。

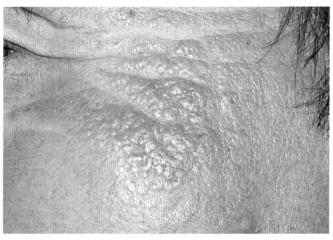

图 1.2.30.1　胶样粟丘疹

### 胶样粟丘疹 2　典型病例

男，43岁，双额、颞部肤色密集丘疹3年余（图1.2.30.2）。

病例点评：中年男性，容易误诊为皮脂腺增生，应注意后者多散在分布，中央有脐凹。

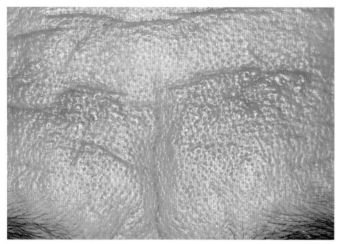

图 1.2.30.2　胶样粟丘疹

### 胶样粟丘疹 3

男，70岁，双面部融合性丘疹、斑块3年余（图1.2.30.3）。无自觉症状，触之软，可挤出白色膏状物。

病例点评：分型考虑结节性胶样粟丘疹。临床容易误诊为皮脂腺增生及皮肤钙质沉积。

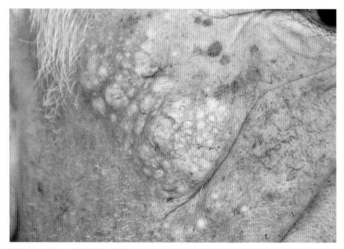

图 1.2.30.3　胶样粟丘疹

## 1.2.31　慢性结节性耳轮软骨皮炎
（chondrodermatitis nodularis chronic helicis）

慢性结节性耳轮软骨皮炎是发生于耳部的压痛性结节，诱因包括日光性损害、寒冷、创伤、局部缺血等，多单发，6%~10%双侧发病，皮损多呈红色结节，中央可结痂或呈填充胶质火山口状，周围可见炎症反应，多数患者伴疼痛或压痛，局部遇冷、受压后加重，疼痛为发作性或持续性，早期尤为明显，一般无全身症状。皮疹开始发展较快，达到高峰后相对稳定，一般不会自行消退。

### 慢性结节性耳轮软骨皮炎 1　典型病例

女，60岁，左耳轮暗红色结节伴疼痛1个月余（图1.2.31.1）。

病例点评：左耳轮单发结节，压痛阳性。

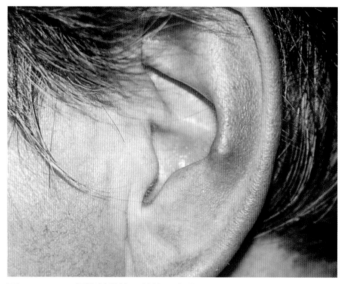

图 1.2.31.1　慢性结节性耳轮软骨皮炎

### 慢性结节性耳轮软骨皮炎 2　典型病例

男，65岁，右耳郭结节伴痒痛1周，外用激素、酊剂无效（图1.2.31.2）。

病例点评：皮损初发为绿豆大小结节，伴轻度瘙痒，反复搔抓后结节破溃增大。

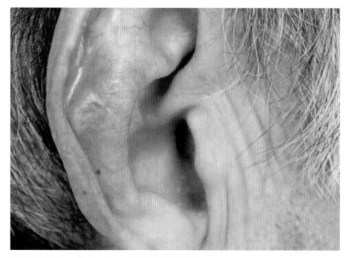

图 1.2.31.2　慢性结节性耳轮软骨皮炎

### 慢性结节性耳轮软骨皮炎 3　典型病例

男,44 岁,双耳郭肿胀伴瘙痒、烧灼感 2 个月余,青霉素静滴后稍减轻(图 1.2.31.3)。

病例点评:此患者为双侧发病,皮损时轻时重,表现为耳郭弥漫肿胀,临床少见。

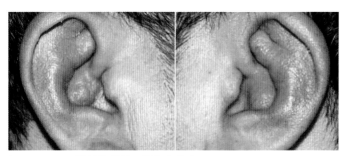

图 1.2.31.3　慢性结节性耳轮软骨皮炎

## 1.2.32　痤疮
（acne）

好发于青年男性。皮损主要发生在额部、颊部及颈部,部分累及胸背部及臀部。皮损为黑头粉刺、丘疹、脓疱、结节、囊肿及窦道,囊肿内经常有黏稠的黄红色液体排出。按严重程度可分为轻度(Ⅰ级)、中度(Ⅱ级、Ⅲ级)及重度(Ⅳ级)。病程慢,经久不愈,愈后可有凹凸不平或虫蚀样瘢痕形成。爆发性痤疮常见于男性少年,表现为面部、颈部、上胸背部突然出现多发的疼痛性炎症性结节和斑块,皮损很快出现液化坏死、溃疡,可有系统症状。坏死性痤疮典型损害是红色毛囊性丘疹或脓疱,迅速出现浅表坏死,轻度凹陷,上覆黏着性痂,痂脱后留有痘疮样瘢痕。

### 痤疮 1　典型病例

女,39 岁,面部粉刺、红色丘疹反复半年余,伴痒(图 1.2.32.1)。

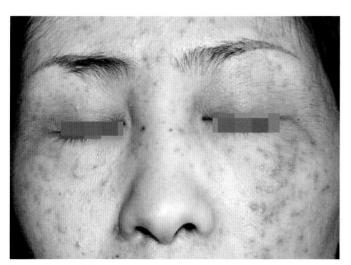

图 1.2.32.1　痤疮

### 痤疮 2

男,30 岁,面颈、胸背、上肢反复红色丘疹、结节、脓疱 5 个月(图 1.2.32.2)。

病例点评:青年患者,皮疹广泛,往往面颈部和胸部均可累及。

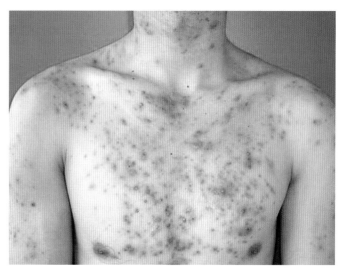

图 1.2.32.2　痤疮

### 痤疮 3

男,17 岁,面、胸、背部红斑、丘疹、脓疱、囊肿、结节 10 个月(图 1.2.32.3)。

病例点评:颈部、上胸背部红斑、丘疹、脓疱、结节、囊肿,部分破溃坏死,遗留暗红斑及瘢痕。

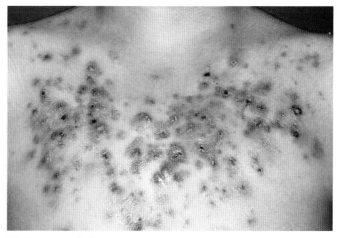

图 1.2.32.3　痤疮

### 痤疮 4

男,20 岁,面、胸背部丘疹、结节 5 年,加重 1 个月余(图 1.2.32.4)。

病例点评:慢性病程,瘢痕修复。

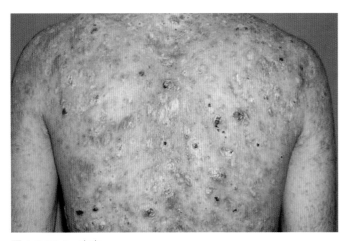

图 1.2.32.4 痤疮

## 痤疮 5

男，21 岁，颜面、背部红斑、丘疹、囊肿、瘢痕形成 4 年余（图 1.2.32.5）。

病例点评：面部皮疹缓解后遗留瘢痕，双上睑瘢痕导致上睑外翻、闭合不全。

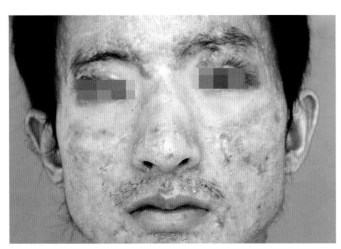

图 1.2.32.5a 痤疮

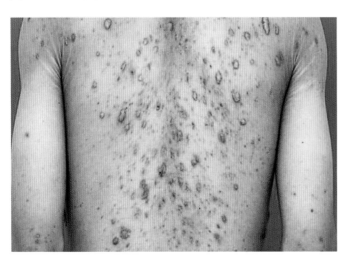

图 1.2.32.5b 痤疮

## 痤疮 6

男，37 岁，左面颊、下颌、颈、右臀部红斑、结节、囊肿、溃疡 10 年余（图 1.2.32.6）。

病例点评：皮疹局限于某一部位，反复发作，曾有脓性渗出，瘢痕修复，头皮无皮疹。

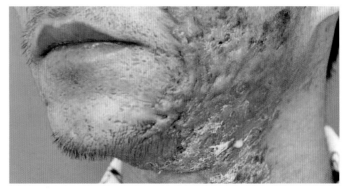

图 1.2.32.6a 痤疮

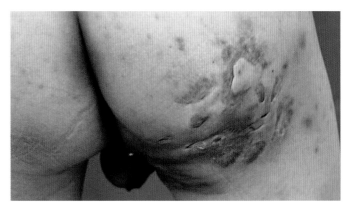

图 1.2.32.6b 痤疮

## 痤疮 7

男，30 岁，面部皮色结节 2 年，渐增多增大，轻度瘙痒，夏季加重（图 1.2.32.7）。

病例点评：皮疹以皮色丘疹、结节为主要表现。

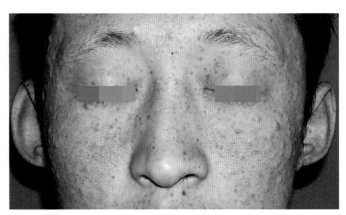

图 1.2.32.7 痤疮

## 1.2.33 颜面播散性粟粒狼疮
### （lupus miliaris disseminatus faciei）

颜面播散性粟粒狼疮又名毛囊性粟粒性狼疮（lupus miliaris follicularis），颜面播散性粟粒型皮肤结核（tuberculosis disseminatus faciei），粟粒狼疮样结核症（tuberculosis luposa miliaris）。以中青年男性多见，皮损好发于眼周，尤其是下睑，病因不清。基本损害为 2~3mm 直径孤立或相互融合的红色、深红色半球形丘疹，表面光滑，质软。病程慢性，有自限性，结节经数月或数年才渐渐消失，抗结核治疗无效，对激素以及四环素类抗生素效果好，愈后留瘢痕。目前国外多认为是玫瑰痤疮的肉芽肿型，由于本病临床表现及预后有特殊之处，也有学者认为是独立疾病。

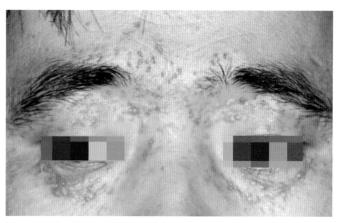

图 1.2.33.2 颜面播散性粟粒狼疮

### 颜面播散性粟粒狼疮 1 典型病例

男，19 岁，面部红色丘疹 1 个月（图 1.2.33.1）。

病例点评：1 个月前自双眼周出现红色丘疹，遇热后出现瘙痒，皮损渐增多，局部出现融合。

### 颜面播散性粟粒狼疮 3

男，14 岁，面部多发丘疹 8 个月，渐增多（图 1.2.33.3）。

病例点评：皮损主要累及面中部，眼睑处有典型皮疹，患儿无瘙痒等不适。

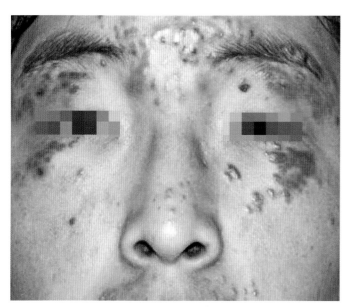

图 1.2.33.1 颜面播散性粟粒狼疮

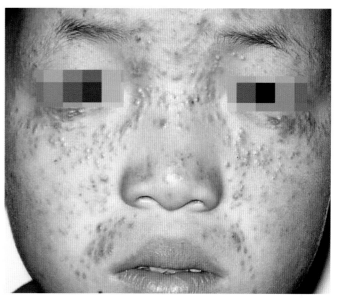

图 1.2.33.3 颜面播散性粟粒狼疮

### 颜面播散性粟粒狼疮 2

男，32 岁，眼周红色丘疹、脓疱反复半年（图 1.2.33.2）。自眼周出现散在红色丘疹、脓疱，偶尔瘙痒，受热后皮损有加重，自行挤压后遗留瘢痕。

病例点评：眼周多发红色丘疹，是较典型的改变。

### 颜面播散性粟粒狼疮 4

男，24 岁，左下睑红色斑块半年，右下睑红色斑块 4 个月（图 1.2.33.4）。

病例点评：皮疹局限于下睑，曾误诊为"睑腺炎、蜂窝织炎"，治疗无效。

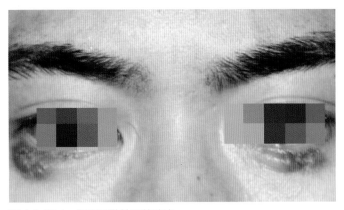

图 1.2.33.4　颜面播散性粟粒狼疮

## 1.2.34　玫瑰痤疮
（acne rosacea）

玫瑰痤疮既往称酒渣鼻（rosacea）、酒渣样皮炎（rosacea-like dermatitis）。多见于中青年女性，好发于鼻、两颊、前额、下颌等部位。典型临床表现早期为阵发性潮红，后进展为面部弥漫性潮红伴毛细血管扩张，可有丘疹、脓疱和结节。按照不同部位、不同时期、不同皮损特点，可分为4型。①红斑毛细血管扩张型：面中部对称性红斑，毛细血管扩张，伴皮肤干燥、灼热、刺痛。②丘疹脓疱型：在前一型基础上，逐渐出现大小不一丘疹、脓疱和结节。③肥大增生型：在红斑或毛细血管扩张基础上，鼻尖肥大并出现大小不等紫红色结节状隆起，并逐渐发展为鼻赘。④眼型：通常与上述3型合并存在，表现为睑缘炎、结膜炎、角膜炎等。

### 玫瑰痤疮 1　典型病例

女，42岁，面部红斑、丘疹伴痒反复10年（图1.2.34.1）。

病例点评：面部对称性分布的浸润性红斑，以颊部为主，病情反复。

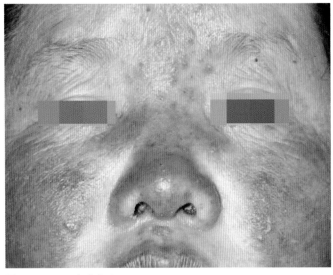

图 1.2.34.1　玫瑰痤疮

### 玫瑰痤疮 2

女，40岁，面部红斑3个月余，无糖皮质激素外用史（图1.2.34.2）。

病例点评：面部皮损表现为对称性浸润性红斑，颧部和鼻背部较显著，肿胀感明显，不除外合并"类固醇皮炎"，需仔细询问病史帮助鉴别。

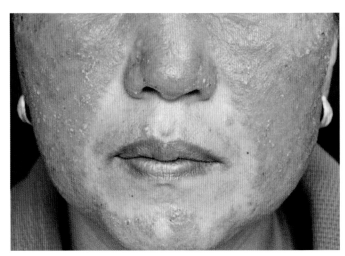

图 1.2.34.2　玫瑰痤疮

### 玫瑰痤疮 3

女，40岁，面部红斑、丘疹1个月余，轻度瘙痒（图1.2.34.3）。

病例点评：在红斑和毛细血管扩张基础上，出现多发丘疹，以口周和鼻部为著，属于丘疹脓疱型。

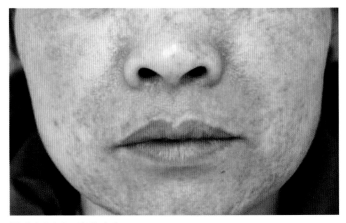

图 1.2.34.3　玫瑰痤疮

### 玫瑰痤疮 4

女，50岁，面部散在红色丘疹、毛细血管扩张、脱屑7个月，反复发作（图1.2.34.4）。

病例点评：以毛细血管扩张和散在红色丘疹为主要临床表现，皮肤伴干燥、脱屑，属于红斑毛细血管扩张型。

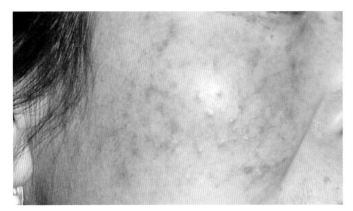

图 1.2.34.4　玫瑰痤疮

### 玫瑰痤疮 5

女,56 岁,面部反复红斑、丘疹 5 年(图 1.2.34.5)。

病例点评:本例发病前曾反复使用激素软膏,临床症状重,出现多发脓疱结痂。

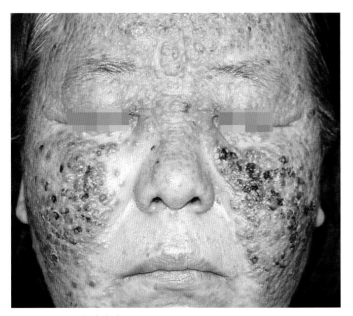

图 1.2.34.5　玫瑰痤疮

## 1.2.35　激素依赖性皮炎
（steroid-dependent dermatitis）

激素依赖性皮炎是一种尚有争议的名称,指长期滥用或不适当使用含糖皮质激素药物及化妆品而引起的慢性炎症性皮肤病。病因复杂,其发生主要与皮肤屏障损伤、炎症反应增强、神经系统高反应及微生物感染有关。多发生于中青年女性,主要表现为面部丘疹、红斑、脱屑等,经常伴有灼热、刺痒、局部干燥紧绷感,但停药后复发或加重。该病具有多形态损害、激素依赖或成瘾、病情复发等特点。

### 激素依赖性皮炎　典型病例

女,45 岁,面部潮红伴灼烧感 3 年,既往长期外用复方酮康唑软膏(图 1.2.35.1)。

病例点评:双颊弥漫性红斑、血管扩张、干燥。

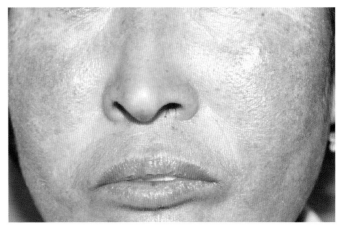

图 1.2.35.1　激素依赖性皮炎

## 1.2.36　多形性日光疹
（polymorphous light eruption）

多形性日光疹是一种特发性、间歇性、反复发作的、以多形皮损为特征的常见光敏感性皮肤病。多见于中青年女性和户外劳动者,好发于暴露部位,皮损常为丘疹,可融合成为斑丘疹或斑块,也可见丘疱疹,同一患者常以单一形态皮损为主。病程长短不一,反复发作,愈后无明显色素沉着和瘢痕。

### 多形性日光疹 1　典型病例

男,48 岁,面、颈后、双手背曝光部位红斑、水疱、糜烂反复发作 30 年,日晒后出现(图 1.2.36.1)。

病例点评:面颈、双手背对称红斑、水疱。

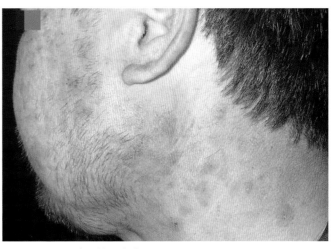

图 1.2.36.1a　多形性日光疹

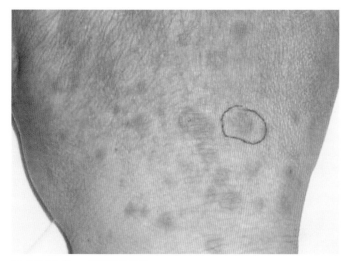

图 1.2.36.1b　多形性日光疹

## 多形性日光疹 2　典型病例

男,20 岁,面颈部、双上肢红丘疹、斑块伴瘙痒 1 个月(图 1.2.36.2 )。

病例点评:皮损于日晒后出现,位于曝光部位,多发性水肿性红斑、丘疹、结痂。

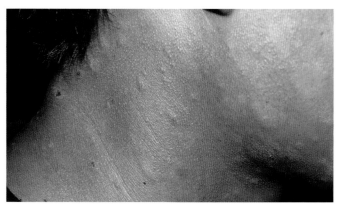

图 1.2.36.2a　多形性日光疹

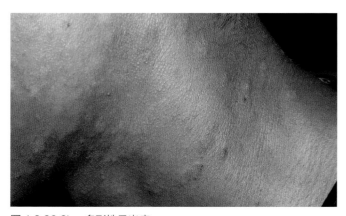

图 1.2.36.2b　多形性日光疹

## 多形性日光疹 3

男,31 岁,双上肢、面部散在红色丘疹,伴瘙痒 2 个月(图 1.2.36.3)。患者皮损日晒后加重,严重时出现破溃,痂皮,阴雨天减轻。

病例点评:本例累及鼻部、双前臂伸侧均为曝光部位,临床上需要与盘状红斑狼疮相鉴别,后者皮损多累及双颊,上覆黏着鳞屑,可有萎缩,不能自行缓解。

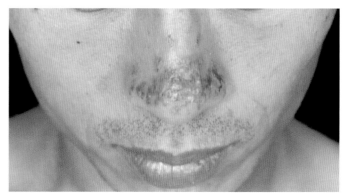

图 1.2.36.3a　多形性日光疹

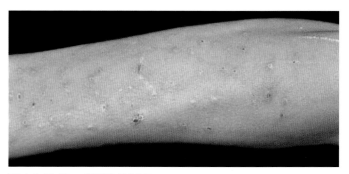

图 1.2.36.3b　多形性日光疹

## 1.2.37　慢性光化性皮炎
### ( chronic actinic dermatitis )

慢性光化性皮炎多见于中老年男性。皮损主要位于长期受日光照射的项部、手背、面、颈、上胸等。皮损形态与慢性接触性皮炎相似,为界限较清的浸润、肥厚性斑块。常因搔抓致糜烂、渗液、继发细菌感染。可发生于内用光敏感药物或食物后,也可以表现为外用光敏感物质后在接触部位出现皮炎,后者又称为光过敏性接触性皮炎。春、夏季加重,反复发作。

### 慢性光化性皮炎 1　典型病例

男,45 岁,头面颈、上肢红斑、结节,躯干、下肢丘疹伴痒反复 20 余年(图 1.2.37.1 )。

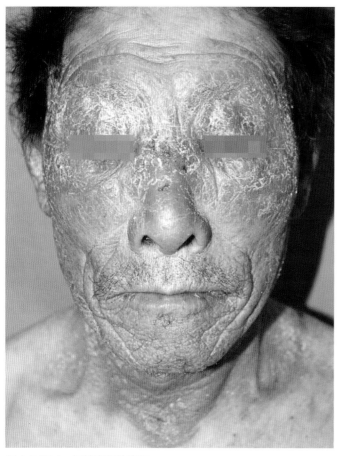

图 1.2.37.1　慢性光化性皮炎

## 慢性光化性皮炎 2

男,59 岁,面部、腰腹部红色斑块、丘疹反复 4 年,瘙痒剧烈,日晒后加重(图 1.2.37.2)。

病例点评:慢性病程,反复发作,日晒后加重,瘙痒剧烈。

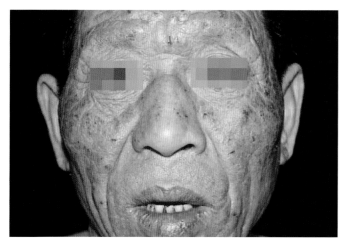

图 1.2.37.2　慢性光化性皮炎

## 慢性光化性皮炎 3

男,61 岁,面部、四肢红色丘疹、结节、鳞屑反复 30 年,瘙痒剧烈,夏重冬轻(图 1.2.37.3)。

病例点评:皮疹以暴露部位为主,日晒后加重,冬季无法完全缓解,易破溃结痂。

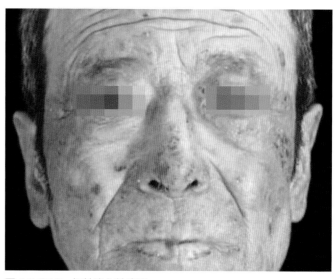

图 1.2.37.3　慢性光化性皮炎

## 慢性光化性皮炎 4

男,55 岁,头面部、手足红斑、干裂、结痂、痒 7 个月余(图 1.2.37.4)。

病例点评:白癜风病史 10 余年,大部分皮疹区色素脱失斑基础上出现皲裂、结痂,考虑白癜风皮疹处黑素细胞破坏,光防护能力下降。

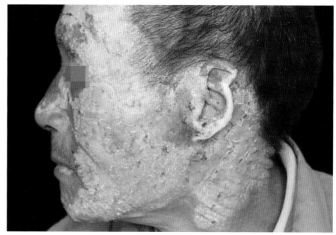

图 1.2.37.4　慢性光化性皮炎

## 1.2.38　日晒伤
（sunburn）

日晒伤又称日光性皮炎（solar dermatitis），是正常皮肤对过度紫外线 B 段（ultraviolet B，UVB）照射产生的急性炎症反应。暴晒部位出现弥漫性鲜红色边界清晰的红斑，严重时可有水肿、脱屑、糜烂和水疱，恢复后常有色素沉着。可伴有烧灼感或刺痛感。常见于春末夏初。日晒伤与日光强弱、照射面积、肤质等有关，好发于浅肤色人群，高原地区易发。

### 日晒伤1　典型病例

男，20 岁，胸背部红斑、肩部水疱、痛 3 天（图 1.2.38.1）。

发病前在水上乐园游玩 3 小时即出现红斑，次日出现水疱（图 1.2.38.1a 为发病第 3 天）。面、前臂无明显红斑。服泼尼松、湿敷后第 2 天水疱消退，次日出现脱屑（图 1.2.38.1b）。

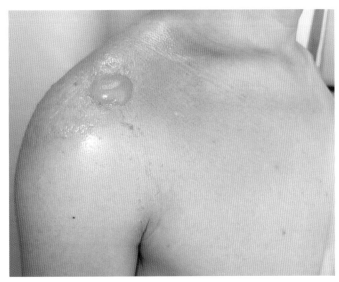

图 1.2.38.1a　日晒伤

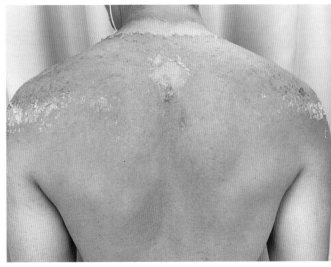

图 1.2.38.1b　日晒伤

### 日晒伤2

男，59 岁，面、颈、胸、双上肢红肿、脱屑伴瘙痒 1 周余（图 1.2.38.2）。曝光部位日晒后出现，早期疼痛明显，后红斑颜色逐渐变暗，继而出现瘙痒不适，有白色细碎鳞屑出现，其他非曝光部位无红斑肿胀，否认病前有野菜等特殊饮食。

病例点评：相对病程较长，皮疹颜色暗红，光暴露病史对诊断有提示意义。

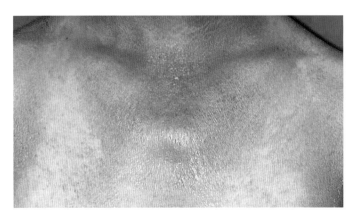

图 1.2.38.2　日晒伤

### 日晒伤3

男，40 岁，双颞、双耳红斑、水疱、糜烂、结痂伴瘙痒 2 天（图 1.2.38.3）。2 天前户外活动后出现双颞、双耳红斑、水疱、糜烂，病史较短，伴明显疼痛感。

病例点评：皮疹多形，明确光暴露史和急性起病有助于诊断。

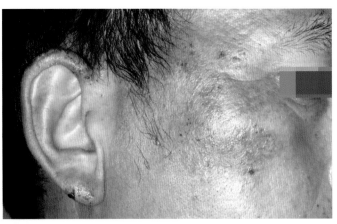

图 1.2.38.3　日晒伤

## 1.2.39　光化性痒疹
（actinic prurigo）

光化性痒疹又称 Hutchinson 夏季痒疹（Hutchinson's summer prurigo），是一种日光诱导的瘙痒性丘疹或结节，主要累及曝光部位。

春夏好发,多见于儿童,女性多见,亦可发生于成人,慢性经过。主要发生于面部,部分成年后可自行缓解,愈后可遗留凹陷性瘢痕或色素改变;30%~50%的患者唇和眼黏膜受累,表现为下唇或上唇中央区的水肿、鳞屑、皲裂、溃疡、结痂及色沉,部分患者唇炎是唯一的临床表现;结膜损害则表现为眼充血、畏光、翼状胬肉、泪液增多等。

## 光化性痒疹 1 典型病例

女,38岁,头面部及双上肢红色丘疹结节3年(图1.2.39.1)。皮疹分布于面部及上肢伸侧曝光部位,夏重冬轻。

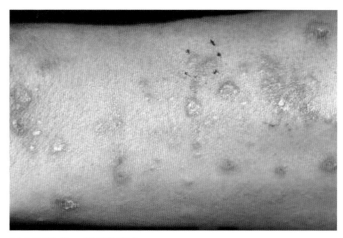
图 1.2.39.2b 光化性痒疹

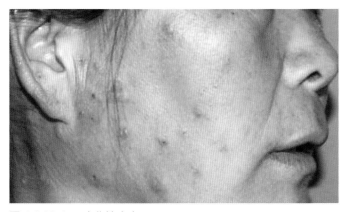
图 1.2.39.1a 光化性痒疹

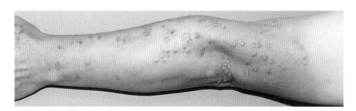
图 1.2.39.1b 光化性痒疹

## 光化性痒疹 2 典型病例

男,41岁,面颈部、双上肢红色丘疹伴痒反复3年,复发加重1个月余(图1.2.39.2)。皮损为发生于面颈部及上肢伸侧的水肿性红斑、结节,部分破溃,结痂,本患者皮损发生于曝光部位,病情反复,可自行消退。

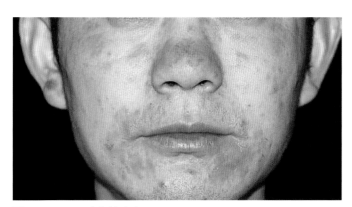
图 1.2.39.2a 光化性痒疹

## 1.2.40 植物日光性皮炎
(phytophotodermatitis)

摄食或接触某些植物后,身体暴露部位皮肤再经日光照射而引起的皮炎,为发生在暴露部位的光毒性反应。典型皮损为非凹陷水肿、弥漫潮红或紫红斑、瘀斑、肿胀、水疱、血疱或坏死等,可有灼热、痒、痛等不适。植物中起到致病作用的光敏物质主要为呋喃香豆素。常见光敏性植物包括藜科(灰菜、甜菜),伞形科(香菜、芹菜、茴香),芸香科(柑橘、柠檬、酸橙),菊科(野菊、黄花蒿),桑科(无花果),豆科(紫云英),十字花科(野生油菜、芥菜)等。

### 植物日光性皮炎 1 典型病例

女,58岁,面部、双手背瘀斑、肿胀4天。患者4天前进食"灰灰菜",日晒后暴露部位出现皮损。皮损为弥漫性红斑,非凹陷水肿、水疱(图1.2.40.1)。

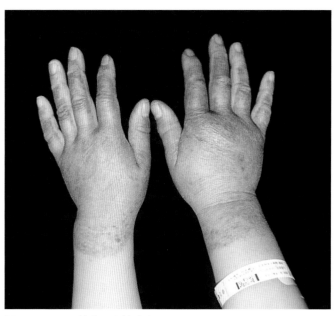
图 1.2.40.1a 植物日光性皮炎

087

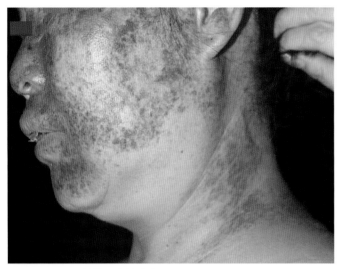

图 1.2.40.1b　植物日光性皮炎

### 植物日光性皮炎 2

女,56 岁,面部、双手背红斑、肿胀、水疱伴疼痛 10 天。10 天前进食"菜豆、青菜",日晒后出现皮损,渐加重,出现糜烂、破溃(图1.2.40.2)。

病例点评:手背损害为肿胀性红斑、水疱及血疱,详细询问病史及皮肤外系统检查有助于鉴别烟酸缺乏症。

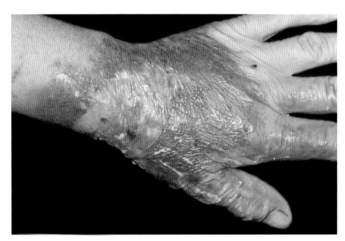

图 1.2.40.2　植物日光性皮炎

### 植物日光性皮炎 3

女,56 岁,面部红斑、轻度肿胀 5 天。5 天前进食"蘑菇",日晒后出现皮损,伴痒(图1.2.40.3)。既往曾因食用"海带"后面部出现肿胀性红斑。

病例点评:皮损特点为轻度肿胀性对称红斑,境界不清楚,自身抗体系列未见异常可排除系统性红斑狼疮。

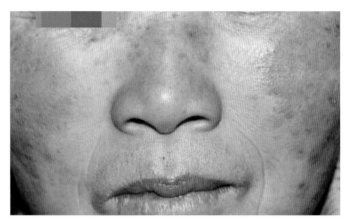

图 1.2.40.3　植物日光性皮炎

## 1.2.41　皮肌炎
（dermatomyositis）

皮肌炎是一种主要累及皮肤和横纹肌的自身免疫性疾病,任何年龄均可发病,在儿童 10~15 岁和 40~60 岁成人呈双峰分布。女性多于男性,与遗传有关。典型病例为眶周、颈前三角等曝光部位分布的水肿性紫红斑、皮肤异色症样皮损,可伴有甲周红斑和出血性甲襞梗死。曝光部位皮损早期易误诊为光敏性皮炎,晚期出现色素沉着或减退。手背的苔藓样丘疹（Gottron 丘疹）及肘、膝关节伸侧的红斑（Gottron 征）。累及肌肉表现为受累肌群无力、疼痛和压痛,最常侵犯四肢近端肌群、肩胛带肌群和咽部肌群,出现抬手、上楼、下蹲、吞咽困难及声音嘶哑等,严重时累及呼吸肌和心肌,出现呼吸困难、心悸等,肌电图示肌源性损害。有少数为无肌病性皮肌炎。钙质沉着多见于儿童,与系统应用皮质激素反应不佳相关。部分成年患者可伴发肿瘤（报道 9.6%~27%不等）。实验室检查项目中血清酶如肌酸激酶等显著增高。病期数周至数年,重者可致死,MDA5（黑色素瘤分化相关基因5）抗体阳性的患者发生间质性肺病风险高,病情可能快速进展,预后较差。

### 皮肌炎 1　典型病例

女,55 岁,面、躯干、四肢红斑伴瘙痒 10 年(图1.2.41.1)。

病例点评:10 年前无明显诱因出现颈后红斑,丘疹伴瘙痒明显,按"神经性皮炎"诊治,好转,停药后渐发展至面、四肢及躯干。2 年前出现双上肢无力,皮疹渐加重,双眼睑出现肿胀性红斑。

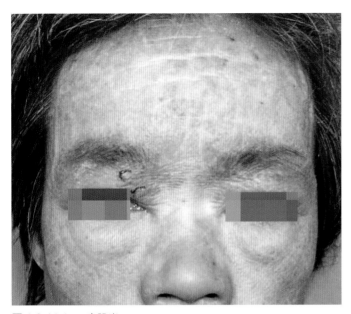

图 1.2.41.1a　皮肌炎

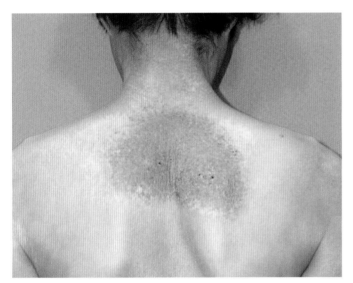

图 1.2.41.1b　皮肌炎

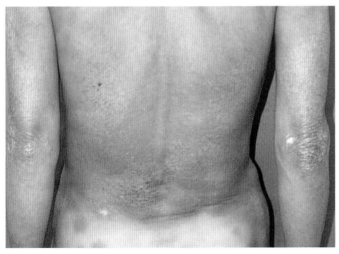

图 1.2.41.1c　皮肌炎

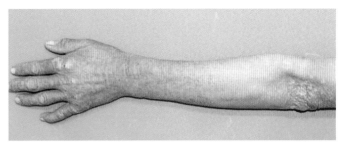

图 1.2.41.1d　皮肌炎

## 皮肌炎 2

女,78 岁,头面部、躯干、四肢红斑 3 个月,乏力 1 个月(图 1.2.41.2)。皮损先出现于额头、颈部光暴露部位,外用地塞米松软膏后有改善,1 个月前出现乏力,爬楼、蹲下起立略困难,饮水偶尔呛咳。皮损日晒后加重。皮肌炎特异性抗体检查发现转录中介因子 1γ(transcriptional intermediary factor 1γ,TIF-1γ)抗体 IgG(++)。

病例点评:光暴露部位红斑,伴随肌肉症状时区别其他具有光敏性特征疾病的要点。

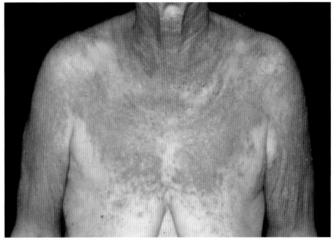

图 1.2.41.2　皮肌炎

## 皮肌炎 3

女,48 岁,面部、手背红斑 5 个月,呼吸困难、蹲起无力、关节痛 4 个月(图 1.2.41.3)。自面部、双手背出现数个红色丘疹,轻度瘙痒。4 个月前出现呼吸困难,活动后加重,同时出现蹲起无力,掌指关节、双肘、双膝关节疼痛。在肘、膝及双手背掌指关节处出现 Gottron 征及 Gottron 丘疹,在外院予口服"泼尼松片 5mg /d"治疗后皮损及关节痛症状有改善。自行停药后皮损及症状再次加重。

病例点评:曝光部位及关节处皮疹具有特征性,伴随肌肉症状高度提示皮肌炎。

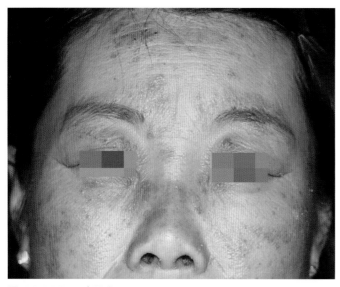

图 1.2.41.3a　皮肌炎

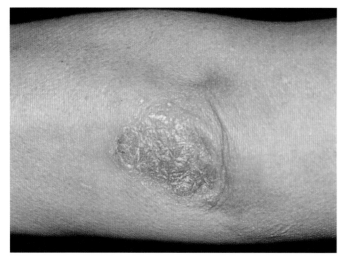

图 1.2.41.3b　皮肌炎

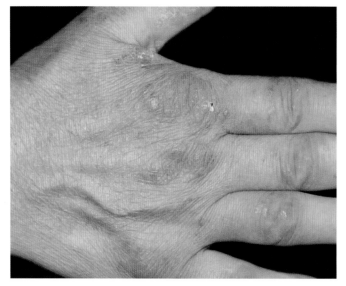

图 1.2.41.3c　皮肌炎

## 皮肌炎 4

　　女,4 岁,面部紫红色斑片 2 年,双手背淡红色丘疹 1 年余(图 1.2.41.4)。面部皮损迁延不愈,夏季加重。1 年余前出现双手背 Gottron 丘疹。随后渐出现臀部、四肢伸侧红斑、丘疹。无吞咽困难及肌肉无力症状。

　　病例点评:皮疹较典型,无肌肉症状,注意系统排查,明确是否无肌病性皮肌炎。

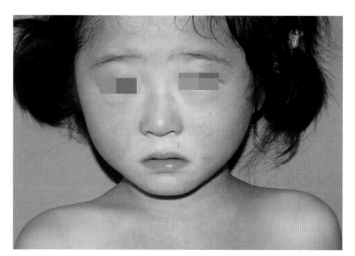

图 1.2.41.4a　皮肌炎

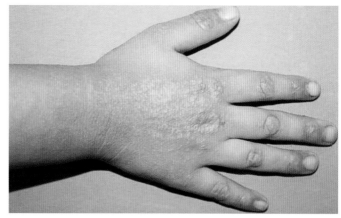

图 1.2.41.4b　皮肌炎

## 皮肌炎 5

　　男,26 岁,鼻背、双手红斑 1 年,眼周潮红 3 周(图 1.2.41.5)。1 年前无明显诱因自鼻背、手部出现红斑,手部皮疹受凉后疼痛,局部出现坏死,曾按"酒渣鼻"治疗效果欠佳,近 3 周症状较前明显加重,眼周出现潮红斑。无发热、关节痛、肌痛等不适。

　　病例点评:鼻部皮疹注意鉴别红斑狼疮,结合双上睑水肿性红斑有助于诊断。

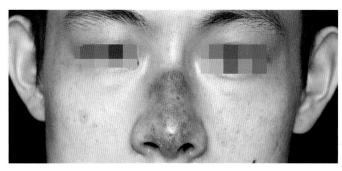

图 1.2.41.5　皮肌炎

## 皮肌炎 6

　　女,48 岁,全身红斑伴瘙痒半年,乏力 4 个月(图 1.2.41.6)。无明显诱因自面颈部出现红色斑片,渐累及躯干、四肢,瘙痒明显,4 个月出现全身乏力,蹲下后起立困难,有轻微吞咽困难。心肌酶谱示乳酸脱氢酶 496IU/L。诊断皮肌炎后 3 个月确诊左侧乳腺癌。

　　病例点评:该例患者肩背部的条纹状皮疹,是皮肌炎中比较少见的特征性皮疹——鞭打样红斑(flagellate erythema)。

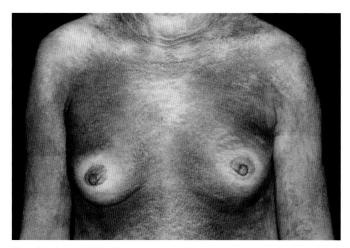

图 1.2.41.6a　皮肌炎

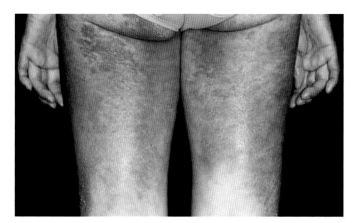

图 1.2.41.6b　皮肌炎

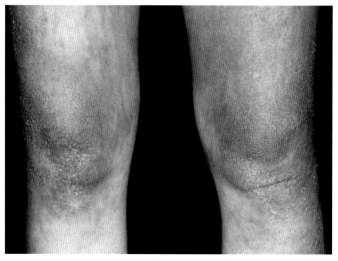

图 1.2.41.6c　皮肌炎

## 皮肌炎 7

　　女,39 岁,面颈部、双下肢、背部红斑、丘疹伴痒 2 个月(图 1.2.41.7)。2 个月前无明显诱因额部左侧出现红斑,伴瘙痒,就诊于当地某医院,诊断“日光性皮炎”,给予口服抗过敏类药(具体不详)、外用维生素 E 软膏治疗 3 天,皮疹变化不明显,瘙痒减轻。停药 3~5 天后,日晒后双上肢、手背、背部均出现红斑、丘疹,伴瘙痒,无肌肉痛。先后于多家医院就诊,考虑“多形性日光疹”,口服抗过敏药物及外用糖皮质激素药膏后皮疹及瘙痒有改善,停药后皮损反复。

　　病例点评:病程中有明确光敏性,按日光相关性急慢性炎症治疗效果欠佳,仔细甄别手背皮疹有助于诊断。

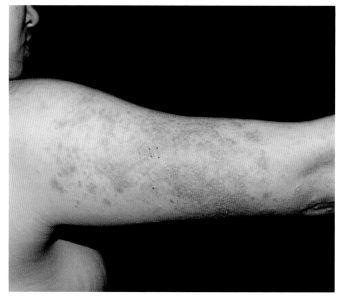

图 1.2.41.7a　皮肌炎

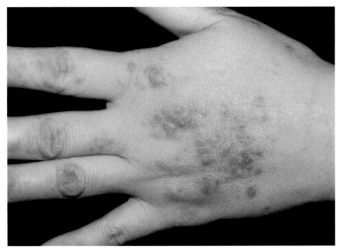

图 1.2.41.7b 皮肌炎

## 皮肌炎 8

男,56 岁,双上睑红肿 9 个月,头颈部、胸部、双下肢红斑伴痒 8 个月(图 1.2.41.8)。9 个月前出现双上睑红肿,渐发展到头颈部、胸部、双下肢红斑、伴瘙痒明显,反复搔抓,局部出现色素减退。本次就诊前 3 个月诊断肺癌。

病例点评:本例患者与恶性肿瘤高度相关。

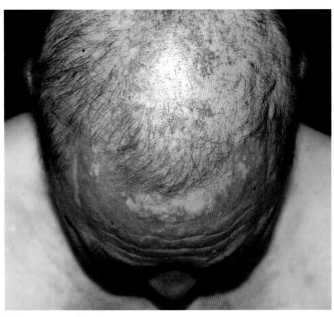

图 1.2.41.8 皮肌炎

## 皮肌炎 9

女,46 岁,面颈部、双上肢、躯干红斑、丘疹、水疱伴痒 2 个月(图 1.2.41.9)。初发时为颈背部弥漫红斑,密集红色丘疹,伴显著瘙痒,曾按"接触性皮炎"对症处理,效果不佳。皮疹渐扩展至腹部、双上肢,部分红斑表面出现水疱,右上睑出现紫红色斑片。心肌酶

谱示:肌酸激酶 441IU/L,乳酸脱氢酶 331IU/L,乳酸脱氢酶同工酶 188IU/L。患者诊断皮肌炎后 6 个月诊断卵巢癌。

病例点评:本例确诊皮肌炎在前,后期发现恶性肿瘤,提示皮肌炎患者系统检查随访的必要性。

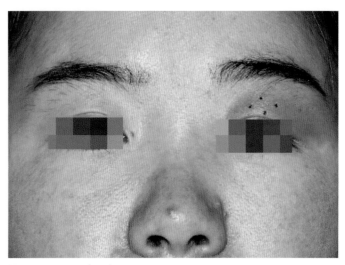

图 1.2.41.9a 皮肌炎

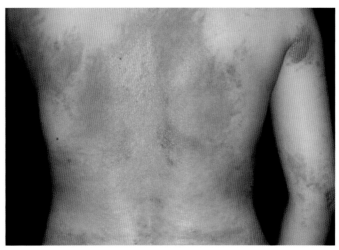

图 1.2.41.9b 皮肌炎

## 1.2.42 脂溢性皮炎
### ( seborrheic dermatitis )

脂溢性皮炎在皮脂溢出的基础上发生,主要发生于皮脂丰富部位,如头、面及胸背部。皮损为境界清楚的红斑,有薄层油腻性鳞屑和结痂,自觉瘙痒。临床上主要需与银屑病鉴别,病理上海绵水肿及毛囊口"唇缘"鳞屑痂有鉴别意义。

### 脂溢性皮炎 1 典型病例

男,44 岁,面部红斑、脱屑 9 年(图 1.2.42.1)。曾按"湿疹、脂溢性皮炎"治疗有效,但反复发作。

病例点评:面部出现的红斑,边界清楚,表面覆黄色油腻鳞屑。

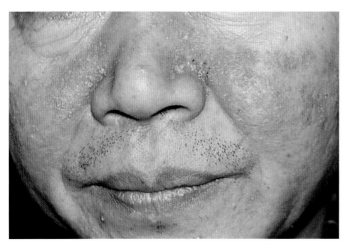

图 1.2.42.1 脂溢性皮炎

## 脂溢性皮炎 2

男，43 岁，面部红斑、脱屑伴瘙痒 10 个月余（图 1.2.42.2）。曾外涂"地奈德乳膏"、口服"依巴斯汀"，效果不佳。

病例点评：面部红斑、脱屑，皮损似蝶形红斑。需注意与红斑狼疮鉴别。

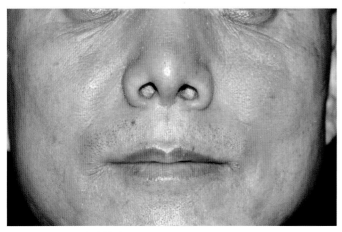

图 1.2.42.2a 脂溢性皮炎

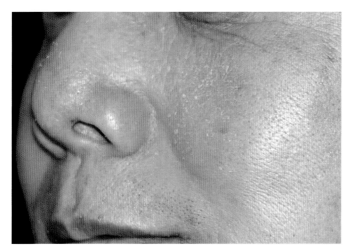

图 1.2.42.2b 脂溢性皮炎

## 脂溢性皮炎 3

男，25 岁，头皮红斑、脱屑 1 年（图 1.2.42.3）。平时头皮油腻，否认家族银屑病史。

病例点评：头皮片状红斑、脱屑，头皮油腻。需注意与头皮银屑病鉴别。组织病理显示海绵水肿性皮炎、毛囊口鳞屑痂具有鉴别诊断意义。

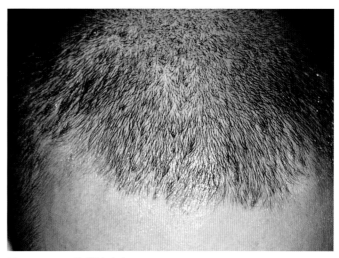

图 1.2.42.3 脂溢性皮炎

## 脂溢性皮炎 4

女，47 岁，头面部、躯干红斑、脱屑 2 个月（图 1.2.42.4）。四肢关节、肌肉疼痛，肌无力。抗 MDA5 自身抗体 IgG 阳性（+++）。

病例点评：系皮肌炎患者，头皮、面部红斑、脱屑。组织病理：面部红斑显示空泡性界面皮炎；头皮红斑显示银屑病样增生伴海绵水肿。最后诊断：脂溢性皮炎（头皮）；皮肌炎（面部）。

文献上有报道发生于脂溢性皮炎部位的皮肌炎（脂溢性皮炎样皮肌炎），多见于抗 MDA5 自身抗体阳性皮肌炎，容易发生间质性肺病变。其红斑更倾向于暗紫红色、色素沉着更明显、治疗抵抗，组织病理及肌炎特异性抗体可资鉴别。

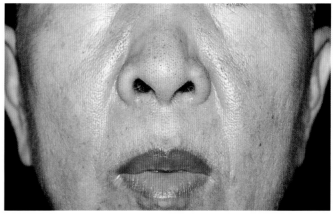

图 1.2.42.4 脂溢性皮炎

## 1.2.43 睑黄瘤

（xathelasma）

睑黄瘤又称睑黄疣，是最常见的一种黄瘤。睑黄瘤的发病机制不十分明确，局部组织中脂质沉积，被组织细胞吞噬后形成黄瘤细胞。睑黄瘤多见于中年女性，皮损为黄色或橙黄色的斑丘疹、斑块或结节，多累及上睑近内眦处，也可围绕眼裂多处发生。多数患者血脂正常，部分有高脂血症或脂蛋白代谢性疾病。

### 睑黄瘤 1 典型病例

男，45 岁，双上睑黄色斑丘疹 2 年，渐增大，无自觉症状（图 1.2.43.1）。

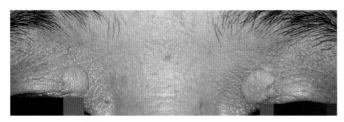

图 1.2.43.1 睑黄瘤

### 睑黄瘤 2

女，37 岁，双眶周黄色丘疹 2 年，渐增大、增多，无自觉症状（图 1.2.43.2）。

病理特点：皮损多发并伴有色素改变，血脂正常。

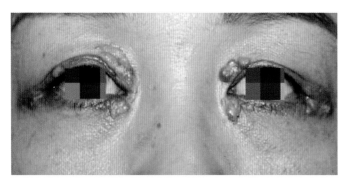

图 1.2.43.2 睑黄瘤

## 1.2.44 面颈部毛囊性红斑黑变病

（erythromelanosis follicularis of face and neck）

面颈部毛囊性红斑黑变病为毛周角化病的特殊亚型，为侵犯毛囊的红斑性色素沉着病，常累及上颌区及耳前，为界限鲜明、对称性色素沉着斑，其上可有毛囊性丘疹、红斑或毛细血管扩张，好发于青年男，一般自幼发生，病情持久顽固。

### 面颈部毛囊性红斑黑变病 1 典型病例

男，27 岁，面颈部红斑、丘疹 6 年，逐渐扩大，日晒后加重，表现为下面颊延伸至颈部弥漫性暗红斑，上有散在毛囊性丘疹，局部可见色素加深（图 1.2.44.1）。

病例点评：以两下颌为中心，双侧对称红斑，红斑内毛囊口角化性小丘疹。

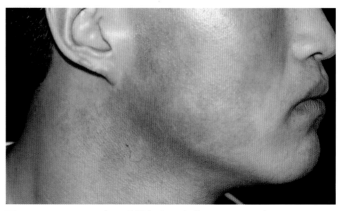

图 1.2.44.1a 面颈部毛囊性红斑黑变病

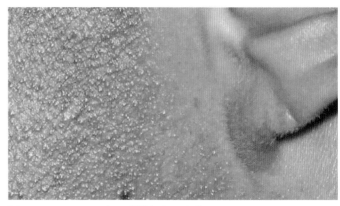

图 1.2.44.1b 面颈部毛囊性红斑黑变病

### 面颈部毛囊性红斑黑变病 2 典型病例

男，21 岁，面部暗红丘疹 21 年（图 1.2.44.2）。自幼双颊出现密集暗红丘疹，无明显不适。

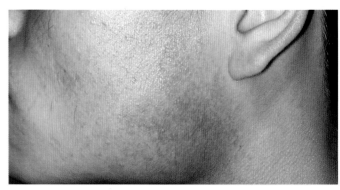

图 1.2.44.2 面颈部毛囊性红斑黑变病

### 面颈部毛囊性红斑黑变病 3

男,17 岁,面部红斑丘疹 10 年(图 1.2.44.3)。颈、躯干、四肢均有毛囊性丘疹,但无潮红。

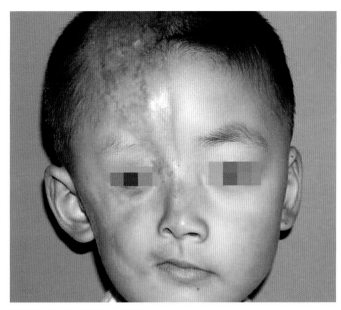

图 1.2.45.1　面部偏侧萎缩

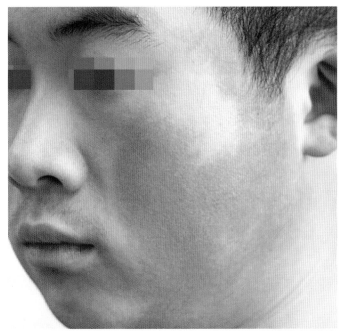

图 1.2.44.3　面颈部毛囊性红斑黑变病

### 面部偏侧萎缩 2　典型病例

女,38 岁,左下颌皮下萎缩 10 年余(图 1.2.45.2)。
病例点评:下颌皮肤及唇黏膜萎缩,同时伴有牙龈萎缩。

## 1.2.45　面部偏侧萎缩
（facial hemiatrophy）

面部偏侧萎缩又称 Romberg 病或进行性单侧面萎缩症。原因不明,多数人认为属线状硬皮病。其发病与遗传因素、神经营养障碍、内分泌功能失调、感染、外伤、脂肪代谢异常等有关。好发于 10~20 岁,女性多见。临床表现为单侧自额顶骨区、至眉弓、面颊、鼻唇凹陷性萎缩,形似刀砍,局部皮肤菲薄呈羊皮纸样外观,皮脂和汗液分泌减少,毳毛变细、脱落。后期常因面部皮肤、脂肪、肌肉、骨骼萎缩造成口角上偏、张口露齿、眼球内陷、眼睑下垂、巩膜过分暴露、颜面瘦削塌陷等,严重影响美观。另外可出现神经系统症状如癫痫、三叉神经痛、偏头痛等。

### 面部偏侧萎缩 1　典型病例

男,3 岁,右侧头面部萎缩、硬化出生即有,逐渐加重(图 1.2.45.1)。

病例点评:患者出生即有右面部皮肤萎缩,变硬,伴有牙齿缺失,毛发脱落,病史结合临床特点可明确诊断。

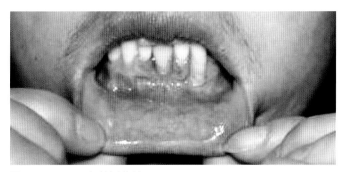

图 1.2.45.2　面部偏侧萎缩

## 1.2.46　太田痣
（nevus of Ota）

出生或青春期前发病。为蓝灰色斑片,单侧分布于三叉神经分布的眼和上颌骨区域,约 5% 为双侧。持久存在。60% 患者累及巩膜和结膜,偶可累及鼻与口腔黏膜或脑脊膜。

### 太田痣 1　典型病例

女,60 岁,右面部黑斑 60 年(图 1.2.46.1)。出生时黑斑小,后渐增大,部分越过中线,结膜无累及。

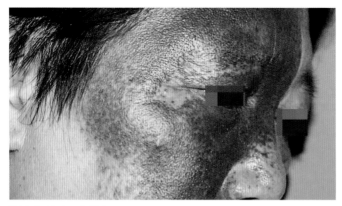

图 1.2.46.1　太田痣

### 太田痣 2

女,6 个月,右侧头皮褐色斑片 6 个月(图 1.2.46.2)。直径约 5cm 大小,边界不清。

病例点评:患儿自幼右侧头皮出现斑片,非好发部位,注意鉴别色素痣。

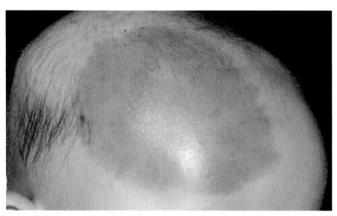

图 1.2.46.2　太田痣

### 太田痣 3

女,13 岁,左面部青黑色斑疹 13 年(图 1.2.46.3)。

病例点评:皮疹色素分布不均匀,边界不规则。注意与斑痣相鉴别。

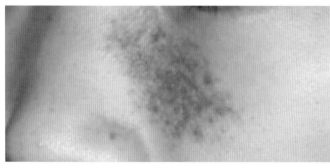

图 1.2.46.3　太田痣

### 太田痣 4

男,16 岁,左颊蓝色斑片出生即有(图 1.2.46.4)。

病例点评:蓝黑色斑,范围较局限,注意鉴别特殊表现的蓝痣。

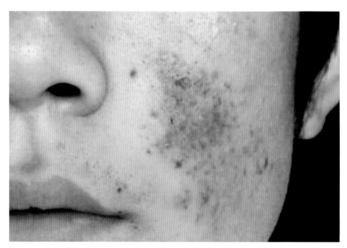

图 1.2.46.4　太田痣

### 太田痣 5

女,30 岁,面部褐色斑片 15 年。右颧部一褐色斑片,约 2cm× 2.5cm 大小(图 1.2.46.5),左侧眼下方一褐色斑片,约 1.5cm× 0.2cm,形状不规则,境界清楚,表面光滑,压之不褪色,巩膜无色斑。

病例点评:双侧均有皮疹,容易误诊为褐青色痣。

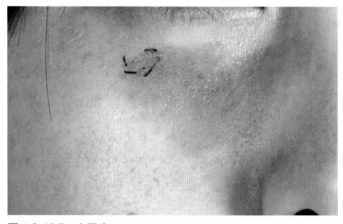

图 1.2.46.5　太田痣

## 1.2.47　颧部褐青色痣
（nevus fuscoceruleus zygomaticus）

褐青色痣又称 Hori 痣(Hori's nevus)、获得性太田痣样斑(acquired bilateral nevus of Ota-like macules)。多见于 20~40 岁亚裔女性。42% 的患者有一级亲属患病的家族史。临床表现为棕色或灰蓝色斑点,逐渐融合呈斑片。常不能自行消退。发生于双侧颧颊部、颞部、前额、眼睑或鼻部。

### 颧部褐青色痣 1　典型病例

女,56 岁,面部灰褐色色素沉着斑 10 年(图 1.2.47.1)。

病例点评:面部灰褐色色素沉着斑,界限清楚,无痒或痛感。注意与黑变病相鉴别。

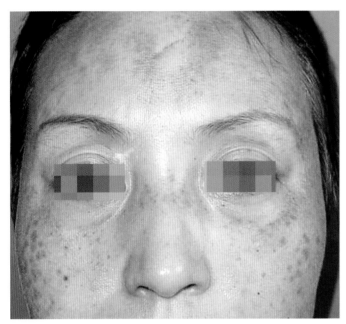

图 1.2.47.1　颧部褐青色痣

### 颧部褐青色痣 2

女,37 岁,面部、颞部多发性斑疹 10 年余,无不适(图 1.2.47.2)。

病例点评:患者既往有"痤疮",注意鉴别炎症后色素沉着。

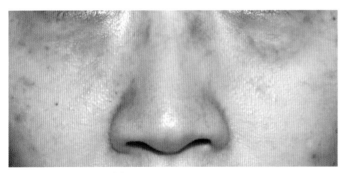

图 1.2.47.2　颧部褐青色痣

### 颧部褐青色痣 3

女,33 岁,两侧额部褐黑色斑 2 年(图 1.2.47.3)。

病例点评:额部两侧见密集褐黑色斑点,呈大片状分布,边界不清。注意与黑变病相鉴别。

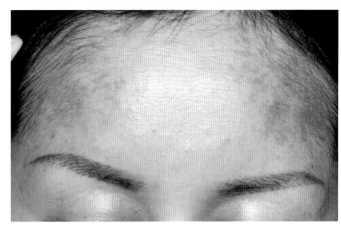

图 1.2.47.3　颧部褐青色痣

## 1.2.48　日光性黑子
### （solar lentigo）

日光性黑子又名老年性黑子、老年斑、光化性黑子(actinic lentigo)、日光性雀斑样痣。主要见于老年人的日光暴露部位,特别是浅肤色老人的手背部、面部。呈均匀褐色、黑色斑点及斑片,边缘模糊而不规则,斑片大小差异较大,可相互融合呈大斑片,临床需与脂溢性角化病、恶性雀斑样痣鉴别。

### 日光性黑子 1　典型病例

女,43 岁,面部褐色斑片 10 年(图 1.2.48.1)。渐增多、增大,颜色渐加深,无不适。

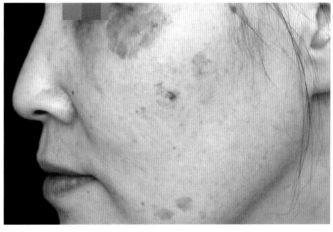

图 1.2.48.1　日光性黑子

### 日光性黑子 2

男,50 岁,面部散在褐色斑疹 10 余年。渐增多,偶痒(图 1.2.48.2)。

病例点评:中老年患者,多发皮疹,临床容易误诊为脂溢性角化病。

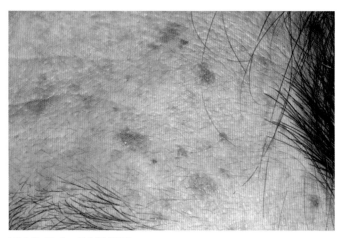

图 1.2.48.2　日光性黑子

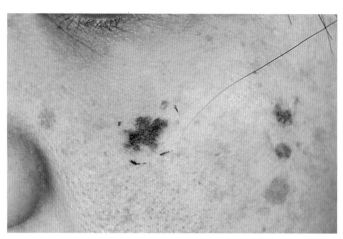

图 1.2.48.4　日光性黑子

### 日光性黑子 3　典型病例

男,61 岁,右颞部褐色斑片 40 年余(图 1.2.48.3)。初约 4mm,缓慢增大,无不适。

病例点评:此例需注意与脂溢性角化病鉴别。

### 日光性黑子 5

男,63 岁,左眉褐色斑片 1 年,近 2 个月增大明显,色加深(图 1.2.48.5)。

病例点评:容易误诊为恶性雀斑样痣。

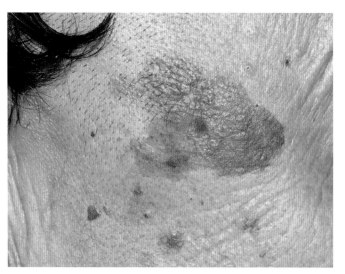

图 1.2.48.3　日光性黑子

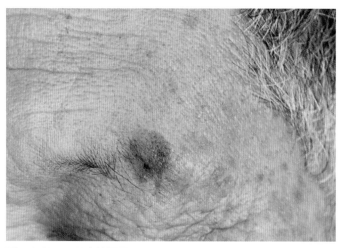

图 1.2.48.5　日光性黑子

## 1.2.49　光线性角化病
### (actinic keratosis)

光线性角化病又称日光角化病(solar keratosis)、老年角化病(keratosis senilis)及光化性角化病,多见于老年皮肤较白皙者。常见于曝光部位,以面颈部、手背和前臂最常受累。皮损典型病例为红色或黄棕色干燥、鳞屑性斑丘疹,针尖至直径 1cm 以上。损害可增大为疣状或结节,常进展成鳞状细胞癌。

### 日光性黑子 4

女,37 岁,面部黑色斑疹 6 年余,主皮损处自幼有 1 个小的黑斑点,曾于 7 年前电凝治疗,后增大,不规则(图 1.2.48.4)。

病例点评:颞侧及鼻旁皮损为典型日光性黑子,但主皮损更像恶性雀斑样痣。类似的皮损皮肤镜鉴别也十分困难,需要病理确定。

## 光线性角化病 1 典型病例

男，84岁，右颞部疣状增生物3年余（图1.2.49.1）。

病例点评：头皮孤立外生性赘生物，临床需与脂溢性角化病等进行鉴别。

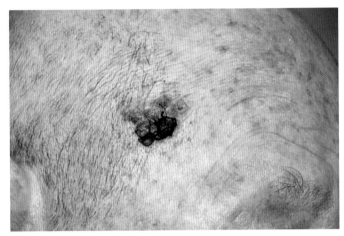

图 1.2.49.1 光线性角化病

## 光线性角化病 2

女，51岁，左面部黑色斑疹1年（图1.2.49.2）。

病例点评：边界欠清的淡褐色斑疹，色素不显著，为光线性角化病早期表现。

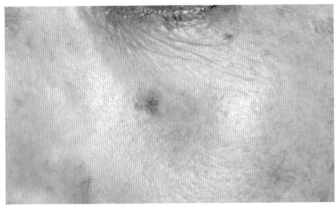

图 1.2.49.2 光线性角化病

## 光线性角化病 3

男，63岁，头皮红色丘疹伴痒1年（图1.2.49.3）。

病例点评：肥厚型光线性角化病，需与毛囊附属器肿瘤鉴别。

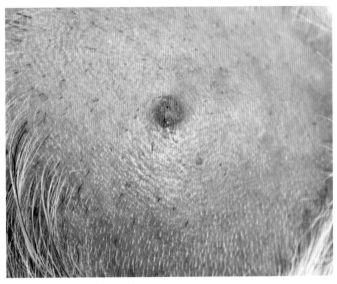

图 1.2.49.3 光线性角化病

## 光线性角化病 4

女，39岁，鼻左侧丘疹4年余（图1.2.49.4）。

病例点评：孤立淡红色丘疹，表面呈轻度疣状增生，临床表现和寻常疣有相似之处。

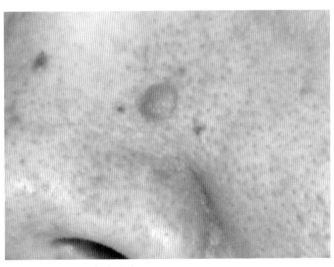

图 1.2.49.4 光线性角化病

## 光线性角化病 5

男，45岁，左颞部黑色斑片2年（图1.2.49.5）。

病例点评：边界清楚但色素分布不均匀的黑色斑片，临床表现与原位黑色素瘤、日光性黑子类似，组织病理有助于诊断。

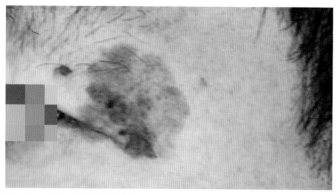

图 1.2.49.5 光线性角化病

### 光线性角化病 6

女,55 岁,右颊部褐色丘疹 2 个月余(图 1.2.49.6)。

病例点评:孤立丘疹突出于皮面,表面淡红色外观,与化脓性肉芽肿或疣有相似之处。

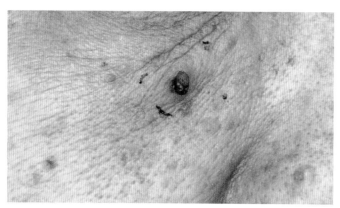

图 1.2.49.6 光线性角化病

### 光线性角化病 7

男,73 岁,左耳前褐色斑片 10 年余(图 1.2.49.7)。

病例点评:较为扁平的褐色斑片,轻微浸润感,周围有呈现疣状外观的皮色丘疹,临床表现与脂溢性角化病和病毒疣类似。

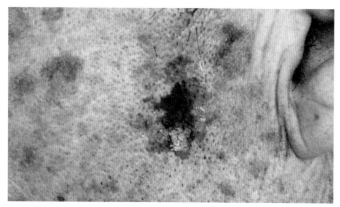

图 1.2.49.7 光线性角化病

## 1.2.50 黄褐斑
### (chloasma)

黄褐斑是一种常见的,获得性疾病,多发生于育龄期女性。发病可能与妊娠、口服避孕药、内分泌失调、紫外线等有关。主要表现为面部对称的,不规则的色素沉着斑片,通常为淡褐色、深褐斑片,根据面部受累部位不同,临床分为 3 个经典类型:面部中央型、颧骨型和下颌型。首次出现或加重与妊娠和紫外线照射有关。

### 黄褐斑 1 典型病例

女,37 岁,双颧部大片褐色斑 10 年,逐渐增大(图 1.2.50.1)。

病例点评:双颊对称性分布褐色斑片,妊娠期出现。

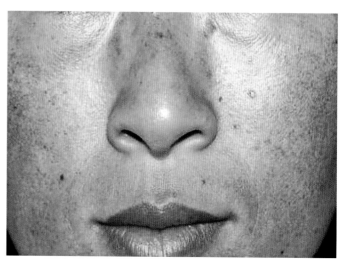

图 1.2.50.1 黄褐斑

### 黄褐斑 2 典型病例

男,33 岁,面部褐色斑片 3 年余(图 1.2.50.2)。

病例点评:男性患者,双颊对称褐色斑片,根据临床特点可诊断。

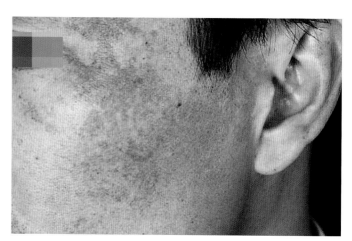

图 1.2.50.2 黄褐斑

## 黄褐斑 3

女,47 岁,面部褐色斑片 6 年,颜色渐加深(图 1.2.50.3 )。

病例点评:本例患者额部及双颊弥漫性褐色斑片,对称分布,局部可见深褐色斑疹,簇集分布。病理诊断:颧部褐青色痣合并黄褐斑。

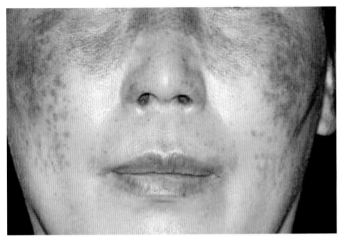

图 1.2.50.3 黄褐斑

## 雀斑 2

男 8 岁,面部褐色斑点 6 年,渐增多(图 1.2.51.2 )。平素体健。

病例点评:母亲面部有类似皮损,有常染色体显性遗传特点。

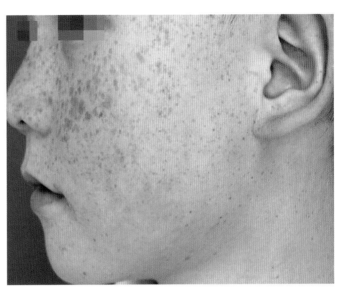

图 1.2.51.2 雀斑

## 1.2.51 雀斑
（freckles）

雀斑是一种常染色体显性遗传病,多于出生后 3 年内发病,青春期增多。光暴露部位特别是面部多发,皮损为直径 1~5mm,圆形、椭圆形或不规则形状,淡褐色至深褐色边界清楚的斑点,散在而不融合。皮损颜色日晒后加重,冬季减轻。

### 雀斑 1 典型病例

女,24 岁,面部褐色斑点 22 年(图 1.2.51.1 )。

病例点评:自幼出现,渐增多,皮损颜色夏季加重,冬季略变淡。母亲面部有类似皮损。

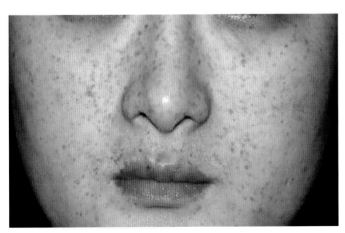

图 1.2.51.1 雀斑

## 1.2.52 雀斑样痣
（lentigo）

又名黑子,出生或早年发病,青春期明显,中年后仍可新发。与日晒无关,偶与药物相关。可发生于皮肤的任何部位及眼结膜和皮肤黏膜交界部,以颈部和躯干上部多见。皮损为小而边界清楚的褐色至黑色的斑疹,1~5mm,色素均匀。皮损数目多而广泛时称为雀斑样痣病或黑子病。需与斑痣、雀斑鉴别。

### 雀斑样痣 1 典型病例

男,27 岁,面、耳后、躯干褐色斑疹 10 余年(图 1.2.52.1 )。

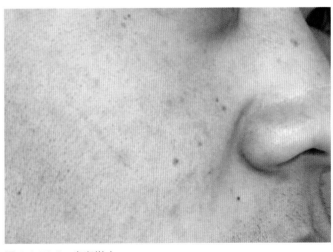

图 1.2.52.1 雀斑样痣

## 雀斑样痣 2

男,27 岁,阴囊、阴茎黑色斑疹 2 年余(图 1.2.52.2)。

病例点评:本例皮损较大,位置特殊,临床考虑鲍恩样丘疹病。

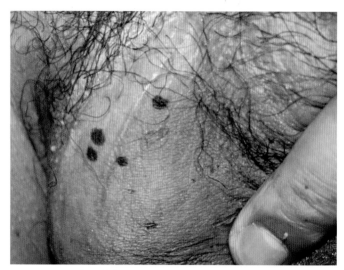

图 1.2.52.2　雀斑样痣

## 雀斑样痣 3(节段型)

男,22 岁,右颈肩部褐色斑疹 20 年余(图 1.2.52.3)。查体见右颌、颈、肩部大小不等暗褐色斑疹,斑片,界限清,部分色素沉着。

病例点评:青年男,幼年发病,皮疹呈单侧带状分布。

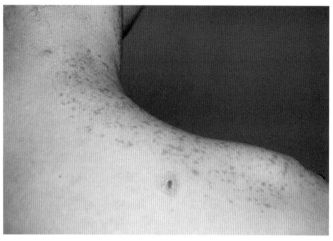

图 1.2.52.3　雀斑样痣

## 雀斑样痣 4(节段型)

男,14 岁,左侧包皮、阴茎、阴囊斑疹 7 年(图 1.2.52.4)。

病例点评:皮疹单侧分布,累及包皮、阴茎、阴囊、股内侧皮肤,为 1~5mm 褐色簇集斑疹,色素均匀。发病过程呈逐渐增多,颜色渐加深,非好发部位。

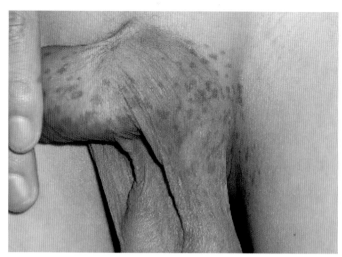

图 1.2.52.4　雀斑样痣

## 1.2.53　咖啡牛奶斑
（cafe-au-lait-spot）

先天发生,一般在出生及出生后不久即出现。典型病例为棕褐色斑疹,逐渐形成斑片,较大者可扩展至 20cm 甚至更大,边界清楚。可单独发生,如数量较多或直径较大则提示可能合并神经纤维瘤病或其他系统疾病。

## 咖啡牛奶斑 1　典型病例

男,2 岁,颈项部棕褐色斑片 2 年(图 1.2.53.1)。

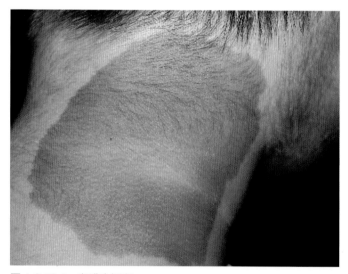

图 1.2.53.1　咖啡牛奶斑

## 咖啡牛奶斑 2

女,2 岁,右面部棕褐色斑片 2 年(图 1.2.53.2)。

病例点评:边界清楚,但形状不呈圆形或椭圆形,呈不规则的地图状。

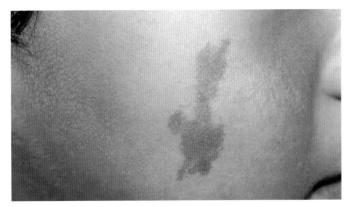

图 1.2.53.2　咖啡牛奶斑

### 咖啡牛奶斑 3

男,4岁,左面部棕色斑片4年(图1.2.53.3)。

病例点评:颜色较深,易误诊为色素痣,但病理未见黑素细胞成巢现象。

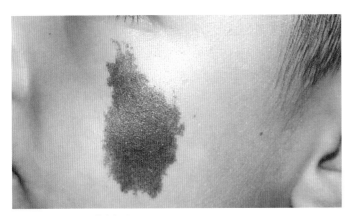

图 1.2.53.3　咖啡牛奶斑

### 咖啡牛奶斑 4

女,4岁,右眼外眦及上下睑棕色斑片4年(图1.2.53.4)。

病例点评:皮损分布类似于睑裂痣,上下睑均有皮损,相对少见,组织病理可明确诊断。

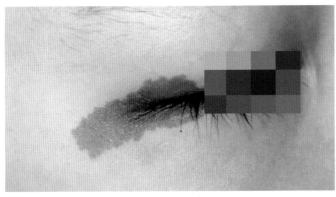

图 1.2.53.4　咖啡牛奶斑

### 咖啡牛奶斑 5

男,33岁,面部右侧棕色斑片15年(图1.2.53.5)。

病例点评:非先天发生,皮损分布与"太田痣"类似,但颜色以棕色为主,曾激光治疗两次无改善,颜色有加深。

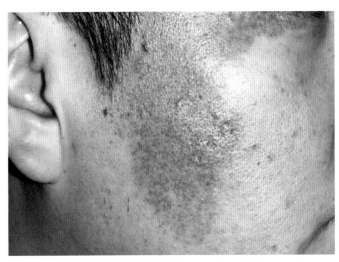

图 1.2.53.5　咖啡牛奶斑

### 咖啡牛奶斑 6

女,23岁,左颞部淡褐色斑疹、斑片23年(图1.2.53.6)。

病例点评:出生即有,颜色淡,整体边界清楚,皮损未完全融合,皮损间可见正常皮肤。

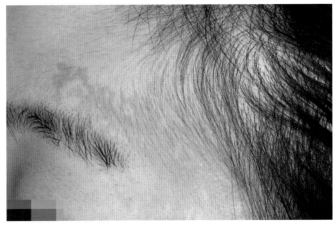

图 1.2.53.6　咖啡牛奶斑

## 1.2.54　里尔黑变病
### (Riehl's melanosis)

通常认为该病是一种变应性接触性皮炎,常见的过敏原包括生活用品(香水、化妆品、洗涤用品等)及职业暴露物的相关成分,如色素、杀菌剂、光敏剂、化学增白剂等。临床上表现为主要累及面颈部的色素沉着，躯干、四肢亦可累及，如腋下等部位。皮肤组织病理检查可见基底细胞空泡变性，真皮乳头层色素失禁，真皮及血管周围淋巴细胞浸润，可见噬黑素细胞。

## 里尔黑变病 1 典型病例

女，48 岁，面部青灰斑 1 个月余（图 1.2.54.1）。患者在当地美容院外用中药面膜及晚霜后出现面部红肿、伴痒及烧灼，3~4 天后消退，后出现色素沉着斑，分布与敷面膜部位一致。皮肤镜镜下见青灰色、褐色背景，局部分支状血管结构。

病例点评：面部片状分布黑褐色斑，边界尚清，局部见毛细血管扩张，是黑变病的典型皮损。

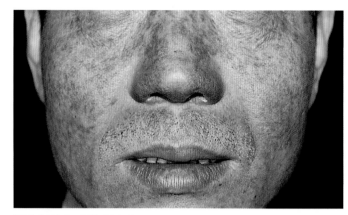

图 1.2.54.2 里尔黑变病

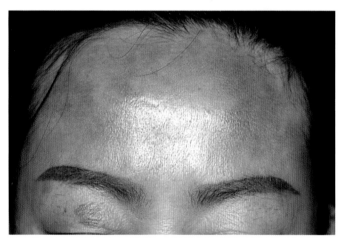

图 1.2.54.1a 里尔黑变病

## 里尔黑变病 3

女，25 岁，颈部、躯干皮肤色素沉着斑 4 年余（图 1.2.54.3）。

病例点评：躯干、颈部可见散在分布的黑色色素沉着斑，界限欠清。需与持久性色素异常性红斑、灰皮病等鉴别。

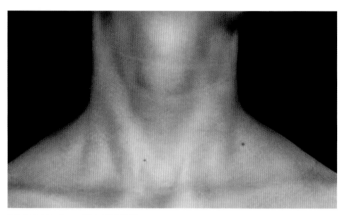

图 1.2.54.3a 里尔黑变病

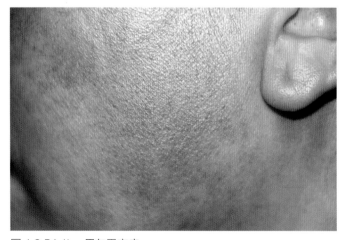

图 1.2.54.1b 里尔黑变病

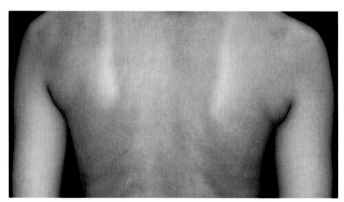

图 1.2.54.3b 里尔黑变病

## 里尔黑变病 2

男，51 岁，面部、躯干暗黑色斑 1 年半，瘙痒（图 1.2.54.2）。患者在"化纤厂"工作，接触"油"（可疑化纤油），自诉工作单位其他人也有类似皮损，程度不等。

病例点评：面部密集分布的黑色斑疹、斑片，界欠清，躯干四肢毛囊周围黑色斑点，粉尘样外观。考虑职业暴露引起的黑变病。

## 1.2.55 炎症后黑变病
### （postinflammatory melanosis）

炎症后黑变病继发于几乎任何炎症性皮肤病如扁平苔藓、玫瑰糠疹、带状疱疹、红斑狼疮、固定性药疹、神经性皮炎等,皮肤创伤、美容操作也可引起。皮损可为褐色、灰色、黑色,大小因诱发因素而异。发生机制可能因炎症时,皮肤中抑制酪氨酸氧化为黑色素的部分巯基被除去而致局部色素增加。大多数可自行缓慢消退。真皮色素增加明显,或噬黑素细胞明显增多时皮损多呈青褐色斑,一般难以消退。

## 炎症后黑变病 1　典型病例

女,41 岁,颈前褐色斑片伴瘙痒 4 个月余(图 1.2.55.1)。

病例点评:4 个月前颈前外用护肤品后出现红斑、疼痛,停用后皮损好转,遗留褐色斑片。

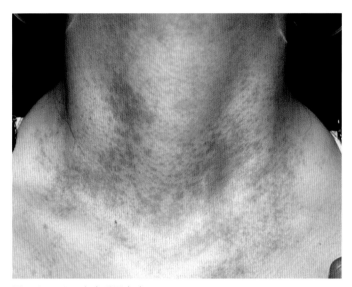

图 1.2.55.1　炎症后黑变病

## 炎症后黑变病 2　典型病例

男,37 岁,双侧眶周外侧褐青色斑片 1 年余,无自觉症状(图 1.2.55.2)。

病例点评:无明显诱因,皮疹颜色为褐青色斑。病理见真皮色素增加明显,提示皮损很难消退,可永久存在。

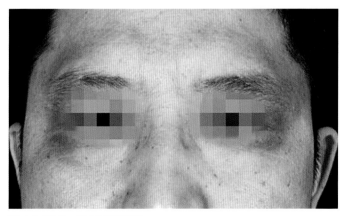

图 1.2.55.2　炎症后黑变病

## 1.2.56　面癣
（tinea facial）

面癣为发生在面部的特殊类型的体癣。临床表现常不典型,多为境界清楚或不清楚环状或半环状红斑。面癣病原菌主要为须癣毛癣菌和红色毛癣菌。

## 面癣　典型病例

女,4 岁,面、躯干环状红斑,痒 7 天(图 1.2.56.1)。

病例点评:母亲、姐姐同患此病,养猫病史,皮损边界清楚,周围轻微隆起,中央皮损趋于好转。真菌镜检:鳞屑中可见大量菌丝。

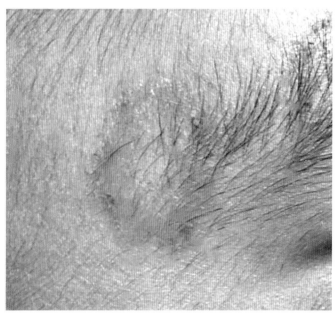

图 1.2.56.1a　面癣

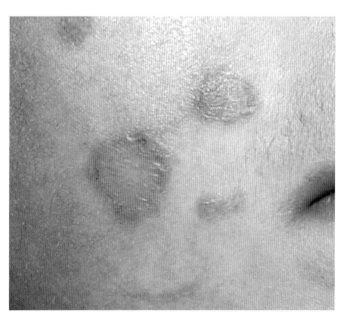

图 1.2.56.1b　面癣

## 1.2.57 白色糠疹
（pityriasis alba）

白色糠疹是一种好发于儿童面部的表浅鳞屑性色素减退斑。发病与季节相关，春季好发，病程慢，可自行消退，易复发。病因不明，营养不良、维生素缺乏及日光均可诱发。最常见于面部，少见颈、肩臂等部位。皮疹多为圆形或椭圆性的色素减退斑，大小不等，表面覆少许细碎鳞屑。一般无自觉症状，偶轻度瘙痒。经数月或更长的时间皮疹可自行消退。

### 白色糠疹 1 典型病例

男，12岁，面部白斑2年，无自觉症状，春季好发，皮疹时轻时重（图1.2.57.1）。

病例点评：皮疹边界不清，部分皮疹微红，融合，Wood灯检查无瓷白荧光。

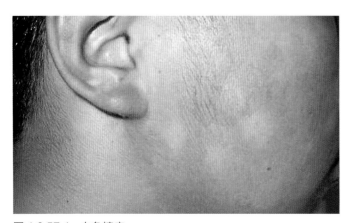

图1.2.57.1 白色糠疹

### 白色糠疹 2

男，7岁，躯干、四肢反复白色斑片4年（图1.2.57.2）。

病例点评：患者皮疹为全身多发的色素减退斑，边界不清，无鳞屑，临床上需要与白癜风、花斑糠疹等相鉴别，可通过Wood灯和真菌镜检相鉴别，后两者皮损边界相对清晰，白癜风皮损一般为

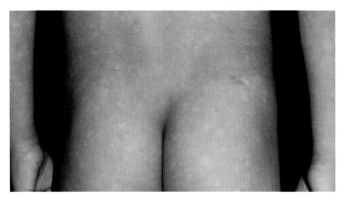

图1.2.57.2 白色糠疹

瓷白色，无鳞屑，花斑糠疹皮损为白色或褐色，牛皮纸样外观。

### 白色糠疹 3

女，8岁，全身片状色素减退斑反复2年（图1.2.57.3）。

病例点评：患者皮损较广泛，无明显自觉症状，临床上需要与慢性苔藓样糠疹相鉴别，后者临床有瘙痒，皮损微红，有鳞屑。

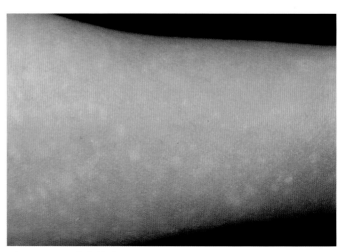

图1.2.57.3 白色糠疹

## 1.2.58 黏液囊肿
（myxoid cyst）

发生于唇时又称唇黏液样囊肿（lip mucoid cyst）、涎腺黏液囊肿（mucocele of salivary gland）、舌下囊肿（ranula）、黏液潴留囊肿（mucous retention cyst）。好发于下唇及舌尖腹侧，多因前牙摩擦以及咬下唇致黏膜下腺体破坏而形成。阴唇黏液囊肿（mucocele of labia）大小阴唇均可见，需与巴氏腺囊肿鉴别。

### 黏液囊肿 1

女，29岁，下唇部白色丘疹4个月（图1.2.58.1）。

病例点评：可消退，反复发作，曾被咬破。

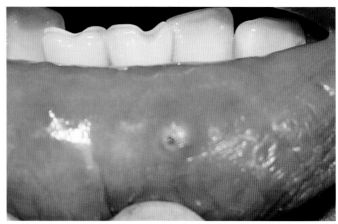

图1.2.58.1 黏液囊肿

### 涎腺黏液囊肿 2

男，14 岁，下唇白色丘疹 2 个月（图 1.2.58.2）。

病例点评：否认外伤史，曾诊断为"单纯疱疹"。

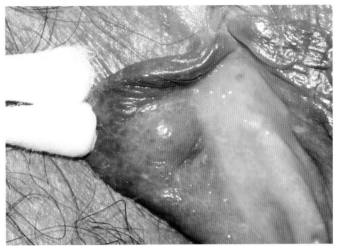

图 1.2.58.3 黏液囊肿

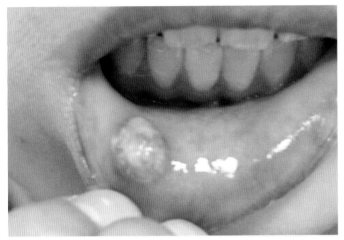

图 1.2.58.2 涎腺黏液囊肿

### 黏液囊肿 3

女，46 岁，右侧小阴唇囊肿 2 个月余（图 1.2.58.3）。

病例点评：无外伤史，自发现后无增大，触痛。

## 1.2.59 口周皮炎
（perioral dermatitis）（见 5.1.9）

## 1.2.60 舌舔皮炎
（lip-licking dermatitis）（见 5.1.11）

## 1.2.61 汗孔角化病
（porokeratosis）（见 7.2.11）

## 1.2.62 红斑型天疱疮
（pemphigus erythematosus）
（见 7.1.24.4）

## 1.2.63 光敏性药疹
（photosensitive drug eruptions）
（见 8.5.12）

## 1.2.64 红斑狼疮
（lupus erythematosus）（见 8.6）

## 1.2.65 恶性雀斑样痣
（lentigo maligna）（见 8.9.5）

## 1.2.66 带状疱疹（herpes zoster）（见 2.4.3）

# 第三节 颈部为主的疾病
（skin diseases of neck）

## 1.3.1 光线性肉芽肿
（actinic granuloma）

光线性肉芽肿多见于中老年人，与长期日光暴晒有关，好发于面、颈部和上胸壁。典型表现为多个或群集的丘疹或结节，扩大融合成斑块或环状结构，边缘隆起，质韧，中央正常肤色外观。小的皮疹呈珍珠状色泽，单个损害可自然消退。一般无自觉症状。

### 光线性肉芽肿 1 典型病例

男，49 岁，项部斑块 3 年（图 1.3.1.1）。

病例点评：日晒后加重，不伴痛痒，皮疹较典型。

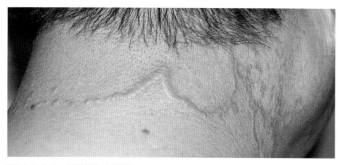

图 1.3.1.1 光线性肉芽肿

## 光线性肉芽肿 2

男,37 岁,双手背肤色丘疹 2 年余(图 1.3.1.2)。

病例点评:曝光部位多发扁平丘疹,伴轻微鳞屑,临床表现需与丘疹型环状肉芽肿鉴别。

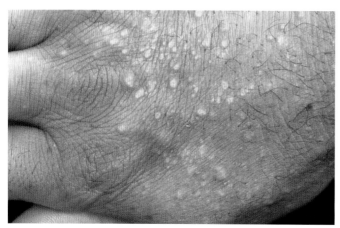

图 1.3.1.2 光线性肉芽肿

## 光线性肉芽肿 3

男,62 岁,额面部、颈项部、双手红斑 30 年(图 1.3.1.3)。

病例点评:颈项部多发红斑,部分融合,边缘隆起显著。光暴露部位分布有助于诊断。

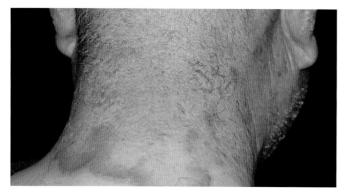

图 1.3.1.3a 光线性肉芽肿

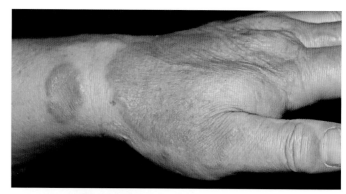

图 1.3.1.3b 光线性肉芽肿

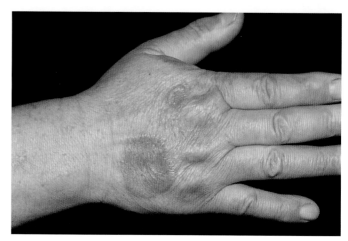

图 1.3.1.3c 光线性肉芽肿

## 光线性肉芽肿 4

女,50 岁,面颈部、上肢多发丘疹 2 年余(图 1.3.1.4)。

病例点评:多发小丘疹,部分融合,但浸润感和隆起不显著。上肢皮疹表现为毛囊分布模式,临床需与汗管瘤等毛囊汗腺来源的肿瘤鉴别。

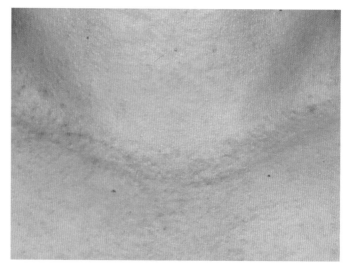

图 1.3.1.4a 光线性肉芽肿

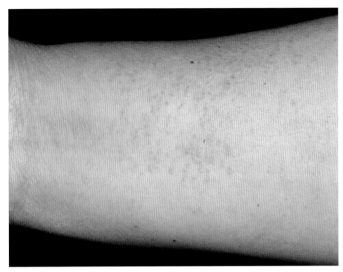

图 1.3.1.4b 光线性肉芽肿

## 光线性肉芽肿 5

女,53 岁,面部、双手、上肢散在丘疹、斑块半年余(图 1.3.1.5)。

病例点评:面部及双上肢多发环状斑块和丘疹,浸润感强,面部及手背皮疹表现较典型,曝光部位环状皮损为主。

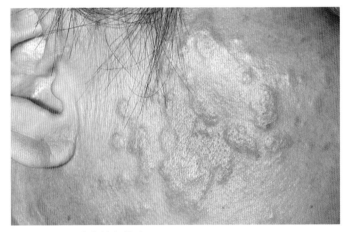

图 1.3.1.5a 光线性肉芽肿

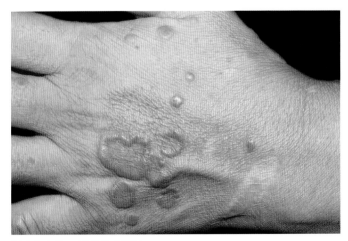

图 1.3.1.5b 光线性肉芽肿

## 1.3.2 环状弹性纤维溶解性巨细胞肉芽肿
（annular elastolytic giant cell granuloma）

罕见病。发病机制尚不清楚,有学者认为可能与紫外线辐射、受热有关,与光线性肉芽肿有一定程度重叠,但临床表现差异颇大,AEGCG 可分布于非光暴露部位,为独立性疾病的可能性更大。好发于躯干和四肢,偶见发生于眼结膜的报道。皮损初发为小丘疹,随后逐渐扩大、相互融合,形成特征性的环状斑块,斑块边缘隆起,中央萎缩或色素减退。有时可伴瘙痒。尚无特效治疗方法,部分患者皮损可自行消退。

### 环状弹性纤维溶解性巨细胞肉芽肿 1

男,47 岁,双侧髋部环状暗红斑 1 年余(图 1.3.2.1)。

病例点评:非曝光部位暗红色斑块,中央部分消退,并伴有轻度萎缩。

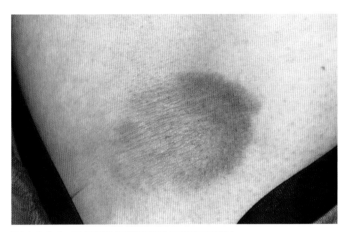

图 1.3.2.1 环状弹性纤维溶解性巨细胞肉芽肿

### 环状弹性纤维溶解性巨细胞肉芽肿 2

男,66 岁,躯干、四肢环状暗红色斑 6 个月(图 1.3.2.2)。

病例点评:发生于非曝光部位,皮损逐渐扩展,无瘙痒等不适,边缘可见特征性环状斑块。

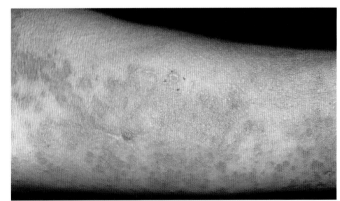

图 1.3.2.2 环状弹性纤维溶解性巨细胞肉芽肿

## 1.3.3　弹力纤维假黄瘤
（pseudoxanthoma elasticum）

弹力纤维假黄瘤（PXE）的发生与 *ABCC6* 基因突变有关，常在 11~20 岁发病；主要发生在颈部，其次为腋下、脐部、腹股沟等皱褶部位，以柔软的淡黄色扁平丘疹为主要表现，群集如鹅卵石样或皮革样，可累及眼、心血管及胃肠道。

### 弹力纤维假黄瘤 1　典型表现

女，19 岁，颈部、腋窝、腹股沟淡黄色丘疹 3 年（图 1.3.3.1）。

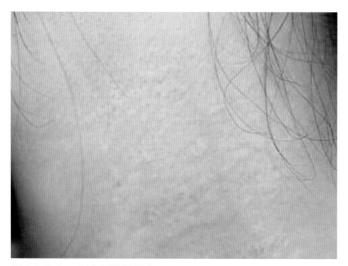

图 1.3.3.1a　弹力纤维假黄瘤

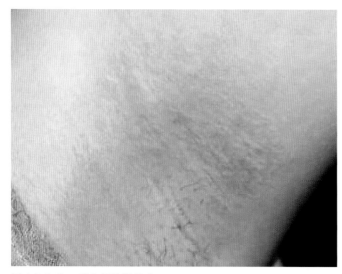

图 1.3.3.1b　弹力纤维假黄瘤

### 弹力纤维假黄瘤 2

女，24 岁，颈部肤色、淡黄色丘疹 3 年（图 1.3.3.2）。

病例点评：发病年龄及部位有提示意义，但皮损颜色以肤色为主，仅少数为淡黄色。

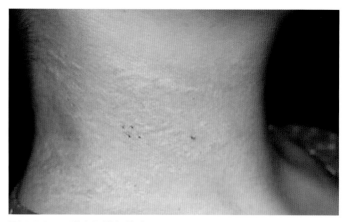

图 1.3.3.2　弹力纤维假黄瘤

### 弹力纤维假黄瘤 3

女，25 岁，颈部淡黄色丘疹 4 年（图 1.3.3.3）。

病例点评：皮损发生在颈部，部分丘疹融合，病理有特异性，钙染色显示卷曲的弹力纤维。

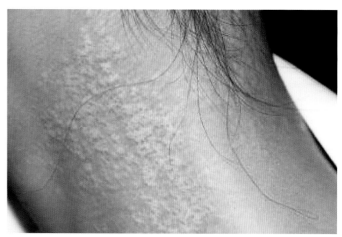

图 1.3.3.3　弹力纤维假黄瘤

## 1.3.4　纤维毛囊瘤
（fibrofolliculoma）

纤维毛囊瘤是一种罕见的良性皮肤错构瘤，特征性组织病理表现为毛囊及毛周纤维结缔组织增生。皮疹可单发或多发，单发的纤维毛囊瘤多见于老年人面部，表现为孤立的圆形坚实丘疹，一般无家族遗传性，也不伴有其他异常表现，而多发者需考虑伯特-霍格-迪贝综合征（Birt-Hogg-Dubé syndrome，BHD）皮肤表现的可能性，必要时行胸腹部电子计算机断层扫描（CT）检查及 *FLCN* 基因检测。

### 纤维毛囊瘤 1

女，36 岁，耳部、面部白色丘疹 10 年余（图 1.3.4.1）。

病例点评:多发性皮疹,临床表现为圆顶黄白色丘疹。多发者需注意合并伯特-霍格-迪贝综合征可能。

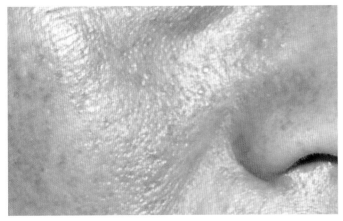

图 1.3.4.1a 纤维毛囊瘤

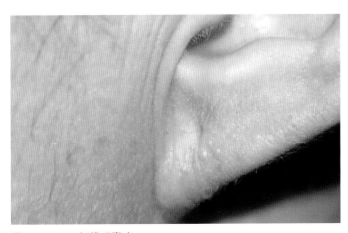

图 1.3.4.1b 纤维毛囊瘤

### 纤维毛囊瘤 2 典型病例

男,2 岁,阴囊多发肤色丘疹 2 年,出生后 1 个月出现,渐增多,无家族史(图 1.3.4.2)。

病例点评:患儿皮损表现为出生即有的多发肤色质软丘疹,组织病理诊断为纤维毛囊瘤,未见系统性损害。

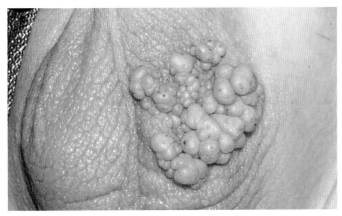

图 1.3.4.2 纤维毛囊瘤

## 1.3.5 甲状舌管囊肿
（thyroglossal duct cyst）

本病亦称甲状舌骨导管囊肿,主要见于儿童或青春期的颈前中线处,为单发囊肿,可随吞咽上下移动,病理上可见特征性的黏液腺或甲状腺滤泡结构。

### 甲状舌管囊肿 典型表现

女,4 岁,胸锁关节处皮色囊肿 1 年(图 1.3.5.1)。

病例点评:无疼痛等不适症状,病程中有黏液样物质溢出,曾激光治疗无缓解,病理上见到甲状腺滤泡结构,有助于诊断。

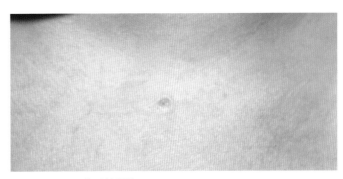

图 1.3.5.1 甲状舌管囊肿

## 1.3.6 支气管源性囊肿
（bronchogenic cyst）

本病由于支气管发育异常形成囊肿,多为胸骨切迹上方或胸骨柄上方的单发性囊肿或瘘管,颈、背、肩等其他部位较少见。常在出生或者幼年发病。发生部位为支气管分布范围,不随吞咽移动以及分泌物稍黏稠,通过以上特点可与甲状舌管囊肿鉴别。

### 支气管源性囊肿 1 典型病例

男,30 岁,颈前丘疹 10 年余(图 1.3.6.1)。局部抓伤后出现破溃,后出现丘疹,直径 0.5cm 大小,中央反复破溃不愈,流出清亮液体,无其他不适。

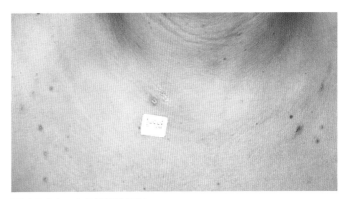

图 1.3.6.1 支气管源性囊肿

## 支气管源性囊肿 2 典型病例

男，8 岁，颈部左侧瘘管、渗出 8 年，加重 2 年（图 1.3.6.2）。

病例点评：出生后颈部左侧出现小孔。近 2 年来发现小孔渗出清亮液体，根据病史和典型部位、临床特征较易诊断。

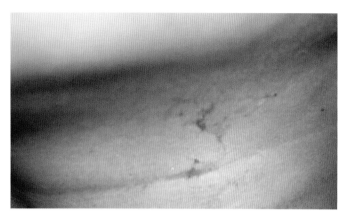

图 1.3.6.2a 支气管源性囊肿

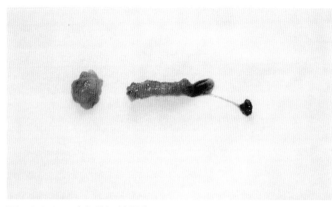

图 1.3.6.2b 支气管源性囊肿

## 支气管源性囊肿 3 典型病例

男，2 岁，锁骨前结节 2 年（图 1.3.6.3）。

病例点评：出生时发现锁骨前结节，偶流出分泌物，曾出现感染，本例因感染遗留瘢痕，注意鉴别。

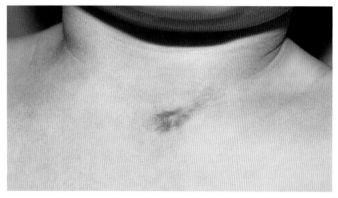

图 1.3.6.3 支气管源性囊肿

## 支气管源性囊肿 4

女，25 岁，发现颈部皮下结节 2 年余，渐增大至 2cm 大小，质硬，偶痒，不痛，曾抗生素治疗，无效（图 1.3.6.4）。病理诊断支气管源性囊肿伴瘢痕。

病例点评：该病例病程较短，考虑原发皮疹较小被忽视，近年继发感染或其他因素反复刺激，形成瘢痕后就诊。临床表现类似瘢痕，需与瘢痕疙瘩、皮肤纤维瘤等鉴别。

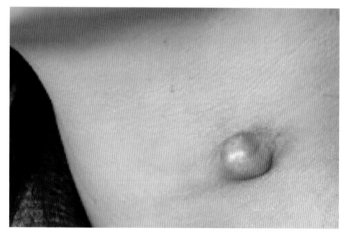

图 1.3.6.4 支气管源性囊肿

## 1.3.7 颈部白色纤维性丘疹病
（white fibrous papulosis of neck）

发病机制可能与皮肤老化有关。多发于男性，老年人多见。好发于颈部，皮损可蔓延至背部及上胸部，表现为多发黄白色坚实性丘疹，呈圆形、卵圆形，边界清楚，大小 2~3mm，互不融合。

### 颈部白色纤维性丘疹病 1 典型病例

女，79 岁，颈部、前胸、后背淡黄色丘疹 13 年，逐渐增多（图 1.3.7.1）。

病例点评：颈部前胸淡黄色丘疹，皮疹孤立不融合，质地较硬，提示纤维性来源。

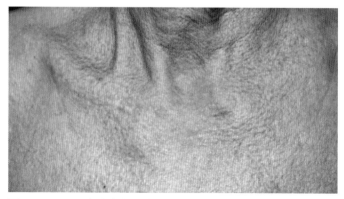

图 1.3.7.1a 颈部白色纤维性丘疹病

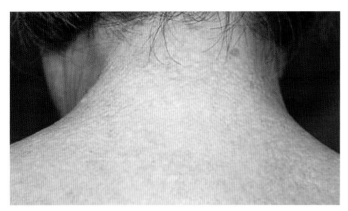

图 1.3.7.1b 颈部白色纤维性丘疹病

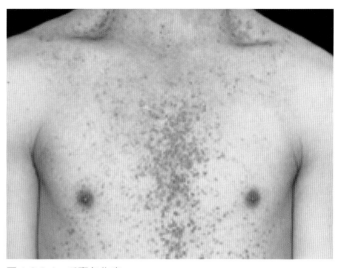

图 1.3.8.1 毛囊角化病

### 颈部白色纤维性丘疹病 2 典型病例

女,81 岁,颈部黄白色丘疹发现 1 个月余(图 1.3.7.2)。

病例点评:颈部侧缘簇集分布皮色、黄白色丘疹,质地坚韧,部分萎缩,临床上需要与弹力纤维假黄瘤进行鉴别,后者皮损为淡黄色,呈网状分布,可通过弹力纤维染色进行鉴别。

### 毛囊角化病 2 典型病例

男,48 岁,额面部,双手足丘疹,斑块 30 年余(图 1.3.8.2)。

病例点评:面部,手足油腻性疣状丘疹,融合成不规则斑块,边缘毛囊性丘疹具有提示意义。

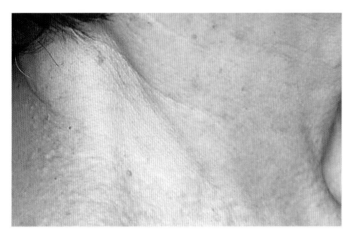

图 1.3.7.2 颈部白色纤维性丘疹病

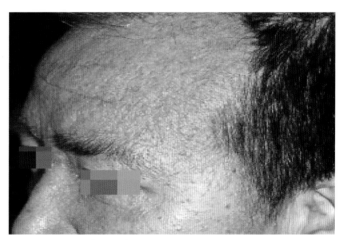

图 1.3.8.2a 毛囊角化病

## 1.3.8 毛囊角化病
### (keratosis follicularis)

1889 年首先由 Darier 命名,故又称 Darier 病。多发于 20~30 岁,夏季加重,典型部位为皮脂溢出部位,为细小、坚实的小丘疹,逐渐有油腻性、灰棕色、黑色的痂覆盖在丘疹顶端凹面,丘疹逐渐增大成疣状融合形成不规则斑块,屈侧腋下、臀沟及阴部等多汗、摩擦处的损害增殖尤为显著,形成有恶臭的乳头瘤样和增殖性损害,可有掌跖角化、指甲发生甲下角化过度,甲脆弱、碎裂等,可累及口咽、食管、喉和肛门直肠黏膜。

### 毛囊角化病 1 典型病例

男,23 岁,躯干褐色丘疹 10 年(图 1.3.8.1)。

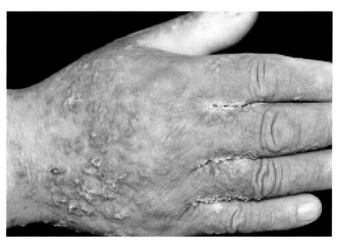

图 1.3.8.2b 毛囊角化病

### 毛囊角化病3

男,15岁,前胸、腹部褐色丘疹2年(图1.3.8.3)。

病例点评:发生于躯干的细小褐色孤立丘疹,诊断曾考虑汗管瘤,表面有油腻性灰褐色痂是重要特点。

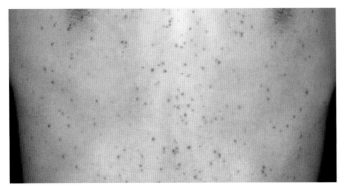

图1.3.8.3 毛囊角化病

### 毛囊角化病4

女,36岁,左下肢伸侧及髂腹部带状分布的毛囊性丘疹、斑块10年余(图1.3.8.4)。

病例点评:皮损较红,可能是外用药引起。皮损无论是分布、形态均不典型,结合病理诊断线状毛囊角化病。

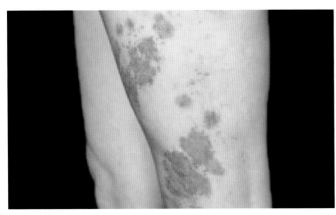

图1.3.8.4a 毛囊角化病

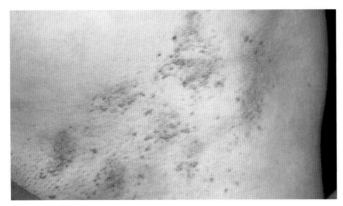

图1.3.8.4b 毛囊角化病

## 1.3.9 黑棘皮病
### (acanthosis nigricans)

黑棘皮病包括良性家族型、肥胖型、内分泌疾病相关型、药物相关型、单侧痣样及恶性黑棘皮病(肿瘤相关型)等,文献还报道了自身免疫相关型、肢端型及MF样等少见类型。临床表现为对称分布的褐色天鹅绒样或疣状斑块。好发于间擦、褶皱部位。少数情况下可泛发全身,眼睑、手掌受累(牛肚掌)少见。恶性黑棘皮病可先于、伴随内脏肿瘤的发病而发生,也可发生于肿瘤发病之后,通常起病急骤,并伴有皮赘、多发性脂溢性角化(Leser-Trélat征)或牛肚掌。

### 黑棘皮病1 典型病例

男,13岁,面、颈部、腋下、腹股沟色素沉着2年(图1.3.9.1)。患儿体重超过70kg。自述既往血压略高。

病例点评:面、颈部、腋下、腹股沟黑色斑疹,光滑呈天鹅绒样外观,是黑棘皮病典型皮损表现。

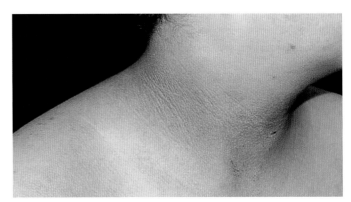

图1.3.9.1 黑棘皮病

### 黑棘皮病2

女,21岁,双腋下褐黑色斑片5年,渐加重(图1.3.9.2)。既往多囊卵巢综合征病史5年,月经自青春期即不规则。否认糖尿病、高血压病等慢性病病史。

病例点评:有多囊卵巢综合征,考虑内分泌疾病相关型黑棘皮病。

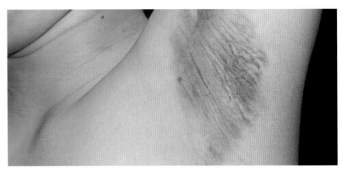

图1.3.9.2 黑棘皮病

## 黑棘皮病 3

女,22 岁,颈部、腹股沟、躯干黑色斑片,伴痒脱屑半年(图 1.3.9.3)。既往"精神分裂症"3 年,予肌内注射"棕榈酸帕利哌酮注射液"治疗,体重增加 30kg。

病例点评:可诱发黑棘皮病的药物除较为常见的烟酸、胰岛素、烟酰胺、皮质类固醇、生长激素外,抗精神分裂症药物帕利哌酮与阿立哌唑有相似的作用靶点及机制,可诱发患者皮肤表现。

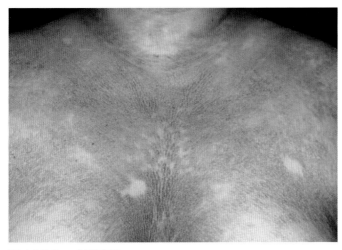

图 1.3.9.3a 黑棘皮病

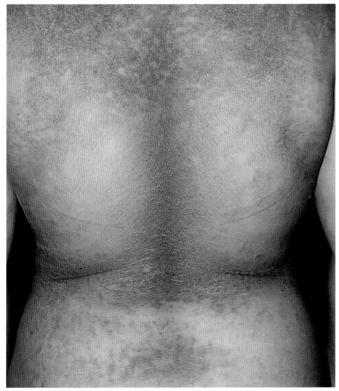

图 1.3.9.3b 黑棘皮病

## 1.3.10 硬肿病
### (scleredema)

硬肿病是由于黏蛋白沉积和真皮增厚引起的皮肤肿胀和发硬。本病根据是否有感染或者糖尿病分为 3 型。①急性型:最常见,多发生于儿童及中年女性,与上呼吸道感染如细菌、病毒感染相关。皮损多于数月内自发缓解。②糖尿病相关的迟发型:多发生于成年人,皮损初期为上背部,扩展至颈部、枕骨区域及全身,常合并糖尿病相关的高血压病、肾病等,不能自行缓解。③隐匿型:较糖尿病相关的迟发型更隐匿,且没有前驱疾病,这种类型常与单克隆丙种球蛋白病伴发。皮损对称,呈弥漫性非凹陷性肿胀,发硬,与正常皮肤间界限不清,有光泽。3 型均可有系统性表现,伴浆膜炎、肌炎,可出现发音及吞咽困难、充血性心力衰竭等。

### 硬肿病 1 典型病例

男,36 岁,项部、上背部弥漫肿胀、硬化 3 年(图 1.3.10.1)。糖尿病史 6 年。颈后至上背部皮肤大片硬化肿胀,表面潮红,质硬,压痛不明显。

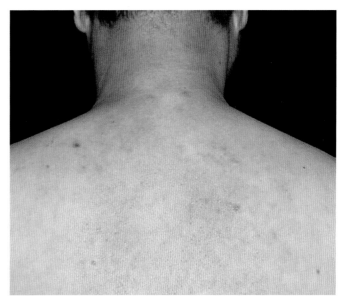

图 1.3.10.1 硬肿病

### 硬肿病 2 典型病例

女,48 岁,颈后、上背部硬化、肿胀 8 年余(图 1.3.10.2)。患者糖尿病史 16 年,8 年余前背部中部出现红色肿胀、硬化性斑块,渐向上扩展至颈后、上背部。

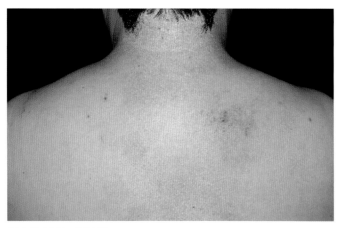

图 1.3.10.2　硬肿病

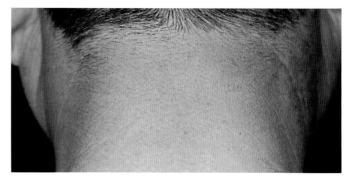

图 1.3.10.4　硬肿病

### 硬肿病 3

男,50 岁,面部、颈背部暗红色肿胀性斑块 10 年余(图 1.3.10.3)。

病例点评:患者有糖尿病及高血压病,皮损分布更为广泛,累及面部。

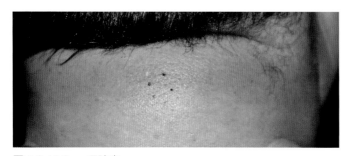

图 1.3.10.3a　硬肿病

## 1.3.11　软纤维瘤
（soft fibroma）

软纤维瘤又称皮赘（skin tag）,好发于中老年人,以更年期后女性多见。分单发袋状及多发丝状两型。单发袋状者好发于躯干、四肢,为 1cm 左右柔软袋状隆起皮面的肿物,底部常有蒂;多发丝状者好发于颈部、腋部,为丝状柔软、隆起皮面的肿物,皮色或淡褐色,表面平滑,通常无自觉症状。

### 软纤维瘤 1　典型病例

男,32 岁,背部增生物 5 年(图 1.3.11.1)。

病例点评:皮损缓慢增大,息肉样外观有特征。

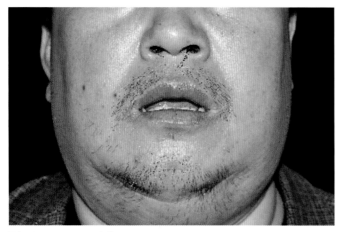

图 1.3.10.3b　硬肿病

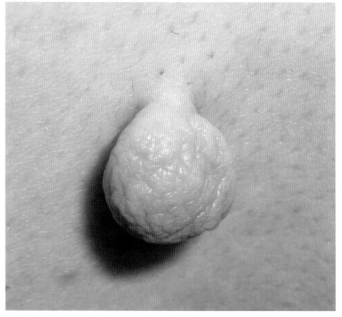

图 1.3.11.1　软纤维瘤

### 硬肿病 4

男,45 岁,颈后红斑 2 个月(图 1.3.10.4)。

病例点评:本例病程短,但部位和外观较典型。

### 软纤维瘤 2

女,44 岁,右侧外阴赘生物 8 年,破溃 1 个月(图 1.3.11.2)。

病例点评:病史长,皮疹体积较大,容易继发破溃感染。

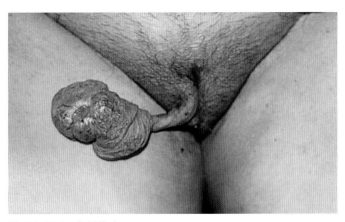

图 1.3.11.2　软纤维瘤

## 软纤维瘤 3

男,47 岁,右上睑赘生物 10 年余(图 1.3.11.3)。

病例点评:皮疹表面光滑,注意鉴别丝状疣。

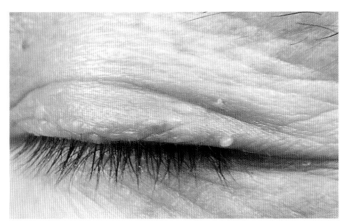

图 1.3.11.3　软纤维瘤

## 1.3.12　神经性皮炎

（neurodermatitis）

发病与精神紧张、长期搔抓、摩擦等密切相关。好发于颈项、肘伸侧、胫前及骶尾部,严重时可泛发全身。典型皮损为多发扁平丘疹融合而成的红色斑块,境界清楚,呈苔藓样变,可有少许鳞屑,伴剧烈瘙痒,常迁延不愈。

### 神经性皮炎 1　典型病例

男,50 岁,头面颈部、四肢红斑伴痒反复 15 年,加重 1 个月(图 1.3.12.1)。

病例点评:头面颈部、双上肢及双手背散在圆形扁平丘疹,部分丘疹逐渐融合成圆形或多角形淡红色斑块,呈苔藓样,直径 0.5~1.5cm。上覆少量鳞屑,以颈后为著、边界较清、周围散在色素沉着及色素减退斑。

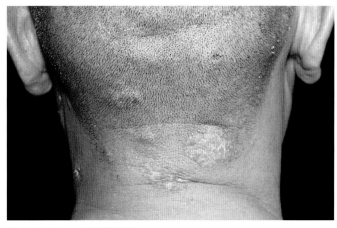

图 1.3.12.1a　神经性皮炎

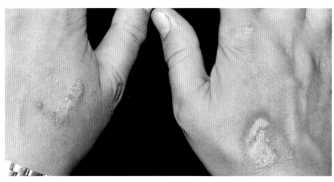

图 1.3.12.1b　神经性皮炎

### 神经性皮炎 2　典型表现

男,30 岁,颈肩背部红斑丘疹苔藓化 4 年(图 1.3.12.2)。

病例点评:颈、背部边界欠清红色斑片,增厚不显著,表面苔藓化。提示:病程较长,有反复搔抓。

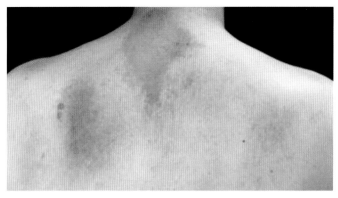

图 1.3.12.2　神经性皮炎

### 神经性皮炎 3

男,28 岁,左手背近虎口处红斑脱屑 3 年(图 1.3.12.3)。

病例点评:皮损增生肥厚不显著,与寻常狼疮有类似之处。病理有助于诊断。

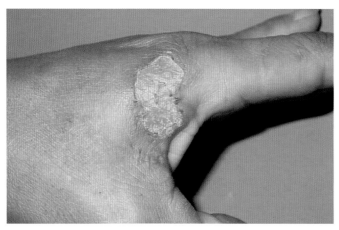

图 1.3.12.3　神经性皮炎

## 神经性皮炎 4

男,64 岁,躯干、四肢红斑丘疹反复 2 年余(图 1.3.12.4),临床考虑"皮肤淀粉样变性"。

病例点评:背部泛发性红褐色斑片、斑块、丘疹,与皮肤淀粉样变性有类似之处。病理有助于诊断。

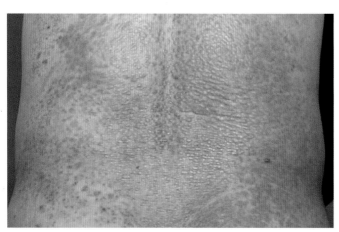

图 1.3.12.4　神经性皮炎

## 1.3.13　丝状疣
（filiform wart）

由人乳头瘤病毒（HPV）感染皮肤黏膜所致的良性赘生物。可发于任何年龄,好发于眼睑、颈、腋下等。基本损害为单个细软的丝状突起,呈正常皮色或棕灰色。绝大多数无自觉症状,也有的伴随瘙痒。

### 丝状疣 1　典型病例

男,42 岁,颈部丝状褐色丘疹 3 年(图 1.3.13.1)。

病例点评:颈部多发丝状褐色丘疹,直径 1~2mm,境界清楚,光滑。曾自行拔除,但不久再次出现。

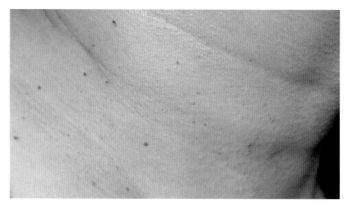

图 1.3.13.1　丝状疣

### 丝状疣 2

女,31 岁,左上睑丝状赘生物 3 个月(图 1.3.13.2)。

病例点评:面部为丝状疣好发部位,上睑表面粗糙的丝状赘生物具有特征性。

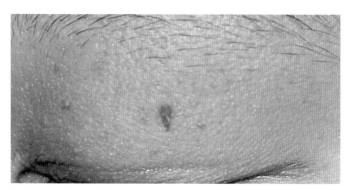

图 1.3.13.2　丝状疣

### 丝状疣 3

男,48 岁,龟头赘生物 2 个月(图 1.3.13.3),无自觉症状,否认冶游史,梅毒、艾滋病阴性。

病例点评:针尖状赘生物,病史较短,发生于龟头,临床特征可与生殖器疣、珍珠样阴茎丘疹鉴别。

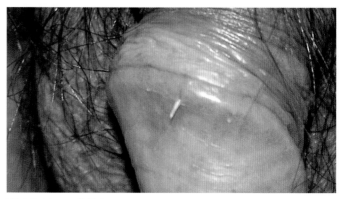

图 1.3.13.3　丝状疣

## 1.3.14 西瓦特皮肤异色病
（poikiloderma of Civatte）

西瓦特皮肤异色病,好发于中青年女性,病因不清,可能与紫外线照射及护肤品或香水中的光敏物质有关。另外,更年期及雌激素水平变化也是重要的致病因素。主要临床表现为面颈部多对称发生的色素异常,即网状红色或棕红色斑片样色素沉着、色素减退、伴毛细血管扩张,颏下中央部位不受累为其特征之一,可出现轻度的皮肤萎缩。部分病例伴上臂外侧及肩背部的散发皮肤淀粉样变性。临床需要与里尔黑变病、皮肌炎相关的色素异常相鉴别。

### 西瓦特皮肤异色病1 典型表现

女,45岁,面颈部色素斑10年余(图1.3.14.1)。自述曾患扁平疣,外用自制药后皮肤逐渐变黑。无其他特殊病史及用药史。

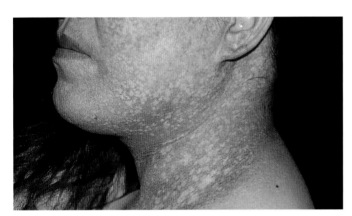

图 1.3.14.1a 西瓦特皮肤异色病

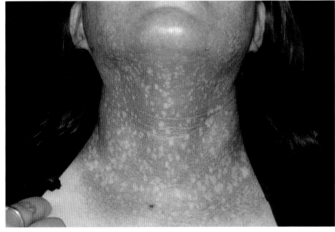

图 1.3.14.1b 西瓦特皮肤异色病

### 西瓦特皮肤异色病2

女,53岁,面颈部色素异常10年余(图1.3.14.2)。病情逐渐进展,皮肤色素不均,否认慢性病史及用药史。

病例点评:弥漫色素沉着基础上不规则色素减退,伴有毛细血管扩张,应注意完善检查,排除结缔组织病相关的皮肤异色。

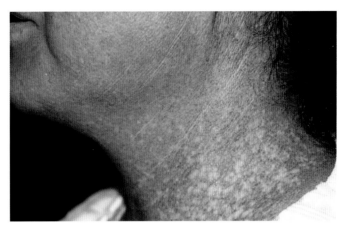

图 1.3.14.2 西瓦特皮肤异色病

## 1.3.15 皱褶部无菌性脓疱病
（aseptic pustulosis of the fold）

皱褶部无菌性脓疱病是一种无菌性脓皮病,属于嗜中性皮病的谱系疾病。常见于年轻女性,皮损最常见于头皮及皮肤皱褶部,如腋窝、腹股沟、外耳道及耳周、鼻周、耻骨区皮肤。表现为群簇脓疱,发生于炎症性红斑、糜烂浸渍性皮损的基础上。可伴发自身免疫异常或自身免疫性疾病,特别是红斑狼疮。该病的特征性发病部位为头面部及皮肤皱褶部位(包括小皱褶如口周、鼻周、耳周;大皱褶如颈部、腋窝、腹股沟等处)。组织病理容易和角层下脓疱病、脓疱型银屑病及急性泛发性发疹性脓疱病相混淆,需紧密结合临床及伴发疾病的病史,如结缔组织病等自身免疫性疾病。

### 皱褶部无菌性脓疱病 典型病例

女,32岁,头皮、面颈部、双侧腋窝、腹股沟等处红斑、脓疱1周,自觉瘙痒(图1.3.15.1)。患系统性红斑狼疮2年,现服用甲泼尼龙4mg/d,病情总体稳定。

病例点评:发生于头面部和皮肤皱褶部的红斑、脓疱,有结缔组织病基础,脓液微生物学检查阴性。

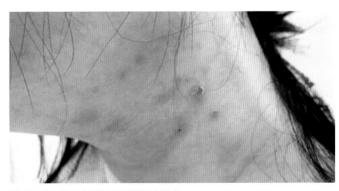

图 1.3.15.1a 皱褶部无菌性脓疱病

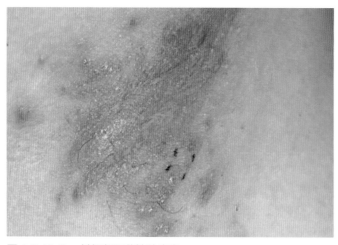

图 1.3.15.1b 皱褶部无菌性脓疱病

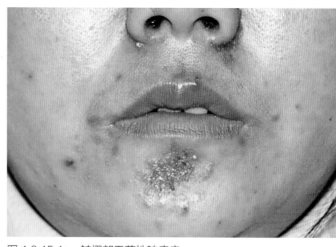

图 1.3.15.1c 皱褶部无菌性脓疱病

# 第四节 头皮为主的疾病
（skin diseases of scalp）

## 1.4.1 血管淋巴样增生伴嗜酸细胞增多
（angiolymphoid hyperplasia with eosinophilia）

血管淋巴样增生伴嗜酸细胞增多又称上皮样血管瘤，成年人发病，女性多见。临床多表现为红色结节或肿瘤性损害，可融合，皮损多为单发或多发，少数情况下可出现全身泛发。好发于头面部，尤其是耳和前额，也可见于其他部位。通常无明显自觉症状，部分患者可伴有外周血嗜酸性粒细胞比例升高。

### 血管淋巴样增生伴嗜酸细胞增多 1 典型病例

女，47 岁，患者半年余前头皮右侧发现红色小丘疹，逐渐增大形成结节，自诉碰后出血较多，止血困难（图 1.4.1.1）。口服抗生素无明显改善。

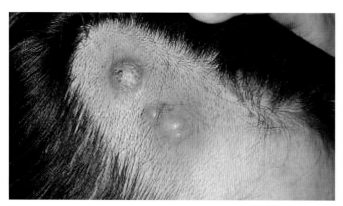

图 1.4.1.1 血管淋巴样增生伴嗜酸细胞增多

### 血管淋巴样增生伴嗜酸细胞增多 2

男，44 岁，3 年前左耳郭、耳后发现暗红色肥厚性斑块、结节，伴痒，时有搔抓（图 1.4.1.2）。

病例点评：本例以耳郭肥厚性斑块为主要表现，耳后丘疹相对具有线索意义。

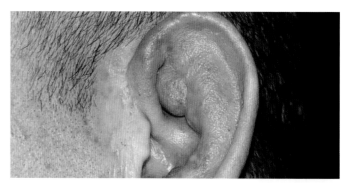

图 1.4.1.2a 血管淋巴样增生伴嗜酸细胞增多

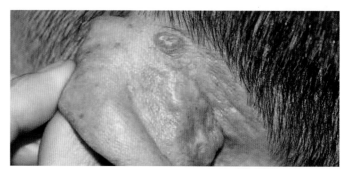

图 1.4.1.2b 血管淋巴样增生伴嗜酸细胞增多

## 血管淋巴样增生伴嗜酸细胞增多 3

女，41 岁，5 个月前左颈出现红色丘疱疹，痒，愈合后留有色素沉着（图 1.4.1.3）。曾诊断为"神经性皮炎"，外用药物后皮损消失（具体不详），3 个月前局部再次出现类似皮损，逐渐增多。

病例点评：红斑基础上群集红色丘疹、结节，注意鉴别 Rosai-Dorfman 病。

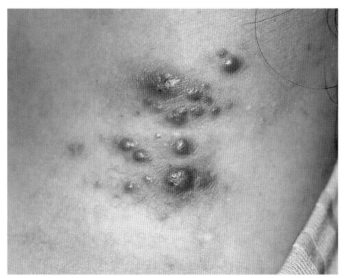

图 1.4.1.3　血管淋巴样增生伴嗜酸细胞增多

## 血管淋巴样增生伴嗜酸细胞增多 4

男，41 岁，1 年余前左侧额部出现包块，无明显不适，略增大，1.2cm×1.0cm，质地柔软，界清，无压痛，未治疗（图 1.4.1.4）。

病例点评：额部孤立包块，表面皮肤颜色正常，临床特征不明显，易误诊为表皮囊肿。

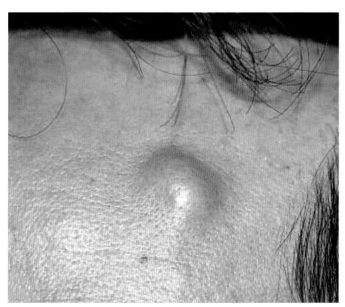

图 1.4.1.4　血管淋巴样增生伴嗜酸细胞增多

## 血管淋巴样增生伴嗜酸细胞增多 5

女，22 岁，右项、肩背部发现暗红色丘疹、结节，痒 1 年余（图 1.4.1.5）。

病例点评：单侧群集丘疹、结节，颜色暗红提示可能血管增生，瘙痒具有一定提示意义。

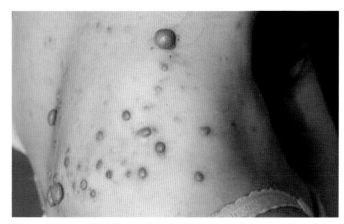

图 1.4.1.5a　血管淋巴样增生伴嗜酸细胞增多

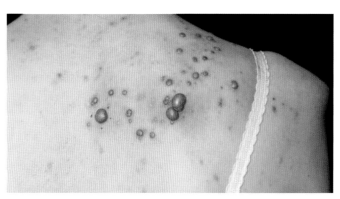

图 1.4.1.5b　血管淋巴样增生伴嗜酸细胞增多

## 血管淋巴样增生伴嗜酸细胞增多 6

女，47 岁，发现外阴皮肤红色丘疹 1 周，皮疹无不适（图 1.4.1.6）。

病例点评：外阴相对少见，病程短，注意鉴别性传播疾病。

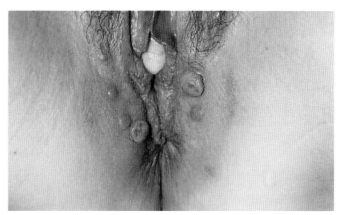

图 1.4.1.6　血管淋巴样增生伴嗜酸细胞增多

## 血管淋巴样增生伴嗜酸细胞增多 7

女,19岁,双足背褐色结节,痒半年,有反复搔抓,外用药治疗无效(图1.4.1.7)。

病例点评:因反复搔抓和外用药影响,皮疹不典型,需要鉴别结节性痒疹。

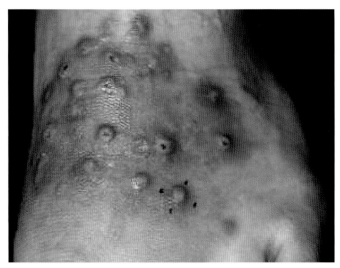

图1.4.1.7 血管淋巴样增生伴嗜酸细胞增多

# 1.4.2 良性头部组织细胞增生症
（benign cephalic histiocytosis）

本病少见,为好发于儿童头面部的自限性组织细胞增生性疾病。发病年龄多在3岁以内,尤其是1岁以内幼儿,男女患病率大致相等。皮损多位于头颈面部,为黄色、黄红色或红褐色丘疹或斑丘疹,直径2~5mm大小,偶有病例皮损可扩散到躯干、上肢等部位。本病可自愈,无需治疗。临床需要与幼年黄色肉芽肿及泛发性发疹性组织细胞瘤等鉴别。

## 良性头部组织细胞增生症 典型表现

男,8个月,面部、双上肢红褐色丘疹、斑丘疹半年,渐增多,无不适。皮损以头颈面部为主,双上肢散发(图1.4.2.1)。

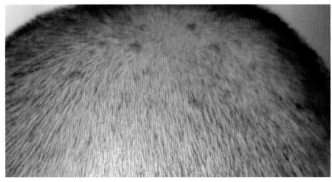

图1.4.2.1a 良性头部组织细胞增生症

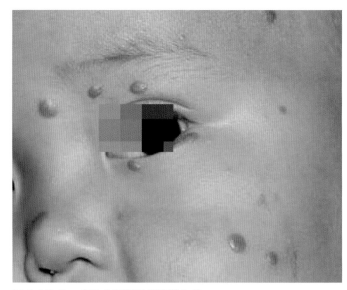

图1.4.2.1b 良性头部组织细胞增生症

# 1.4.3 毛母细胞瘤
（trichoblastoma）

毛母细胞瘤是起源于毛囊生发部位并向毛囊分化的一种良性皮肤附属器肿瘤,属于毛源性肿瘤,可发生于任何年龄,以成人多见,男女发病率相当。好发于头皮和面部,也见于躯干、四肢近端、肛周和生殖器。皮损为1cm左右的丘疹或结节,也有大至数厘米。常为单发,无自觉症状。

## 毛母细胞瘤 1 典型病例

男,26岁,鼻唇沟红色丘疹1年余,缓慢增大,无不适(图1.4.3.1)。

病例点评:上唇1处红色丘疹,边界清,质硬。

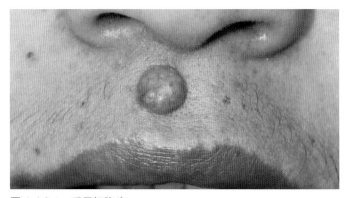

图1.4.3.1 毛母细胞瘤

## 毛母细胞瘤 2

女,15岁,鼻部右侧红色丘疹3年(图1.4.3.2)。

病例点评:发生于鼻侧缘淡红色丘疹,皮损光滑,上有血管扩张,质硬,易与Spitz痣、纤维性丘疹病混淆,需要病理鉴别。

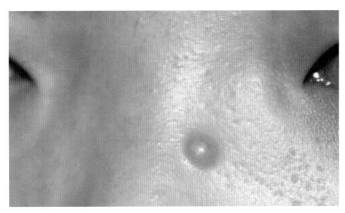

图 1.4.3.2　毛母细胞瘤

## 毛母细胞瘤 3

女,40 岁,左颞部褐色丘疹 2 个月(图 1.4.3.3)。

病例点评:皮损为头皮黑色丘疹,光滑,色素不均匀,临床上极易与色素痣混淆,需要借助病理明确。

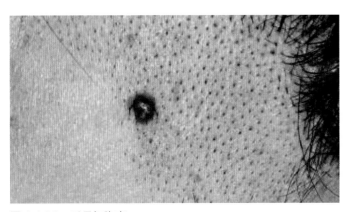

图 1.4.3.3　毛母细胞瘤

## 毛母细胞瘤 4

男,58 岁,右季肋区包块 10 年(图 1.4.3.4)。

病例点评:发生于躯干部位,皮损较大,中央呈淡蓝色,表面可见扩张血管,质硬,临床需要与表皮囊肿相鉴别,后者皮损呈囊性感,经常会伴有红肿、疼痛,会自行缓解。

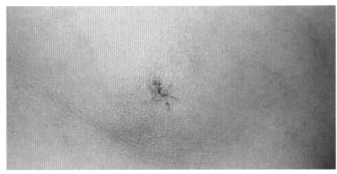

图 1.4.3.4　毛母细胞瘤

## 1.4.4　毛囊漏斗部肿瘤
（tumor of the follicular infundibulum）

毛囊漏斗部肿瘤也称漏斗瘤,是一种向毛囊峡部分化的肿瘤。见于中年以上,女性多于男性。头颈部多发,皮损单发,常为小于 1cm 的丘疹或结节,表面可有鳞屑,偶有多发。可皮脂腺痣或多发性错构瘤综合征伴发。

### 毛囊漏斗部肿瘤 1　典型病例

男,37 岁,右腰部黑色丘疹,出生即有(图 1.4.4.1)。

病例点评:躯干单发约 0.5cm 直径黑褐色丘疹,边界清,上覆褐色痂皮,此病一般需要组织病理来明确诊断。

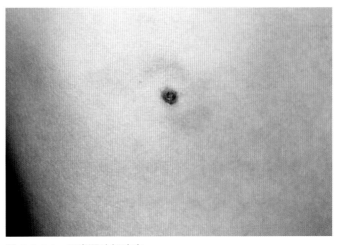

图 1.4.4.1　毛囊漏斗部肿瘤

### 毛囊漏斗部肿瘤 2

女,35 岁,右面颊斑丘疹 5 年(图 1.4.4.2)。

病例点评:起初为褐色小丘疹,缓慢增大,反复激光治疗多次复发。临床上需要与脂溢性角化病和皮脂腺痣鉴别。

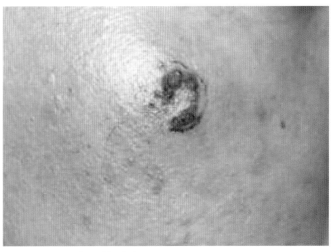

图 1.4.4.2　毛囊漏斗部肿瘤

## 1.4.5　外毛根鞘囊肿
（trichilemmal cyst）

外毛根鞘囊肿又称毛发囊肿（pilar cyst），部分患者为常染色体显性遗传。大多数发生在头皮，女性发病率明显高于男性。表现为真皮内囊性坚实结节，单发，也可多发，内含较致密角质物质，不容易挤出或者排出，容易发生钙化。通常无自觉症状，若出现炎症则伴有疼痛。需与表皮囊肿、脂肪瘤等鉴别。

### 外毛根鞘囊肿 1　典型病例

女，43 岁，头顶部肿物 1 个月。直径约 2.5cm，不伴痒痛，表面无毛发脱落，触之较坚实，无压痛，边界清楚，未治疗（图 1.4.5.1）。

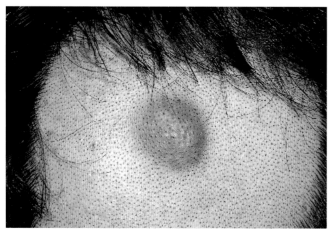

图 1.4.5.1　外毛根鞘囊肿

### 外毛根鞘囊肿 2

男，57 岁，左耳后结节 15 年。缓慢增长，不痛不痒。结节直径为 3cm 大小，表面可见毛发，触之有弹性感，活动好，无压痛，未治疗（图 1.4.5.2）。

病例点评：手术剥离囊肿，可见明显纤维组织囊壁，边界清楚。

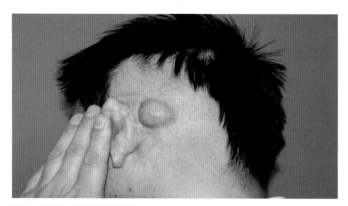

图 1.4.5.2　外毛根鞘囊肿

### 外毛根鞘囊肿 3

女，26 岁，头皮多发结节 2 年。无不适，缓慢增大。结节直径为 0.5~0.8cm 大小不等，表面光滑，活动度可，无破溃，无压痛（图 1.4.5.3）。家族史阴性。

病例点评：多发皮损，注意询问家族史。

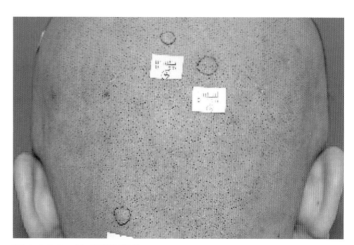

图 1.4.5.3　外毛根鞘囊肿

### 外毛根鞘囊肿 4

女，49 岁，额部结节 5 年。结节质硬，边界清楚（图 1.4.5.4）。缓慢增大，无不适，曾抓破出血，未治疗。

病例点评：发生于额部结节，临床不典型，质地硬具有线索意义。

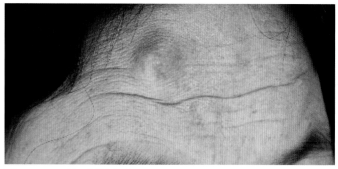

图 1.4.5.4　外毛根鞘囊肿

### 外毛根鞘囊肿 5

女，42 岁，左面颊丘疹 1 年余（图 1.4.5.5）。曾自行挑破挤压，未见明显物质溢出，后皮损缓慢增大，无明显不适。

病例点评：皮损较小，表面隆起，质地中等硬度，注意鉴别皮肤纤维瘤或瘢痕。

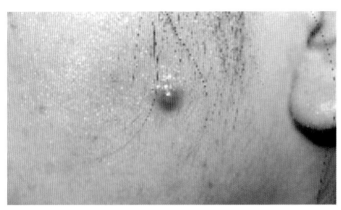

图 1.4.5.5 外毛根鞘囊肿

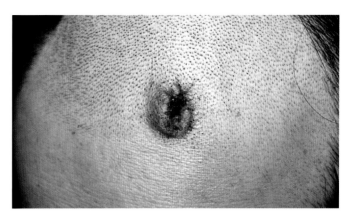

图 1.4.6.1 增生性外毛根鞘囊肿

### 外毛根鞘囊肿 6

女,44 岁,前胸红色丘疹 5 年。渐增大,无不适。丘疹直径为 0.8cm 大小,质硬,中央表面呈黄色(图 1.4.5.6)。

病例点评:临床表现为黄红色结节易误诊为瘢痕疙瘩等,仅皮肤镜检查不足以明确诊断。

### 增生性外毛根鞘囊肿 2

男,36 岁,前额皮下结节 1 年余(图 1.4.6.2)。

病例点评:前额部皮下结节,非常见部位,临床表现易与脂肪瘤、表皮囊肿等混淆。

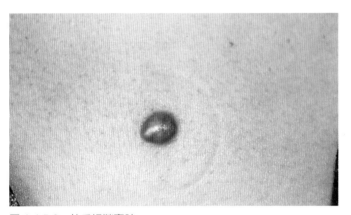

图 1.4.5.6 外毛根鞘囊肿

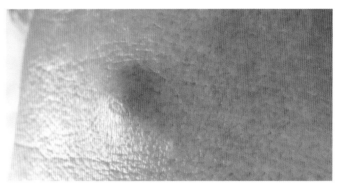

图 1.4.6.2 增生性外毛根鞘囊肿

## 1.4.6 增生性外毛根鞘囊肿
（proliferative trichilemmal cyst）

增生性外毛根鞘囊肿又称增生性外毛根鞘肿瘤、增生性毛发囊肿,一种少见的、起源于毛囊外毛根鞘的囊实性肿瘤。皮损可孤立或多发,女性发病率高于男性,多见于老年女性头颈部,绝大多数发生于头皮。常单发,皮损为结节,斑块,高于皮面或分叶状,有时破溃而形似鳞状细胞癌,大多生长缓慢,皮损迅速增大时需考虑恶性增生性外毛根鞘囊肿。

### 增生性外毛根鞘囊肿 1 典型病例

女,34 岁,头顶部近发际缘部斑块 18 年(图 1.4.6.1)。

病例点评:该皮损为头皮单发斑块,高于皮面。病史较长,生长缓慢,半月前碰伤后斑块局部破溃、结痂。

### 增生性外毛根鞘囊肿 3

男,29 岁,8 个月余前头顶部出现一皮下小结节,5 个月时间结节迅速增大到约 2.5cm,于外院行手术切除治疗,切除后很快复发,迅速增大至接近术前大小(图 1.4.6.3)。

病例点评:头皮孤立皮下结节,提示可能来自毛囊附属器的肿瘤,切除后很快复发增大,高度警惕恶性改变。

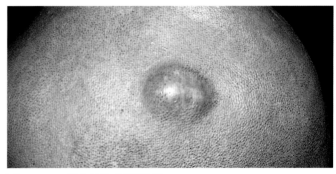

图 1.4.6.3 增生性外毛根鞘囊肿

## 1.4.7 恶性增生性外毛根鞘囊肿
（malignant proliferative trichilemmal cyst）

增生性外毛根鞘囊肿少数为恶性，称为恶性增生性外毛根鞘囊肿。目前认为外毛根鞘囊肿、增生性外毛根鞘囊肿、恶性增生性外毛根鞘囊肿是一个由良性到恶性的谱系性疾病。

### 恶性增生性外毛根鞘囊肿 1 典型病例

男，24 岁，枕部头皮肿物 3 年余（图 1.4.7.1）。3 年前发现一枕部头皮丘疹，10 个月前外院手术切除，7 个月前复发，迅速增大。

病例点评：头部孤立性质硬皮损，切除后复发，迅速增大，表面破溃、结痂。组织病理检查发现异型的外毛根鞘细胞。

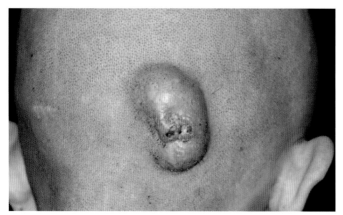

图 1.4.7.1 恶性增生性外毛根鞘囊肿

### 恶性增生性外毛根鞘囊肿 2 典型病例

女，68 岁，头皮多发结节 40 年余，渐增大，颞部结节近 2 年明显增大，伴破溃、渗出（图 1.4.7.2）。

病例点评：头皮多发结节，生长缓慢，小结节组织病理确诊为外毛根鞘囊肿，生长较快的大结节组织病理确诊为恶性增生性外毛根鞘囊肿。此例患者为外毛根鞘囊肿继发恶变。

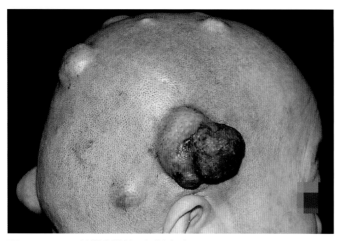

图 1.4.7.2 恶性增生性外毛根鞘囊肿

## 1.4.8 外毛根鞘癌
（trichilemmal carcinoma）

外毛根鞘癌又称毛鞘癌，是一种向毛囊外根鞘分化、具有局部侵袭性的皮肤附属器低度恶性肿瘤，常见于老年人，男女性发病率相当，与日光、放射有一定相关性，好发于曝光部位皮肤，如头皮、面部、耳部、颈部，少见于四肢和躯干。皮疹表现为缓慢生长的丘疹、隆起的斑块或结节，直径 0.5~2cm 大小，表面可有溃疡或结痂，临床过程发展相对缓慢。外科手术切除是首选的治疗方法。

### 外毛根鞘癌 1

男，60 岁，左额部斑块反复破溃 2 年（图 1.4.8.1）。

病例点评：2 年前无明显诱因发现左额部出现红色丘疹，直径约 5mm，理发时碰破，伴渗出，皮疹难愈合，后皮损逐渐扩大，明显隆起，反复破溃、渗出，渗出液呈黄色，伴轻度疼痛。

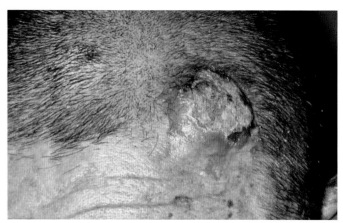

图 1.4.8.1 外毛根鞘癌

### 外毛根鞘癌 2

男，23 岁，头皮红色结节 1 年，破溃 1 个月余（图 1.4.8.2）。1 年前无意中发现头皮肿物，约 2cm×3cm 大小，此后无明显增大。1 个月前皮疹破溃，伴渗出。

病例点评：发生于青年人的外毛根鞘癌少见，注意鉴别感染。

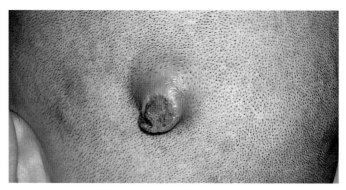

图 1.4.8.2 外毛根鞘癌

## 1.4.9　圆柱瘤
（cylindroma）

多发于 20~40 岁女性。好发于头皮、面、颈部，可单发或多发，生长缓慢，逐渐增多。肿瘤呈结节状，直径数毫米至数厘米不等，淡红色或红色，底部有蒂，圆顶，表面光滑，无毛发，为良性皮损，偶可恶变及转移。患者常无自觉症状，少数皮损疼痛。

### 圆柱瘤 1　典型病例

女，55 岁，鼻周丘疹 20 余年，头皮结节 5 年（图 1.4.9.1）。

病例点评：鼻部周围、双耳密集丘疹及小结节。头皮孤立淡红色结节、表面光滑、质软、缓慢增大。病理诊断鼻周为毛发上皮瘤，头皮为圆柱瘤。圆柱瘤常与毛发上皮瘤伴发。

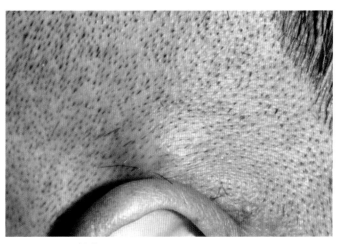

图 1.4.9.2　圆柱瘤

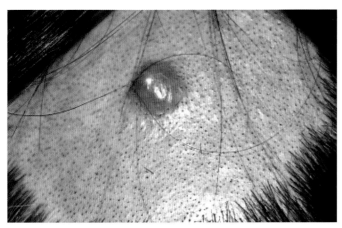

图 1.4.9.1a　圆柱瘤

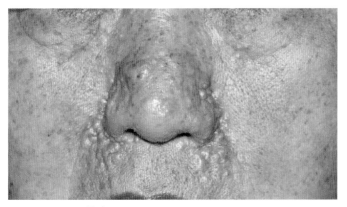

图 1.4.9.1b　圆柱瘤

### 圆柱瘤 2

男，51 岁，右耳上方皮下结节 10 年余（图 1.4.9.2）。

病例点评：孤立皮下结节，质中，无压痛，缓慢增大，临床缺少特异性。病理检查示真皮圆柱瘤伴毛母细胞分化。

## 1.4.10　乳头状汗管囊腺瘤
（syringocystadenoma papilliferum）

出生时即有或发生于幼年，男性稍多。好发于头皮及面颈部，常为单发，可与皮脂腺痣伴发。皮损初为角化性结节，青春期增大，呈疣状隆起，直径可达 2~3cm，表面无毛，红色至棕褐色。可有血清样或黏液样物质渗出或干涸结痂。极少恶变。

### 乳头状汗管囊腺瘤 1　典型病例

女，52 岁，颈部红色结节 20 年余（图 1.4.10.1）。

病例点评：孤立红色结节，表面角化，局部可见破溃和渗出。

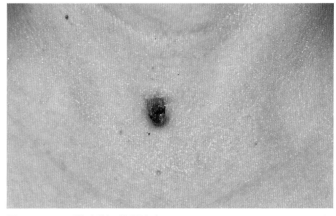

图 1.4.10.1　乳头状汗管囊腺瘤

### 乳头状汗管囊腺瘤 2

男，45 岁，左颞部红色丘疹、斑块 45 年（图 1.4.10.2）。

病例点评：出生即有，局部融合，边界清楚，无明显增大，颜色较深，中央可见脐凹。临床需与血管纤维瘤、上皮样血管瘤等鉴别。

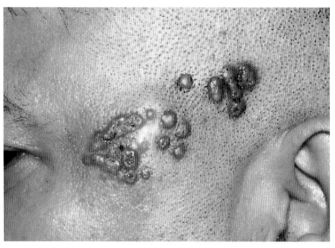

图 1.4.10.2　乳头状汗管囊腺瘤

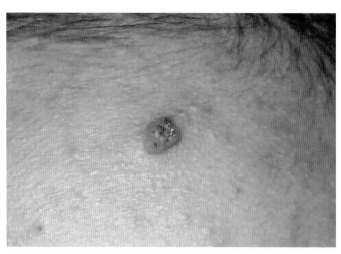

图 1.4.10.4　乳头状汗管囊腺瘤

### 乳头状汗管囊腺瘤 3

女,40 岁,左鼻背结节 20 年(图 1.4.10.3)。

病例点评:左鼻背表面光滑的半球形结节,质软,呈青绿色。临床类似表皮囊肿,需鉴别。

### 乳头状汗管囊腺瘤 5

男,19 岁,左耳后斑块 19 年(图 1.4.10.5)。

病例点评:左耳后界清淡黄色斑块,其上可见多发小丘疹。皮损局部出现破溃、渗出,是较为典型的皮脂腺痣合并乳头状汗管囊腺瘤。

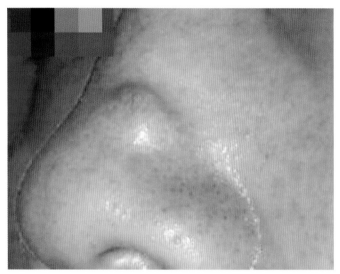

图 1.4.10.3　乳头状汗管囊腺瘤

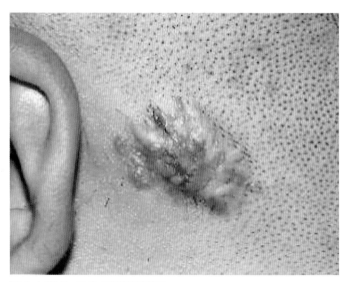

图 1.4.10.5　乳头状汗管囊腺瘤

### 乳头状汗管囊腺瘤 4

女,17 岁,额部疣状丘疹 13 年(图 1.4.10.4)。

病例点评:额部孤立疣状丘疹,界清,表面略粗糙,摩擦后易出血。结合病理诊断皮脂腺痣合并乳头状汗管囊腺瘤,需与化脓性肉芽肿相鉴别。

### 乳头状汗管囊腺瘤 6

男,19 岁,腹部丘疹 19 年(图 1.4.10.6)。

病例点评:出生即有,簇集线状分布,局部融合。临床表现与线状表皮痣类似。

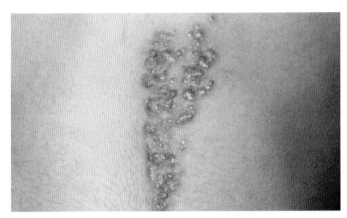

图 1.4.10.6　乳头状汗管囊腺瘤

### 皮脂腺痣合并乳头状汗管囊腺瘤 7　典型病例

额部疣状丘疹 19 年。出生时额部即有皮损,缓慢增大,偶痒,曾行激光治疗,后复发(图 1.4.10.7)。

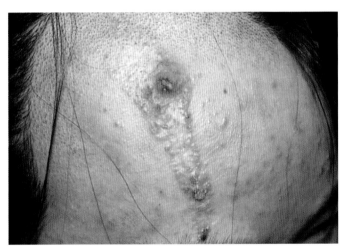

图 1.4.10.7　皮脂腺痣合并乳头状汗管囊腺瘤

## 1.4.11　管状大汗腺腺瘤
（tubular apocrine adenoma）

管状大汗腺腺瘤为临床少见的顶泌汗腺来源的良性肿瘤,女性多见,好发于头皮,也可见于腋窝、小腿、肛门、外生殖器等部位。皮损表现为直径 1~2cm 的孤立性结节,肉色或粉红色,表面光滑或不规则,头皮损害常合并皮脂腺痣,亦可合并乳头状汗管囊腺瘤。典型组织病理表现为真皮内管状结构组成的结节,管壁由两层细胞组成,内层柱状,外层立方形,可见顶浆分泌,囊腔结构常见,并经常可见乳头状突起伸入囊腔内。免疫组化示管腔内层细胞癌胚抗原（carcinoembryonic antigen,CEA）、上皮膜抗原（epithelial membrane antigen,EMA）阳性,外层肌上皮细胞平滑肌肌动蛋白（smooth muscle actin,SMA）、S-100 蛋白阳性。本病为良性病变,局部手术切除即可,损害较小时亦可激光或冷冻治疗。

### 管状大汗腺腺瘤　典型病例

女,58 岁,下颌部皮色丘疹 10 年余(图 1.4.11.1)。

病例点评:本例患者皮损发生于不典型部位,很难作出临床诊断,病理是确诊的关键。

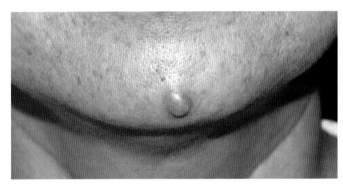

图 1.4.11.1　管状大汗腺腺瘤

## 1.4.12　皮脂腺痣
（sebaceous nevus）

出生即有,青春期明显。好发于头皮和颈部,也见于面部、额部、颞部、耳后。基本皮损为圆形、卵圆形或长条形的淡黄色或棕黄色斑块,境界清楚,表面可呈群集颗粒状、脑回状或疣状粗糙,常无毛发。

### 皮脂腺痣 1　典型病例

男,20 岁,右侧面部疣状斑块 20 年,渐增大(图 1.4.12.1)。

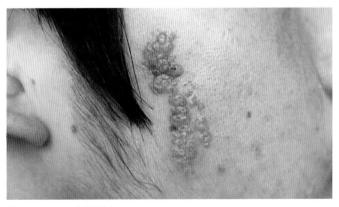

图 1.4.12.1　皮脂腺痣

### 皮脂腺痣 2

女,37 岁,左侧乳晕部增生物 10 年余,无痛痒,临床考虑“软纤维瘤、乳头乳晕角化过度症”(图 1.4.12.2)。

病例点评:发生在乳头部位,与局部腺体组织融合,边界不清。皮损表面特征性脑回状改变和病理特征有助于诊断。

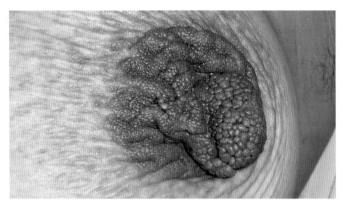

图 1.4.12.2 皮脂腺痣

### 皮脂腺痣 3

女,18 岁,左胸肩部疣状丘疹 18 年,渐增大(图 1.4.12.3)。

病例点评:躯干一侧沿 Blaschko 线分布的皮损,累及范围较大,临床表现类似疣状痣,组织病理有助于鉴别。

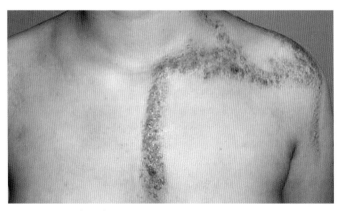

图 1.4.12.3 皮脂腺痣

### 皮脂腺痣 4

男,24 岁,左下颌红斑 20 年余(图 1.4.12.4)。

病例点评:皮损颜色偏红,疣状或脑回状表面特征不典型,临床需要与血管增生性疾病或先天血管畸形鉴别。

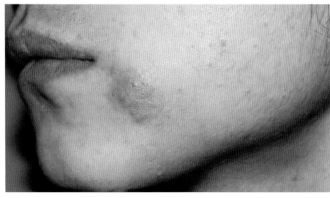

图 1.4.12.4 皮脂腺痣

### 皮脂腺痣 5

女,40 岁,左面颊淡褐色斑块 30 年(图 1.4.12.5)。

病例点评:斑块表面较光滑,脑回状和疣状特征不明显,发生于面部光暴露部位,易误诊为脂溢性角化病。

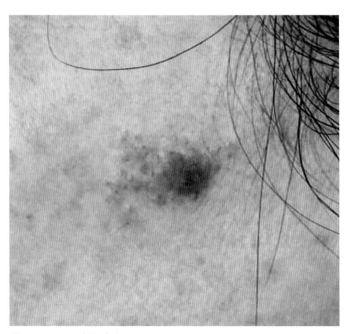

图 1.4.12.5 皮脂腺痣

## 1.4.13 皮脂腺癌
(sebaceous gland carcinoma)

皮脂腺癌是一种罕见的皮肤恶性肿瘤,亚洲人多发,起源于皮脂腺本身或表皮基底处角化细胞分化而来的皮脂腺,分为眼型、眼外型两种。发生于眼周者占 75%,多见于老年人,女性稍多于男性,位于上睑,起源于睑板腺,单发,表现为淡黄色或黄色结节或斑块,中等硬度,发展缓慢,易局部转移,内脏转移导致死亡可达 22%。眼外型皮脂腺癌约占所有报道皮脂腺癌的 25%,眼外型者多见于躯干、股部、生殖器,表现为单发结节或结节囊肿性损害,淡红色、粉红色或黄红色,可形成溃疡,也可局部和远处转移,但因内脏转移引起死亡的较发生于眼周者少。其病因不明,发病危险因素包括年龄大、亚太地区、女性、头颈部接受放射线治疗、Muir-Torre 综合征的基因倾向以及家族性视网膜母细胞瘤等、紫外线照射、HPV 感染、P53 基因突变、C-erB-2 上调及 p21 缺乏等。手术切除是其首选治疗方法。

### 皮脂腺癌 1

男,49 岁,右上睑外生性斑块 6 年余(图 1.4.13.1)。

病例点评:6 年前右上睑出现红色丘疹,渐增大,表面破溃,经病理证实为皮脂腺癌。

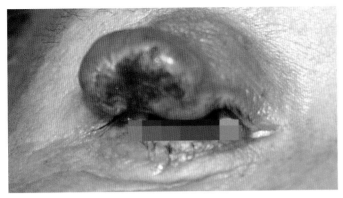

图 1.4.13.1　皮脂腺癌

## 皮脂腺癌 2

男,61 岁,头顶部疣状增生 60 年,表面破溃 1 年(图 1.4.13.2)。出生后即出现皮损,逐渐增大,近 1 年表面破溃,病理证实为皮脂腺痣继发皮脂腺癌。

病例点评:本例病史长,皮脂腺痣基础上发生恶性改变。

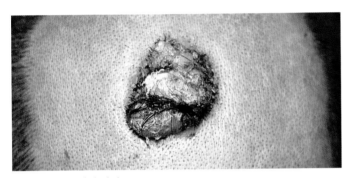

图 1.4.13.2　皮脂腺癌

## 皮脂腺癌 3

男,85 岁,右面部丘疹、结节半年(图 1.4.13.3)。半年前无明显诱因右面部出现丘疹、结节,逐渐增大,无疼痛、瘙痒等不适,曾自行挤压,渐增大。

病例点评:老年患者,皮疹短期内增大明显,往往提示恶性增生。

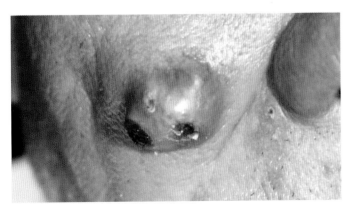

图 1.4.13.3　皮脂腺癌

## 1.4.14　皮脂腺瘤
（sebaceoma）

良性的皮脂腺肿瘤,典型临床表现为单发的黄色或橙色丘疹、结节,多见于成年人。可孤立存在,也可发生于脂溢性角化病或皮脂腺痣基础上,少数为 Muir-Torre 综合征表现之一。需要与皮脂腺腺瘤、向皮脂腺分化的基底细胞癌或毛母质瘤、高分化皮脂腺癌等鉴别。

### 皮脂腺瘤 1　典型病例

男,53 岁,左上睑黄色丘疹 30 余年(图 1.4.14.1)。

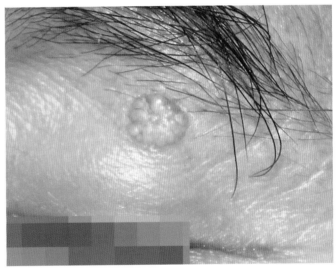

图 1.4.14.1　皮脂腺瘤

### 皮脂腺瘤 2

女,60 岁,右颞部黄色斑块伴瘙痒,出生即有(图 1.4.14.2)。

病例点评:发生在皮脂腺痣的基础之上的皮脂腺瘤。

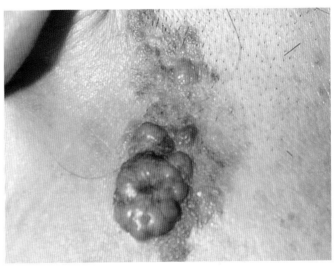

图 1.4.14.2　皮脂腺瘤

## 皮脂腺瘤 3

女,59 岁,右眉尾红色斑块,伴溃疡 2 年(图 1.4.14.3)。

病例点评:老年人面部斑块伴溃疡形成,临床类似基底细胞癌。组织病理结合免疫组化可确诊。

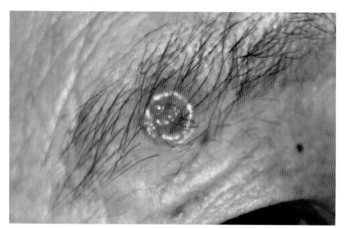

图 1.4.14.3　皮脂腺瘤

## 1.4.15　皮脂腺腺瘤
（sebaceous adenoma）

老年男性多发,平均年龄 60 岁,好发于面部和头皮,特别是鼻和颊部,也见于颈部、耳、内眦,皮损单发,一般<1cm,呈黄色、褐色、红色或粉红色丘疹或结节,表面光滑,偶见息肉样外观,质地硬。多发者为 Muir-Torre 综合征的一种表现。

### 皮脂腺腺瘤 1　典型表现

女,50 岁,左颊部红色结节 1 年,无自觉症状,渐增大(图 1.4.15.1)。

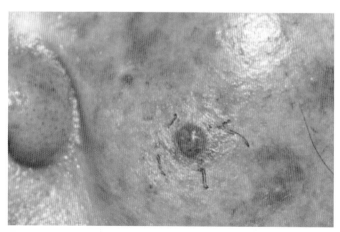

图 1.4.15.1　皮脂腺腺瘤

## 皮脂腺腺瘤 2

女,33 岁,头顶结节 5 年,无痒痛,渐增大(图 1.4.15.2)。

病例点评:头顶结节,活动度好,需要与外毛根鞘囊肿鉴别。

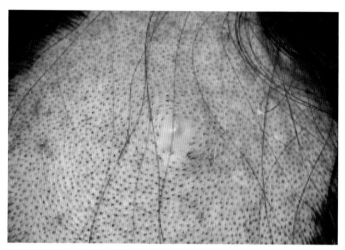

图 1.4.15.2　皮脂腺瘤

## 皮脂腺腺瘤 3

女,35 岁,头顶部皮色结节 35 年,无不适,缓慢增大,渗出半年(图 1.4.15.3)。

病例点评:出生即有,随身体生长缓慢增大,半年前出现局部渗出、结痂,病理提示皮脂腺痣合并皮脂腺腺瘤。

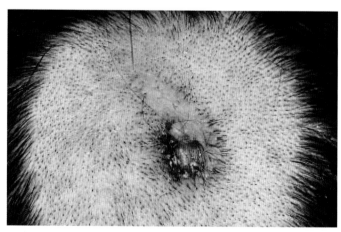

图 1.4.15.3　皮脂腺腺瘤

## 皮脂腺腺瘤 4

男,73 岁,左颞部丘疹、破溃 2 年,渐增大(图 1.4.15.4)。

病例点评:老年患者表面血痂的结节,注意排除恶性肿瘤。

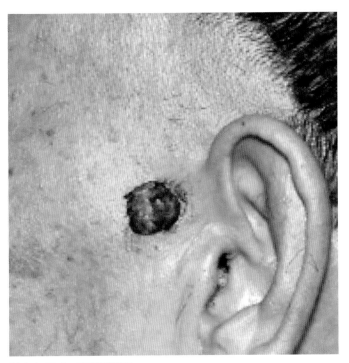

图 1.4.15.4　皮脂腺腺瘤

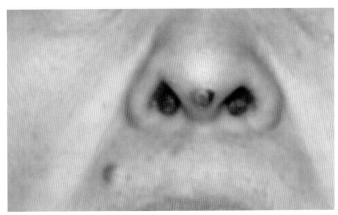

图 1.4.15.6　皮脂腺腺瘤

### 皮脂腺腺瘤 7

男，43 岁，头部近前发际线处红色结节 10 年，无不适，渐增大，表面较光滑，初期有出血情况，后稳定（图 1.4.15.7）。

病例点评：头皮单发结节，伴有血管扩张，容易误诊为血管来源性肿瘤。

### 皮脂腺腺瘤 5

女，75 岁，右下睑结节 10 年，破溃 2 周（图 1.4.15.5）。

病例点评：慢性病程，中央发生破溃，临床需要与基底细胞癌鉴别。

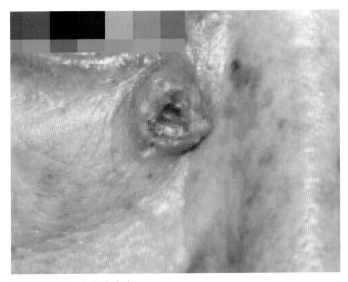

图 1.4.15.5　皮脂腺腺瘤

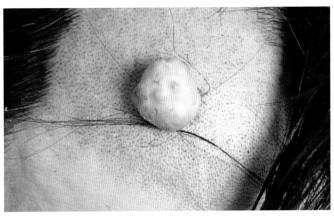

图 1.4.15.7　皮脂腺腺瘤

## 1.4.16　血管肉瘤
### （angiosarcoma）

血管肉瘤又称恶性血管内皮瘤（malignant hemangioendothelioma），是来源于血管内皮细胞或向血管内皮细胞方向分化的高度侵袭性恶性肿瘤，可发生于皮肤、乳腺、肝脏和脾脏。皮肤科较常见头面部血管肉瘤，好发于老年男性头皮、面部。典型皮损为境界不清的斑片、斑块或结节，颜色可呈红色、暗红色至青紫色，有时表现为挫伤或血肿样改变；除头面部外，四肢也是好发部位。血管肉瘤侵袭性强，常为多发皮损，周围外观正常的皮肤也可累及，容易局部复发和发生远距离转移。病理上出现胶原束之间个别或广泛的血管吻合，产生裂隙样或网状管腔，伴程度不同的红细胞外溢和含铁血黄素沉积，表达 CD31，CD34，D2-40，ERG 等血管内皮标志。

### 皮脂腺腺瘤 6

女，76 岁，鼻尖结节 1 个月余，无不适，曾破溃出血两次，自行恢复（图 1.4.15.6）。

病例点评：部位较特殊，临床反复破溃出血，皮疹外观不典型。

## 血管肉瘤 1 典型病例

男,88 岁,头面部红肿、瘀斑、丘疹 6 个月,加重 3 个月(图 1.4.16.1)。

病例点评:该例皮损典型,发生于老年男性头面部的暗紫红色斑块、瘀斑,短期内进展迅速,首先应考虑血管肉瘤。

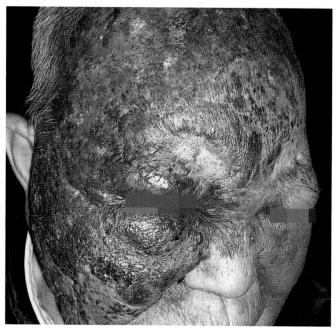

图 1.4.16.1 血管肉瘤

## 血管肉瘤 3

男,79 岁,面部红斑 3 个月余(图 1.4.16.3)。

病例点评:老年患者短期内出现大片瘀斑,并伴有患侧面部肿胀和上睑水肿,血管来源的恶性肿瘤而非外伤应为诊断第一考虑。

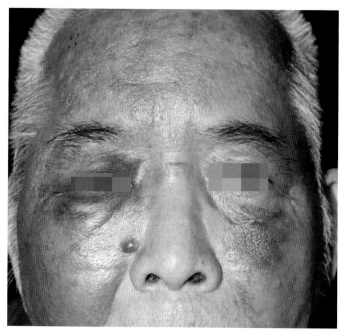

图 1.4.16.3 血管肉瘤

## 血管肉瘤 2

女,62 岁,右枕部溃疡 2 年,伴痛(图 1.4.16.2)。

病例点评:本例表现为头皮溃疡,临床需要与不典型感染、鳞癌、基底细胞癌等鉴别,尽早活检有助于明确诊断。

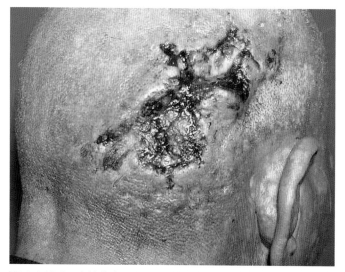

图 1.4.16.2 血管肉瘤

## 血管肉瘤 4

女,66 岁,右侧腕部红斑结节 10 年余,破溃 2 年(图 1.4.16.4)。

病例点评:血管肉瘤也好发于四肢,可单发或多发。常导致患肢淋巴水肿。本例表现为腕部斑块、结节,长期不愈合,易误诊为深部真菌病等慢性感染性疾病,病理活检仔细甄别细胞类型可明确诊断。

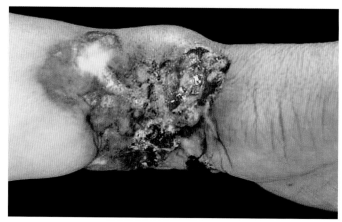

图 1.4.16.4 血管肉瘤

## 1.4.17　皮肤脑膜瘤
（cutaneous meningioma）

皮肤脑膜瘤又称脑膜异位（meningeal heterotopias）、皮肤脑膜异位结节（cutaneous heterotopic meningeal nodule），发病较早，多发生于头颈部，主要表现为皮色、红色或黑褐色的质地坚实的皮下结节，常伴有结节表面秃发，周边"毛圈征"。

### 皮肤脑膜瘤 1　典型表现

男童，2 岁，头部淡红色丘疹 2 年，出生即有（图 1.4.17.1）。

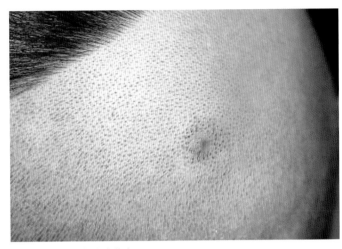

图 1.4.17.1　皮肤脑膜瘤

### 皮肤脑膜瘤 2

男，1 岁，头部结节、局限性脱发 1 年（图 1.4.17.2）。出生不久见局限性脱发，局部扪及结节。

病例点评：毛圈征不明显，易误诊为假性斑秃，通过病理明确诊断。

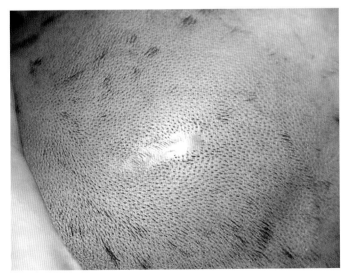

图 1.4.17.2　皮肤脑膜瘤

### 皮肤脑膜瘤 3

男，16 个月，头部红色斑块 16 个月，肿痛 4 天（图 1.4.17.3）。

病例点评：自幼发生，缓慢增大，形似血管瘤，4 天前理发后局部出现肿胀、疼痛，考虑继发感染或出血。

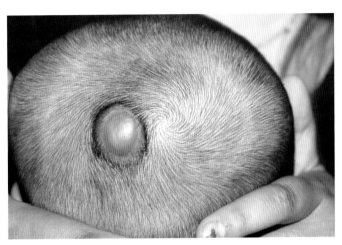

图 1.4.17.3　皮肤脑膜瘤

### 皮肤脑膜瘤 4

男，5 岁，头部白色、淡红色斑块 5 年（图 1.4.17.4）。出生即有，缓慢增大，病程相对较长，皮损边缘有新发斑疹，B 超提示实性包块。

病例点评：境界清楚的脱发区伴周边毛圈征具有诊断价值。

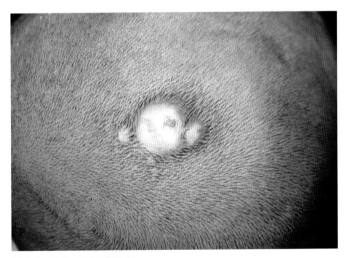

图 1.4.17.4　皮肤脑膜瘤

## 1.4.18　先天性皮肤发育不全
（aplasia cutis congenita）

先天性皮肤发育不全是一种较为少见的先天皮肤发育畸形。80% 位于前囟与后囟间头颅中线的位置，多数为单发，少数多发，直径通常小于1cm,若大于1cm,则需警惕下方的颅骨、硬脑膜或颅内血管发育异常。皮损表现为孤立性、无毛发的糜烂、溃疡、痂皮覆盖,数月至数年可瘢痕愈合,有时表现为膜性覆盖的水疱;另有少部分先天性皮肤发育不全发生于躯干、四肢,大多对称发生。本病可以作为独立疾病存在,亦可作为其他遗传综合征的一个表现,临床需与皮脂腺痣相鉴别。

### 先天性皮肤发育不全 1 典型病例

女,3 岁,头顶中线位置自幼糜烂,后自行瘢痕愈合(图 1.4.18.1)。

病例点评:位于前囟和后囟之间的头顶中线位置,界限清楚的先天皮肤糜烂,根据病史可明确诊断。

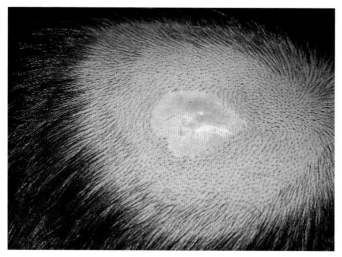

图 1.4.18.1 先天性皮肤发育不全

### 先天性皮肤发育不全 2

女,7 岁,头顶中线位置 2 处先天性毛发缺失,初始为膜性覆盖(图 1.4.18.2)。

病例点评:同时出现 2 处先天性皮肤发育不全,属于头顶区少见类型。

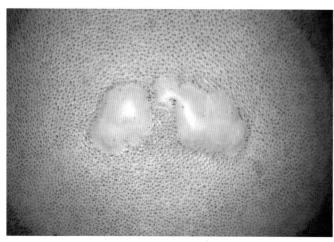

图 1.4.18.2 先天性皮肤发育不全

## 1.4.19 回状颅皮
（cutis verticis gyrata）

回状颅皮为常染色体显性遗传,可先天发生或成年后出现。原发性回状颅皮,基本仅见于男性,青春期发病;继发性回状颅皮可因炎症、创伤后发生,亦可伴发于肿瘤、痣、肢端肥大、Turner 综合征、黏液水肿等,其增厚程度轻,边界不清,分布不对称。本病皮损多开始于头颅顶部或枕部,前额也可出现。典型表现为头皮肥厚和皱褶,呈脑回状,并逐渐增厚。肥厚头皮顶部毛发稀疏,触之松软。皱褶内毛发生长正常,若发生糜烂、浸渍,容易继发细菌或真菌感染,甚至伴有异味。皱褶内可因反复感染经治疗后形成瘢痕,毛发减少。临床需要与脑回状黑素细胞痣、骨膜增生厚皮症、丛状神经纤维瘤、脂肿性脱发以及结缔组织痣等相鉴别。

### 回状颅皮 1 典型表现

男,26 岁,头皮肥厚,皱褶呈沟回状隆起 5 年(图 1.4.19.1)。面积逐渐增大,发量逐渐减少,触之松软,无不适。否认外伤和局部炎症病史。

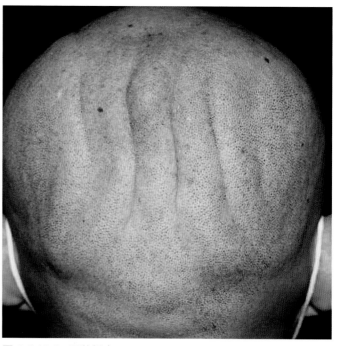

图 1.4.19.1 回状颅皮

### 回状颅皮 2

男,50 岁,枕部头皮增厚 1 年余,渐增宽加重。后枕部弥漫性皮肤增厚,呈脑回状(图 1.4.19.2)。

病例点评:沟回较表浅,不对称,毛发不受影响,可与脂肿性脱发鉴别。

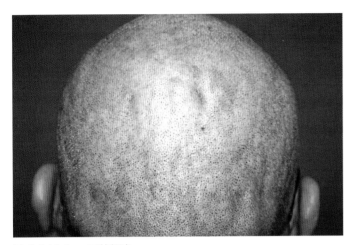

图 1.4.19.2a　回状颅皮

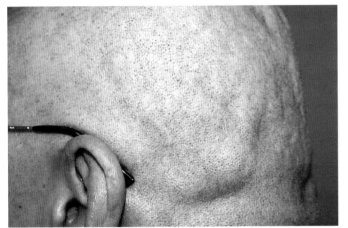

图 1.4.19.2b　回状颅皮

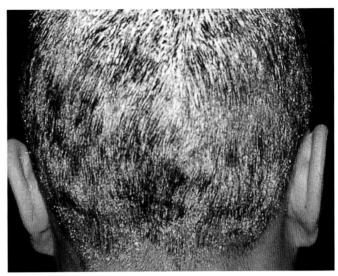

图 1.4.20.1a　石棉状糠疹

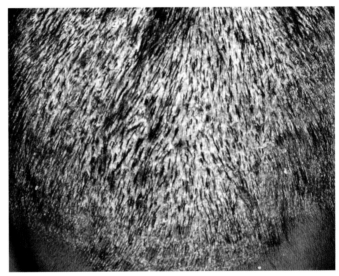

图 1.4.20.1b　石棉状糠疹

## 1.4.20　石棉状糠疹
（pityriasis amiantacea）

头部弥漫厚积的鳞屑痂皮似石棉状而得名。好发于青少年头皮，女性多于男性，目前临床已少见。病因不明，真菌检查阴性，通常认为是干性的皮脂溢出，但有学者认为是毛囊角化所致。主要临床特征为头皮毛发的白色毛发鞘、糠状鳞屑形成叠瓦状石棉样外观，以及毛囊口棘状隆起。具体表现为病区毛囊口棘状隆起，毛发近端有纯白色、干燥无光泽的鞘状物，以毛干为轴，可上下移动。毛发鞘脱落后形成糠状鳞屑堆积如叠瓦状将毛发近端黏着呈片，如石棉。病程慢性，需与干性脂溢性皮炎、头皮银屑病、白癣（tinea alba）相鉴别。

### 石棉状糠疹　典型病例

头皮鳞屑伴痒 10 年余，当地按"银屑病"治疗，效果不佳（图1.4.20.1）。否认家族史。过碘酸希夫（PAS）、六胺银染色：未见菌丝及孢子。病理改变结合临床表现诊断石棉状糠疹。

## 1.4.21　头部脓肿性穿掘性毛囊周围炎
（perifolliculitis capitis abscedens et suffodiens）

头部脓肿性穿掘性毛囊周围炎多见于年轻男性，主要侵犯冠状区和顶部头皮，皮损主要是皮下结节、具有波动感的脓肿，可以相互融合形成窦道，挤压时有脓液流出或自行破裂。病情进展缓慢，恶化缓解交替出现，周期很长，临床可见不同发展阶段的皮损，终末期为增生性瘢痕伴显著脱发，有的病例可继发细菌感染，甚至化脓性骨髓炎，长期迁延不愈者可继发鳞状细胞癌。

### 头部脓肿性穿掘性毛囊周围炎 1　典型病例

男，23 岁，头皮结节、脓肿伴疼痛反复 3 个月余（图 1.4.21.1）。

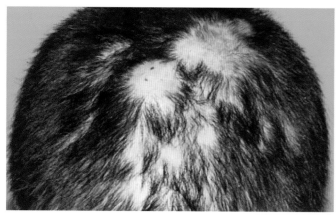

图 1.4.21.1 头部脓肿性穿掘性毛囊周围炎

## 头部脓肿性穿掘性毛囊周围炎 2

男,6 岁,头皮结节伴疼痛 4 个月,破溃后流脓(图 1.4.21.2)。皮损有穿通性脓肿、窦道、脱发及瘢痕,院外按"头癣"治疗效不佳。

病例点评:发生于幼年者较少见,容易误诊为脓癣等,延误病情。

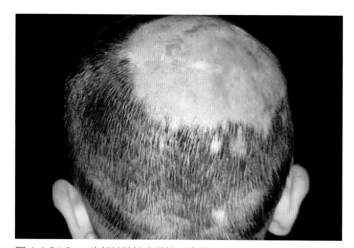

图 1.4.21.2a 头部脓肿性穿掘性毛囊周围炎

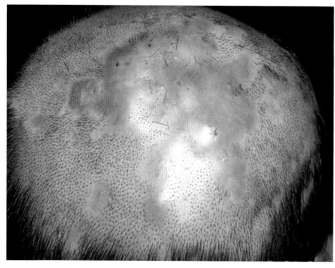

图 1.4.21.2b 头部脓肿性穿掘性毛囊周围炎

## 1.4.22 毛囊闭锁三联征
### ( follicular occlusion triad )

即同一患者存在聚合性痤疮、化脓性汗腺炎和头部脓肿性穿掘性毛囊周围炎(头皮分割性蜂窝织炎)3 种独立的疾病。几种疾病具有相似的发病机制及组织病理改变,共同特征是慢性、易复发和深层的破坏性毛囊炎或毛囊周围炎。常发生于青年,男女均可发病,好发于腋窝、腹股沟、臀沟和头皮等毛囊皮脂腺较丰富的部位,常见临床特征为多发性粉刺、穿通性脓肿、窦道,愈后留有萎缩和瘢痕。

### 毛囊闭锁三联征 1 典型病例

男,28 岁,面颈部、躯干丘疹、结节、囊肿及瘢痕 10 年余,压痛明显(图 1.4.22.1)。

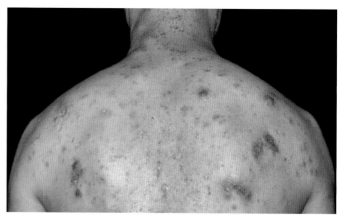

图 1.4.22.1a 毛囊闭锁三联征

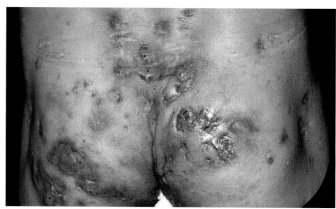

图 1.4.22.1b 毛囊闭锁三联征

### 毛囊闭锁三联征 2

男,28 岁,面颈部、躯干散在红斑、丘疹、结节、囊肿 4 年余,加重 1 年(图 1.4.22.2)。

病例点评:皮损为结节、囊肿及瘢痕。同时存在化脓性汗腺炎、聚合性痤疮与头部脓肿性穿掘性毛囊周围炎。

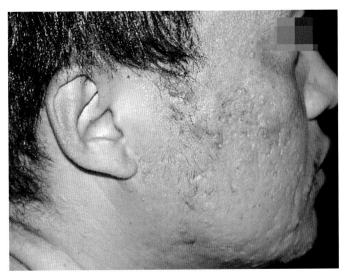

图 1.4.22.2a 毛囊闭锁三联征

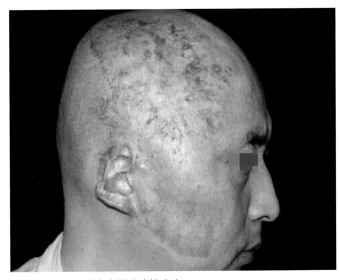

图 1.4.23.1a 头皮糜烂脓疱性皮病

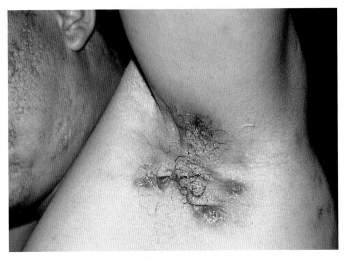

图 1.4.22.2b 毛囊闭锁三联征

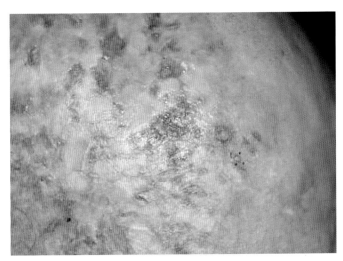

图 1.4.23.1b 头皮糜烂脓疱性皮病

## 1.4.23 头皮糜烂脓疱性皮病
（erosive pustular dermatosis of the scalp）

本病少见，多见于老年人，女性偏多。病因不清，局部外伤、日晒伤、外科手术、冷冻、皮肤移植、放疗及自身免疫性疾病均可诱发本病。临床以头皮红斑、无菌性脓疱、糜烂、溃疡、斑块、结痂，伴疼痛为主要特征。皮损后期可致瘢痕性秃发，甚至继发鳞状细胞癌。经组织病理及病原微生物检查排除其他疾病后方可诊断此病。慢性病程易反复，有文献报道外用强效激素、他克莫司、口服异维A酸、硫酸锌、尼美舒利等治疗有效。

### 头皮糜烂脓疱性皮病 1 典型表现

男，38岁，右侧头面部红斑、糜烂、脓疱1年半（图1.4.23.1）。1年半前右侧头面部皮肤烧伤，瘢痕愈合，头皮上瘢痕反复出现红斑、糜烂、脓疱，而面部没有糜烂性脓疱。无基础疾病及家族史。本例为继发于烧伤的头皮糜烂脓疱性皮病。

### 头皮糜烂脓疱性皮病 2

女，63岁，头皮斑块伴痒痛2年（图1.4.23.2）。曾除痂、抗生素等处理无好转，逐渐扩大。近半年后颈部出现散在红色丘疹。

病例点评：老年患者头顶部反复糜烂结痂，排除感染性疾病后，肿瘤性增生也应在考虑范围，及时病理活检很有必要。

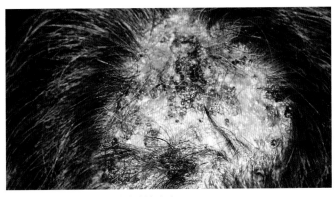

图 1.4.23.2a 头皮糜烂脓疱性皮病

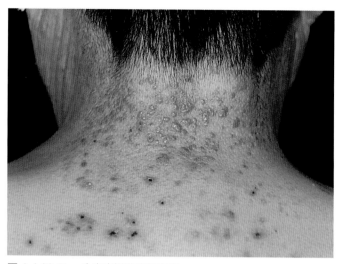

图 1.4.23.2b 头皮糜烂脓疱性皮病

## 1.4.24 毛囊炎
（folliculitis）

是因感染、化学刺激或物理损伤造成的毛囊炎症，可作为一系列炎症性皮肤病的组成部分。表浅的毛囊炎中，炎症局限于毛囊上部，表现为无痛性或触痛的脓疱，愈合不留瘢痕。毛囊深部的炎症最初表现为肿胀性红色肿块，最终形成脓疱，较表浅毛囊炎更大，深在性皮损可引起疼痛，愈后遗留瘢痕。

### 毛囊炎 1　典型病例

男，58 岁，患者于 10 天前无明显诱因于腋窝处出现红色结节，有痛感，稍痒（图 1.4.24.1）。未予诊疗，后皮损出现于颈部、双臂、躯干等部位。自觉皮损部位有烧灼感。左锁骨上淋巴结有轻微触痛，其余淋巴结无肿大。

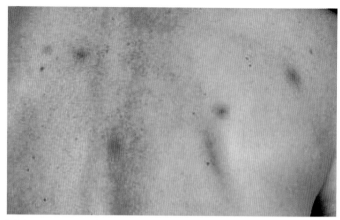

图 1.4.24.1b 毛囊炎

### 毛囊炎 2

男，35 岁，患者 10 余年前先于背部出现散在红斑、丘疹，伴痒（图 1.4.24.2）。在当地医院治疗（具体药物不详）后，皮损消退，反复发作。躯干、四肢多发红色、暗红色斑疹、丘疹，部分皮损表面结痂，褐色色素沉着。

病例点评：病程长，以色素沉着和瘢痕为主。

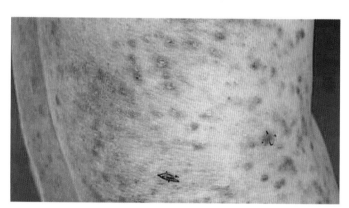

图 1.4.24.2 毛囊炎

### 毛囊炎 3

女，13 岁，患儿父亲诉 1 年余前患儿头皮出现红斑、丘疹，上覆大量厚层黄色鳞屑，局部融合成斑块，无明显症状，渐增大、增多，扩展至面部（图 1.4.24.3）。曾予口服"克拉霉素缓释片""丹参酮胶囊"，外用"氯霉素（水氯酊）""克痤隐酮胶囊"治疗，未见明显好转。

病例点评：患儿在脂溢性皮炎基础上伴发毛囊炎。

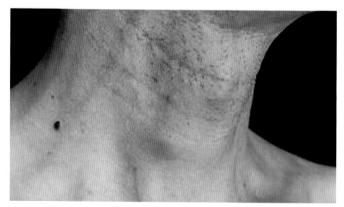

图 1.4.24.1a 毛囊炎

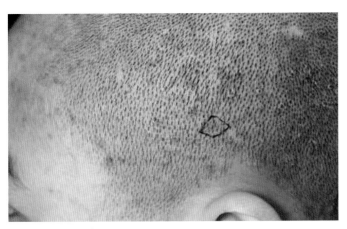

图 1.4.24.3 毛囊炎

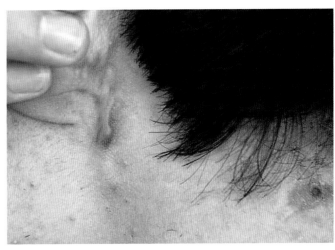

图 1.4.25.2a 项部瘢痕疙瘩性毛囊炎

## 1.4.25 项部瘢痕疙瘩性毛囊炎
（folliculitis keloidalis nuchae）

发生于枕部的，病原学不明的慢性瘢痕性毛囊炎。好发生于中年以上的常伴有皮脂溢出、痤疮和瘢痕疙瘩体质的男性。临床表现：枕部散在性、局限性毛囊性丘疹或脓疱，渐互相融合，形成不规则的瘢痕样改变，部分患者可见多根毛发从一个毛囊中长出的扫帚样发。自觉轻度瘙痒。病程缓慢，常可迁延数年或数十年。

### 项部瘢痕疙瘩性毛囊炎 1 典型病例

男，27 岁，5 年前发现颈部斑块，渐增大，3 年前曾在外院行手术切除治疗，1 年后复发，枕部瘢痕性增生，散在红色、暗红色丘疹，扫帚样发，斑块偶有脓性、血性分泌物（图 1.4.25.1）。

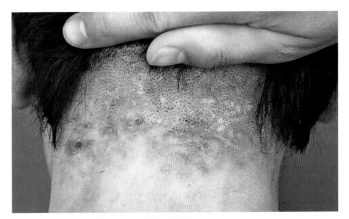

图 1.4.25.2b 项部瘢痕疙瘩性毛囊炎

## 1.4.26 头癣
（tinea capitis）

头癣是指累及头发和头皮的皮肤癣菌感染，主要由浅部真菌中毛癣菌属与小孢子菌属感染引起。根据致病菌和临床表现不同，将头癣分为白癣、黑点癣（black dot tinea）、黄癣（favus）和脓癣（kerion）。

白癣：多见于学龄儿童，男多于女。皮损初为群集红色小丘疹，迅速扩大呈圆形或椭圆形，上覆灰白色鳞屑，继而附近出现较小新发皮损，称为"母子斑"；受累毛发近头皮 2~4mm 处折断，残根部包绕灰白色菌鞘；无明显自觉症状，偶有不同程度瘙痒。白癣多于青春期自愈，不破坏毛囊故无永久性秃发及瘢痕。

黑点癣：较少见，儿童、成人均可发病。临床特征是病发刚出头皮即折断，残根在毛囊口呈黑点状。皮损可稍有瘙痒，病程慢性，长期不愈。本型为发内型感染，愈后可有局灶性脱发和点状瘢痕。

黄癣：目前临床极少见。临床以淡黄红色斑疹伴薄层鳞屑渐形成中央附着头皮而周边翘起的黄癣痂，并散发出特有的鼠尿味为特征。严重者可覆盖整个头皮，去除痂皮后露出潮红糜烂面。

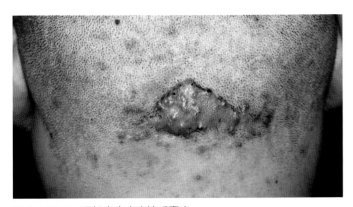

图 1.4.25.1 项部瘢痕疙瘩性毛囊炎

### 项部瘢痕疙瘩性毛囊炎 2

男，18 岁，患者 2 年前无明显诱因发现枕部、耳后散在红色炎性丘疹、结节，曾有破溃、出脓，曾药物治疗，可稍好转，反复发作。局部渐形成瘢痕样改变（图 1.4.25.2）。

病例点评：皮疹反复发作，往往就诊时以瘢痕为主要表现，注意观察毛囊口改变和瘢痕周围有无丘疹、脓疱。

一般无明显自觉症状,伴轻度瘙痒。真菌发内生长,致毛发干枯易断,可形成永久性秃发及萎缩性瘢痕。

脓癣:因养宠物等因素,接触亲动物性皮肤癣菌而致病概率增加。皮损初为成群的炎性毛囊丘疹,渐融合成肿块,高出皮肤,可挤出脓液。皮损区毛发松动易拔出,继发细菌感染形成脓肿,伴耳后、颈部淋巴结肿大。因毛囊遭到破坏亦可引起永久性秃发及瘢痕。

### 头癣1(白癣) 典型病例

男,15岁,头皮丘疹、灰白色鳞屑、小片脱发7个月(图1.4.26.1)。头发有折断,出现片状脱发区,偶有轻度瘙痒感。

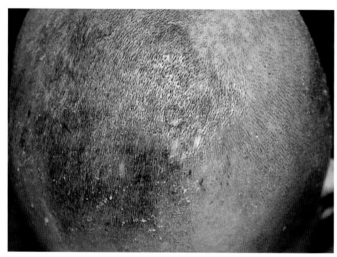

图1.4.26.1　头癣(白癣)

### 头癣2(黑点癣) 典型病例

男,3岁,头顶右侧皮肤淡红斑片1个月。局部毛发缺失,可见断发残根,局部皮肤略增生肥厚(图1.4.26.2)。

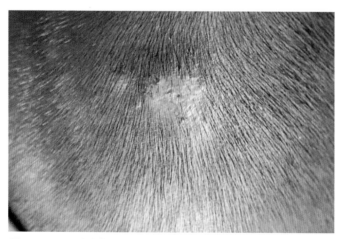

图1.4.26.2　头癣(黑点癣)

### 头癣3(黄癣) 典型病例

女,6岁,头顶部红斑、糜烂、脓疱、鳞屑痂皮伴溃疡及脱发,有鼠尿异味(图1.4.26.3)。

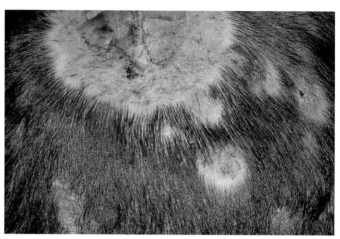

图1.4.26.3　头癣(黄癣)

### 头癣4(脓癣) 典型病例

女,14岁,头皮红斑、脓疱、肿胀化脓8个月余(图1.4.26.4)。

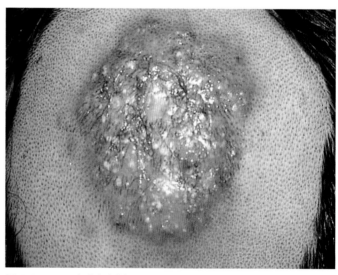

图1.4.26.4　头癣(脓癣)

### 头癣5　脓癣

男,4岁,头部、躯干、四肢皮疹伴瘙痒25天(图1.4.26.5)。患儿躯干先发皮疹,后蔓延至头皮。

病例点评:患儿以躯干部位首发,头皮红斑脓疱结痂形成斑块,注意系统检查有无免疫缺陷。

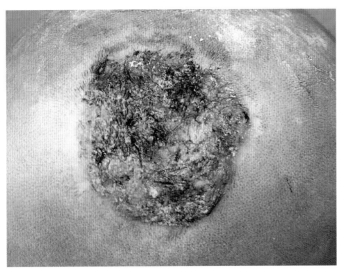

图 1.4.26.5　头癣（脓癣）

## 1.4.27　脂溢性皮炎
（seborrheic dermatisis）（见 1.2.23）

## 1.4.28　银屑病
（psoriasis）（见 8.7）

## 1.4.29　脂溢性角化病
（seborrheic keratosis）（见 1.2.8）

## 1.4.30　红斑型天疱疮
（pemphigus erythematosus）
（见 7.1.24.4）

# 第二章

# 躯干、四肢为主的皮肤病

# Chapter 2

## Skin diseases of trunk and limbs

# 第二章
# 躯干、四肢为主的皮肤病
（skin diseases of trunk and limbs）

## 第一节 四肢为主的罕/少见病
（rare diseases of limbs）

### 2.1.1 梅克尔细胞癌
（Merkel cell carcinoma）

梅克尔细胞癌是一种少见的呈神经内分泌分化的高度恶性肿瘤。多发生于老年人，形态无特异性，生长迅速，无症状，早期皮损很少出现结痂和溃疡。大部分皮疹发生于日光暴露部位皮肤，也有发生于黏膜表面者。目前主要治疗方式为手术扩大切除，术后可辅以放、化疗。

#### 梅克尔细胞癌 1　典型病例

女，79岁，左膝下方溃疡性包块3个月（图2.1.1.1）。

病例点评：3个月前发现左膝下方包块，无疼痛、瘙痒等不适，生长迅速，表面出现溃疡。

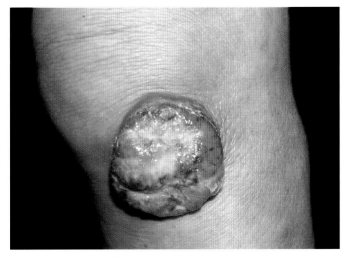

图 2.1.1.1　梅克尔细胞癌

#### 梅克尔细胞癌 2

女，73岁，左面部肿物7个月（图2.1.1.2）。

病例点评：7个月前发现左面部结节及斑块，增大较快，未治疗，形态无特异，及时活检有助于确诊。

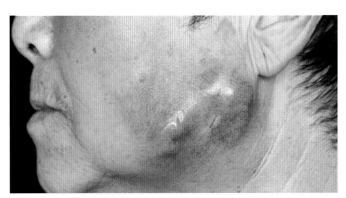

图 2.1.1.2　梅克尔细胞癌

#### 梅克尔细胞癌 3

女，67岁，左颧部红色结节半年余（图2.1.1.3）。

病例点评：半年前左颧部出现红色丘疹，无痛痒，缓慢增大成结节，注意与血管瘤等鉴别。

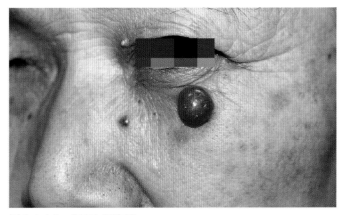

图 2.1.1.3　梅克尔细胞癌

#### 梅克尔细胞癌 4

男，48岁，左腘窝红色斑块、结节2年余（图2.1.1.4）。

病例点评：注意鉴别鲍恩病。

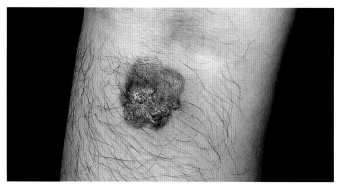

图 2.1.1.4 梅克尔细胞癌

## 2.1.2 靶样含铁血黄素沉积性血管瘤
（targetoid hemosiderotic hemangioma）

靶样含铁血黄素沉积性血管瘤又称靴钉样血管瘤（hobnail hemangioma）。病因不清，可能与外伤、辐射或之前存在血管瘤相关。青中年人好发，婴幼儿罕见，无性别差异。好发于四肢近端及躯干，罕见病例可累及黏膜，如硬腭、口腔黏膜、舌部。多为单发，皮损为孤立性丘疹，绕以苍白晕，最外侧出现瘀斑样环状结构，构成靶形特征。部分晚期和不典型皮损无明显靶样损害。女患者皮损可能随月经周期及孕期发生变化。皮损不发生局部浸润与扩散，如有诊断或美容需求，可予以手术切除。

### 靶样含铁血黄素沉积性血管瘤 1 典型病例

女，28 岁，左上臂黑色丘疹伴周围环状瘀斑 4 年（图 2.1.2.1）。

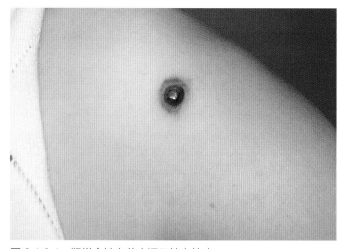

图 2.1.2.1 靶样含铁血黄素沉积性血管瘤

### 靶样含铁血黄素沉积性血管瘤 2

女，12 岁，右上睑紫红色丘疹 1 个月（图 2.1.2.2）。

病例点评：右上睑单发紫红色丘疹，仔细查体可见丘疹周围瘀斑。

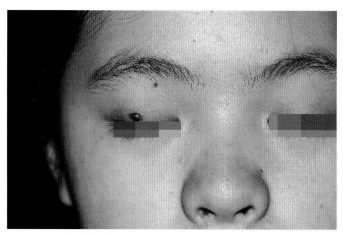

图 2.1.2.2 靶样含铁血黄素沉积性血管瘤

### 靶样含铁血黄素沉积性血管瘤 3

女，10 岁，右股屈侧暗红色丘疹伴压痛 10 年（图 2.1.2.3）。

病例点评：皮疹自幼出现，比较罕见，丘疹周围瘀斑为诊断线索。

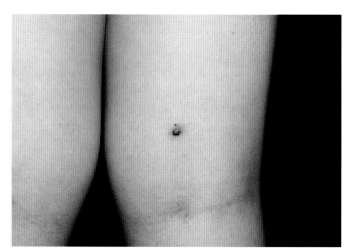

图 2.1.2.3 靶样含铁血黄素沉积性血管瘤

## 2.1.3 上皮样肉瘤
（epithelioid sarcoma）

上皮样肉瘤是一种罕见的软组织肉瘤，目前认为起源于间叶组织。好发于青年男性，多见于肢体远端，初始为生长缓慢、无痛性结节或肿块，具有局部侵袭性，手术切除可治愈分期较早的病例，但切除后局部可复发，并可发生局部淋巴结和远处器官转移，最常发生的转移部位为肺部，发生转移者预后极差。

### 上皮样肉瘤 1

男，40 岁，左足红斑、结节、溃疡 1 年半（图 2.1.3.1）。无自觉症状，缓慢增大。

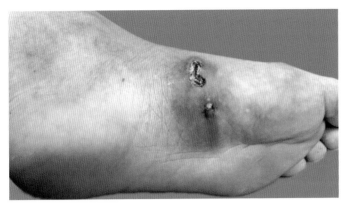

图 2.1.3.1　上皮样肉瘤

### 上皮样肉瘤 2

男,19 岁,右臀出现大小不等结节伴疼痛 4 个月余(图 2.1.3.2)。初为一皮下硬结,约黄豆大小伴轻度压痛,渐增多伴明显的疼痛感(华中科技大学同济医学院附属协和医院陈思远提供)。

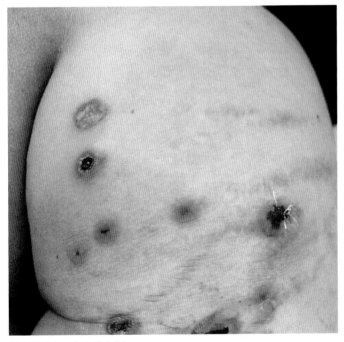

图 2.1.3.2　上皮样肉瘤

### 上皮样肉瘤 3

男,22 岁,左前臂屈侧皮下结节 4 年余,溃疡 1 年(图 2.1.3.3)。

病例点评:皮疹表现缺乏特异性,病史长,伴破溃,触诊有浸润感提示恶性。

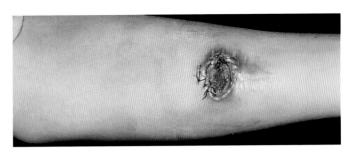

图 2.1.3.3　上皮样肉瘤

### 上皮样肉瘤 4

男,30 岁,尿道口溃疡 2 个月(图 2.1.3.4)。无自觉症状。

病例点评:发生部位特殊,皮疹无特征。

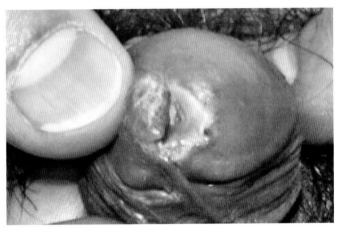

图 2.1.3.4　上皮样肉瘤

## 2.1.4　神经鞘瘤
### （neurilemmoma）

神经鞘瘤又称施万细胞瘤(schwannoma),是由神经鞘细胞形成的肿瘤,多见于中年男性,常发生于四肢,也可见于颈、面、头皮等部位,可单发或多发,柔软肿块或结节,多数无自觉症状,有些会伴有疼痛及压痛。当肿瘤累及神经组织时,可发生感觉障碍,出现阵发性疼痛或麻木。病理可见单一的施万细胞增生。

### 神经鞘瘤 1

男,29 岁,右手示指甲下红色结节 2 年(图 2.1.4.1)。

病例点评:发生于甲下的神经鞘瘤罕见,本例皮损主要位于甲母质下方,肿瘤挤压甲母质,导致甲板不平,对应甲板与甲床不同程度分离。

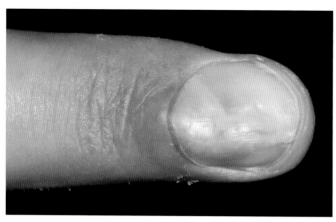

图 2.1.4.1　神经鞘瘤

### 神经鞘瘤 2

女,40岁,右腰部皮下结节伴疼痛4年(图2.1.4.2)。

病例点评:皮损缓慢增大,质地柔软,伴疼痛,提示累及神经。

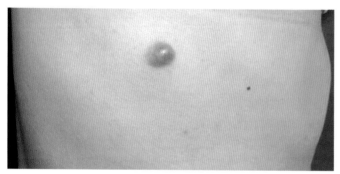

图 2.1.4.2　神经鞘瘤

### 神经鞘瘤 3

男,27岁,龟头红斑、丘疹1个月(图2.1.4.3)。

病例点评:1个月前龟头一丘疹,行激光去除后复发,受治疗影响,形态无特异性。

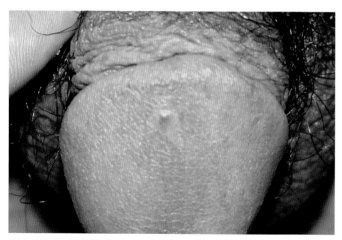

图 2.1.4.3　神经鞘瘤

## 2.1.5　恶性神经鞘瘤
（ malignant neurilemmoma ）

多见于青中年男性,好发于四肢或头皮,肿瘤生长缓慢,常同时伴有神经纤维瘤或神经鞘瘤。

恶性神经鞘瘤

女,41岁,左上臂瘢痕20年,红色结节4个月(图2.1.5.1)。

病例点评:上臂瘢痕样皮损20年,曾手术切除,病理提示"瘢痕疙瘩",未特殊处理。4个月前再次部分手术切除后增生明显,出现多发红色结节,部分融合,表面紧张,部分表面破溃。

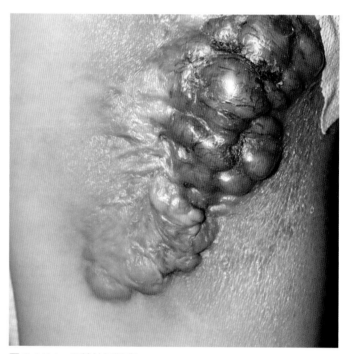

图 2.1.5.1　恶性神经鞘瘤

## 2.1.6　恶性纤维组织细胞瘤
（ malignant fibrous histiocytoma ）

恶性纤维组织细胞瘤又称未分化肉瘤(undifferentiated sarcoma)、纤维黄色肉瘤(fibroxanthosarcoma),是一种具有侵袭性的多形性软组织肉瘤,常见于中老年人,可分为浅在型与深在型两型。浅在型多限于皮下组织,极小部分肿瘤也能侵犯浅表皮肤而发生破溃。深在型或者完全位于肌肉内,或者从皮下组织通过筋膜进入肌肉。二者的4年存活率分别为40%及65%。除局部淋巴结转移外,肺转移也多见,为常见的死亡原因。主要发生在四肢,尤其是下肢,其次是躯干。肿物侵袭性强,生长快。炎症性恶性纤维组织细胞瘤可伴有发热、体重减轻、白细胞升高、嗜酸性粒细胞增多和白血病样反应。因其境界不清,即使认为切除大小已足够,仍有近半数出现复发。

### 恶性纤维组织细胞瘤 1

男，83岁，左前臂淡红色肿块伴疼痛2个月（图2.1.6.1）。

病例点评：发生于四肢，病史短，皮损发展迅速。

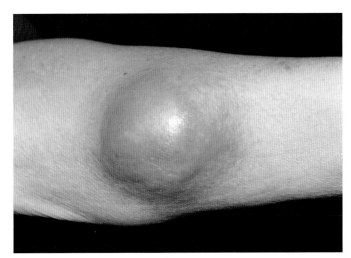

图 2.1.6.1　恶性纤维组织细胞瘤

### 恶性纤维组织细胞瘤 2

女，47岁，右上腹淡红色肿块3个月，快速增大（图2.1.6.2）。

病例点评：病史短，肿瘤生长快，提示恶性。

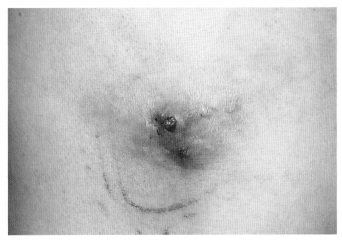

图 2.1.6.2　恶性纤维组织细胞瘤

## 2.1.7　卡波西肉瘤
（ Kaposi sarcoma ）

该病是多病灶性系统性疾病。临床分4型：经典型、非洲地方型、医源性免疫抑制型和艾滋病相关型。不同亚群受累人群存在较大差异。皮损常多处散在分布，多见于下肢和口腔黏膜，面部和躯干等部位也可受累。各亚型的病理学特征无明显差别，但不同阶段皮损表现差异明显，初始皮损通常为粉红色斑疹、斑块，较成熟皮损

可形成紫红色或蓝黑色结节、斑块或息肉，可继发糜烂溃疡等。长期的卡波西肉瘤患者可能出现无症状的口腔和胃肠道损害。目前发现，所有卡波西肉瘤亚型都属于病毒诱导性疾病，其中人类疱疹病毒8型（ human herpes virus 8，HHV-8）是最重要的诱因。

### 卡波西肉瘤 1　典型病例

男，54岁，四肢紫红色斑块伴疼痛4年（图2.1.7.1）。

病例点评：4年前四肢远端出现淡红色丘疹、斑块，皮疹逐渐增多，增大，颜色加深呈紫红色，相互融合。表面无破溃、结痂等。近期出现双下肢肿胀，疼痛加重。

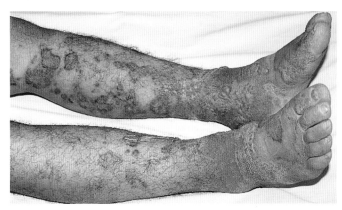

图 2.1.7.1　卡波西肉瘤

### 卡波西肉瘤 2

男，26岁，面、躯干、四肢暗红色丘疹、斑块，伴痒、痛3个月（图2.1.7.2）。

病例点评：面部、躯干、四肢暗红色丘疹、斑块，呈类圆形、多角形，伴痒、痛。该患者梅毒螺旋体颗粒凝集试验（TPPA）阳性，需要与梅毒、Rosai-Dorfman病等鉴别。

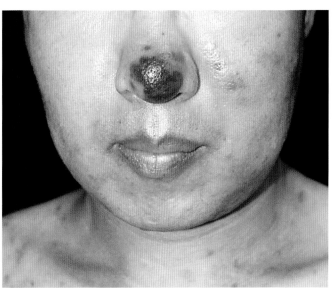

图 2.1.7.2a　卡波西肉瘤

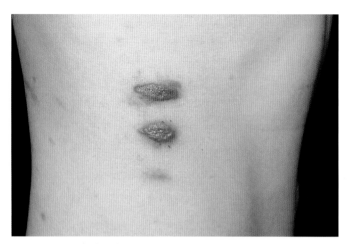

图 2.1.7.2b　卡波西肉瘤

## 卡波西肉瘤 3

男，33 岁，左眼眼睑、四肢散在紫红色斑块、丘疹、结节 2 个月（图 2.1.7.3）。

病例点评：2 个月前双踝部出现红斑，后皮疹逐渐增多，累及左眼眼睑和四肢，皮疹面积渐增大，部分融合，且红斑基础上出现结节，皮肤镜和病理有助于诊断。

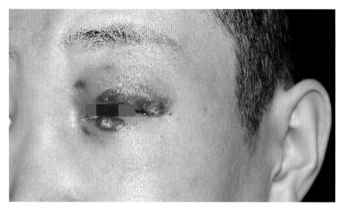

图 2.1.7.3a　卡波西肉瘤

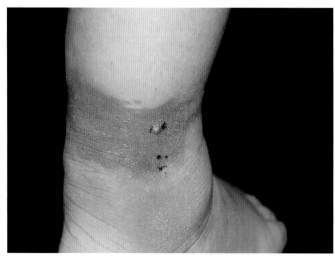

图 2.1.7.3b　卡波西肉瘤

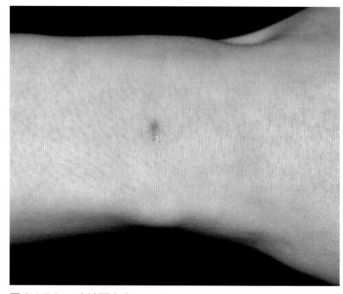

图 2.1.7.3c　卡波西肉瘤

## 2.1.8　疣状血管瘤
### （verrucous hemangioma）

疣状血管瘤又称疣状血管畸形，多为先天发生或在出生后发生。皮损多为下肢单侧发生，单个或带状分布，偶可见双侧发生或发于躯干部位。本病以红褐色斑片、斑块为主要表现，病程长者可形成疣状增生。

### 疣状血管瘤 1　典型病例

男，13 岁，右下肢远端暗紫红色疣状斑块 13 年，出生即有（图 2.1.8.1）。

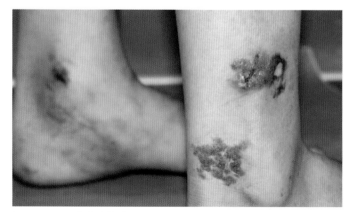

图 2.1.8.1　疣状血管瘤

### 疣状血管瘤 2

男，22 岁，左足、左小腿丘疹、结节 20 年余（图 2.1.8.2）。

病例点评：皮损呈带状分布，暗红斑基础上形成丘疹、结节，表面粗糙呈疣状，部分皮损表面血痂，长病程以疣状斑块为主。

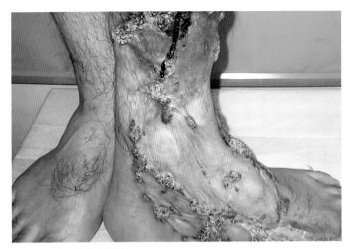

图 2.1.8.2　疣状血管瘤

### 疣状血管瘤 3

男,26 岁,左胫前暗红褐色结节 26 年(图 2.1.8.3)。

病例点评:孤立性皮疹,自幼发生,为结节样改变,表面疣状增生,暗红褐色提示为血管性病变。

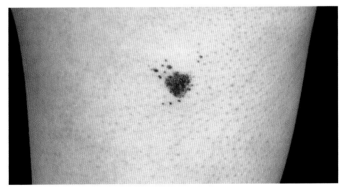

图 2.1.8.3　疣状血管瘤

### 疣状血管瘤 4

女,39 岁,右股屈侧紫红色斑 5 年(图 2.1.8.4)。

病例点评:后天发生,以斑疹为主,皮肤镜见扩张迂曲血管结构。

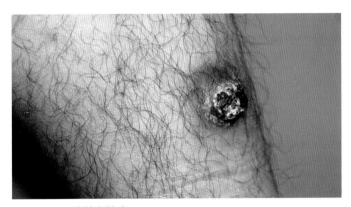

图 2.1.8.4　疣状血管瘤

### 疣状血管瘤 5

女,17 岁,右小腿黑褐色丘疹 17 年(图 2.1.8.5)。

病例点评:发病早,以黑褐色丘疹为主要表现,表面粗糙、少许鳞屑,基底淡红斑片。因颜色呈黑褐色,易与黑色素瘤混淆。

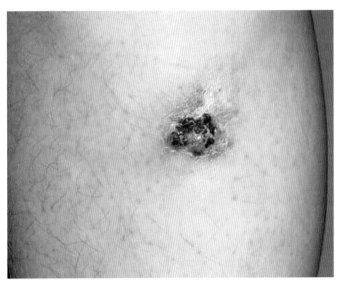

图 2.1.8.5　疣状血管瘤

## 2.1.9　血管角皮瘤
### （angiokeratoma）

　　血管角皮瘤是一组异质性疾病,局限性血管角皮瘤是一种血管淋巴管畸形。弥漫性躯体血管角皮瘤是溶酶体贮积症所致,可伴有系统改变。血管角皮瘤可分为 5 型,即孤立性血管角皮瘤、肢端血管角皮瘤、阴囊和外阴血管角皮瘤、局限性血管角皮瘤、弥漫性躯体血管角皮瘤。除了局限性血管角皮瘤(代表毛细血管淋巴管畸形)外,其他血管角皮瘤是由真皮乳头层内血管扩张引起。孤立性血管角皮瘤多表现为下肢疣状黑色小丘疹;肢端血管角皮瘤多在青春期后出现,表现为手背多发角化性红丘疹,可伴冻疮;阴囊和外阴血管角皮瘤多见于中老年人,表现为阴囊或大阴唇部位多发的紫红色丘疹,可单发或多发,沿浅表血管分布;局限性血管角皮瘤常发生于婴幼儿期,表现为躯干等部位簇集不融合的丘疹,或融合的角化过度的丘疹或结节,大多数为单侧分布,女性多见;弥漫性躯体血管角皮瘤多为法布里病(Fabry disease)的皮肤表现,多在青少年期发病,表现为全身散在或局限于某个解剖区域的多发性角化性红丘疹。

### 孤立性血管角皮瘤 1　典型病例

女,56 岁,右大腿外侧黑色丘疹 6 个月(图 2.1.9.1)。

病例点评:近半年内皮损迅速增大,皮损颜色较深,与黑色素瘤难辨别时,可借助皮肤镜区别。

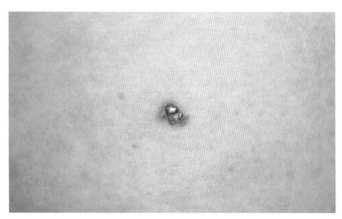

图 2.1.9.1　孤立性血管角皮瘤

### 孤立性血管角皮瘤 2

女,26 岁,左小腿暗紫红色丘疹 2 年,无不适,渐增大(图 2.1.9.2)。

病例点评:中央见角栓样物质,需鉴别角化棘皮瘤。

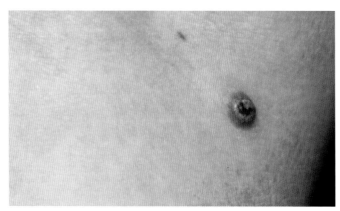

图 2.1.9.2　孤立性血管角皮瘤

### 孤立性血管角皮瘤 3

女,54 岁,右大腿增生物 1 年(图 2.1.9.3)。

病例点评:角化明显,易误诊为疣,可借助皮肤镜区别。

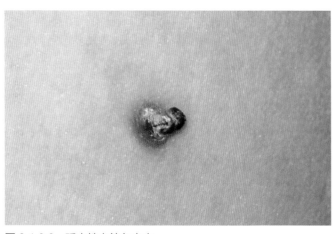

图 2.1.9.3　孤立性血管角皮瘤

### 阴囊血管角皮瘤 4

男,35 岁,阴囊红色丘疹 4 年,无不适(图 2.1.9.4)。

病例点评:单发暗红色皮疹,缓慢增大,阴囊也为好发部位之一。

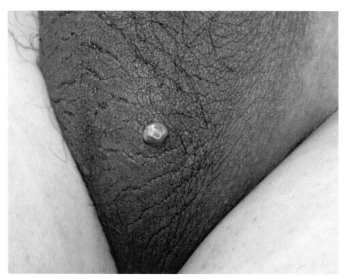

图 2.1.9.4　阴囊血管角皮瘤

### 阴囊血管角皮瘤 5

男,75 岁,阴囊多发紫红色丘疹 2 个月(图 2.1.9.5)。

病例点评:阴囊部位多发紫红色丘疹,表面见扩张血管。

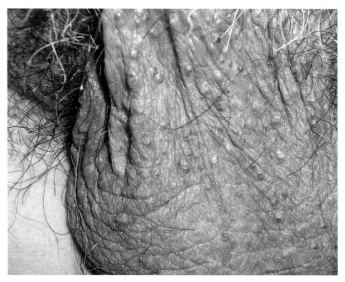

图 2.1.9.5　阴囊血管角皮瘤

### 肢端血管角皮瘤 6

男,16 岁,双手背红色丘疹 15 年(图 2.1.9.6)。

病例点评:患儿出生两月后,双手背出现红色丘疹,伴疼痛,冬重夏轻,双手、面部及耳部冬季易冻伤。无关节痛及其他不适。

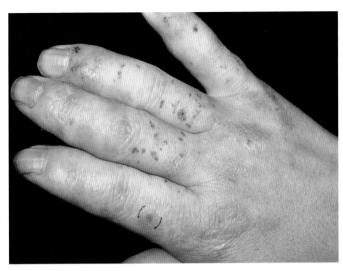

图 2.1.9.6　肢端血管角皮瘤

## 局限性血管角皮瘤 7

女,31 岁,右侧臀部、下肢紫红色丘疹 5 年,渐增多(图 2.1.9.7)。

病例点评:多发紫红色丘疹,带状分布,需与匐行性血管瘤鉴别。

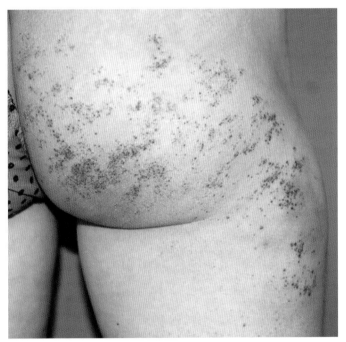

图 2.1.9.7　局限性血管角皮瘤

## 局限性血管角皮瘤 8

女,40 岁,双大腿外侧紫红色丘疹 20 年(图 2.1.9.8)。

病例点评:皮疹渐增多、融合,外伤后易出血,单发皮疹有特征性。

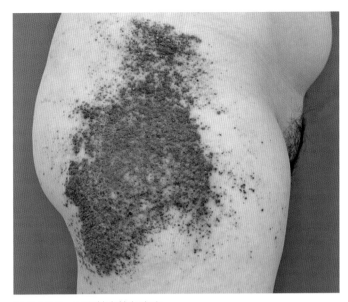

图 2.1.9.8　局限性血管角皮瘤

## 2.1.10　匐行性血管瘤
### （angioma serpiginosum）

多发生在青少年,女童更为常见。四肢尤其是下肢为常见发病部位,单侧发生,部分沿 Blaschko 线分布,以红斑基础上 0.1cm 大小红色丘疹为典型表现,病理表现为真皮浅层的毛细血管扩张和增生。皮损可持续存在,也可完全或部分消退。

### 匐行性血管瘤 1　典型表现

男,15 岁,左胸、左上肢红斑、丘疹 3 年(图 2.1.10.1)。

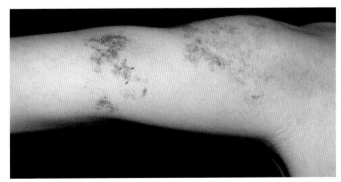

图 2.1.10.1　匐行性血管瘤

### 匐行性血管瘤 2

女,9 岁,右下肢不规则红斑 2 年(图 2.1.10.2)。

病例点评:皮损累及整个右下肢,表现为不规则红斑,丘疹不明显。病前曾有"右足跟血管瘤"注射治疗史。

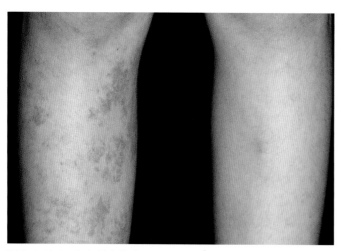

图 2.1.10.2 匐行性血管瘤

### 匐行性血管瘤 3

女,12 岁,右胸及右上肢红色斑丘疹 5 年(图 2.1.10.3)。

病例点评:皮损类似紫癜,但突出皮面,约 0.1cm 大小丘疹,密集不融合,且病程长,持续不消退,有沿 Blaschko 线分布特点。

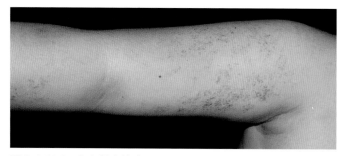

图 2.1.10.3 匐行性血管瘤

### 匐行性血管瘤 4

男,11 岁,左侧胸部及左上肢红斑、丘疹 3 年(图 2.1.10.4)。

病例点评:单侧带状分布,形状不规则,但边界清楚,可见毛细血管扩张。

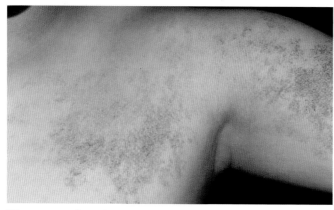

图 2.1.10.4 匐行性血管瘤

### 匐行性血管瘤 5

男,12 岁,右上肢及右胸背红斑、丘疹 12 年(图 2.1.10.5)。

病例点评:出生即有,胸背部皮损呈单侧、带状分布。

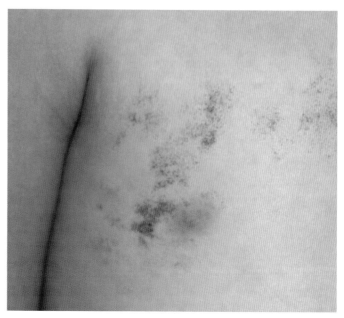

图 2.1.10.5 匐行性血管瘤

### 匐行性血管瘤 6

男,26 岁,躯干、四肢红斑、丘疹 19 年(图 2.1.10.6)。

病例点评:儿童期发病,皮损对称分布,从下肢开始,逐渐发展至上肢和躯干,需与其他原因诱发的毛细血管扩张鉴别。

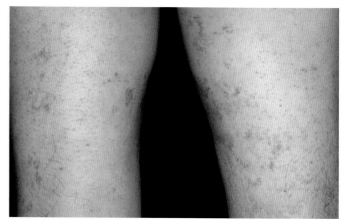

图 2.1.10.6 匐行性血管瘤

### 匐行性血管瘤 7

女,6 岁,躯干、四肢、面部红斑、丘疹 6 年(图 2.1.10.7)。

病例点评:出生 4 个月时发现,为罕见泛发性皮疹,部分可自行消退,但复发,注意系统查体,排除血管畸形相关综合征。

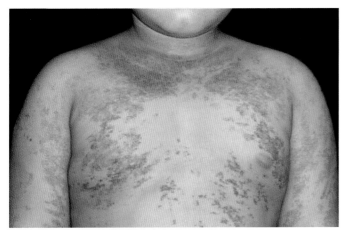

图 2.1.10.7 匐行性血管瘤

## 2.1.11 肾小球样血管瘤
（glomeruloid hemangioma）

肾小球样血管瘤常见于 POEMS 综合征（polyneuropathy, organmegaly, endocrinopathy, M-protein, skin changes syndrome）和多中心性 Castleman 病，多见于中老年人的躯干或四肢，以数毫米大小红色小丘疹为主要表现，可多发。

### 肾小球样血管瘤

女，6 岁，头部淡红色结节 2 年（图 2.1.11.1）。

病例点评：发病年龄及部位均有特殊之处，但病理上血管腔内毛细血管呈袢状增生，似肾小球结构。

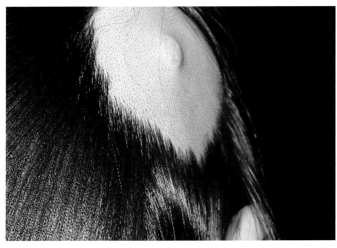

图 2.1.11.1 肾小球样血管瘤

## 2.1.12 微静脉血管瘤
（microvenular hemangioma）

本病多见于成人，主要表现为单发的紫红色斑片或结节，上肢多见。

### 微静脉血管瘤 1 典型病例

女，11 岁，左股部紫红色结节 5 个月（图 2.1.12.1）。

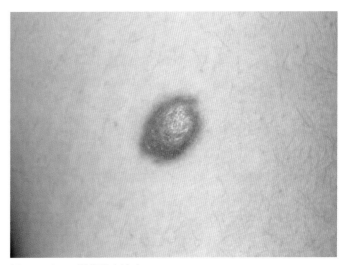

图 2.1.12.1 微静脉血管瘤

### 微静脉血管瘤 2

女，51 岁，腹部紫红色丘疹 5 年（图 2.1.12.2）。

病例点评：发生于腹部，单发紫红色丘疹，病理可确诊。

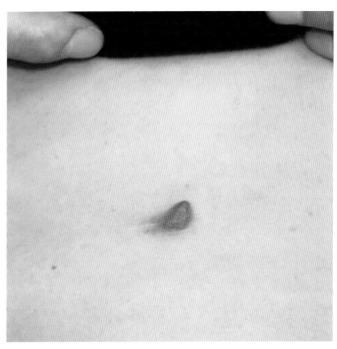

图 2.1.12.2 微静脉血管瘤

### 微静脉血管瘤 3

女，74 岁，右手腕淡褐色结节 1 年（图 2.1.12.3）。

病例点评：皮损呈淡褐色而非紫红色，表面鳞屑，易误诊。

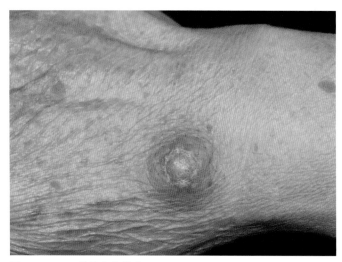

图 2.1.12.3 微静脉血管瘤

### 微静脉血管瘤 4

女,8 岁,右手示指褐色斑片 8 年(图 2.1.12.4)。

病例点评:出生即有,呈褐色,逐渐增大,近半年发展迅速,偶有疼痛,需与神经来源性疾病鉴别。

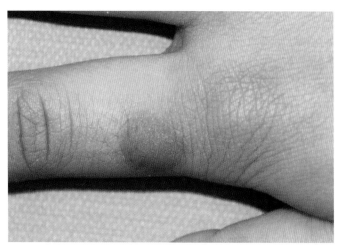

图 2.1.12.4 微静脉血管瘤

## 2.1.13 梭形细胞血管瘤
### (spindle cell hemangioma)

梭形细胞血管瘤由 Weiss 和 Enzinger 于 1986 年首次报道,是一种较为少见的良性血管源性肿瘤。本病可发生于任何年龄,但多见于 20~40 岁的年轻患者,个别患者于出生后不久即可发生,无明显性别差异。通常好发于四肢远端,偶有内脏发病的报道。临床表现为单发或多发的丘疹、结节,表面呈蓝色或暗红色,生长缓慢,部分患者病程可达数十年。多发者多位于同一解剖部位。个别患者可合并马富奇综合征(Maffucci syndrome)或其他静脉畸形。首选治疗方式是手术切除,但部分患者切除后可复发。

### 梭形细胞血管瘤 1 典型病例

女,24 岁,左手小鱼际、小指屈侧结节 10 年(图 2.1.13.1)。

病例点评:皮损位于肢端,病情进展缓慢,皮损多发,部分融合,部分皮损表面呈紫红色,提示血管来源性病变。

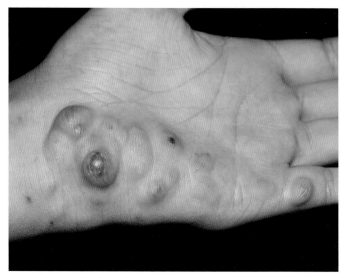

图 2.1.13.1 梭形细胞血管瘤

### 梭形细胞血管瘤 2 典型病例

女,34 岁,右足内侧缘多发结节 20 年余,渐增多(图 2.1.13.2)。

病例点评:患者病程长达 20 年,病程进展缓慢,皮损多发,表面呈浅蓝色或青紫色,提示病变位置相对较深。

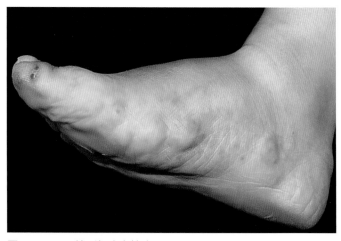

图 2.1.13.2 梭形细胞血管瘤

### 梭形细胞血管瘤 3

女,22 岁,左手多发皮下结节伴疼痛 10 年(图 2.1.13.3)。

病例点评:皮损行多次手术切除后均复发,且逐渐增多,可见手术后遗留的瘢痕。

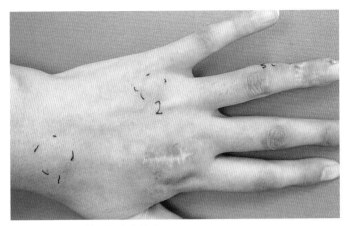

图 2.1.13.3a 梭形细胞血管瘤

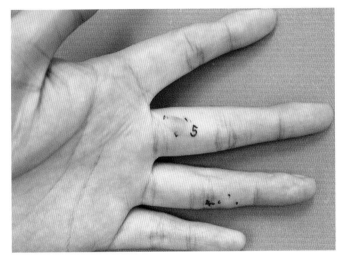

图 2.1.13.3b 梭形细胞血管瘤

## 2.1.14 肌周细胞瘤
（myopericytoma）

肌周细胞瘤老年人多见,女性患者略多。四肢多发,尤其是下肢,但其他部位也可发生。表现为单发红色丘疹或结节,少数病例可出现复发或转移。最近有文献显示部分发生于脏器的病例合并EB 病毒（Epstein-Barr virus, EBV）感染,患者可有 HIV 感染或器官移植背景。

### 肌周细胞瘤 1

男,56 岁,左手腕皮下结节 7 年,伴疼痛及手部麻木(图2.1.14.1 )。

病例点评:位于关节部位,外院手术切除后复发。

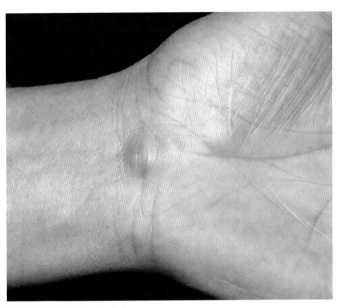

图 2.1.14.1 肌周细胞瘤

### 肌周细胞瘤 2

男,43 岁,鼻左侧皮下包块 7 年,无痛痒,渐增大(图 2.1.14.2)。

病例点评:表现为皮下包块,临床诊断困难,需依靠组织病理确诊。

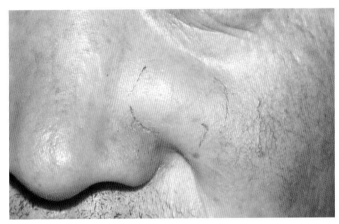

图 2.1.14.2 肌周细胞瘤

### 肌周细胞瘤 3

男,45 岁,右耳郭褐红色丘疹 2 年,无痛痒(图 2.1.14.3 )。

病例点评:表现为褐红色半球形结节,易误诊为血管来源肿瘤。

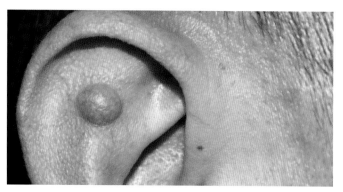

图 2.1.14.3 肌周细胞瘤

## 2.1.15 平滑肌肿瘤
（smooth muscle tumor）

平滑肌肿瘤是后天发生、起源于立毛肌、血管平滑肌、生殖器平滑肌的肿瘤。毛发平滑肌瘤（pilar leiomyoma）多见于成人，表现为带状分布的多发丘疹。血管平滑肌瘤（angioleiomyoma）起源于静脉或动脉的中膜，多见于下肢皮下组织，表现为单发、小的、可移动的皮下肿块，常伴疼痛，疼痛可以自发或遇冷、压力、创伤或情绪诱发。生殖器平滑肌瘤（genital leiomyoma）起源于外阴或乳头的平滑肌，外阴平滑肌瘤多见于成年男性阴囊或女性大阴唇，表现为丘疹、结节或斑块。乳头平滑肌瘤常见于青年女性，为乳晕单发丘疹。平滑肌错构瘤（smooth muscle hamartoma）是先天发生的局限性平滑肌细胞异常增殖，先天发生可与平滑肌瘤鉴别。

### 2.1.15.1 毛发平滑肌瘤
（pilar leiomyoma）

#### 毛发平滑肌瘤 1

女，50岁，左下肢、左腰部丘疹、结节30年余，偶疼痛（图2.1.15.1）。

病例点评：皮疹累及多个区域，为带状分布的丘疹、结节，自觉疼痛，有助于诊断。

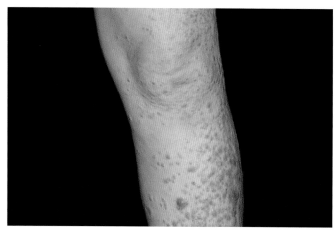

图 2.1.15.1 毛发平滑肌瘤

#### 毛发平滑肌瘤 2

男，50岁，右侧胸背部红色丘疹、结节20年余（图2.1.15.2）。

病例点评：皮疹呈带状分布，遇冷或情绪激动时出现疼痛。

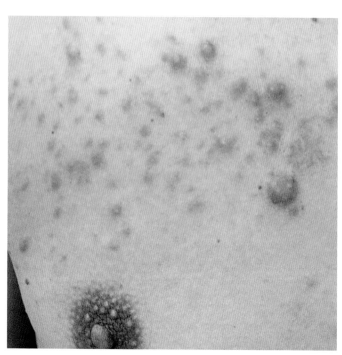

图 2.1.15.2 毛发平滑肌瘤

#### 毛发平滑肌瘤 3

男，49岁，右侧肩背部红色丘疹20年，疼痛2个月（图2.1.15.3）。

病例点评：瘢痕样损害，带状分布、疼痛有助于与隆突性皮肤纤维肉瘤等鉴别。

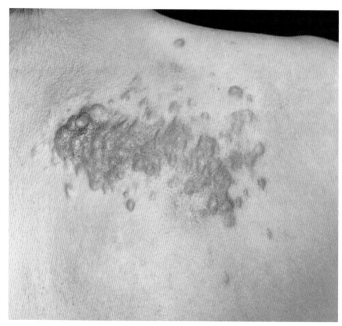

图 2.1.15.3 毛发平滑肌瘤

### 毛发平滑肌瘤 4

男,29 岁,面部丘疹、斑块 10 年余,渐增大,疼痛(图 2.1.15.4)。

病例点评:表现类似瘢痕疙瘩,表面多发光滑丘疹。

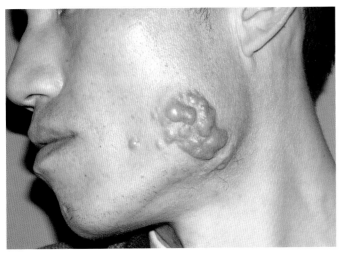

图 2.1.15.4 毛发平滑肌瘤

### 毛发平滑肌瘤 5

女,45 岁,左侧面、颈部丘疹、结节 20 年(图 2.1.15.5)。

病例点评:带状分布丘疹、小结节,注意鉴别汗管瘤、瘢痕。

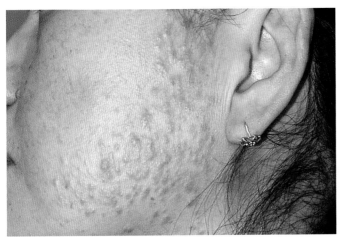

图 2.1.15.5 毛发平滑肌瘤

## 2.1.15.2 血管平滑肌瘤

( angioleiomyoma )

### 血管平滑肌瘤 1

女,24 岁,左耳轮包块 2 年,疼痛,偶痒(图 2.1.15.6)。

病例点评:表现类似瘢痕疙瘩、嗜酸性粒细胞增多性血管淋巴样增生,发病前无外伤史、自觉疼痛有助于鉴别。

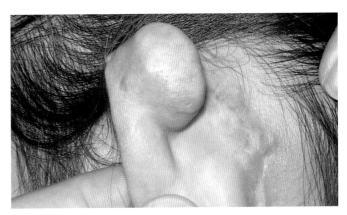

图 2.1.15.6 血管平滑肌瘤

### 血管平滑肌瘤 2

女,41 岁,左耳前皮下结节 5 年,无痛痒,近期增大,质硬,活动度可(图 2.1.15.7)。

病例点评:临床无特殊,皮损质地可排除表皮囊肿。

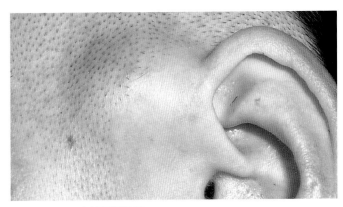

图 2.1.15.7 血管平滑肌瘤

### 血管平滑肌瘤 3

男,44 岁,左颞部红色丘疹 1 年余,无明显疼痛(图 2.1.15.8)。

病例点评:表现为单发丘疹,容易误诊为毛囊炎或瘢痕疙瘩等疾病。

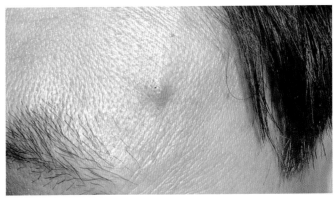

图 2.1.15.8 血管平滑肌瘤

### 血管平滑肌瘤 4

男,20 岁,下唇部紫红色小结节 1 年余,无痛痒,渐增大(图 2.1.15.9)。

病例点评:表现为外生性小结节,似分叶状毛细血管瘤。

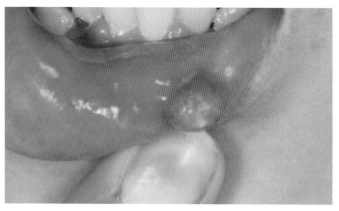

图 2.1.15.9 血管平滑肌瘤

### 血管平滑肌瘤 5

男,29 岁,左耳后皮下结节 4 年,压痛不明显,质中,活动度可,无溃烂(图 2.1.15.10)。

病例点评:表现为皮下结节,需要与表皮囊肿等鉴别。

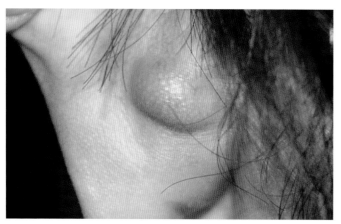

图 2.1.15.10 血管平滑肌瘤

### 血管平滑肌瘤 6

男,47 岁,右足跟内上方结节 6 年,质硬(图 2.1.15.11)。

病例点评:单发质硬结节,临床诊断困难,易误诊为肢端纤维角皮瘤。

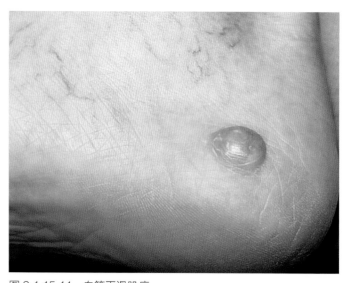

图 2.1.15.11 血管平滑肌瘤

## 2.1.15.3 生殖器平滑肌瘤
(genital leiomyoma)

### 生殖器平滑肌瘤 1

男,45 岁,阴囊丘疹 10 年(图 2.1.15.12)。

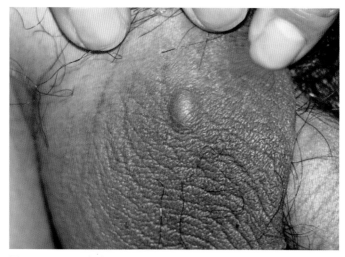

图 2.1.15.12 生殖器平滑肌瘤

### 生殖器平滑肌瘤 2

男,33 岁,阴茎皮色斑块 9 年,发病前曾行包皮环切术(图 2.1.15.13)。

病例点评:发病前有手术史,临床表现为斑块,表面有小丘疹。

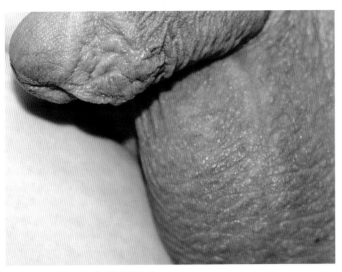

图 2.1.15.13　生殖器平滑肌瘤

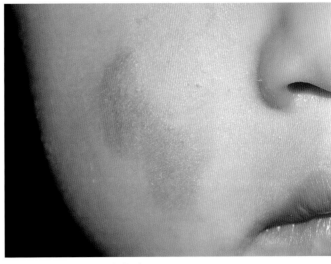

图 2.1.15.15　平滑肌错构瘤

## 生殖器平滑肌瘤 3

女，49 岁，右乳乳晕旁红色斑块 2 年，疼痛（图 2.1.15.14）。

病例点评：发生于乳房的乳晕旁，表现为瘢痕样斑块，疼痛有助于诊断。

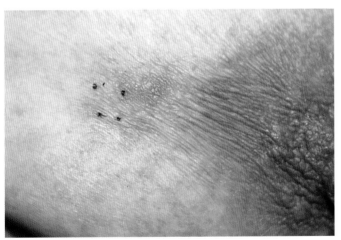

图 2.1.15.14　生殖器平滑肌瘤

## 平滑肌错构瘤 2

女，18 岁，右下颌部淡褐色斑片 18 年（图 2.1.15.16）。

病例点评：出生即有，表面毛发增多、粗大，可见多发小丘疹。

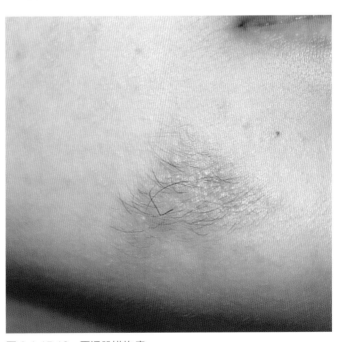

图 2.1.15.16　平滑肌错构瘤

## 2.1.15.4　平滑肌错构瘤
（smooth muscle hamartoma）

## 平滑肌错构瘤 1

男，2 岁，右面部红褐色斑块 2 年（图 2.1.15.15）。

病例点评：出生即有，需要与咖啡牛奶斑、色素痣等鉴别。

## 平滑肌错构瘤 3

男，2 岁，左眼下外侧毛发增多 2 年（图 2.1.15.17）。

病例点评：仅有毛发增多，临床需与局限性多毛症鉴别。

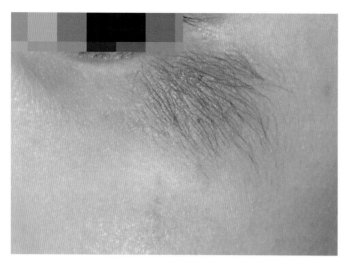

图 2.1.15.17　平滑肌错构瘤

### 平滑肌错构瘤 4

男,19 岁,额部褐色斑片 19 年,渐增厚、颜色变深(图 2.1.15.18)。

病例点评:出生即有,但仅有色素改变。临床上与静脉畸形、咖啡牛奶斑等不易鉴别。

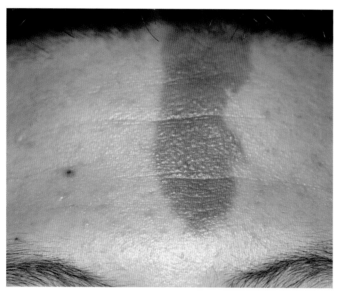

图 2.1.15.18　平滑肌错构瘤

## 2.1.16　平滑肌肉瘤
（leiomyosarcoma）

发生于皮肤及皮下组织,皮肤平滑肌肉瘤来自立毛肌,皮下平滑肌肉瘤多来自血管平滑肌。最常见于 40~80 岁人群,常发生于肢体近端,以下肢为著,表现为暗红色实性结节或斑块。皮肤平滑肌肉瘤预后与肿瘤的大小和深度有关,直径小于 5cm 者的预后较好,40% 发生复发,但转移极其少见。皮下平滑肌肉瘤预后差,约 1/3 的皮下平滑肌肉瘤发生转移,常见为肺和肝,并导致死亡。

### 平滑肌肉瘤 1

女,49 岁,左胫前暗红色结节 3 年余,无痛痒,逐渐增大(图 2.1.16.1 )。

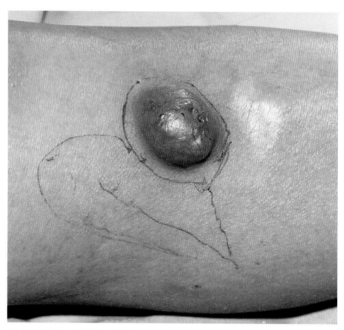

图 2.1.16.1　平滑肌肉瘤

### 平滑肌肉瘤 2

男,51 岁,右侧背部皮肤结节伴疼痛 6 年余,4 年前手术切除,2 年前切口处复发(图 2.1.16.2)。

病例点评:表现为浸润性生长的暗红色结节,易误诊为隆突性皮肤纤维肉瘤、瘢痕疙瘩等,需借助于组织病理确诊。

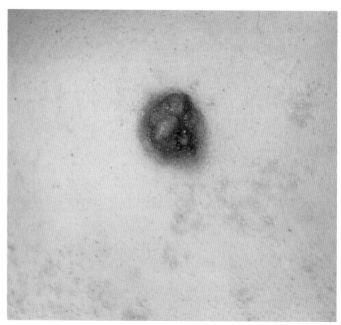

图 2.1.16.2　平滑肌肉瘤

## 2.1.17　纤维肉瘤
（fibrosarcoma）

纤维肉瘤常见于中老年人,最常发生于下肢,其次是上肢、躯干、头颈部,是一种主要侵犯深部软组织、生长缓慢的肿瘤,伴或不伴疼痛,肿瘤界限不清,易转移至肺和骨。可能出现于陈旧性烧伤瘢痕或经过放射治疗的部位。

### 纤维肉瘤 1

女,25 岁,左足底疼痛 2 年,发现包块 4 个月(图 2.1.17.1)。
病例点评:左足底长时间疼痛,近期发现局部出现包块。

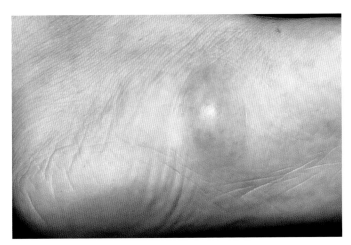

图 2.1.17.1　纤维肉瘤

### 纤维肉瘤 2

女,70 岁,腹部瘢痕样肿块 66 年,局部增生破溃 2 个月余(图 2.1.17.2)。

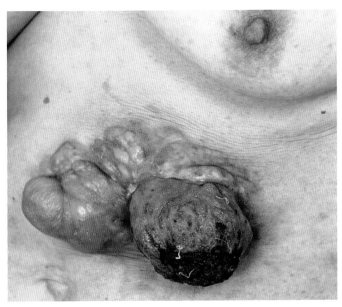

图 2.1.17.2　纤维肉瘤

病例点评:66 年前腹部因“皮脂腺囊肿”切除后形成一瘢痕,曾行 4 次放疗后无改善,皮损渐增大,形成结节,2 个月前局部出现破溃,临床高度提示可能恶性肿瘤。

### 纤维肉瘤 3

女,62 岁,左上睑红色丘疹半年余(图 2.1.17.3)。
病例点评:红色丘疹,触诊有浸润感,临床诊断困难。

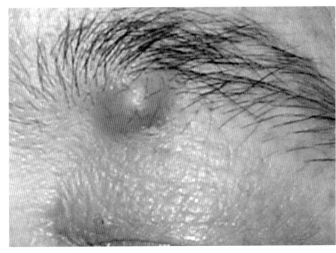

图 2.1.17.3　纤维肉瘤

## 2.1.18　腱黄瘤
（xanthoma tendinosum）

腱黄瘤发病机制同结节性黄瘤,主要见于高脂血症Ⅱ、Ⅲ型,常与家族性高胆固醇血症相关。好发于手、足伸肌腱及跟腱,皮肤外观正常,B 超可显示结节或腱厚度增加。

### 腱黄瘤 1　典型病例

男,22 岁,肘部、跟腱部黄色结节、斑块 10 年(图 2.1.18.1)。
病例点评:肘部为扁平黄瘤,足跟部位为腱黄瘤。

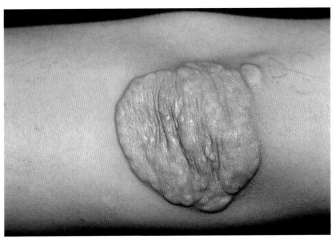

图 2.1.18.1a　腱黄瘤

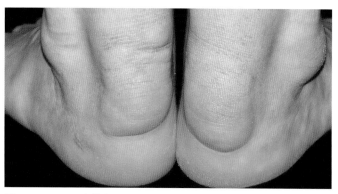

图 2.1.18.1b　腱黄瘤

### 腱黄瘤 2

女,19 岁,四肢斑块、结节 10 年余(图 2.1.18.2)。

病例点评:自幼四肢出现黄色斑块、结节,无不适,渐扩展至臀部和双手足,血脂检查示总胆固醇 10.70mmol/L,低密度脂蛋白 9.34mmol/L。

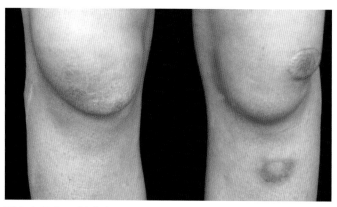

图 2.1.18.2a　腱黄瘤

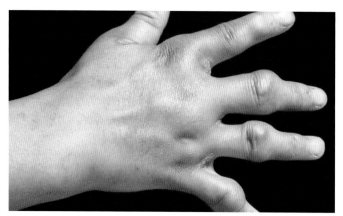

图 2.1.18.2b　腱黄瘤

## 2.1.19　结节性黄瘤
### （xanthoma tuberosum）

结节性黄瘤和结节疹性黄瘤(tuberoeruptive xanthoma)属于

黄色瘤病的一种,是脂质代谢障碍性疾病,常伴有胆固醇的代谢异常,系含脂质的组织细胞在皮肤、肌腱和内脏器官内形成丘疹、结节。主要见于高脂血症Ⅱ、Ⅲ型,常与家族性高胆固醇血症相关,皮损形态多样,可为扁平或凸起的、淡黄色或橘色的圆形成簇性结节,质硬且趋于融合。好发于关节处,尤其是肘、膝关节,也可发生于面部、指间关节、腋窝、腹股沟及臀部,皮损也可单发,早期皮损常为亮黄色或红斑样改变,晚期皮损则逐渐纤维化并丧失本色。有时亦可见带蒂的、有裂隙的或化脓性的结节。

### 结节性黄瘤 1　典型病例

女,27 岁,全身关节处多发黄色结节 20 年(图 2.1.19.1)。

病例点评:患者有遗传性高脂血症病史 27 年,20 年前四肢关节等处逐渐出现多发大小不一黄色结节,无明显自觉症状,渐增大。

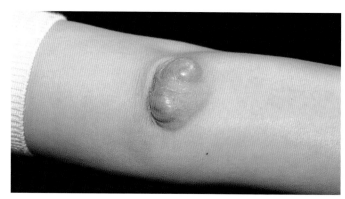

图 2.1.19.1　结节性黄瘤

### 结节性黄瘤 2

男,52 岁,面、颈、上肢、躯干丘疹、斑块、结节 20 年余(图 2.1.19.2)。近 5 年鼻部损害影响呼吸。

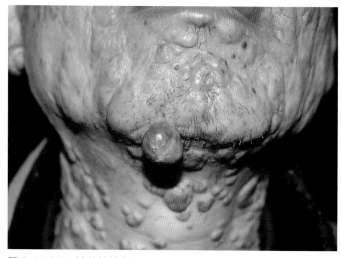

图 2.1.19.2　结节性黄瘤

### 结节性黄瘤 3

女,30 岁,左肘部包块 6 年(图 2.1.19.3)。

病例点评:包块无不适,渐增大。既往右肘部、骶尾部包块切除后未复发,左肘部皮损切除后复发。有高脂血症病史。

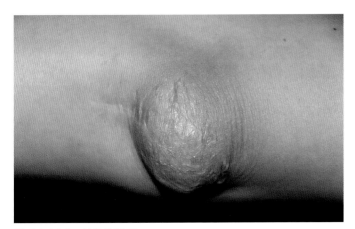

图 2.1.19.3　结节性黄瘤

### 结节疹性黄瘤 4　典型病例

男,25 岁,躯干、四肢丘疹 1 年余(图 2.1.19.4)。

病例点评:发生于膝部伸侧的紫红色丘疹、结节。与结节性黄瘤是谱系疾病,治疗后消退缓慢。

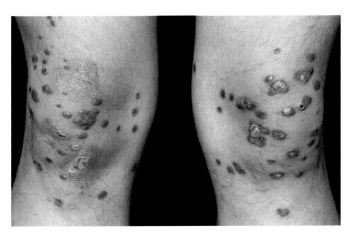

图 2.1.19.4　结节性黄瘤

## 2.1.20　发疹性黄瘤
### （eruptive xanthoma）

黄色瘤病与脂代谢障碍有关,可分为发疹性黄瘤、结节性黄瘤、腱黄瘤等不同的临床类型。基本损害为黄色或黄红色丘疹、结节或斑块。皮损的形态和发生部位不同,可提示潜在的脂代谢异常的类型不同,疾病预后也不相同。扁平黄瘤可见于血脂正常的患者,提示患者可能存在单克隆丙种球蛋白病。

发疹性黄瘤见于高脂血症 I、IV、V 型,由原发或继发高甘油三酯所致,后两型与糖尿病、肥胖相关。皮损为 1~4mm 大小红色至黄色小丘疹,好发于臀、四肢伸侧和手。降脂治疗后皮疹可迅速消退。

### 发疹性黄瘤 1　典型病例

女,16 岁,四肢伸侧泛发丘疹 1 个月,皮疹不融合(图 2.1.20.1)。

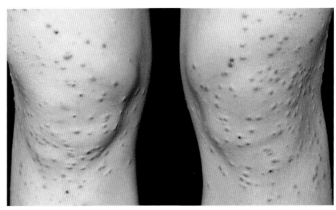

图 2.1.20.1a　发疹性黄瘤

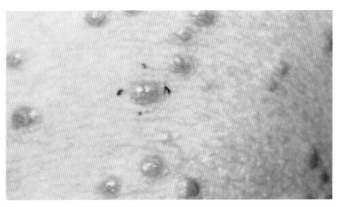

图 2.1.20.1b　发疹性黄瘤

### 发疹性黄瘤 2

男,41 岁,四肢黄红色丘疹 3 年,逐渐增多(图 2.1.20.2)。

病例点评:黄红色丘疹聚集形成"桑葚"图形。

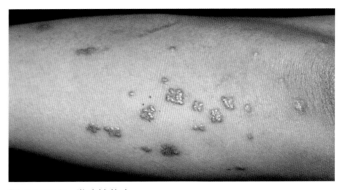

图 2.1.20.2　发疹性黄瘤

### 发疹性黄瘤 3

男,26 岁,颈后、右肩胛部丘疹 3 个月余(图 2.1.20.3 )。

病例点评:发生于颈肩部,扁平丘疹为主要表现,比较少见。

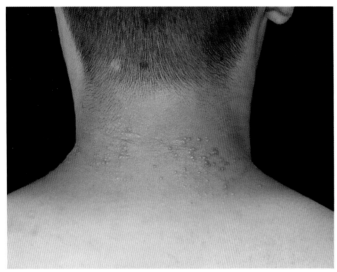

图 2.1.20.3 发疹性黄瘤

## 2.1.21 扁平黄瘤
（xanthoma planum）

扁平黄瘤发病机制同结节性黄瘤,主要见于高脂血症Ⅱ、Ⅲ型,常与家族性高胆固醇血症相关。多发生于掌纹部位,呈黄色斑疹、斑片或斑块,局限或弥漫。

### 扁平黄瘤 典型病例

男,3 岁,全身黄色丘疹、斑块 2 年(图 2.1.21.1 )。

病例点评:该例腕、足跟、臀沟等部表现为扁平黄瘤,同时臀部有多发黄色丘疹。总胆固醇 17.60mmol/L,低密度脂蛋白 14.16mmol/L。

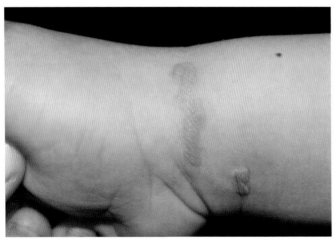

图 2.1.21.1a 扁平黄瘤

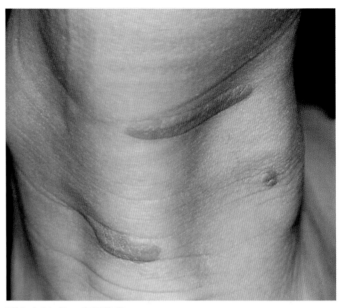

图 2.1.21.1b 扁平黄瘤

## 2.1.22 灰泥角化病
（stucco keratosis）

灰泥角化病是一种常见的灰泥样小丘疹,好发于小腿,尤其是跟腱附近,以及足背和老年人的前臂。皮损直径 1~10mm、圆形、干燥,附于皮肤表面,常被患者误认为是皮肤干燥的表现。刮除或冷冻可去除。易从皮肤上完整剥离且不出血,但很快复发。

### 灰泥角化病 1

男,69 岁,四肢扁平丘疹 10 年余(图 2.1.22.1)。逐渐增多,无不适。

病例点评:四肢多发干燥丘疹,局部融合,部分皮损表面粗糙。

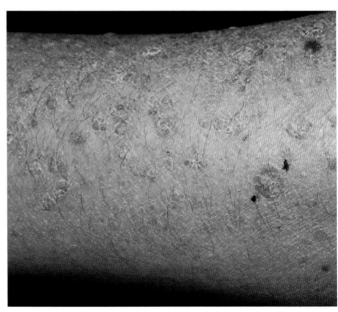

图 2.1.22.1a 灰泥角化病

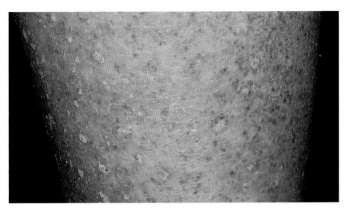

图 2.1.22.1b　灰泥角化病

### 灰泥角化病 2

男,47 岁,颈部、躯干、四肢褐色斑疹、斑片 6 年(图 2.1.22.2)。

病例点评:躯干部位散在褐色斑疹、斑片,系非典型部位,且部分皮损边缘隆起,曾误诊为花斑糠疹,同时需与汗孔角化病相鉴别。

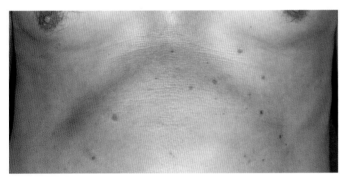

图 2.1.22.2a　灰泥角化病

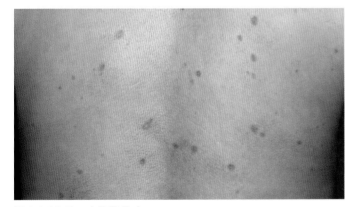

图 2.1.22.2b　灰泥角化病

### 灰泥角化病 3

女,79 岁,右小腿红色、褐色斑片 10 年余(图 2.1.22.3)。皮损渐增大,无自觉不适。

病例点评:胫前局限性褐色斑疹、斑片,边界清楚,为脂溢性角化病的亚型。

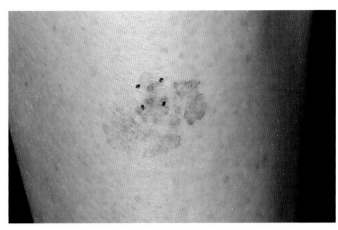

图 2.1.22.3　灰泥角化病

## 2.1.23　儿童丘疹性肢端皮炎
### ( papular acrodermatitis of childhood )

儿童丘疹性肢端皮炎又称 Gianotti-Crosti 综合征,多见于 5 岁以下儿童,成人偶可发病。发病原因可能与病毒感染、细菌感染或疫苗接种有关,其中乙型肝炎病毒( hepatitis B virus,HBV )和 EB 病毒( EBV )与儿童丘疹性肢端皮炎关系最为密切。患儿于出疹前 1 周可有咳嗽、腹泻等呼吸道或消化道症状,继而面部、臀部、四肢伸侧逐渐出现单一形态粉红至棕红色丘疹、丘疱疹,呈对称性分布,躯干、手掌和足底较少出现皮疹,有时会出现同形反应。多数皮疹无自觉症状,少数有痒感。部分患儿伴有颈部、腋窝和腹股沟淋巴结肿大。本病具有自限性,大多在半年内可自行缓解,无需特殊治疗。临床需要与摩擦性苔藓样疹、特应性皮炎、丘疹性荨麻疹、急性痘疮样苔藓样糠疹、扁平苔藓及其他病毒感染性皮肤病相鉴别。

### 儿童丘疹性肢端皮炎　典型病例

女,1 岁,发热 2 周,面部、臀部、四肢红色丘疹 1 周(图 2.1.23.1 )。

病例点评:面部、臀部及四肢伸侧相对单一的红色丘疹,部分区域见同形反应。

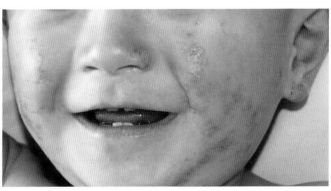

图 2.1.23.1a　儿童丘疹性肢端皮炎

童期起病,临床表现为手、足背多发的肤色或褐色的疣状角化性丘疹,掌跖、指甲多发点状凹陷。在诊断疣状肢端角化症后需注意在皮脂溢出部位是否出现油腻性角化性丘疹等毛囊角化病表现,此外还需要与掌跖角化病、扁平疣、脂溢性角化病等相鉴别。

### 疣状肢端角化症 典型病例

男,32岁,双手足、面颈部角化性丘疹7年余(图2.1.24.1)。

病例点评:患者除了手、足背多发疣状角化性丘疹外,在皮脂溢出部位(面颈部、肩背部)可见典型的毛囊角化病皮损,即油腻性角化性丘疹。

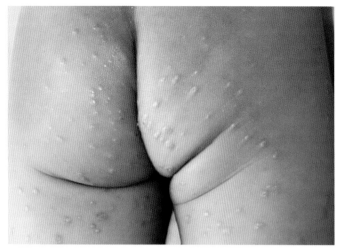

图 2.1.23.1b 儿童丘疹性肢端皮炎

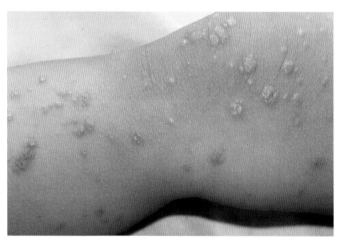

图 2.1.23.1c 儿童丘疹性肢端皮炎

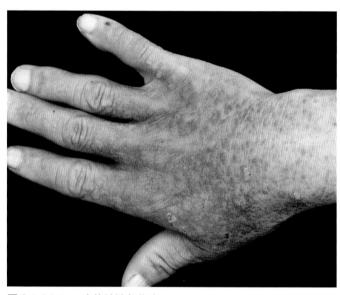

图 2.1.24.1a 疣状肢端角化病

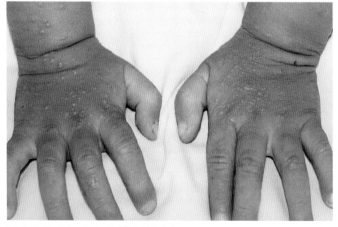

图 2.1.23.1d 儿童丘疹性肢端皮炎

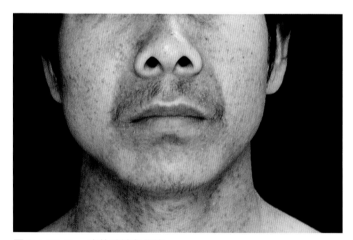

图 2.1.24.1b 疣状肢端角化病

## 2.1.24 疣状肢端角化病
(acrokeratosis verruciformis)

疣状肢端角化病又称Hopf疣状肢端角化症,可以是毛囊角化病的先驱表现,亦可作为独立疾病存在。遗传方式为常染色体显性遗传,大部分患者系ATP2A2基因错义突变所致。多数在儿

## 2.1.25 单纯性汗腺棘皮瘤
(hidroacanthoma simplex)

单纯性汗腺棘皮瘤是汗孔瘤的4种亚型之一,好发于老年人的躯干或下肢,皮损为单发的扁平或疣状暗红色、褐色斑块,临床易误诊为脂溢性角化病或鲍恩病。

## 单纯性汗腺棘皮瘤 1

男,46 岁,左足背红斑 6 年,缓慢增大,无明显不适,经常破溃,有血性分泌物(图 2.1.25.1)。

病例点评:发生于足背,境界清楚的红色斑块,经常破溃、渗血,临床需与鳞癌鉴别。

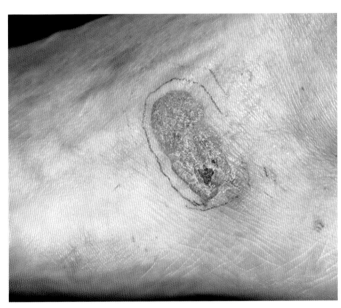

图 2.1.25.1 单纯性汗腺棘皮瘤

## 单纯性汗腺棘皮瘤 2

女,47 岁,右腰骶部斑块 5 年,近 2 年增长迅速,伴痛痒(图 2.1.25.2)。

病例点评:皮损为界清不规则暗红色斑块,其上可见少许干燥鳞屑,需与鲍恩病和脂溢性角化病鉴别。

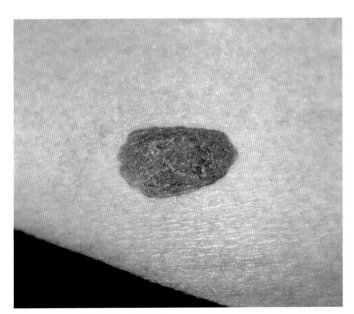

图 2.1.25.2 单纯性汗腺棘皮瘤

## 单纯性汗腺棘皮瘤 3

男,70 岁,右足背斑块 10 年,增长 2 年(图 2.1.25.3)。

病例点评:足背皮损,境界清楚,局部呈疣状增生和痂皮,可通过组织病理与脂溢性角化病相鉴别。

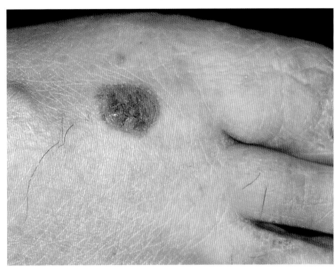

图 2.1.25.3 单纯性汗腺棘皮瘤

## 2.1.26 肢端持续性丘疹性黏蛋白病
（acral persistent papular mucinosis）

肢端持续性丘疹性黏蛋白病属于局限性黏液水肿性苔藓的一种亚型。成人发病,通常无系统受累。表现为手背、手腕及前臂伸侧对称分布带有蜡样光泽的坚实扁平丘疹,白色至肤色,大小2~5mm,互不融合,通常无自觉症状。

### 肢端持续性丘疹性黏蛋白病 1 典型病例

男,59 岁,双手背、手腕伸侧及前臂皮色丘疹 10 年余(图 2.1.26.1)。

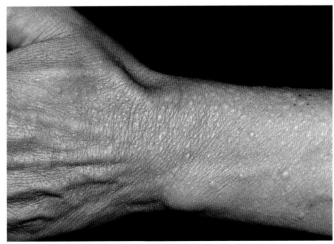

图 2.1.26.1 肢端持续性丘疹性黏蛋白病

## 肢端持续性丘疹性黏蛋白病 2

男，43 岁，双前臂伸侧、手背丘疹 6 年余，无不适（图 2.1.26.2）。

病例点评：前臂伸侧及手背多发象牙白色丘疹，互不融合。

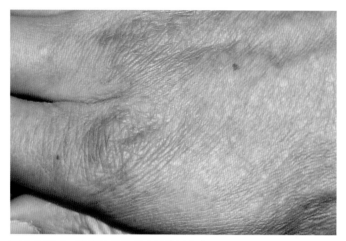

图 2.1.26.2　肢端持续性丘疹性黏蛋白病

## 2.1.27　海分枝杆菌感染
（Mycobacterium marinum infection）

海分枝杆菌感染又称游泳池肉芽肿（swimming-pool granuloma），多见于渔民、加工海鱼工人、海洋水族馆工作人员和免疫抑制的患者。好发于四肢易受外伤部位，初为红色小丘疹，缓慢增大成小结节，偶可破溃呈浅表溃疡，多单发，约 1/3 沿淋巴管呈线状排列，数月至 3 年内可自愈。陈旧性损害形成瘢痕或疣状。

### 海分枝杆菌感染 1　典型病例

女，58 岁，右手、右上肢暗红色结节 3 个月余，3 个月前右手拇指曾被鱼刺扎伤（图 2.1.27.1）。

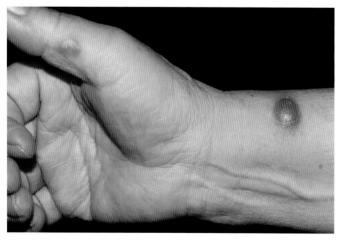

图 2.1.27.1　海分枝杆菌感染

### 海分枝杆菌感染 2

男，19 岁，右手腕伸侧暗红色斑块、糜烂、渗出伴痒 1 年余（图 2.1.27.2）。

病例点评：表现为境界清楚的红色斑块，表面有糜烂、渗出后的结痂和脱屑，需结合病史和扁平苔藓做鉴别。

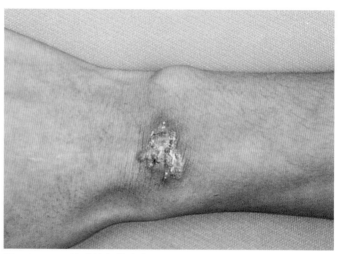

图 2.1.27.2　海分枝杆菌感染

### 海分枝杆菌感染 3

男，30 岁，右手背、无名指多发红斑、鳞屑 2 年，痛痒 1 周（图 2.1.27.3）。

病例点评：病程较长，局部组织反复增生，皮损呈疣状斑块，伴脱屑。临床需与深部真菌病或寻常狼疮相鉴别。

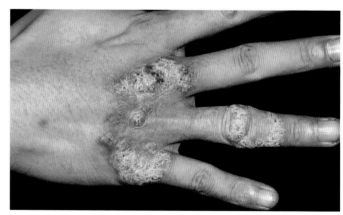

图 2.1.27.3　海分枝杆菌感染

### 海分枝杆菌感染 4

女，64 岁，左手示指斑块伴疼痛 20 天余（图 2.1.27.4）。

病例点评：病程较短，表面光滑，注意鉴别瘢痕。

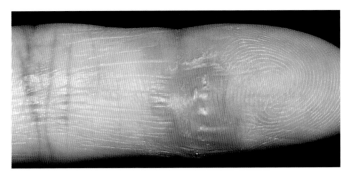

图 2.1.27.4　海分枝杆菌感染

### 海分枝杆菌感染 5

女,58 岁,左手中指红肿 1 个月余(图 2.1.27.5)。

病例点评:左手中指界限欠清的红斑,浸润感较强,需与皮肤软组织化脓性感染鉴别。

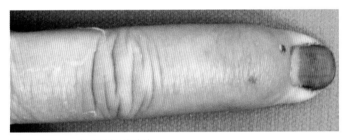

图 2.1.27.5　海分枝杆菌感染

## 2.1.28　嗜酸性肉芽肿性多血管炎
( eosinophilic granulomatosis with polyangiitis )

嗜酸性肉芽肿性多血管炎又称变应性肉芽肿病( allergic granulomatosis ),Churg-Strauss 综合征( Churg-Strauss syndrome ),属于抗中性粒细胞胞质抗体( antineutrophil cytoplasmic antibody,ANCA )相关性血管炎。皮损多见于四肢,根据受累血管大小的不同,皮损可为紫癜、瘀斑、水疱、血疱等,也可为皮下结节、溃疡、皮肤坏死/指端坏疽或网状青斑。外周血嗜酸性粒细胞增高、哮喘病史、组织病理中嗜酸性粒细胞浸润及肉芽肿性血管炎是诊断的重要条件。应注意与其他嗜酸性粒细胞增多性皮肤病及皮肤血管炎相鉴别。

### 嗜酸性肉芽肿性多血管炎 1　典型病例

男,20 岁,双小腿红斑,丘疹、瘀斑 9 年,加重 1 年,自觉瘙痒(图 2.1.28.1 )。

病例点评:双下肢出血性皮损,伴外周血嗜酸性粒细胞及 IgE 增高,有过敏性鼻炎病史,曾按"过敏"治疗,效欠佳。B 超示双下肢、腹腔多发静脉血栓,腹股沟淋巴结肿大,胸部 CT 显示左肺下叶炎性灶。皮肤组织病理显示血管炎伴嗜酸性粒细胞浸润。

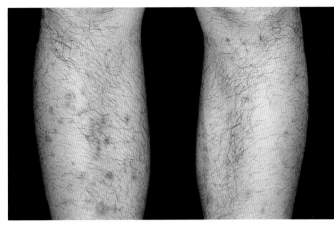

图 2.1.28.1　嗜酸性肉芽肿性多血管炎

### 嗜酸性肉芽肿性多血管炎 2　典型病例

男,67 岁,双下肢瘀斑,大疱伴发热 2 周余(图 2.1.28.2)。

2 周前因"哮喘"在外院住院,后双下肢出现出血性水疱、大疱,腰部见局限性分布风团样红斑、出血性水疱。近半年呼吸困难明显。血常规:白细胞 $20.79 \times 10^9$/L,嗜酸性粒细胞 $8.05 \times 10^9$/L、百分比 39.2%。尿蛋白(+)。抗中性粒细胞核周抗体( anti-antineutrophilic perinuclear antibody,pANCA )、抗髓过氧化物酶

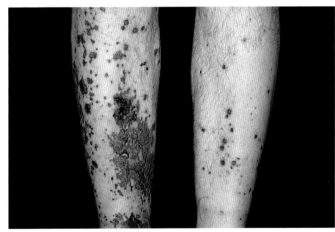

图 2.1.28.2a　嗜酸性肉芽肿性多血管炎

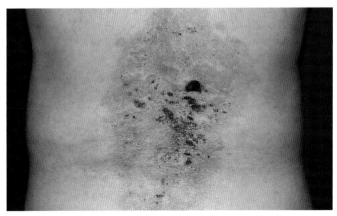

图 2.1.28.2b　嗜酸性肉芽肿性多血管炎

（myeloperoxidase，MPO）抗体、抗核抗体（antinuclear antibody，ANA）均阳性。发病以来发热，体温最高38.9℃，无体重下降。既往有高血压病史，否认糖尿病、心脏病等慢性病病史，否认药物过敏史。病理检查示真皮浅层血管管壁及周围中性粒细胞、嗜酸性粒细胞、淋巴细胞、组织细胞混合性浸润，局部形成肉芽肿，可见红细胞外溢。

病例点评：该例皮损典型，患者哮喘病史明确，结合外周血嗜酸性粒细胞增高、ANCA阳性及发热等系统症状，不难做出诊断。

## 2.1.29　坏死性肉芽肿性多血管炎
（necrotizing granulomatous vasculitis）

坏死性肉芽肿性多血管炎又称韦格纳肉芽肿病（Wegener granulomatosis），是一种以上呼吸道或下呼吸道坏死性肉芽肿、广泛累及小及中等血管的坏死性血管炎和局灶性坏死性肾小球肾炎为特征的综合征。好发于成人，男多于女。最为常见的表现为上呼吸道坏死性肉芽肿性炎症，临床表现为鼻部、鼻咽部、气管、支气管出现结节、溃疡，咳嗽、胸痛、呼吸困难。45%的患者可有皮肤表现，皮损常见于面部及四肢伸侧。皮损分为3大类：①白细胞碎裂性小血管炎引起的可触及/非可触及性紫癜；②中血管炎引起的皮下结节、溃疡或肢端梗死；③中性粒细胞浸润和/或肉芽肿炎症引起的多形性皮损，包括类风湿样结节、坏疽性脓皮病、荨麻疹、水疱大疱、牙龈增生。80%以上患者胞质型ANCA阳性。本病预后欠佳，坏死性肾小球肾炎患者常在数月内死亡。

### 坏死性肉芽肿性多血管炎　典型病例

男，63岁，双肘部红色结节1个月（图2.1.29.1）。

1个月前无明显诱因双肘部出现红斑、结节，无不适，皮损中央水疱、破溃渗出，结黄色痂，边缘附少量鳞屑，质硬，活动度差。患者9年前曾在呼吸科诊断为韦格纳肉芽肿病，予强的松、环磷酰胺治疗后症状缓解。

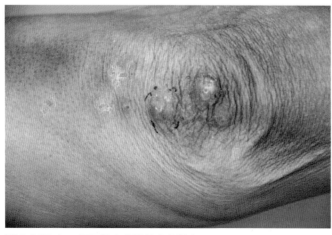

图2.1.29.1a　坏死性肉芽肿性多血管炎

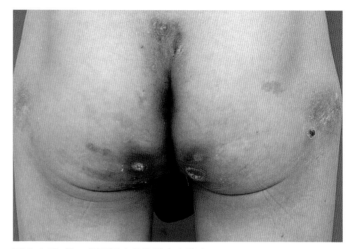

图2.1.29.1b　坏死性肉芽肿性多血管炎

## 2.1.30　结节性多动脉炎
（polyarteritis nodosa）

结节性多动脉炎是一种慢性良性复发性的炎症性疾病，以中等大小动脉的坏死性炎症为特征。好发于中年男性，病因可能是免疫复合物在靶器官沉积所致。主要累及皮肤（皮肤型），也可伴有内脏器官受累（系统型）。皮疹好发于四肢，尤其是足、小腿和前臂，可表现为皮下结节、溃疡、紫癜、网状青斑，偶见水疱、肢端瘀斑、坏疽等，此外可伴有发热、不适、肌痛、关节痛、厌食等非特异表现。累及周围和中枢神经系统时可出现麻木、运动障碍、精神症状，周围神经病变是最常见和最早出现的症状之一，据统计可累及50%~75%的病例。肾脏受累时可表现为血尿、蛋白尿、高血压以及肾功能衰竭。消化系统受累可表现为腹痛、消化道出血、穿孔。

### 结节性多动脉炎1　典型病例

女，38岁，双下肢皮下结节伴疼痛1个月（图2.1.30.1）。伴有全身关节痛、乏力等表现。

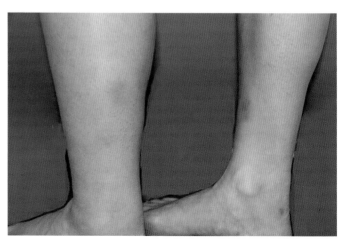

图2.1.30.1　结节性多动脉炎

## 结节性多动脉炎 2

男,16 岁,双足红斑、丘疹伴疼痛 40 天(图 2.1.30.2)。

病例点评:发病年龄小,皮疹仅累及足部,表现为足底、足背对称性斑丘疹伴疼痛,同时有明显的足背麻木感。

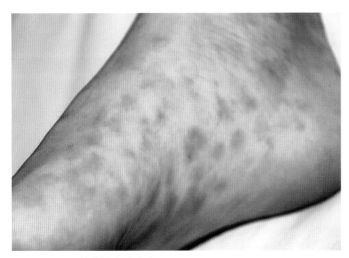

图 2.1.30.2 结节性多动脉炎

## 结节性多动脉炎 3

女,47 岁,双下肢红斑、皮下结节 1 年余(图 2.1.30.3)。

病例点评:该例患者先出现网状红斑,后逐渐出现皮下结节,但无疼痛、麻木等自觉症状,亦无发热、乏力、关节痛等非特异表现,主要累及皮肤。

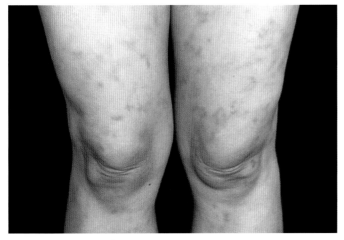

图 2.1.30.3 结节性多动脉炎

## 结节性多动脉炎 4

男,46 岁,左小腿、足背红斑 2 个月(图 2.1.30.4)。

病例点评:无明显诱因出现左下肢单侧红斑,缺少特异性改变,注意鉴别累及毛细血管或小静脉的其他血管炎。

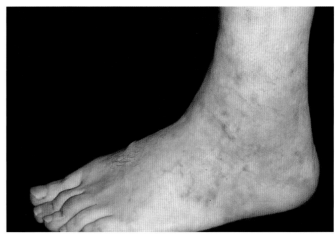

图 2.1.30.4 结节性多动脉炎

## 2.1.31 假性卡波西肉瘤
### (pseudo-Kaposi sarcoma)

假性卡波西肉瘤又称肢端血管皮炎(acroangiodermatitis)。该病与静脉高压密切相关,少见于动静脉畸形或者动静脉瘘。由于该病的组织病理学特点与卡波西肉瘤相似,因此称为假性卡波西肉瘤。皮损主要累及下肢远端伸侧及足背,也可累及足跖。表现为紫红色斑片、斑块,可快速进展,出现疼痛,形成溃疡。

### 假性卡波西肉瘤 1 典型病例

女,26 岁,左小腿、踝部暗红色斑块、结节 4 年(图 2.1.31.1)。

病例点评:4 年前,左踝部出现暗红色结节,质硬,无不适,渐增多融合。近 2 个月,皮疹迅速发展蔓延。真菌镜检和培养均阴性,分枝杆菌 DNA 检测阴性,可排除深部真菌病和分枝杆菌感染性疾病。

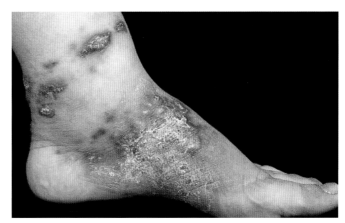

图 2.1.31.1 假性卡波西肉瘤

### 假性卡波西肉瘤 2

男,49 岁,左小腿暗红色斑块 10 年,破溃 1 年(图 2.1.31.2)。

179

病例点评:10 年前,热水烫伤后左小腿出现水疱、破溃,外用抗感染等局部治疗后,溃疡愈合,但局部红斑无明显变化,后红斑逐渐隆起,表面破溃,间断性抗感染、中药等治疗,效果欠佳。病原学检查排除特殊感染。注意鉴别血管炎造成的溃疡。

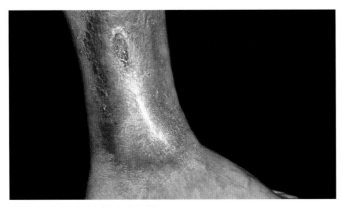

图 2.1.31.2 假性卡波西肉瘤

### 假性卡波西肉瘤 3

男,56 岁,右踝红斑溃疡、痛痒 3 年,累及左踝部 1 年(图 2.1.31.3 )。

病例点评:3 年前右踝内侧红斑溃疡,伴疼痛,瘙痒;1 年前累及左踝内侧。外院双下肢血管超声未见静脉曲张。治疗后可部分缓解,但停药后又加重。临床需要与坏疽性脓皮病鉴别。

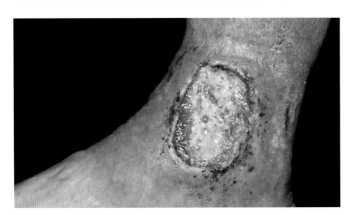

图 2.1.31.3a 假性卡波西肉瘤

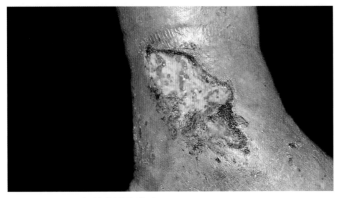

图 2.1.31.3b 假性卡波西肉瘤

### 假性卡波西肉瘤 4

男,48 岁,右足蹬趾、足背红斑 10 年(图 2.1.31.4)。

病例点评:10 年前,右足蹬趾甲周出现红斑,无不适,后面积扩大,出现渗出,伴疼痛。无关节痛,抗核抗体(1∶100)阳性,血常规、血凝、红细胞沉降率、免疫球蛋白等无异常,临床需进一步与血管炎、血管病等鉴别。

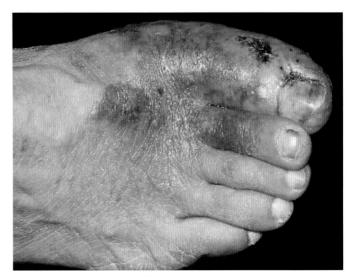

图 2.1.31.4a 假性卡波西肉瘤

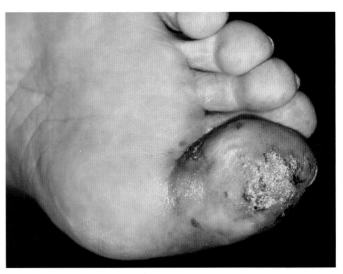

图 2.1.31.4b 假性卡波西肉瘤

## 2.1.32 先天性毛细血管扩张性大理石样皮肤
( cutis marmorata telangiectatica congenita )

先天性毛细血管扩张性大理石样皮肤(CMTC)为一种罕见的先天性血管畸形,又称为 van Lohuizen 综合征、先天性泛发性静脉扩张症。病因不清,可能与 ARL6IP6 基因纯合子缩短性突变有关,皮损表现为出生时即有网状分布的呈血管方向走行的红斑或青紫色斑,类似大理石纹理,周围可见毛细血管扩张,表面皮肤可正常或萎缩,严重者可形成溃疡。皮损可局限,也可泛发全身,其中局限型多位于下肢。多数患儿皮损在 2 岁内可自行消退,部分患者可合并肢体发育不对称、青光眼、智力低下、身材矮小、发育迟缓等症状。

### 先天性毛细血管扩张性大理石样皮肤 1　典型病例

女,36 岁,躯干及双上肢网状红斑 36 年(图 2.1.32.1)。

病例点评:皮损出生即有,为典型网状红斑,周围可见毛细血管扩张,局部出现溃疡后形成萎缩性瘢痕,无其他不适症状。

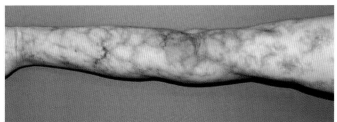

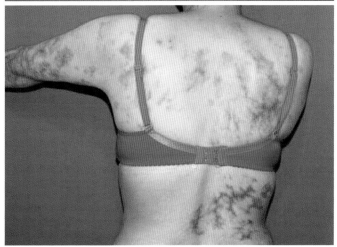

图 2.1.32.1　先天性毛细血管扩张性大理石样皮肤

### 先天性毛细血管扩张性大理石样皮肤 2

女,7 岁,四肢及臀部网状红斑 7 年(图 2.1.32.2)。

病例点评:皮损出生后发现,沿血管走行方向生长,压之褪色。皮损颜色随年龄增大逐渐减淡。

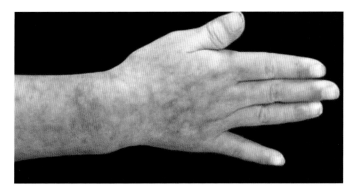

图 2.1.32.2a　先天性毛细血管扩张性大理石样皮肤

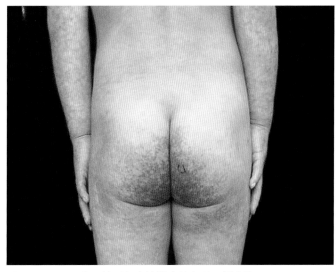

图 2.1.32.2b　先天性毛细血管扩张性大理石样皮肤

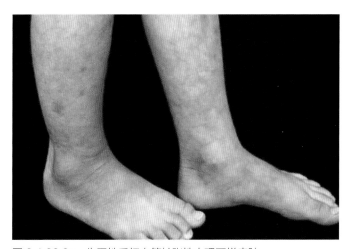

图 2.1.32.2c　先天性毛细血管扩张性大理石样皮肤

### 先天性毛细血管扩张性大理石样皮肤 3

女,3 个月 26 天,左腿网状暗红斑伴皮肤凹陷,出生即有(图 2.1.32.3)。

病例点评:皮损典型,凹陷皮肤不易捏起,触之发硬,无其他不适症状及体征。因患者年龄小,注意随访,并与先天性血管萎缩性皮肤异色病鉴别。

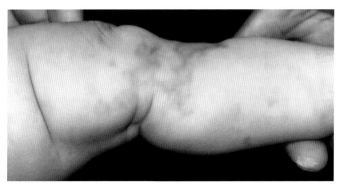

图 2.1.32.3　先天性毛细血管扩张性大理石样皮肤

## 2.1.33　结节性筋膜炎
（nodular fasciitis）

结节性筋膜炎多见于中青年，好发于上肢、躯干和颈部，常表现为实性皮下结节，表面光滑，边界不清，稍可移动，绝大多数为单发。生长迅速，1~2 个月内可达 1~5cm。可伴疼痛、麻木或感觉异常。有时可呈条索状，可能为血栓继发。本病有自限性，切除后复发率约 1%。

### 结节性筋膜炎 1　典型病例

男，31 岁，左前臂皮下结节 7 天（图 2.1.33.1）。初起为绿豆大小，生长迅速，一周内直径达 2.5cm。

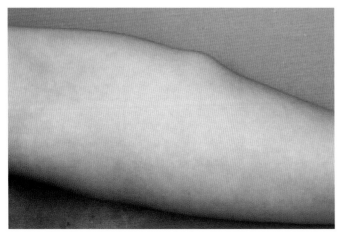

图 2.1.33.1　结节性筋膜炎

### 结节性筋膜炎 2

男，28 岁，面部皮下结节 3 个月，切除后复发 2 个月（图 2.1.33.2）。

病例点评：生长较快，曾按"表皮囊肿"切除后未行病理检查，切除后复发。

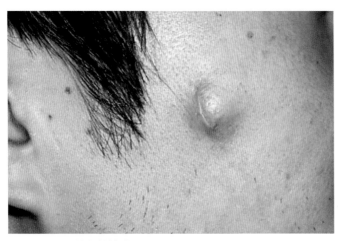

图 2.1.33.2　结节性筋膜炎

### 结节性筋膜炎 3

男，26 岁，右耳前结节 3 个月（图 2.1.33.3）。

病例点评：生长缓慢，3 个月内无明显变化，无自觉症状，缺少特异性。

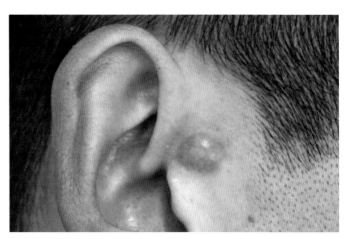

图 2.1.33.3　结节性筋膜炎

### 结节性筋膜炎 4

女，40 岁，额部丘疹 3 个月（图 2.1.33.4）。

病例点评：生长较慢，无自觉症状，注意鉴别良性皮肤肿瘤。

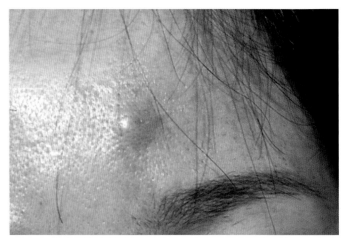

图 2.1.33.4　结节性筋膜炎

## 2.1.34　嗜中性脂膜炎
（neutrophilic panniculitis）

原因不明的以皮下脂肪中性粒细胞浸润为主的脂膜炎，属病理诊断，需排除其他原因引起的嗜中性小叶性脂膜炎。多累及中年女性，四肢及躯干好发。皮损表现为红色结节、斑块，可伴有疼痛，愈后可遗留色素沉着和萎缩。患者常有发热、关节痛、肌肉痛等不适。常伴骨髓发育不良。对糖皮质激素治疗敏感。

## 嗜中性脂膜炎 1

女,52 岁,双下肢红色结节半年(图 2.1.34.1 )。

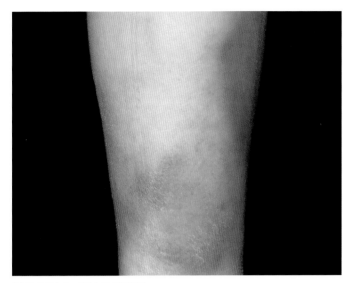

图 2.1.34.1 嗜中性脂膜炎

## 嗜中性脂膜炎 2

男,80 岁,头面部、四肢、躯干暗红色斑片、斑块伴痒 2 个月余(图 2.1.34.2 )。

病例点评:老年男性,无明显诱因。皮损表现为躯干、四肢暗红色斑片、斑块。逐渐增多并融合,需要组织病理确诊。

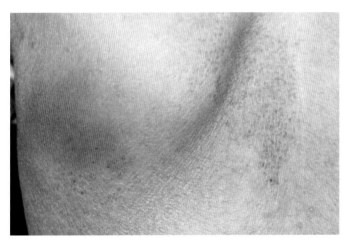

图 2.1.34.2 嗜中性脂膜炎

## 嗜中性脂膜炎 3

男,28 岁,双小腿硬化性斑块伴疼痛 2 年余(图 2.1.34.3 )。

病例点评:青年男性,慢性病程。皮损表现为双小腿远端对称分布的大片褐色斑片,触之较硬,注意与硬化性脂膜炎鉴别。小剂量糖皮质激素治疗有效。

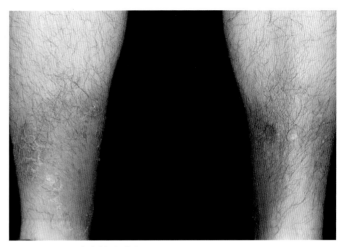

图 2.1.34.3 嗜中性脂膜炎

## 2.1.35 暴发性紫癜
### ( purpura fulminans )

暴发性紫癜本质是弥漫性血管内凝血,可分为 3 种临床类型,即先天型、特发型和急性感染型。多见于儿童,成人少见,无性别差异。临床表现初始为瘀点,迅速融合为大片暗紫色瘀斑、血疱,最终发展为完全性皮肤坏死或坏疽。常见于四肢、鼻尖、耳缘、外生殖器,偶见于头皮,可伴发肢端坏疽。可出现发热,血液学检查示血小板减少、出血倾向。

### 暴发性紫癜 1 典型病例

男,64 岁,双下肢瘀斑、皮肤坏死伴剧烈疼痛及发热 3 天(图2.1.35.1 )。

病例点评:患者右股外侧、右小腿、踝周及足背迅速出现紫红色瘀斑,剧烈疼痛;左胫前瘀斑数小时后即出现皮肤坏死、剥脱,中央发白。同时伴高热,体温最高 40℃。

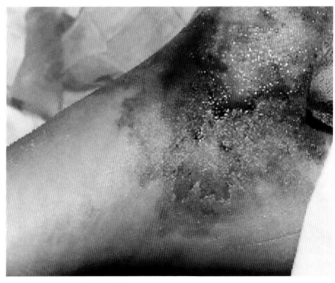

图 2.1.35.1 暴发性紫癜

### 暴发性紫癜 2 典型病例

男,17 岁,双耳肿胀、耳郭变黑,伴疼痛 1 天。患者双耳缘可见黑色瘀斑,边缘呈紫红色(图 2.1.35.2)。

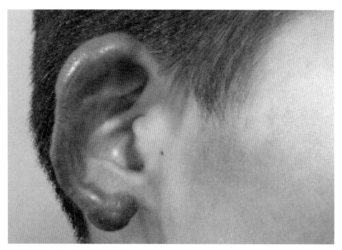

图 2.1.35.2 暴发性紫癜

### 暴发性紫癜 3 典型病例

女,71 岁,左手、前臂暗紫色瘀斑、血疱、肿胀伴皮温降低 2 天(图 2.1.35.3)。患者于 2 天前无诱因左手背出现青斑,揉按患部后,当晚迅速变为青紫、紫黑,范围迅速扩大,出现大小不一水疱、血疱,疱壁紧张,内容物血性,伴明显肿胀,皮温降低,左前臂有压痛。

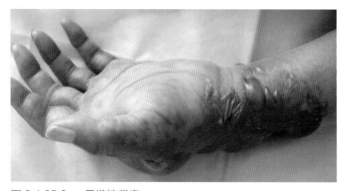

图 2.1.35.3a 暴发性紫癜

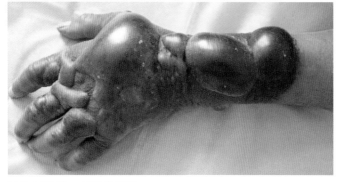

图 2.1.35.3b 暴发性紫癜

### 暴发性紫癜 4 典型病例

男,8 岁,面部、双手背红肿、坏死、结痂 10 天。皮损疼痛明显,伴发热,体温 38℃左右(图 2.1.35.4)。

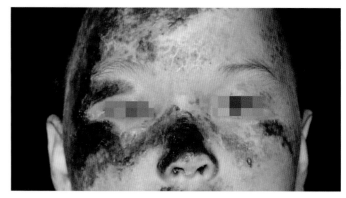

图 2.1.35.4 暴发性紫癜

## 2.1.36 胰腺性脂膜炎
### ( pancreatic panniculitis )

胰腺性脂膜炎多见于中、老年,表现为疼痛性红色、紫红色皮下结节,可发生溃疡,溢出油状棕色黏稠分泌物。皮损好发于双下肢,尤其是小腿,也可见于上肢、臀部及胸腹部。患者常伴胰腺疾病,包括胰腺炎和胰腺癌,也有报道发生于胆结石或肝癌患者。本病在临床上容易与结节性红斑、结节性血管炎、$\alpha_1$-抗胰蛋白酶缺乏性脂膜炎、嗜中性脂膜炎等相混淆,组织病理上出现特征性"鬼影"细胞具有诊断价值。需要强调,本病的皮肤结节常常出现在胰腺癌之前数月,因此,一旦病理诊断为胰腺性脂膜炎,必须对胰腺、肝胆进行仔细检查,以除外恶性肿瘤。

### 胰腺性脂膜炎 典型病例

女,73 岁,四肢红斑、结节伴疼痛 1 年(图 2.1.36.1),曾按"结节性红斑"给予输液治疗(具体药物不详),可好转,但仍继续发展。

病例点评:老年人四肢出现疼痛性皮下结节,曾患"肺结核""结肠癌"。组织病理检查可见典型"鬼影"细胞,但系统查体未发现胰腺相关疾病。

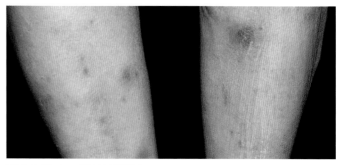

图 2.1.36.1a 胰腺性脂膜炎

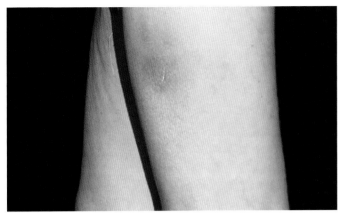

图 2.1.36.1b　胰腺性脂膜炎

## 2.1.37　脂肪萎缩性脂膜炎
（lipoatrophic panniculitis）

脂肪萎缩性脂膜炎罕见，多发生于儿童的下肢，特别是踝部，因此也称为儿童踝部脂肪萎缩性脂膜炎（lipoatrophic panniculitis of the ankles in childhood）。表现为环状红斑、结节、斑块，中央凹陷，愈后局部遗留圆环状脂肪萎缩区。可出现发热、不适、关节痛等全身症状，部分患者可能伴发自身免疫性疾病。临床上可出现脂肪萎缩、皮肤凹陷的疾病有很多，包括非炎症性脂肪萎缩如部分脂肪营养不良，以及炎症性脂肪萎缩如儿童脂肪吞噬性脂膜炎、狼疮性脂膜炎、皮肌炎性脂膜炎等。本病特征是发生于儿童踝部的圆环状皮损，可凭此点以兹鉴别。

### 脂肪萎缩性脂膜炎　典型病例

女，12 岁，双下肢红斑、肿胀、疼痛 2 个月，间断发热半个月（图 2.1.37.1）。

病例点评：发生于儿童踝部的圆形水肿性红斑，ANA（+），pANCA（+）。反复出现"睑缘炎""睑腺炎"，患"桥本甲状腺炎"。经小剂量甲泼尼龙治疗后皮损逐渐好转，局部遗留圆形皮肤凹陷。

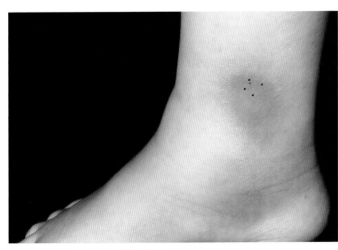

图 2.1.37.1　脂肪萎缩性脂膜炎

## 2.1.38　α₁-抗胰蛋白酶缺乏性脂膜炎
（α₁-antitrypsin deficiency-associated panniculitis）

$\alpha_1$-抗胰蛋白酶缺乏性脂膜炎是抗胰蛋白酶缺乏的并发症，在我国少有报告。为常染色体显性遗传。多发于中青年男性。好发于躯干和四肢近端，表现为反复结节、肿块、溃疡，有透明或血性分泌物溢出，愈合后形成萎缩性瘢痕。可有肺损害，部分患者可能有外伤史。诊断依靠皮肤组织病理活检及血液抗胰蛋白酶水平检测。治疗比较困难，可使用糖皮质激素、免疫抑制剂和抗疟药。

### α₁-抗胰蛋白酶缺乏性脂膜炎

女，41 岁，四肢结节、破溃伴疼痛反复 4 年（图 2.1.38.1）。

慢性病程，皮损冬季缓解，表现为四肢反复出现红色结节，疼痛明显，皮损可发生破溃，形成萎缩性瘢痕。患者否认结核病史。查体四肢可见红色结节，大小不等，部分中央可见破溃、结痂。

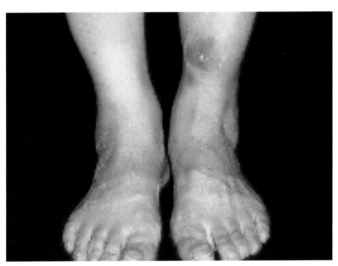

图 2.1.38.1a　α₁-抗胰蛋白酶缺乏性脂膜炎

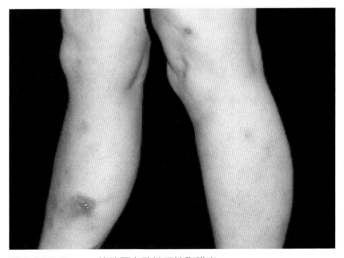

图 2.1.38.1b　α₁-抗胰蛋白酶缺乏性脂膜炎

## 2.1.39 坏死性筋膜炎
（necrotizing fasciitis）

坏死性筋膜炎是累及筋膜层的严重软组织细菌感染，病情进展快速。临床可分为三阶段，第一阶段：红斑、水肿，局部皮温高，触痛明显，伴有高热和中毒症状。第二阶段：局部硬化加重，出现大疱。第三阶段：皮损变为紫红色、局部坏死，此期由于小血管阻塞及皮下脂肪组织神经破坏可不伴疼痛。

### 坏死性筋膜炎 1 典型表现

女，18 岁，左足背红斑、溃疡伴疼痛、发热 20 天（图 2.1.39.1）。

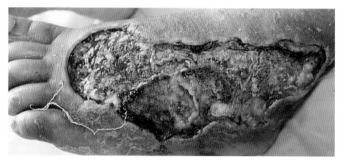

图 2.1.39.1 坏死性筋膜炎

### 坏死性筋膜炎 2

男，62 岁，右下肢水肿性红斑伴疼痛 5 天（图 2.1.39.2）。

病例点评：以右下肢弥漫性红斑、肿胀为表现，未见明显溃疡、坏死，但疼痛明显，仔细查体发现右膝关节伸侧红色皮下结节，中央可见黄色脓痂，右侧腹股沟触及肿大淋巴结。该例患者入院后迅速出现右股外侧面表皮坏死。

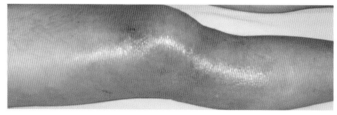

图 2.1.39.2 坏死性筋膜炎

### 坏死性筋膜炎 3

女，50 岁，右上肢风团伴瘙痒 4 天，加重伴肿胀、血疱 2 天（图 2.1.39.3）。

病例点评：以风团伴瘙痒为初始表现，推测可能与虫咬有关。皮疹进展迅速，就诊时表现为皮下瘀斑，迅速扩大。发生于前臂者因解剖空间狭窄需警惕骨筋膜室综合征，病情十分凶险，需及时联系外科协助减压。

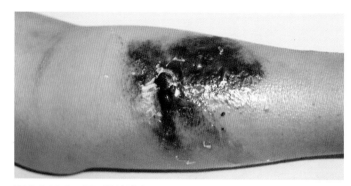

图 2.1.39.3 坏死性筋膜炎

### 坏死性筋膜炎 4

男，40 岁，右上肢红斑、肿胀伴疼痛 5 天（图 2.1.39.4）。

病例点评：右上肢屈侧为主的弥漫性红斑，其上见大面积皮下脓肿，局部表皮松解，病程短，进展迅速。

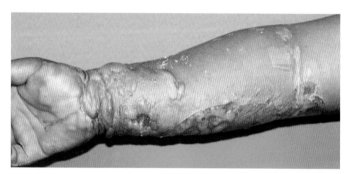

图 2.1.39.4 坏死性筋膜炎

## 2.1.40 脊髓空洞症
（syringomyelia）

脊髓空洞症是进行缓慢的脊髓内空洞形成的病理生理过程，由于空洞影响的脊髓部位及范围不同，临床表现差异较大，主要表现为感觉障碍、运动障碍和自主神经受损等症状。部分患者在病程中，受累肢体可出现皮肤水疱、大疱、结痂及瘢痕等症状。

### 脊髓空洞症 典型病例

女，45 岁，背部及左上肢水疱、结痂、瘢痕反复 10 年（图 2.1.40.1）。

病例点评：患者皮肤症状发生于躯干及左上肢，每次出现均有红斑、水疱，破溃、结痂以及瘢痕形成的变化规律，伴有躯干左侧及左上肢疼痛、畏寒。外伤史不明确。脊髓全段 MRI 检查提示：颈胸椎（上段）脊髓空洞。该类患者查体时需注意水疱、大疱的发生部位、变化规律等，如考虑脊髓空洞症可详细进行肢体痛觉、温觉相关的病史询问及检查以协助诊断，患者皮肤破溃等可与肢体皮肤痛温觉减退引起外伤有关。

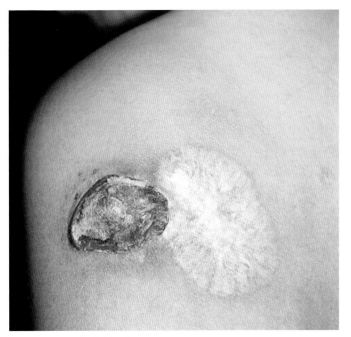

图 2.1.40.1 脊髓空洞症

## 2.1.41 单侧痣样毛细血管扩张
（unilateral nevoid telangiectasia）

单侧痣样毛细血管扩张分为先天性与获得性，发生机制可能与雌激素有关。大多数为获得性，发病常见于青春期、妊娠期或与肝脏疾病相关。表现为单侧分布的毛细血管扩张，好发于三叉神经或上颈椎皮节，可以沿 Blaschko 线走行。

### 单侧痣样毛细血管扩张 1 典型病例

女，32 岁，右上肢红色斑疹 32 年（图 2.1.41.1）。

病例点评：患者自幼右上肢即有散在暗红色斑点，渐扩大，局部融合成片。

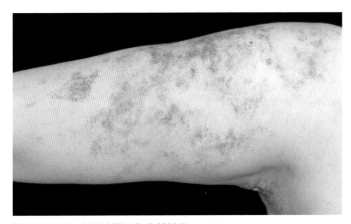

图 2.1.41.1 单侧痣样毛细血管扩张

### 单侧痣样毛细血管扩张 2

女，42 岁，左乳房、左上肢红斑 13 年（图 2.1.41.2）。

病例点评：为获得性，左乳房、左上肢点状、线状及片状毛细血管扩张。

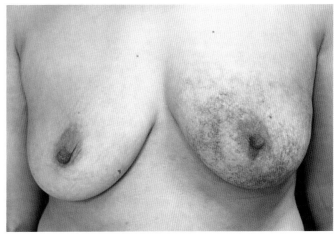

图 2.1.41.2 单侧痣样毛细血管扩张

### 单侧痣样毛细血管扩张 3

男，10 岁，左胸、左上肢红色斑疹 5 年（图 2.1.41.3）。

病例点评：为获得性，以点状、线状毛细血管扩张为主，易漏诊。

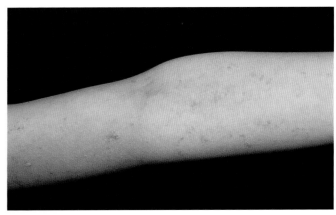

图 2.1.41.3 单侧痣样毛细血管扩张

### 单侧痣样毛细血管扩张 4

女，17 岁，右下肢红斑 10 年余（图 2.1.41.4）。

病例点评：为获得性，皮疹发生于下肢，部分沿 Blaschko 线分布。

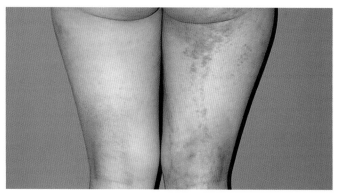

图 2.1.41.4 单侧痣样毛细血管扩张

## 2.1.42 网状肢端色素沉着症
（reticulate acropigmentation）

网状肢端色素沉着症为常染色体显性遗传性疾病，多在青春期发病。皮损临床表现为雀斑样色素斑，略凹陷，融合形成不规则有棱角的网状外观，以手背和足背为主，严重者皮损可累及膝、肘关节及面部。掌跖可以有皮肤凹点和皮嵴断裂，无色素减退斑。日晒可加重。可伴有某些先天性疾病，如牙釉质发育不全、双侧畸形足、鱼鳞病、毛周角化病、骨骼异常等。

### 网状肢端色素沉着症 典型病例

（图 2.1.42.1 由陆军军医大学西南医院杨希川教授提供）

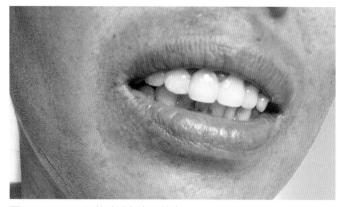

图 2.1.42.1a 网状肢端色素沉着症

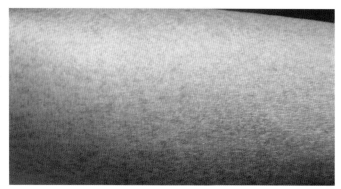

图 2.1.42.1b 网状肢端色素沉着症

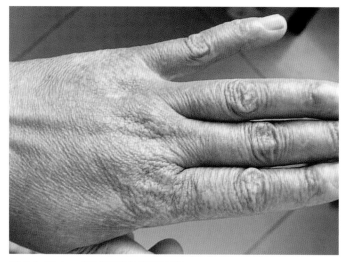

图 2.1.42.1c 网状肢端色素沉着症

## 2.1.43 遗传性泛发性色素异常症
（dyschromatosis universalis hereditaria）

遗传性泛发性色素异常症是一种罕见的遗传病，一般为常染色体显性遗传，致病主要是 *ABCB6* 基因和 *SASH1* 基因。多在 1 岁前发病，表现为躯干多发直径约 5mm 的色素沉着斑和色素减退斑呈网状分布，面部、四肢近端偶有累及。遗传性泛发性色素异常症与遗传性对称性色素异常症皮疹类似，但后者常局限于肢体远端。此外，该病还需与 X 连锁的网状色素异常、Dowling-Degos 病、着色性干皮病、色素异常性皮肤淀粉样变、Kindler 综合征相鉴别。

### 遗传性泛发性色素异常症 典型病例

男，13 岁，面部、躯干、四肢色素沉着斑及色素减退斑，自幼出现（图 2.1.43.1）。

病例点评：可见典型的色素沉着斑和色素减退斑交替成网状，其母亲及外公有类似皮疹。

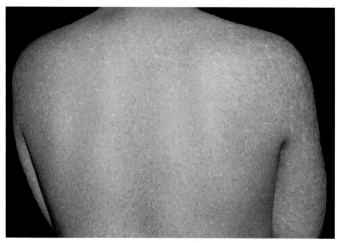

图 2.1.43.1a 遗传性泛发性色素异常症

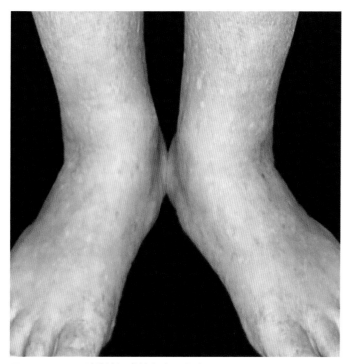

图 2.1.43.1b 遗传性泛发性色素异常症

## 2.1.44 遗传性对称性色素异常症
（dyschromatosis symmetrica hereditaria）

本病是一种少见的色素性遗传性皮肤病，系常染色体显性遗传，始发于婴幼儿期。典型表现为手背、脚背的色素加深、色素减退斑点和面部的雀斑样斑点，也可累及前臂和小腿，无自觉症状。

### 遗传性对称性色素异常症 1　典型病例

男，20 岁，四肢末端、手背、足背色素沉着、色素脱失斑，自幼出现，无不适（图 2.1.44.1）。家族中其父有类似皮肤病。

病例点评：自幼出现，典型部位，家族史。

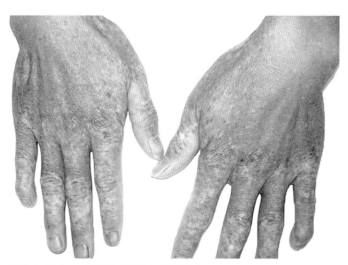

图 2.1.44.1a 遗传性对称性色素异常症

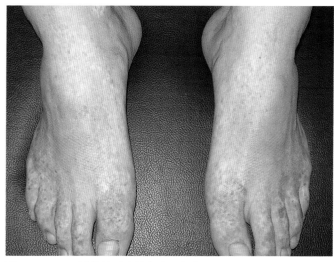

图 2.1.44.1b 遗传性对称性色素异常症

### 遗传性对称性色素异常症 2　典型病例

男，16 岁，双手足色素异常 10 年（图 2.1.44.2）。

病例点评：患者自儿童时期发病，先出现双手足褐色斑点，渐出现色素减退斑。母亲和两位姐姐有类似皮肤病。

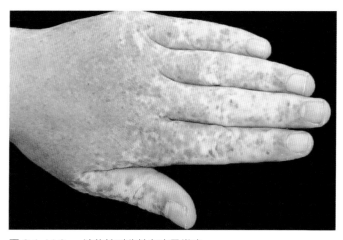

图 2.1.44.2a 遗传性对称性色素异常症

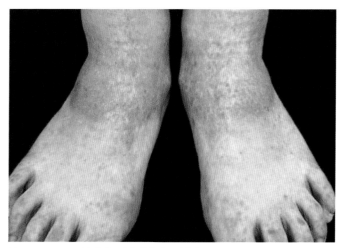

图 2.1.44.2b 遗传性对称性色素异常症

## 遗传性对称性色素异常症 3

女,19 岁,双手足背、前臂、小腿伸侧色素异常 14 年(图 2.1.44.3)。

病例点评:既往诊断"白癜风",口服白癜风胶囊,白蚀丸,外用盐酸氮芥酊等无改善。5 岁发病,无家族史,但皮损典型,应首先考虑本病。

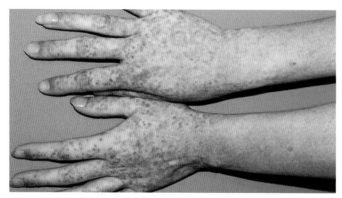

图 2.1.44.3　遗传性对称性色素异常症

## 2.1.45　对称性进行性红斑角化病
（symmetrical progressive erythrokeratoderma）

对称性进行性红斑角化病为常染色体显性遗传,常于出生后不久发病,少数可在成年发病。临床表现初为掌跖部弥漫性红斑及角化过度损害,境界清楚,附有片状鳞屑,或为片状潮红浸润性肥厚斑块,覆有糠秕状鳞屑。病程经过缓慢,常呈进行性扩大,可发展至手足背、胫前及肘膝、大腿伸侧等四肢近端。指/趾甲增厚失去光泽。

## 对称性进行性红斑角化病 1

男,8 岁,双手足、双膝角化性红斑 8 年(图 2.1.45.1)。无不适,对症治疗无效。

病例点评:患儿出生后即发现手掌对称性、弥漫性红色角化性斑片。本例无家族史。

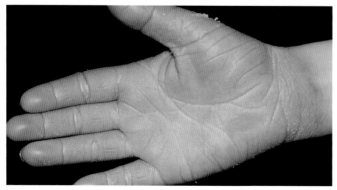

图 2.1.45.1　对称性进行性红斑角化病

## 对称性进行性红斑角化病 2

男,22 岁,手足红斑、增厚 18 年余(图 2.1.45.2)。

病例点评:自幼发生,遇水后浸渍明显,需通过基因检测与长岛型掌跖角化症鉴别。

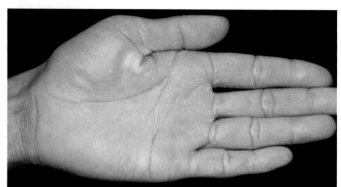

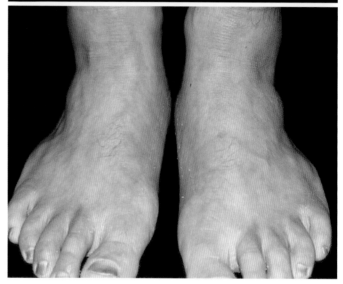

图 2.1.45.2　对称性进行性红斑角化病

## 对称性进行性红斑角化病 3

男,21 岁,双手、双足红斑、脱屑 21 年(图 2.1.45.3)。

病例点评:自幼对称性、弥漫性红色角化性斑片,出汗后明显,进一步基因检测有重要意义。

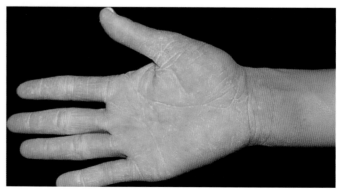

图 2.1.45.3a　对称性进行性红斑角化病

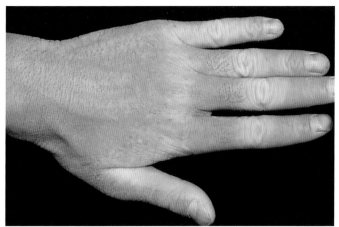

图 2.1.45.3b　对称性进行性红斑角化病

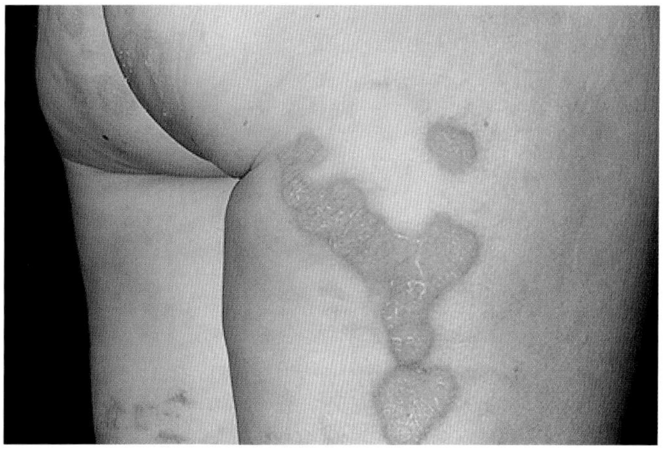

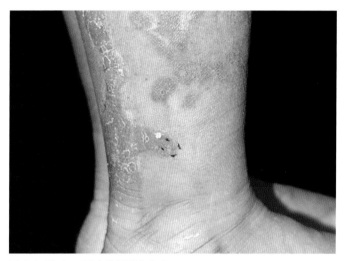

图 2.1.46.1b　可变性红斑角化病

## 2.1.46　可变性红斑角化病
（erythrokeratodermia variabilis）

可变性红斑角化病为常染色体显性遗传性皮肤病,常于出生后不久至 3 岁以内发病。临床表现两种类型,一种局限于面、臀、四肢伸侧,在正常皮肤或红斑基础上发生持久性角化过度斑片,常呈图案或多环形;另一种是界限清楚的红斑,其数目、大小及部位变化不定,可部分完全消退或持久不变,最终形成角化过度斑片,有时与温度、压力相关。任何部位均可发生,多见于四肢伸侧、臀部、腋下、腹股沟和面部,有时伴掌跖角化,但头发、甲和黏膜很少受累。部分患者可于青春期后缓解,不影响全身健康。

图 2.1.46.1c　可变性红斑角化病

### 可变性红斑角化病 1　典型病例

女,33 岁,面部、四肢、手足反复红斑、斑块 30 年余(图 2.1.46.1)。冬季较明显,日晒后面颊红斑加重。

病例点评:家族中多名成员有类似皮疹,多数在 50 岁左右缓解。基因检测证实 *GJB3* 基因突变。

### 可变性红斑角化病 2　典型病例

男,9 岁,四肢红斑,痒 8 年余(图 2.1.46.2)。反复发作,颜色渐变为红褐色,部分消退后遗留少量色素沉着,瘙痒明显,余无特殊不适。其父、姑姑、奶奶有类似皮损。

病例点评:患儿皮疹反复发作,部位及形态变化不定,且家中有类似患者,进一步确诊需基因检测证实。

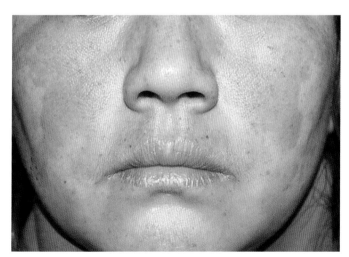

图 2.1.46.1a　可变性红斑角化病

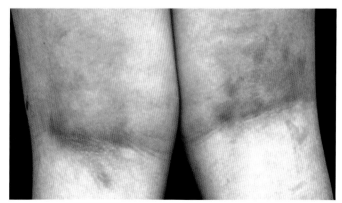

图 2.1.46.2a　可变性红斑角化病

191

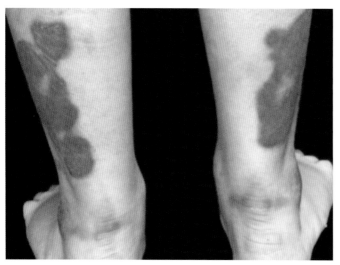

图 2.1.46.2b 可变性红斑角化病

## 2.1.47 寻常性鱼鳞病
（ichthyosis vulgaris）

鱼鳞病指一组表皮异常分化和脱屑的皮肤病,特征性表现为四肢伸侧或躯干部位皮肤干燥、粗糙,伴有菱形或多边角形鳞屑,外观如鱼鳞状或蛇皮状。鱼鳞病分为先天性和获得性,先天性鱼鳞病发病年龄早,出生或婴幼儿期出现;获得性鱼鳞病与潜在疾病或药物有关,发病年龄晚。鱼鳞病的明确诊断及分型有赖基因检测,本文介绍临床较常见且具有特征的亚型。寻常型是最常见的类型,为 FLG 基因突变导致的常染色体显性遗传性疾病。生后数月发病,至青春期最明显,冬季加重。多见于四肢伸侧,尤其胫前更明显,严重时躯干、四肢屈侧亦受累。表现为污秽或灰色菱形或多角形的鱼鳞样鳞屑。患者皮肤较干燥,常有毛囊角化及掌跖部角化过度,伴毛发、指/趾甲发育障碍。

### 寻常性鱼鳞病 1 典型病例

女,19 岁,全身鳞屑、干燥 19 年(图 2.1.47.1)。

病例点评:先天发病,全身皮肤干燥伴有典型多角形鱼鳞样鳞屑,掌跖部位角化过度,掌纹明显。本例患者家族中无类似病史。

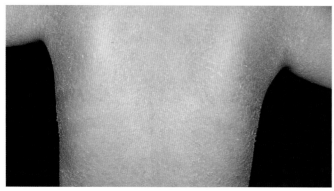

图 2.1.47.1a 寻常性鱼鳞病

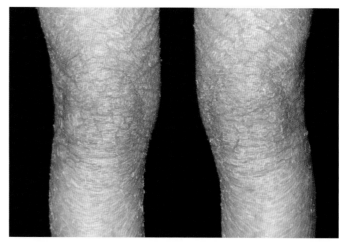

图 2.1.47.1b 寻常性鱼鳞病

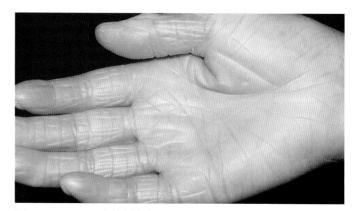

图 2.1.47.1c 寻常性鱼鳞病

### 寻常性鱼鳞病 2 典型病例

女,6 岁,四肢皮肤干燥、粗糙、角化 5 年余(图 2.1.47.2)。

病例点评:出生 7 个月时四肢皮肤弥漫性干燥、粗糙、脱屑,手足角化明显、掌纹增多伴出汗少。掌纹增多是 FLG 基因突变的线索性改变,往往伴随特应性素质,患者后期可能会出现特应性皮炎、过敏性鼻炎等改变。

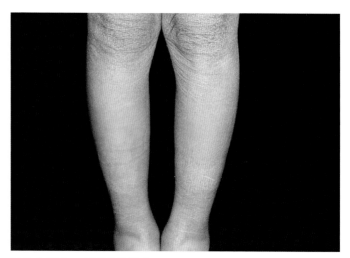

图 2.1.47.2a 寻常性鱼鳞病

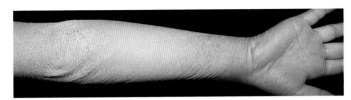

图 2.1.47.2b　寻常性鱼鳞病

## 2.1.48　性连锁鱼鳞病
（sex-linked ichthyosis）

　　性连锁鱼鳞病为性连锁隐性遗传性皮肤病,因与脂代谢有关的类固醇硫酸酯酶缺陷造成。出生时或生后不久发病,患者几乎均为男性,女性发病极少,冬季加重。鳞屑大而显著,呈污黑色。皮损可达全身,对称分布于四肢及躯干,颈部几乎常常受累,即所谓的"脏颈病",掌跖和面部(除耳前区)通常不受累,具有特征性。病情不能随着年龄的增长减轻。

### 性连锁鱼鳞病 1　典型病例

　　男,17 岁,全身鳞屑 17 年(图 2.1.48.1)。出生 10 个月后发病,对称分布多角形褐色鳞屑,除耳前区域,面部不受累。家族中其他男成员有类似皮疹。

　　病例点评:随年龄增加皮疹部分缓解,家族中男成员有类似情况,颈部鳞屑较为典型,进一步确诊有赖基因检测。

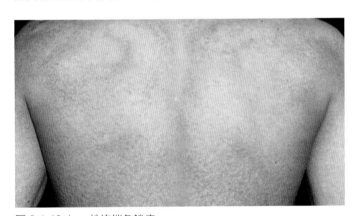

图 2.1.48.1a　性连锁鱼鳞病

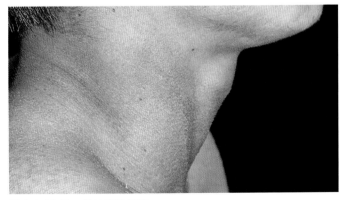

图 2.1.48.1b　性连锁鱼鳞病

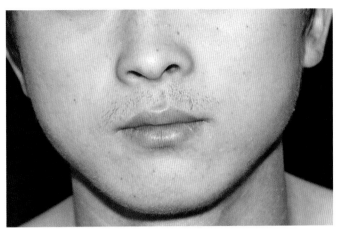

图 2.1.48.1c　性连锁鱼鳞病

### 性连锁鱼鳞病 2　典型病例

　　男,10 岁,全身鳞屑近 10 年(图 2.1.48.2)。

　　病例点评:出生后 1 岁左右全身泛发多角形细碎鳞屑,淡褐色至黑褐色,对称分布于双耳前、四肢和躯干。患者除双耳前,面部其他地方不受累。患者外公有类似皮损。皮疹分布及家族史高度怀疑性连锁鱼鳞病。

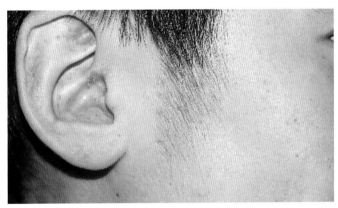

图 2.1.48.2a　性连锁鱼鳞病

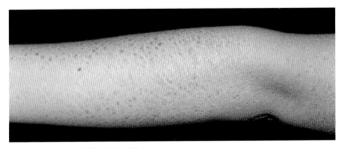

图 2.1.48.2b　性连锁鱼鳞病

## 2.1.49　板层状鱼鳞病
（lamellar ichthyosis）

　　板层状鱼鳞病又称先天性非大疱性鱼鳞病样红皮病

（congenital nonbullous ichthyosiform erythroderma）。多为常染色体隐性遗传，也有少数显性遗传，两性均可受累。新生儿表现为全身包裹"火棉胶"样角质膜，数天脱落后出现全身红皮病样改变，逐渐出现板状大而污秽的鳞屑，中央粘连，边缘游离。常见掌跖角化过度，可有臭汗症。过半数患者毛囊口如火山口样，80%病例出现睑外翻，可出现眼角膜炎、结膜炎等改变，也可出现唇外翻、牙齿、甲营养不良等改变。常伴出汗困难，发生高热。

## 板层状鱼鳞病 1　典型病例

男，3 岁，全身黑褐色鳞屑 3 年（图 2.1.49.1）。

病例点评：患儿出生时全身即覆一层纸样透明薄膜，而后渐脱落，随后又出现新的膜状物，颜色渐加深，增厚，如此间隔月余全身膜状物脱落，更替一次。患儿全身覆盖深褐色、板状的大而污秽的鳞屑，头发稀少，头皮亦可见大片状鳞屑，睑外翻。患者弟弟有类似病史。

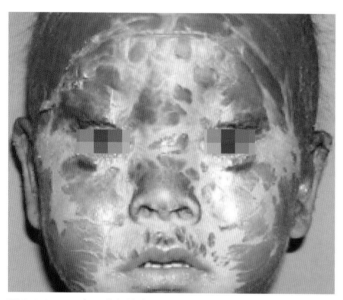

图 2.1.49.1a　板层状鱼鳞病

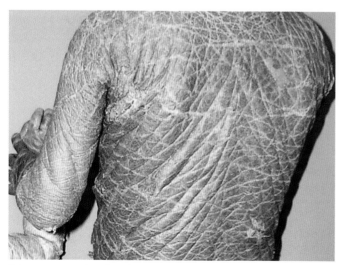

图 2.1.49.1b　板层状鱼鳞病

## 板层状鱼鳞病 2　典型病例

男，7 岁，全身干燥、多角形鳞屑，角化斑块伴瘙痒 7 年（图 2.1.49.2）。

病例点评：出生即发病，全身弥漫厚层多角形黑褐色鳞屑，手足关节处干燥、皲裂、破溃，伴睑外翻、唇外翻、外耳及生殖器发育受限，身材矮小，夏季出汗困难，常发生高热。该患者厚层鳞屑弥漫分布，影响正常体温调节及生长发育。

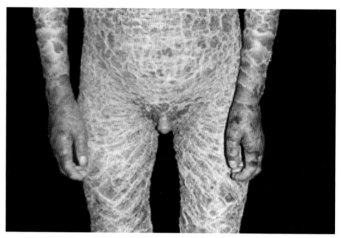

图 2.1.49.2a　板层状鱼鳞病

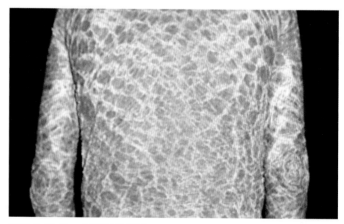

图 2.1.49.2b　板层状鱼鳞病

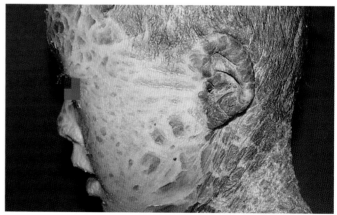

图 2.1.49.2c　板层状鱼鳞病

## 2.1.50　表皮松解性角化过度型鱼鳞病
（epidermolytic hyperkeratotic ichthyosis）

表皮松解性角化过度型鱼鳞病又称先天性大疱性鱼鳞病样红皮病（congenital bullous ichthyosiform erythroderma），因病理上可见表皮松解性角化过度而命名。为角蛋白1和角蛋白10突变所致，多为常染色体显性遗传，也有较多随机突变者。临床表现为出生时或生后不久全身弥漫潮红、水疱及糜烂，四肢屈侧和皱襞部受累较重，严重者表现为火棉胶婴儿。随着年龄增长，水疱及红皮症减轻或减少，成年后主要表现为全身角化过度及明显的鳞屑，可表现为显著的疣状损害。

### 表皮松解性角化过度型鱼鳞病1　典型病例

男，15岁，全身鳞屑伴瘙痒反复发作15年（图2.1.50.1）。

病例点评：出生时全身皮肤弥漫性红斑、糜烂、脱屑，不易剥除，随年龄增长潮红及糜烂缓解，仍有间断新发水疱，可自行破裂，遗留甲盖大小糜烂面，可自愈。弥漫鳞屑伴反复水疱是临床诊断的重要线索。

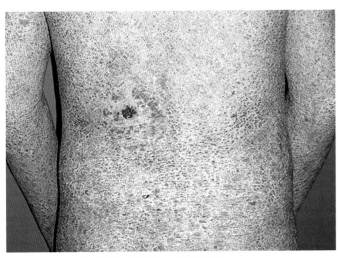

图2.1.50.1a　表皮松解性角化过度型鱼鳞病

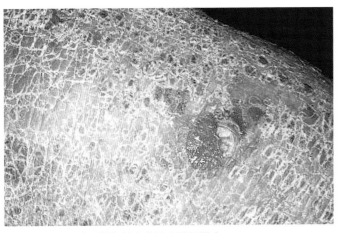

图2.1.50.1b　表皮松解性角化过度型鱼鳞病

### 表皮松解性角化过度型鱼鳞病2

男，25岁，全身红斑、干燥、脱屑，自幼即有（图2.1.50.2）。

病例点评：成年患者，水疱不明显，潮红基础上发生显著角化、鳞屑，手背及腕部疣状增生。组织病理见表皮松解性角化过度。

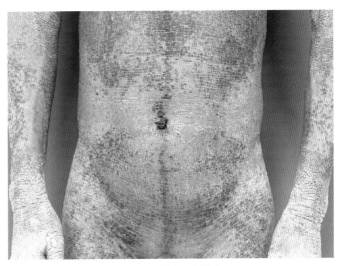

图2.1.50.2a　表皮松解性角化过度型鱼鳞病

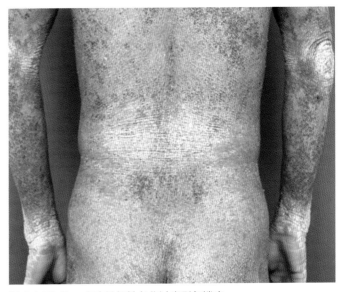

图2.1.50.2b　表皮松解性角化过度型鱼鳞病

### 表皮松解性角化过度型鱼鳞病3

女，18岁，出生时情况不详，幼年起躯干、四肢污褐斑伴疣状增生，逐渐加重，四肢末端形成疣状增生斑块（图2.1.50.3）。

病例点评：四肢末端显著疣状增生性斑块，容易与其他表现为疣状角质增生的疾病混淆，病理和基因检测有助于进一步明确诊断。本例患者临床曾考虑过着色芽生菌病、疣状表皮发育不良、皮肤垢着病、鱼鳞病等，经组织活检，病理见表皮松解性角化过度后确诊。

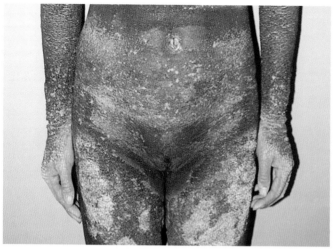

图 2.1.50.3a 表皮松解性角化过度型鱼鳞病

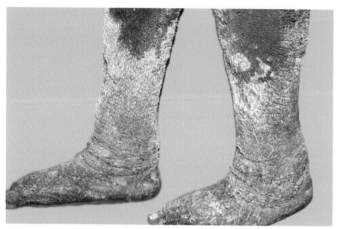

图 2.1.50.3b 表皮松解性角化过度型鱼鳞病

## 2.1.51 西门子大疱性鱼鳞病
（ichthyosis bullosa of Siemens）

西门子大疱性鱼鳞病为常染色体显性遗传性疾病,为角蛋白2突变所致。临床表现为出生时皮肤正常或有大疱,皮肤脆弱,外伤后可出现水疱或浅表的剥离现象,整体较先天性鱼鳞病样红皮病轻。水疱及大疱通常随年龄增长逐渐减轻,被角化过度性鳞屑所替代。主要累及关节部位、手足背面及皱褶部位。局部角质层脱落出现皮肤的裸露,周围有领圈状的鳞屑,即所谓的"蜕皮现象",这也是该病的一个特征。一般不出现红皮病及掌跖角化。

### 西门子大疱性鱼鳞病1 典型病例

女,9岁,四肢伸侧、臀部角化性斑片7年余(图2.1.51.1)。

病例点评:出生时正常,1岁左右四肢出现角化性斑片,间断有水疱,易破溃,疱液清亮。平时无特殊不适,出现水疱时局部疼痛。皮损以四肢伸侧及皱褶部位为著,散在领圈状鳞屑。母亲及外公有类似皮疹,基因检测证实为西门子大疱性鱼鳞病。本例患儿后期以角化脱屑为主,临床类似红斑角化性疾病。

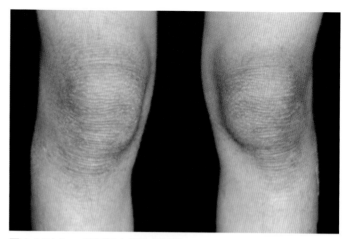

图 2.1.51.1a 西门子大疱性鱼鳞病

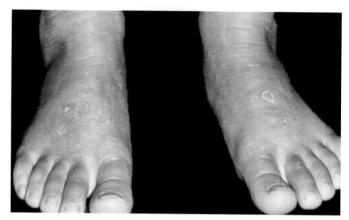

图 2.1.51.1b 西门子大疱性鱼鳞病

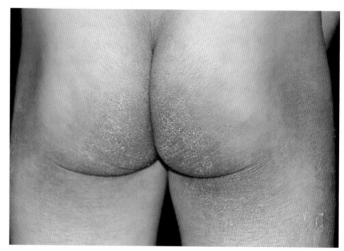

图 2.1.51.1c 西门子大疱性鱼鳞病

### 西门子大疱性鱼鳞病2 典型病例

女,15岁,自幼双下肢红斑、水疱伴脱屑,反复发作,膝部角化过度明显,胫前皮疹较明显,无明显水疱(图2.1.51.2)。

病例点评:皮疹相对缺乏特异性,结合病史及组织病理(表皮松解性角化过度)考虑西门子大疱性鱼鳞病,进一步确诊有赖基因检测。

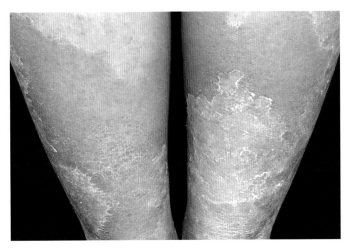

图 2.1.51.2　西门子大疱性鱼鳞病

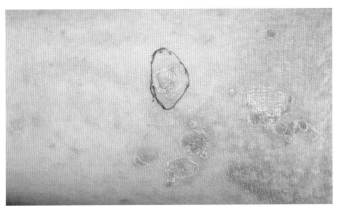

图 2.1.52.1b　回旋形线状鱼鳞病

## 2.1.52　回旋形线状鱼鳞病
（ichthyosis linearis circumflexa）

回旋形线状鱼鳞病又称内瑟顿综合征（Netherton syndrome）、先天性鱼鳞病样红皮病，是 *SPINK5* 基因突变造成的常染色体隐性遗传性皮肤病。典型临床改变包括鱼鳞病样红皮病、套叠性脆发（毛发干燥、粗糙、易折断）和特应性体质，其中回状或环状双边脱屑性红斑、光镜下竹节状毛发具有特征性。患者婴儿期发病，严重者出生时大范围红皮病样损害，可能发生危及生命的并发症，或伴随反复感染、发育迟缓等。随年龄增长，临床症状可有缓解。回旋形线状鱼鳞病需要与红皮病型银屑病、特应性皮炎、肠病性肢端皮炎、脂溢性皮炎等鉴别。

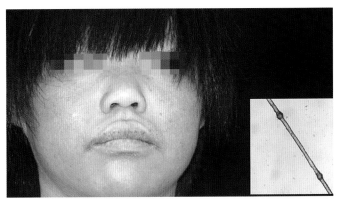

图 2.1.52.1c　回旋形线状鱼鳞病

### 回旋形线状鱼鳞病 1　典型病例

女，16 岁，全身皮肤干燥、红斑、水疱、鳞屑伴痒，出生即有（图2.1.52.1）。

病例点评：出生即有全身皮肤干燥、细碎鳞屑、色素沉着斑。皮肤白色划痕试验阳性。仔细查体局部可见"双边征"。有毛发干燥、易拔除，触之粗细不等及竹节发。本例皮疹类似"特应性皮炎"改变，应注意局部"双边征"和竹节发具有特征。

### 回旋形线状鱼鳞病 2　典型病例

男，27 岁，全身红斑、脱屑伴痒，自幼发生，随年龄增长轻度缓解（图 2.1.52.2）。

病例点评：出生时全身泛发水疱、红斑、脱屑，后反复发作，青春期后水疱相对减少，地图样红斑及脱屑加重，长期按"湿疹"治疗效果欠佳。父母近亲，罹患遗传性皮肤病风险增高，长期按"湿疹"治疗增加诊断复杂性，但地图样红斑及双边脱屑具有特征。

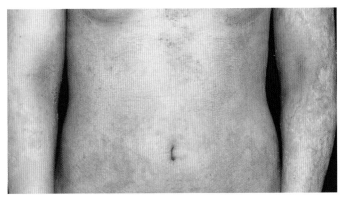

图 2.1.52.1a　回旋形线状鱼鳞病

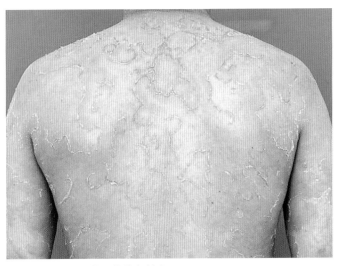

图 2.1.52.2a　回旋形线状鱼鳞病

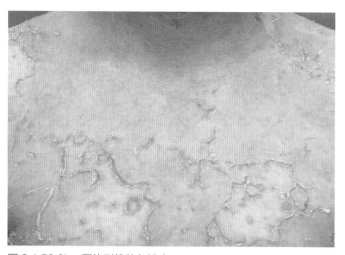

图 2.1.52.2b 回旋形线状鱼鳞病

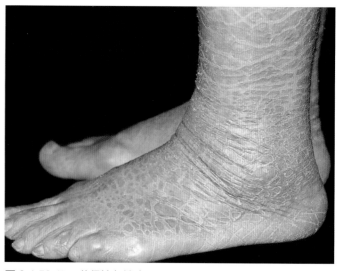

图 2.1.53.1b 获得性鱼鳞病

## 2.1.53 获得性鱼鳞病
（acquired ichthyosis）

获得性鱼鳞病是一种非遗传性皮肤病，多在成人期发病，可能伴随潜在的恶性肿瘤、自身免疫性疾病、代谢/内分泌疾病或其他导致脂质及维生素吸收异常的疾病，降脂药、别嘌醇及靶向药物等也可能导致获得性鱼鳞病。临床表现类似寻常性鱼鳞病，皮肤干燥、粗糙，伴鱼鳞样鳞屑，主要累及躯干和四肢。获得性鱼鳞病的预后与基础疾病有关。

### 获得性鱼鳞病 1 典型病例

女，52 岁，手足、肘关节、下肢、骶部干燥、鳞屑 10 年余（图 2.1.53.1）。

病例点评：从双足开始出现褐色斑片、斑块，逐渐扩展。发病前无明显诱因，但患者成年发病，不排除潜在系统疾病的继发改变。

### 获得性鱼鳞病 2

女，34 岁，全身皮肤干燥、鳞屑 50 天（图 2.1.53.2）。

病例点评：成年人发病，病程较短，否认家族性遗传性疾病病史，考虑潜在系统疾病导致的获得性改变。

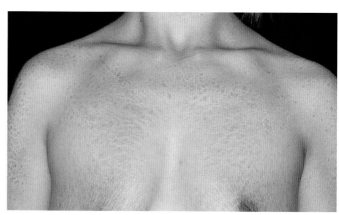

图 2.1.53.2a 获得性鱼鳞病

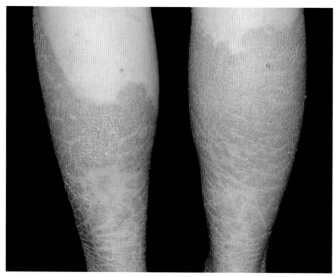

图 2.1.53.1a 获得性鱼鳞病

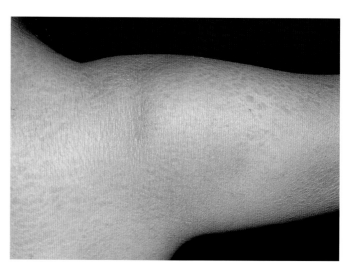

图 2.1.53.2b 获得性鱼鳞病

## 2.1.54 CHILD 综合征
（CHILD syndrome）

CHILD 综合征又称为单侧鱼鳞病样红皮病伴同侧肢体发育不全（congenital hemidysplasia with ichthyosiform erythroderma and limb defects），与 *NSDHL* 基因突变有关，与色素失禁症、Goltz 综合征、MIDAS 综合征等同属 X 连锁疾病的镶嵌现象范畴，男胎儿出生前死亡，故本病仅见于女性。临床表现为出生即有半身的鱼鳞病样红皮病损害，可伴发炎性线状疣状表皮痣（inflammatory linear verrucous epidermal nevus，ILVEN）或疣状痣样损害。不完全发展型皮损特征为沿 Blaschko 线分布的炎症性线性损害，充分发展型病例患侧肢体发育异常，可表现为上下肢萎缩、短缺（包括手指、足趾缩短或缺如），即偏侧缺肢畸形，脊柱侧弯，偶有发生内脏缺陷。

### CHILD 综合征

女，3 岁，左手无名指、左小指、右手背角化性丘疹，出生即有（图 2.1.54.1）。

病例点评：左手无名指、左小指、右手背角化性丘疹，以左手无名指为主，皮损呈线状分布，表面角化性痂，可自行脱落，其下皮肤颜色正常，质地略硬。病理见真皮乳头泡沫细胞确诊。

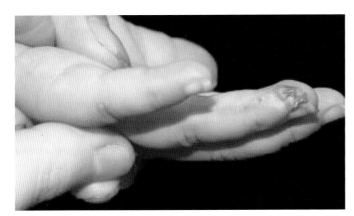

图 2.1.54.1a CHILD 综合征

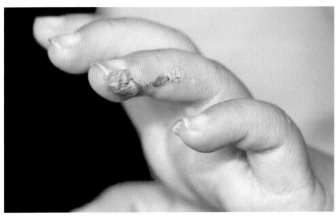

图 2.1.54.1b CHILD 综合征

## 2.1.55 冷球蛋白血症紫癜
（purpura cryoglobulinemia）

冷球蛋白血症紫癜见于冷球蛋白血症患者，包括 I 型、II 型和 III 型冷球蛋白血症。皮损在寒冷季节发生，多见于手、足、鼻、耳及四肢。紫癜是最常见表现，也可出现网状青斑、水肿性红斑、溃疡、指端坏疽等。混合型容易出现关节症状、肾受累、神经病变以及肝脾肿大。在寒冷季节发生于肢端及暴露部位的紫癜性、出血性皮损，应考虑冷球蛋白血症的可能，并需排查可能存在的潜在疾病如淋巴增生性疾病、肝炎病毒感染和自身免疫性疾病。

### 冷球蛋白血症紫癜（单克隆型）1 典型病例

男，50 岁，双小腿、踝部紫癜、坏死、溃疡 1 个月余（图 2.1.55.1）。

病例点评：皮损发生于小腿、足、踝部，为紫癜样、出血性皮损，多发性骨髓瘤病史。组织病理显示血管内透明血栓。

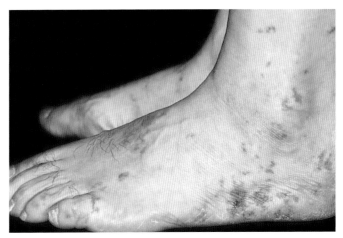

图 2.1.55.1a 冷球蛋白血症紫癜

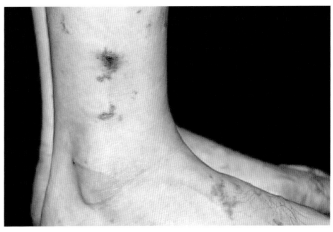

图 2.1.55.1b 冷球蛋白血症紫癜

### 冷球蛋白血症紫癜（混合型）2 典型病例

女，47 岁，双下肢反复瘀点、瘀斑、溃疡 9 年，复发伴疼痛 4 个月(图 2.1.55.2)。

病例点评:双下肢紫癜、溃疡,易误诊为 IgA 血管炎,本例患乙型病毒性肝炎 24 年,经皮肤组织病理及系统检查确诊。

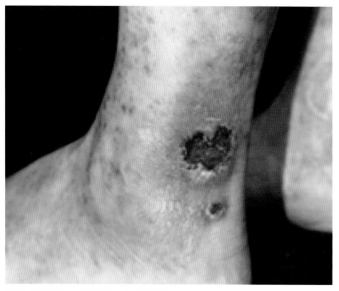

图 2.1.55.2a　冷球蛋白血症紫癜

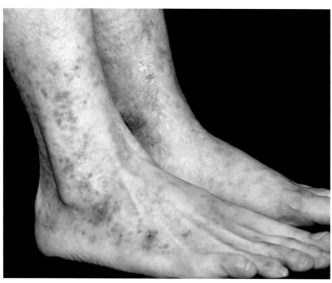

图 2.1.55.2b　冷球蛋白血症紫癜

## 2.1.56　马歇尔-怀特综合征
（Marshall-White syndrome）

马歇尔-怀特综合征是 1989 年由 Bier 报道的皮肤脉管性疾病,又称 Bier 贫血痣、Bier 斑。本病发病机制不清,目前多认为是皮肤血管对静脉高压的良性生理反应。有报道在冷球蛋白血症、硬皮病肾危象和妊娠时易出现。典型皮疹表现为四肢远端下垂时皮肤出现散在不规则类圆形淡白斑,直径约 10mm,四肢抬高时白斑消失。病情多发生于健康人,无意中发现,根据体位与白斑的变化特点不难诊断,以此特点可与其他色素脱失性疾病相鉴别。

**马歇尔-怀特综合征　典型病例**

男,24 岁,四肢末端下垂时皮肤出现白斑,上举时消退 2 年余(图 2.1.56.1)。近期较前明显。血常规、凝血因子、红细胞沉降率未见明显异常。

病例点评:双上肢下垂后出现散在不规则类圆形淡白斑(图 2.1.56.1a),上举后白斑消失(图 2.1.56.1b)。

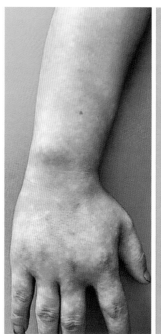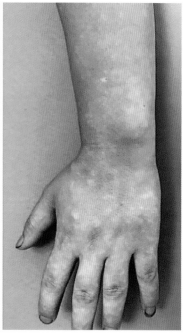

图 2.1.56.1a　马歇尔-怀特综合征

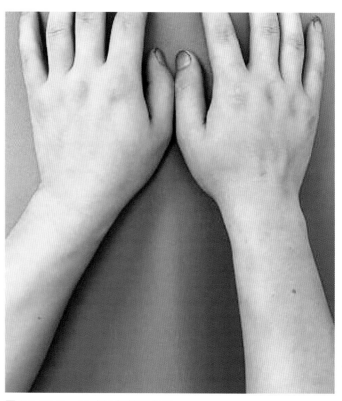

图 2.1.56.1b　马歇尔-怀特综合征

## 2.1.57　对称性进行性白斑
（symmetrical progressive leucopathy）

对称性进行性白斑为一种罕见的青少年时期发病的点状白斑，皮损对称出现在小腿前面及上肢伸侧，较少在腹部及肩胛之间，不融合、表面光滑，与正常皮面平齐；随年龄增长，逐渐扩大、增多，皮疹直径多不超过 1cm，持续终生。偶有家族史。白斑多发生在暴露部位，推测可能与光损伤相关。

### 对称性进行性白斑 1

女，23 岁，四肢点状白斑 20 年（图 2.1.57.1）。3 岁时右手臂出现白色斑点，直径为 2mm 大小，数目多，光滑，渐累及四肢与面部。其弟出现同样症状。白斑对称分布，双臂部最多，颈部少许，躯干偶见。面颊部毛细血管扩张。

病例点评：本病病因不明，患者面颈、臂伴有明显的光损伤。

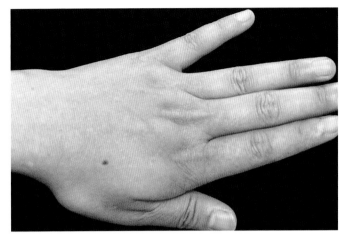

图 2.1.57.1d　对称性进行性白斑

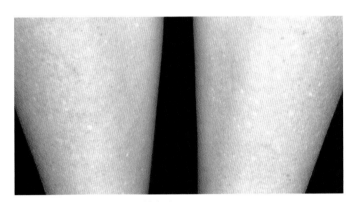

图 2.1.57.1a　对称性进行性白斑

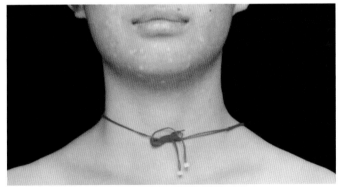

图 2.1.57.1b　对称性进行性白斑

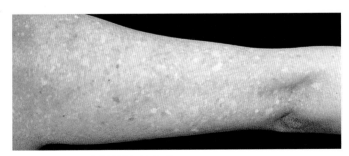

图 2.1.57.1c　对称性进行性白斑

### 对称性进行性白斑 2

女，27 岁，主诉皮肤色素沉着及点状色素减退斑 15 年余，加重 3 年（图 2.1.57.2）。初发于四肢伸侧，无家族史。皮损对称分布，伸侧为主。双上臂、腰、臀股、背色素较深的部位白斑密集，额部仅见少许白斑，无明显色素沉着，胸腹部无白斑。

病例点评：该患者皮肤属 Fitzpatrick Ⅳ 型，偏粗糙，但未显示光损伤特点。

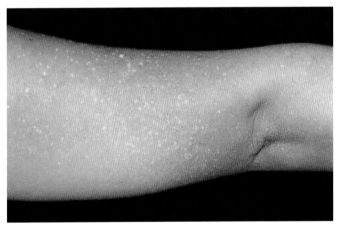

图 2.1.57.2a　对称性进行性白斑

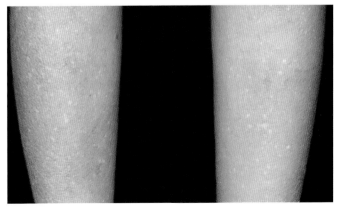

图 2.1.57.2b　对称性进行性白斑

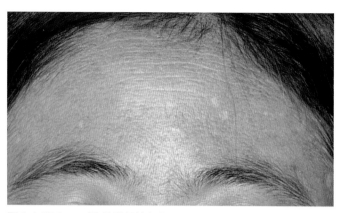

图 2.1.57.2c　对称性进行性白斑

### 2.1.58　原发性皮肤间变性大细胞淋巴瘤
（primary cutaneous anaplastic large cell lymphoma）（见 8.9.2.2）

### 2.1.59　皮下脂膜炎样 T 细胞淋巴瘤
（subcutaneous panniculitis-like T-cell lymphoma）（见 8.9.3）

### 2.1.60　腿型原发性皮肤弥漫大 B 细胞淋巴瘤
（primary cutaneous diffuse large B-cell lymphoma of leg type）（见 8.9.9）

### 2.1.61　淋巴瘤样丘疹病
（lymphomatoid papulosis）（见 8.9.2.1）

### 2.1.62　孢子丝菌病
（sporotrichosis）（见 8.4.2）

### 2.1.63　离心性环状红斑
（erythema annulare centrifugum）（见 2.3.30）

### 2.1.64　原发性皮肤 γ/δ T 细胞淋巴瘤
（primary cutaneous γ/δ T-cell lymphoma）（见 8.9.6.1）

### 2.1.65　持久性隆起性红斑
（erythema elevatum diutinum）（见 3.1.1）

### 2.1.66　麻风其他少见的临床表现
（other rare clinical manifestations of leprosy）（见 8.1.4）

## 第二节　四肢为主的常见病非典型表现
（common diseases of limbs with atypical manifestations）

### 2.2.1　环状肉芽肿
（granuloma annulare）

　　环状肉芽肿中、青年多见，女性约为男性 2 倍，病因不明。好发于四肢远端伸侧，最常累及手背、足背等处。皮疹为小而光滑的质硬丘疹，相互融合排列呈环状，边缘隆起，界限清楚，肤色或淡红色。皮下型环状肉芽肿多见于儿童。无自觉症状，病程缓慢，可自行消退。

**环状肉芽肿 1　典型病例**

　　女，30 岁，右手背皮色丘疹 1 年，渐增多，无痛痒（图 2.2.1.1）。

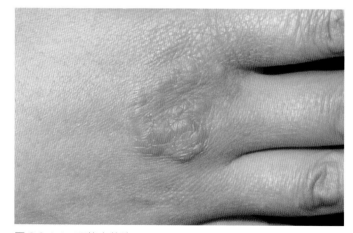

图 2.2.1.1　环状肉芽肿

## 环状肉芽肿(播散性环状肉芽肿)2

女,19岁,头皮、四肢肤色丘疹1年余,渐呈红色(图2.2.1.2)。

病例点评:多发孤立丘疹,发病初期为肤色丘疹,中央黑色角栓样结构,逐渐发展为红色,部分自行破溃随后结痂,需与嗜酸性毛囊炎等鉴别。

## 环状肉芽肿(泛发型环状肉芽肿)4

女,44岁,躯干、四肢红斑、丘疹伴痒1年(图2.2.1.4)。

病例点评:皮疹泛发,呈苔藓样改变,为泛发型环状肉芽肿。

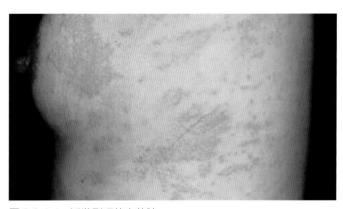

图2.2.1.4 泛发型环状肉芽肿

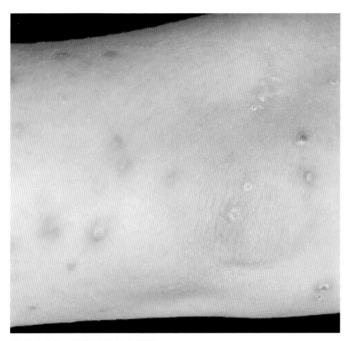

图2.2.1.2 播散性环状肉芽肿

## 环状肉芽肿(巨大环状肉芽肿)5

女,54岁,颈、躯干、四肢红色斑块1年余,无痛痒(图2.2.1.5)。

病例点评:腹部皮疹,为环状分布的红色丘疹或斑块,局部见正常皮岛,界限清楚,皮疹在躯干、四肢呈播散性分布。

## 环状肉芽肿3

男,2岁,左头顶皮下包块4个月,渐增多(图2.2.1.3)。

病例点评:皮疹为皮下结节,质硬,有环状排列的特点,考虑为皮下型环状肉芽肿。

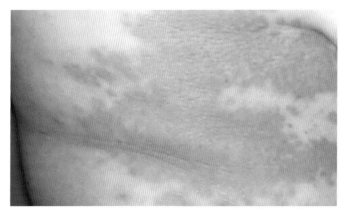

图2.2.1.5a 巨大环状肉芽肿

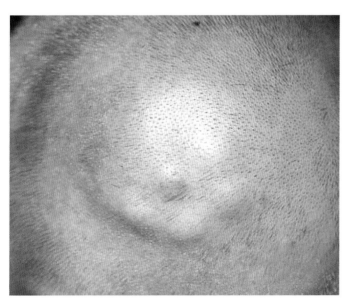

图2.2.1.3 环状肉芽肿

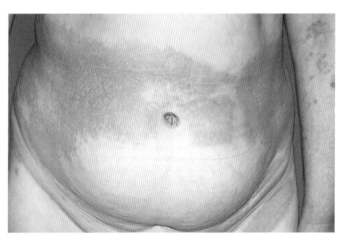

图2.2.1.5b 巨大环状肉芽肿

## 2.2.2　皮肤纤维瘤
### （dermatofibroma）

皮肤纤维瘤可发生于身体的任何部位,但以四肢、躯干,尤其下肢多见。病变多为光滑的小丘疹,棕、黑、暗红或正常肤色,界清,质硬,通常小于1cm,多发者可同时或先后出现。偶见巨大损害,多为单发,生长缓慢。无明显不适。可自然发生或与轻微损伤、蚊虫叮咬有关。一般不能自行消退,良性病程,局部切除极少复发。

### 皮肤纤维瘤 1　典型病例

男,27 岁,左下肢黑色丘疹 3 年(图 2.2.2.1)。

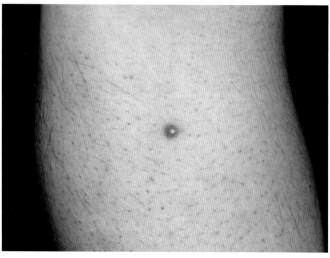

图 2.2.2.1　皮肤纤维瘤

### 皮肤纤维瘤 2

女,31 岁,颈部左侧皮下结节 4 个月(图 2.2.2.2)。

病例点评:颈部左侧皮下结节,质地较硬。容易误诊为毛母质瘤。

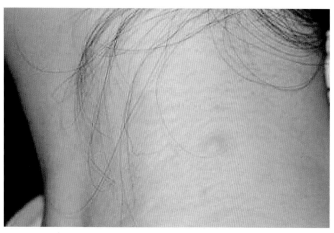

图 2.2.2.2　皮肤纤维瘤

### 皮肤纤维瘤 3

女,54 岁,左侧胸壁暗红结节 4 个月余(图 2.2.2.3)。

病例点评:左侧胸壁质硬结节,暗红色,表面光滑无鳞屑,活动度尚可。2018 年 12 月因"乳腺癌"行双乳切除术,容易误诊为乳腺癌皮肤转移。

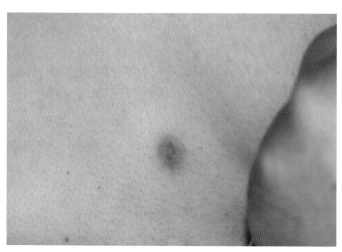

图 2.2.2.3　皮肤纤维瘤

### 皮肤纤维瘤 4

男,52 岁,左肩丘疹 40 余年(图 2.2.2.4)。

病例点评:左肩丘疹,表面粗糙,褐色。容易误诊为瘢痕。

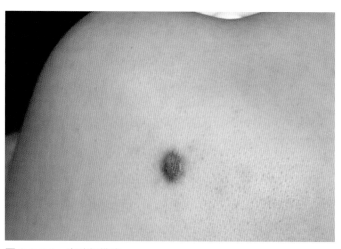

图 2.2.2.4　皮肤纤维瘤

### 皮肤纤维瘤 5

男,44 岁,全身散在紫红色丘疹半年余(图 2.2.2.5)。

病例点评:双侧腋窝、四肢、手足、腰部多发紫红色丘疹,边界清楚,部分多角形,呈褐色。容易误诊为扁平苔藓等。组织病理具有特征性。

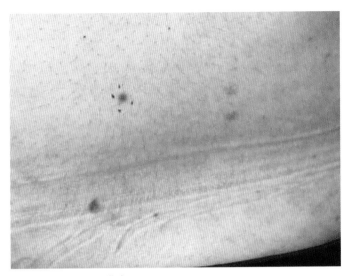

图 2.2.2.5 皮肤纤维瘤

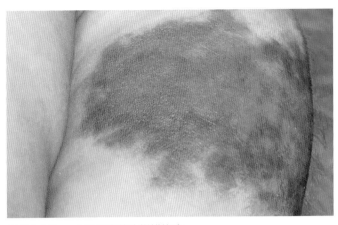

图 2.2.3.2a 小汗腺血管瘤样错构瘤

## 2.2.3 小汗腺血管瘤样错构瘤
（eccrine angiomatous hamartoma）

小汗腺血管瘤样错构瘤又名伴有汗腺反应性增生的淋巴管畸形。多先天发生或出生后不久发病，好发于四肢，以斑块、结节为主要表现，伴有多毛、多汗，局部可出现紧张、疼痛。

### 小汗腺血管瘤样错构瘤 1

男，6 岁，颈部红色丘疹 4 年（图 2.2.3.1）。

病例点评：以多发暗红色结节为主要表现。

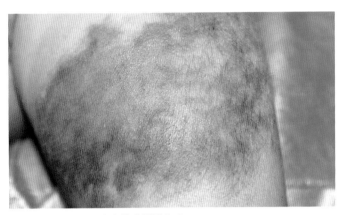

图 2.2.3.2b 小汗腺血管瘤样错构瘤

### 小汗腺血管瘤样错构瘤 3 典型病例

男，4 岁，右膝部暗红色斑块 4 年（图 2.2.3.3）。

病例点评：出生即有，以斑块为主要表现，伴局部多毛。

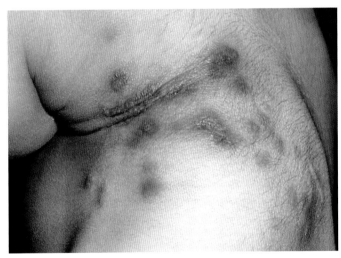

图 2.2.3.1 小汗腺血管瘤样错构瘤

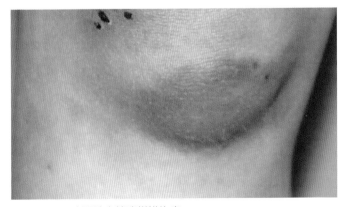

图 2.2.3.3 小汗腺血管瘤样错构瘤

### 小汗腺血管瘤样错构瘤 2 典型病例

女，2 岁，左大腿红色斑块伴瘙痒 1 年（图 2.2.3.2）。

病例点评：皮损初期约 1cm 大小，发展较快，伴毛发增多、增粗，有瘙痒感。

### 小汗腺血管瘤样错构瘤 4

女，半岁，左小腿红斑、皮下结节 5 个月余（图 2.2.3.4）。

病例点评：出生不久后即发病，外观似外伤后瘀斑消退期表现，皮下可触及多个结节，质硬。

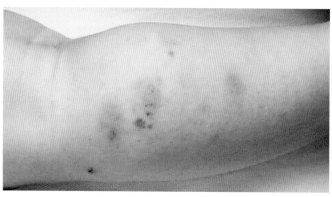

图 2.2.3.4 小汗腺血管瘤样错构瘤

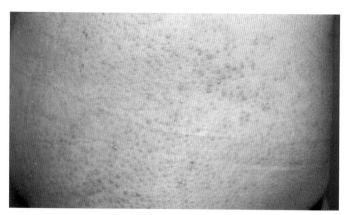

图 2.2.4.2a 毛周角化病

## 2.2.4 毛周角化病
（perifollicular keratosis）

毛周角化病又名毛发角化病（keratosis pilaris），青春期发病率相对较高，皮损为针头大顶部尖锐的毛囊性丘疹，呈正常肤色或暗红色，丘疹顶端有灰褐色圆锥形角栓，有一根毳毛穿出或卷曲其中，剥去角栓，顶端有微小的杯状凹陷，不融合。双上臂外侧及大腿伸侧好发。一般冬重夏轻，无明显自觉症状，或有微痒。与遗传、维生素 A 缺乏、内分泌异常或代谢障碍可能有关。

### 毛周角化病 1　典型病例

女，12 岁，双上肢伸侧丘疹 8 年（图 2.2.4.1）。

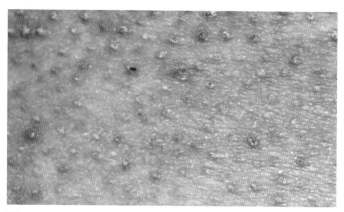

图 2.2.4.2b 毛周角化病

### 毛周角化病 3

女，20 岁，颈部及躯干丘疹 2 年（图 2.2.4.3）。

病例点评：皮损为毛囊性丘疹，稍有萎缩，需与脂溢性角化病等鉴别。

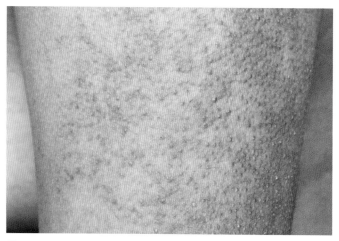

图 2.2.4.1 毛周角化病

### 毛周角化病 2

女，24 岁，腰腹部丘疹半年（图 2.2.4.2）。

病例点评：非好发部位，毛囊性丘疹，有角栓，皮损无萎缩。

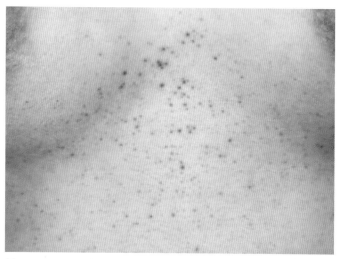

图 2.2.4.3 毛周角化病

## 2.2.5　结节性红斑
（erythema nodosum）

本病好发于春季,青年女性多见。好发于小腿伸侧,对称发生,典型表现为多发直径 1~2cm 红色结节,有疼痛和压痛,一般不破溃,部分患者有关节肿痛。病程有自限性,多数经 6~8 周缓解,反复发作时需排除贝赫切特综合征等系统性疾病。

### 结节性红斑 1　典型病例

女,40 岁,四肢红斑、结节伴疼痛 5 天(图 2.2.5.1 )。

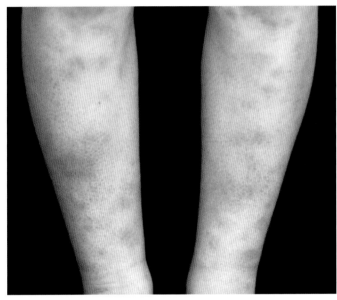

图 2.2.5.1　结节性红斑

### 结节性红斑 2

男,23 岁,双小腿屈侧红斑、结节伴疼痛 1 个月余(图 2.2.5.2 )。

病例点评:此例发生于小腿屈侧,而非伸侧,不破溃,消退后不遗留瘢痕。

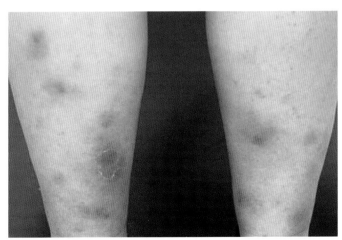

图 2.2.5.2　结节性红斑

### 结节性红斑 3

女,42 岁,右下肢胫前红斑、肿胀伴疼痛 8 个月(图 2.2.5.3)。

病例点评:单侧发病,孤立性皮损,且皮损较一般红斑、结节大,愈后有色素沉着,无瘢痕,结合病理为间隔性脂膜炎而诊断。

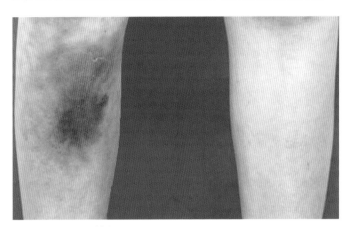

图 2.2.5.3　结节性红斑

### 结节性红斑 4

男,39 岁,双下肢红斑、结节伴疼痛 1 年余(图 2.2.5.4 )。

病例点评:左侧开始发病,伴有明显肿胀,曾于当地青霉素治疗可缓解,可能与链球菌感染有关;但皮损反复,均以左侧为主,右下肢仅有少许皮损。

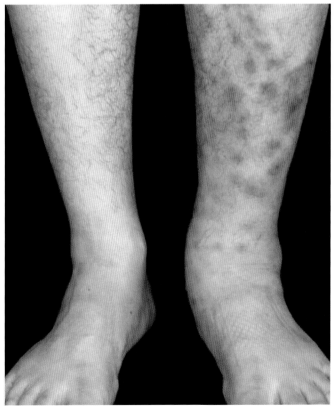

图 2.2.5.4　结节性红斑

### 结节性红斑 5

女,28 岁,双下肢红斑、结节伴疼痛 10 年,反复 1 年(图 2.2.5.5)。

病例点评:患者病程较长,10 年前发病后经治疗皮损消退,近 1 年反复发作。发病部位具有特异性,但屈侧亦有皮损,且累及大腿;皮损形态较普通的结节性红斑大,部分融合成片状。

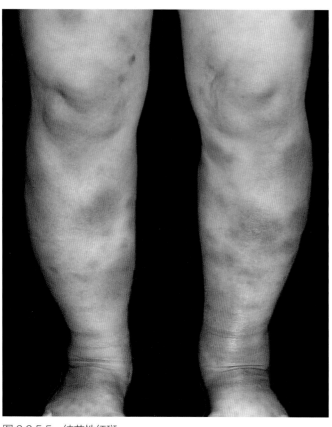

图 2.2.5.5 结节性红斑

## 2.2.6 结节性血管炎
### （nodular vasculitis）

结节性血管炎又名硬红斑(erythema induratum),其分类较为含糊,病理上以皮下脂肪小叶性或混合性(小叶+间隔)脂膜炎为特点,大部分患者存在皮下脂肪间隔、小叶血管炎。本病病因复杂,一些患者与结核相关,称为 Bazin 硬红斑(erythema induratum of Bazin)。一些与肺炎衣原体、丙型肝炎病毒感染、溃疡性结肠炎、克罗恩病相关,称为 Whitfield 硬红斑(erythema induratum of Whitfield)。在发病机制上,目前认为可能与免疫复合物沉积和细胞介导的免疫机制有关。本病好发于中年女性。多发生于双小腿,以屈侧为著,皮损为成批发作的对称性暗红色结节,疼痛明显。其上可发生溃疡,溢出油性物质。皮疹数周或数月消退。消退后常留有色素沉着和萎缩性瘢痕。

### 结节性血管炎 1　典型病例

女,59 岁,双下肢红斑、结节伴疼痛 2 个月,溃疡 1 个月(图 2.2.6.1)。

病例点评:该例皮损典型,表现为以下肢屈侧为主的疼痛性红斑、结节、溃疡,伴有糖尿病史 2 年、3 级高血压病 30 年、冠心病史 6 年,心脏支架介入术后 3 个月。结合患者结核特异性 T 细胞阳性,不难做出诊断。

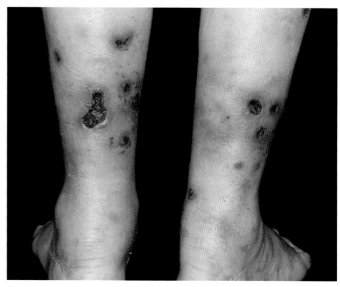

图 2.2.6.1 结节性血管炎

### 结节性血管炎 2

男,34 岁,双小腿结节伴压痛 6 年余,无破溃,反复发作(图 2.2.6.2)。

病例点评:本例患者临床上除皮下结节外,可见多个散在红色丘疹,且呈紫癜样表现。

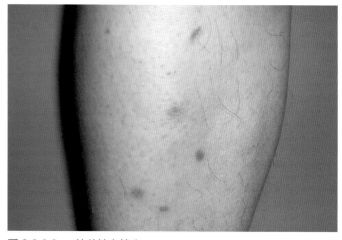

图 2.2.6.2a 结节性血管炎

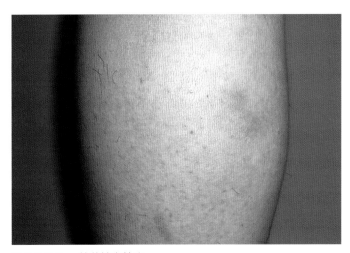

图 2.2.6.2b　结节性血管炎

## 2.2.7　青斑样血管病
（livedoid vasculopathy）

青斑样血管病中年女性多见，夏季加重。与血管内压增高、高凝状态、抗磷脂抗体有关。临床表现为紫癜、瘀斑，渐形成疼痛性溃疡，溃疡周边色素增加，毛细血管扩张，愈后遗留白色萎缩性瘢痕，可出现网状青斑。好发于小腿踝部及足背。一般无全身症状，可伴发于系统性红斑狼疮或抗磷脂抗体综合征等系统性疾病。慢性病程，可达数年之久。

### 青斑样血管病 1　典型病例

女,16 岁,双小腿、足部瘀点、瘀斑 4 年,溃疡 2 年(图 2.2.7.1)。
病例点评:小腿、足部瘀斑、溃疡、瘢痕。

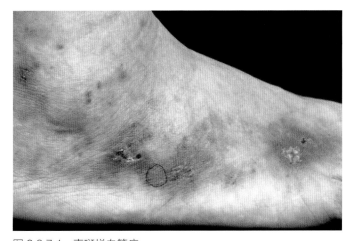

图 2.2.7.1　青斑样血管病

### 青斑样血管病 2

男,41 岁,双小腿足背暗色斑、瘀斑 10 年(图 2.2.7.2)。
病例点评:小腿、足部暗紫红色瘀斑,伴发淤积性皮炎。

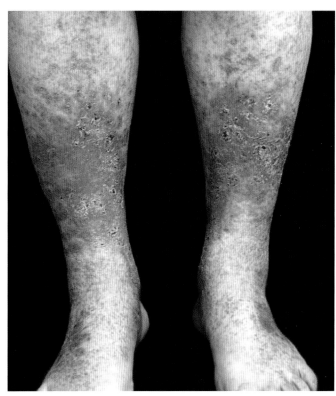

图 2.2.7.2　青斑样血管病

### 青斑样血管病 3

男,17 岁,双小腿红斑、溃疡、结痂伴疼痛 1 年(图 2.2.7.3)。
病例点评:小腿、足部瘀斑、溃疡、瘢痕。皮损溃疡结痂较重。

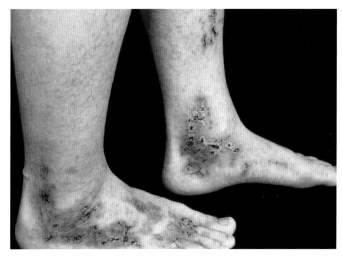

图 2.2.7.3　青斑样血管病

### 青斑样血管病 4

女,54 岁,双足部暗红色瘀斑 30 年余(图 2.2.7.4)。
病例点评:足部暗红色瘀斑、溃疡、萎缩性瘢痕,累及面积较大。

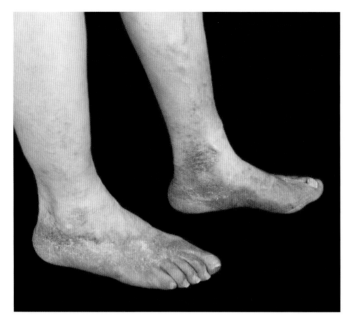

图 2.2.7.4　青斑样血管病

### 青斑样血管病 5

女，14 岁，双小腿、足背红斑、结痂伴疼痛半年余（图 2.2.7.5）。

病例点评：红斑为主的损害，仔细查体可见溃疡、浅瘢痕。

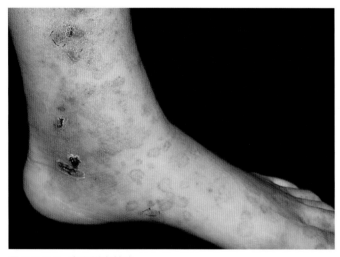

图 2.2.7.5　青斑样血管病

### 青斑样血管病 6

男，14 岁，双小腿、足背红色斑片 1 年余，复发增多 5 个月伴压痛（图 2.2.7.6）。

病例点评：以小腿多发红色斑片，融合成大片为主要表现，仔细查体可见外踝处有浅溃疡有助于诊断。

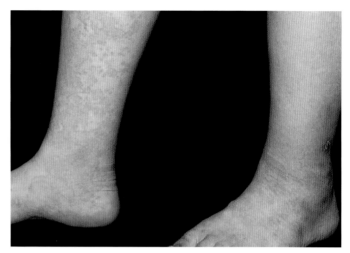

图 2.2.7.6　青斑样血管病

## 2.2.8　嗜酸性筋膜炎
（eosinophilic fasciitis）

嗜酸性筋膜炎好发于四肢伸侧，病情进展速度较快，初期表现为皮肤肿胀，逐渐硬化，与深部组织固定，受累部位关节屈曲活动受限。

### 嗜酸性筋膜炎 1　典型病例

女，56 岁，左前臂轻度凹陷性斑片 2 年，与皮下组织粘连固定，腕关节屈曲略受限（图 2.2.8.1）。

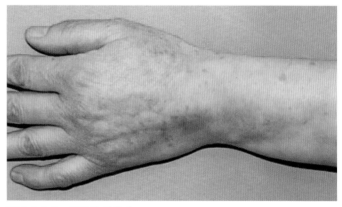

图 2.2.8.1　嗜酸性筋膜炎

### 嗜酸性筋膜炎 2

女，36 岁，腹部红斑、硬结伴疼痛 1 个月，加重 10 天（图 2.2.8.2）。

病例点评：发生于腹部相对少见，伴疼痛，易误诊为蜂窝织炎，经病理确诊。

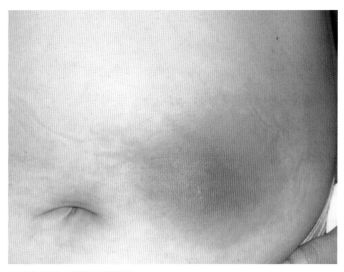

图 2.2.8.2　嗜酸性筋膜炎

## 2.2.9　胫前黏液性水肿
（pretibial myxedema）

胫前黏液性水肿常合并有甲状腺功能亢进，往往在甲亢治疗后病变更为明显。初发时可为一侧胫前，随后扩展至两侧胫前，呈对称性分布。可见于手、臂及面部，偶见于躯干部。典型临床表现为圆形、长圆形或类圆形，坚实性水肿性斑块或结节，呈蜡样黄色或淡褐色，表面凹凸不平，毛孔粗大，呈特征性的橘皮状。皮损处常多汗和多毛。

### 胫前黏液性水肿 1　典型病例

男，25 岁，双小腿胫前肿胀 4 个月余（图 2.2.9.1）。"甲亢"病史 2 年。

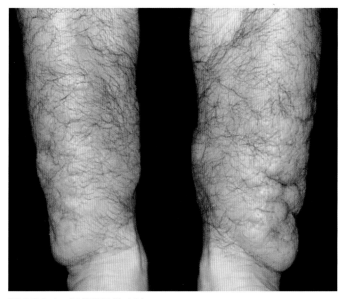

图 2.2.9.1　胫前黏液性水肿

### 胫前黏液性水肿 2

男，48 岁，双小腿多发红斑、结节 1 年余（图 2.2.9.2）。

病例点评：胫前多发暗红色的丘疹、斑块，较为局限。部分皮肤呈现橘皮样外观有助于诊断。

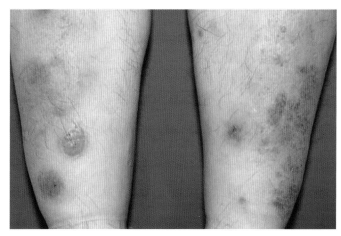

图 2.2.9.2　胫前黏液性水肿

### 胫前黏液性水肿 3

女，32 岁，左小腿红色斑块、结节 1 年（图 2.2.9.3）。否认甲亢病史。

病例点评：左侧胫前局限性水肿性斑块和结节，有浸润感，临床表现类似结节性红斑。

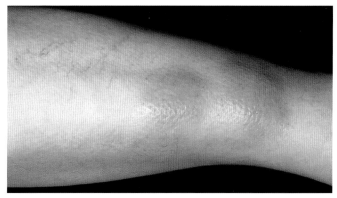

图 2.2.9.3　胫前黏液性水肿

### 胫前黏液性水肿 4

男，52 岁，双小腿、双足肿胀 1 年余（图 2.2.9.4）。高血压病史 2 年，否认甲亢病史。

病例点评：双下肢多发红斑伴局部肿胀，轻度浸润感。左小腿境界不清的肿胀，局部突出于皮面，单侧分布，应与淋巴水肿鉴别。

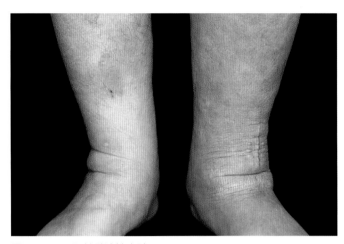

图 2.2.9.4　胫前黏液性水肿

## 胫前黏液性水肿 5

　　男,62 岁,双小腿肿胀、增生性斑块 5 年(图 2.2.9.5)。甲亢病史 4 年,行"碘-131"治疗后甲减 2 年。

　　病例点评:病程较长,增生性斑块和肿胀为突出特征,皮损肥厚,需要与慢性淋巴水肿鉴别。

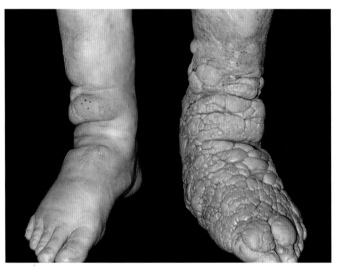

图 2.2.9.5　胫前黏液性水肿

## 2.2.10　类脂质渐进性坏死
（necrobiosis lipoidica）

　　此类患者常常合并糖尿病,但非绝对,皮损可能在糖尿病诊断之前出现,也会出现长期随访而无糖尿病发生。皮损好发于胫前,呈对称分布,也可见于头面部、上肢及躯干。皮疹初期表现为红棕色丘疹、结节,后逐渐扩大,中央出现萎缩,表面毛细血管扩张。多数皮损无自觉症状,但破溃后可形成疼痛性溃疡。皮肤组织病理表现为真皮及皮下栅栏状和间质性肉芽肿性皮炎,中央为渐进坏死变性的胶原,周围绕以组织细胞和多核巨细胞形成的肉芽肿,血

管周围可见淋巴细胞、浆细胞浸润。临床和病理均需与环状肉芽肿相鉴别,此外,临床上还需与渐进坏死性黄色肉芽肿、皮肤结节病、淤积性皮炎相鉴别。

### 类脂质渐进性坏死　典型病例

　　女,15 岁,右足踝红棕色斑片 3 年,双小腿红棕色斑块 1 年(图 2.2.10.1)。

　　病例点评:患者皮疹及皮肤组织病理活检表现均典型。但该患者无糖尿病病史。

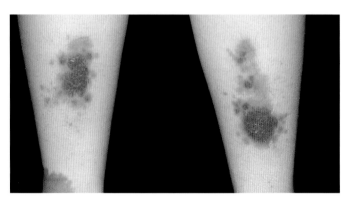

图 2.2.10.1a　类脂质渐进性坏死

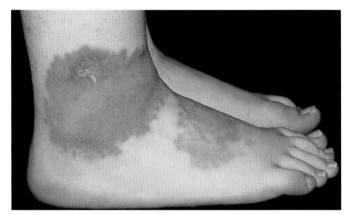

图 2.2.10.1b　类脂质渐进性坏死

## 2.2.11　浅表血栓性静脉炎
（superficial thrombophlebitis）

　　浅表血栓性静脉炎多发生于 25~50 岁的男性,寒冷季节发病。病因不明确,可能与高凝状态、创伤等有关。皮损多发生于下肢、胸腹侧壁(称为胸腹壁血栓性静脉炎)等浅静脉,呈一条或多条条索状硬结,相邻皮肤红肿,愈后遗留纤维性硬索。自觉疼痛。病程有自限性,多于 3~6 周自愈,但皮损易复发,此起彼伏,呈游走性。

### 浅表血栓性静脉炎 1　典型病例

　　男,34 岁,双下肢皮下结节伴疼痛 1 年,右腿条索状红斑 1 个月余(图 2.2.11.1)。

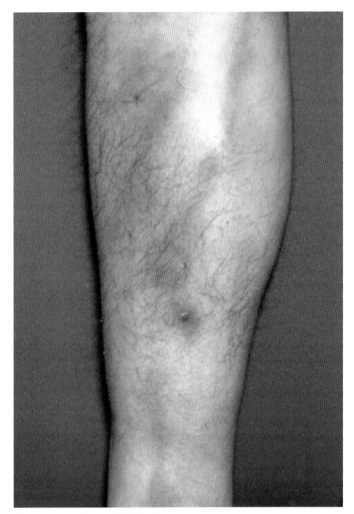

图 2.2.11.1 浅表血栓性静脉炎

## 浅表血栓性静脉炎 2

男,52 岁,左小腿胫前结节伴肿胀 2 个月(图 2.2.11.2)。

病例点评:病程短,初期为皮下结节,后增大形成条索状,有压痛,临床结合组织病理诊断。

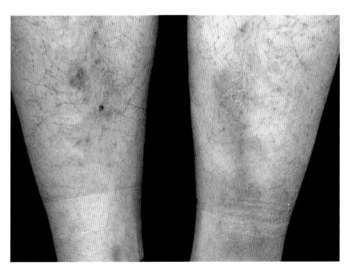

图 2.2.11.2 浅表血栓性静脉炎

## 浅表血栓性静脉炎 3

男,34 岁,双手背、四肢游走性皮下结节伴疼痛,反复 1 个月余(图 2.2.11.3)。

病例点评:初发于手背,渐蔓延至四肢,左小腿有质硬条索状皮损,有助于诊断。

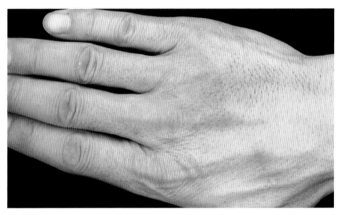

图 2.2.11.3a 浅表血栓性静脉炎

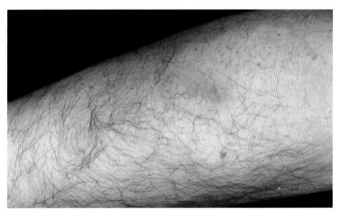

图 2.2.11.3b 浅表血栓性静脉炎

## 浅表血栓性静脉炎 4

男,21 岁,阴茎条索状物 1 天(图 2.2.11.4)。

病例点评:发病时间短,无明显诱因出现条索状皮损,有压痛,此患者需与阴茎硬化性淋巴管炎鉴别,后者一般无疼痛。

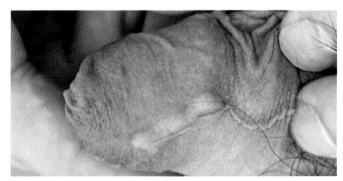

图 2.2.11.4 浅表血栓性静脉炎

## 2.2.12　硬化性脂膜炎
（sclerosing panniculitis）

硬化性脂膜炎好发于成年女性，多见于小腿，可双侧或单侧；表现为暗红斑，境界欠清，局部肿胀、硬化，可伴有静脉曲张和淤积性皮炎。

### 硬化性脂膜炎1　典型病例

女，36岁，右小腿斑块伴疼痛半年（图2.2.12.1）。右小腿内侧暗红斑，境界欠清，触之质硬，与皮下粘连。

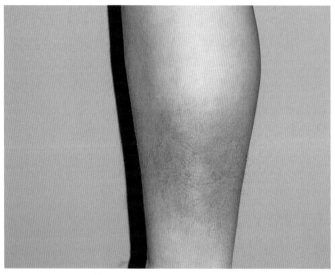

图2.2.12.1　硬化性脂膜炎

### 硬化性脂膜炎2

女，38岁，双下肢红斑、结节、肿胀伴疼痛30年（图2.2.12.2）。

病例点评：自幼出现，曾按"血管炎"在血管外科治疗，无明显好转，经病理确诊为硬化性脂膜炎。

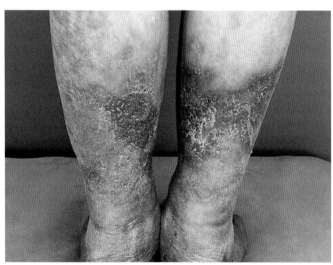

图2.2.12.2　硬化性脂膜炎

### 硬化性脂膜炎3

女，57岁，左小腿红斑肿胀1个月（图2.2.12.3）。

病例点评：自述蚊虫叮咬后出现，患者患有足癣及甲真菌病，外院按"丹毒"治疗效果欠佳。经病理确诊为硬化性脂膜炎。

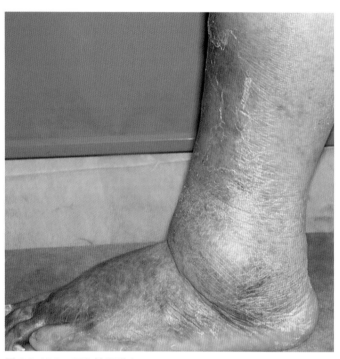

图2.2.12.3　硬化性脂膜炎

### 硬化性脂膜炎4

女，36岁，右小腿深褐色斑块1年余（图2.2.12.4）。

病例点评：无明显诱因出现单侧小腿深褐色斑块，质硬，浸润深，自觉肿胀疼痛。曾抗感染治疗疼痛缓解，但皮疹面积不断扩大。

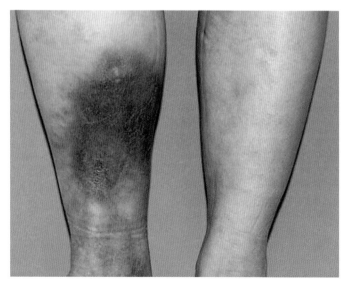

图2.2.12.4　硬化性脂膜炎

## 2.2.13 嗜酸性蜂窝织炎
（eosinophilic cellulitis）

又名 Wells 综合征，为一少见的炎症性皮肤疾病，在瘙痒、烧灼感前驱症状后出现红斑或水肿，典型皮损为水肿性红色斑块，边缘呈紫红色。组织学表现为嗜酸性粒细胞弥漫性浸润，形成火焰征。可伴有外周血和骨髓嗜酸性粒细胞增多。该病多数病因不明，多数皮损 4~8 周可消退，但常呈复发性病程。除上述经典表现外，临床也可表现为丘疹、结节、水疱及出血性大疱。皮损好发于四肢，亦可见于躯干，可单发或多发。

#### 嗜酸性蜂窝织炎 1　典型病例

男，54 岁，左胫前红色水肿性斑块、伴胀痛 3 周（图 2.2.13.1）。

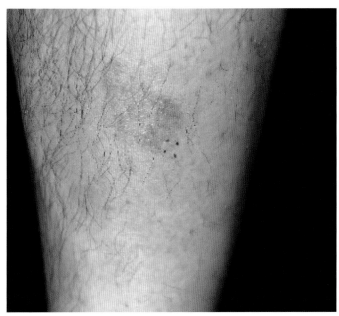

图 2.2.13.1　嗜酸性蜂窝织炎

#### 嗜酸性蜂窝织炎 2

女，61 岁，双手、足出血性大疱、左足背红色丘疹间断发作 7 个月（图 2.2.13.2）。

病例点评：除出血性大疱外，患者的手腕屈侧仍可见到水肿性斑块、水疱。结合患者复发性病程特点、典型的病理表现可确诊为嗜酸性蜂窝织炎。临床表现需要排除少见类型的大疱性类天疱疮及血管炎。

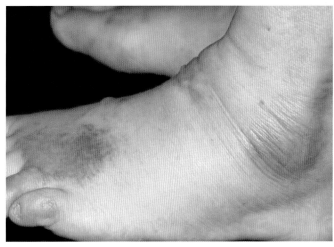

图 2.2.13.2a　嗜酸性蜂窝织炎

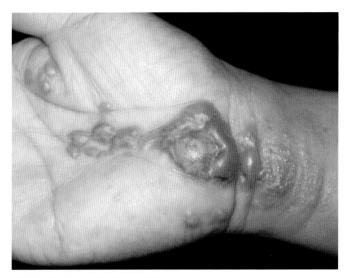

图 2.2.13.2b　嗜酸性蜂窝织炎

## 2.2.14 寒冷性脂膜炎
（cold panniculitis）

累及皮下脂肪层的严重冻疮称为寒冷性脂膜炎。多见于婴幼儿和年龄较小的儿童，亦可见于年轻女性，穿着紧身衣暴露于低温寒冷环境者。表现为红斑、皮下质硬结节，发生于寒冷暴露部位如面颊、大腿，伴有瘙痒、疼痛等自觉症状。

#### 寒冷性脂膜炎 1　典型病例

女，31 岁，双下肢红斑、结节伴痒痛反复 6 年（图 2.2.14.1）。

病例点评：冬季受冷后双大腿出现肿胀性红斑，双股外侧皮下结节，夏季可自行消退。

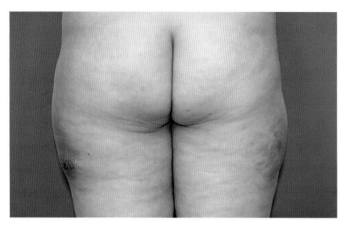

图 2.2.14.1a　寒冷性脂膜炎

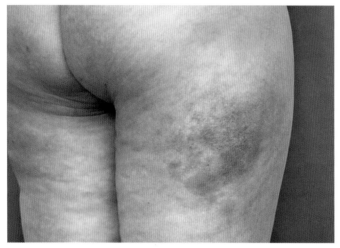

图 2.2.14.1b　寒冷性脂膜炎

### 寒冷性脂膜炎 2

男,16 岁,臀部、股外侧红斑、鳞屑伴痒 1 个月(图 2.2.14.2)。

病例点评:患者未提供暴露于寒冷环境病史,皮疹为散在暗红斑、丘疹、鳞屑,此外,双侧股外侧皮疹并非同时出现,而是一侧消退后另一侧出现,给诊断带来困难。

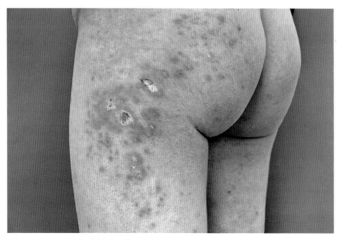

图 2.2.14.2　寒冷性脂膜炎

### 寒冷性脂膜炎 3

女,17 岁,双股外侧红斑、鳞屑伴痒 2 个月余(图 2.2.14.3)。

病例点评:该例患者就诊时为春季(4 月),但起病时为冬季(2 月),是诊断线索。

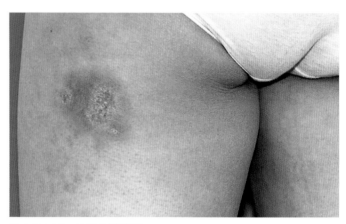

图 2.2.14.3　寒冷性脂膜炎

## 2.2.15　创伤性脂膜炎
（traumatic panniculitis）

各种类型的伤害都可能引起脂膜炎,如局部注射、放射性治疗、冻伤等,从广义上说,创伤性脂膜炎包括寒冷性脂膜炎、硬化性脂肪肉芽肿、可注射物质或治疗引起的脂膜炎及钝器伤引起的脂膜炎 4 大类,但本节仅描述外伤后导致的病例。

### 创伤性脂膜炎 1　典型病例

男,27 岁,双小腿暗红斑 3 个月(图 2.2.15.1)。外伤后逐渐形成,无明显自觉症状。

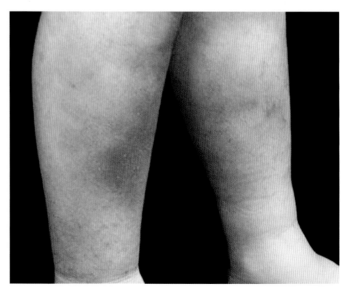

图 2.2.15.1　创伤性脂膜炎

## 创伤性脂膜炎 2

女,30 岁,右臀部皮下结节 3 天(图 2.2.15.2)。

病例点评:3 个月前有"竹器"扎伤史,出现局部皮下结节,超声提示局部皮下软组织肿胀。初诊为异物肉芽肿,经病理诊断为创伤性脂膜炎。

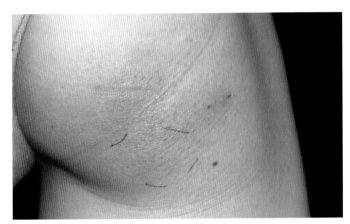

图 2.2.15.2 创伤性脂膜炎

## 创伤性脂膜炎 3

女,47 岁,右小腿红斑、结节伴疼痛 6 个月(图 2.2.15.3)。

病例点评:表现类似结节性红斑、慢性丹毒,病理诊断为创伤性脂膜炎。患者无法回忆起外伤史,但小腿部位尤其胫前位置为容易受伤部位,应警惕。

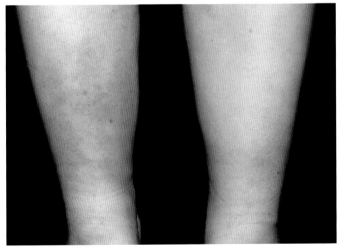

图 2.2.15.3 创伤性脂膜炎

## 创伤性脂膜炎 4

女,26 岁,左上臂皮下包块 20 天(图 2.2.15.4)。

病例点评:追问病史 2 个月前有左上臂碰触后疼痛史,未重视。超声提示液实性混合包块,后经病理证实为创伤性脂膜炎。

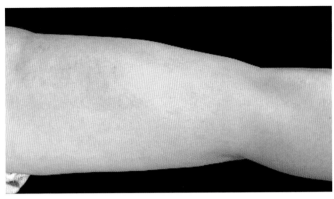

图 2.2.15.4 创伤性脂膜炎

## 2.2.16 变应性皮肤血管炎
### ( allergic cutaneous vasculitis )

免疫复合物介导的疾病,病因包括感染、药物、异种蛋白等,也可能是系统性疾病的血管反应模式。好发于青壮年,女多于男,常急性发病。皮损好发于双下肢,特别是小腿及踝部,常对称分布。皮疹呈多形性,可有红斑、丘疹、风团、紫癜、水疱、血疱、结节、坏死、溃疡等,但多以某一种或两种皮疹为主,特征性皮损为紫癜样斑、丘疹。可引起关节、肾脏、胃肠道、肺、肝、脾、中枢神经系统、眼球等损害。自觉瘙痒或烧灼感,偶可疼痛。皮损一般在数周内消退,也可反复发作,迁延数月至数年之久。

### 变应性皮肤血管炎 1 典型病例

男,16 岁,双小腿瘀点、瘀斑 20 天,逐渐加重(图 2.2.16.1)。

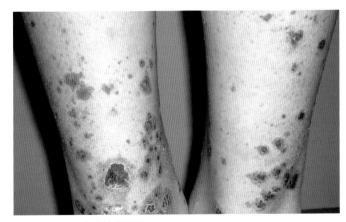

图 2.2.16.1 变应性血管炎

### 变应性皮肤血管炎 2

男,76 岁,双小腿靶样红斑、溃烂、坏死伴痒 3 个月(图2.2.16.2)。

病例点评:病例以离心性扩展、坏死为主要表现,需与坏疽性脓皮病鉴别。

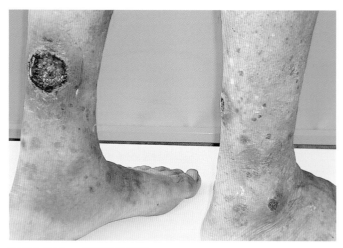

图 2.2.16.2a 变应性血管炎

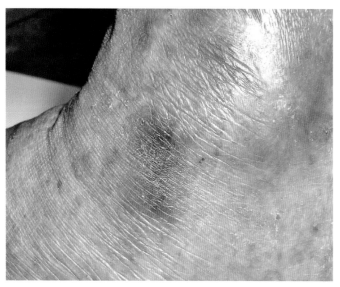

图 2.2.16.2b 变应性血管炎

### 变应性皮肤血管炎 3

女,61 岁,双下肢红斑 1 个月,渐增多增大,伴渗出、疼痛(图 2.2.16.3)。

病例点评:病程进展迅速,坏死明显,中央形成黑色血痂,周围炎性红晕明显,需要与感染、坏疽性脓皮病鉴别。

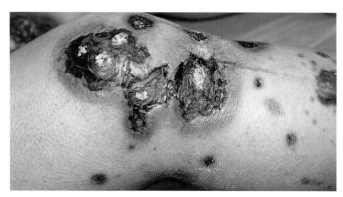

图 2.2.16.3 变应性血管炎

## 2.2.17 淤积性皮炎
### ( stasis dermatitis )

淤积性皮炎又称静脉曲张性湿疹( varicose eczema )。好发部位为小腿胫前的下 1/3 处及踝关节周围、足背及跖内侧。通常为红、红褐色斑片或紫癜等湿疹样表现,可伴有小腿凹陷性水肿。可呈急性、亚急性或慢性进程,慢性病程可呈苔藓样变,严重时可出现糜烂、溃疡、瘢痕或继发感染。不同发展时期病理上表现不同,常有真皮内红细胞外溢、含铁血黄素沉积、纤维化和特征性叶状新生血管形成等。治疗上除针对皮损的对症处理外,需积极纠正静脉曲张。

### 淤积性皮炎 1 典型病例

女,53 岁,双小腿红斑、丘疹、紫癜反复发作近 1 年,有静脉曲张病史(图 2.2.17.1)。

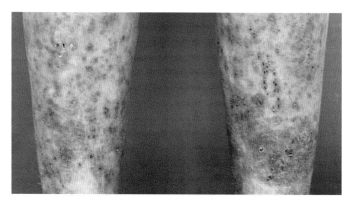

图 2.2.17.1 淤积性皮炎

### 淤积性皮炎 2

男,66 岁,下肢静脉曲张 10 年,双胫前红斑、反复破溃结痂 8 个月(图 2.2.17.2 )。

病例点评:双小腿均受累,左小腿静脉曲张明显,出现糜烂、溃疡、结痂,沿曲张的静脉走向分布。临床需要与结节性多动脉炎、青斑样血管病相鉴别。

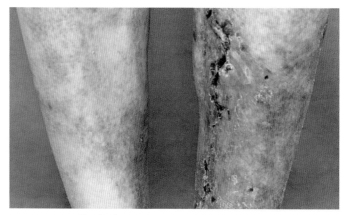

图 2.2.17.2 淤积性皮炎

### 淤积性皮炎3

女,65岁,左小腿、足部紫红色斑块、苔藓样变,反复左踝部肿胀10年余(图2.2.17.3)。

病例点评:以斑块为主要表现,仔细查体可见曲张静脉。

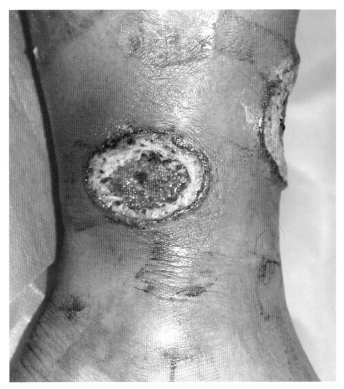

图2.2.18.1 坏疽性脓皮病

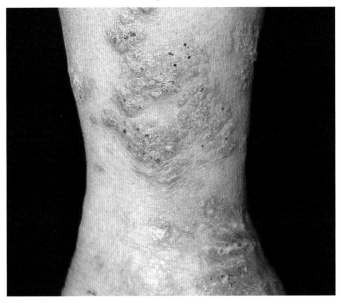

图2.2.17.3 淤积性皮炎

## 2.2.18 坏疽性脓皮病
（pyoderma gangrenosum）

坏疽性脓皮病是少见的慢性复发性皮肤溃疡性疾病,好发于20~50岁女性,具有特征性的皮损形态,即较大的坏死性溃疡,有潜行性的边缘及红紫色的边界,大多发生于下肢,根据皮损特点可分为溃疡型、水疱型、脓疱型及浅表肉芽肿型。该病的实验室及皮肤组织病理检查所见差异较大,诊断需要临床病理相结合。约50%患者合并系统性疾病,以炎症性肠病、关节炎、血液系统疾病(IgA丙种球蛋白病、急性髓细胞性白血病、骨髓增生不良)最为常见。

### 坏疽性脓皮病1 典型病例

男,41岁,右小腿红斑、结节溃疡伴疼痛1个月余(图2.2.18.1)。不规则静滴青霉素、激素,效果欠佳。

病例点评:较大的坏死性溃疡,边界清楚,表面有脓性分泌物,边缘潜行性、红紫色。

### 坏疽性脓皮病2

女,46岁,双小腿斑块、糜烂10年余,伴明显疼痛、瘙痒、烧灼感(图2.2.18.2)。患者既往有"空洞型肺结核"病史。

病例点评:以小腿散在暗红色斑块为主要表现,较大红斑表面散在分布小糜烂面及痂皮,少许分泌物,界限清楚。临床结合病理诊断肉芽肿型坏疽性脓皮病。

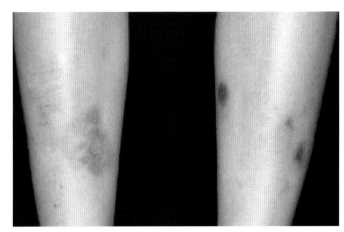

图2.2.18.2a 坏疽性脓皮病

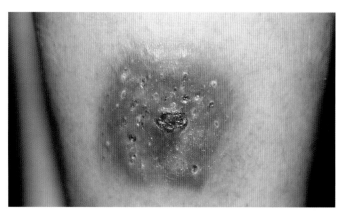

图 2.2.18.2b　坏疽性脓皮病

### 坏疽性脓皮病 3　典型病例

女,29 岁,躯干、四肢反复脓疱、溃疡伴疼痛 1 年余(图 2.2.18.3)。

病例点评:由脓疱逐渐扩大形成的潜行性溃疡,是本病的特点之一。

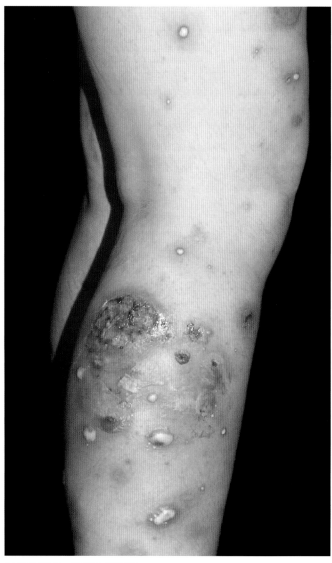

图 2.2.18.3　坏疽性脓皮病

### 坏疽性脓皮病 4　典型病例

男,47 岁,下肢反复脓性溃疡、瘢痕 3 年,自觉疼痛(图 2.2.18.4)。

病例点评:典型脓性溃疡,边缘呈潜行性,图 2.2.18.4b 示溃疡愈合后萎缩性瘢痕。

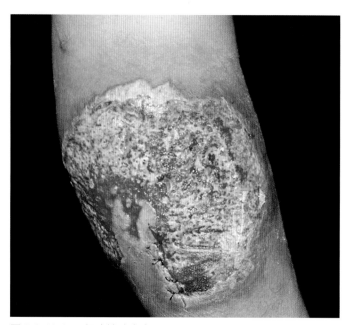

图 2.2.18.4a　坏疽性脓皮病

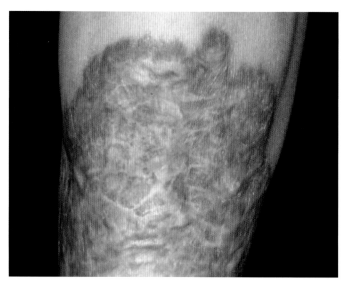

图 2.2.18.4b　坏疽性脓皮病

### 坏疽性脓皮病 5

男,62 岁,右腹股沟、阴囊疼痛性溃疡 20 天,抗生素治疗欠佳(图 2.2.18.5)。

病例点评:该患者病情发展迅速,部位相对局限于外阴。需除外坏死性筋膜炎,院外曾给予静滴抗生素无效,给予系统激素治疗后好转。

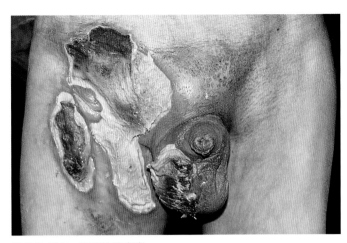

图 2.2.18.5　坏疽性脓皮病

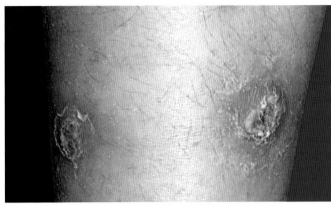

图 2.2.19.1b　臁疮

## 2.2.19　臁疮

（ecthyma）

该病多为乙型溶血性链球菌和/或金黄色葡萄球菌感染所致。好发于营养不良、体弱及个人卫生较差的个体。常发生于下肢和臀部。皮损初起多为水疱、脓疱，不断增大并向深部发展，中心坏死，形成黑褐色污秽痂皮。痂皮不易剥除，剥除后见周边陡峭、基底较硬的溃疡。皮损较多且免疫力降低时，皮损进展迅速，形成深在性坏死性溃疡，称为坏疽性臁疮。自觉烧灼、痒及疼痛，一般无全身症状。治疗上常采用系统及局部使用抗生素。

### 臁疮 1　典型病例

男，28 岁，双小腿多发脓疱，结痂，家内有 4 人同患病（图 2.2.19.1）。该病例口服阿莫西林，外涂莫匹罗星 15 天后愈合。

### 臁疮 2

男，16 岁，股部、下肢溃疡 3 个月（图 2.2.19.2）。

病例点评：患者病程 3 个月，可见膝部、股部溃疡，溃疡表面可见脓性分泌物。病理为化脓性感染。外用抗生素后皮损好转。

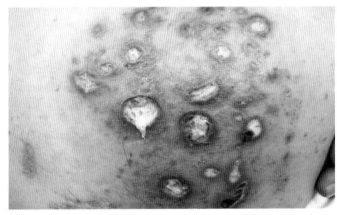

图 2.2.19.2a　臁疮

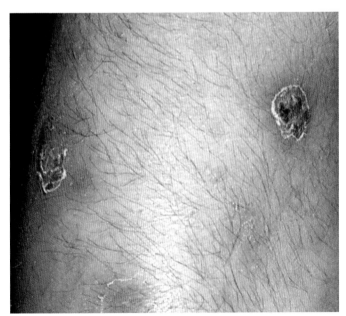

图 2.2.19.1a　臁疮

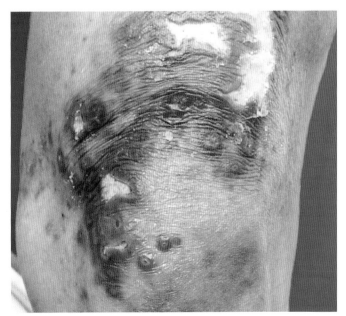

图 2.2.19.2b　臁疮

## 2.2.20 结节性痒疹
（prurigo nodularis）

常见于成人,女性多于男性。病因不明,好发于四肢,尤以小腿伸侧明显。皮损表现为散在褐、黑色角化性半球形丘疹或结节,质坚实,剧痒。病程可持续多年。注意与痒疹型大疱性类天疱疮、特应性皮炎等相鉴别。

### 结节性痒疹 1 典型病例

女,60 岁,全身丘疹、结痂伴瘙痒 10 年,加重 3 个月(图 2.2.20.1)。

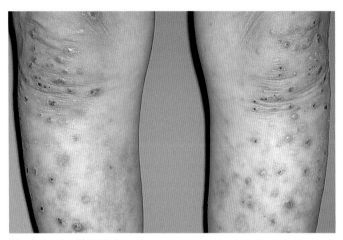

图 2.2.20.1 结节性痒疹

### 结节性痒疹 2

女,33 岁,四肢、背部、头皮、外阴红色丘疹、结节 2 年余,瘙痒剧烈(图 2.2.20.2)。

病例点评:多为红色丘疹,结节,部分有浸润感。

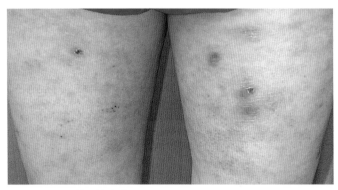

图 2.2.20.2 结节性痒疹

### 结节性痒疹 3

男,80 岁,腰部、四肢斑块、结节 1 年余,伴剧烈瘙痒(图 2.2.20.3)。

病例点评:腰部皮疹呈紫红色,带状分布,表面鳞屑,需与扁平苔藓鉴别。

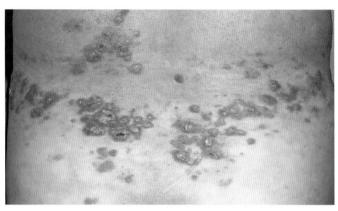

图 2.2.20.3 结节性痒疹

### 结节性痒疹 4

男,58 岁,四肢红斑、丘疹伴痒 3 年余,渐加重(图 2.2.20.4)。
病例点评:慢性病程,皮疹局部融合分布。

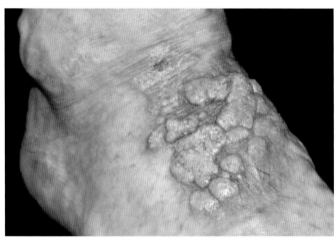

图 2.2.20.4 结节性痒疹

## 2.2.21 Hebra 痒疹
（Hebra's prurigo）

Hebra 痒疹又名幼儿痒疹,目前发病原因不明确,可能与蚊虫叮咬、药物、食物等过敏原接触有关。目前教科书中已无此病名。多发于 3 岁以前的儿童,好发于四肢伸侧的粟粒至绿豆大小的丘疹、结节,瘙痒剧烈,常持续数月甚至数年,大部分可以缓解或自愈。

### Hebra 痒疹 1 典型病例

女,2 岁,全身丘疹伴瘙痒 6 个月余,无明显诱因(图 2.2.21.1)。
病例点评:全身粟粒大小的丘疹,四肢为多,瘙痒剧烈。

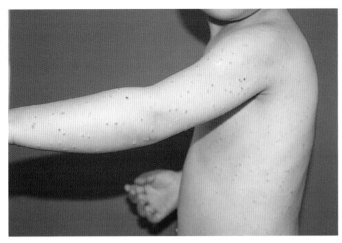

图 2.2.21.1　Hebra 痒疹

### Hebra 痒疹 2

男,9 岁,面部、四肢丘疹 6 个月余(图 2.2.21.2 )。

病例点评:皮损散在分布于四肢外侧及面部,自诉瘙痒不明显,曾误诊为扁平疣,结合临床及病理可诊断为 Hebra 痒疹。

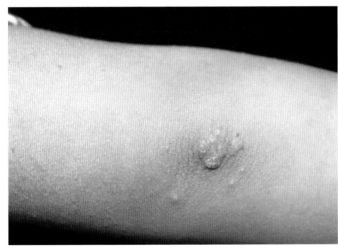

图 2.2.21.2a　Hebra 痒疹

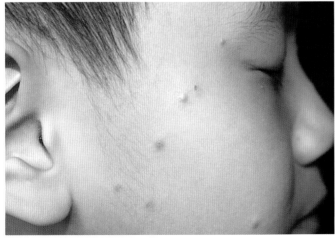

图 2.2.21.2b　Hebra 痒疹

## 2.2.22　丘疹性荨麻疹
（papular urticaria）

丘疹性荨麻疹又称虫咬皮炎( insect and other arthropod bites )、荨麻疹性苔藓( lichen urticaria ),是婴幼儿及儿童常见的过敏性皮肤病。叮咬人类的节肢动物常为蚊子、蟑、臭虫、恙螨、虱子等。皮损多见于躯干及四肢,群集或散在、质稍硬、顶端有小疱的淡红色、淡褐色丘疹或略带纺锤形的红色风团样红斑,有的可有伪足,有时幼儿患者红肿显著,并有大疱,常有剧痒而影响睡眠,搔抓可继发感染,皮疹经 1~2 周消退,遗留暂时性的色素沉着。

### 丘疹性荨麻疹 1　典型病例

男,14 岁,躯干、四肢红斑、风团伴痒 5 天(图 2.2.22.1 )。

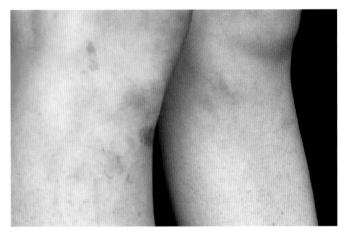

图 2.2.22.1　丘疹性荨麻疹

### 丘疹性荨麻疹 2

女,49 岁,左小腿红斑、结节、破溃结痂 2 个月余(图 2.2.22.2 )。

病例点评:曾因外院"挤疱液"等治疗,水疱挤压破溃继发的溃疡、结痂等外观特点易与血管炎混淆。虫咬史及皮损群集性分布特征是本病的诊断线索,本例叮咬患者的昆虫可能为恙螨。

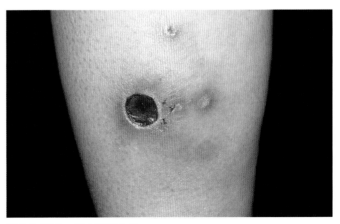

图 2.2.22.2　丘疹性荨麻疹

### 丘疹性荨麻疹 3

男,49 岁,四肢红斑水疱 2 个月,瘙痒明显,慢性淋巴细胞白血病病史 1 年(图 2.2.22.3)。

病例点评:本例严重的瘙痒和皮损分布特点常提示大疱性虫咬反应,曾有报道多种恶性血液肿瘤患者可出现大疱甚至坏死倾向,本例患者淋巴细胞白血病病史 1 年是诊断的重要线索。

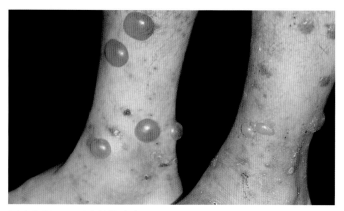

图 2.2.22.3　丘疹性荨麻疹

## 2.2.23　刺胞皮炎
（nematocyst dermatitis）

刺胞皮炎又称水母皮炎,是一种由水母(海蜇)的刺胞引起的皮肤炎症反应。蜇伤部位局部出现红斑、肿胀、水疱、糜烂、坏死等,皮损常呈鞭笞样排列,疼痛明显。刺胞内主要毒性成分是类蛋白、多肽及多种有毒酶类,可引起全身中毒和变态反应,严重的引起休克,肾衰竭甚至死亡。

### 刺胞皮炎 1　典型病例

男,33 岁,颈部条索状红斑伴刺痛 5 天(图 2.2.23.1)。于洗海澡后出现,以复方倍他米松注射液 1ml 肌内注射后渐缓解(青岛市市立医院于海洋提供)。

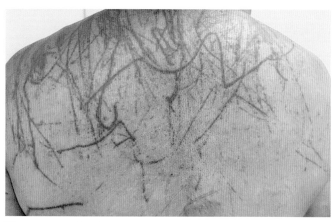

图 2.2.23.1　刺胞皮炎

### 刺胞皮炎 2　典型病例

男,20 岁,四肢条索状红斑水疱伴痒痛 3 天(图 2.2.23.2)。发病前曾在海中游泳(青岛市市立医院于海洋提供)。

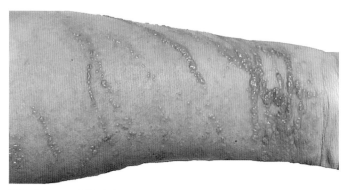

图 2.2.23.2　刺胞皮炎

### 刺胞皮炎 3　典型病例

男,34 岁,右下肢红斑、糜烂、结痂 1 个月(图 2.2.23.3)。

病例点评:患者右下肢水母吸附即刻出现红斑、水疱,继而出现红斑、糜烂、结痂。

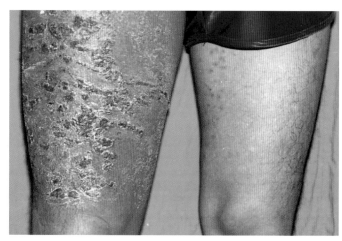

图 2.2.23.3　刺胞皮炎

## 2.2.24　线状苔藓
（lichen striatus）

线状苔藓又称线状苔藓样皮炎(linear lichenoid dermatitis)。多见于青少年女性。皮损常位于一侧上肢或下肢,表现为红色或褐色扁平丘疹融合排列成线状,附少许鳞屑,轻度瘙痒。1~2 年可自然消退。

### 线状苔藓 1　典型病例

女,24 岁,左前臂线状分布红色斑丘疹伴痒 1 个月(图 2.2.24.1)。

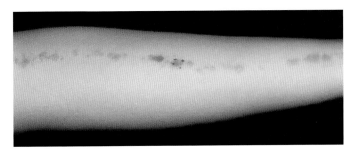

图 2.2.24.1 线状苔藓

### 线状苔藓 2

女,9 岁,右手拇指、虎口、腕丘疹 8 年(图 2.2.24.2)。

病例点评:自幼发生曾激光治疗,皮损局部肥厚粗糙,可能与激光治疗有关。

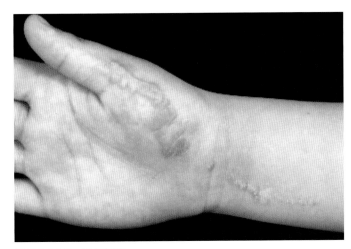

图 2.2.24.2 线状苔藓

### 线状苔藓 3

男,21 岁,右大腿色素脱失斑 10 年余(图 2.2.24.3)。

病例点评:条带状色素脱失斑,境界清楚,结合病理诊断。

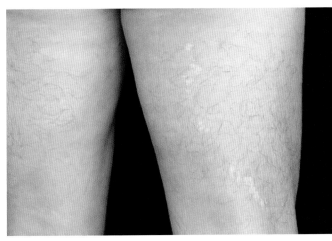

图 2.2.24.3 线状苔藓

### 线状苔藓 4

男,10 岁,左侧面部外伤后出现扁平丘疹 1 年余,偶痒(图 2.2.24.4)。

病例点评:外伤后发病,皮损部分融合,扁平、暗红色,需警惕合并扁平疣。

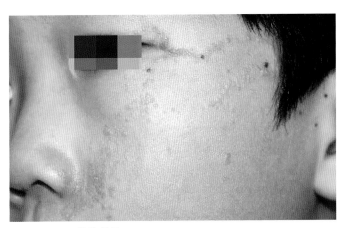

图 2.2.24.4 线状苔藓

### 线状苔藓 5

男,19 岁,左侧躯干、左上肢、左下肢色素沉着斑 1 年(图 2.2.24.5)。

病例点评:后天发生,病程较短,发展迅速。皮疹以色素沉着斑为主,表现特殊,需结合病理检查。

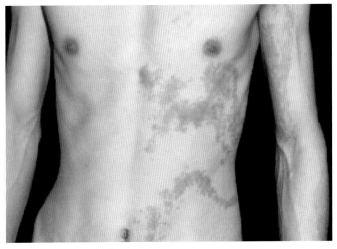

图 2.2.24.5 线状苔藓

### 线状苔藓 6

男,6 岁,右拇指甲板变形,右手拇指背白色斑疹 6 个月余(图 2.2.24.6)。

病例点评:先发白色斑丘疹,并发甲改变。

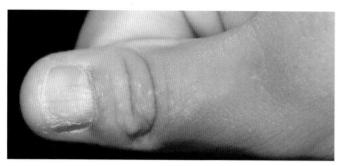

图 2.2.24.6　线状苔藓

## 2.2.25　皮肤淀粉样变性
（cutaneous amyloidosis）

本病可分为皮肤斑状和苔藓样淀粉样变性、结节性皮肤淀粉样变性和系统性淀粉样变性；一些皮肤炎症和肿瘤如汗孔角化病、基底细胞癌等也可出现淀粉样物质沉积。斑状淀粉样变性的患者女性多于男性，好发于年轻人或患有慢性疾病患者，以对称的暗褐色或淡灰色色素沉着斑为主要表现，好发于后背部和上胸部；苔藓样淀粉样变性以持续存在的丘疹和斑块为主要表现，伴有色素沉着，瘙痒剧烈，好发于胫前和前臂伸侧；皮肤异色症样淀粉样变性则以皮肤异色症改变和苔藓化丘疹为主要表现。

### 皮肤淀粉样变性 1　典型病例

男，62 岁，面颈、肩背、上肢红斑、丘疹、色素沉着伴痒 4 年（图 2.2.25.1）。

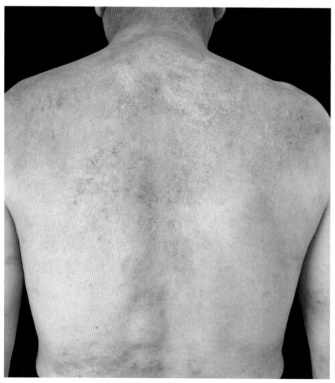

图 2.2.25.1　皮肤淀粉样变性

### 皮肤淀粉样变性 2　典型病例

女，36 岁，四肢褐色丘疹 13 年余（图 2.2.25.2）。

病例点评：皮损为密集褐色丘疹，不融合，与"毛周角化病"类似，仔细查体突出皮肤不明显，通过病理见特征性表现。

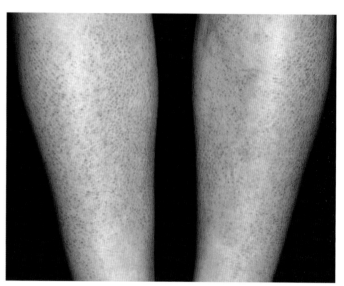

图 2.2.25.2　皮肤淀粉样变性

### 皮肤淀粉样变性 3

男，21 岁，四肢红斑、水疱、苔藓样变反复 3 年（图 2.2.25.3）。

病例点评：病程中有水疱，就诊时皮损轻微苔藓样变，但发病部位不局限于胫前和前臂伸侧，在大腿伸侧亦有皮损。

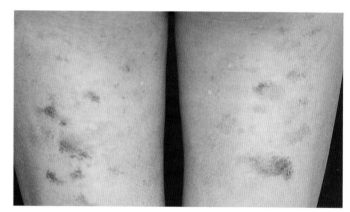

图 2.2.25.3　皮肤淀粉样变性

### 皮肤淀粉样变性 4

男，58 岁，左踝红斑、丘疹伴痒 10 余年，发展至左下肢、腰背 5 年（图 2.2.25.4）。

病例点评：单侧发病，从左踝部开始，缓慢进展，皮损以淡红色为主，呈苔藓样变，病理检查确诊。

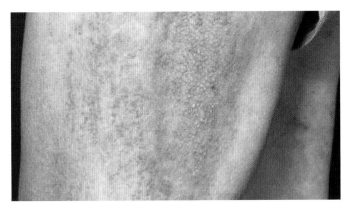

图 2.2.25.4 皮肤淀粉样变性

### 皮肤淀粉样变性 5

女,59 岁,左胫前褐色斑片、丘疹 10 年余(图 2.2.25.5)。

病例点评:病程长,但皮损局限,单侧分布,轻微瘙痒,局部有毛发增粗,不排除外用激素软膏所致。

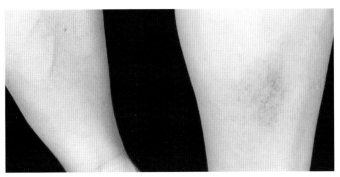

图 2.2.25.5 皮肤淀粉样变性

### 皮肤淀粉样变性 6

女,37 岁,面颈、四肢、腋下网状色素异常 10 年余,偶痒(图 2.2.25.6)。

病例点评:病程较长,轻微瘙痒,皮肤异色改变明显,类似网状色素异常,但颈部仍可见苔藓样丘疹皮损。

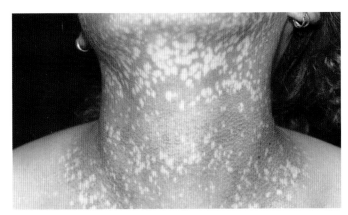

图 2.2.25.6 皮肤淀粉样变性

### 皮肤淀粉样变性 7

男,50 岁,背部红斑、丘疹伴痒 1 年余(图 2.2.25.7)。

病例点评:发病部位典型,但皮损局限,因瘙痒反复搔抓,外观与“神经性皮炎”“人工皮炎”类似,病理见特征性表现。

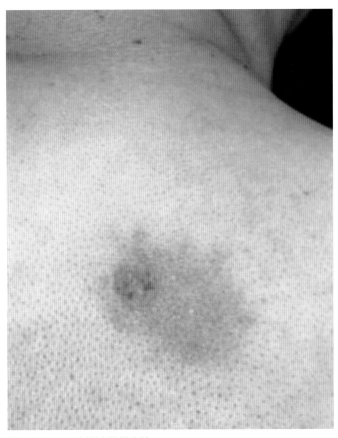

图 2.2.25.7 皮肤淀粉样变性

## 2.2.26 特应性皮炎
（atopic dermatitis）

特应性皮炎又称遗传过敏性皮炎,有哮喘、过敏性鼻炎或湿疹的家族倾向,常有嗜酸性粒细胞增高,血清 IgE 升高。临床表现差异很大,皮肤干燥、瘙痒,反复发作。屈侧皮肤易受累,包括肘窝、腘窝、踝前、颈部(10 岁以下儿童包括颊部皮疹)。可以伴随一系列特征性改变,包括:干皮症、耳根裂纹、掌纹症、颈前皱褶、唇炎、乳头湿疹及 Dennie-Morgan 眶下皱褶等。

### 特应性皮炎 1 典型病例

女,10 岁,全身红斑、丘疹、脱屑反复 10 年余,加重 3 天(图 2.2.26.1)。

病例点评:婴幼儿期开始发病,皮损反复出现,全身皮肤干燥,屈侧皮损较重,就诊时可见糜烂、渗出、结痂符合特应性皮炎急性期。

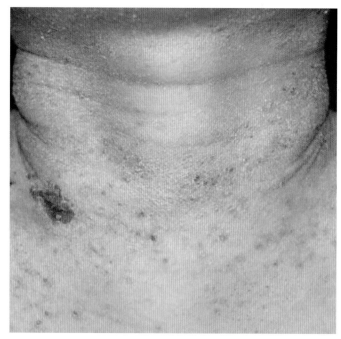

图 2.2.26.1a　特应性皮炎

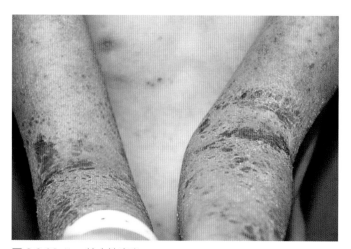

图 2.2.26.1b　特应性皮炎

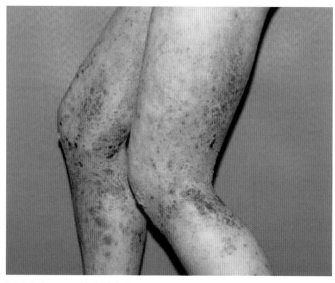

图 2.2.26.1c　特应性皮炎

## 特应性皮炎 2　典型病例

女,16 岁,全身丘疹、斑块伴瘙痒 12 年余(图 2.2.26.2)。

病例点评:患者幼儿起发病,瘙痒剧烈,有"过敏性鼻炎"史,外用口服"激素类"药物有效,易反复,全身皮肤干燥,屈侧皮损较重。

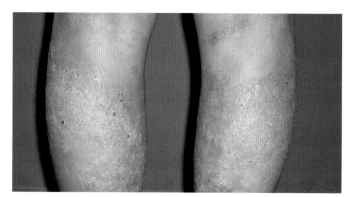

图 2.2.26.2　特应性皮炎

## 特应性皮炎 3　典型病例

女,39 岁,全身红斑、丘疹、干燥伴痒反复 39 年,加重 2 个月(图 2.2.26.3)。

病例点评:幼年发病,全身皮肤明显干燥,面部水肿,眼、口周放射状纹,眶下褶皱也是特应性皮炎的特征性表现。

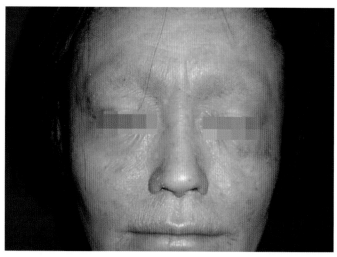

图 2.2.26.3　特应性皮炎

## 特应性皮炎 4　典型病例

女,10 岁,双手足、耳后红斑、丘疹、糜烂伴脱屑 5 个月余(图 2.2.26.4)。

病例点评:双手足散在湿疹样皮损,皮肤干燥,耳根红斑、皲裂、渗出;耳根裂纹为特应性皮炎的特征性表现。

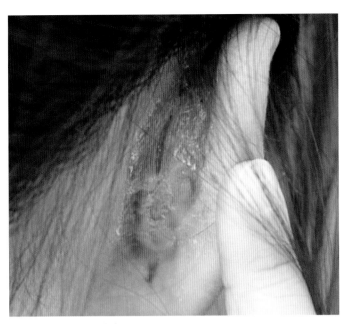

图 2.2.26.4　特应性皮炎

## 特应性皮炎 5　典型病例

女,4 岁,反复口周、躯干、四肢红斑、丘疹、脱屑 4 年,剧烈瘙痒(图 2.2.26.5)。

病例点评:自出生 1 个月开始发病,口周放射状纹及皱褶部位皮损明显。

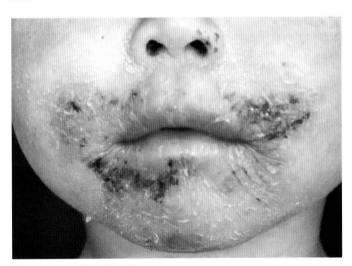

图 2.2.26.5　特应性皮炎

## 特应性皮炎 6

男,18 岁,面部红斑、丘疹伴瘙痒反复 1 年余,加重 1 个月(图 2.2.26.6)。有过敏性鼻炎病史。

病例点评:因 1 个月前曾注射"激素"后复发加重,出现糜烂、渗液、结痂等症状,面部皮损渗出、痂皮及药物等混合形成皮肤垢着。

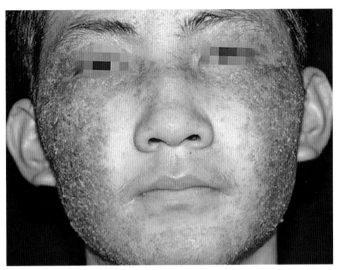

图 2.2.26.6　特应性皮炎

## 2.2.27　昏睡性水疱
（coma blister）

昏睡性水疱是一种自限性的大疱性皮肤病,一般发生于药物、疾病或事故导致的意识丧失后。临床常表现为红斑基础上的张力性水疱、大疱,可见糜烂面,病程较短,且有一定的自限性,预后良好。诊断及鉴别诊断主要根据临床表现及皮肤活检。

### 昏睡性水疱　典型病例

男,47 岁,左手及股部水疱 1 天,曾有明确醉酒史,本例有因头痛口服阿司匹林病史(图 2.2.27.1)。

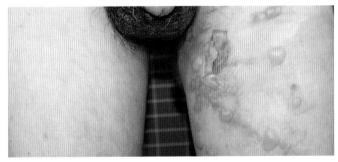

图 2.2.27.1a　昏睡性水疱

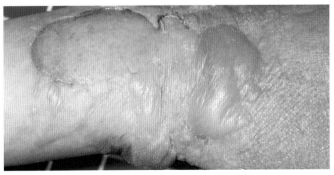

图 2.2.27.1b　昏睡性水疱

## 2.2.28　Blaschko 皮炎
（Blaschko dermatitis）

是一组沿人体 Blaschko 线分布海绵水肿性皮肤病。Blaschko 线在后躯干跨脊柱皮面呈 V 形，在躯干前侧部呈 S 形，四肢皮面呈垂直条纹，腹部皮面呈涡轮状，头皮呈螺旋状走向，但正常情况下无体表标志。其发病机制不明，目前认为编码皮肤抗原决定簇的基因发生镶嵌，并进行克隆表达，沿 Blaschko 线诱导 T 细胞产生免疫应答而致皮肤炎症反应。临床需要与炎性线状疣状表皮痣，线状扁平苔藓等鉴别。

### Blaschko 皮炎 1　典型病例

男，33 岁，左下肢线状丘疹伴痒 4 个月，病情反复，可自行缓解（图 2.2.28.1）。

病例点评：左下肢的皮疹沿下肢 Blaschko 线分布的淡红色丘疹，需与其他线状分布疾病鉴别。

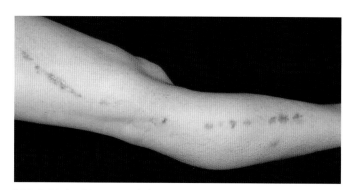

图 2.2.28.1　Blaschko 皮炎

### Blaschko 皮炎 2　典型病例

男，48 岁，右侧胸部线状红色丘疹 2 个月（图 2.2.28.2）。

病例点评：右侧胸部线状丘疹，皮疹沿背部不典型 V 字形分布，临床与线状苔藓相似，需要病理活检鉴别。

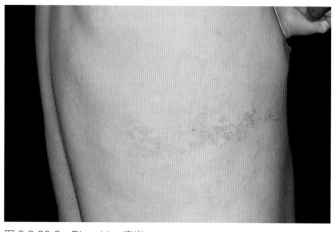

图 2.2.28.2　Blaschko 皮炎

## 2.2.29　自身红细胞致敏综合征
（autoerythrocyte sensitization syndrome）

本病又称心因性紫癜（psychogenic purpura），痛性挫伤综合征（painful bruising syndrome），好发于中青年女性，特别是情绪异常者。皮损为突发性疼痛性瘀斑，多可在数周后自行消退，但可复发。皮损可发生于任何部位，以下肢多见。发病前多有皮肤创伤史。

### 自身红细胞致敏综合征　典型病例

女，44 岁，四肢红斑、瘀斑 1 周，伴轻度刺痛、瘙痒（图 2.2.29.1）。

病例点评：中年女性，情绪异常，因"失眠""抑郁状态"曾服过多种药物。发病前有搔抓、揉捏局部皮肤的病史。揉捏处皮肤有瘀斑。

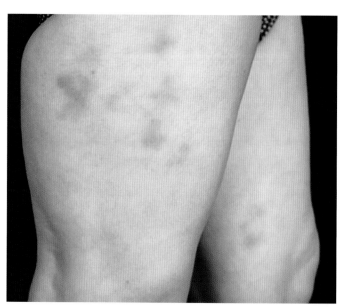

图 2.2.29.1a　自身红细胞致敏综合征

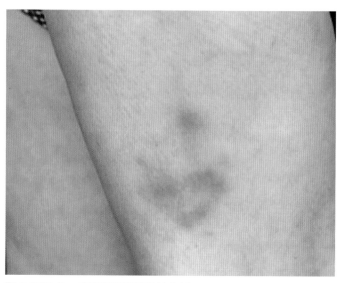

图 2.2.29.1b　自身红细胞致敏综合征

## 2.2.30 IgA 血管炎
（IgA vasculitis）

IgA 血管炎曾称过敏性紫癜、变应性紫癜。好发于 10 岁以下儿童，也可见于成人。常发于上呼吸道感染后，药物、食物、虫咬等也可诱发此病，可能是由于免疫复合物的沉积或 IgA 介导。好发于四肢伸侧，尤其是双下肢和臀部，皮损对称分布，成批出现。皮损表现为针尖至黄豆大小瘀点、瘀斑等可触及性紫癜，或荨麻疹样皮疹，很少发生水疱、血疱及溃疡。可伴关节痛、胃肠道症状及肾损害等，大部分患者 3~6 个月痊愈，部分肾功损害者迁延不愈。

### IgA 血管炎 1　典型病例

女，61 岁，躯干、双下肢瘀点、瘀斑 4 天（图 2.2.30.1）。

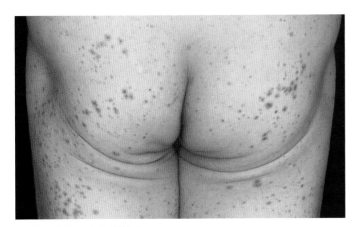

图 2.2.30.1a　IgA 血管炎

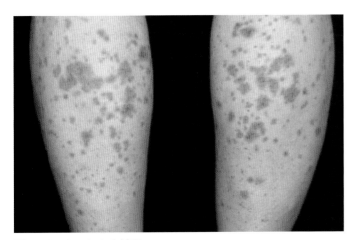

图 2.2.30.1b　IgA 血管炎

### IgA 血管炎 2

女，31 岁，四肢反复瘀点、瘀斑 1 年（图 2.2.30.2）。

病例点评：病程长，以瘀点、瘀斑、斑块为主要表现，部分中央似有水疱，有压痛。注意与变应性血管炎、结缔组织病等鉴别。

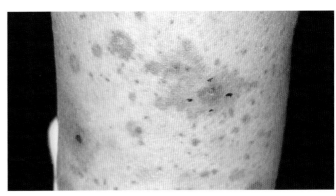

图 2.2.30.2　IgA 血管炎

### IgA 血管炎 3

女，60 岁，双下肢红斑、瘀斑 2 年（图 2.2.30.3）。

病例点评：病程长以双下肢红斑、瘀斑为主要表现，需要与色素性紫癜性皮病、结缔组织病等鉴别。

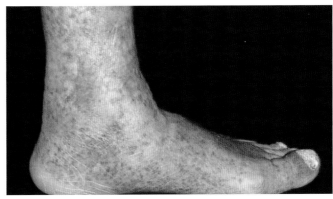

图 2.2.30.3　IgA 血管炎

### IgA 血管炎 4

男，61 岁，双下肢红斑、瘀点、瘀斑、糜烂、结痂伴疼痛 5 个月（图 2.2.30.4）。

病例点评：双下肢可见红斑、瘀点、瘀斑、糜烂、结痂，类似变应性血管炎。

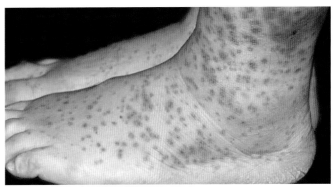

图 2.2.30.4　IgA 血管炎

## 2.2.31 老年性紫癜
### （senile purpura）

老年性紫癜又称光化性紫癜（actinic purpura），好发于老年人的前臂伸侧、手背和颈部，表现为大片瘀斑，一般无自觉症状，系慢性光损伤引起皮肤萎缩、血管脆性增加导致皮肤在轻微外伤后发生出血所致。

### 老年性紫癜 典型病例

男，68岁，双前臂瘀斑2个月，无明显不适（图2.2.31.1）。摩擦、搔抓皮肤后皮损加重。

病例点评：老年患者，曝光部位瘀斑，摩擦后皮损加重。

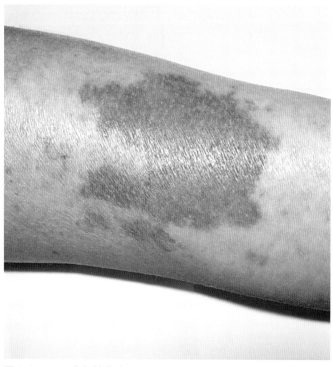

图 2.2.31.1 老年性紫癜

## 2.2.32 单纯性紫癜
### （purpura simplex）

一种病因不明的血管性出血性疾病，临床表现为皮肤反复自发性瘀点、瘀斑，多局限于四肢，有自愈倾向，女患者多于月经期加重。血小板、凝血功能正常，大部分患者毛细血管脆性试验阳性，少数可有家族史。

### 单纯性紫癜

女，年龄及病史不详（网络咨询病例）（图2.2.32.1）。

病例点评：散在分布多个大小不等红褐色、褐色、紫红色斑片（陆军军医大学西南医院杨希川提供）。

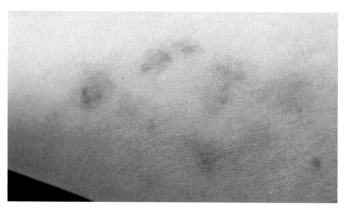

图 2.2.32.1a 单纯性紫癜

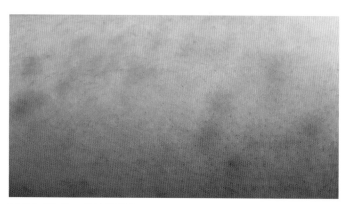

图 2.2.32.1b 单纯性紫癜

## 2.2.33 湿疹样紫癜
### （eczematid-like purpura）

湿疹样紫癜为进行性色素性紫癜性皮炎与胫前湿疹的重叠表现。湿疹样紫癜主要累及胫前，伴瘙痒和皮疹湿疹化或脱屑，又称Doucas-Kapetanakis 病（Doucas-Kapetanakis disease，eczematid-like purpura of Doucas and Kapetanakis）。

### 湿疹样紫癜1 典型病例

男，48岁，双小腿多发瘀点、瘀斑1年（图2.2.33.1）。

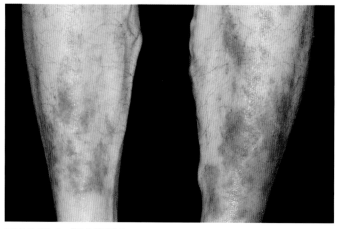

图 2.2.33.1 湿疹样紫癜

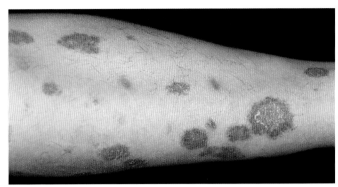

图 2.2.34.2　金黄色苔藓

### 湿疹样紫癜 2　典型病例

男,35 岁,双胫前暗红斑、瘀点、瘀斑 1 年(图 2.2.33.2)。

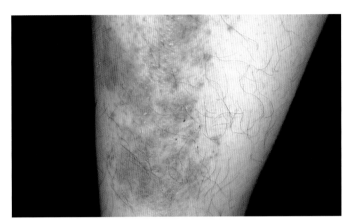

图 2.2.33.2　湿疹样紫癜

### 金黄色苔藓 3

男,20 岁,左下肢线状斑块 4 年余(图 2.2.34.3)。

病例点评:暗红色线状斑块,上覆少量鳞屑,皮损渐增多。皮损肥厚,苔藓样改变。

## 2.2.34　金黄色苔藓
### （lichen aureus）

金黄色苔藓是色素性紫癜性皮病的一种类型,多见于年轻男性。好发于下肢远端和下腹部。皮损为突发的红色或棕黄色苔藓样丘疹或斑丘疹,部分类似瘀斑,边界清楚,大小不一。常局限或孤立存在,极少数呈线状节段性分布。一般无自觉症状。病程慢性,少数可自行消退。

### 金黄色苔藓 1　典型病例

男,7 岁,双下肢红斑 6 个月余(图 2.2.34.1)。

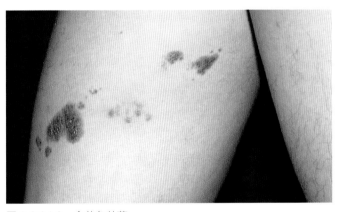

图 2.2.34.3　金黄色苔藓

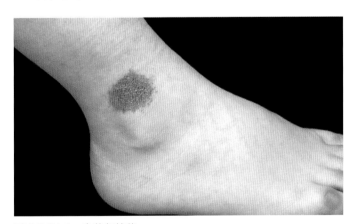

图 2.2.34.1　金黄色苔藓

### 金黄色苔藓 4

女,11 岁,左手指侧面红斑半年(图 2.2.34.4)。

病例点评:左手指、手掌、手背红色斑疹、斑片,渐增多,无不适,颜色逐渐转暗。皮损为非好发部位。

### 金黄色苔藓 2

男,40 岁,躯干、四肢红斑、鳞屑 2 个月(图 2.2.34.2)。

病例点评:皮损泛发,局部红斑呈环状,表面可见白色鳞屑,皮损类似银屑病样,皮损特点呈苔藓样瘀斑,有别于银屑病。

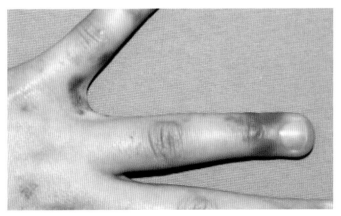

图 2.2.34.4　金黄色苔藓

金黄色苔藓 5

女,80 岁,右胫前斑片伴痒 1 年(图 2.2.34.5)。

病例点评:右胫前孤立褐色斑片,边界清楚,部分轻微凸起伴鳞屑,临床表现类似鲍恩病和钱币状湿疹。

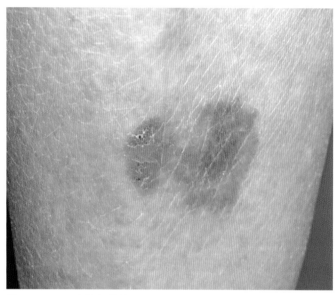

图 2.2.34.5 金黄色苔藓

金黄色苔藓 6

男,54 岁,双足红斑 1 年余(图 2.2.34.6)。

病例点评:双足暗红色斑,边缘点状,轻度苔藓样改变。

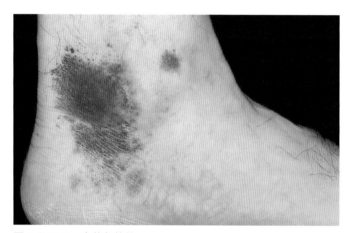

图 2.2.34.6 金黄色苔藓

## 2.2.35 进行性色素性紫癜性皮炎
### (progressive pigmentary purpura)

进行性色素性紫癜性皮炎是色素性紫癜性皮病最常见的亚型,以瘀点为主,皮疹较分散,新旧均有特征最为明显。该病又称 Schamberg 病(Schamberg disease)。

进行性色素性紫癜性皮炎 1

男,52 岁,双下肢瘀点、瘀斑、色素沉着、鳞屑 6 个月余(图 2.2.35.1)。

病例点评:双小腿及双足背对称性多发斑疹,暗红色或红褐色,部分融合成斑片,形态不规则,境界较清楚,表面脱屑,轻度苔藓样变,病理提示血管周围炎。

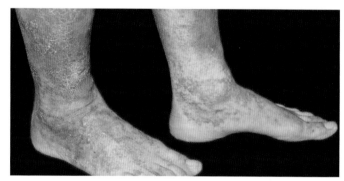

图 2.2.35.1 进行性色素性紫癜性皮炎

进行性色素性紫癜性皮炎 2

男,58 岁,双下肢红斑伴疼痛、瘙痒 5 年(图 2.2.35.2)。

病例点评:双下肢皮损,以右下肢为著,足背散在红褐色斑疹,小腿多发暗红色斑片,形态不规则,境界清楚,呈现紫癜样外观。

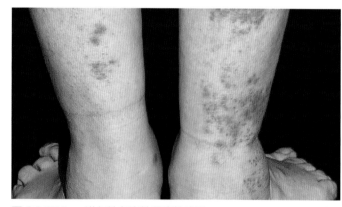

图 2.2.35.2a 进行性色素性紫癜性皮炎

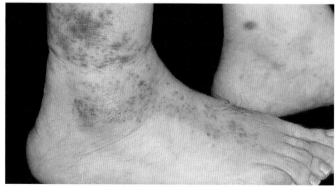

图 2.2.35.2b 进行性色素性紫癜性皮炎

## 进行性色素性紫癜性皮炎 3　典型病例

男,47 岁,双下肢反复瘀点、瘀斑 2 年(图 2.2.35.3)。

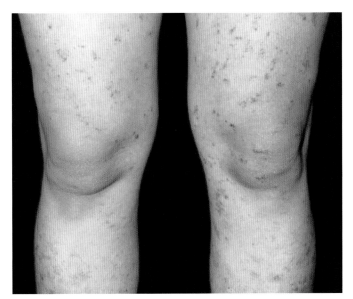

图 2.2.35.3　进行性色素性紫癜性皮炎

## 进行性色素性紫癜性皮炎 4　典型病例

女,40 岁,双下肢反复瘀点 3 个月(图 2.2.35.4)。

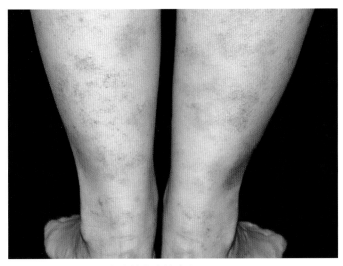

图 2.2.35.4　进行性色素性紫癜性皮炎

## 2.2.36　色素性紫癜性苔藓样皮炎
（pigmented purpuric lichenoid dermatitis）

该病是色素性紫癜性皮病的亚型之一。皮疹主要表现为类似于扁平苔藓的多角形丘疹、斑块呈鲜红、紫红或红褐色,压之不褪色;可有发作性瘙痒。该病又称 Gougerot-Blum 综合征(Gougerot-Blum syndrome)。

## 色素性紫癜性苔藓样皮炎 1　典型病例

男,51 岁,双下肢褐色斑片反复 2 年(图 2.2.36.1)。

病例点评:本例的皮损以左小腿为重,考虑与患侧静脉曲张较重相关。

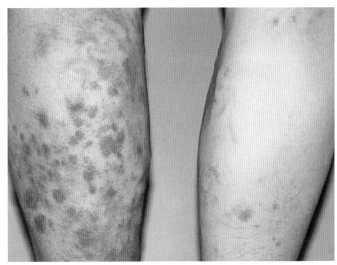

图 2.2.36.1　色素性紫癜性苔藓样皮炎

## 色素性紫癜性苔藓样皮炎 2　典型病例

男,33 岁,左下肢紫癜性丘疹、褐色斑片 5 个月余(图 2.2.36.2)。

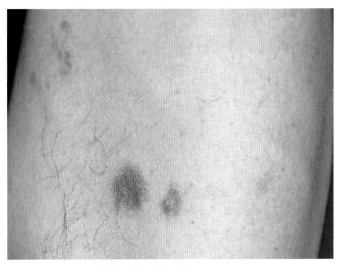

图 2.2.36.2　色素性紫癜性苔藓样皮炎

## 色素性紫癜性苔藓样皮炎 3

男,54 岁,躯干、四肢红斑、丘疹伴鳞屑 6 个月余(图 2.2.36.3)。

病例点评:躯干、四肢多发红斑、丘疹伴鳞屑,其中躯干皮疹呈现点滴状,但分布不均匀。临床需要和银屑病相鉴别。

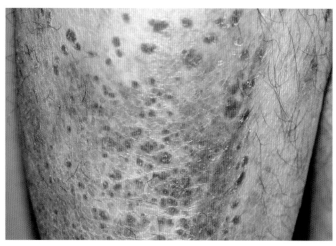

图 2.2.36.3a　色素性紫癜性苔藓样皮炎

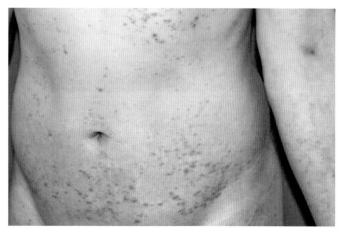

图 2.2.36.3b　色素性紫癜性苔藓样皮炎

## 2.2.37　毛细血管扩张性环状紫癜
（ purpura annularis telangiectodes ）

毛细血管扩张性环状紫癜又称 Majocchi 病（ Majocchi disease ），为色素性紫癜性皮病的亚型之一。发病机制目前尚不明确。重力和静脉压力升高可能是诱发因素。可发生于任何年龄，以青年和成人多见，男女发病率相似，曾有家族发病的报道。皮损一般初发于足背或小腿，逐渐向上发展至大腿，并可累及臀部或躯干。初起为紫红色环状斑片，直径 1~3cm，斑片中出现点状暗红色毛细血管扩张或胡椒粉样小点，一般无自觉症状。皮损中心常逐渐消退，边缘逐渐向四周扩展呈同心圆状，也可呈多环状或弧形。皮疹数量不等，反复发作，可达数年，有自愈倾向。本病具有特征性的组织病理学改变，表现为真皮浅层尤其在乳头层出现毛细血管扩张，红细胞外溢，含铁血黄素沉积。

**毛细血管扩张性环状紫癜 1　典型病例**

女，13 岁，全身多发环状红斑半年（图 2.2.37.1）。

病例点评：皮损分布广，上肢、下肢及腹部出现环形红斑，无自

觉症状。仔细查体可见四肢、躯干多个环状红斑，双下肢红斑上见胡椒粉样瘀点。

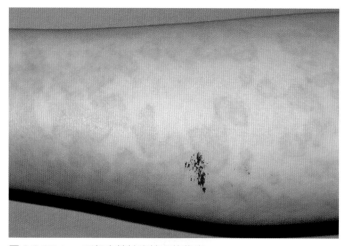

图 2.2.37.1a　毛细血管扩张性环状紫癜

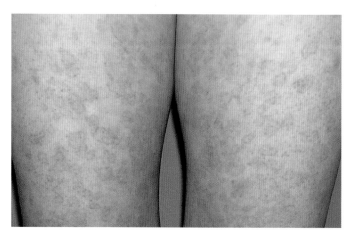

图 2.2.37.1b　毛细血管扩张性环状紫癜

**毛细血管扩张性环状紫癜 2**

男，9 岁，双下肢、足背环状红斑、瘀点半年（图 2.2.37.2）。

病例点评：双下肢、足背多发不融合红斑、瘀点，红斑呈环状。

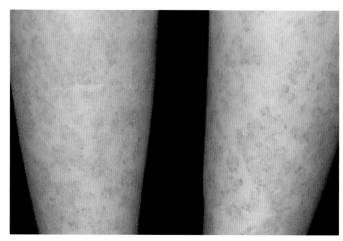

图 2.2.37.2　毛细血管扩张性环状紫癜

## 2.2.38 网状青斑
（livedo reticularis）

网状青斑是一种皮肤血液循环异常形成的紫红色斑，任何导致流向皮肤血液减少或皮肤回流减少从而引起静脉丛低氧合血流淤滞的因素均可成为病因。先天发生者又称先天性毛细血管扩张性大理石样皮肤（cutis marmorata telangiectatica congenita，CMTC）。获得性网状青斑可有生理性和原发性者，也伴发于结缔组织病等基础疾病。生理性网状青斑又称大理石样皮肤（marbled skin），是一种寒冷反应。躯干或四肢近端呈大的分枝状模式者又称为葡萄状青斑（livedo racemosa），常提示Sneddon综合征。

### 网状青斑 1 典型病例

女，19岁，双下肢网状紫红斑3年（图2.2.38.1）。自小腿出现，渐向上累及股部，冬季加重，无痛痒不适。属生理性网状青斑（大理石样皮肤）。

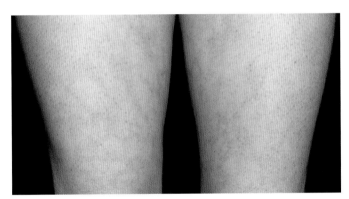

图2.2.38.1 网状青斑

### 网状青斑 2 典型病例

男，36岁，双下肢反复瘀斑、网状青斑3年（图2.2.38.2）。

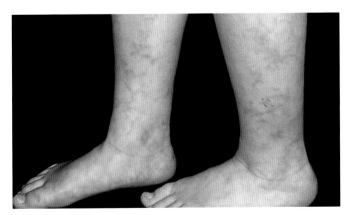

图2.2.38.2 网状青斑

### 网状青斑 3 典型病例

女，13岁，四肢瘀斑、网状青斑1年（图2.2.38.3）。1年前下肢出现多发瘀斑，瘀斑消退后转为网状青斑，未曾破溃，无不适，自觉冬季加重，夏季减轻。

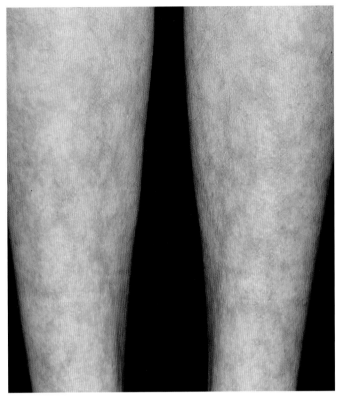

图2.2.38.3 网状青斑

## 2.2.39 丹毒
（erysipelas）

丹毒又称圣安东尼火（St Anthony's fire）。一种主要累及淋巴管的真皮感染。最常由A组乙型溶血性链球菌引起，其次为金黄色葡萄球菌。可继发于皮肤或黏膜擦伤或其他轻微外伤，如下肢丹毒可继发于足癣破溃等。常累及面部及下肢等处，潜伏期2~5天，前驱症状可有发热、寒战等，数小时或1天后局部出现红斑，渐增大，自觉疼痛，皮温升高，触压痛。可伴有淋巴结肿大及淋巴管炎，可出现脓疱、水疱、血疱或小面积坏死性皮损。

### 丹毒 1 典型病例

男，60岁，面部肿痛3天（图2.2.39.1）。4天前因"感冒"自行针刺鼻根部，3天前自鼻根部出现红斑肿痛，渐增大，无明显发热。既往有糖尿病病史。

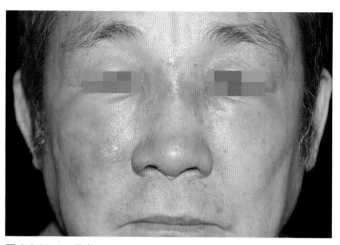

图 2.2.39.1　丹毒

### 丹毒 3　典型病例

男,46 岁,右下肢红斑、肿胀、疼痛 7 天,发热 2 天(图 2.2.39.3)。发病前可疑"虫咬"及自行搔抓后出现。

病例点评:除典型红斑皮疹和局部出血性的坏死皮疹外,可见下肢内侧向股内侧延伸的淋巴管炎表现。既往有足癣病史。

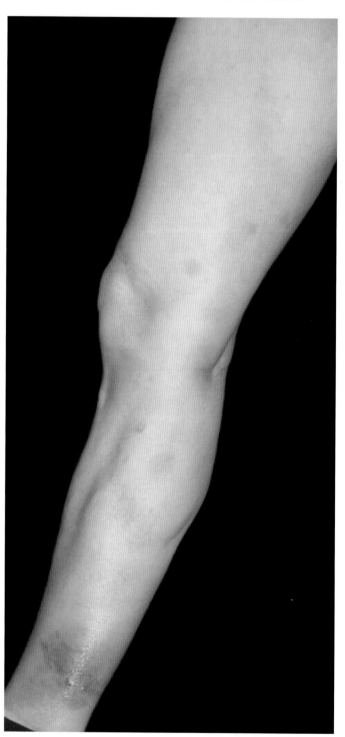

### 丹毒 2　典型病例

男,37 岁,左小腿红斑、肿胀伴发热 3 天(图 2.2.39.2)。

病例点评:呈典型红斑皮疹,局部伴小片出血性的紫癜样皮疹。

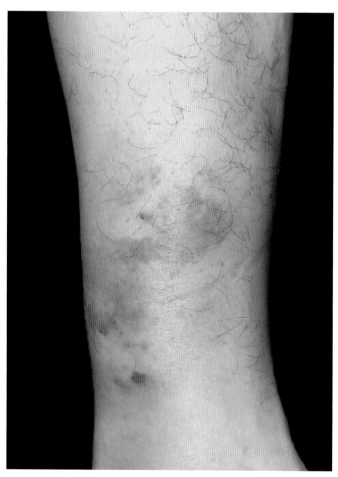

图 2.2.39.2　丹毒

图 2.2.39.3　丹毒

## 2.2.40 火激红斑
（erythema caloricum）

本病的发生与接触高温相关，多见于厨师等职业，也常见于冬季使用电暖器、热水袋等取暖的人群；典型表现为接触热源部位的网状红斑，伴有毛细血管扩张，后期可出现色素沉着。

### 火激红斑 1　典型病例

女，26 岁，双膝关节网状红斑 2 年（图 2.2.40.1）。因膝关节怕冷，长期使用热水袋。

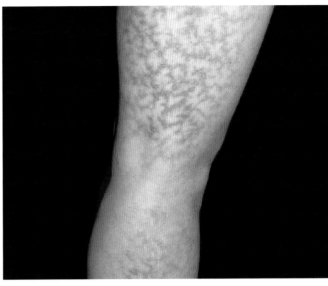

图 2.2.40.2　火激红斑

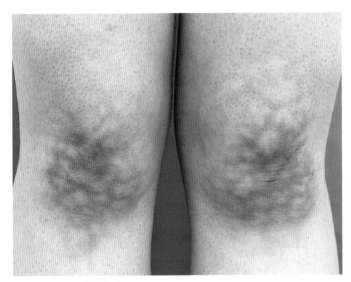

图 2.2.40.1　火激红斑

### 火激红斑 2

女，30 岁，双下肢网状暗红斑 2 个月（图 2.2.40.2）。

病例点评：皮损呈网状，暗红色，范围较广泛，下肢外侧均受累，与长期接触热源相关。

### 火激红斑 3

男，19 岁，左下肢外侧网状红褐色斑伴痒 1 个月（图 2.2.40.3）。

病例点评：发病前有明确的接触电暖器病史，有明显瘙痒，因为搔抓在红斑基础上出现血痂、鳞屑等继发性皮损。

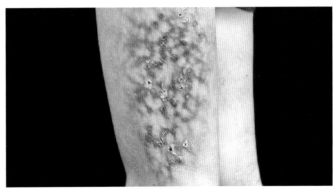

图 2.2.40.3　火激红斑

# 第三节　躯干部为主的罕/少见病
（rare diseases of trunk）

## 2.3.1　多发性化脓性肉芽肿
（multiple suppurative granulomas）

该病仅见于杂志，尚无统一病名。名称有烫伤后化脓性肉芽肿、烧伤后假上皮瘤肉芽肿样病变等。临床上可分为 3 型，①多发性播散性化脓性肉芽肿：常继发于广泛的烧伤、烫伤、爆震伤等。②发疹性播散性化脓性肉芽肿：突发的广泛性损害，主要伴发于恶性疾病、低丙种球蛋白血症等。③原发损害经电凝术或烧灼术后出现的卫星样损害。

我们的病例主要见于烫伤后，均以广谱抗生素治愈，但仅少数病例细菌培养阳性。组织病理主要表现为肉芽组织而非肉芽肿。鉴于病因、发病机制复杂，皮损形态呈肉芽肿样，病名暂用多发性化脓性肉芽肿。

**多发性化脓性肉芽肿 1 典型病例**

女,3 岁,开水烫伤 1 周,愈后出现多处红色结节伴痒 23 天(图 2.3.1.1)。分泌物细菌、真菌培养均阴性。

病例点评:有明确烫伤史,愈后在烫伤处出现多发结节。根据以往治疗经验拟用抗生素,用药前试用抗真菌治疗 3 天后,皮损加重,改用抗生素治疗后迅速好转,5 天后停药,观察 1 周出院,随访 1 年后仅遗留少许瘢痕。

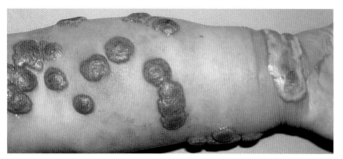

图 2.3.1.1a 多发性化脓性肉芽肿
第 23 天,入院时。

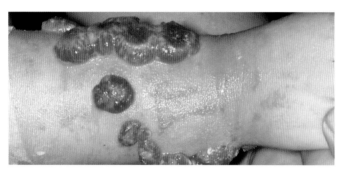

图 2.3.1.1b 多发性化脓性肉芽肿
第 26 天,氟康唑治疗 3 天后皮损加重。

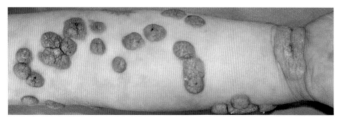

图 2.3.1.1c 多发性化脓性肉芽肿
第 40 天,改用万古霉素治疗 5 天后皮损明显好转。

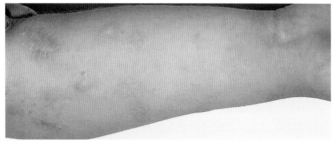

图 2.3.1.1d 多发性化脓性肉芽肿
随访 1 年,部分皮损遗留少许瘢痕。

**多发性化脓性肉芽肿 2 典型病例**

男,9 岁,烧伤后手指斑块、结节伴渗出、疼痛 20 天(图 2.3.1.2)。

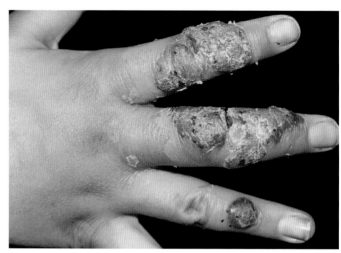

图 2.3.1.2 多发性化脓性肉芽肿

**多发性化脓性肉芽肿 3 典型病例**

男,41 岁,前额及左前臂开水烫伤 20 天,愈后 10 天原创面出现红色结节,迅速增多、增大,伴瘙痒(图 2.3.1.3)。皮损组织及分泌物培养均发现阴沟肠杆菌生长,使用阿米卡星后治愈。耳前皮损电镜下于表皮内发现痘病毒。

病例点评:众多病例中唯一培养出细菌者,并按药敏结果使用敏感抗生素后迅速治愈。痘病毒在本病中的意义不明。

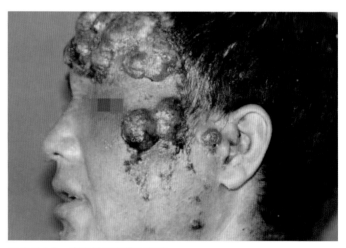

图 2.3.1.3 多发性化脓性肉芽肿

**多发性化脓性肉芽肿 4**

女,9 岁,全身红斑、水疱、高热 5 天,糜烂、疼痛继之形成增殖性斑块 6 天(图 2.3.1.4)。院外诊断为"水痘"予阿昔洛韦等治疗后热退。入院时皮损快速发展,静脉滴注头孢唑林钠,外用呋喃西林溶液等皮损快速消退。多次多部位分泌物细菌培养均阴性。

病例点评:本例曾诊断"水痘",于红斑、水疱、糜烂消退后出现增殖性斑块,发展极快。无论前期的"水痘"诊断正确与否,水疱、糜烂史明确,至少可视为皮肤损伤,继发了本病。

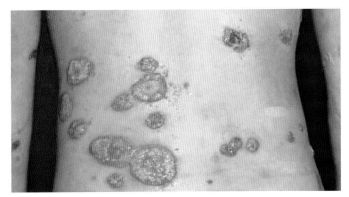

图 2.3.1.4a 多发性化脓性肉芽肿
第 6 天躯干皮损。

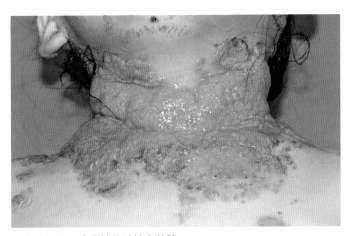

图 2.3.1.4b 多发性化脓性肉芽肿
第 6 天颈部皮损。

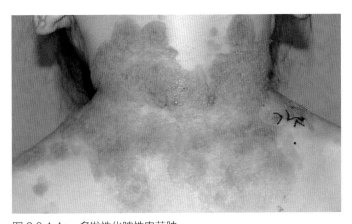

图 2.3.1.4c 多发性化脓性肉芽肿
静脉滴注头孢唑林钠治疗后第 9 天。

## 2.3.2 隆突性皮肤纤维肉瘤
（dermatofibrosarcoma protuberans）

隆突性皮肤纤维肉瘤又称侵袭性和复发性皮肤纤维瘤（progressive and recurring dermatofibroma），是一种常见的低度恶性局部浸润性软组织肿瘤,临床可见于任何年龄人群,以青年和中年人居多,好发于躯干、四肢近端。肿瘤进展缓慢。典型临床表现为在萎缩性斑块基础上出现多发大小不一的紫色至红棕色隆起性结节。临床易误诊为良性肿瘤,小范围切除后极易复发。

### 隆突性皮肤纤维肉瘤 1 典型病例

女,52 岁,右下腹斑块、结节 25 年(图 2.3.2.1 )。

病例点评:25 年前无明显诱因右下腹出现一红色丘疹,偶尔瘙痒,缓慢增大增多,形成结节。

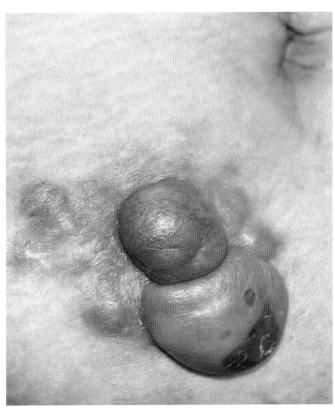

图 2.3.2.1 隆突性皮肤纤维肉瘤

### 隆突性皮肤纤维肉瘤 2 典型病例

男,19 岁,前胸萎缩性斑块 13 年,结节 2 年(图 2.3.2.2)。

病例点评:发病前木棍刺伤前胸后出现瘀斑,后皮损渐增大、变硬。2 年前在皮损边缘出现一红色质硬结节。

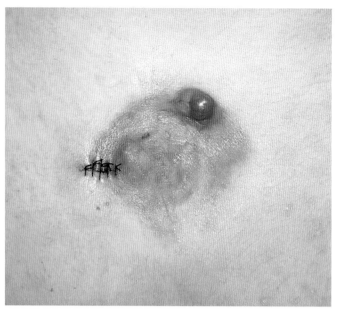

图 2.3.2.2　隆突性皮肤纤维肉瘤

### 隆突性皮肤纤维肉瘤 3

女,27 岁,右胸部皮下包块 5 年(图 2.3.2.3)。

病例点评:皮下包块缓慢增大,表面似瘀斑。

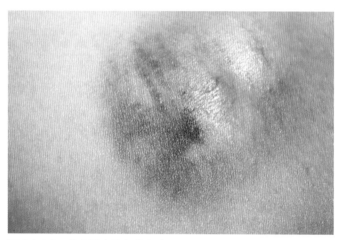

图 2.3.2.3　隆突性皮肤纤维肉瘤

### 隆突性皮肤纤维肉瘤 4

女,32 岁,后背部皮下包块 1 年余(图 2.3.2.4)。

病例点评:皮损位于皮下,表面无明显异常,易误诊。

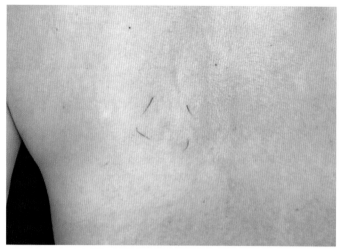

图 2.3.2.4　隆突性皮肤纤维肉瘤

## 2.3.3　结缔组织痣
（connective tissue nevus）

出生时或出生后数年出现,部分有家族史。皮损单发或多发,躯干多见,四肢亦可发生,以淡黄、棕黄或皮色的结节或斑块为主要表现,大小不等,表面光滑,质软。有家族史患者皮损常对称,可合并其他疾病,如结节性硬化症、播散性豆状皮肤纤维瘤病（Buschke-Ollendorff 综合征）等;结节性硬化症可出现橘皮状或鲨革样改变。

### 结缔组织痣 1　典型病例

男,32 岁,左侧臀部皮色丘疹、斑块 6 年(图 2.3.3.1)。

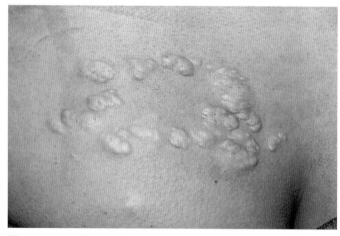

图 2.3.3.1　结缔组织痣

### 结缔组织痣 2

女童,7岁,右颞部斑块7年,出生即有(图2.3.3.2)。

病例点评:出生即有,单侧孤立发生,皮损相对较大,边界清楚,表面毛发缺失。

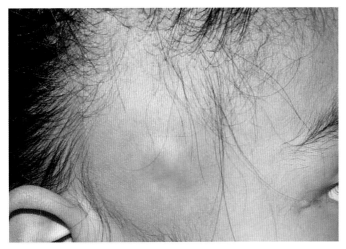

图2.3.3.2 结缔组织痣

### 结缔组织痣 3

女,4岁,右眼外眦淡红色丘疹3年(图2.3.3.3)。

病例点评:皮损表现为边界清楚的皮色丘疹,数量较少,体积小,表面光滑,与外伤后瘢痕类似,组织病理明确诊断。

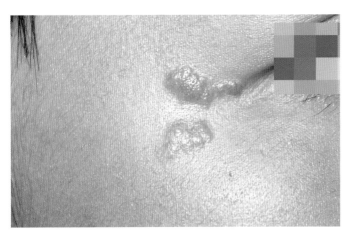

图2.3.3.3 结缔组织痣

### 结缔组织痣 4

男,20岁,腰骶部、左小腿多发皮色斑块1年(图2.3.3.4)。

病例点评:多发皮色斑块,明显隆起,大小不一,边界清楚,形状不规则。

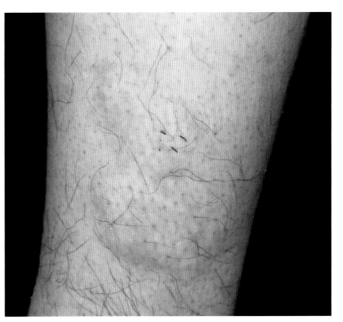

图2.3.3.4 结缔组织痣

## 2.3.4 小汗腺螺旋腺瘤
(eccrine spiradenoma)

小汗腺螺旋腺瘤多发于20~40岁成人,无性别差异。好发于躯干及胸部,也可发生于其他部位。一般单发,偶或多发。皮损为球形或卵圆形的皮下结节,直径1~2cm,偶可达5cm,多呈蓝黑色或褐色,质软,也可呈弥漫性小丘疹。大多伴有放射性疼痛或压痛。极少发生恶变,需组织病理确诊。

### 小汗腺螺旋腺瘤 1 典型病例

女,32岁,背部皮下包块6年(图2.3.4.1)。患者于6年前无明显诱因背部发现一皮下结节,直径约0.6cm,质软,有触痛。

病例点评:背部褐色皮下结节,质软需与皮肤纤维瘤鉴别。

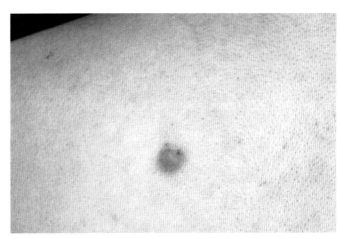

图2.3.4.1 小汗腺螺旋腺瘤

### 小汗腺螺旋腺瘤 2

女,38 岁,右下肢皮下结节 4 年(图 2.3.4.2)。4 年前右下肢伸侧发现一皮下结节,增长缓慢,表面光滑,质软,无破溃,偶触碰后疼痛,余无不适,未予治疗。

病例点评:下肢孤立性皮下结节,呈青紫色,质软。

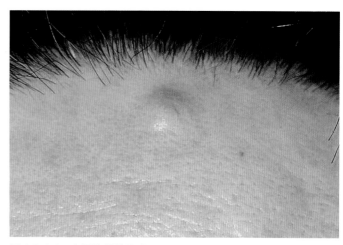

图 2.3.4.4 小汗腺螺旋腺瘤

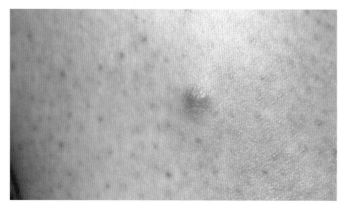

图 2.3.4.2 小汗腺螺旋腺瘤

### 小汗腺螺旋腺瘤 3

女,32 岁,右侧背部、腹部丘疹、结节 5 年(图 2.3.4.3)。5 年前右侧背部、腹部发现丘疹、结节,有触痛,未治疗,逐渐增多,呈带状分布,质地较软。

病例点评:线状分布多发丘疹、结节,质软。

## 2.3.5 泛发性发疹性组织细胞瘤
（generalized eruptive histiocytoma）

本病又称发疹性组织细胞瘤(eruptive histiocytoma)、泛发性发疹性组织细胞增生症(generalized eruptive histiocytosis),主要表现为突然出现的泛发性皮色至红色或深蓝色丘疹或小结节,对称分布于躯干和肢端,需组织病理确诊。

### 泛发性发疹性组织细胞瘤 1 典型病例

女童,2 岁,全身反复出现皮色丘疹 2 年余(图 2.3.5.1)。
病例点评:本例需与良性头部组织细胞增生症鉴别。

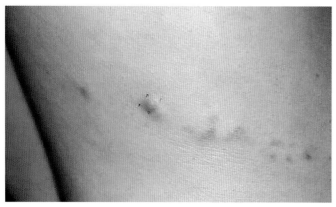

图 2.3.4.3 小汗腺螺旋腺瘤

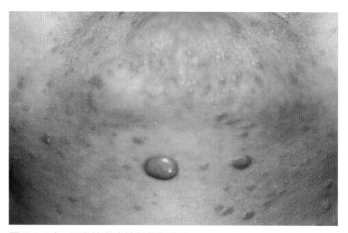

图 2.3.5.1 泛发性发疹性组织细胞瘤

### 小汗腺螺旋腺瘤 4

男,24 岁,左前额近发际线处一肤色结节 3 年,缓慢增大,未治疗(图 2.3.4.4)。曾行 B 超检查,考虑皮脂腺囊肿。

病例点评:额部孤立性皮色结节,B 超检查结果有误导。

### 泛发性发疹性组织细胞瘤 2 典型病例

女,5 岁,躯干、四肢散在分布半球形黄红色小丘疹 9 个月余(图 2.3.5.2)。

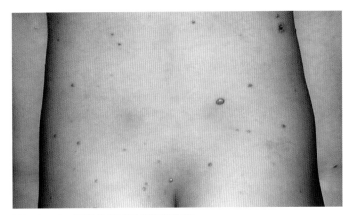

图 2.3.5.2 泛发性发疹性组织细胞瘤

## 2.3.6 蓝色橡皮疱样痣综合征
### （blue rubber bleb nevus syndrome）

蓝色橡皮疱样痣综合征 (BRBNS) 又称 Bean 综合征。较为罕见，是一种胚胎发育分化过程中组织结构错位或发育不全所致的静脉发育畸形，病因不清，可能与 *TIE2* 基因的突变有关。多见于青少年，男性较多发。出生后或童年即发病。可位于体表任何部位，主要在双下肢和躯干，表现为皮肤多发暗红、暗蓝、蓝色、深红及黑色的橡皮样结节，以蓝色充血囊样病变为主，可被压缩，停止挤压后恢复原样，无自觉症状。可累及中枢神经系统、眼、鼻咽、肺、心包等部位。

### 蓝色橡皮疱样痣综合征 1 典型病例

男，32 岁，背部巨大蓝色囊性肿物，出生即有（图 2.3.6.1）。

病例点评：自幼发生的多发红蓝色包块、结节，呈囊性，质软，渐增大，无不适，曾行血管瘤硬化栓塞术，效果不明显。

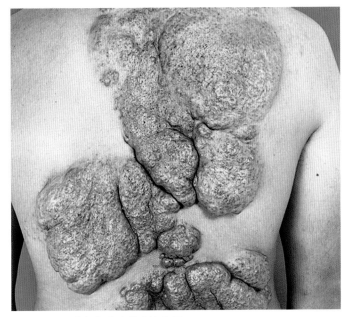

图 2.3.6.1 蓝色橡皮疱样痣综合征

### 蓝色橡皮疱样痣综合征 2

男，12 岁，全身散在紫色丘疹，结节 7 年（图 2.3.6.2）。

病例点评：出生后发生的紫红色丘疹、结节，渐增多，偶疼痛。临床需与血管角皮瘤鉴别。

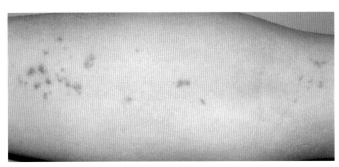

图 2.3.6.2 蓝色橡皮疱样痣综合征

## 2.3.7 皮肤僵硬综合征
### （stiff skin syndrome）

皮肤僵硬综合征为一种罕见的硬皮病样非炎性纤维化性疾病，大部分患者有家族史。家族性皮肤僵硬综合征常具有常染色体显性遗传模式，其特征是皮肤逐渐硬化，表面可伴有轻度多毛症，受累部位关节活动受限。该病常发病于婴儿期或儿童早期，皮损好发于筋膜丰富的部位（肩、腰部、臀、股和下肢）。表现为石板样硬化，紧贴皮下组织无法推动，皮肤表面纹理正常，可伴有色素沉着、多毛，硬化也可呈结节样，其下骨骼和肌肉无异常。皮肤外表现包括受累关节挛缩、活动障碍，尤其是大关节挛缩，常导致脊柱侧弯、踮脚步态。严重时患儿生长发育迟缓，成年后体型矮小。该病内脏不受累，但由于胸壁筋膜增厚，可出现不同程度限制性通气障碍，无免疫学异常，疾病进展缓慢且非致命。

### 皮肤僵硬综合征 1 典型病例

男，1 岁，腰背部硬化斑片 10 个月（图 2.3.7.1）。皮肤表面可见色素沉着、多毛。

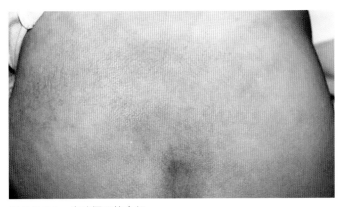

图 2.3.7.1 皮肤僵硬综合征

## 皮肤僵硬综合征 2

女,34 岁,左大腿硬斑 30 年余(图 2.3.7.2)。

病例点评:出生后即有,类似硬斑病样皮损,皮损范围随年龄增长,无明显不适。

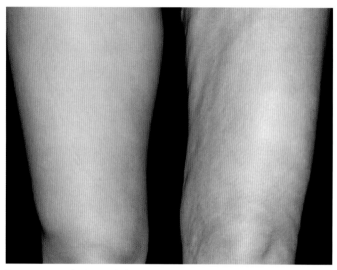

图 2.3.7.2 皮肤僵硬综合征

## 皮肤僵硬综合征 3

男,9 岁,左侧臀部皮下包块 8 年余,渐增大(图 2.3.7.3)。

病例点评:以皮下硬化性包块为主要表现,B 超显示局部皮肤明显增厚,增厚处 1.0cm。

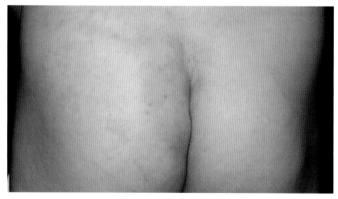

图 2.3.7.3 皮肤僵硬综合征

## 2.3.8 浅表脂肪瘤样痣
( nevus lipomatosus superficialis )

浅表脂肪瘤样痣一般于 20 岁左右发生,少数出生时或婴儿期出现。皮损常单侧带状分布于躯干下部或臀部,年轻患者可见多发皮损,以肤色或淡黄色丘疹、结节为主要表现,可融合为斑块,表面呈脑回状,较大者直径可超过 10cm。

## 浅表脂肪瘤样痣 1 典型病例

男,18 岁,左股外侧脑回样肤色斑块 10 年(图 2.3.8.1)。

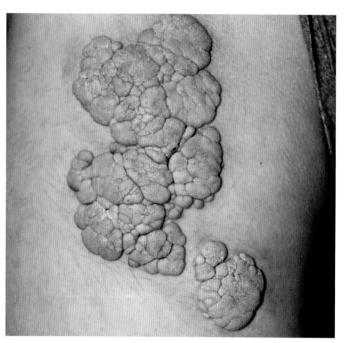

图 2.3.8.1 浅表脂肪瘤样痣

## 浅表脂肪瘤样痣 2

女,49 岁,左腋下外生性结节 9 年余(图 2.3.8.2)。

病例点评:孤立发生,根部有蒂,类似于皮肤软纤维瘤。

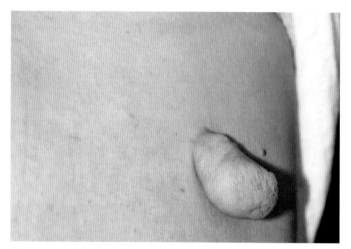

图 2.3.8.2 浅表脂肪瘤样痣

## 浅表脂肪瘤样痣 3

女,51 岁,右耳后头皮肤色丘疹 4 年(图 2.3.8.3)。

病例点评:孤立发生于头皮,边界清楚,表面光滑,皮损呈球状,与头皮色素痣临床表现类似,本例质软,有助于鉴别。

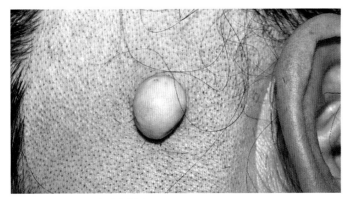

图 2.3.8.3 浅表脂肪瘤样痣

## 浅表脂肪瘤样痣 4

女,10 岁,左股内侧肤色丘疹 10 年(图 2.3.8.4)。

病例点评:出生后即发病,多个质软丘疹,缓慢进展,边界清楚,未融合。

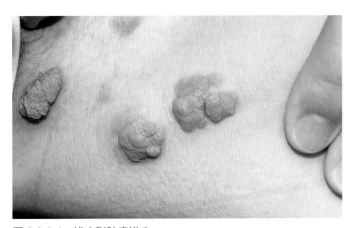

图 2.3.8.4 浅表脂肪瘤样痣

## 浅表脂肪瘤样痣 5

女,61 岁,头皮淡红色斑块 25 年(图 2.3.8.5)。

病例点评:发于头部,呈淡红色,融合成斑块,边界清楚,有浸润感。确诊需组织病理检查。

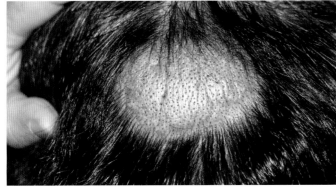

图 2.3.8.5 浅表脂肪瘤样痣

## 浅表脂肪瘤样痣 6

女,36 岁,左股后皮色丘疹 1 年余(图 2.3.8.6)。

病例点评:为本病好发部位,较小的肤色丘疹,渐增大,无不适症状,是本病的初期表现,患者容易忽略或不引起重视,临床少见。

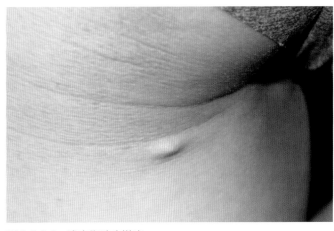

图 2.3.8.6 浅表脂肪瘤样痣

## 2.3.9 色素血管性斑痣性错构瘤病
### ( phakomatosis pigmentovascularis )

该病是一种罕见的先天性疾病,同时具有毛细血管畸形和黑素细胞异常(如色素痣、斑痣、真皮黑素细胞增生症等),伴或不伴有系统损害。根据临床表现可分为 5 种亚型:Ⅰ型,鲜红斑痣伴色素性线状表皮痣;Ⅱ型,鲜红斑痣合并蒙古斑(±贫血痣);Ⅲ型,鲜红斑痣合并斑痣(±贫血痣);Ⅳ型,鲜红斑痣合并斑痣及蒙古斑(±贫血痣);Ⅴ型,先天性毛细血管扩张性红斑合并蒙古斑。

### 色素血管性斑痣性错构瘤病 1 典型病例

男,5 岁,躯干及四肢蓝灰色斑片、面部及上胸部红斑 5 年(图 2.3.9.1)。

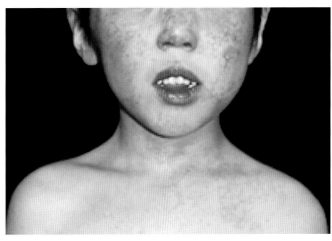

图 2.3.9.1a 色素血管性斑痣性错构瘤病

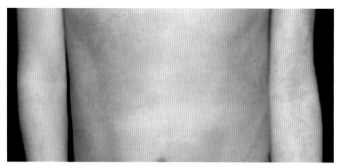

图 2.3.9.1b　色素血管性斑痣性错构瘤病

### 色素血管性斑痣性错构瘤病 2　典型病例

男,1 岁,右面部及双上肢、背部红色、青色斑片,出生即有(图 2.3.9.2)。

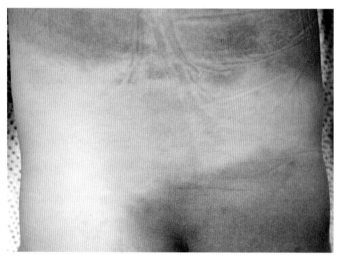

图 2.3.9.2　色素血管性斑痣性错构瘤病

### 色素血管性斑痣性错构瘤病 3

女,4 岁,全身红斑、青紫色斑片 4 年,无自觉症状(图 2.3.9.3)。

病例点评:出生即有,4 岁时部分皮疹已缓慢消退。本例家属诉患儿行走时常有双膝关节疼痛。伴双手足、右面部雷诺现象。

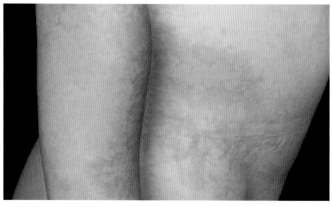

图 2.3.9.3　色素血管性斑痣性错构瘤病

## 2.3.10　血管黏液瘤
（angiomyxoma）

血管黏液瘤可孤立发生,也可是 Carney 综合征的一种表现。以丘疹、结节为主要表现,好发于面部和四肢;侵袭性血管黏液瘤则好发于女性外阴,以较大的结节或包块为主要表现,由于不易完整切除而复发。

### 血管黏液瘤 1　典型病例

男,39 岁,胸部右侧红色结节半年(图 2.3.10.1)。

病例点评:以孤立红色结节为主要表现,表面少许鳞屑、血痂。

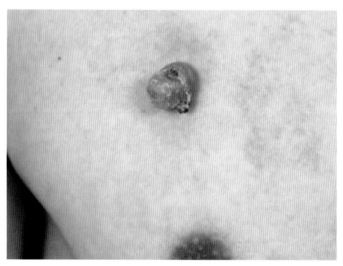

图 2.3.10.1　血管黏液瘤

### 侵袭性血管黏液瘤 2

女,34 岁,外阴右侧皮下包块 1 年,伴疼痛(图 2.3.10.2)。

病例点评:皮损在本病常见部位为外阴处,以皮下包块为主要表现,表面颜色正常。

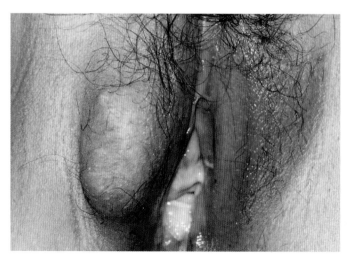

图 2.3.10.2　侵袭性血管黏液瘤

## 2.3.11　丛状血管瘤
（tufted hemangioma）

丛状血管瘤又称成血管细胞瘤（angioblastoma），可发生于儿童及成人，少数为先天性。表现为花斑状暗红斑、斑块或结节，质地偏坚实，缓慢增大，少数皮损可有疼痛。临床上表现类似卡波西肉瘤，有观点认为是一种浅表型卡波西型血管内皮瘤。需与婴幼儿血管瘤、结节病等鉴别。儿童皮损较大时，需警惕发生卡萨巴赫-梅里特现象（Kasabach-Merritt phenomenon）即卡萨巴赫-梅里特综合征（Kasabach-Merritt syndrome）。

### 丛状血管瘤 1　典型表现

男，3 个月，左下肢暗红色硬斑 1 个月余（图 2.3.11.1）。

病例点评：出生 2 个月后发生，暗红色硬斑块。此例合并血小板减少及凝血功能紊乱，即出现卡萨巴赫-梅里特综合征。

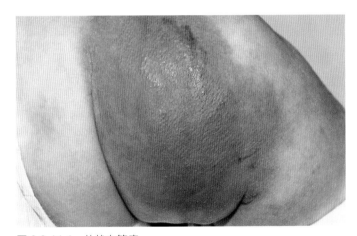

图 2.3.11.1　丛状血管瘤

### 丛状血管瘤 2　典型表现

男，10 岁，左耳下红斑、包块伴疼痛 9 个月余（图 2.3.11.2）。

病例点评：临床表现为暗红色斑块，有疼痛有助于区别于其他血管瘤。

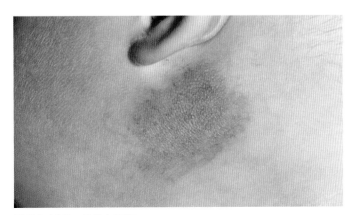

图 2.3.11.2　丛状血管瘤

### 丛状血管瘤 3

男，2 岁，左腘内侧浸润性红斑 4 个月余（图 2.3.11.3）。

病例点评：皮损时间短，表现为暗红色斑片，无症状，诊断需要病理检查。

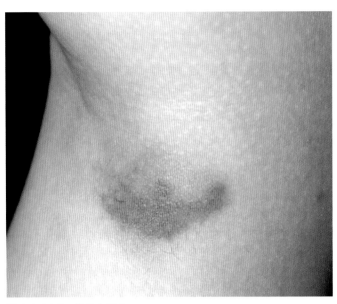

图 2.3.11.3　丛状血管瘤

### 丛状血管瘤 4

男，2 个月，左胸壁红色肿物 1 个月，明显增大（图 2.3.11.4）。

病例点评：患儿生后 1 个月后出现，需要与其他血管瘤鉴别。

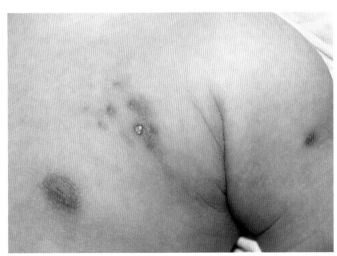

图 2.3.11.4　丛状血管瘤

### 丛状血管瘤 5

男，11 岁，右腋下、季肋区暗褐红色斑片 6 年（图 2.3.11.5）。

病例点评：皮疹为褐红色斑片，需要病理诊断。

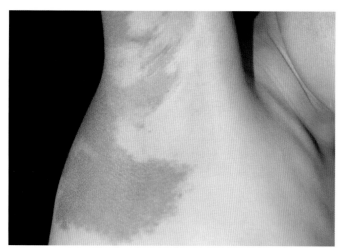

图 2.3.11.5 丛状血管瘤

### 丛状血管瘤 6

女,4 岁,右腹股沟红斑 2~3 年(图 2.3.11.6)。

病例点评:皮疹为红斑片,部分成环状。

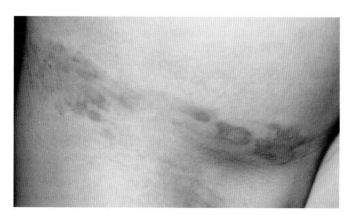

图 2.3.11.6 丛状血管瘤

### 丛状血管瘤 7

男,1 岁,右侧腰腹部红色斑块出生既有,渐增大(图 2.3.11.7)。

病例点评:先天发生,需组织病理确诊。

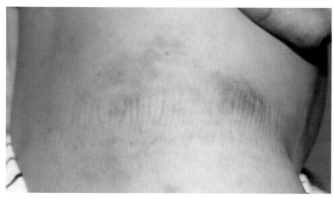

图 2.3.11.7 丛状血管瘤

### 丛状血管瘤 8

女,41 岁,右肘部红色丘疹、红斑 2 年(图 2.3.11.8)。

病例点评:为花斑样红斑,上有丘疹,不易与结节病鉴别。

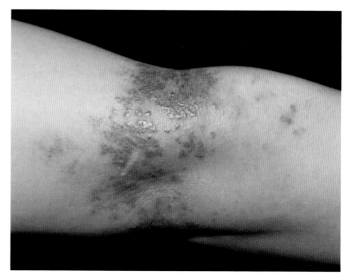

图 2.3.11.8 丛状血管瘤

### 丛状血管瘤 9

男,3 个月,左下肢暗红色硬斑 1 个月余(图 2.3.11.9)。

病例点评:出生 2 个月后发生,暗红色斑块,质硬。

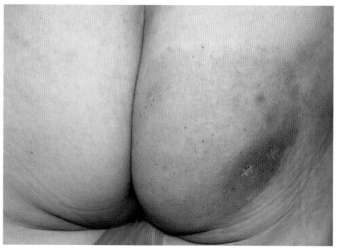

图 2.3.11.9 丛状血管瘤

### 丛状血管瘤 10

男,21 岁,左膝伸侧紫红色斑块,出生即有,渐增大(图 2.3.11.10)。

病例点评:先天发生,但持续不消退渐增大,质硬,有助于与婴儿血管瘤鉴别。

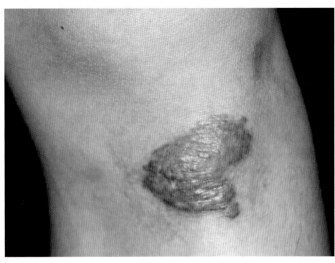

图 2.3.11.10 丛状血管瘤

## 2.3.12 樱桃状血管瘤
（cherry hemangioma）

本病多见于中老年人,年龄越大发病率越高,妊娠后也可以发生;以躯干为多,四肢及头部等其他部位亦可见;典型表现为单个或多个大小不一的红色丘疹。

### 樱桃状血管瘤 1 典型表现

女,54 岁,左股内侧紫红色丘疹 3 个月(图 2.3.12.1)。

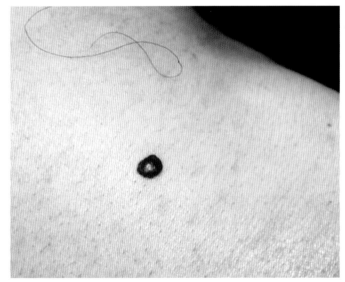

图 2.3.12.1 樱桃状血管瘤

### 樱桃状血管瘤 2

男,24 岁,右颞部暗红色结节 2 年余(图 2.3.12.2)。

病例点评:孤立的外生性结节,形似樱桃,属于本病皮损较大者。

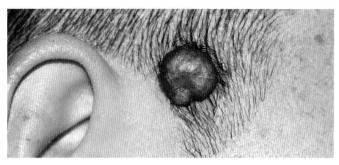

图 2.3.12.2 樱桃状血管瘤

### 樱桃状血管瘤 3

女,30 岁,躯干红色丘疹 10 年,增多 1 年(图 2.3.12.3)。

病例点评:发病较早,多发皮损,主要集中在躯干,皮损直径 1~3mm,表面光滑,颜色鲜红,虽皮损较小,但部分皮损突出皮肤,仍形似"樱桃"。

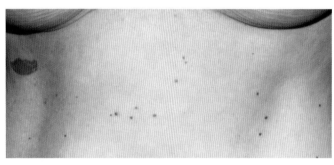

图 2.3.12.3 樱桃状血管瘤

### 樱桃状血管瘤 4

女,47 岁,双上肢、躯干泛发红色斑疹 10 年(图 2.3.12.4)。

病例点评:本例皮损没有随着病程延长而明显增大,以皮损逐渐增多为主,单个皮损易与单纯性紫癜、虫咬皮炎混淆;但本病没有炎症,以单纯血管增生为主,故皮损边界清楚,无明显肿胀,亦无瘙痒等自觉症状。

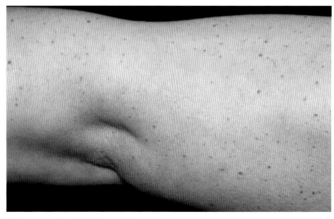

图 2.3.12.4 樱桃状血管瘤

## 2.3.13 网状红斑性黏蛋白沉积症
（reticular erythematous mucinosis）

多数情况下属于皮肤型红斑狼疮的表现形式。常见于成年人，中年女性多见。好发于前胸中部和上背部，远心部位很少受累。皮疹通常表现为持久性的网状、水肿性红斑，境界清楚，呈向心性分布是其特征之一；部分患者皮疹表现为浸润明显的丘疹和斑块，多无自觉症状。

该病又称 REM 综合征（REM syndrome）、斑块样黏蛋白病（plaque-like mucinosis）、中线黏蛋白病（midline mucinosis）。

### 网状红斑性黏蛋白沉积症 1 典型病例

男，39 岁，前胸、背、头皮反复网状红斑 5 个月（图 2.3.13.1）。

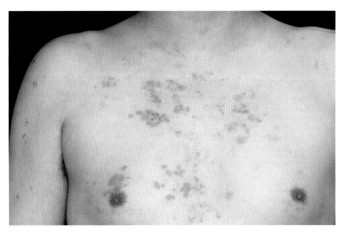

图 2.3.13.1a 网状红斑性黏蛋白沉积症

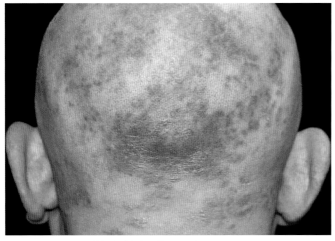

图 2.3.13.1b 网状红斑性黏蛋白沉积症

### 网状红斑性黏蛋白沉积症 2

女，35 岁，双下肢青紫色斑片半年（图 2.3.13.2）。

病例点评：此例发生于非常见部位，累及双下肢，膝关节周围为主，但皮疹特征符合本病的典型特征。

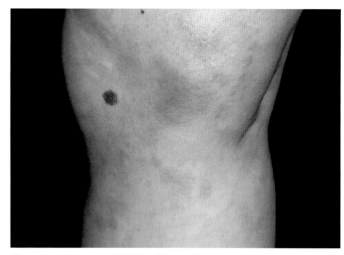

图 2.3.13.2 网状红斑性黏蛋白沉积症

## 2.3.14 进行性特发性皮肤萎缩
（progressive idiopathic atrophoderma）

进行性特发性皮肤萎缩又称局限性浅表性萎缩性硬皮病、Pasini-Pierini 皮肤萎缩、弥漫性特发性皮肤萎缩。病因不明，感染、外伤、手术、失血可能为发病诱因。临床少见，多见于女性，通常在青春期或成年早期发病，但也见于婴儿或老人，单发或多发，直径 1~20cm，常发生于躯干部，特别是背部，偶见于四肢近端及其他部位。皮损为圆形、卵圆形或不规则形境界清楚的萎缩斑，呈灰褐色或紫罗兰色，轻微凹陷，表面光滑，部分可见下方血管纹理。陈旧性皮损中，萎缩的中央触之略硬。皮损演变极慢，经过数月至 10 年以上，可以自行静止不变，但难恢复。

### 进行性特发性皮肤萎缩 1 典型病例

男，18 岁，颈、胸、左背皮肤萎缩、凹陷 3 年（图 2.3.14.1）。

病例点评：3 年前无明显诱因出现颈、胸、左背皮肤变薄、凹陷、范围逐渐增大。病理检查示表皮变薄，真皮浅中层胶原增粗、致密，血管周围少量炎细胞浸润。

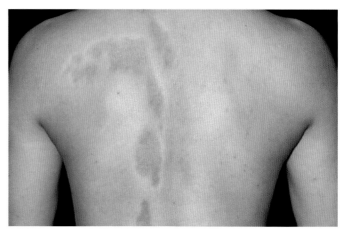

图 2.3.14.1 进行性特发性皮肤萎缩

### 进行性特发性皮肤萎缩 2

女,21 岁,右前臂、后背部、右腿后萎缩性斑片 6 年余(图 2.3.14.2)。

病例点评:无明显诱因,多发暗紫色片状萎缩斑。患者既往体健,家族中无类似患者。

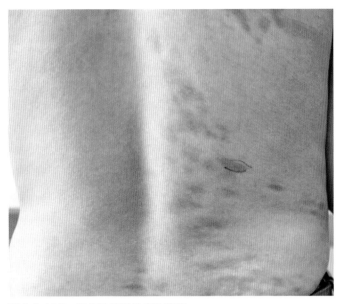

图 2.3.14.2　进行性特发性皮肤萎缩

## 2.3.15　硬斑病
（morphea）

硬斑病是以皮肤局部肿胀、硬化和最后发生萎缩为特点的疾病,常发生于腹、背、颈、四肢、面等部位,皮损表现为初呈淡红色水肿性斑片,后扩大、硬化,呈淡黄或象牙色,晚期萎缩,发生在头皮时可引起永久性脱发。

### 硬斑病 1　典型病例

女,33 岁,后背部皮肤硬化、萎缩斑片 30 年,渐发展(图 2.3.15.1)。

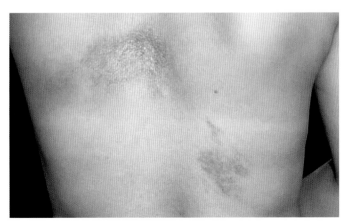

图 2.3.15.1　硬斑病

### 硬斑病 2　典型病例

男,47 岁,腹部右侧斑片 2 个月(图 2.3.15.2)。

病例点评:腹壁孤立斑片,界限欠清,表明粗糙,萎缩不显著,有色素沉着。

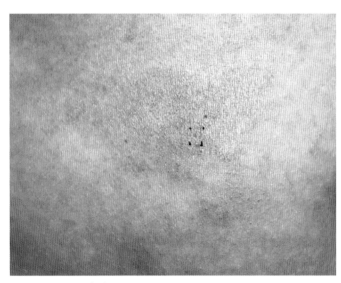

图 2.3.15.2　硬斑病

### 硬斑病 3　典型病例

女,57 岁,左腹部褐色斑片 3 年(图 2.3.15.3)。

病例点评:腹部左侧褐色斑片,界清,表面光滑,触之略硬。

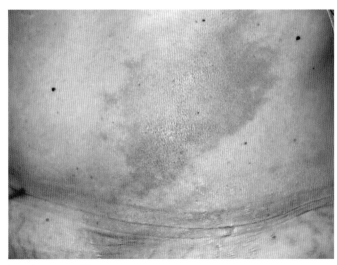

图 2.3.15.3　硬斑病

### 硬斑病 4

女,46 岁,左下肢红斑伴萎缩 2 年余(图 2.3.15.4)。

病例点评:病程较长,皮疹以萎缩性斑片为主要表现,部分融合,皮损表面显著苔藓样改变。

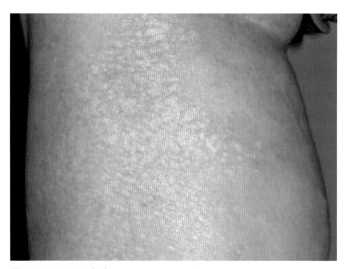

图 2.3.15.4 硬斑病

### 硬斑病 5

男,3 岁,颈部皮肤局部硬化 1 年,色素减退半年(图 2.3.15.5)。

病例点评:颈部和项部境界欠清的白斑,期间可见色素岛,硬化不明显,部分皮肤轻度萎缩。

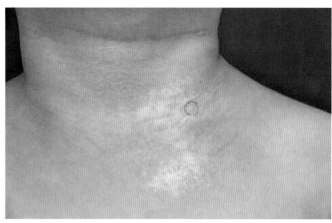

图 2.3.15.5a 硬斑病

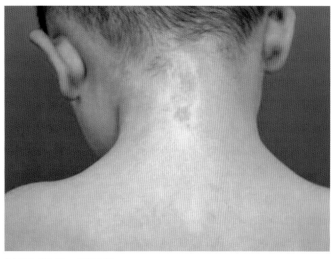

图 2.3.15.5b 硬斑病

### 硬斑病 6

女,61 岁,右大腿内侧带状白色斑片 3 年余(图 2.3.15.6)。

病例点评:带状白色斑片,可见色素岛,境界较清,临床易误诊为白癜风。

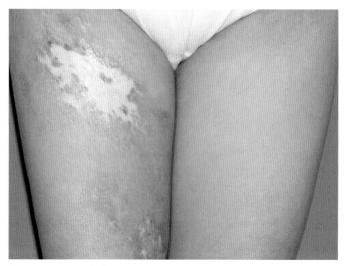

图 2.3.15.6 硬斑病

### 硬斑病 7

男,46 岁,头皮大面积秃发 10 年(图 2.3.15.7)。

病例点评:头皮硬化、萎缩导致的大面积继发性秃发。

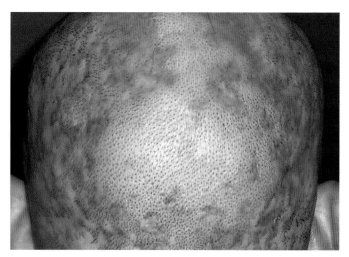

图 2.3.15.7 硬斑病

### 硬斑病 8

女,43 岁,躯干、四肢片状红斑 4 年,伴双前臂皮肤变硬 1 年(图 2.3.15.8)。

病例点评:本例为泛发性硬斑病。四肢多发红色轻度水肿性斑片,双下肢屈侧轻度蜡样光泽,双前臂皮肤变硬具有诊断价值。

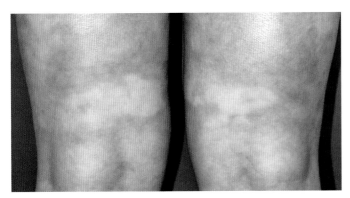

图 2.3.15.8 硬斑病

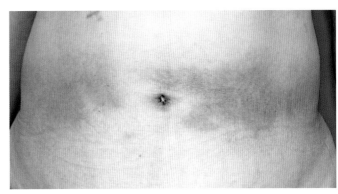

图 2.3.16.1 腹部疼痛性红斑

### 硬斑病 9

男,18 岁,左上肢、胸部多发色素沉着斑 5 年(图 2.3.15.9)。

病例点评:左侧胸部及左上肢屈侧带状分布褐青色斑片,边界清楚,轻度萎缩。

### 腹部疼痛性红斑 2 典型病例

女,63 岁,右侧腹部、臀部红斑 1 年,触痛明显,无瘙痒(图 2.3.16.2)。

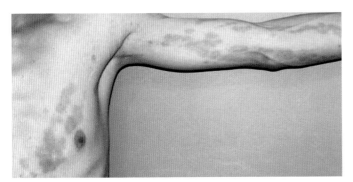

图 2.3.15.9 硬斑病

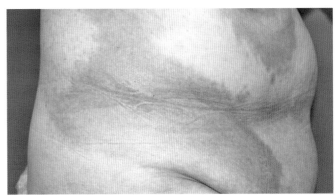

图 2.3.16.2 腹部疼痛性红斑

## 2.3.16 腹部疼痛性红斑
### ( painful abdominal erythema )

腹部疼痛性红斑又称复发性疼痛性红斑( recurrent painful erythema),临床表现为腹部,四肢出现一过性疼痛性红斑,反复发作,影响生活质量。该病于 1988 年首次报道,并总结其特点为:①一过性红斑;②红斑不形成环状;③严重自发性疼痛;④主要分布于四肢伸侧(中国患者似均位于腹部);⑤物理性损伤或挫伤可诱发;⑥红斑发作虽非进行性,但可持续多年;⑦组织学示真皮内有中性粒细胞浸润;⑧应用泼尼松治疗有效。

### 腹部疼痛性红斑 1 典型病例

女,52 岁,腰腹部红斑、疼痛 1 年余(图 2.3.16.1)。

病例点评:患者 1 年前无明显诱因腰腹部出现一直径约 1cm 红斑,伴烧灼、阵痛,渐扩大至整个腰腹部,当地医院诊断为神经性过敏痛,予以消炎治疗未见好转,既往一直用皮炎平。专科查体:腰腹部片状红斑,境界不清,皮温高,未见鳞屑,压痛阳性。

### 腹部疼痛性红斑 3

女,61 岁,腹部红斑、疼痛 3 年(图 2.3.16.3)。

病例点评:红斑逐渐增大,伴刺痛、触痛。红光治疗后加重。曾有 9 个月自行缓解期。糖尿病病史 7 年,高血压病史 2 年。

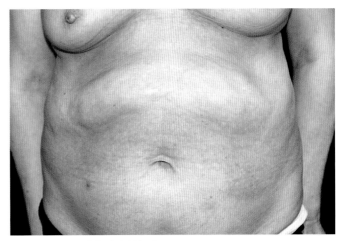

图 2.3.16.3a 腹部疼痛性红斑

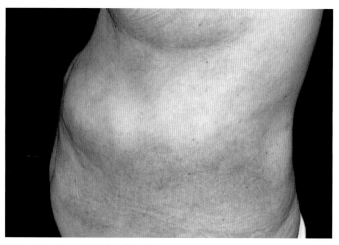

图 2.3.16.3b 腹部疼痛性红斑

## 2.3.17 色素性玫瑰疹
（roseola pigmentosa）

色素性玫瑰疹又称色素性玫瑰糠疹（pigmentogenes pityriasis rosea），是玫瑰糠疹的一种特殊类型，属病因不明的色素增多性皮肤病，好发于青春期后期，主要表现为躯干、四肢近端散在分布的色素沉着斑，分布与皮纹走向一致。初起时呈玫瑰色红斑，经 10 天左右变为淡褐色，最终变为黑褐色，可持续多年不消退，一般无明显自觉症状。本病临床相对少见，有学者认为与特发性多发性斑状色素沉着症无本质差别，只是后者无红斑期。本病临床误诊率高，主要原因为皮疹临床表现不典型、无特异性、瘙痒症状不明显，导致有些患者提供的病程、病史有偏差。临床需与色素性扁平苔藓、色素性荨麻疹、持久性色素异常性红斑等相鉴别。本病目前尚无特效治疗，但其预后良好。

### 色素性玫瑰疹 1 典型病例

男，16 岁，躯干、四肢泛发褐色斑片半年（图 2.3.17.1）。

病例点评：躯干及四肢近端泛发褐色斑片，直径 1~2cm，边界较清，表面光滑，无鳞屑，部分皮损长轴与皮纹走行一致。呈向心性分布。

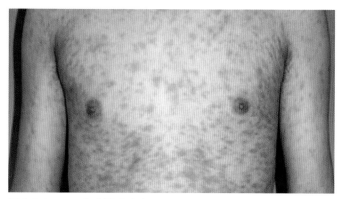

图 2.3.17.1a 色素性玫瑰疹

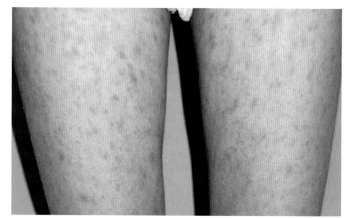

图 2.3.17.1b 色素性玫瑰疹

### 色素性玫瑰疹 2

女，24 岁，躯干、四肢散发褐色斑疹、斑片 2 个月（图 2.3.17.2）。不伴瘙痒，渐增多，并发展至躯干、四肢近端内侧。上覆少许细碎鳞屑。

病例点评：面颈、四肢远端无皮损。

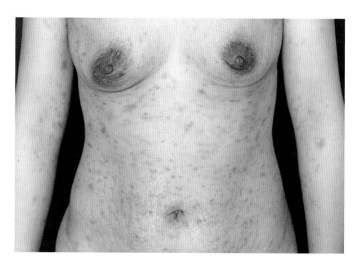

图 2.3.17.2a 色素性玫瑰疹

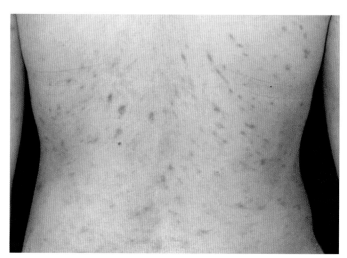

图 2.3.17.2b 色素性玫瑰疹

## 2.3.18　色素性痒疹
（prurigo pigmentosa）

好发于青年女性。皮损对称分布，多见于上背、颈部、锁骨部及胸部，其次为上臂和躯干等部位，偶见于额、颊部。特征性皮损表现为网状分布的红斑、斑丘疹或丘疹，少数情况下可出现水疱，常伴剧烈瘙痒。皮疹消退后遗留网状色素沉着斑。皮肤可反复发作，迁延数年。部分患者与"生酮"饮食相关，有"酮疹"之称。

### 色素性痒疹 1　典型病例

女，16 岁，前胸、后背网状分布的红斑、丘疹伴瘙痒半年（图 2.3.18.1）。皮疹可消退，反复发作，可见遗留的色素沉着斑。

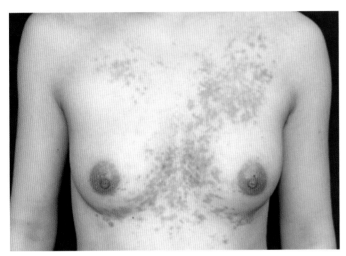

图 2.3.18.1a　色素性痒疹

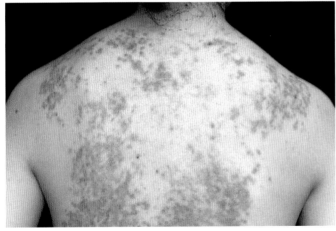

图 2.3.18.1b　色素性痒疹

### 色素性痒疹 2　典型病例

男，19 岁，颈部、前胸及肩部网状分布的红斑、丘疹 2 个月（图 2.3.18.2）。

病例点评：反复发作，可见网状分布的色素沉着斑及鳞屑。

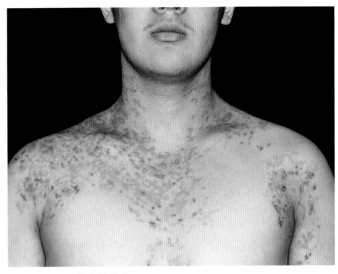

图 2.3.18.2　色素性痒疹

### 色素性痒疹 3　典型病例

女，25 岁，颈部、前胸及后背红斑及丘疹伴瘙痒 3 个月余（图 2.3.18.3）。

病例点评：皮损可自行消退，时有风团样皮损，其上可见水疱，皮损消退后遗留网状色素沉着斑。

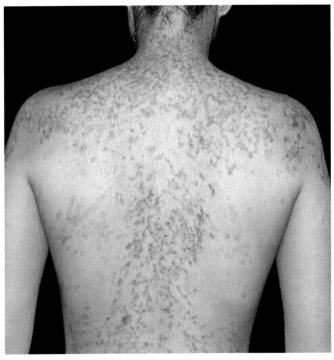

图 2.3.18.3　色素性痒疹

### 色素性痒疹 4　典型病例

女，29 岁，前胸及腰部网状分布的暗红色红斑及丘疹伴瘙痒 6 个月余，可见皮损消退后遗留的网状色素沉着斑（图 2.3.18.4）。

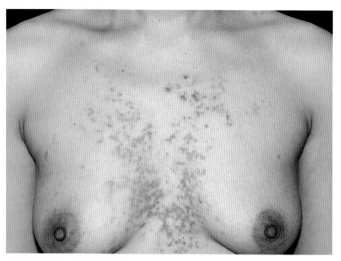

图 2.3.18.4　色素性痒疹

## 色素性痒疹 5

男，22 岁，腹部、腋下网状分布的红斑伴瘙痒 2 周，反复发作，部分可自行消退，消退后遗留色素沉着斑（图 2.3.18.5）。

病例点评：本例皮损主要位于腹部，临床易误诊。

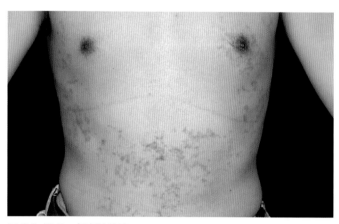

图 2.3.18.5　色素性痒疹

## 2.3.19　融合性网状乳头瘤病
（confluent and reticulated papillomatosis）

该病又称皮肤乳头瘤病（cutaneous papillomatosis）、钱币状融合性乳头瘤病（nummular and confluent papillomatosis）。好发于青少年，女性较多见。临床表现初起为淡红色丘疹，直径 1~2mm，呈半球形或扁平形，渐增大，表面角化略粗糙，呈灰褐色。皮损渐增多，互相融合成片状或网状。皮损常首先发生于乳房间及背中部，以后逐渐扩散至乳房、上腹部、耻骨部、上背及骶部。有时可累及肩、颈、腋窝及腘窝等处。腋窝受累时，皮肤呈灰棕色，丘疹不明显，皱褶加深，角化明显。一般无自觉症状，偶有瘙痒。病情缓慢发展，可倾向于稳定。

## 融合性网状乳头瘤病 1　典型病例

男，15 岁，胸部、背部褐色斑片 1 年，渐扩大（图 2.3.19.1）。

病例点评：前胸、上腹部、肩背部褐色斑片，呈网状分布。

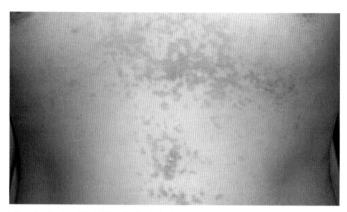

图 2.3.19.1　融合性网状乳头瘤病

## 融合性网状乳头瘤病 2

女，55 岁，腹部红色丘疹 6 年（图 2.3.19.2）。渐增多并发展至腋窝、腘窝、颈、肛周、腹股沟等部位，伴瘙痒，皮损颜色加深呈深褐色。否认家族史。

病例点评：褐色丘疹，部分融合，位于多个皱褶部位。原临床拟诊毛囊角化病，组织病理检查确诊。

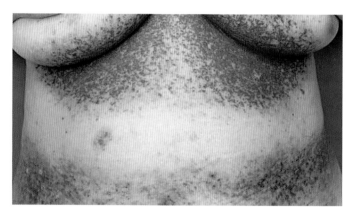

图 2.3.19.2a　融合性网状乳头瘤病

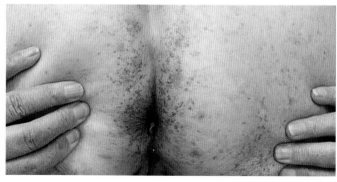

图 2.3.19.2b　融合性网状乳头瘤病

### 融合性网状乳头瘤病 3

男,15 岁,腹部褐色斑片 1 年(图 2.3.19.3)。皮损渐增多,融合成大片,无不适。

病例点评:躯干、四肢及皱褶部位弥漫性分布褐色斑片。

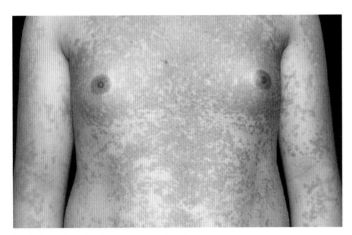

图 2.3.19.3a　融合性网状乳头瘤病

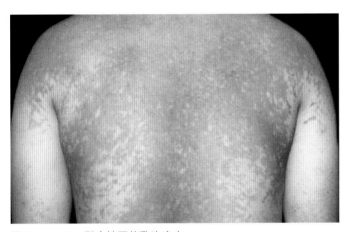

图 2.3.19.3b　融合性网状乳头瘤病

## 2.3.20　透明细胞丘疹病
（clear cell papulosis）

本病属于少见病。好发于 6 岁以内儿童,多见于下腹部、阴阜部,沿乳线对称分布,也可发生于腰部、胸部等。表现为多发的、轻微隆起的色素减退性斑疹或扁平丘疹,直径 1~10mm,表面光滑,没有鳞屑。常无自觉症状,有自然消退的趋势,目前认为无需治疗。

### 透明细胞丘疹病 1　典型病例

女,2 岁,下腹部、双侧腋下、双大腿伸侧散在白色扁平丘疹 1 年余(图 2.3.20.1)。

病例点评:自幼发生的位于下腹部、腋下、大腿伸侧的白色扁平丘疹,逐渐增多,无不适。有特征性组织病理及免疫组化标记。

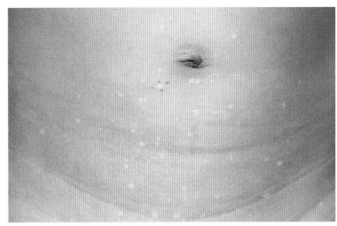

图 2.3.20.1　透明细胞丘疹病

### 透明细胞丘疹病 2　典型病例

女,2 岁,下腹散在色素减退性斑疹 1 年(图 2.3.20.2)。

病例点评:自幼发生,皮损位于下腹部,逐渐增多,无自觉症状,需与丘疹性弹力纤维溶解症鉴别。

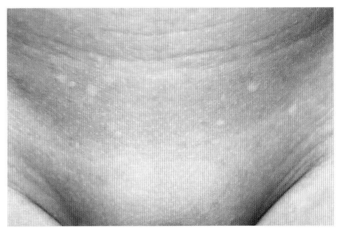

图 2.3.20.2　透明细胞丘疹病

## 2.3.21　急性泛发性发疹性脓疱病
（acute generalized exanthematous pustulosis）

急性泛发性发疹性脓疱病（AGEP）为临床较少见的药物反应,停药后皮疹迅速消退。起病急,常伴有发热、白细胞升高等全身症状。皮损初起在皱褶部位,后泛发全身,表现为针头大小密集无菌性脓疱,可以融合,疱液干燥后脱屑明显。

### 急性泛发性发疹性脓疱病 1　典型病例

男,55 岁,全身红斑、脓疱伴痒 28 天(图 2.3.21.1)。既往有饮酒及使用抗生素史。

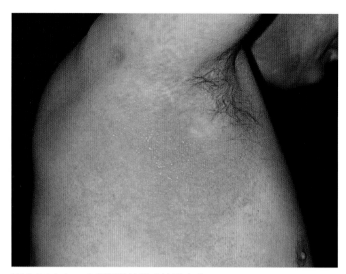

图 2.3.21.1a 急性泛发性发疹性脓疱病

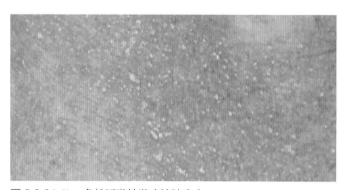

图 2.3.21.1b 急性泛发性发疹性脓疱病

### 急性泛发性发疹性脓疱病 2

女,22 岁,全身丘脓疱疹、脱屑,反复发作 2 周(图 2.3.21.2)。

病例点评:皮损以散在红色丘脓疱疹为主。发病急,既往无银屑病病史。

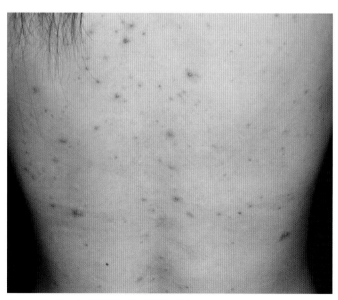

图 2.3.21.2 急性泛发性发疹性脓疱病

### 急性泛发性发疹性脓疱病 3

女,35 岁,全身散在红斑、脓疱 10 天余(图 2.3.21.3)。

病例点评:脓疱散在分布于红斑基础上,病程短。

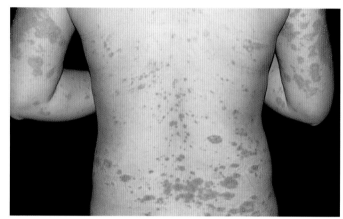

图 2.3.21.3 急性泛发性发疹性脓疱病

## 2.3.22 脊柱裂
（spina bifida）

脊柱裂是一种先天性脊柱畸形,导致脊膜和/或脊髓向外膨出。可发生于脊柱的所有节段,但以腰骶部最为常见。临床表现可为局部多毛、凹陷,表面皮肤完整,可伴毛细血管瘤及色素沉着;或为局部囊性膨出物,伴皮肤缺损、脑脊液外溢,甚至脊髓外露。因此,对于发生于脊柱中线位置的膨出物,切勿轻易选择手术切除或活检,而应首先予以磁共振成像（MRI）、CT 等检查明确诊断。

### 脊柱裂 典型病例

女,8 岁,腰部中央局限性斑块,皮肤多毛,出生即有(图 2.3.22.1)。局部多毛、毛干粗而长,皮肤凹陷,有囊性感,伴色素沉着。MRI 检查提示隐性脊柱裂。

病例点评:腰部中央皮肤局限性多毛、凹陷,自幼出现。

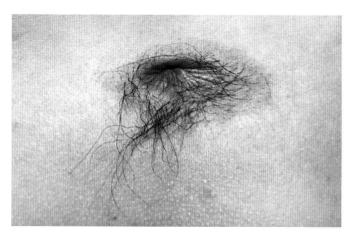

图 2.3.22.1 脊柱裂

## 2.3.23 毳毛囊肿
（vellus hair cyst）

毳毛囊肿又称发疹性毳毛囊肿（eruptive vellus hair cyst），多见于胸、腹及四肢，也可见于面颈等处，无不适。临床表现为毛囊性丘疹，皮色或灰褐色，可有黑头。好发于青少年，为常染色体显性遗传，可合并多发性脂囊瘤、小棘毛壅病及先天性甲肥厚等。需与多发性脂囊瘤鉴别。空军军医大学西京医院做组织病理活检的 55 例患者中，发病年龄最小 5 岁，最大 64 岁，平均年龄 32 岁。均未有明确家族史。

### 毳毛囊肿 1 典型病例

男，14 岁，前胸、腹部毛囊性黑色丘疹 5 个月余，渐增多，无不适（图 2.3.23.1）。

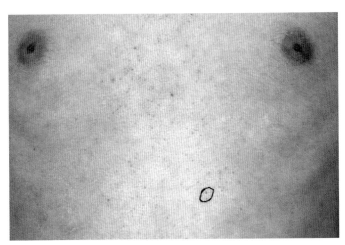

图 2.3.23.1a 毳毛囊肿

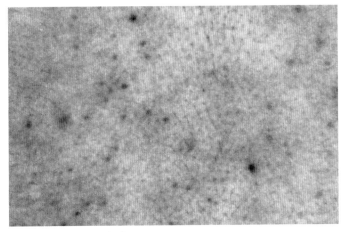

图 2.3.23.1b 毳毛囊肿

### 毳毛囊肿 2 典型病例

女，31 岁，额部、面部淡蓝色丘疹 5 年余（图 2.3.23.2）。皮疹渐增多，无不适。

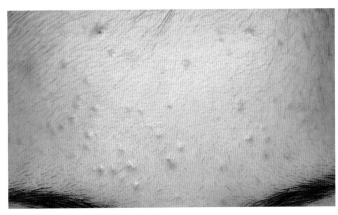

图 2.3.23.2 毳毛囊肿

### 毳毛囊肿 3 典型病例

女，36 岁，双耳后簇集性丘疹 1 年余（图 2.3.23.3）。

病例点评：无自觉症状，但常搔抓，丘疹增多不明显。临床需与发疹性汗管瘤鉴别。

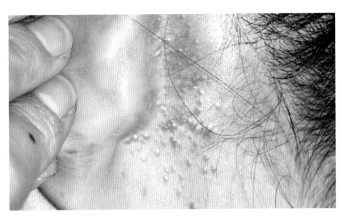

图 2.3.23.3 毳毛囊肿

### 毳毛囊肿 4

女，59 岁，额部丘疹 1 年（图 2.3.23.4）。

病例点评：渐增多、增大。有紧绷感，伴双眼胀痛。发病年龄晚。皮损需与发疹性汗管瘤、小汗腺囊瘤等鉴别。

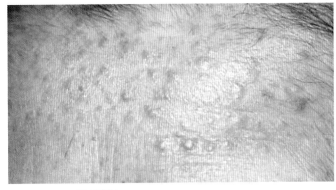

图 2.3.23.4 毳毛囊肿

### 毳毛囊肿 5

男,32 岁,前胸褐色丘疹 3 年(图 2.3.23.5)。

病例点评:渐增大、增多,无不适。有搔抓后继发改变,需与马拉色菌毛囊炎等鉴别。

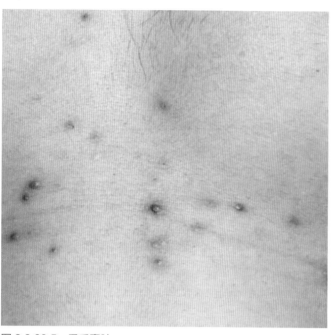

图 2.3.23.5 毳毛囊肿

### 毳毛囊肿 6

女,40 岁,面部多发皮色丘疹 7 年余(图 2.3.23.6)。

病例点评:发病晚。皮损需与痤疮、多发性脂囊瘤等鉴别。

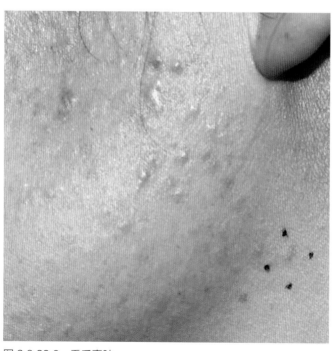

图 2.3.23.6 毳毛囊肿

### 毳毛囊肿 7

女,19 岁,前额、鼻周丘疹 1 年余,无不适(图 2.3.23.7)。

病例点评:皮损类似粉刺,易误诊为痤疮、毛发上皮瘤等。

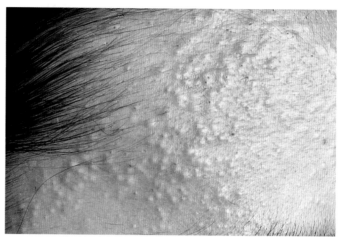

图 2.3.23.7 毳毛囊肿

## 2.3.24 肺吸虫病
（paragonimiasis）

肺吸虫病主要由卫氏并殖吸虫和斯氏并殖吸虫引起,虫体主要寄生于肺部,以咳嗽、咳棕红色痰为主要表现,寄生于皮下组织表现为皮下结节或包块,多位于躯干、下腹部及大腿皮下或深部肌肉内,孤立或成串存在。

### 肺吸虫病 1 典型病例

男,11 岁,右侧胸腹部游走性结节 1 个月余(图 2.3.24.1)。

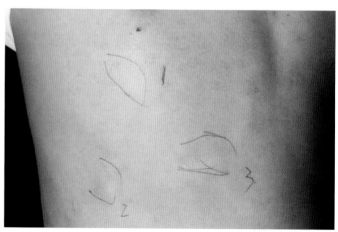

图 2.3.24.1 肺吸虫病

### 肺吸虫病 2

男,7 岁,躯干胸前游走性包块 2 个月余(图 2.3.24.2)。

病例点评:患儿 2 个月前无明显诱因出现右胸前红色包块,20 余天后包块游走至左胸前,无全身症状,组织病理学确诊。

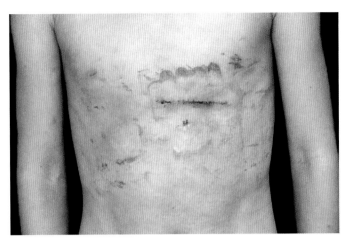

图 2.3.24.2　肺吸虫病

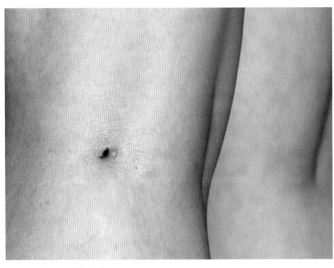

图 2.3.25.2　蜱叮咬

## 2.3.25　蜱叮咬
（tick bite）

蜱又名壁虱、扁虱、草爬子,是一种蛛形纲、蜱螨亚纲、蜱总科的节肢动物,约 3mm 大小,吸饱血液后可增大数倍。叮咬主要发生于皮肤较薄、不易被搔动的部位。如颈部、耳后、腋窝、股内侧、阴部和腹股沟等处。体表仍旧有蜱的虫体是蜱叮咬的典型表现,叮咬的同时造成刺伤处发炎,虫体被移除后局部可出现丘疹、风团等超敏反应。

### 蜱叮咬 1　典型病例

男,3 岁,前胸右侧蜱叮咬后 3 天(图 2.3.25.1)。

## 2.3.26　胸腹壁血栓性静脉炎
（thoraco-epigastric thrombophlebitis）

本病又称 Mondor 病,好发于女性,发病年龄 20~40 岁。病因不明,可能与直接机械损伤、胸部手术、肌肉牵拉或高凝状态有关。好发于胸、腹壁静脉(胸外侧静脉或腹壁上静脉),常为单侧发病,临床表现为胸腹壁可触及的条索状硬结,常伴有疼痛或牵拉痛,牵拉结节走行区皮肤,凹陷更明显。2~3 个月可自行消退,少有复发。

### 胸腹壁血栓性静脉炎 1　典型病例

男,63 岁,右腹部皮下条索状硬结伴疼痛 20 天余(图 2.3.26.1)。

病例点评:皮损稍凹陷,界限清,发病前 1 周有拎重物史。给予解热镇痛药保守治疗,2 个月后皮损消退。

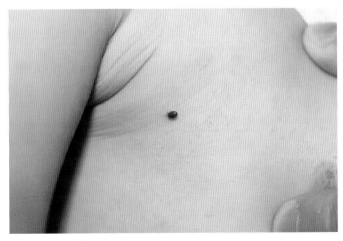

图 2.3.25.1　蜱叮咬

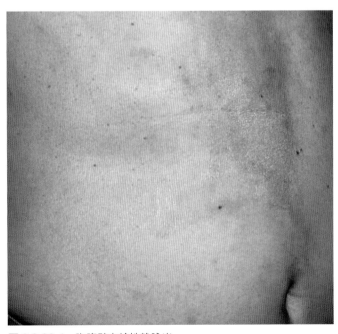

图 2.3.26.1　胸腹壁血栓性静脉炎

### 蜱叮咬 2　典型病例

女,42 岁,左腘窝丘疹 1 天(图 2.3.25.2)。

### 胸腹壁血栓性静脉炎 2　典型病例

女,50岁,腹部正中皮下条索状硬结伴疼痛5天(图2.3.26.2)。

病例点评:皮损约0.5cm×12cm,质硬,表面皮肤稍凹陷,界限清,牵拉结节走行区皮肤,凹陷更明显。给予解热镇痛药对症治疗,45天后随访,患者皮损消退。

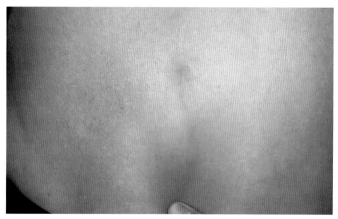

图2.3.26.2　胸腹壁血栓性静脉炎

### 胸腹壁血栓性静脉炎 3　典型病例

男,60岁,左胸条索状硬结伴疼痛20天余(图2.3.26.3)。给予解热镇痛药保守治疗,2个月后皮损消退。

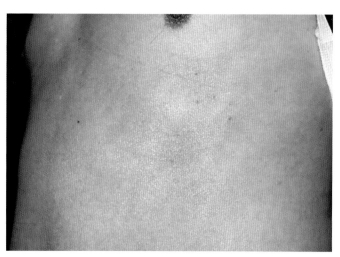

图2.3.26.3　胸腹壁血栓性静脉炎

## 2.3.27　婴儿腹部离心性脂肪营养不良
（lipodystrophia centrifugalis abdominalis infantilis）

该病是一种以皮下脂肪组织减少为特征的疾病,多见于日本和朝鲜儿童,我国也有报道,好发于4岁以下幼儿,女童居多,近年来有个别成人病例报告。临床表现为以腹股沟区为中心的脂肪萎

缩,皮下血管清晰可见,离心性扩大,周边可有轻度的隆起或红晕,严重者可累及腹壁、胸壁。可伴区域淋巴结肿大。部分患者皮疹可发生于腋下或颈部。皮疹在后期多自行好转或稳定无进展。

### 婴儿腹部离心性脂肪营养不良 1　典型病例

女,6岁,下腹、腹股沟皮肤萎缩3年(图2.3.27.1)。

病例点评:3年前发现腹部出现皮下脂肪萎缩,无不适,未治疗,皮疹逐渐向周围扩大,累及整个下腹部、腹股沟。无家族性遗传性疾病病史,好发部位、临床表现典型。

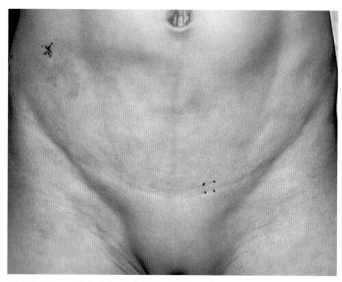

图2.3.27.1　婴儿腹部离心性脂肪营养不良

### 婴儿腹部离心性脂肪营养不良 2　典型病例

女,3岁,左腰腹部皮肤萎缩1年(图2.3.27.2)。无不适,皮损面积渐扩大。皮肤萎缩,质软,腹部血管明显,皮肤无硬化。

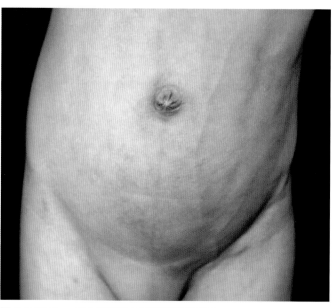

图2.3.27.2a　婴儿腹部离心性脂肪营养不良

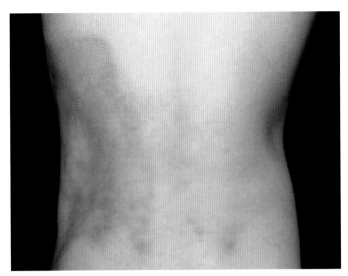

图 2.3.27.2b　婴儿腹部离心性脂肪营养不良

### 婴儿腹部离心性脂肪营养不良 3　典型病例

女，11 个月，右侧腰部皮肤萎缩 1 个月（图 2.3.27.3）。

病例点评：右侧腰部片状分布的皮肤萎缩红斑，无自觉症状。好发部位、临床表现典型。

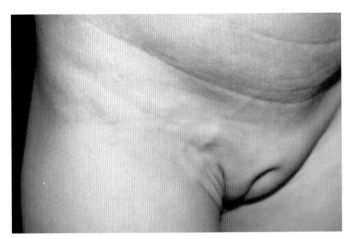

图 2.3.27.3　婴儿腹部离心性脂肪营养不良

## 2.3.28　鳞状毛囊角化病
（keratosis follicularis squamosa）

此病发病原因不明，可能与遗传、细菌感染、内分泌失调或衣物摩擦导致毛囊口损伤相关。青壮年多见，好发于躯干及大腿外侧，常对称分布。皮损多为 0.5cm 大小圆形淡褐色鳞屑斑，中央毛囊口可见黑点，鳞屑边缘游离，脱落后可形成色素减退斑。一般无自觉症状。组织病理可见毛囊显著扩大，内可见大量角质填充。

### 鳞状毛囊角化病 1　典型病例

女，65 岁，下肢、腰腹部淡褐色丘疹、鳞屑伴痒 5 年（图 2.3.28.1）。

病例点评：患者皮损典型，可见淡褐色斑疹，边缘游离鳞屑，中央可见黑点。

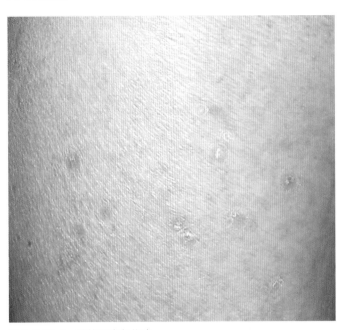

图 2.3.28.1　鳞状毛囊角化病

### 鳞状毛囊角化病 2

女，43 岁，腹部褐色丘疹、鳞屑 10 年余（图 2.3.28.2）。

病例点评：妊娠后出现皮损，部分位于妊娠纹中，部分皮损边缘少许游离鳞屑及色素减退斑。

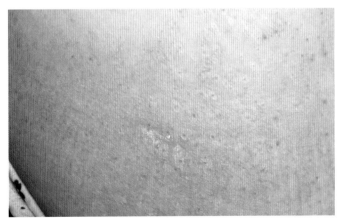

图 2.3.28.2　鳞状毛囊角化病

### 鳞状毛囊角化病 3

女，40 岁，腹部褐色、暗红色丘疹 2 年（图 2.3.28.3）。

病例点评：腹部散在褐色丘疹，边缘可见少许游离鳞屑，中央有黑点，符合鳞状毛囊角化病临床特点；局部可见多发毛囊性丘疹，可诊断为毛周角化病，此例患者考虑鳞状毛囊角化病合并毛周角化病。

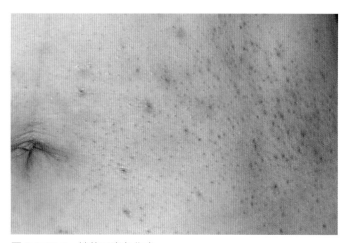

图 2.3.28.3　鳞状毛囊角化病

### 鳞状毛囊角化病 4

女,18 岁,躯干、四肢褐色斑片、鳞屑 2 年(图 2.3.28.4)。

病例点评:腹部密集褐色斑片,上附鳞屑,局部融合成片,部分皮损中央可见黑点。

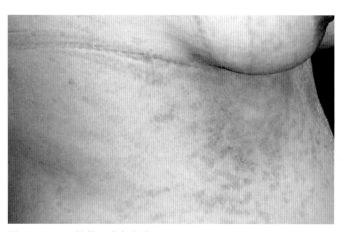

图 2.3.28.4　鳞状毛囊角化病

## 2.3.29　连圈状秕糠疹
### （pityriasis circinata）

连圈状秕糠疹是一种少见的轻度角化过度性皮肤病。见于远东(中国、日本)及地中海地区或非洲后裔。皮疹常表现为大小不一的圆形、多环形斑疹或斑片,界清,淡褐色,直径一般为 2~10cm,大者可达 20~30cm,可互相融合。边缘无明显隆起,表面干燥,通常无明显炎症;上覆菲薄的秕糠状或鱼鳞病样鳞屑,不易剥离。皮疹可单发,或仅有 2~3 个,亦可多发。常累及于躯干或四肢近端,而四肢远端、头面颈极少受累。可对称分布,常无自觉症状或有轻度瘙痒。冬重夏轻。多见于 25~45 岁成年人,女性略多。

部分患者可伴有结核、肝硬化、心脏病或恶性肿瘤等系统性疾病;肿瘤得以治疗后皮损可迅速好转或消失。

### 连圈状秕糠疹 1　典型病例

女,23 岁,躯干、四肢多发淡褐色圆形斑片半年(图 2.3.29.1)。皮疹直径 1~20cm,无不适。

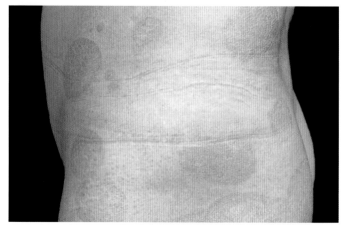

图 2.3.29.1a　连圈状秕糠疹

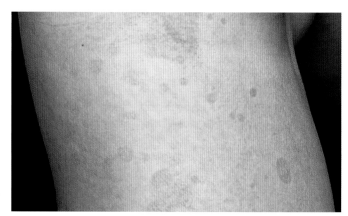

图 2.3.29.1b　连圈状秕糠疹

### 连圈状秕糠疹 2　典型病例

男,57 岁,左股内侧淡褐色斑片、鳞屑伴痒 10 年余,加重半年(图 2.3.29.2)。

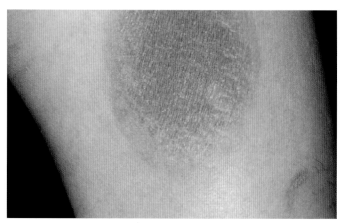

图 2.3.29.2　连圈状秕糠疹

## 2.3.30　离心性环状红斑

（erythema annulare centrifugum）

该病为一种环状红斑,皮损呈离心性发展,多见于成年人,夏秋季易发病,病因不明,可能与感染、药物、肿瘤等相关。好发于下肢、躯干,皮损离心性扩展,中央消退,形成环形损害,边缘潮红隆起,在隆起边缘内侧可见少许鳞屑,直径可达 10cm,皮损消退后呈正常皮色或遗留轻度色素沉着。轻度瘙痒或无症状。病程慢性,易复发,可迁延数年。

### 离心性环状红斑 1　典型病例

男,46 岁,躯干、四肢圆形、环形红斑伴瘙痒 2 个月(图 2.3.30.1）。

病例点评:患者 2 个月前无明显诱因右大腿内侧出现散在圆形、环形红斑,皮损逐渐增多,发展至颈部、躯干及四肢其他部位。

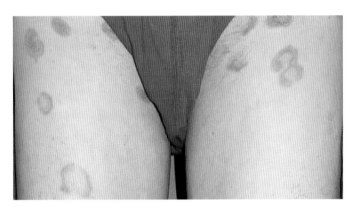

图 2.3.30.1　离心性环状红斑

### 离心性环状红斑 2

男,32 岁,背部弧状红斑 20 天(图 2.3.30.2）。

病例点评:患者 20 天前无明显诱因背部出现一红斑,逐渐向肩背部、两肋间呈弧形扩散,中央消退,遗留少许色素沉着,偶有微痒,否认服药史。

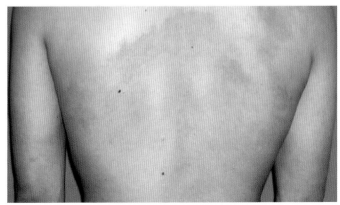

图 2.3.30.2　离心性环状红斑

## 2.3.31　进行性斑状色素减少症

（progressive macular hypomelanosis）

本病好发于青年人,男女均可发病,皮损多见于躯干部如背、腹及腰部,为浅白色圆形、椭圆形色素减退斑,边界不清,无鳞屑,常于身体中线处融合成片状,少数可扩散至四肢近端和颈部。Wood 灯检查可见皮损区点状红色荧光,有研究从皮损处分离出痤疮丙酸杆菌。

### 进行性斑状色素减少症 1　典型病例

女,20 岁,躯干部网状色素减退斑 3 年,无不适(图 2.3.31.1）。曾在外院诊断为“花斑糠疹”,治疗无效。

病例点评:腹部、腰背部色素减退斑,真菌检查阴性。需注意与花斑糠疹、炎症后色素减退等鉴别。

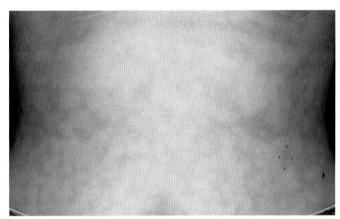

图 2.3.31.1　进行性斑状色素减少症

### 进行性斑状色素减少症 2　典型病例

男,26 岁,躯干、右上臂白斑 5 年,无不适(图 2.3.31.2）。曾在外院诊断为“花斑糠疹”,服用抗真菌药治疗无效。

病例点评:皮损累及躯干和右上臂,在背部中央融合成大片状色素减退斑。

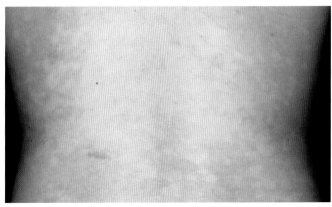

图 2.3.31.2　进行性斑状色素减少症

进行性斑状色素减少症 3 典型病例

女,29 岁,躯干部色素减退斑 6 年(图 2.3.31.3)。无不适,逐渐增多,与季节无关。真菌镜检示芽生孢子阳性。

病例点评:胸腹部、腰背部典型的圆形、椭圆形色素减退斑,边界不清。真菌镜检见芽生孢子,可能会误诊为花斑糠疹,后者为弧形菌丝及成簇孢子。

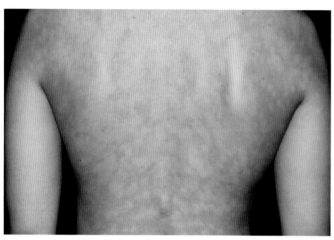

图 2.3.31.3 进行性斑状色素减少症

## 2.3.32 结节性皮肤狼疮黏蛋白病
（nodular cutaneous lupus mucinosis）
（见 8.6.6.2）

## 2.3.33 瘰疬性苔藓
（lichen scrofulosorum）（见 8.3.6.1）

## 2.3.34 二期梅毒
（secondary syphilis）（见 8.2.2）

# 第四节 躯干部为主的常见病非典型表现
（common diseases of trunk with atypical manifestations）

## 2.4.1 脂囊瘤
（steatocystoma）

脂囊瘤是发生于皮脂腺导管的囊肿。临床可分为单发性脂囊瘤和多发性脂囊瘤。多发性脂囊瘤为常染色体显性遗传,好发于青春期或成年早期,常累及前胸、上臂、腋下和股部。皮疹多为 2~6mm 大小,呈均匀浅黄色。可挤出油样或白垩样物质,囊腔内可含有毛发。单发性脂囊瘤无遗传性,好发于成年人群,可发生于任何部位,皮疹大小不等,相对于多发性脂囊瘤,单发性脂囊瘤更少见。临床需要与表皮囊肿、播散性汗管瘤、毳毛囊肿等鉴别。

多发性脂囊瘤 1 典型病例

男,30 岁,前胸散在淡黄色丘疹 7 年余(图 2.4.1.1)。

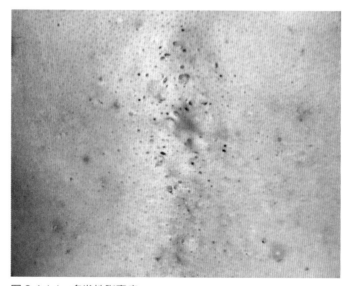

图 2.4.1.1 多发性脂囊瘤

## 多发性脂囊瘤 2 典型病例

女,41 岁,颈前和前胸多发皮色、淡黄色丘疹 7 年,无不适(图 2.4.1.2)。

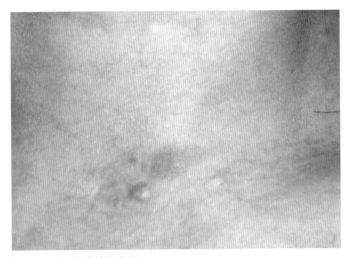

图 2.4.1.2 多发性脂囊瘤

## 多发性脂囊瘤 3

女,63 岁,枕部散在黄色丘疹 2 年(图 2.4.1.3)。

病例点评:该病例为老年女性,发病早期伴有瘙痒,是脂囊瘤较为少见的临床表现。皮疹特点为分布在枕部头皮黄色丘疹,表面光滑,是脂囊瘤的较典型表现。

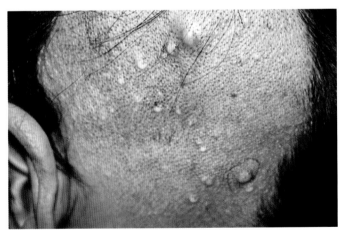

图 2.4.1.3 多发性脂囊瘤

## 多发性脂囊瘤 4

男,62 岁,前额、颞部散在黄色丘疹 8 年(图 2.4.1.4)。

病例点评:老年男性,发生在面部,需要与粟丘疹、粉刺样痣等鉴别。

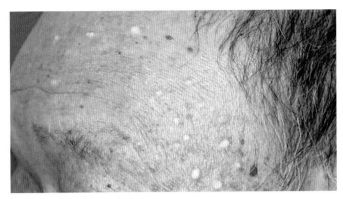

图 2.4.1.4 多发性脂囊瘤

## 单发性脂囊瘤 5

男,21 岁,阴囊单发丘疹 1 周(图 2.4.1.5)。

病例点评:病程较短,皮疹特点为阴囊部位单发黄色丘疹,临床需要与钙质沉着症鉴别。

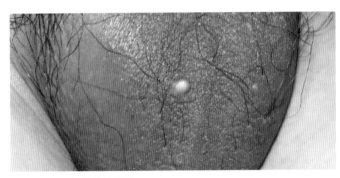

图 2.4.1.5 单发性脂囊瘤

## 单发性脂囊瘤 6

男,55 岁,额部皮色丘疹 10 年,近 1 年明显增大形成结节(图 2.4.1.6)。

病例点评:该病例为中年男性,前额部位单发皮疹,是脂囊瘤少见的临床表现。该病例出现快速增长期,皮疹较大,由于额部皮下软组织较薄,皮损明显突起。早期,丘疹呈皮色,后期快速增长导致表面呈现轻度毛细血管扩张,属于继发性改变。临床需要与黄色肉芽肿、皮肤混合瘤等鉴别。

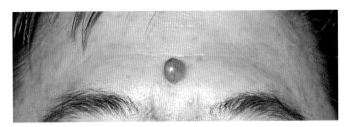

图 2.4.1.6 单发性脂囊瘤

### 单发性脂囊瘤 7

女，7岁，出生时发现右鼻孔下黄色丘疹（图2.4.1.7）。

病例点评：该病例出生时即出现右鼻孔下的单发黄色丘疹，7年内皮疹变化不明显，临床需要与粟丘疹鉴别，是脂囊瘤较为少见的临床表现。

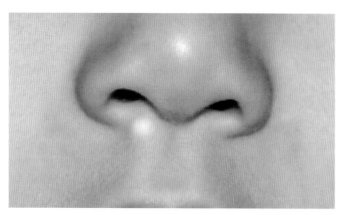

图2.4.1.7　单发性脂囊瘤

## 2.4.2　色素性毛表皮痣
（pigmented hairy epidermal nevus）

色素性毛表皮痣又称贝克痣（Becker nevus），本病通常在11~20岁出现，渐加重。好发于肩部、肩胛区及前胸，一般单侧发生。主要表现为褐色色素沉着斑，面积大小不一，较大者可达手掌大小，边界清楚，形状不规则，多数1~2年后出现粗毛。有时可以与皮内痣和表皮痣合并存在。

### 色素性毛表皮痣 1　典型病例

男，18岁，右肩部及肩胛区褐色斑片18年，伴局部毛发增粗（图2.4.2.1）。

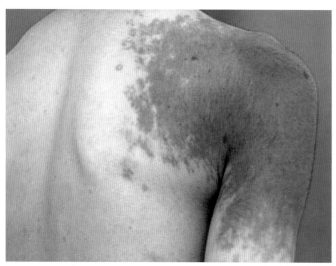

图2.4.2.1　色素性毛表皮痣

### 色素性毛表皮痣 2

男，23岁，右面部、下颌红褐色斑片14年（图2.4.2.2）。

病例点评：发生于面部，局部毛发无增粗，易误诊为咖啡牛奶斑或面颈部毛囊性红斑黑变病，但单侧发生，表面粗糙，下颌缘色素加深呈褐色。

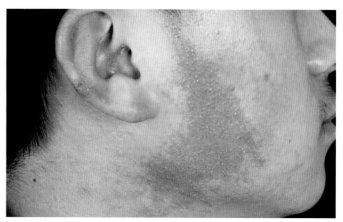

图2.4.2.2　色素性毛表皮痣

### 色素性毛表皮痣 3

男，17岁，颈部左侧褐色斑片、丘疹3~4年（图2.4.2.3）。

病例点评：皮损局部可见色素性丘疹，易误诊为皮肤淀粉样变性，部分皮损处色素加深明显，且有毛发增粗。

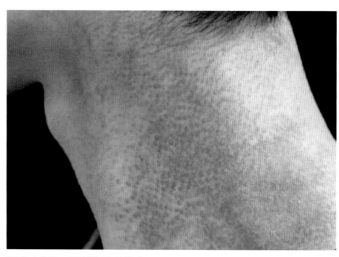

图2.4.2.3　色素性毛表皮痣

### 色素性毛表皮痣 4

男，22岁，胸部褐色斑片、丘疹伴瘙痒7年余（图2.4.2.4）。

病例点评：发病部位趋向于胸部左侧，局部有毛囊炎样红色丘疹，因为瘙痒易误诊为皮肤淀粉样变性，病理直接耐酸大红（DFS）染色阴性。

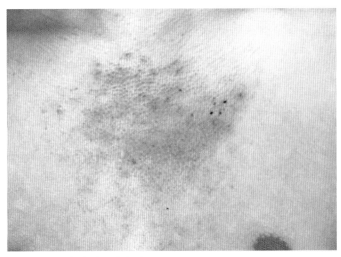

图 2.4.2.4 色素性毛表皮痣

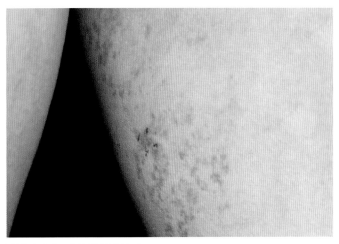

图 2.4.2.6 色素性毛表皮痣

### 色素性毛表皮痣 5

女,14 岁,左肩胛区褐色斑片、丘疹 14 年,偶瘙痒,10 余天前激光治疗(图 2.4.2.5)。

病例点评:皮损在本病好发部位,但皮损颜色较淡,表面稍粗糙,毛发无明显增粗,为治疗后表现。

## 2.4.3 带状疱疹
### ( herpes zoster )

由水痘-带状疱疹病毒感染所致的急性皮肤黏膜感染性疾病。50 岁以上成年人和免疫缺陷人群易发,好发于头面部、胸部及腰腹部,也可发生于四肢。临床表现多为沿神经呈带状分布、单侧分布、密集成群的疱疹,可伴有糜烂、结痂、疼痛明显。累及三叉神经眼支为眼带状疱疹,可伴结膜炎、角膜炎等。累及膝状神经节可表现为面瘫、耳剧烈疼痛和外耳道疱疹,称为 Hunt 综合征。播散性带状疱疹可发生在全身多个部位。

### 带状疱疹 1 典型病例

男,75 岁,右股内侧、右腰骶部疼痛 7 天,红斑、水疱 4 天(图 2.4.3.1 )。

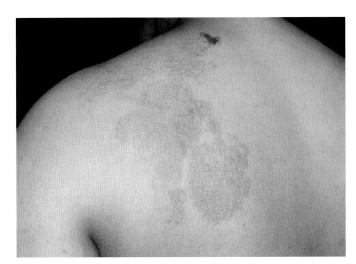

图 2.4.2.5 色素性毛表皮痣

### 色素性毛表皮痣 6

男,32 岁,左股内侧淡褐色斑疹 13 年(图 2.4.2.6)。

病例点评:皮损发生于股内侧,以淡褐色斑疹为主要表现,未融合成斑片。

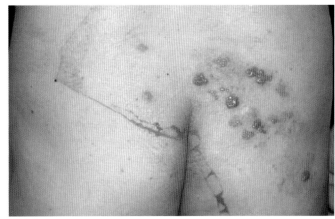

图 2.4.3.1 带状疱疹

### 带状疱疹 2

男,28 岁,右肩背部糜烂、疼痛 1 个月(图 2.4.3.2)。

病例点评:红斑基础上的糜烂、结痂,病程较长导致结痂较厚,水疱和糜烂不显著。

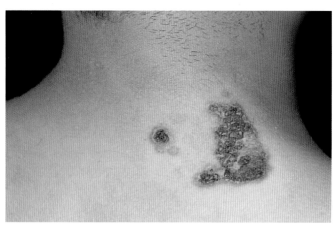

图 2.4.3.2　带状疱疹

### 带状疱疹 3

男,58 岁,右额部水疱、脓疱 6 天(图 2.4.3.3)。病前曾有外伤史。

病例点评:本例可能为外伤应激导致的病毒再激活。皮损除水疱、脓疱和糜烂外,破溃和渗出较明显。

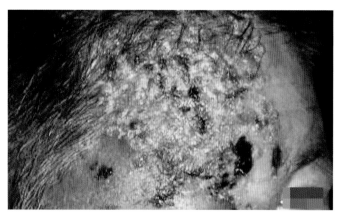

图 2.4.3.3　带状疱疹

### 带状疱疹 4

男,83 岁,躯干、四肢多发红斑、水疱 20 天(图 2.4.3.4)。

病例点评:躯干、四肢广泛分布的水疱、糜烂、结痂,局部呈簇集分布模式,部分皮疹沿神经节分布,为播散型带状疱疹。

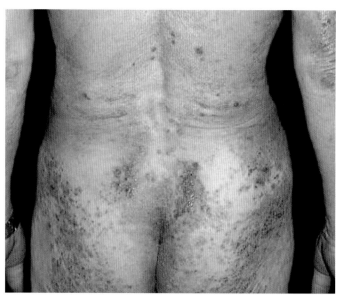

图 2.4.3.4　带状疱疹

### 带状疱疹 5

女,47 岁,骶尾部、双小腿红斑、脓疱伴痒痛 20 天余(图 2.4.3.5)。

病例点评:发生在双下肢的多发红斑伴水疱,局部呈现簇集分布模式。本患者初诊时考虑“胰高血糖素瘤综合征”,表现与坏死松解性游走性红斑有相似之处。结合病理修正为播散性带状疱疹。

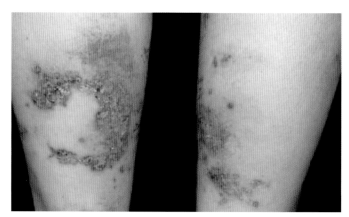

图 2.4.3.5　带状疱疹

### 带状疱疹（Hunt 综合征)6

男,13 岁,左外耳道出现水疱、面瘫、耳鸣、耳痛 4 天(图 2.4.3.6)。

病例点评:耳郭、外耳道、耳后皮肤水疱,左侧面神经麻痹。

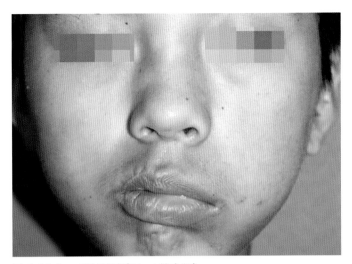

图 2.4.3.6a　带状疱疹（Hunt 综合征）

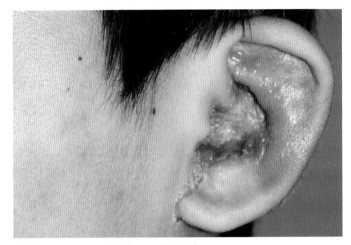

图 2.4.3.6b　带状疱疹（Hunt 综合征）

### 带状疱疹（Hunt 综合征）7

男，51 岁，舌水疱、耳痛、面瘫 6 天（图 2.4.3.7）。

病例点评：本例以舌水疱为突出表现，同时具有面神经麻痹、耳痛等表现。

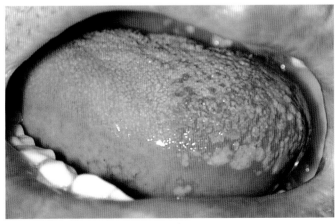

图 2.4.3.7　带状疱疹（Hunt 综合征）

## 2.4.4　玫瑰糠疹
（pityriasis rosea）

玫瑰糠疹又称 Gibert 玫瑰糠疹（pityriasis rosea Gibert），是一种自限性丘疹鳞屑性皮肤病。典型者青年、青少年高发。部分患者伴有上呼吸道感染或腹泻等前驱症状。半数以上患者先于躯干或四肢近端出现一处较大的母斑（又称前驱斑），渐增大，数小时至数日后躯干及四肢近端出现较多类似皮疹，一般直径小于母斑，皮疹渐向四肢远端及下颈部蔓延，但几乎不累及头面部。皮疹呈圆形或卵圆形，边缘可略隆起伴领圈样脱屑，长轴与皮纹（Langer 线）走行一致；在背部形成"冷杉型"或"圣诞树"样分布模式。皮疹多无痛痒不适，或轻度瘙痒。皮疹持续 1 个半月至半年，躯干部皮疹可先行自行消退，肢体远端较晚消退。

不典型的类型包括反向型玫瑰糠疹、丘疹型玫瑰糠疹、色素性玫瑰糠疹等。

### 玫瑰糠疹 1　典型病例

男，15 岁，躯干、四肢近端多发红斑、瘙痒半个月（图 2.4.4.1）。

病例点评：背部正中皮疹为母斑，背部皮疹呈典型的沿皮纹走行。

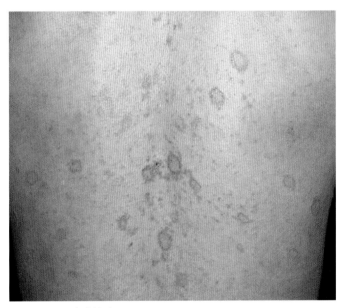

图 2.4.4.1　玫瑰糠疹

### 反向型玫瑰糠疹 2

男，31 岁，腰腹、股近端多发卵圆形红斑、斑块，少量鳞屑，伴轻度瘙痒 1 个月（图 2.4.4.2）。

病例点评：皮疹呈典型反向型分布，集中于下腹、腹股沟、股内侧。该类型通常瘙痒较为明显。

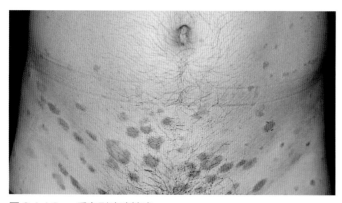

图 2.4.4.2a 反向型玫瑰糠疹

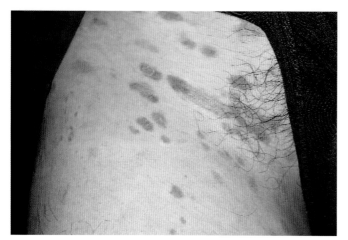

图 2.4.4.2b 反向型玫瑰糠疹

### 丘疹型玫瑰糠疹 3

女,31 岁,胸腹部多发密集红色丘疹、丘疱疹、瘙痒 3 周(图 2.4.4.3)。局部融合成片。

病例点评:皮疹瘙痒明显,背部、四肢等身体其他部位受累不著。临床需与急性痘疮样苔藓样糠疹等鉴别。

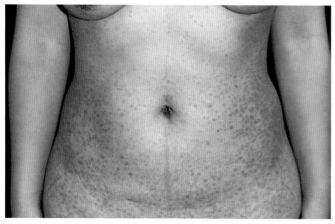

图 2.4.4.3a 丘疹型玫瑰糠疹

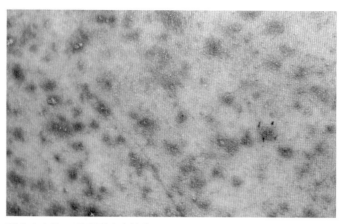

图 2.4.4.3b 丘疹型玫瑰糠疹

### 色素性玫瑰糠疹 4

女,27 岁,躯干部黑褐色斑片 1 年,加重半年(图 2.4.4.4)。无不适。

病例点评:色素性玫瑰糠疹实质为原发皮疹消退遗留的较为持久的炎症后色素沉着。

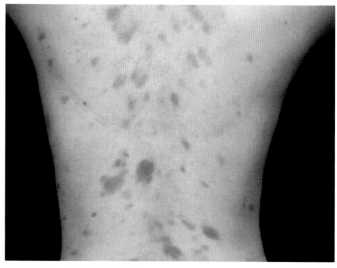

图 2.4.4.4 色素型玫瑰糠疹

## 2.4.5 花斑糠疹
### (pityriasis versicolor)

花斑糠疹又称花斑癣、汗斑,是由马拉色菌所引起的皮肤感染性疾病,夏季多见,多发于青壮年男性。通常表现为胸、背等部位色素异常斑片及细碎鳞屑,散在分布或融合成片,可表现为色素增加或色素减退。无自觉症状或有轻度瘙痒,出汗后更为明显。临床行真菌镜检找到特征形态的马拉色菌可确诊。

## 花斑糠疹 1　典型病例

男,30 岁,腋下褐色斑片 3 个月(图 2.4.5.1)。

病例点评:腋下簇集分布褐色斑疹,边界清,上覆细碎薄层鳞屑,呈牛皮纸样外观,本病发生于腋下多汗的部位。

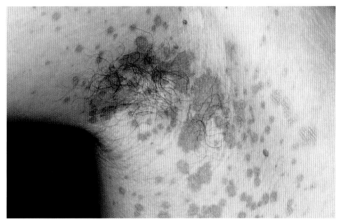

图 2.4.5.1　花斑糠疹

## 花斑糠疹 2

女,18 岁,右腋下、前胸褐色斑片 5 年,复发加重 2 个月(图 2.4.5.2)。

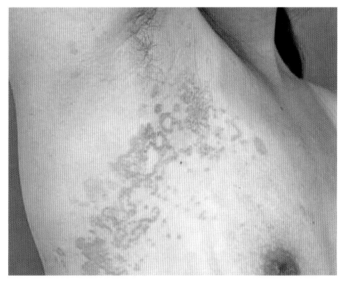

图 2.4.5.2　花斑糠疹

## 花斑糠疹 3

男,9 岁,头皮圆形色素减退斑 1 周(图 2.4.5.3)。

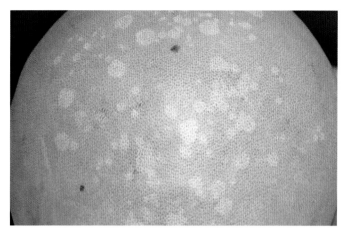

图 2.4.5.3　花斑糠疹

## 花斑糠疹 4

男,19 岁,腹部、双腋下褐色斑疹、斑片 2 年(图 2.4.5.4)。

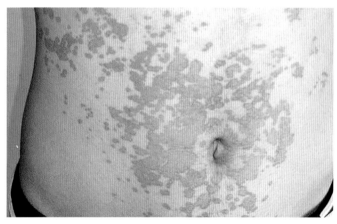

图 2.4.5.4　花斑糠疹

## 2.4.6　弥漫性系统性硬皮病
### (diffuse systemic scleroderma)

硬皮病指一组以皮肤肿胀、硬化和最后发生萎缩为特点的疾病,其中弥漫性系统性硬皮病皮肤硬化广泛而对称,表现为皮肤不能提起、皱褶消失、假面具样面容、毳毛脱落、出汗减少、甲改变、皮肤钙沉着、口周放射性沟纹等,后期可出现指/趾端的挛缩、溃疡、坏疽。全身多脏器可受累,最常累及肺、心脏、消化道及肾。

### 弥漫性系统性硬皮病 1　典型病例

女,42 岁,面部、双手皮肤僵硬伴发热 1 年,加重 1 个月(图 2.4.6.1)。

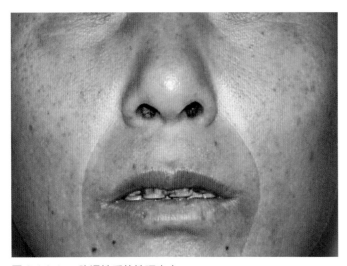

图 2.4.6.1a 弥漫性系统性硬皮病

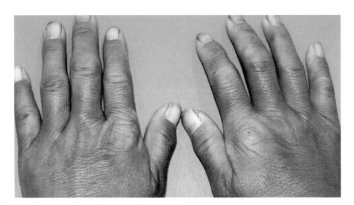

图 2.4.6.1b 弥漫性系统性硬皮病

## 弥漫性系统性硬皮病 2

男，71 岁，全身皮肤干燥伴硬化 2 个月（图 2.4.6.2）。毳毛脱落、无汗。触之皮革样硬度。

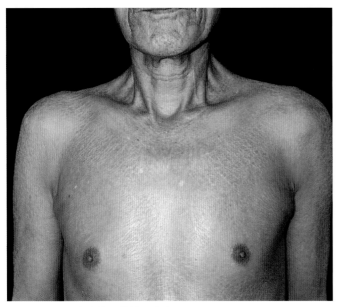

图 2.4.6.2a 弥漫性系统性硬皮病

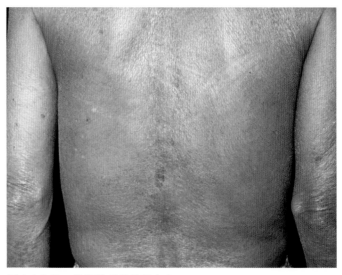

图 2.4.6.2b 弥漫性系统性硬皮病

## 弥漫性系统性硬皮病 3

女，45 岁，双上肢、面颈硬化 3 个月（图 2.4.6.3）。

病例点评：面颈部、双手、双前臂皮肤弥漫性硬化，提起困难，局部肿胀，张口困难，伸舌受限，口周放射纹。

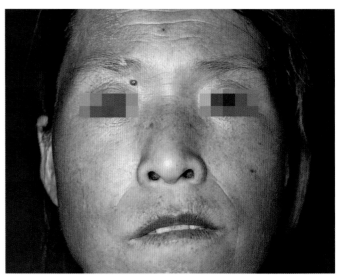

图 2.4.6.3a 弥漫性系统性硬皮病

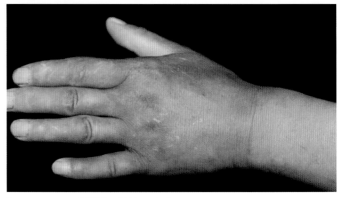

图 2.4.6.3b 弥漫性系统性硬皮病

### 弥漫性系统性硬皮病 4

女,56 岁,躯干、双手、双上肢硬化 2 年(图 2.4.6.4)。

病例点评:躯干、双手、双上肢多处硬斑,后背色素沉着和色素减退交替。指端发绀、僵硬。

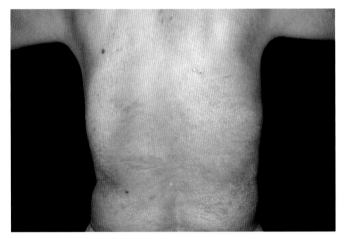

图 2.4.6.4a 弥漫性系统性硬皮病

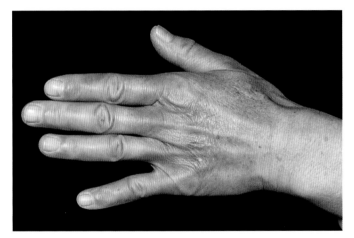

图 2.4.6.4b 弥漫性系统性硬皮病

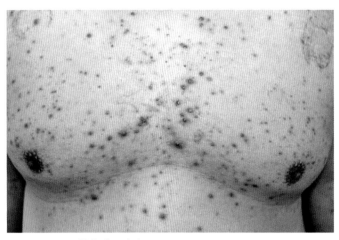

图 2.4.7.1 马拉色菌毛囊炎

### 马拉色菌毛囊炎 2

男,15 岁,背部及双上肢红色丘疹 1 年(图 2.4.7.2)。

病例点评:皮损为毛囊性丘疹,个别小脓疱,不融合。

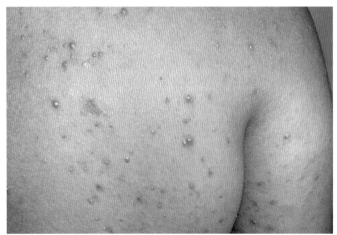

图 2.4.7.2 马拉色菌毛囊炎

## 2.4.7 马拉色菌毛囊炎
（Malassezia folliculitis）

马拉色菌毛囊炎常见于青年人,集中在胸背、颈部及上臂,为瘙痒性毛囊性丘疹或脓疱。常在免疫功能低下或使用大剂量广谱抗生素、糖皮质激素基础上发病或加重。

### 马拉色菌毛囊炎 1 典型病例

男,37 岁,躯干丘疹 3 年,曾按毛囊炎治疗(图 2.4.7.1)。

病例点评:皮损集中分布于颈胸部,为毛囊性丘疹,个别脓疱。

## 2.4.8 螨皮炎
（acarodermatitis）

该病为螨虫叮咬或接触其分泌物等后过敏引起的皮肤病。常发生于经常接触农作物及其制品的农民、搬运工人、制粉工人、常睡草垫的人。多发生在夏秋温暖潮湿季节。好发于身体接触部位、暴露部位,如颈部、躯干、四肢。皮损表现为水肿性红斑、丘疹、丘疱疹、风团,中央常有虫咬瘀点。可伴有不同程度全身症状,如发热、头痛、乏力等。后期常出现抓痕、血痂及湿疹样改变。自觉瘙痒明显。

### 螨皮炎

男，26岁，全身红斑、丘疹伴痒4年（图2.4.8.1）。

病例点评：皮损表现为红色斑片、丘疹，瘙痒明显，以"湿疹、嗜酸性痒疹"等治疗，效果不佳，皮疹时轻时重。经追问病史，结合病理诊断本病。

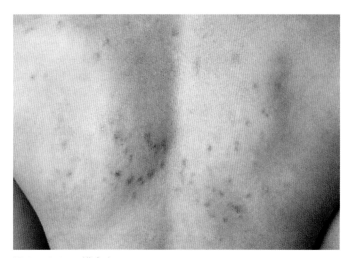

图2.4.8.1a　螨皮炎

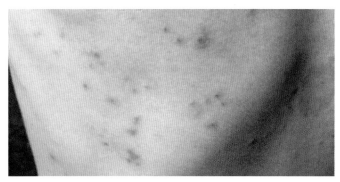

图2.4.8.1b　螨皮炎

## 2.4.9　光泽苔藓
（lichen nitidus）

多见于儿童及青壮年，无明显性别差异。发病机制不明。皮疹广泛，以阴茎、肩胛、臂、腹部较常见。皮损为群集但相互不融合的粟粒大半球形丘疹，皮色，光滑或有少许鳞屑，略带光泽。可持续数月或数年，可自愈，无不适。

### 光泽苔藓1

男，18岁，躯干及双上肢丘疹10年余（图2.4.9.1）。

病例点评：青年男性，慢性病程。表现为躯干及双上肢密集分布小丘疹，缓慢增多，无不适。查体见躯干及双上肢弥漫分布小丘疹，以躯干为著，丘疹表面光亮，界清晰，不融合，直径约0.2cm。

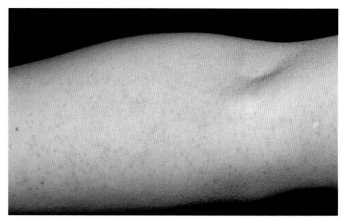

图2.4.9.1a　光泽苔藓

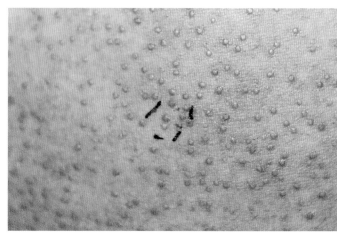

图2.4.9.1b　光泽苔藓

### 光泽苔藓（穿通型）2

男，34岁，左手掌桡侧多发丘疹10年余，持续存在，缓慢增多（图2.4.9.2）。

病例点评：多发皮疹表现为近肤色丘疹，组织病理确诊。

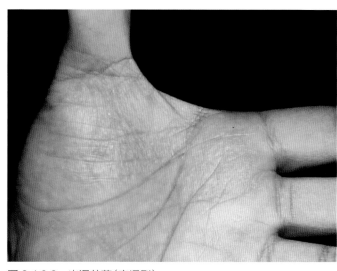

图2.4.9.2　光泽苔藓（穿通型）

### 光泽苔藓 3

男,28 岁,阴茎、包皮密集针头大丘疹 2 年,无不适(图 2.4.9.3)。

病例点评:阴茎、包皮部肤色米粒大丘疹,表面光滑。

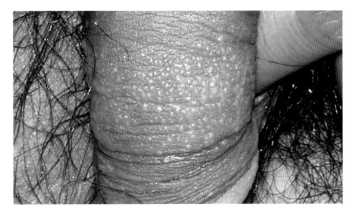

图 2.4.9.3　光泽苔藓

### 光泽苔藓 4

男,21 岁,双手指远端角化粗糙 6 年(图 2.4.9.4)。

病例点评:双手指密集近肤色丘疹,呈融合状。

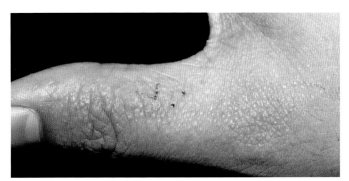

图 2.4.9.4　光泽苔藓

## 2.4.10　小棘苔藓
（lichen spinulosus）

小棘苔藓多见于男童,很少发生于成年人。颈部、躯干、上臂伸侧、腘窝及臀部好发,分布对称,偶见泛发,无自觉症状或微痒,少数持续 1 年以上。典型表现为针头大小的毛囊性丘疹,中央有丝状干燥角质小棘,灰白色或正常肤色,可达数毫米;丘疹大多群集,不融合,形成 2~5cm 左右圆形或卵圆形斑片。

### 小棘苔藓 1　典型病例

男,19 岁,躯干、四肢毛囊性角化丘疹 3 年(图 2.4.10.1)。

病例点评:中央丝状干燥角质小棘,触之粗糙,针刺感,皮疹互相不融合,疹间皮肤正常。

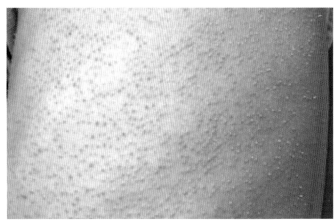

图 2.4.10.1a　小棘苔藓

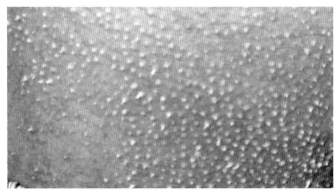

图 2.4.10.1b　小棘苔藓

### 小棘苔藓 2

男,19 岁,躯干、双上肢红斑、丘疹 2 年(图 2.4.10.2)。

病例点评:皮疹不典型,呈苔藓样变。

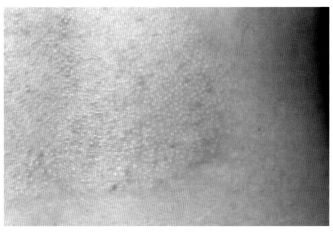

图 2.4.10.2　小棘苔藓

## 2.4.11　持久性色素异常性红斑
（erythema dyschromicum perstans）

本病又称灰皮病(ashy dermatosis),主要见于儿童及青年;好发于躯干、四肢近端、颈部,对称分布,掌跖、头皮不受累及;皮损主要表现为境界较清的灰色、青灰色斑疹、斑片,0.5~2.5cm 大小,呈椭圆形,长轴与皮纹一致;少数皮损边缘可见红斑,多于数月后消退。

## 持久性色素异常性红斑 1　典型病例

男,9 岁,面部、躯干、四肢褐色斑疹 1 年半(图 2.4.11.1)。7、8 月份时瘙痒。

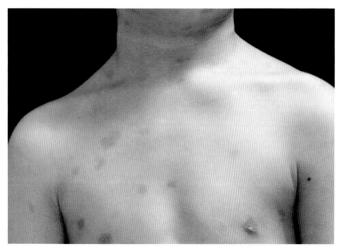

图 2.4.11.1　持久性色素异常性红斑

## 持久性色素异常性红斑 2　典型病例

男,41 岁,躯干、四肢灰褐色斑疹、斑片 2 年余(图 2.4.11.2)。

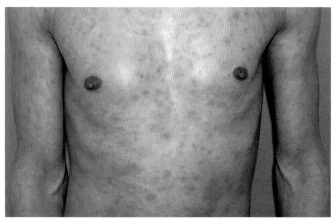

图 2.4.11.2　持久性色素异常性红斑

## 持久性色素异常性红斑 3

女,24 岁,躯干褐色斑疹、斑片 1 年(图 2.4.11.3)。

病例点评:皮损分布广泛,在部分皮损融合处不能辨别其长轴与皮纹的关系;躯干上部皮损境界清楚,易与色素性扁平苔藓混淆,但表面光滑,无鳞屑。

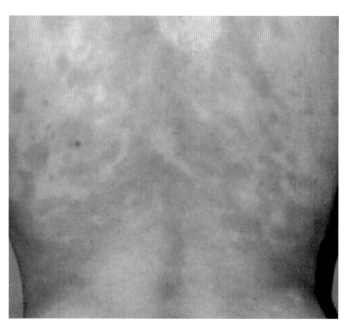

图 2.4.11.3　持久性色素异常性红斑

## 持久性色素异常性红斑 4

男,37 岁,躯干、上肢散在褐色斑片 1 年余(图 2.4.11.4)。

病例点评:皮损少,但境界清楚,其长轴与皮纹一致,边缘见淡红斑有助于诊断;表面似有少许鳞屑,需与体癣、花斑糠疹及固定型药疹等鉴别,可借助真菌检查排除相关疾病。

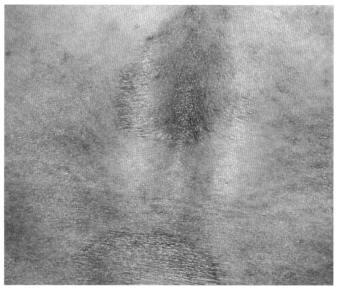

图 2.4.11.4　持久性色素异常性红斑

## 持久性色素异常性红斑 5

男,21 岁,躯干、面部灰褐色斑 2 年(图 2.4.11.5)。

病例点评:躯干皮损典型,但面部仅单侧分布,皮损中心颜色较深,边缘逐渐变淡,周围可见淡红斑。

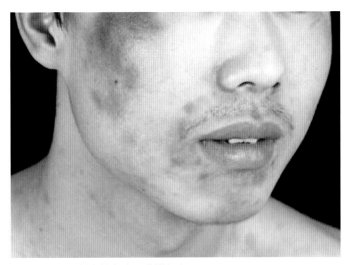

图 2.4.11.5 持久性色素异常性红斑

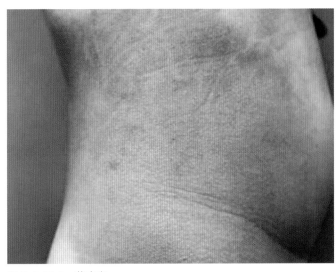

图 2.4.12.1 蒙古斑

## 2.4.12 蒙古斑
（Mongolian spot）

蒙古斑多见于黄色人种婴儿，为出生时或生后发病，最常见的发病部位为腰骶部、臀部，其次为背部，单发或多发圆形、椭圆形斑片，蓝色或蓝灰色，多累及 <5% 体表面积。好发于男性，常在儿童期逐渐消失。骶尾部以外皮损多持续存在，持续存在或成人发病的蒙古斑、伊藤痣及斑片状蓝痣间存在交叉。有时皮损可较为广泛，大范围的蒙古斑是某些沉积性疾病的标志，如 Hurler 综合征（黏多糖贮积症 I H 型）、GM1 神经节苷脂贮积症和黏多糖贮积症 II 型。可伴发先天性皮肤毛细血管扩张、Sjögren-Larsson 综合征和先天性血管瘤。

### 蒙古斑 1 典型病例

女，2 岁，右下腹、腰、臀部青灰色斑片 2 年（图 2.4.12.1）。

病例点评：患儿出生后于右下腹、腰、臀部出现青灰色斑片，缓慢增大，无任何不适。

### 蒙古斑合并白癜风 2

女，4 岁，腰部浅蓝色斑 4 年，其上出现局限性白色斑片 4 个月（图 2.4.12.2）。

病例点评：患儿出生时腰部即有浅蓝色斑，随年龄增大，斑片渐扩大，4 个月前浅蓝色斑上出现一界清白斑。

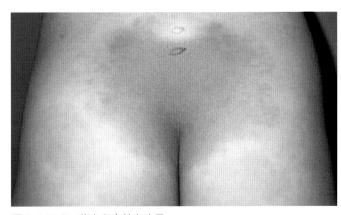

图 2.4.12.2 蒙古斑合并白癜风

281

# 第三章

# 手足为主的皮肤病

# 第三章
# 手足为主的皮肤病
（skin diseases of hands and feet）

## 第一节　手足为主的罕/少见病
（rare diseases of hands and feet）

### 3.1.1　持久性隆起性红斑
（erythema elevatum diutinum）

持久性隆起性红斑多见于 20~50 岁，无性别差异。好发于四肢伸侧，尤其是手、足及膝关节伸侧，臀及耳亦常受累，多对称发生，躯干少见。皮损表现为鲜红、紫红或黄色斑块，表面光滑，圆形或卵圆形，部分融合后形状不规则，少数可发生水疱、溃疡。皮损愈合后可遗留皮肤萎缩、色素沉着、色素脱失或瘢痕。病理特征为白细胞碎裂性血管炎伴纤维化。

#### 持久性隆起性红斑 1　典型病例

女,59 岁,四肢、臀部红色斑块伴疼痛半年(图 3.1.1.1)。

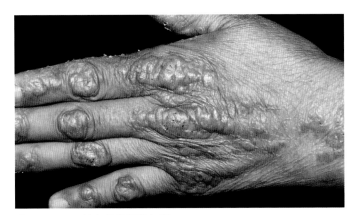

图 3.1.1.1a　持久性隆起性红斑

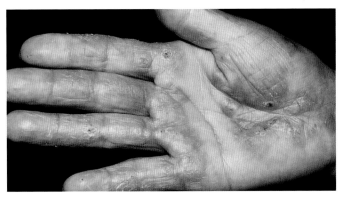

图 3.1.1.1b　持久性隆起性红斑

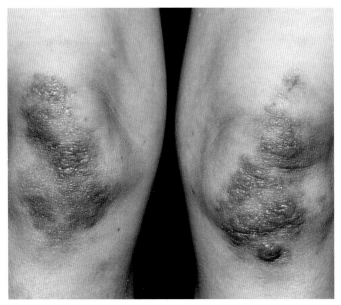

图 3.1.1.1c　持久性隆起性红斑

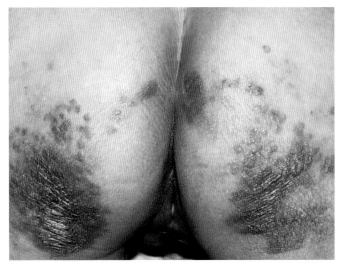

图 3.1.1.1d　持久性隆起性红斑

#### 持久性隆起性红斑 2　典型病例

女,13 岁,面部、臀部及四肢红斑、结节 10 年(图 3.1.1.2)。

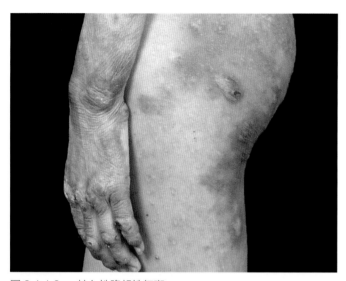

图 3.1.1.2a　持久性隆起性红斑

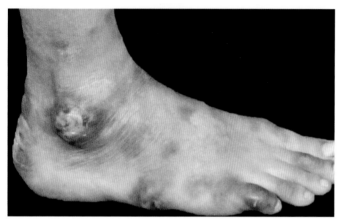

图 3.1.1.2b　持久性隆起性红斑

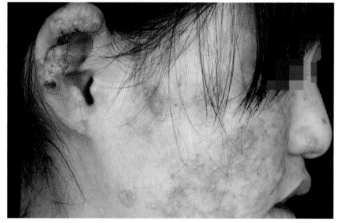

图 3.1.1.2c　持久性隆起性红斑

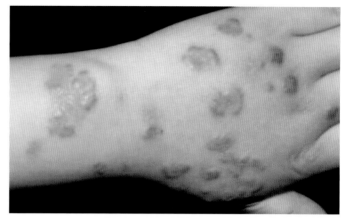

图 3.1.1.3a　持久性隆起性红斑

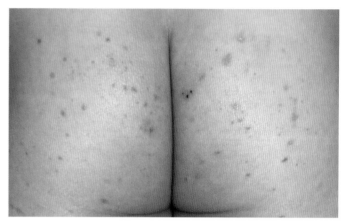

图 3.1.1.3b　持久性隆起性红斑

## 持久性隆起性红斑 4

男,40 岁,右手浸润性红斑、双耳郭结节 4 年(图 3.1.1.4)。

病例点评:仅单侧手掌发生,以浸润性斑块为主,示指侧缘可见血疱。本例发病较局限,在四肢伸侧、臀部、肘膝未见到典型皮损。

## 持久性隆起性红斑 3

男,6 岁,面部、四肢红斑、丘疹伴痒 1 个月(图 3.1.1.3)。初发于手背,逐渐累及臂、臀、面部。

病例点评:发病年龄小,病程短,以红斑、丘疹为主要表现,颜色鲜红,因为瘙痒易误诊为其他疾病。

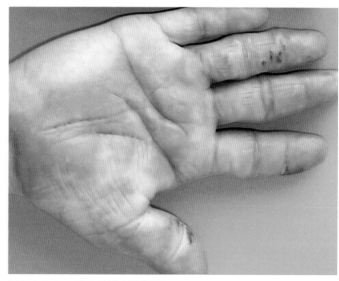

图 3.1.1.4a　持久性隆起性红斑

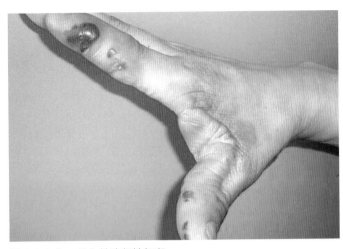

图 3.1.1.4b　持久性隆起性红斑

### 持久性隆起性红斑 5

女,67 岁,右肘褐色结节 1 年余、左手水肿性红斑 1 个月余,痒 (图 3.1.1.5)。开始右肘出现数个褐色结节,痒。1 个月前左手出现数个水肿性红斑,伴疼痛及瘙痒。双踝关节疼痛史 1 年。

病例点评:仅右肘及手部发生,临床诊断难度大,需依据组织病理作出诊断。

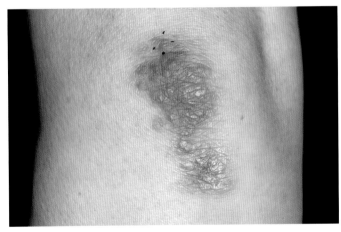

图 3.1.1.5a　持久性隆起性红斑

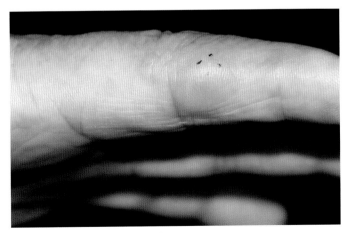

图 3.1.1.5b　持久性隆起性红斑

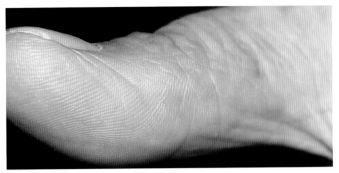

图 3.1.1.5c　持久性隆起性红斑

## 3.1.2　腱鞘巨细胞瘤
（giant cell tumor of tendon sheath）

腱鞘巨细胞瘤是一种良性软组织(滑膜)肿瘤。多见于中年人,好发于四肢末端,尤其是手指。临床常表现为结节、肿物,切除不完整时易复发。复发患者应行影像学检查是否破坏骨质。

### 腱鞘巨细胞瘤 1　典型病例

男,29 岁,左足第四趾肿胀 2 年,渐增大(图 3.1.2.1)。

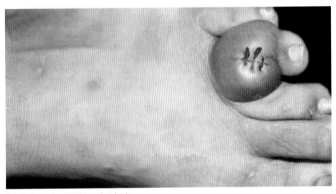

图 3.1.2.1　腱鞘巨细胞瘤

### 腱鞘巨细胞瘤 2

男,34 岁,右手中指末端皮下结节 2 年余(图 3.1.2.2)。

病例点评:临床触诊较为坚实,需与其他发生累及腱鞘的手部肿物鉴别。

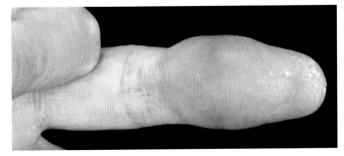

图 3.1.2.2　腱鞘巨细胞瘤

### 3.1.3　包涵体纤维瘤病
（inclusion body fibromatosis）

又称婴儿指/趾部纤维瘤病（infantile digital fibromatosis），多发生在儿童期，出生或 2 岁以内发病，少数成人可出现类似改变。好发于指/趾末端伸侧面，病变常单发，易局部复发，表现为红色丘疹或结节，可引起指甲破坏。具有独特的组织病理学特征。

#### 包涵体纤维瘤病 1　典型病例

男，1 个月，左足第二趾粉红色结节 1 个月，表面光滑（图 3.1.3.1）。

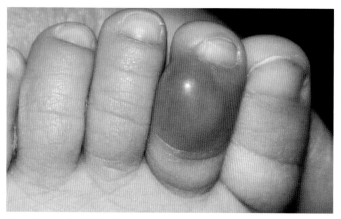

图 3.1.3.1　包涵体纤维瘤病

#### 包涵体纤维瘤病 2　典型病例

女，1 岁，左足中趾淡红色斑块，出生即有（图 3.1.3.2）。

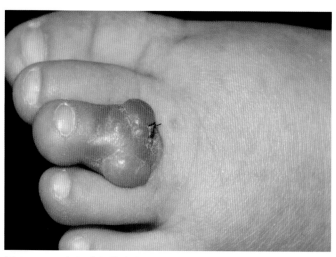

图 3.1.3.2　包涵体纤维瘤病

#### 包涵体纤维瘤病 3　典型病例

男，11 个月，左手环指尺侧皮肤结节 3 个月余（图 3.1.3.3）。

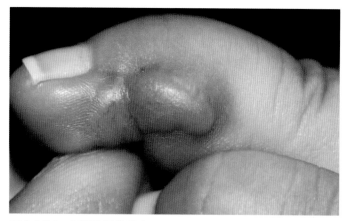

图 3.1.3.3　包涵体纤维瘤病

#### 包涵体纤维瘤病 4

女，7 个月，左手中指肿物 7 个月，缓慢增大（图 3.1.3.4）。

病例点评：本例出生即有，皮疹呈青紫色，与周围组织粘连，与血管畸形皮疹类似，但质地较硬，提示纤维来源。

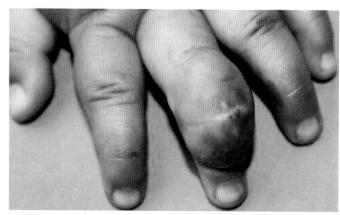

图 3.1.3.4　包涵体纤维瘤病

### 3.1.4　变形综合征
（Proteus syndrome）

变形综合征又称 Proteus 综合征，是一种少见的先天性疾病，可能系常染色体显性遗传，主要表现为以多种组织过度生长、结缔组织痣、表皮痣和多发性骨肥厚为特征的综合征。大多数患者为儿童，无明显性别差异，一般出生时正常，随年龄增长多部位出现不均匀且不对称性的过度生长，主要位于头部、脂肪组织、肌肉和骨组织，易伴发卵巢肿瘤、睾丸肿瘤、脑膜瘤、单形性腺瘤。临床呈进行性进展，可致深静脉血栓和肺栓塞。

#### 变形综合征 1　典型病例

男，46 岁，双足底疣状斑块 30 年余，左腰腹部皮下包块 30 年余（图 3.1.4.1）。

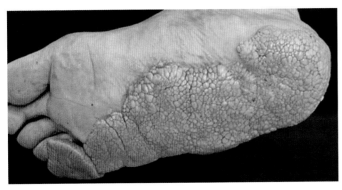

图 3.1.4.1　变形综合征

## 变形综合征 2

女,29 岁,左足跟内侧缘黄色斑块 20 年余(图 3.1.4.2)。

病例点评:出生时正常,随年龄逐渐增长,无症状,表面粗糙,质软,似皮脂腺痣或疣状痣,非对称生长。结合其他表现确诊。

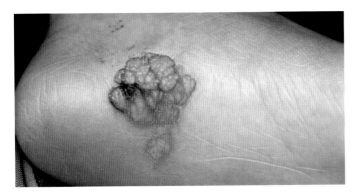

图 3.1.4.2　变形综合征

## 变形综合征 3

男,50 岁,双足跖内侧、双足踇趾增生性结节,渐增大 35 年(图 3.1.4.3)。35 年前无明显诱因于双足跖内侧出现结节状增生物,无症状,逐渐增大,1998 年曾诊断厚皮性骨膜病,2002 年左足跖内侧骨关节出现结节状增生。

病例点评:不对称性组织过度生长,进行性加重。

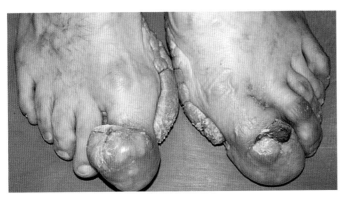

图 3.1.4.3　变形综合征

## 3.1.5　血管内乳头状内皮细胞增生
（intravascular papillary endothelial hyperplasia）

本病为血管增生性疾病基础上发生的局部反应性增生。

### 血管内乳头状内皮细胞增生 1　典型病例

男,21 岁,左手拇指紫红色包块 1 年余(图 3.1.5.1),曾反复治疗(具体不详)。临床病史和组织病理显示原发皮损为血管角皮瘤。

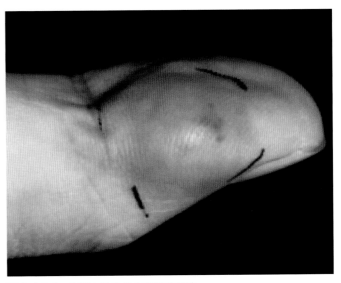

图 3.1.5.1　血管内乳头状内皮细胞增生

### 血管内乳头状内皮细胞增生 2

女,43 岁,左手环指皮下结节 2 年(图 3.1.5.2)。

病例点评:该患者皮损短期内突然增大,伴压痛及近端指间关节活动受限。临床表现类似血肿,结合组织病理明确原发皮损为血肿。

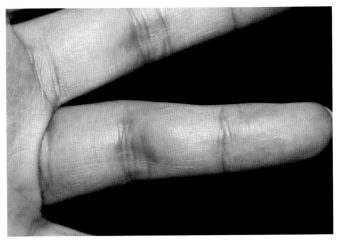

图 3.1.5.2　血管内乳头状内皮细胞增生

### 血管内乳头状内皮细胞增生 3

男,4岁,胸前皮下结节10天(图3.1.5.3)。10天前胸部出现一处皮下结节。B超示胸部皮下混合性结节(以囊性为主)。

病例点评:组织病理明确原发皮损为婴幼儿血管瘤,可能局部外伤后继发反应性增生。

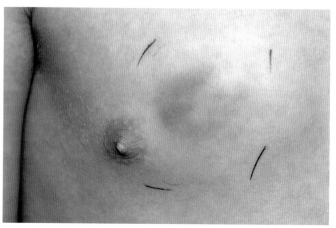

图3.1.5.3 血管内乳头状内皮细胞增生

## 3.1.6 汗孔瘤
（poroma）

汗孔瘤是一种来源于外泌汗腺末端导管的良性肿瘤。典型皮损为单发丘疹、结节,皮肤色或红色,受压部位皮损可糜烂、破溃,外观类似化脓性肉芽肿。好发于足底和足侧缘,也可见于手、头面部、胸腹部及四肢。也有多发性皮损及线状排列痣样皮损的报道。

### 汗孔瘤 1 典型病例

女,56岁,左足跟结节10年余(图3.1.6.1)。开始为小片粗糙斑疹,无不适,逐渐增大、隆起,表面糜烂,偶有出血。

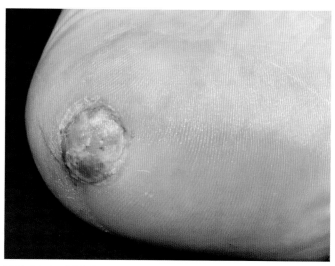

图3.1.6.1 汗孔瘤

### 汗孔瘤 2 典型病例

女,54岁,右足外侧缘红色丘疹1年余(图3.1.6.2)。逐渐增大,无不适症状,多次破溃、出血,类似分叶状毛细血管瘤。

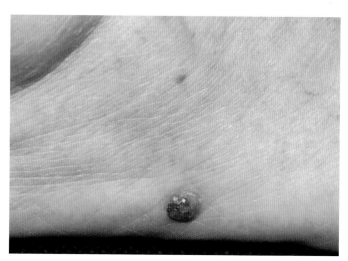

图3.1.6.2 汗孔瘤

### 汗孔瘤 3

男,70岁,左耳后淡黄红色结节4年,无明显不适(图3.1.6.3)。皮损逐渐增大,偶尔破溃出血。

病例点评:发生于头皮的结节性、息肉样皮损,表面光滑,可见扩张的毛细血管。部位及临床表现与经典的汗孔瘤有一定差异。

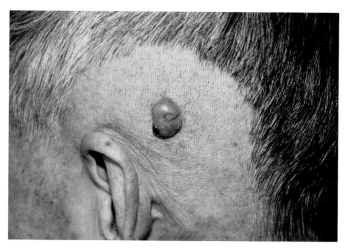

图3.1.6.3 汗孔瘤

### 汗孔瘤 4

女,29岁,右颈部红色丘疹10年,无自觉不适(图3.1.6.4)。曾外院激光治疗,皮损增大。

病例点评:发生于颈部的红褐色丘疹,表面光滑,临床上需与血管瘤鉴别。

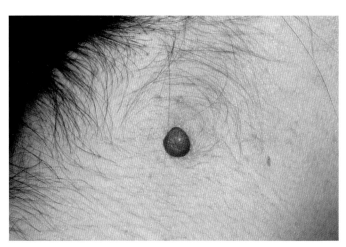

图 3.1.6.4　汗孔瘤

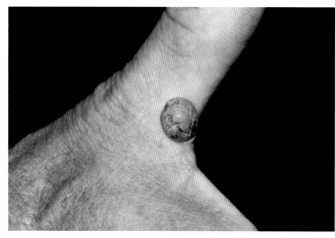

图 3.1.6.6　汗孔瘤

## 汗孔瘤 5

女,48 岁,后颈部丘疹 2 年,无不适(图 3.1.6.5)。曾自行刮除,皮损又复发,并逐渐增大。

病例点评:后颈部淡褐色丘疹,表面光滑,临床上需与色素痣鉴别。

## 汗孔瘤 7

女,49 岁,右下眼睑下方囊性皮疹 7 年,无不适,渐增大,无季节差异(图 3.1.6.7)。

病例点评:面部囊性半透明皮疹,临床表现类似小汗腺汗囊瘤,不伴季节变化是鉴别的线索。

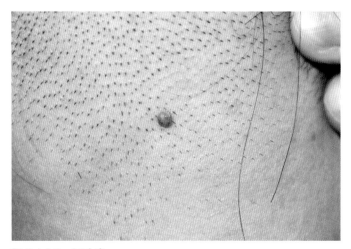

图 3.1.6.5　汗孔瘤

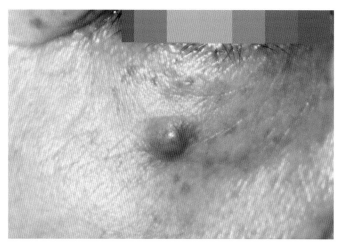

图 3.1.6.7　汗孔瘤

## 汗孔瘤 6

男,68 岁,右手虎口处暗褐色丘疹 2 年,无不适,渐增大(图 3.1.6.6)。皮损表面干燥、皲裂。

病例点评:虎口处的半球形丘疹,与摩擦有关,表面粗糙、干裂,类似脂溢性角化病。

## 汗孔瘤 8

女,52 岁,头皮黑色丘疹 3 年,无不适(图 3.1.6.8)。皮疹缓慢增大,未予治疗。

病例点评:头皮黑色丘疹,表面色素不均,中央见一水疱样突起,容易误诊为色素痣。

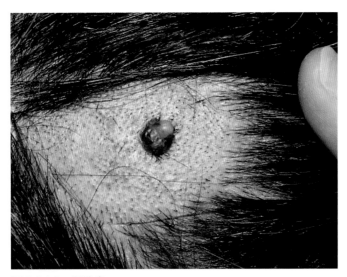

图 3.1.6.8　汗孔瘤

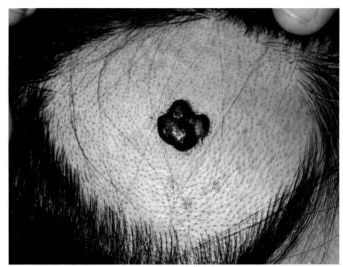

图 3.1.6.10　汗孔瘤

### 汗孔瘤 9

男,66 岁,左小腿胫前部丘疹 20 年余,无不适(图 3.1.6.9)。渐增大,未予治疗。

病例点评:少见部位,皮损呈半球形丘疹结节,表面轻度糜烂、破溃、结痂、渗液。临床上需注意与化脓性肉芽肿、寻常疣鉴别。

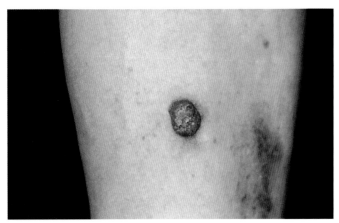

图 3.1.6.9　汗孔瘤

### 汗孔瘤 10

女,54 岁,头皮黑色斑块 10 年余,逐渐增大(图 3.1.6.10)。约 1.5cm×2cm 大小,分叶状,表面凹陷不平。

病例点评:皮损外观呈深黑色,与色素痣极为相似。病理确诊色素性汗孔瘤。

## 3.1.7　砷角化病
( arsenical keratosis )

由于生活于高砷地区,或者通过服用砷制剂等途径长期接触无机砷引起。多表现为四肢尤其是掌跖部位过度角化基础上的多发疣状丘疹,可伴有躯干、四肢广泛性色素沉着,特别是躯干部的特征性"雨点"状色素沉着。严重患者可继发鳞状细胞癌。

### 砷角化病 1　典型病例

男,64 岁,躯干四肢多发角化性红斑、丘疹、赘生物 5 年余(图 3.1.7.1)。患者诉 40 余年吃黑色馒头后出现发烧呕吐,双手掌出现黄色角化丘疹,渐增多增大,其母亲手掌有类似皮损。

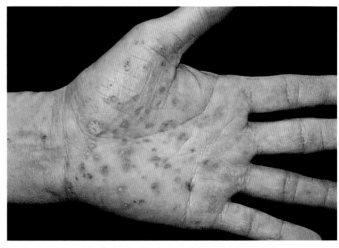

图 3.1.7.1a　砷角化病

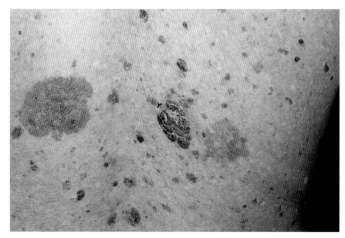

图 3.1.7.1b　砷角化病

### 砷角化病 2　典型病例

男,30 岁,双侧掌跖弥漫性角化伴多发丘疹 3 年(图 3.1.7.2)。10年前在当地诊断为"寻常型银屑病",曾中药治疗,药物成分不详。

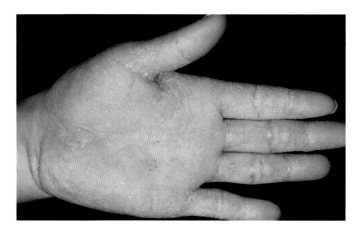

图 3.1.7.2a　砷角化病

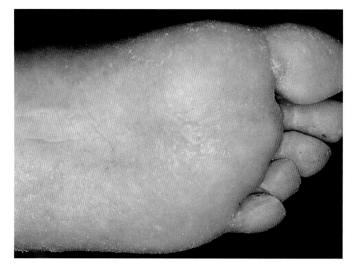

图 3.1.7.2b　砷角化病

## 3.1.8　获得性指/趾纤维角皮瘤
（acquired digital fibrokeratoma）

获得性指/趾纤维角皮瘤又叫肢端纤维角皮瘤(acral fibrokeratoma),多见于成年人,临床为指/趾小关节周围单发外生性粉红色至肤色丘疹,表面可有轻度角化现象,成半球形隆起于表面,直径在 1cm 以内。偶可发生于腕关节等大关节周围。

### 获得性指/趾纤维角皮瘤 1　典型病例

男,25 岁,左手拇指丘疹 3 年(图 3.1.8.1)。曾自行剪破,皮损缓慢增大,无不适。

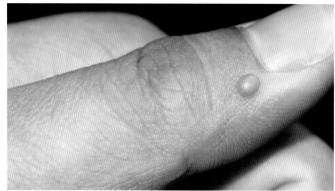

图 3.1.8.1　获得性指/趾纤维角皮瘤

### 获得性指/趾纤维角皮瘤 2

男,61 岁,左手虎口皮色丘疹 10 年(图 3.1.8.2)。无不适,缓慢增长。

病例点评:皮损位于虎口,受反复摩擦影响,表面轻度疣状,注意鉴别寻常疣。

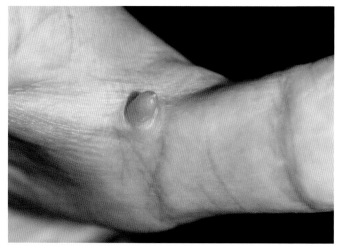

图 3.1.8.2　获得性指/趾纤维角皮瘤

### 获得性指/趾纤维角皮瘤 3

男,37 岁,右足第二趾外侧皮色斑块 30 年余(图 3.1.8.3)。

病例点评:皮损呈疣状,质软,大于 1cm,表面角化。

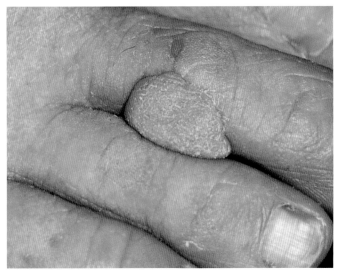

图 3.1.8.3 获得性指/趾纤维角皮瘤

### 获得性指/趾纤维角皮瘤 4

男,32 岁,左下肢伸侧疣状赘生物 3 年,缓慢增大,无不适(图 3.1.8.4)。

病例点评:部位并非肢端,膝部皮色疣状赘生物,注意鉴别皮肤纤维瘤。

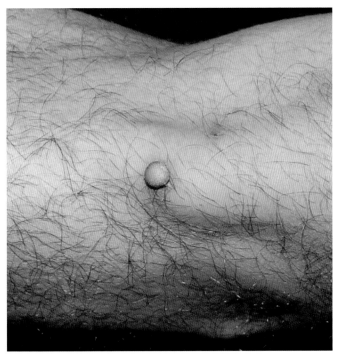

图 3.1.8.4 获得性指/趾纤维角皮瘤

### 获得性指/趾纤维角皮瘤 5

男,31 岁,右手中指指背角化性丘疹 1 年半,缓慢增大,曾自行掐除后再长出(图 3.1.8.5)。

病例点评:皮角样丘疹,与自行掐除刺激有关。

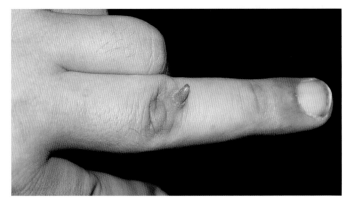

图 3.1.8.5 获得性指/趾纤维角皮瘤

### 获得性指/趾纤维角皮瘤 6

男,51 岁,右手掌角化性丘疹 7 年(图 3.1.8.6)。皮损缓慢增大,无不适。

病例点评:临床易误诊为寻常疣。

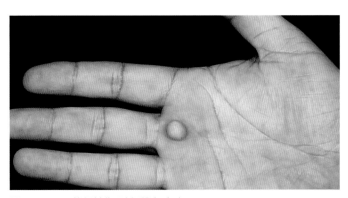

图 3.1.8.6 获得性指/趾纤维角皮瘤

## 3.1.9 马富奇综合征
（Maffucci syndrome）

马富奇综合征又称软骨发育异常血管瘤综合征、内生软骨瘤综合征。由先天性中胚叶发育不良引起,累及软骨和血管组织。出生时或婴儿期出现脉管损害,如血管瘤、淋巴管瘤、静脉曲张等,手足多见,内脏、眼睑、视网膜等处也可发生。随年龄增长,出现进行性软骨发育不全,指/趾骨硬的结节,受累骨骼变形缩短,骨质松脆,发育停止时,畸形就不再发展。同时有手足小骨的内生软骨瘤,可发展成软骨肉瘤。

## 马富奇综合征 1　典型病例

女，14 岁，右手蓝红色结节 10 年，左侧肢体短粗畸形 5 年（图 3.1.9.1）。

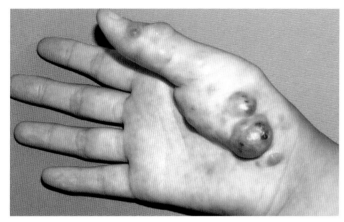

图 3.1.9.1a　马富奇综合征

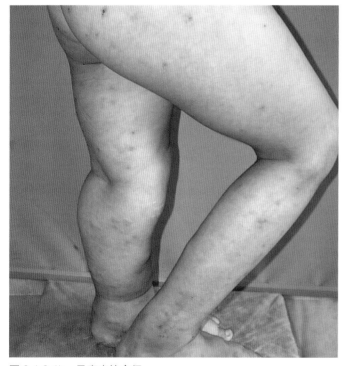

图 3.1.9.1b　马富奇综合征

## 马富奇综合征 2

女，15 岁，左手皮下结节 8 年余（图 3.1.9.2）。无明显诱因左手掌皮下数个小丘疹，瘙痒，皮疹渐扩大，形成结节。查体见左手掌密集皮下结节，质中，无皮下粘连，直径 0.5~1cm。病理诊断"毛细血管瘤"。示指第二指骨、左腓骨上段曾于外院病检，确诊"骨内生性软骨瘤"。

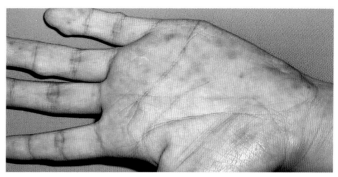

图 3.1.9.2　马富奇综合征

## 3.1.10　多指/趾
### （polydactyly）

多指/趾是一种常见的先天畸形，轴前型发生于手桡侧或足腓侧，约 90% 为拇指多指；轴后型发生于手尺侧或足胫侧；复合型见于多个指/趾。根据所包含组织成分（骨、肌腱、掌骨等），分为软组织多指、部分性多指和完全性多指。特征改变为外生结节性损害，表面光滑，质地与正常皮肤类似。

### 多指 1　典型病例

女，1 岁，出生时左手拇指桡侧残余多指，触及指骨，有指甲生长，与拇指系带状连接，无压痛（图 3.1.10.1）。为轴前型多指。

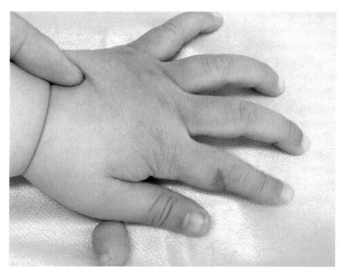

图 3.1.10.1　多指

### 多指 2　典型病例

女，7 岁，双手小指皮色丘疹 7 年（图 3.1.10.2）。出生时双手小指尺侧即有米粒大小皮色丘疹，对称分布，随年龄生长缓慢增大。为轴后型多指。

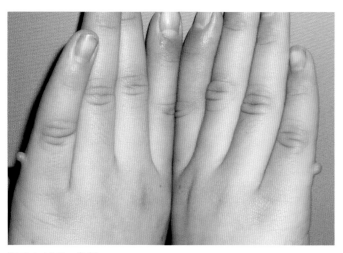

图 3.1.10.2　多指

### 多指 3

男,9 岁,右手侧缘丘疹,出生即有,质地中等,无痛痒等不适(图 3.1.10.3)。

病例点评:本例为轴前型软组织多指,无甲或骨骼结构,注意鉴别获得性指/趾纤维角皮瘤或创伤性神经瘤,详细病史可提供诊断线索。

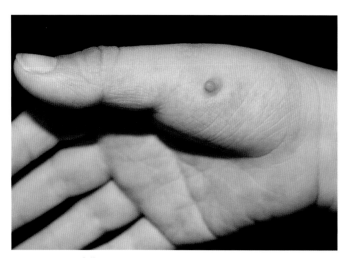

图 3.1.10.3　多指

### 多指 4

男,4 天,患儿出生后双手尺侧多指,左侧多指末端肿物,出生后逐渐变黑(图 3.1.10.4)。

病例点评:轴后型多指,末端"肿物"可能为多指组织,受血运改变影响逐渐变黑。

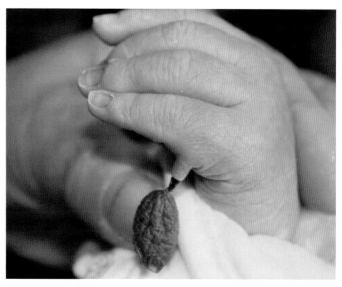

图 3.1.10.4　多指

## 3.1.11　指/趾环层小体神经瘤
（digital pacinian neuroma）

指/趾环层小体神经瘤系指/趾环层小体增生所致,是一种罕见但独特的神经瘤,常在成人手指外伤后发生,表现为指/趾腹的单个极度疼痛结节或肿胀,通常皮损较小。组织病理示皮下脂肪内正常环层小体明显增多,成群聚集并为小神经支分隔。

### 指/趾环层小体神经瘤　典型病例

女,59 岁,左手第 2、3 掌指间皮下结节,疼痛 1 年余(图 3.1.11.1)。

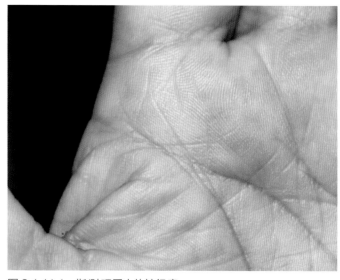

图 3.1.11.1　指/趾环层小体神经瘤

## 3.1.12 神经束膜瘤
（perineurioma）

神经束膜瘤是起源于包被神经鞘的神经束膜细胞,可发生于神经内或神经外,病变位于神经内者主要见于成年人。患者可出现局部神经系统症状和肌肉萎缩等改变。神经外软组织神经束膜瘤,表现为位于浅层及深层软组织的皮下结节,直径1~20cm不等,好发于中年人肢端及躯干,为良性皮损,切除后很少复发。硬化性神经束膜瘤为见于青年人的罕见良性疾病,好发于手指和手掌。恶性神经束膜瘤很少见,可局部复发,但罕见转移。

### 神经束膜瘤1

女,25岁,右手示指甲旁皮色肿物1年(图3.1.12.1)。无压痛,无不适,逐渐增大。

病例点评:皮损位于常见的肢端部位,表面光滑的丘疹,需与甲周纤维瘤鉴别。病理确诊为硬化性神经束膜瘤。

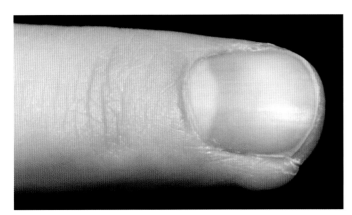

图3.1.12.1 神经束膜瘤

### 神经束膜瘤2

女,20岁,左手示指丘疹,病程不详,自行外用水杨酸苯酚贴膏后破溃1周(图3.1.12.2)。

病例点评:发生于肢端丘疹,局部破溃为继发改变。

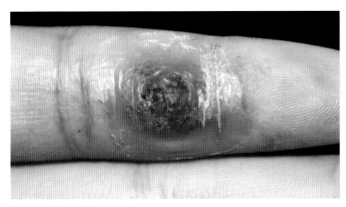

图3.1.12.2 神经束膜瘤

### 神经束膜瘤3 典型病例

女,59岁,左大腿内侧皮下囊性包块10年余,有压痛(图3.1.12.3)。

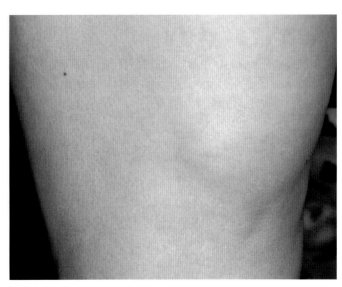

图3.1.12.3 神经束膜瘤

### 神经束膜瘤4

男,15岁,左耳耳轮脚及耳甲艇丘疹5年,无不适,缓慢增大。皮损行免疫组化,S100及上皮膜抗原(epithelial membrane antigen,EMA)阳性(图3.1.12.4)。

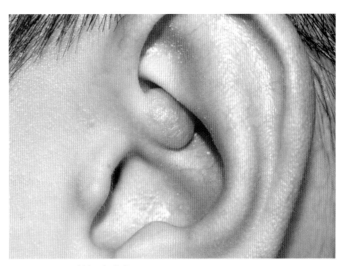

图3.1.12.4 神经束膜瘤

## 3.1.13 创伤性神经瘤
（traumatic neuroma）

创伤性神经瘤也称截断性神经瘤(amputation neuroma),常发生于外伤、手术或截肢部位,可见于任何年龄,无明显性别差异,为单发坚硬的丘疹或结节,多与皮肤颜色相似,常有疼痛,如放射痛或压痛。病理上可见真皮内排列紊乱的神经束。

### 创伤性神经瘤 1 典型病例

男,63 岁,5 年前因右大拇指黑色素瘤行截指治疗,3 年前在截指部位出现疼痛性皮下结节(图 3.1.13.1)。

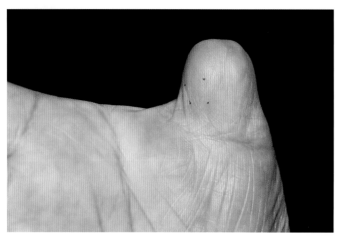

图 3.1.13.1 创伤性神经瘤

### 创伤性神经瘤 2

男,30 岁,1 年前因左大腿根部"隆突性皮肤纤维肉瘤"行手术切除,后局部出现疼痛性结节(图 3.1.13.2)。

病例点评:肿瘤手术后出现的皮下结节,除创伤性神经瘤外,注意排除肿瘤复发或转移。

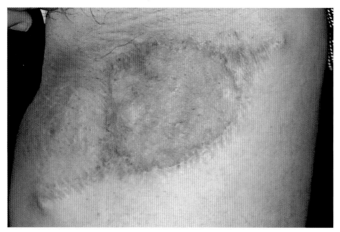

图 3.1.13.2 创伤性神经瘤

## 3.1.14 遗传性半透明丘疹性肢端角化病
（hereditary papulotranslucent acrokeratoderma）

该病是一种少见的常染色体显性遗传,往往有家族史,皮疹常

对称地分布于双手指关节伸面及手掌、手背的移行部位,有时也可见于踇指球部、足底穹窿处,为半透明水疱样皮色或黄白色扁平丘疹,直径为 0.5~5mm,簇集但不融合,或部分融合,表面光滑,质地较硬,无压痛,局部穿刺无液体,全身一般无皮疹,毛发、指/趾甲无异常。有报道常伴有特应性体质或头发稀疏等。

### 遗传性半透明丘疹性肢端角化病 1 典型病例

女,38 岁,双手扁平丘疹 5 年(图 3.1.14.1)。患者 5 年前发现双手掌出现皮色扁平丘疹,无不适,渐扩展,粟粒大小,不融合。家族史:其母亲和妹妹有类似皮疹。

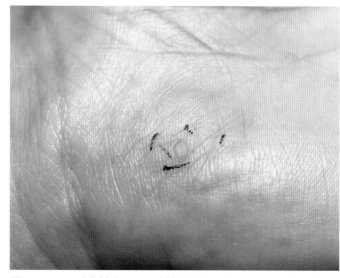

图 3.1.14.1 遗传性半透明丘疹性肢端角化病

### 遗传性半透明丘疹性肢端角化病 2 典型病例

男,44 岁,双手扁平丘疹 5 年(图 3.1.14.2)。双手掌多个扁平丘疱疹,干涸后变黄,角化增厚,无不适,皮损伴角化增厚。陈旧丘疹质地硬。家族史:与病例 1 为兄妹关系。

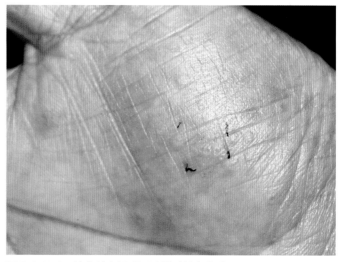

图 3.1.14.2 遗传性半透明丘疹性肢端角化病

## 3.1.15 肢端角化性类弹力纤维病
（acrokeratoelastoidosis）

该病好发于儿童及青年。主要累及双手侧缘、手指、腕及足部。皮疹为半球形丘疹，表面光滑发亮，质硬，互不融合。

### 肢端角化性类弹力纤维病1 典型病例

男，31岁，双手丘疹3年，表面光滑，质硬，互不融合，曾冷冻治疗无效（图3.1.15.1）。

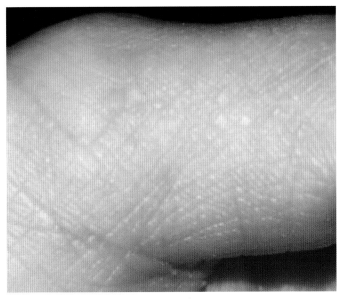

图3.1.15.1 肢端角化性类弹力纤维病

### 肢端角化性类弹力纤维病2

男，12岁，双手、足背部色素减退斑点1年余（图3.1.15.2）。

病例点评：发生于手背，表现为色素减退斑点易误诊，注意与白癜风、扁平疣鉴别。

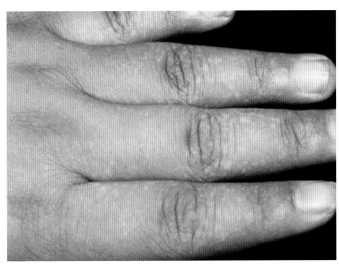

图3.1.15.2 肢端角化性类弹力纤维病

## 3.1.16 掌部纤维瘤病
（palmar fibromatosis）

掌部纤维瘤病是一种原因不明的发生在掌部浅表部位的成纤维细胞增生性病变，又称为Dupuytren病或Dupuytren挛缩。本病易累及成年人，男性多于女性，好发于手掌尺侧。掌纤维瘤病一般无症状，开始为孤立结节，缓慢增长逐渐形成多发结节，可导致掌指屈曲挛缩，影响手指功能。本病属于真性肿瘤还是非肿瘤性增生尚存争议，但更多研究支持是非肿瘤性增生，部分皮损可复发，但不转移。明确诊断需结合临床及组织病理学检查。

### 掌部纤维瘤病1 典型病例

男，50岁，左手尺侧皮下结节1年余，缓慢增大、增多，表面轻度挛缩，无明显自觉症状（图3.1.16.1）。

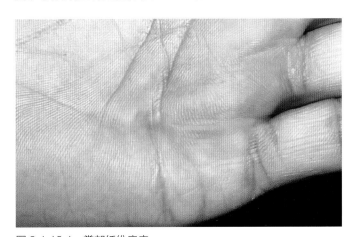

图3.1.16.1 掌部纤维瘤病

### 掌部纤维瘤病2 典型病例

男，32岁，右手掌尺侧结节、挛缩1年（图3.1.16.2）。右手掌尺侧近环指方向线状挛缩，质硬，深部可触及结节。

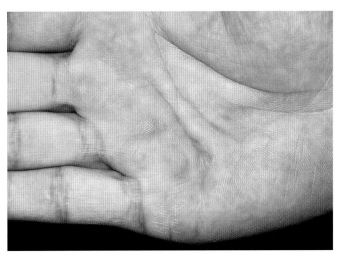

图3.1.16.2 掌部纤维瘤病

## 掌部纤维瘤病 3

男,70岁,左手掌尺侧条索状皮下结节 10 年余(图 3.1.16.3)。

病例点评:10余年前左手掌尺侧出现条索状皮下结节,微痛,皮损缓慢发展,对组织造成严重破坏,致小指挛缩。

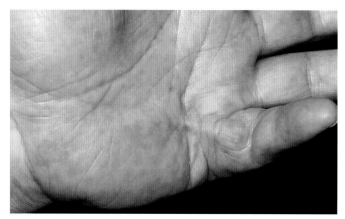

图 3.1.16.3　掌部纤维瘤病

## 3.1.17　跖部纤维瘤病
（plantar fibromatosis）

跖部纤维瘤病多见于儿童和青少年,好发于足底腱膜内,一般发生在不承重的部位,长期站立或行走后有轻微疼痛,表现为皮肤增厚或皮下硬结。局部侵袭性生长,有复发倾向,但不转移。

### 跖部纤维瘤病 1　典型病例

女,20岁,右足跖暗红色斑块伴压痛 1 年余,质硬(图 3.1.17.1)。

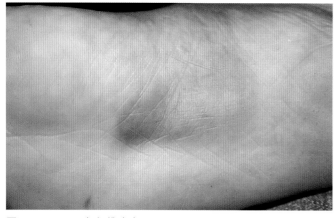

图 3.1.17.1　跖部纤维瘤病

### 跖部纤维瘤病 2　典型病例

女,41岁,右足跖皮下硬结 2 个月,皮损表面呈暗红色,无明显自觉症状(图 3.1.17.2)。

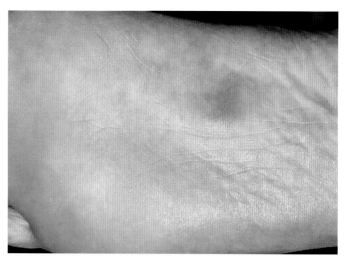

图 3.1.17.2　跖部纤维瘤病

### 跖部纤维瘤病 3　典型病例

男,34岁,右足弓皮下结节 7 个月,渐增大,有压痛(图 3.1.17.3)。

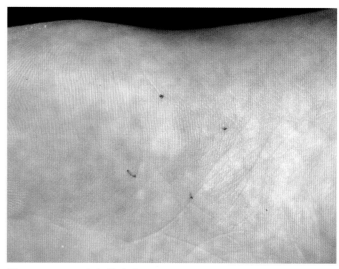

图 3.1.17.3　跖部纤维瘤病

## 3.1.18　指厚皮症
（pachydermodactyly）

指厚皮症是一种表现为手指近端关节增粗的改变。我们曾关注过此病,并以近端指间关节厚皮症报道及进行会议交流。对多例行皮肤病理、X线等检查无特殊发现,试行激素局部封闭无明显效果。后来发现患者均为中学生,男性为主,均经常掰近端指间关节使发出"咯哒咯哒"声以玩耍,嘱其去除原因后均自行恢复。

### 指厚皮症 1　典型病例

男,15岁,双手近端指关节肿胀 1 年(图 3.1.18.1)。

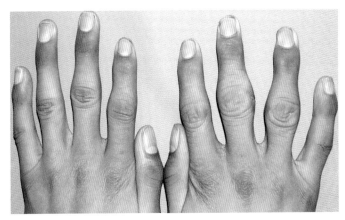

图 3.1.18.1　指厚皮症

### 指厚皮症 2

男,17 岁,双手近端指关节肿胀 2 年(图 3.1.18.2)。

病例点评:本例以左手中指和环指的指间关节增粗为主。另见各指关节侧缘因长期摩擦所致的皮肤苔藓样改变,根据甲改变追问病史有咬甲癖好,学习压力大。

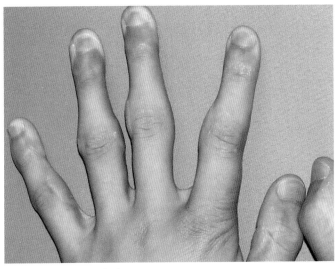

图 3.1.18.2a　指厚皮症

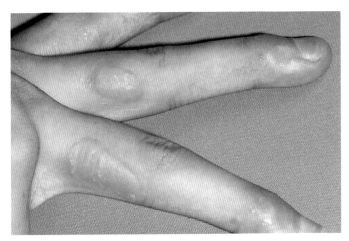

图 3.1.18.2b　指厚皮症

### 指厚皮症 3

女,14 岁,双手小指变形 6 个月余(图 3.1.18.3)。无不适,X 光片骨质正常。

病例点评:仅有双侧小指受累,X 片无骨质增生,病理排除其他特异性改变。

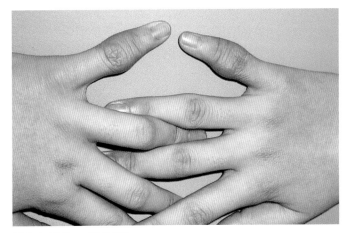

图 3.1.18.3a　指厚皮症

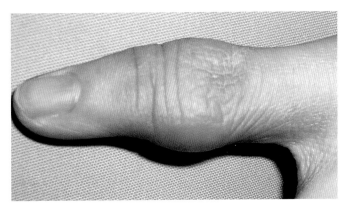

图 3.1.18.3b　指厚皮症

## 3.1.19　厚皮性骨膜增生症
### （pachydermoperiostosis）

厚皮性骨膜增生症（PDP）又名肥大性骨关节病（hypertrophic osteoarthropathy）,分原发性和继发性,是一种主要累及皮肤和骨骼的常染色体隐性遗传病,比较罕见,多有家族史,目前发现有 PHOAR1 和 SLCO2A1 基因突变。原发性厚皮性骨膜病多见于青春期男性,且男性症状较女性严重。特征性三联征为:杵状指、进行性皮肤增厚和骨膜增厚。头面部皮肤进行性增厚,呈皱褶状,四肢骨骼及指骨关节肥大,手指及足趾呈杵状,四肢疼痛,行动笨拙。X 线片表现为长骨骨膜增生及指/趾骨远端肢端骨溶解。可有智力低下、消化道溃疡、多汗多油、痤疮、贫血等并发症。具有一定自限性,常在青春期发病,缓慢进展,到中老年逐渐缓解。继发性厚皮性骨膜增生症常继发于肝、肺及消化道疾病或恶性肿瘤,以中老年女性多见,骨病变明显,常有疼痛,但皮肤病变较轻。

### 厚皮性骨膜增生症 1　典型病例

男,23 岁,头、面皮肤增厚,手足肿胀、肥大 6 年余(图 3.1.19.1)。青春期发病,面部皮肤增厚,皮纹加深,额部回状颅皮,失望面容,随后双手足肥大肿胀,关节增粗,掌跖角化,指/趾活动受限。

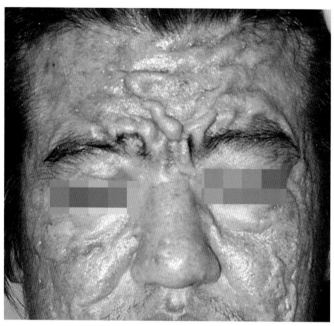

图 3.1.19.1a　厚皮性骨膜增生症

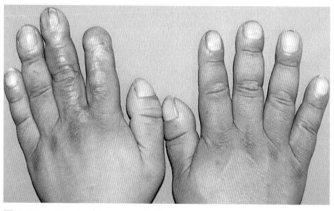

图 3.1.19.1b　厚皮性骨膜增生症

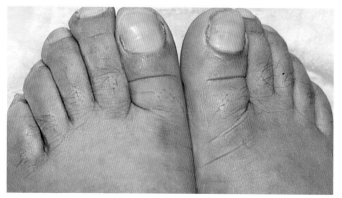

图 3.1.19.1c　厚皮性骨膜增生症

### 厚皮性骨膜增生症 2

男,26 岁,头皮、面部皮肤回状改变 7 年,伴肢端肥大 2 年(图 3.1.19.2)。头面部进行性皮肤增厚,伴回状改变,自觉瘙痒,曾行各项检查,均正常,MRI 示垂体正常,未曾治疗。伴双手手指、足趾粗大。

病例点评:本例因症状轻微、临床认识不足漏诊,后期出现特征性杵状指时确诊。基因检测有助于诊断。

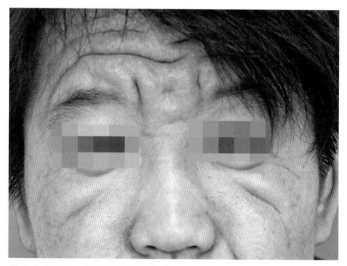

图 3.1.19.2a　厚皮性骨膜增生症

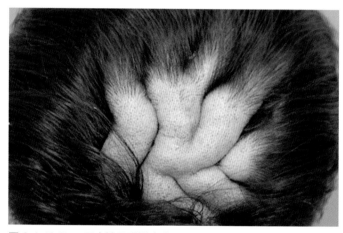

图 3.1.19.2b　厚皮性骨膜增生症

## 3.1.20　多中心网状组织细胞增生症
（multicentric reticulohistiocytosis）

多见于中老年女性,好发部位为上肢肢端以及耳、唇和鼻孔。表现为多发小结节性皮损,其中甲襞部多发小结节可形成珊瑚珠样损害。严重的面部损害可形成"狮面"。常有数年的关节炎病史,渐发展为溶骨性损害,指关节为主,可累及大关节。可并发皮肌炎、干燥综合征、原发性胆汁性肝硬化等自身免疫性疾病及消化道、女性生殖系统及其他组织恶性肿瘤。

## 多中心网状组织细胞增生症 1　典型病例

女,40 岁,双手、肩背部、双髋部红色丘疹、结节伴关节痛 3 年(图 3.1.20.1)。

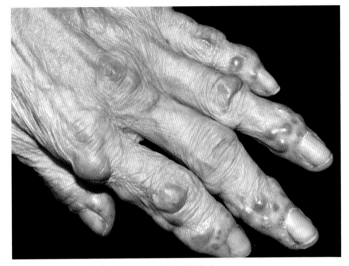

图 3.1.20.1a　多中心网状组织细胞增生症

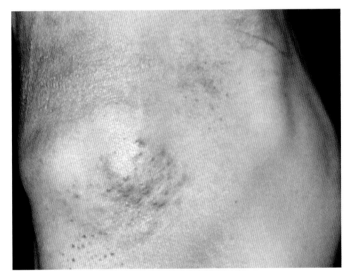

图 3.1.20.1b　多中心网状组织细胞增生症

## 多中心网状组织细胞增生症 2

男,45 岁,全身多关节肿痛 4 个月,头皮、颈部、背部丘疹 3 个月余(图 3.1.20.2)。全身多关节肿痛,以双手指间关节、腕关节、右膝关节为著,曾按"未分化结缔组织病"治疗,给予口服泼尼松、羟氯喹关节疼痛缓解。

病例点评:患者头皮及耳郭多发黄红色小丘疹,表面光滑,甲襞部串珠样丘疹、小结节,需组织病理确诊。

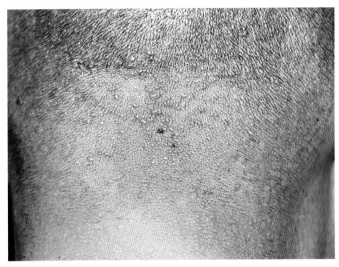

图 3.1.20.2a　多中心网状组织细胞增生症

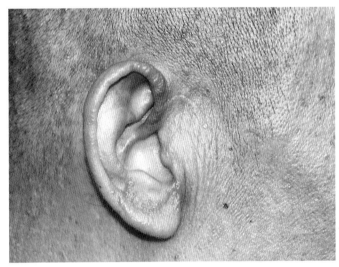

图 3.1.20.2b　多中心网状组织细胞增生症

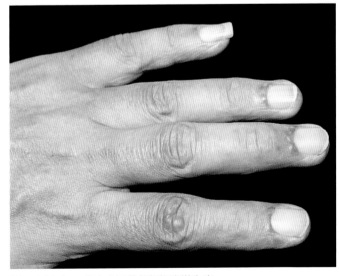

图 3.1.20.2c　多中心网状组织细胞增生症

## 3.1.21　Olmsted 综合征
（Olmsted syndrome）

　　Olmsted 综合征又称残毁性掌跖角化病伴口腔周围角化斑,临床极少见。多数为常染色体显性遗传,由 *TRPV3* 基因突变引起。临床特征为婴儿期发生的掌跖角化,最初为局灶性,以受力区域为主,逐渐导致指/趾的弯曲畸形或收缩,最终可自发离断;口周、生殖器、肛周角化性改变。

### Olmsted 综合征　典型病例

　　男,3 岁,双脚掌、双手指、口周角化性斑块伴鳞屑痂 3 年余(图3.1.21.1)。患儿于半岁时双脚蹈趾出现米粒大小黄色角化斑点,渐增大累及脚掌内侧,同时双手掌出现类似损害,皮疹对称,多个指/趾末端角化肥厚,指/趾远端逐渐收缩变细、变形;伴随口周皮肤角化性丘疹融合成片。随着年龄增长皮疹渐加重。双手指尖、口周、外耳道夜间痛,偶痒。

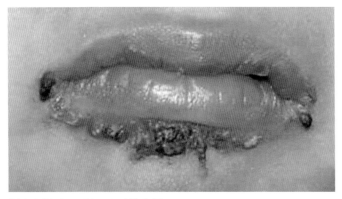

图 3.1.21.1a　Olmsted 综合征

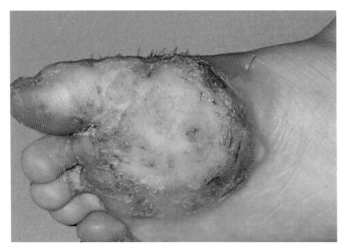

图 3.1.21.1b　Olmsted 综合征

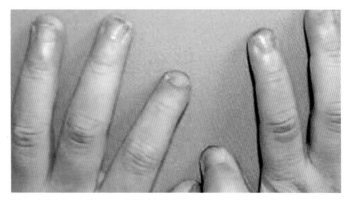

图 3.1.21.1c　Olmsted 综合征

## 3.1.22　类风湿结节
（rheumatoid nodule）

　　20%~30% 类风湿关节炎患者可出现类风湿结节,而其中 90%的患者类风湿因子阳性。病变常位于关节隆起部位,好发于前臂伸侧,尤其肘部。皮损为半球形隆起皮下结节,大小不等,从几毫米至 2cm 或更大,质硬如橡皮,一般无疼痛或压痛。可合并有关节炎症状及其他关节外症状。病程数月到数年,常持续存在,亦可自行消失或再复发,一般不破溃。

### 类风湿结节 1　典型病例

　　男,43 岁,双足、臀部及手多发结节 2 个月余(图 3.1.22.1)。患者 2 个月前发现足部出现多发结节,逐渐增多,个别结节表面出现糜烂,渐累及臀部及手指,未治疗。患者类风湿性关节炎病史 5 年。

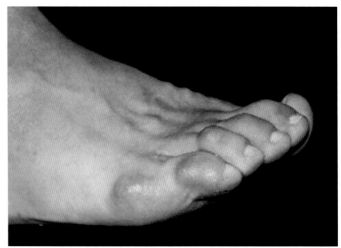

图 3.1.22.1a　类风湿结节

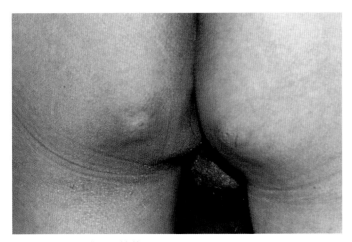

图 3.1.22.1b 类风湿结节

### 类风湿结节 2 典型病例

女,64 岁,双手掌多发皮下结节 1 年半,无不适,渐增多(图 3.1.22.2)。患者既往类风湿性关节炎病史 20 年余。

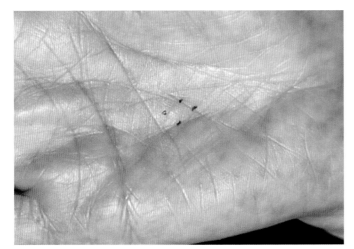

图 3.1.22.2 类风湿结节

## 3.1.23 痛风石
### (tophus)

痛风石又称痛风结节(gouty tophi),是嘌呤代谢障碍致尿酸盐结晶沉积于软骨、滑膜、肌腱及关节周围组织,引起慢性炎症和纤维组织增生形成的结节肿,是慢性痛风的一种表现。多发生于中年男性,好发于耳轮、指/趾关节、肘部的皮下组织内,呈偏心性较大结节。为橙色或黄色结节,直径约 3~5mm,其磨损破溃后可排出白色的尿酸盐结晶。

### 痛风石 1 典型病例

男,42 岁,双足多发结节伴疼痛反复 3 年(图 3.1.23.1)。患者 3 年前双足出现多发结节伴疼痛,结节渐增大。痛风病史 10 年。

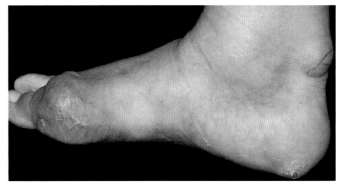

图 3.1.23.1a 痛风石

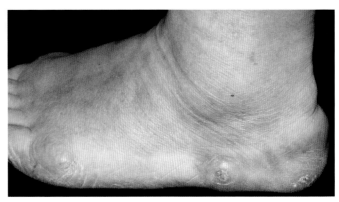

图 3.1.23.1b 痛风石

### 痛风石 2 典型病例

男,47 岁,右手小指近端指间关节结节 5 年,渐增大,无不适(图 3.1.23.2)。痛风病史 20 年。

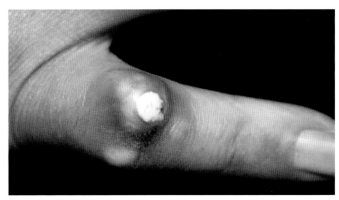

图 3.1.23.2 痛风石

### 痛风石 3

男,85 岁,右耳郭皮色结节 10 年余,破溃 1 个月(图 3.1.23.3)。患者 10 年余前右耳郭出现一皮色结节,缓慢增大,1 个月前自行将结节弄破后皮损不愈合。

病例点评:发病部位特殊,手术中可见白色物质排除。需要与钙质沉着等其他沉积物疾病鉴别。

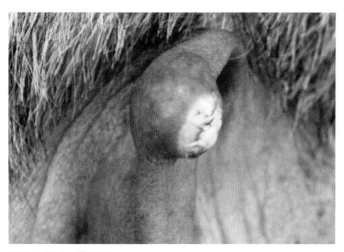

图 3.1.23.3 痛风石

## 痛风石 4

男,83 岁,右手示指远端指间关节结节 2 年,皮损缓慢增大(图 3.1.23.4)。高血压病 4 年余。

病例点评:手指远端关节背侧皮损,表面光亮,仔细观察隐约见皮下白色内容物,质硬,结合病史可与类风湿结节等鉴别。

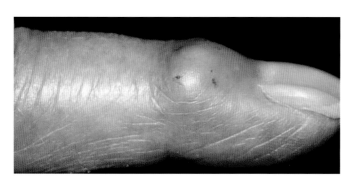

图 3.1.23.4 痛风石

## 3.1.24 猫抓病
（cat-scratch disease）

猫抓病多发生于儿童或青年人,秋冬季多见,几乎皆有猫抓伤或咬伤史。病原体为汉赛巴尔通体,系革兰氏阴性杆菌。猫是这种杆菌的原始宿主及主要传播媒介。多发生于手、前臂、面、颈及小腿等部位。潜伏期 3~30 天(平均 10 天)。猫抓部位出现棕红色丘疹、水疱、脓疱或结节,可破溃形成溃疡,2 周左右可自然痊愈,不留痕迹。3~12 周后皮损复发,局部出现淋巴结肿大,有触痛及化脓,2~6 周排脓后自行消退,少数持续几个月。偶可发生其他类型的皮损,如斑丘疹、多形性红斑、血小板减少性紫癜及结节性红斑。全身症状轻微,可有发热、倦怠、恶心、头痛等。偶有全身淋巴结肿大,肝肿大,极少数发生良性脑病及特异性肺炎。检查可见红细胞沉降率升高,中性粒细胞增多,猫抓病抗原皮试多数阳性。注意

与皮肤结核、化脓性淋巴结炎、孢子丝菌病、性病性淋巴肉芽肿等鉴别。

### 猫抓病 1 典型病例

男,11 岁,左示指丘疹 1 个月余,左肘、左腋下淋巴结肿大 10 天余(图 3.1.24.1)。1 个月前猫咬伤示指,出现疼痛丘疹,10 天前腋下、肘部淋巴结肿大。因临床少见,皮疹无特征,潜伏期较长,经病理结合详细病史后确诊。

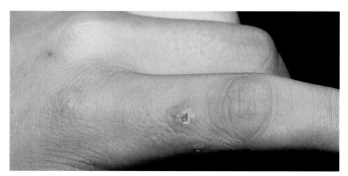

图 3.1.24.1a 猫抓病

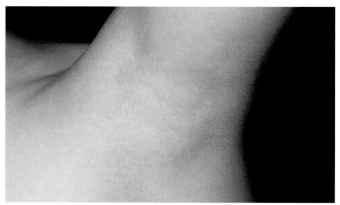

图 3.1.24.1b 猫抓病

### 猫抓病 2 典型病例

女,56 岁,左颊部猫抓伤后 3 个月,反复渗出,持续不愈合(图 3.1.24.2)。1 周前被撞后痂皮脱落,渗液渗血后结痂。

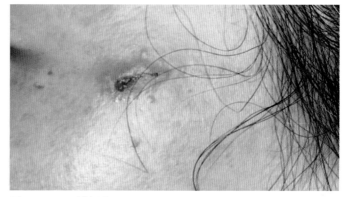

图 3.1.24.2 猫抓病

## 3.1.25　疣状表皮发育不良
（epidermodysplasia verruciformis）

疣状表皮发育不良多幼年发病，但亦可初发于任何年龄，部分有家族史。患者对HPV有选择性免疫缺陷，日光损伤与恶变有一定关系。涉及的病毒超过40型，但主要为HPV-5、HPV-8型。临床表现：单个皮损为从米粒到黄豆大小，呈扁平的疣状丘疹，圆形或多角形，暗红、紫红或褐色，可融合成片。少数患者尚可见花斑糠疹样或棕红色斑块状或点状瘢痕性损害。常伴有掌跖角化、指甲改变、雀斑样痣或智力发育迟钝。无自觉症状或微痒。好发于面颈、躯干及四肢，亦可泛发全身，口唇、尿道口黏膜亦可受累，对称分布，数目逐渐增多。病程极慢，经久不愈。约20%患者可在此基础上发展成鲍恩病甚至鳞癌。

### 疣状表皮发育不良1　典型病例

男，20岁，双手背、面颈、躯干、四肢丘疹13年（图3.1.25.1）。皮疹无痛痒，逐渐扩展至全身。于当地医院按扁平疣，予外用鸦胆子治疗不佳，其后予口服阿维A、雷公藤内酯软膏、酞丁安搽剂治疗，均无明显缓解。

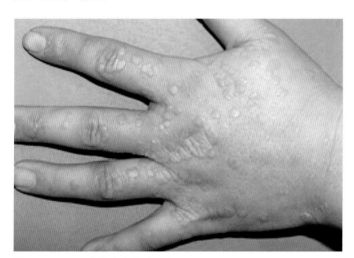

图3.1.25.1a　疣状表皮发育不良

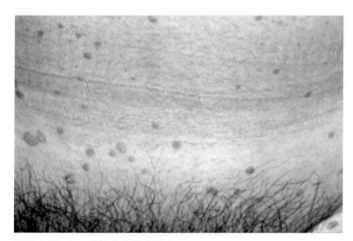

图3.1.25.1b　疣状表皮发育不良

### 疣状表皮发育不良2

男，36岁，四肢、前胸部疣状丘疹、斑块伴痒5年（图3.1.25.2）。
病例点评：躯干、四肢受摩擦影响，皮疹疣状外观明显，融合成斑块。

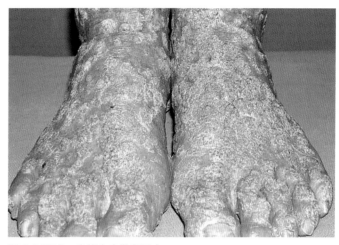

图3.1.25.2　疣状表皮发育不良

### 疣状表皮发育不良3

男，42岁，全身疣状皮损，偶痒30年（图3.1.25.3）。以面、上肢、躯干为重，几乎弥漫全部皮肤表面，呈扁平疣样改变，表面粗糙。
病例点评：多发褐色扁平丘疹，病史中幼年发病有助于诊断。

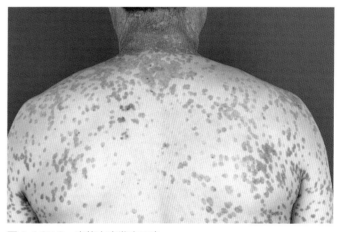

图3.1.25.3　疣状表皮发育不良

### 疣状表皮发育不良4

男，18岁，头、面、躯干、四肢多发扁平丘疹10年余，头面部结节2年余（图3.1.25.4）。头皮、颈背点片状灰白色扁平丘疹，胸前、双上肢可见散在淡红色扁平丘疹。头部增生性肿瘤，病理诊断为增生性外毛根鞘囊肿。
病例点评：发病年龄早，并早期出现外根鞘来源的恶性肿瘤。

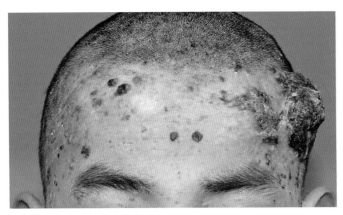

图 3.1.25.4　疣状表皮发育不良

## 疣状表皮发育不良 5

女,16 岁,面颈、双手丘疹 10 年余(图 3.1.25.5)。面颈、手、外阴多发扁平丘疹。

病例点评:皮疹呈淡红色、部分色素减退,境界清楚。

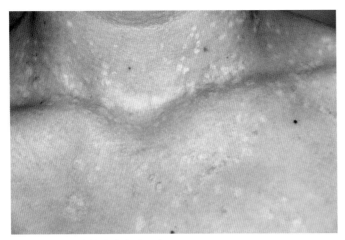

图 3.1.25.5　疣状表皮发育不良

## 疣状表皮发育不良 6

男,31 岁,面、手背扁平丘疹 4 年(图 3.1.25.6)。

病例点评:面、手多发黑灰色斑片、丘疹,需与皮肤垢着病鉴别。

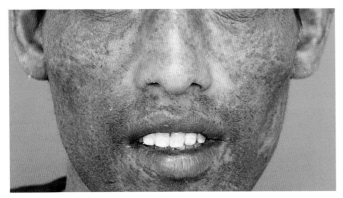

图 3.1.25.6a　疣状表皮发育不良

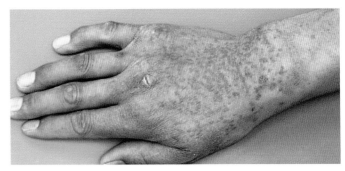

图 3.1.25.6b　疣状表皮发育不良

## 疣状表皮发育不良 7

女,59 岁,双手背多发角化性丘疹 20 年余(图 3.1.25.7)。

病例点评:手背多发角化性丘疹,病史较长,需要与脂溢性角化病鉴别。

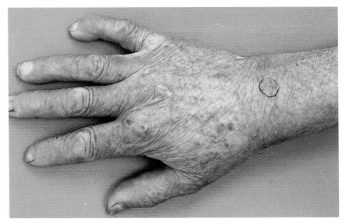

图 3.1.25.7　疣状表皮发育不良

## 疣状表皮发育不良 8

女,16 岁,面颈部、双手扁平丘疹 10 年,额部疣状增生物 2 年,经病理证实为鳞癌(图 3.1.25.8)。家族中多名成员有类似情况。

病例点评:家族史阳性,损害较重,早期发生恶性肿瘤。

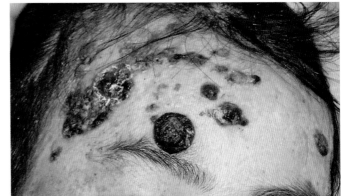

图 3.1.25.8　疣状表皮发育不良

## 疣状表皮发育不良 9

男,7岁,额部、鼻背、颈前、腹部、肛周白色丘疹4年(图3.1.25.9)。多发白色扁平丘疹,边界清楚,触之粗糙,无明显光泽。

病例点评:群集色素减退性丘疹,无光泽,可鉴别光泽苔藓或小棘苔藓等。

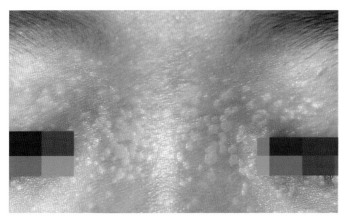

图3.1.25.9 疣状表皮发育不良

## 疣状表皮发育不良 10

女,27岁,双手背、颈部、面部扁平丘疹20年余,额部、头顶多发皮肤肿块4年余(图3.1.25.10)。头皮、额部、眼周、眉弓多发黑色肿物,大小不一,部分破溃溢脓,头顶毛发稀松,肿物最大者直径为4cm,高出皮面约1cm,活检诊断为基底细胞癌。双手背、胸前、颈前反复扁平丘疹,遗留淡红色糜烂面。家族中有类似患者。

病例点评:家族史阳性患者,继发恶性肿瘤较早较重。

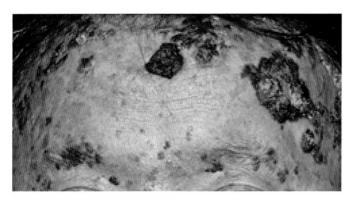

图3.1.25.10 疣状表皮发育不良

## 3.1.26 手足口病
### （hand-foot-mouth disease）

手足口病是柯萨奇病毒感染导致,与A16、A10、A6型相关。临床表现为广泛的水疱、丘疱疹,有时伴有大疱和瘀点,常累及口周、四肢及躯干部位,掌跖部位水疱和口腔糜烂为特征性表现。其

他常见的症状包括延迟性肢端脱屑和甲脱落。发疹前常有轻微的前驱症状,包括发热、乏力。若在湿疹基础上发生病毒疹,可引起发疹加重,称为"柯萨奇湿疹"。

## 手足口病 1 典型病例

男,1岁,手、足、臀部水疱1周余(图3.1.26.1)。手足、臀部对称性、散在分布丘疱疹、水疱。

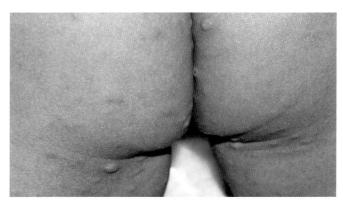

图3.1.26.1 手足口病

## 手足口病 2 典型病例

女,1岁,双手足对称性淡红色丘疹3天(图3.1.26.2)。伴有食欲不佳。

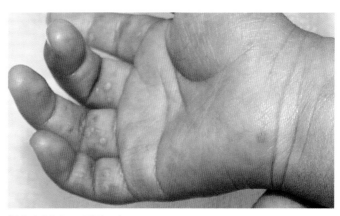

图3.1.26.2a 手足口病

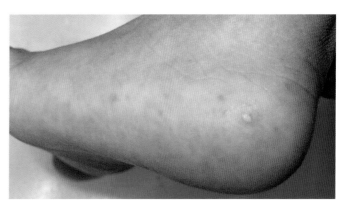

图3.1.26.2b 手足口病

## 手足口病 3

男,6岁,双手掌、足底皮肤丘疱疹2天(图3.1.26.3)。

病例点评:手足散在丘疱疹,皮损数量较少,需结合病史明确诊断。

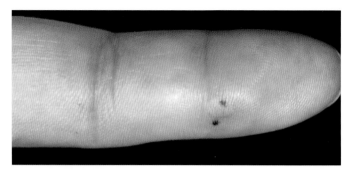

图3.1.27.2 疱疹性瘭疽

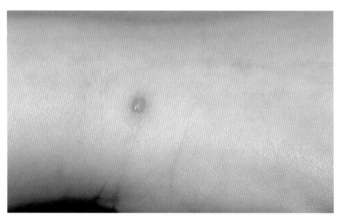

图3.1.26.3 手足口病

### 3.1.28 婴儿肢端脓疱病
(infantile acropustulosis)

婴儿肢端脓疱病的病因不明,好发于2~10个月的男婴。皮损夏季加剧,冬季消失。主要发生于掌跖、手足背、腕部。初为针尖大小红色丘疹,24小时内成为小脓疱,伴瘙痒,脓疱干涸脱落后缓解。每批皮损持续7~14天,多数病例在间隔2~4周后再次出现。常在2岁以后自然痊愈。

### 3.1.27 疱疹性瘭疽
(herpetic whitlow)

疱疹性瘭疽是单纯疱疹病毒(HSV)感染擦伤的或正常皮肤所致,婴幼儿多见,病毒接种后经过5~7天的潜伏期,先在接种部位发生一硬性丘疹,而后形成水疱或大疱。

## 疱疹性瘭疽 1 典型病例

男,36岁,右手示指丘疹、红肿4天(图3.1.27.1),自行挤压后症状加重,手指出现红、肿、热、痛,可自行缓解,外院曾按"化脓性指头炎"治疗无效。临床有明显大疱,外观区别于细菌性红肿热痛和细菌性脓疱,首先考虑疱疹病毒感染。

## 婴儿肢端脓疱病 典型病例

男,10个月,双手足脓疱伴瘙痒反复1个月,伴瘙痒,外用卤米松乳膏等可好转,但反复发作,皮损渐增多(图3.1.28.1)。

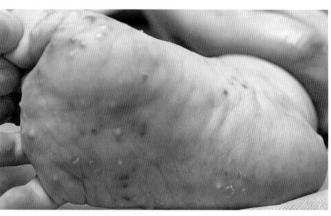

图3.1.28.1a 婴儿肢端脓疱病

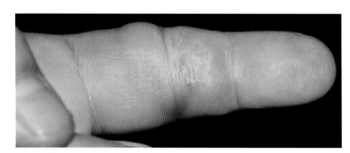

图3.1.27.1 疱疹性瘭疽

## 疱疹性瘭疽 2

女,40岁,右手示指丘疹、红肿痛5年(图3.1.27.2)。近5年右示指反复脓疱,伴痒、痛,发作已5~6次,每次病程约10天。

病例点评:指端相对固定部位反复发作的皮疹,具有自限性。

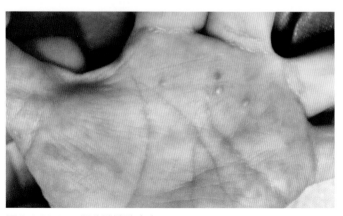

图3.1.28.1b 婴儿肢端脓疱病

## 3.1.29 大疱性表皮松解症
### （epidermolysis bullosa）

大疱性表皮松解症是一组罕见的遗传性慢性大疱性疾病,特征表现以皮肤、黏膜脆性增高,在轻微外力（如机械损伤）后,形成水疱、大疱、糜烂。根据病变发生的位置不同,分为单纯型、交界型、营养不良型和 Kindler 综合征 4 大类。

### 大疱性表皮松解症 1　典型病例

女,6 岁,全身红斑、大疱 6 年（图 3.1.29.1）。双手指、足趾粘连,末端吸收,牙齿发育不良,考虑营养不良型大疱性表皮松解症。

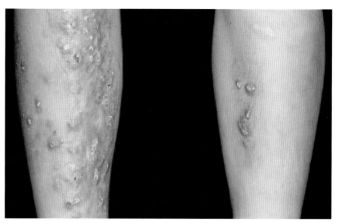

图 3.1.29.2a　大疱性表皮松解症

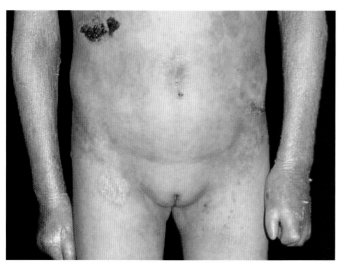

图 3.1.29.1a　大疱性表皮松解症

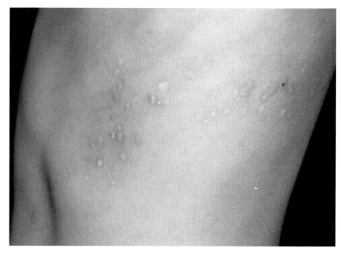

图 3.1.29.2b　大疱性表皮松解症

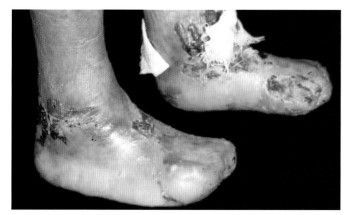

图 3.1.29.1b　大疱性表皮松解症

### 大疱性表皮松解症 3

女,11 岁,四肢多发红斑、水疱伴痛、痒 9 年（图 3.1.29.3）。界限欠清的红斑基础上的水疱、渗出和痂皮,就诊时未见大疱。

病例点评:临床皮疹呈多形性,无典型水疱、大疱,临床表现与湿疹有类似之处,但本例糜烂、结痂伴瘢痕可与湿疹鉴别。

### 大疱性表皮松解症 2

男,9 岁,躯干、双下肢丘疹、水疱、瘢痕 1 年,患侧踇趾甲受累（图 3.1.29.2）。皮疹分布有沿 Blaschko 线的特点。

病例点评:发病较晚,类似结节性痒疹或皮肤淀粉样变性病,以结节肥厚型皮损为主要表现,考虑痒疹样营养不良型大疱性表皮松解症。

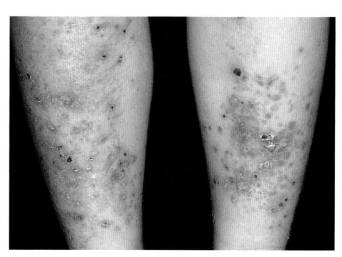

图 3.1.29.3　大疱性表皮松解症

## 大疱性表皮松解症 4

女，48 岁，躯干、四肢红斑、水疱 40 年（图 3.1.29.4）。水疱反复发生破溃和愈合，全身泛发红斑、痂皮和色素异常，多发萎缩性瘢痕。

病例点评：临床皮疹需与疱疹样皮炎等自身免疫性大疱病鉴别，因发病年龄早、病史较长，提示可能与遗传相关。

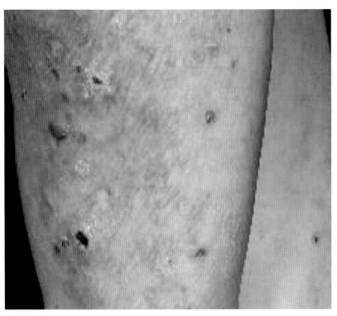

图 3.1.29.4a 大疱性表皮松解症

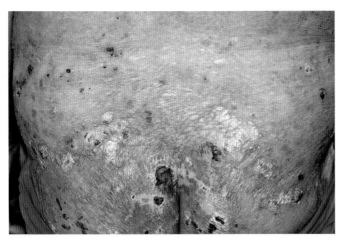

图 3.1.29.4b 大疱性表皮松解症

## 大疱性表皮松解症 5

女，22 岁，四肢红斑、水疱反复发作 20 年余（图 3.1.29.5）。

病例点评：肢端显著萎缩性瘢痕和色素减退斑，提示病情反复、病程较长。

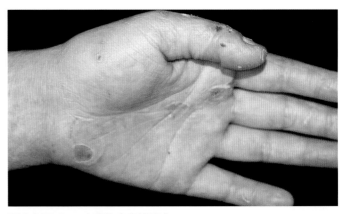

图 3.1.29.5a 大疱性表皮松解症

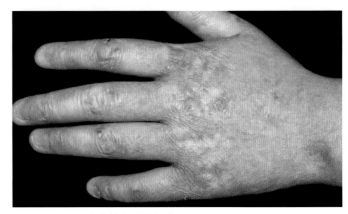

图 3.1.29.5b 大疱性表皮松解症

## 大疱性表皮松解症 6

男，16 岁，双下肢结节伴痒 16 年，出生后不久发病（图 3.1.29.6）。对称性分布丘疹、结节，大小较均一，皮损浸润增厚，无明显破溃。

病例点评：临床需与结节性痒疹、皮肤淀粉样变性病等鉴别，出生后不久发病，首先应排除遗传性疾病。

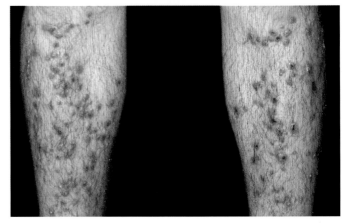

图 3.1.29.6 大疱性表皮松解症

## 大疱性表皮松解症 7

男,41 岁,大疱性表皮松解症病史 30 年余,左臂及左肩斑块伴糜烂、溃疡 1 年(图 3.1.29.7)。左臂斑块病理诊断鳞癌。

病例点评:长期病史,皮肤反复破溃愈合,继发鳞状细胞癌。

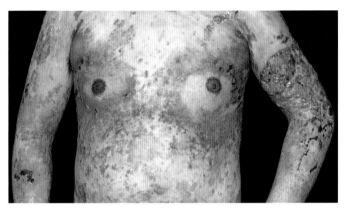

图 3.1.29.7　大疱性表皮松解症

## 大疱性表皮松解症 8

男,7 个月,面部、臀部、四肢红斑、水疱、大疱 7 个月(图 3.1.29.8)。全身多发红斑、水疱,疱壁松弛,疱液清亮。部分水疱破溃、结痂。

病例点评:出生后不久发生,皮肤脆性增高,以松弛水疱和糜烂为主要表现。

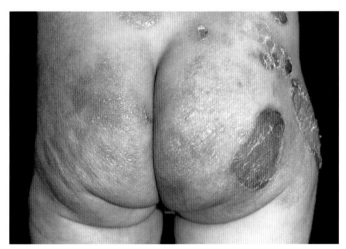

图 3.1.29.8　大疱性表皮松解症

## 大疱性表皮松解症 9

男,37 岁,1 岁左右发病,逐渐加重,全身反复糜烂、水疱(图 3.1.29.9)。20 余年前下唇糜烂,持续无缓解,间断咽部发炎不适。面部、躯干、四肢色素异常,未见明显水疱或糜烂,双手变形,活动受限,20 甲增厚,暗褐色,下唇糜烂,见白色膜状分泌物。

病例点评:本例患者口腔黏膜及咽部损害也较明显,伴有牙齿发育不良。

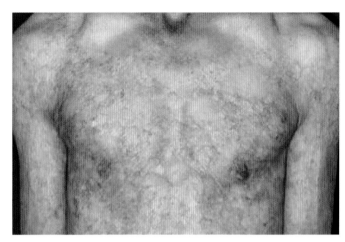

图 3.1.29.9a　大疱性表皮松解症

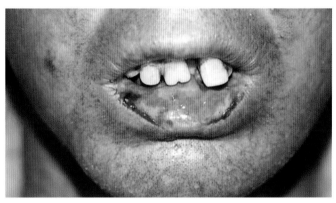

图 3.1.29.9b　大疱性表皮松解症

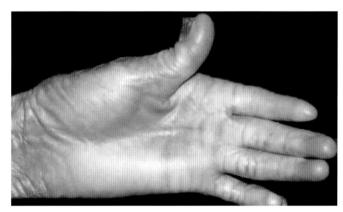

图 3.1.29.9c　大疱性表皮松解症

## 3.1.30　持久性豆状角化过度病
（hyperkeratosis lenticularis perstans）

该病(HLP)又称 Flegel 病,是一种罕见的角化异常性皮肤病,由 Flegel 于 1958 年首次报道。本病病因不明,曾有报道认为本病属于常染色体显性遗传病。临床少见,好发于 30~60 岁的男性。部分伴有糖尿病或者甲状腺功能亢进。皮损特征为大量对称分布、直径 1~5mm 红褐色角化性丘疹或银屑病样丘疹,去除表面角化物后基底凹陷,伴有小出血点,通常无明显自觉症状。好发于小腿远端和足背,上肢和掌跖也可受累,身体其他部分包括口腔黏膜很少受累,躯干通常不受累。早期多为局限性,后期皮损增多。本病为慢性病程,皮损可长期持续存在。临床上需与疣状肢端角化病、灰泥角化病、汗孔角化病、Kyrle 病、毛囊角化病等相鉴别。

### 持久性豆状角化过度病 1

男,75 岁,双手背、足背角化性丘疹 30 年,右手背斑块 8 个月,结节 2 个月(图 3.1.30.1)。手足背角化性丘疹,表面鳞屑,抠除鳞屑中后局部凹陷伴轻微出血。右手背皮疹生长较快,自行破溃,经久不愈,外院病理检查考虑高分化鳞状细胞癌。

病例点评:发病初期为角化性丘疹,渐增多,无不适,去除表面鳞屑后局部凹陷为诊断线索。本例鳞癌发生可能与皮疹长期存在、慢性刺激有关。

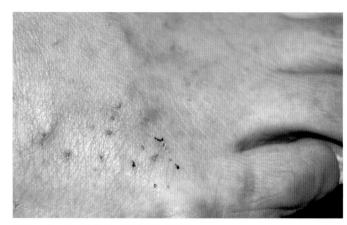

图 3.1.30.2 持久性豆状角化过度病

## 3.1.31 条纹状掌跖角化病
### (striate palmoplantar keratoderma)

条纹状掌跖角化病为掌跖角化病分型中局限性的一种类型,临床表现为手掌和指腹上出现线状角化性条带伴足跖岛屿样角化过度。皮损常从手掌延伸至手指掌侧,覆盖屈肌腱,可能演变为弥漫性。多在青春期或成年早期发病,手工劳动后加重,手背亦可见角化过度和皲裂。

### 条纹状掌跖角化病 1 典型病例

女,23 岁,右手角化斑块 20 年余(图 3.1.31.1)。患者自诉出生时右手即有角化性斑块,右手示指、中指带状分布角化性斑块,界清,表面粗糙,形状不规则,无明显增大及不适。

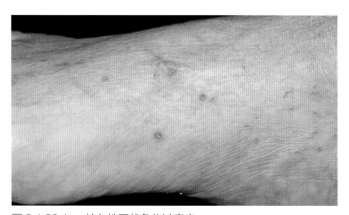

图 3.1.30.1a 持久性豆状角化过度病

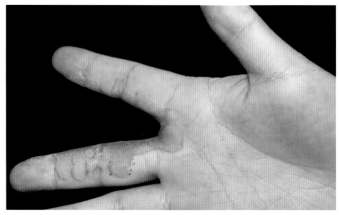

图 3.1.31.1 条纹状掌跖角化病

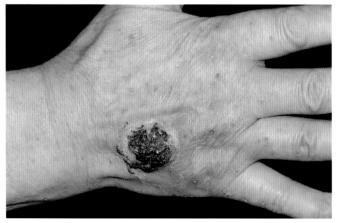

图 3.1.30.1b 持久性豆状角化过度病

### 持久性豆状角化过度病 2

女,50 岁,四肢淡褐色丘疹 15 年(图 3.1.30.2)。

病例点评:1~2mm 淡褐色丘疹,以手、足背部为著,不伴痛痒,注意鉴别扁平疣。

### 条纹状掌跖角化病 2

男,11 个月,出生后见右足底线状斑块,渐扩展,表面光滑,未见鳞屑(图 3.1.31.2)。否认家族史。

病例点评:足底丘疹、斑块,融合呈带状分布,因患儿年龄较小,行走摩擦少,表面角化不明显。

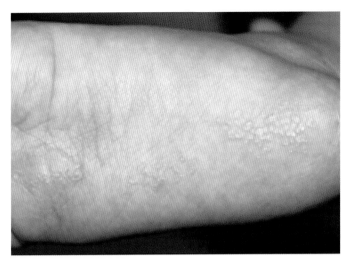

图 3.1.31.2　条纹状掌跖角化病

## 3.1.32　表皮松解性掌跖角化病
（epidermolytic palmoplantar keratoderma）

又称 Vörner 型掌跖角化病，角蛋白 9 基因突变造成。临床表现为弥漫性角化性斑片、斑块，可累及手足侧面、腋下及腹股沟，伴有甲下角化过度、甲萎缩以及多汗、浸渍。组织病理见显著角化过度，浅层表皮颗粒变性。

### 表皮松解性掌跖角化病 1　典型病例

男，20 岁，双手足角化增厚 20 年（图 3.1.32.1）。双侧掌跖弥漫角化性斑块，有越界现象。指/趾伸侧及小关节伸侧角化性斑，局部浸渍增厚。病理见表皮颗粒变性。

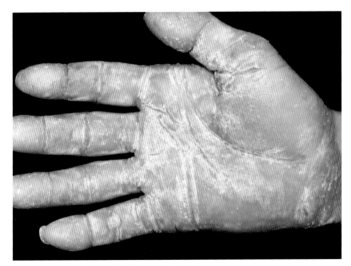

图 3.1.32.1a　表皮松解性掌跖角化病

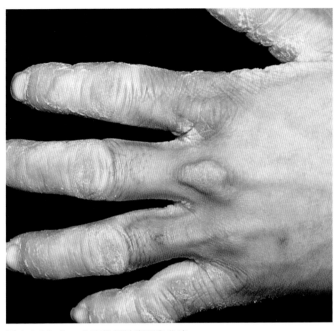

图 3.1.32.1b　表皮松解性掌跖角化病

### 表皮松解性掌跖角化病 2

男，3 岁，掌跖角化增厚 2 年余（图 3.1.32.2）。出生 7 个月左右掌跖皮肤增厚，粗糙，局部疣状增生。患儿母亲出生 3 个月左右掌跖弥漫角化，持续不消退，余家族成员无类似情况。

病例点评：患儿临床改变发生早，症状重，家族史阳性，进一步基因检测可明确突变基因来源。

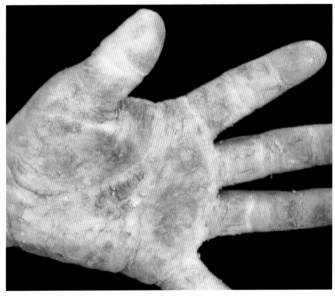

图 3.1.32.2a　表皮松解性掌跖角化病

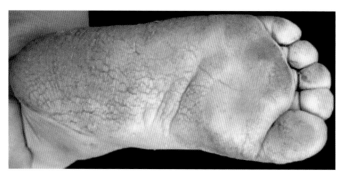

图 3.1.32.2b　表皮松解性掌跖角化病

## 3.1.33　长岛型掌跖角化病
（Nagashima-type palmoplantar keratosis）

长岛型掌跖角化病为弥漫性掌跖角化病中非表皮松解性掌跖角化病的一种类型，与基因 *SERPINB7* 变异有关。多在出生后数月内发病。掌跖部位弥漫、表面平滑的角化斑块，指/趾腹、腋下及腹股沟也可受累。可出现甲下角化过度、甲萎缩。常伴多汗、浸渍。病例确诊有赖基因检测，既往常被误诊为进行性对称性红斑角化症。

### 长岛型掌跖角化病 1　典型病例

女，19 岁，手足红斑、脱屑 10 年余（图 3.1.33.1）。自幼掌跖潮红斑、脱屑，累及手指伸侧，无明显瘙痒，双手足遇水颜色发白，温差变化较大时面部皮肤有烧灼感，伴掌跖多汗。

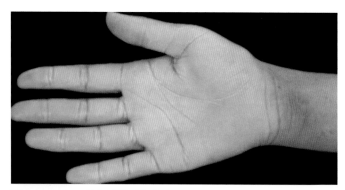

图 3.1.33.1a　长岛型掌跖角化病

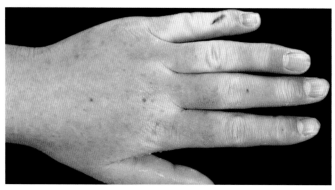

图 3.1.33.1b　长岛型掌跖角化病

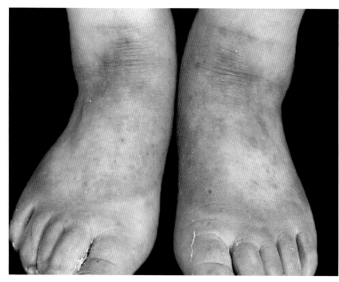

图 3.1.33.1c　长岛型掌跖角化病

### 长岛型掌跖角化病 2

男，15 岁，手足红斑角化 10 年余（图 3.1.33.2）。自幼手足红斑角化，具体出现时间不详，无明显疼痛或瘙痒感。继发真菌感染，足部症状较重。

病例点评：由于皮肤屏障存在异常，患者常伴反复真菌感染。

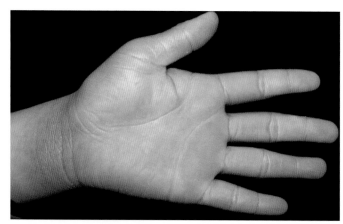

图 3.1.33.2a　长岛型掌跖角化病

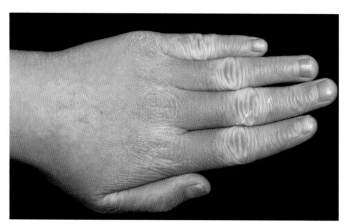

图 3.1.33.2b　长岛型掌跖角化病

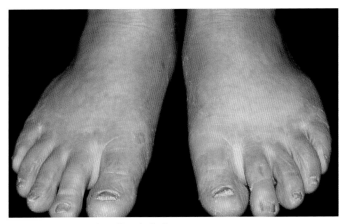

图 3.1.33.2c　长岛型掌跖角化病

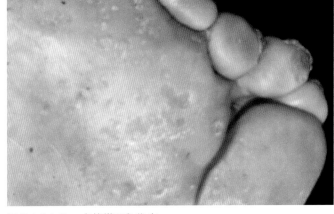

图 3.1.34.1b　点状掌跖角化病

## 3.1.34　点状掌跖角化病
（punctate palmoplantar keratoderma）

掌跖角化病的特殊类型，文献中报道常有家族史，考虑为常染色体显性遗传，但临床多见散发病例。突变基因尚不明确，已报道的有 GJB2、AAGAB 基因突变。成年发病，有逐渐增多趋势，部分患者合并肿瘤或代谢异常等系统病变。临床典型表现为掌跖多发皮色或淡黄色丘疹，质地坚硬，不融合，直径多 2~3mm，也可有超过 1cm，应力部位较重。临床注意与病毒疣、砷角化病、掌跖汗孔角化病等疾病鉴别。

### 点状掌跖角化病 1　典型病例

男，62 岁，双手足角化，脱屑 30 年余（图 3.1.34.1）。常自行修剪，未规律治疗。祖父、父亲、妹妹、姑姑家表姐均患此病。

### 点状掌跖角化病 2

女，32 岁，双手足皮色丘疹 25 年余（图 3.1.34.2）。无明显诱因出现，渐增多，无不适，不伴系统症状。

病例点评：手足皮色丘疹弥漫分布，摩擦部位有丘疹融合，手掌中央等较少摩擦部位可见典型角化性丘疹改变。

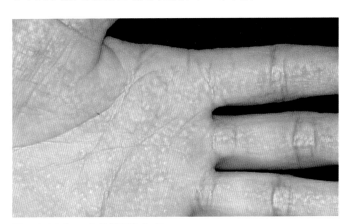

图 3.1.34.2a　点状掌跖角化病

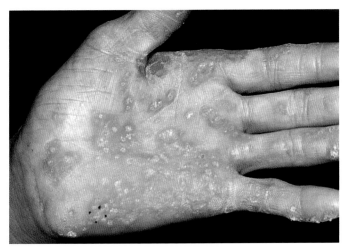

图 3.1.34.1a　点状掌跖角化病

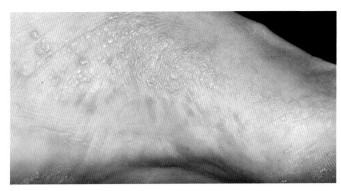

图 3.1.34.2b　点状掌跖角化病

## 点状掌跖角化病 3

女,34 岁,双手足皮肤干燥、多发丘疹 1 年余(图 3.1.34.3)。渐增多,无不适,不伴系统症状。组织病理提示局限性角化过度,伴表皮颗粒变性。

病例点评:足跟皮疹较平,需从较少摩擦部位的孤立皮疹寻找疾病特征,临床与一般的点状掌跖角化病相似,病理上有表皮颗粒变性。

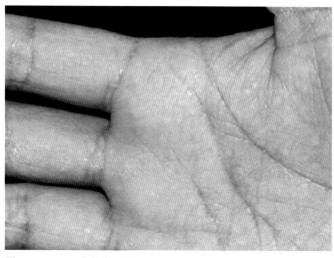

图 3.1.34.3a　点状掌跖角化病

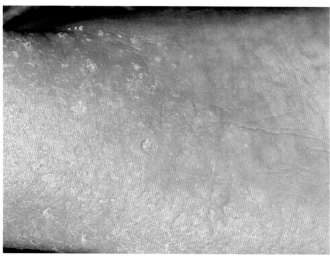

图 3.1.34.3b　点状掌跖角化病

## 3.1.35　掌跖角化牙周病综合征

（syndrome of hyperkeratosis palmoplan and periodontosis）

该病是组织蛋白酶 C（cathepsin C,*CTSC*）基因突变造成的常染色体隐性遗传性疾病。幼年发病,掌跖及肘膝关节伸侧角化性斑片,冬季较重,皮肤外症状为发生较早且较顽固的牙周病变,反复牙龈炎症、增生。

## 掌跖角化牙周病综合征　典型病例

女,25 岁,手足角化性斑疹(图 3.1.35.1),出生 2 个月左右发生,幼年时伴膝关节伸侧角化斑片,成年后逐渐好转。幼年早发牙周病,牙龈增生,牙列不齐。弟弟有类似情况,基因检测发现患者与弟弟 *CTSC* 基因纯合突变。

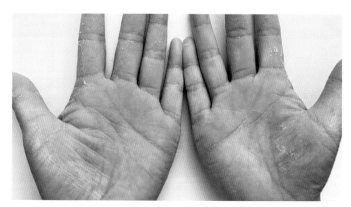

图 3.1.35.1a　掌跖角化牙周病综合征

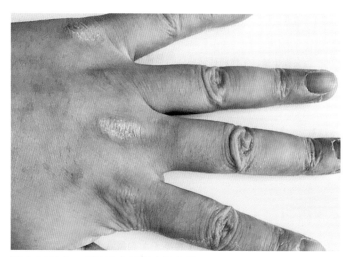

图 3.1.35.1b　掌跖角化牙周病综合征

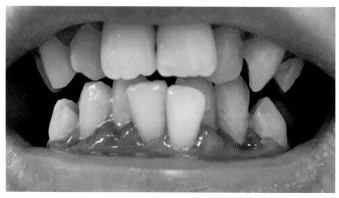

图 3.1.35.1c　掌跖角化牙周病综合征

## 3.1.36 水源性肢端角化病
（aquagenic acrokeratoderma）

水源性肢端角化病好发于青年女性,没有明显季节性,表现为看似正常的掌跖,在浸水数分钟之后出现白色鹅卵石样丘疹,干燥后皮损消失,常伴手足多汗。

### 水源性肢端角化病 典型病例

女,59岁,双手丘疹、斑块10年余(图3.1.36.1)。10余年前双手发作红色、皮色丘疹、斑块,不痒,夏季略缓解,遇水后明显,曾于当地医院外用自制药物(具体不详)治疗,未见明显改善,双手掌、背侧见密集红色、皮色丘疹,局部融合成斑块,质韧。

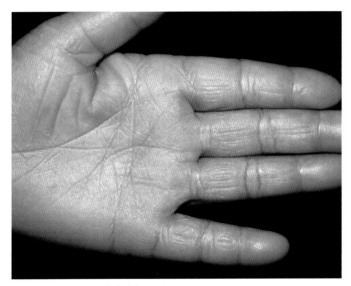

图3.1.36.1 水源性肢端角化病

## 3.1.37 糖尿病足
（diabetic foot）

2019年,国际糖尿病足工作组指出糖尿病足的定义为初诊糖尿病或已有糖尿病病史的患者,足部出现感染、溃疡或组织的破坏,通常伴有下肢神经病变和/或周围动脉病变。糖尿病足是糖尿病患者严重的慢性并发症之一,是全身病变在足部的局部反映,其表现形式多种多样,足溃疡是最常见的表现形式。常有足部疼痛、麻木、皮温降低等症状。

### 糖尿病足1 典型病例

男,54岁,左足红斑、溃疡伴疼痛1个月(图3.1.37.1)。患者18年前诊断糖尿病,常规注射胰岛素治疗中,但血糖控制不佳。

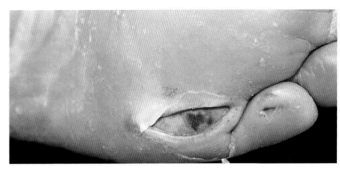

图3.1.37.1a 糖尿病足

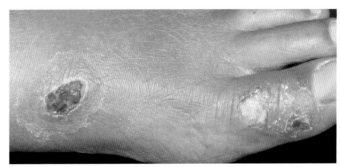

图3.1.37.1b 糖尿病足

### 糖尿病足2

男,67岁,双足、双踝红斑、溃疡反复2个月余,左足踇趾坏死半个月(图3.1.37.2)。患者既往糖尿病病史,3年前出现双足怕冷,遇冷后疼痛。

病例点评:患者既往糖尿病病史,无明显吸烟史,注意与血栓闭塞性血管炎鉴别。

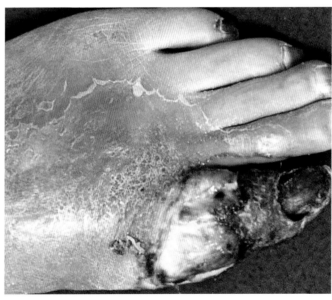

图3.1.37.2a 糖尿病足

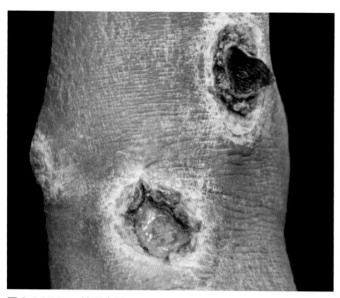

图 3.1.37.2b 糖尿病足

## 3.1.38 烟酸缺乏症
（pellagra）

烟酸缺乏症又称糙皮病，是因烟酸类维生素缺乏，临床以皮炎、舌炎、胃肠道症状、精神异常和周围神经炎为表现的疾病。本病可发生于任何年龄段，男性多于女性，春夏季好发，皮损常位于暴露部位，呈对称性分布，以手背、前臂伸侧、面颈部为主。皮损早期呈鲜红色或紫红色的大片状斑片，严重时出现大疱，后期皮疹呈暗红色或棕红色，皮肤增厚，干燥脱屑，境界较为清楚。有复发倾向。临床出现皮肤损害［皮炎（dermatitis）］、胃肠症状［腹泻（diarrhea）］及精神改变［（痴呆 dementia）］，称为"3D"征。

### 烟酸缺乏症 1 典型病例

女，51 岁，双手背、手腕红斑、脱屑伴麻木 3 个月（图 3.1.38.1）。双手背境界清楚暗红斑，边缘水肿脱屑，局部轻度糜烂。

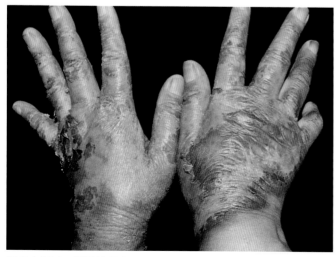

图 3.1.38.1 烟酸缺乏症

### 烟酸缺乏症 2

男，26 岁，鼻背、口角、双手足红斑、脱屑伴麻木感 1 个月（图 3.1.38.2）。患者平素不吃肉类食物，近 4 个月出现腹泻，乏力。

病理点评：病史中饮食习惯及腹泻对诊断很有帮助。

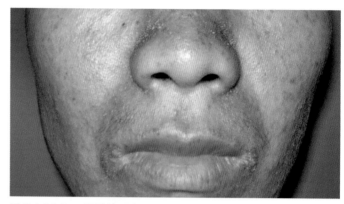

图 3.1.38.2a 烟酸缺乏症

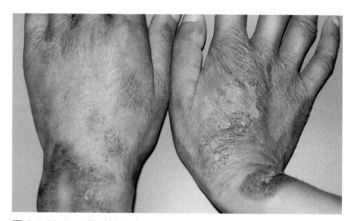

图 3.1.38.2b 烟酸缺乏症

### 烟酸缺乏症 3

女，64 岁，内眦、口角、双手背暗红斑，精神差 2 个月（图 3.1.38.3）。患者独居，长期饮食单一，饭量小。

病例点评：肢端、黏膜出损害明显，单一饮食史具有线索意义。

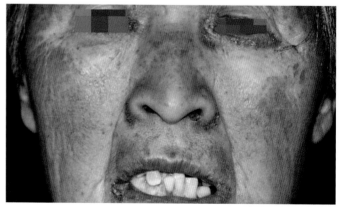

图 3.1.38.3a 烟酸缺乏症

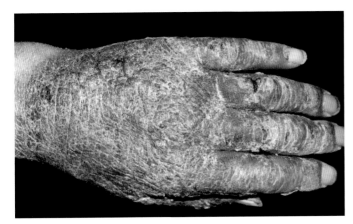

图 3.1.38.3b　烟酸缺乏症

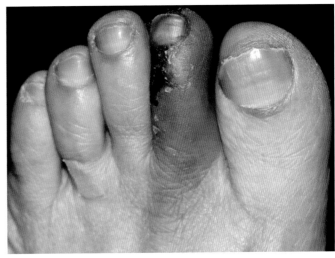

图 3.1.39.1a　血栓闭塞性血管炎

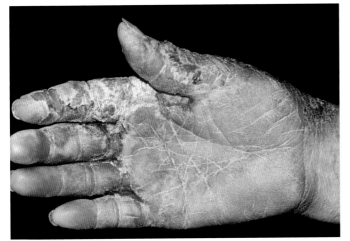

图 3.1.38.3c　烟酸缺乏症

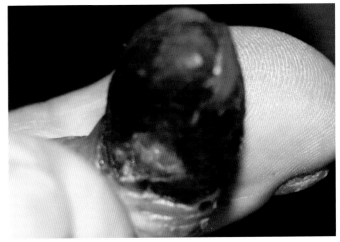

图 3.1.39.1b　血栓闭塞性血管炎

## 3.1.39　血栓闭塞性血管炎
（thromboangiitis obliterans）

　　血栓闭塞性血管炎又称 Buerger 病,是一种主要累及下肢远端中小动静脉、节段分布的慢性复发性血管炎。发病机制尚不清楚,可能与遗传、吸烟、免疫状态、血液高凝状态等有关。好发于 20~40 岁吸烟男,多在冬季发病,主要累及下肢,尤其是左下肢,以足背、跖、胫动脉多见。临床表现为皮肤苍白、发绀、疼痛,抬高肢体疼痛加剧,间歇性跛行,动脉搏动消失,皮肤坏疽,溃疡等。

### 血栓闭塞性血管炎 1　典型病例

　　男,52 岁,左足第 2 趾变黑伴疼痛半年(图 3.1.39.1)。患者吸烟 30 年,平均每天 2 包,否认高血压病、心脏病、糖尿病等慢性病病史。

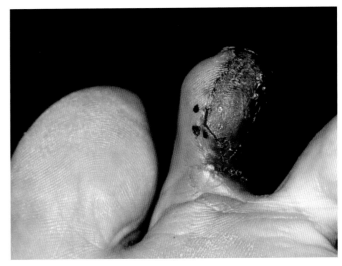

图 3.1.39.1c　血栓闭塞性血管炎

**血栓闭塞性血管炎 2**

男,31 岁,右足第 4 趾反复疼痛 1 年,发紫、溃疡 10 天(图 3.1.39.2)。患者 1 年前出现右足第 4 趾疼痛,久站后加重,10 天前出现局部发紫、溃疡。平时吸烟平均每天 1 包,否认高血压病、心脏病、糖尿病等慢性病病史。

病例点评:注意排除胆固醇等造成的下肢血管血栓,病史中青年男性伴吸烟史,有助于诊断。

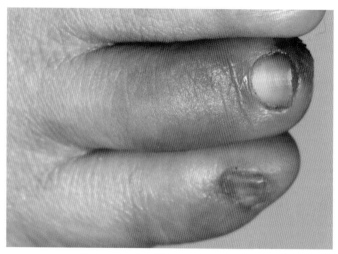

图 3.1.39.2a 血栓闭塞性血管炎

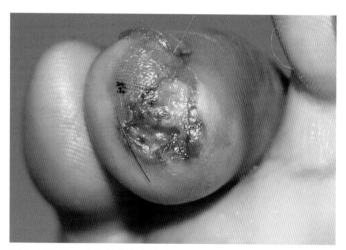

图 3.1.39.2b 血栓闭塞性血管炎

## 3.1.40 红斑肢痛症
### (erythromelagia)

本病可为特发性,也可继发于其他疾病,如高血压、糖尿病、红斑狼疮等,部分患者有家族史;好发于手足,尤其是足部最常见,头面部较少受累;典型表现是四联症,即皮肤红斑、肿胀、皮温升高、明显疼痛;患者症状常在受热或肢体下垂时加重。

**红斑肢痛症 1 典型病例**

女,31 岁,双手背红斑、肿胀伴痛痒 2 个月,遇热症状加重(图 3.1.40.1)。

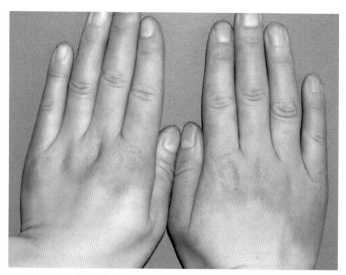

图 3.1.40.1 红斑肢痛症

**红斑肢痛症 2**

女,26 岁,双足、小腿红斑、疼痛 20 年余(图 3.1.40.2)。足部开始发病,疼痛呈针刺样痛,遇热加重;逐渐发展至小腿,红斑遇热后变为青色,遇冷恢复正常,有瘙痒。

病例点评:发病年龄小,但无家族史,进一步基因检测可明确是否存在致病性突变。

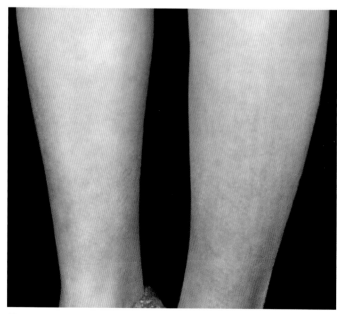

图 3.1.40.2 红斑肢痛症

## 3.1.41 黑踵病
（black heel）

黑踵病本质为皮下出血，又称足跟瘀斑（calcaneal petechiae），多见于青少年，尤其好发于剧烈运动的网球、篮球及登山爱好者。无明显性别差异，通常与局部摩擦刺激或损伤有关。好发于单侧或双侧足跟外侧缘，也可见于足前部、足趾和手掌。皮损表现为群集的小斑点或斑片，淡蓝黑色、黑色或黑褐色，压之不褪色，通常无明显自觉症状，部分患者在剧烈运动时有轻微疼痛。

### 黑踵病 1 典型病例

男，18岁，左跖部黑色斑片1周（图3.1.41.1）。皮肤镜提示不除外出血。

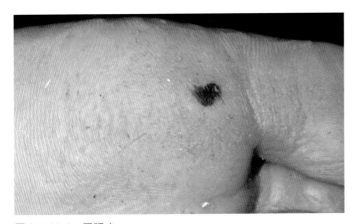

图 3.1.41.1 黑踵病

### 黑踵病 2

女，26岁，右足蹑趾褐色斑3天，无自觉症状（图3.1.41.2）。

病例点评：本例皮损部位相对少见，但病史较短，仍考虑与局部挤压有关。

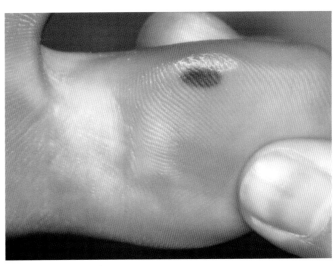

图 3.1.41.2 黑踵病

# 第二节 手足为主的常见病非典型表现
（common diseases of hands and feet with atypical manifestations）

## 3.2.1 多形红斑
（erythema multiforme）

多形红斑是一种以同心圆状"靶样"水肿性丘疹、红斑为典型表现的急性自限性皮肤病，可反复发作。单纯疱疹病毒前驱感染是最常见诱因，药物因素罕见。

就单个皮损而言，通常初发为一处直径数毫米的坚实透明水疱，伴刺痒，很快向四周扩大成环状水疱，可略呈串珠状，继而发展成双带区的早期皮损；外周红色带区+中央暗黑色/暗紫色带区；这类皮疹可很快继续发展为至少3个带区的典型靶样皮损（target lesion），即至少两个不同颜色的同心环围绕着中央坏死性的水疱或大疱（靶心），又称虹膜样皮损（iris lesion）。严重黏膜受累见于Stevens-Johnson综合征而非本病。患者就诊时，可有不同发展阶段的皮疹同时存在，也可基本只有单一皮疹形态。疾病进展期见同形反应。

### 多形红斑 1 典型病例

女，38岁，双手足、四肢红斑、口腔及外阴黏膜糜烂反复1年（图3.2.1.1）。反复发作，有自限性，无明确用药史，系统检查无异常。

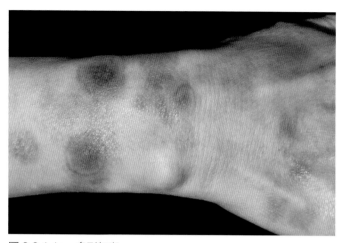

图 3.2.1.1a 多形红斑

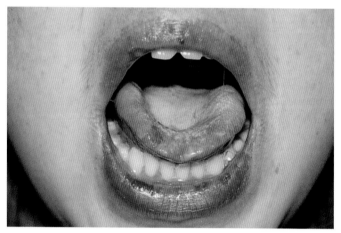

图 3.2.1.1b 多形红斑

## 多形红斑 3

男,28 岁,双手足多发靶形红斑 10 天余,伴瘙痒疼痛(图3.2.1.3)。伴有口腔糜烂,眼视物模糊、双眼瘙痒。大鱼际处可见典型虹膜样皮损。

病例点评:患者手足呈现典型虹膜样皮损,因伴随口腔糜烂,眼视物模糊、双眼瘙痒,应仔细询问病史,密切观察,排除药物诱发因素。

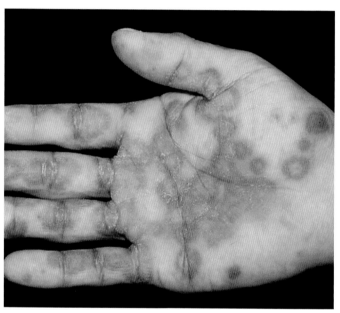

图 3.2.1.3 多形红斑

## 多形红斑 2 典型病例

男,35 岁,全身靶形红斑、水疱,反复 10 年余,多在春季发生(图 3.2.1.2)。

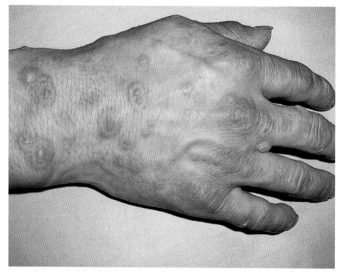

图 3.2.1.2 多形红斑

## 多形红斑 4

男,57 岁,四肢散在红斑 3 周余,痒(图3.2.1.4)。双前臂、手背、掌部、双下肢陆续出现类似皮疹,痒,无关节热及关节疼痛。

病例点评:患者下肢皮损注意鉴别变应性血管炎,组织病理有助于确诊。

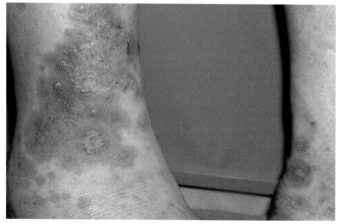

图 3.2.1.4a 多形红斑

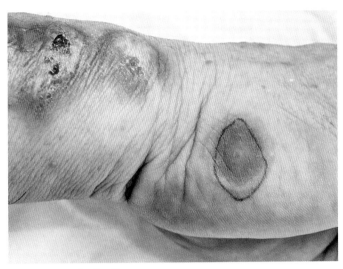

图 3.2.1.4b 多形红斑

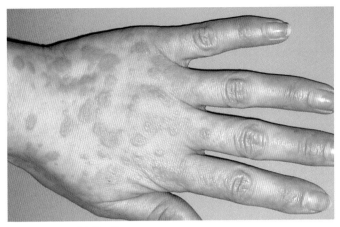

图 3.2.1.6a 多形红斑

## 多形红斑 5

女,28 岁,全身皮肤反复散在靶形红斑 7 个月余(图 3.2.1.5)。皮疹伴瘙痒及刺痛,口服激素治疗有效,停药易复发。

病例点评:皮疹不固定,反复发作,基本皮疹形态表现为靶形。

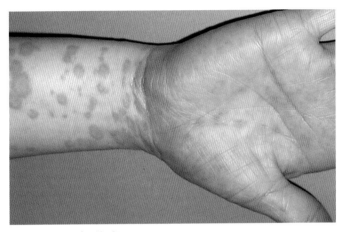

图 3.2.1.6b 多形红斑

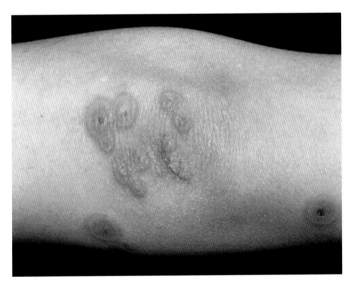

图 3.2.1.5 多形红斑

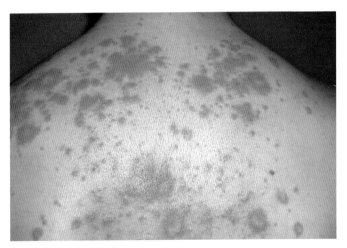

图 3.2.1.6c 多形红斑

## 多形红斑 6

女,38 岁,头面、躯干、四肢散在红斑、丘疹伴瘙痒 10 天,加重 4 天(图 3.2.1.6)。专科检查见多发红斑、丘疹,部分融合成片,无明显水疱及靶形皮损,掌跖潮红,未累及黏膜。病理提示空泡性界面改变,表皮内大量凋亡细胞。

病例点评:缺少典型临床皮损,综合组织病理改变从而明确诊断。

## 多形红斑 7

男,65 岁,口腔及舌反复溃疡 1 年,加重半个月,四肢红斑、水疱 10 天(图 3.2.1.7)。

病例点评:本例口腔损害重,首先应考虑 Stevens-Johnson 综合征,但皮损仅位于手足及膝肘,口腔损害病史与皮损不同,最后仍诊断为多形红斑。

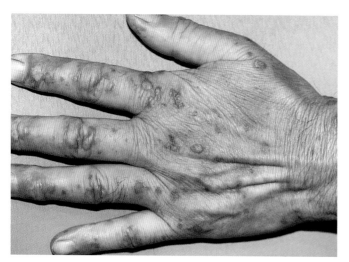

图 3.2.1.7a　多形红斑

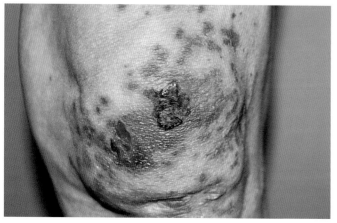

图 3.2.1.7b　多形红斑

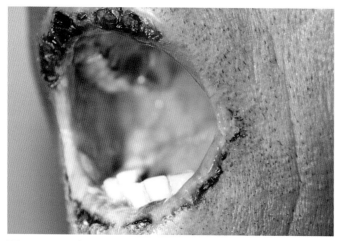

图 3.2.1.7c　多形红斑

## 3.2.2　刺激性接触性皮炎
（irritant contact dermatitis）

刺激性接触性皮炎是由于接触外源性物质后，在皮肤黏膜接触部位发生的急性炎症反应。接触物本身对皮肤有刺激性或毒性，任何人接触该物质均可发病。发病无潜伏期，皮损常局限于直

接接触部位，边界清楚，停止接触后皮损常可自行消退。皮损为红斑，其上常有丘疹、丘疱疹，甚至水疱、大疱或坏死。当有水疱或大疱时，疱壁多紧张，疱液清亮，疱壁破溃后常形成糜烂。去除接触物后积极对症处理，通常 1~2 周后可痊愈，愈后留有暂时性色素沉着。

### 刺激性接触性皮炎 1　典型病例

男，33 岁，右足背、左大腿红斑、水疱、糜烂 10 天余，患者接触农药后即出现皮疹（图 3.2.2.1）。

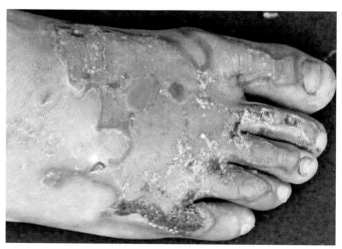

图 3.2.2.1　刺激性接触性皮炎

### 刺激性接触性皮炎 2　典型病例

女，32 岁，双手多发皮色丘疹及淡红斑伴痒 1 周（图 3.2.2.2）。接触农药后发生，皮疹限于接触农药的双手。

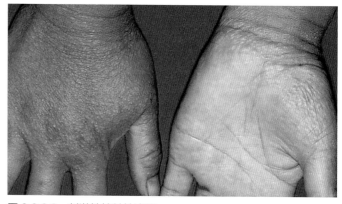

图 3.2.2.2　刺激性接触性皮炎

## 3.2.3　变应性接触性皮炎
（allergic contact dermatitis）

变应性接触性皮炎是接触性皮炎的一种类型，本质为Ⅳ型超敏反应。在接触某物质致敏后，再次接触该物质，经 12~48 小时后

在接触部位及附近出现红斑、水肿、水疱、糜烂等。当接触部位为眼睑、口唇、包皮、阴囊时,肿胀会明显。接触物本身为致敏因子,无刺激性或毒性。变应性接触性皮炎有一定的潜伏期,首次接触后不发生反应,再次接触同样的致敏物才发病。皮损分布往往呈广泛性及对称性,容易反复发作。皮肤斑贴试验阳性。

### 变应性接触性皮炎 1　典型病例

女,17 岁,口唇及口周红肿 1 天(图 3.2.3.1)。患者 1 天前进食芒果,12 小时后口唇及口周出现红肿,伴瘙痒。患者既往曾吃过芒果,并未发生过敏,1 天前再次吃芒果,12 小时后口唇出现红斑肿胀,瘙痒,左面颊、右颊近鼻唇沟亦出现肿胀性红斑及红色丘疹。

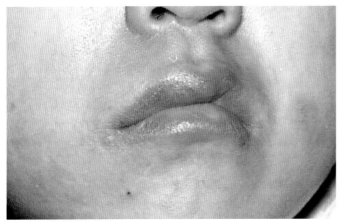

图 3.2.3.1　变应性接触性皮炎

### 变应性接触性皮炎 2　典型病例

女,32 岁,膝部红斑肿胀 1 个月(图 3.2.3.2)。患者 1 个月前双膝贴"伤湿止痛膏",约 10 天后出现肿胀性红斑、水疱,外用"炉甘石等"逐渐减轻。水疱渐消退愈合。贴膏药前期无不适,约 10 天后出现皮炎,提示前期为致敏阶段。

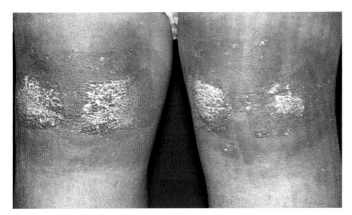

图 3.2.3.2　变应性接触性皮炎

## 3.2.4　皲裂性湿疹
（chapped eczema）

湿疹目前已不被视为一独立疾病。皲裂性湿疹作为一个特殊临床类型,表现为掌跖干燥、粗糙、苔藓化及皲裂,常伴不同程度的疼痛及瘙痒。多见于我国北方地区,冬春季节加重。可能与日常接触刺激物有关,例如肥皂、洗涤剂、油漆等。

### 皲裂性湿疹 1　典型病例

男,16 岁,双足底皮肤增厚、局限性皲裂 9 年,进行性加重,上覆痂皮及鳞屑(图 3.2.4.1)。

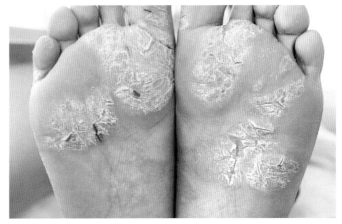

图 3.2.4.1　皲裂性湿疹

### 皲裂性湿疹 2　典型病例

男,37 岁,双手掌弥漫性增厚、苔藓样变伴瘙痒及疼痛 2 年,皮损渐增大,界限不清,伴皲裂及鳞屑(图 3.2.4.2)。

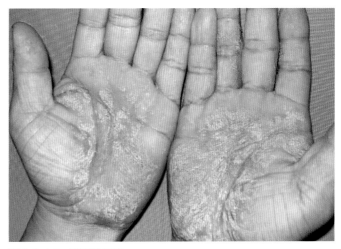

图 3.2.4.2　皲裂性湿疹

## 3.2.5　汗疱疹
（pompholyx）

　　汗疱疹好发于夏秋季节,现多认为是一种湿疹样反应,精神因素、接触橡胶、乳胶、铬、钴或镍可诱发。对称发生于掌跖部位,小水疱,疱壁紧张,粟粒至米粒大小,呈半球形略高出皮面,干涸后脱屑。常反复发作。

### 汗疱疹1　典型病例

　　女,14岁,双手掌红斑、水疱、脱屑、多汗伴痒10年(图3.2.5.1)。

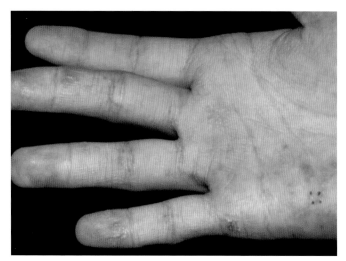

图3.2.5.1　汗疱疹

### 汗疱疹2　典型病例

　　女,36岁,双手、足红斑、丘疹、脓疱伴痒1个月(图3.2.5.2)。双手足末端有水疱、脓疱,疱内可见黄色液体,皮肤脱屑、干裂,皮疹对称分布,右足姆趾甲受累。

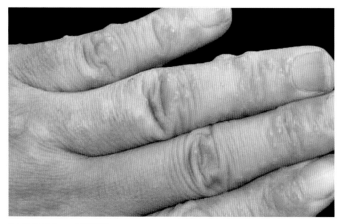

图3.2.5.2a　汗疱疹

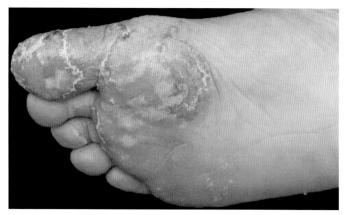

图3.2.5.2b　汗疱疹

### 汗疱疹3

　　男,19岁,双手指皮色丘疹反复发作伴瘙痒3年(图3.2.5.3)。双手指背、手掌对称出现的密集皮色小丘疹,部分皮疹质地坚实。
　　病例点评:皮疹较为深在坚实,需要与光泽苔藓相鉴别。

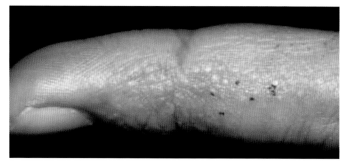

图3.2.5.3　汗疱疹

## 3.2.6　冻疮
（frostbite）

　　冻疮是人体长时间处于低温、潮湿或短时间接触冰点以下物体时局部或全身出现损伤,主要好发于暴露部位或肢体末端。冬季多发,常见皮损为局限型水肿型紫红斑块或结节,严重者可出现水疱、溃疡等,气温转暖可自愈,来年易复发。主要由于受冷后皮肤血管痉挛收缩,组织缺氧引起细胞损伤,久之血管麻痹扩张形成血栓、组织坏死。

### 冻疮1　典型病例

　　女,27岁,双手、面颊及耳部紫红色斑块反复20年余(图3.2.6.1),自幼发生,冬季反复,夏季不出现,无低热、乏力及关节疼痛等系统症状。

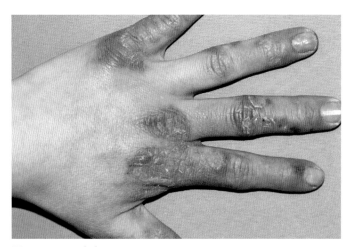

图 3.2.6.1a　冻疮

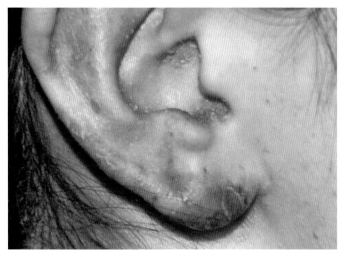

图 3.2.6.1b　冻疮

### 冻疮 2

男,1 岁,双颊水肿性紫红斑 2 个月余(图 3.2.6.2)。

病例点评:婴儿面颊暴露部位,发病季节为冬季,注意与红斑狼疮进行鉴别。

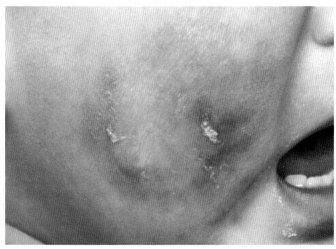

图 3.2.6.2　冻疮

### 冻疮 3

女,19 岁,大腿外侧水肿性红斑、糜烂反复 2 年(图 3.2.6.3)。病理无明显脂膜炎改变。

病例点评:年轻女,冬季发作,自觉疼痛,注意损伤深度,与寒冷性脂膜炎鉴别。

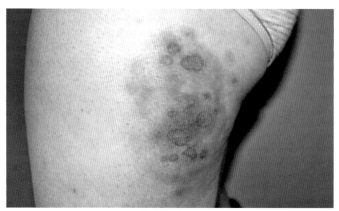

图 3.2.6.3　冻疮

### 冻疮 4

男,18 岁,双手足、下肢紫红、暗红色斑片、结节反复 4 年,冬季发作(图 3.2.6.4)。

病例点评:皮损位于双手足及足踝暴露部位,冬季反复发作,有明显季节倾向,有瘙痒感,符合冻疮临床表现;本例皮损较广泛,注意与多形红斑等鉴别。

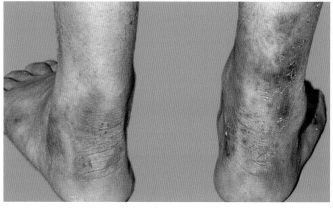

图 3.2.6.4　冻疮

## 3.2.7　鸡眼
### （clavus）

鸡眼系长期压迫和摩擦诱发的局部皮肤角质层增厚,多累及突出的受力部位,如脚掌中央、小趾外侧、蹬趾内侧缘,亦可见于趾背及足跟。表现为境界清楚的黄色或深黄色类圆形斑块,日久可形成锥形角质栓,角质栓尖端压迫真皮层内末梢神经,站立或行走受压时自觉疼痛。鸡眼与跖疣临床易混淆。

### 鸡眼1　典型病例

男,26岁,左足底角化性丘疹2年,皮疹发生于前脚掌着力部位,表现为环状角化过度性斑块,中央有角栓,走路疼痛(图3.2.7.1)。

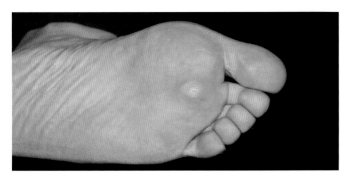

图3.2.7.1　鸡眼

### 鸡眼2

男,41岁,手足多发丘疹2年(图3.2.7.2)。手足多发皮色角化性丘疹,质硬,粗糙,足趾皮疹压痛。

病例点评:多发丘疹,注意与病毒疣鉴别。

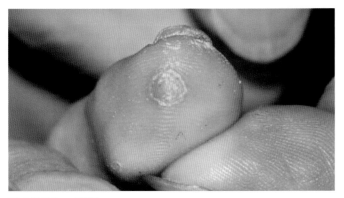

图3.2.7.2a　鸡眼

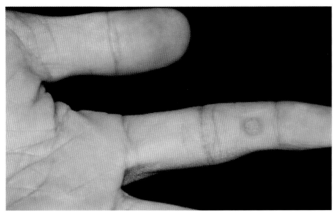

图3.2.7.2b　鸡眼

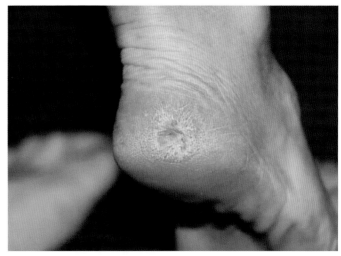

图3.2.7.2c　鸡眼

## 3.2.8　腱鞘囊肿
### （ganglion cyst）

该病为圆形光滑的皮下结节,活动性好,囊肿大时可有波动感,可因压迫引起疼痛。好发于腕部背侧、足背,也可见于大关节附近的肌腱和腱膜。多见于中年和青年女性。临床上需与脂肪瘤等良性软组织肿瘤鉴别。

### 腱鞘囊肿1　典型病例

男,48岁,左手腕皮下结节1年(图3.2.8.1)。缓慢生长,质中,活动度好,无压痛。

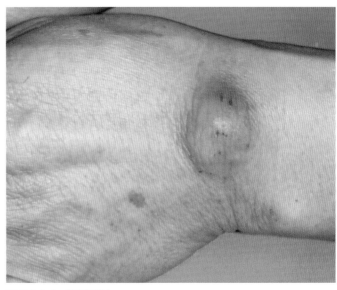

图3.2.8.1　腱鞘囊肿

### 腱鞘囊肿2　典型病例

男,48岁,右足背结节1年余(图3.2.8.2)。

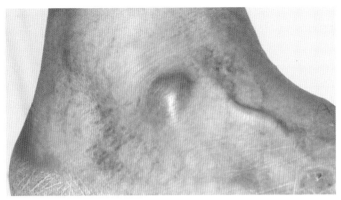

图 3.2.8.2 腱鞘囊肿

## 腱鞘囊肿 3

男,52 岁,左肘皮下结节半年余(图 3.2.8.3)。初米粒大小,渐增大,无不适。

病例点评:发病部位相对少见,注意鉴别表皮囊肿等其他常见病。

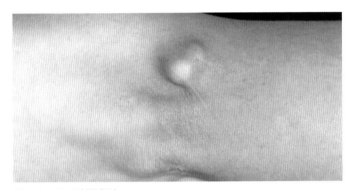

图 3.2.8.3 腱鞘囊肿

## 腱鞘囊肿 4

男,35 岁,左膝下皮下包块 3 个月(图 3.2.8.4)。渐增大,偶刺痛,当地医院 X 线片检查无异常,B 超考虑炎性包块。

病例点评:大关节处皮下包块,需与脂肪瘤等鉴别,B 超检查有助于诊断。

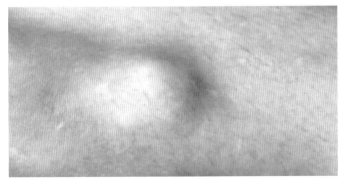

图 3.2.8.4 腱鞘囊肿

## 3.2.9 手足癣
（tinea of feet and hands）

手足癣是一种常见的浅部真菌感染疾病。足癣发病率较手癣高。手癣常来自搔抓足癣、体癣、股癣,或甲癣蔓延。足癣常见 4 种类型:水疱型、趾间糜烂型、丘疹鳞屑型、角化过度型,在同一患者的临床不同阶段可有几种类型同时出现。手癣与足癣在临床表现上大致相同。水疱期瘙痒明显,部分水疱可继发细菌感染形成脓疱。手癣临床为皮损境界清楚红斑,上覆鳞屑,皮损多位于单侧。

### 手癣 1 典型病例

男,3 岁,右手掌侧红斑、角化过度 2 个月(图 3.2.9.1)。右手掌鱼际及手背暗红斑,边界清楚,上覆干燥皮屑,局部可见皲裂,累及单侧。

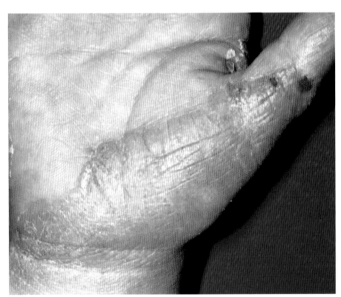

图 3.2.9.1a 手癣

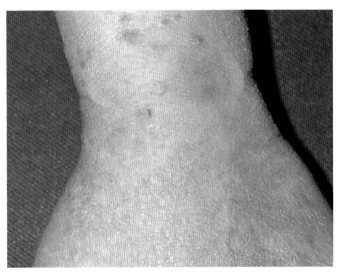

图 3.2.9.1b 手癣

## 手足癣 2　典型病例

男,37岁,双足红斑、丘疱疹伴脱屑半年(图3.2.9.2)。曾于外院按掌跖脓疱病治疗,给予阿维A胶囊、雷公藤、卤米松等,效果不佳。后双手出现类似情况,左侧较重,真菌镜检见菌丝,抗真菌治疗后缓解。

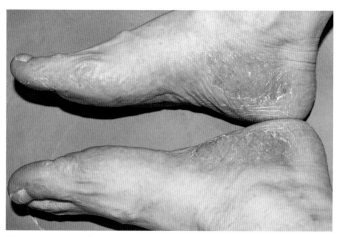

图 3.2.9.2a　足癣

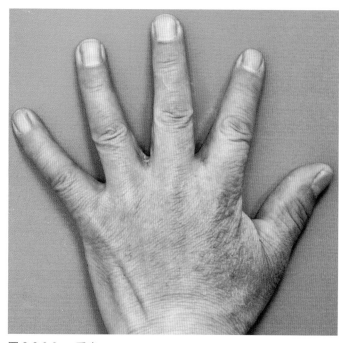

图 3.2.9.3a　手癣

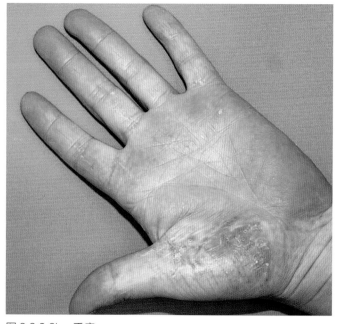

图 3.2.9.2b　手癣

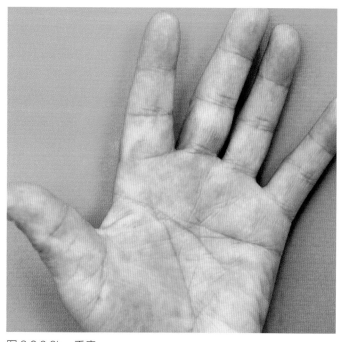

图 3.2.9.3b　手癣

## 手癣 3

男,51岁,左手中指和环指间、手背红斑、脓疱半年(图3.2.9.3)。半年前无明显诱因左手掌出现红斑、脓疱,瘙痒剧烈,皮损自行消退,3天前手背、中指和环指间出现类似皮损。

病例点评:累及单手,皮损境界较清楚,边缘轻度隆起。

## 足癣 4

男,20岁,右足底反复水疱,伴疼痛、瘙痒3年(图3.2.9.4)。水疱反复发生,每年3~4次,持续2个月左右可缓解。真菌镜检见菌丝。父亲足底有类似情况。

病例点评:单侧深在水疱,伴痛痒,注意鉴别单纯疱疹、汗疱疹等其他可表现为水疱的疾病。

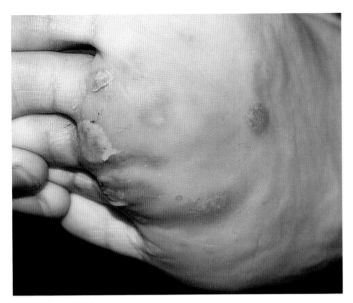

图 3.2.9.4　足癣

### 足癣 5

女，45 岁，左足红斑、丘疱疹伴痒反复 11 年余（图 3.2.9.5）。无明显季节差异，发作时无明显诱因，位置不固定。

病例点评：病程较长，皮疹以水疱、脓疱为主要表现。

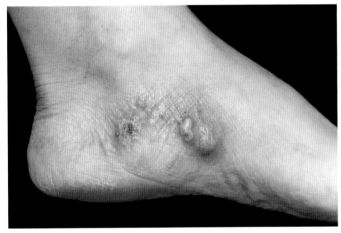

图 3.2.9.5　足癣

## 3.2.10　掌红斑
（erythema palmare）

掌红斑临床少见，1929 年 Lane 报道 1 例，有家族史，为显性遗传病。多种原因引起本病，常见有内脏病变和其他皮肤病。临床表现为发生在两手掌部的红斑，特别位于大小鱼际部，境界清楚，压诊褪色，可持续存在多年，常合并蜘蛛痣，有时红斑弥漫全手掌外，可蔓延至指端背侧面，无自觉症状。

### 掌红斑　典型病例

女，38 岁，双手掌、双足底红斑半年（图 3.2.10.1）。半年前出现双手掌、双足底红斑，无任何不适，手掌皮损主要分布于鱼际、小鱼际处。该患者仅根据临床表现无法排除红斑狼疮，病理报告考虑掌红斑。

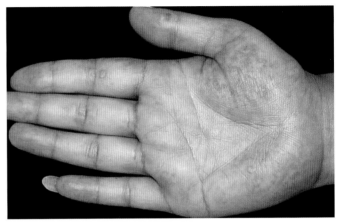

图 3.2.10.1a　掌红斑

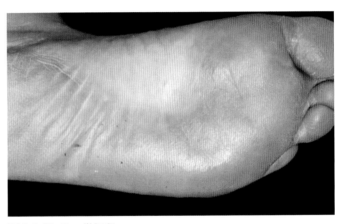

图 3.2.10.1b　掌红斑

## 3.2.11　肢端痣
（acral nevus）（见 7.2.9）

## 3.2.12　掌跖脓疱病
（palmoplantar impetigo）（见 8.7.2.2）

## 3.2.13　连续性肢端皮炎
（acrodermatitis continua）（见 8.7.2.1）

## 3.2.14　毛发红糠疹
（pityriasis rubra pilaris）（见 7.2.14）

## 3.2.15　慢性皮肤型红斑狼疮
（chronic cutaneous lupus erythematosus）

（见 8.6.3）

## 3.2.16　冻疮样红斑狼疮
（chilblain lupus erythematosus）

（见 8.6.3.4）

## 3.2.17　皮肌炎
（dermatomyositis）

（见 1.2.41）

## 3.2.18　黏液囊肿
（mucous cyst）

（见 6.1.15）

# 第四章

# 外生殖器及肛周皮肤病

# Skin diseases of external genital and perianal area

# 第四章
# 外生殖器及肛周皮肤病
（skin diseases of external genital and perianal area）

## 第一节 外生殖器肛周为主的少见病
（rare diseases of external genital and perianal area）

### 4.1.1 疣状黄瘤
（verruciform xanthoma）

本病罕见,男女发病率相等,多见于成年人,与糖尿病及高脂血症无关。多见于口腔黏膜任何部位,以牙龈和硬腭最常见。发生于口腔外者罕见,可发生于阴茎、阴囊、腹股沟、肛门和鼻孔。单发或多发,软、红、白或黄色丘疹、斑块,表面呈乳头状或菜花状,质略硬,1~20mm 大小,基底呈足状延伸。

### 疣状黄瘤1 典型病例

女,30 岁,右腋下及外阴红色多发疣状增生物 2 年,渐增大(图 4.1.1.1 )。

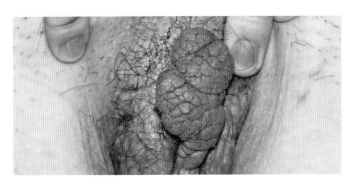

图 4.1.1.1a 疣状黄瘤

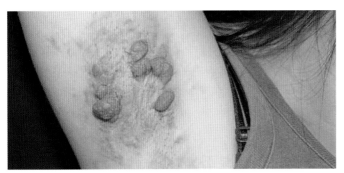

图 4.1.1.1b 疣状黄瘤

### 疣状黄瘤2

男,34 岁,阴囊部红色结节 4 年,渐增大(图 4.1.1.2 )。
病例点评:阴囊单发红色结节,基底有蒂。

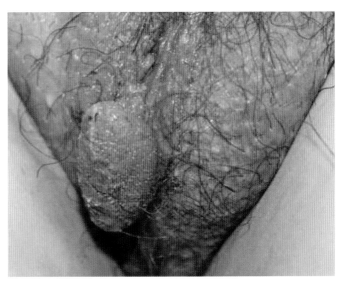

图 4.1.1.2 疣状黄瘤

### 4.1.2 乳房外佩吉特病
（extramammary Paget disease）

老年男性多见,也见于女性,好发阴囊、肛周、阴唇部位,可发生于腋下,表现为长期不愈的红斑、糜烂、溃疡,部分患者为泌尿道及胃肠道肿瘤转移。

### 乳房外佩吉特病1 典型病例

男,61 岁,阴囊右侧红斑 3 年,加重伴糜烂渗出 2 年(图 4.1.2.1 )。
病例点评:单侧皮损,糜烂、渗出,长期不愈合。

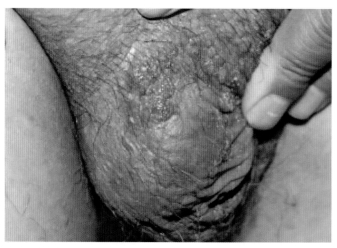

图 4.1.2.1 乳房外佩吉特病

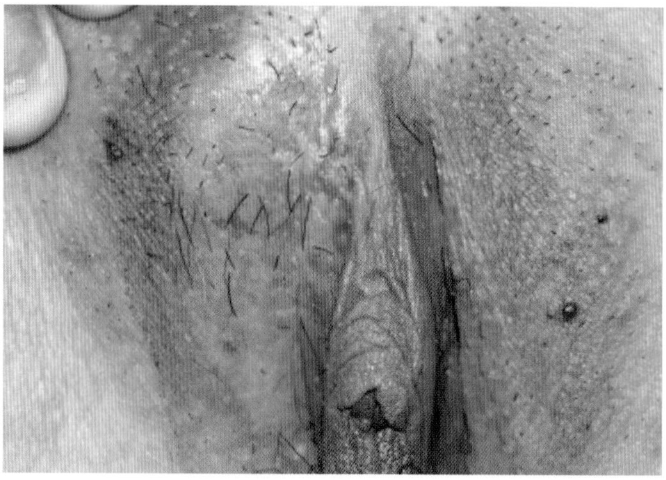

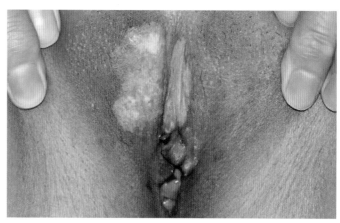

图 4.1.2.3 乳房外佩吉特病

## 乳房外佩吉特病 2

男,79 岁,右侧腋窝红色斑块,结痂 4 年(图 4.1.2.2)。

病例点评:单侧发生,皮损渐向周围扩展,局部糜烂结痂。

## 乳房外佩吉特病 4

女,64 岁,右侧大阴唇白斑 3 个月(图 4.1.2.4)。

病例点评:皮损有色素减退及萎缩,应与硬化性苔藓鉴别,局部的增生肥厚易导致误诊。

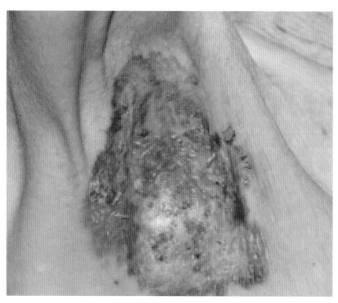

图 4.1.2.2 乳房外佩吉特病

图 4.1.2.4 乳房外佩吉特病

## 乳房外佩吉特病 3

女,55 岁,右侧大阴唇红斑 3 年(图 4.1.2.3)。

病例点评:单侧发病,皮损持续存在,局部增厚,表面糜烂及轻度渗出。

## 4.1.3 乳头状汗腺腺瘤
（hidradenoma papilliferum）

乳头状汗腺腺瘤是一种少见的皮肤肿瘤,好发于中青年,绝大多数发生于女性,皮疹起源于肛门生殖器等部位的顶泌汗腺,常发生于女性阴唇、会阴及肛周,特别是大阴唇部位,其他发病部位还包括头皮、鼻、腋窝、腹部等。皮疹常表现为单发的无症状的丘疹或结节,有囊性感,偶有疼痛、瘙痒或出血,生长缓慢。

## 乳头状汗腺腺瘤 1　典型病例

女,39 岁,左侧大阴唇皮下结节 4 个月,缓慢增大,无不适(图 4.1.3.1)。

病例点评:为乳头状汗腺腺瘤典型病例,发生于女性外阴,表现为单发的无症状皮下结节。

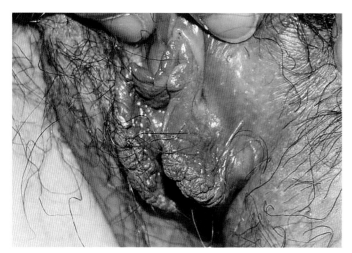

图 4.1.3.1　乳头状汗腺腺瘤

## 乳头状汗腺腺瘤 2　典型病例

女,19 岁,胸部红色丘疹 10 年,有压痛,皮损渐增大(图 4.1.3.2)。

病例点评:区别于上述病例,本例乳头状汗腺腺瘤发生于躯干部位,也被称为"异位的乳头状汗腺腺瘤(ectopic hidradenoma papilliferum)"。

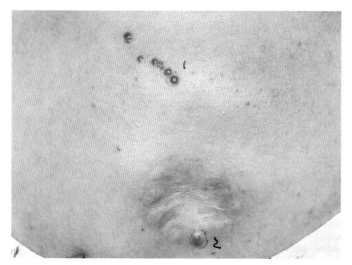

图 4.1.3.2　乳头状汗腺腺瘤

## 4.1.4　增殖性红斑

（erythroplasia of Queyrat）

又名红斑增生症,是一种发生于黏膜上皮的癌前病变,好发于 45 岁以下年轻人。多发生于未经环切术的包皮过长者,主要发生于龟头,也可见于其他黏膜处。皮损为境界清楚的红斑,稍微隆起,边界清,圆形或不规则,直径在 0.2~0.5cm 之间,表面光泽是其主要特点,可糜烂、破溃,病程缓慢,可发展为鳞状细胞癌。

### 增殖性红斑 1　典型病例

男,35 岁,龟头红斑 4 年(图 4.1.4.1)。

病例点评:龟头处边界清楚红斑,隆起,无自觉症状,红斑逐渐扩大。

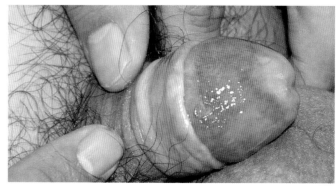

图 4.1.4.1　增殖性红斑

### 增殖性红斑 2

男,72 岁,冠状沟糜烂 1 年余(图 4.1.4.2)。

病例点评:冠状沟处糜烂,无自觉不适,梅毒血清学检查:阴性。

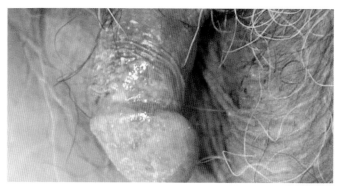

图 4.1.4.2　增殖性红斑

### 增殖性红斑 3

男,49 岁,冠状沟、龟头增生性斑块 4 年(图 4.1.4.3)。

病例点评:皮疹起初为冠状沟痛痒性红色丘疹,行激光治疗后,皮损快速复发,累及龟头尿道口处,渗出及结痂明显,临床上需要与鳞状细胞癌相鉴别。

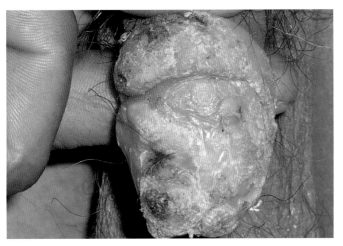

图 4.1.4.3　增殖性红斑

### 增殖性红斑 4

男,47 岁,龟头、包皮红斑丘疹 5 个月(图 4.1.4.4)。

病例点评:发生于阴茎、龟头黏膜处红斑、丘疹,无破溃等,需要与扁平苔藓相鉴别,后者皮损多发生于龟头,皮损有白色条纹,上覆鳞屑。

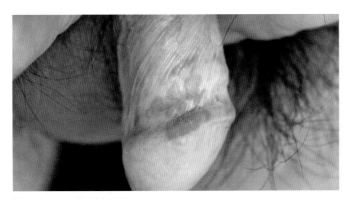

图 4.1.4.4　增殖性红斑

## 4.1.5　上皮内瘤变
### (intraepithelial neoplasia)

上皮内瘤变是上皮性恶性肿瘤发生前的一个特殊阶段,细胞在形态学和细胞排列方式上,较之正常组织有明显的改变,完全具备肿瘤性病变的特点,但因病变暂时局限于上皮内,还未侵犯相邻的组织而视为一种癌前病变。

### 上皮内瘤变 1　典型病例

女,29 岁,外阴、肛周疣状丘疹、斑片 5 年余(图 4.1.5.1)。

病例点评:外阴及肛周多发疣状丘疹,皮疹逐渐向周围扩大,局部出现增生、破溃、渗液。

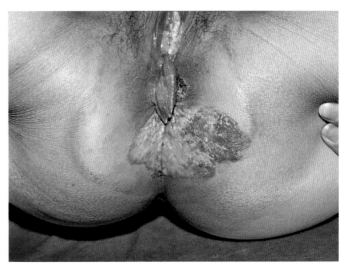

图 4.1.5.1　上皮内瘤变

### 上皮内瘤变 2

男,73 岁,阴囊、阴茎红斑伴痛痒 2 个月余(图 4.1.5.2)。

病例点评:发生于阴囊、阴茎、龟头处的浸润性红斑、斑块、脱屑,无明显增生及破溃,组织病理明确诊断。

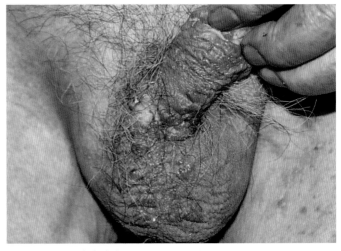

图 4.1.5.2　上皮内瘤变

### 上皮内瘤变 3

女,55 岁,左侧大阴唇暗红色斑块 1 年余(图 4.1.5.3)。

病例点评:皮损为暗红色浸润性斑块,表面局部萎缩,苔藓样变,组织病理明确诊断。此例需与外阴神经性皮炎鉴别。

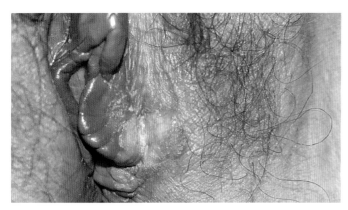

图 4.1.5.3　上皮内瘤变

### 上皮内瘤变 4

女,64 岁,左大阴唇红斑 2 个月(图 4.1.5.4)。

病例点评:左大阴唇处红斑,有糜烂、渗出,浸润感不明显,需组织病理明确诊断。

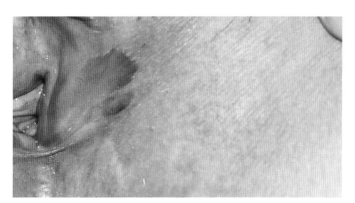

图 4.1.5.4　上皮内瘤变

## 4.1.6　阴茎硬化性淋巴管炎
（sclerosing lymphangitis of the penis）

本病好发部位为冠状沟,也可见于阴茎背部,皮损为弯曲、蚯蚓状、软骨硬度的索状物,偶尔可形成溃疡。一般无自觉症状,有时轻度疼痛,病程有自限性,大多数可自行消退。近年研究提示多数病例以浅表静脉血栓为基本改变,少数报道为淋巴管受累,有学者认为本病可能属于浅表血栓性静脉炎的亚型之一。

### 阴茎硬化性淋巴管炎 1　典型病例

男,47 岁,阴茎皮下硬结 1 个月余(图 4.1.6.1)。

病例点评:中年男,阴茎冠状沟处条索状斑块迅速增大,质硬,无不适。

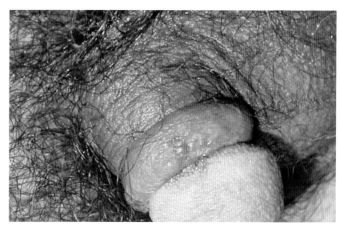

图 4.1.6.1　阴茎硬化性淋巴管炎

### 阴茎硬化性淋巴管炎 2　典型病例

男,25 岁,阴茎红肿性条索状结节 2 周(图 4.1.6.2)。

病例点评:皮损红肿,无破溃,勃起时有胀痛,平时无不适。

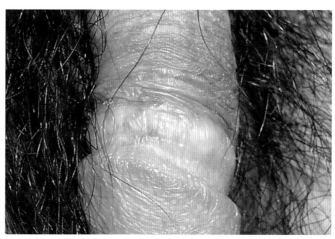

图 4.1.6.2　阴茎硬化性淋巴管炎

## 4.1.7　Reiter 病
（Reiter syndrome）

Reiter 病可能与人类白细胞抗原 B27（human leukocyte antigen B27,HLA-B27）抗原阳性有关,青年男性好发。非化脓性关节炎、尿道炎、结膜炎为 Reiter 病典型表现,此外还可出现皮肤黏膜水疱、脓疱、角化性斑块、蛎壳样结痂及甲破坏。

### Reiter 病 1　典型病例

男,19 岁,外生殖器红色斑块、鳞屑及头皮、四肢渗出性斑块伴左膝关节痛、球结膜充血 1 年(图 4.1.7.1)。

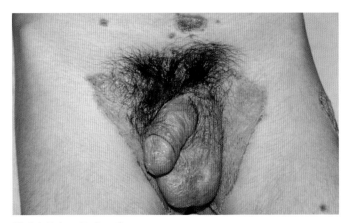

图 4.1.7.1a　Reiter 病

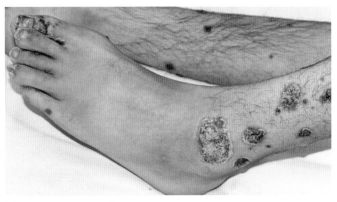

图 4.1.7.1b　Reiter 病

## Reiter 病 2

　　男,38 岁,龟头反复红斑脓疱、关节痛伴尿痛 11 年(图 4.1.7.2)。

　　病例点评:龟头浅表脓疱,部分排列成环形是 Reiter 病在该部位的临床特点。结合关节痛及尿道炎考虑 Reiter 病。

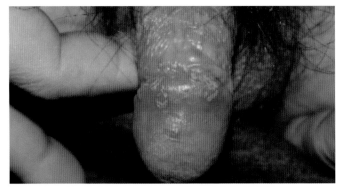

图 4.1.7.2　Reiter 病

## 4.1.8　表皮松解性棘皮瘤

（epidermolytic acanthoma）

　　表皮松解性棘皮瘤病因不清,有学者认为与使用免疫抑制剂有关。多见于中年人,男性多于女性。分为孤立型和播散型,孤立

型可见于任何部位,但好发于阴囊、头颈部和下肢,主要为疣状丘疹或斑块,直径常小于 1cm,偶见簇集性皮损;播散型好发于躯干上部,特别是背部,为散在扁平褐色丘疹,直径 2~6mm,似脂溢性角化病。多无自觉症状,偶有瘙痒。

### 表皮松解性棘皮瘤 1

　　女,39 岁,左侧大阴唇皮色丘疹 10 年,无不适(图 4.1.8.1)。

　　病例点评:外阴部簇集性小丘疹,无自觉症状,长期无明显变化。

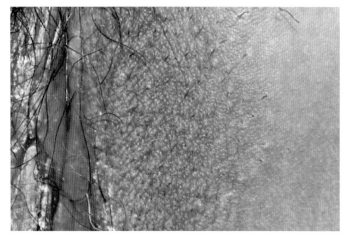

图 4.1.8.1　表皮松解性棘皮瘤

### 表皮松解性棘皮瘤 2

　　男,48 岁,阴囊多发丘疹伴有瘙痒 1 年余,渐增多(图 4.1.8.2)。

　　病例点评:阴囊多发扁平丘疹,临床需要与汗管瘤、病毒疣等疾病鉴别。

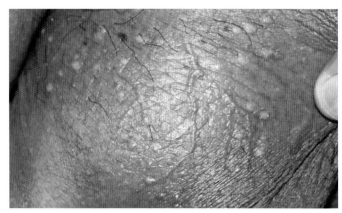

图 4.1.8.2　表皮松解性棘皮瘤

## 4.1.9　巴氏腺囊肿

（Bartholin cyst）

　　是由于女性外阴前庭大腺导管开口堵塞形成的腺样囊肿,又

名前庭大腺囊肿（Bartholin gland cyst）。好发于育龄期女性，常反复发作，容易合并感染。临床表现为大阴唇后部或小阴唇近处女膜处的皮下囊肿，常单发，少数患者多发。皮疹大小不等，多无明显自觉症状，如果合并感染可出现红肿疼痛。需与阴唇黏液囊肿鉴别。

### 巴氏腺囊肿　典型病例

女，40 岁，左侧小阴唇结节 5 年余（图 4.1.9.1）。

病例点评：发生于中年女性，左侧小阴唇内隐窝处，孤立蓝色皮下结节，质软，活动度可，无自觉症状，无合并感染。

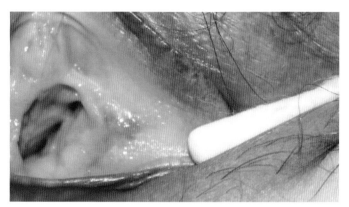

图 4.1.9.1　巴氏腺囊肿

## 4.1.10　肠病性肢端皮炎
### （acrodermatitis enteropathica）

肠病性肢端皮炎多见于婴幼儿时期，本病是常染色体隐性遗传病，由于肠道有缺陷而引起锌吸收不良所致，好发部位为口周、外生殖器、肛周、肢端。皮损常表现为境界清楚的红斑，有渗出倾向，可伴有小水疱。患儿常有慢性腹泻及弥漫性头发稀疏的特点，可有甲沟炎及口炎。

### 肠病性肢端皮炎 1　典型病例

男，4 岁，口周、肛周、阴囊、手足红斑、糜烂 3 年余（图 4.1.10.1）。

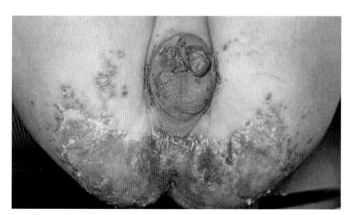

图 4.1.10.1a　肠病性肢端皮炎

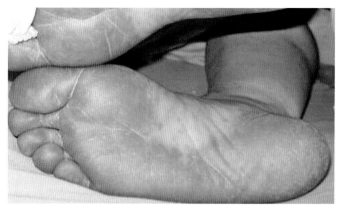

图 4.1.10.1b　肠病性肢端皮炎

### 肠病性肢端皮炎 2

男，5 岁，眼周、口周、腋下、臀部红斑、丘疹反复 5 年（图 4.1.10.2）。

病例点评：除口周、肛周、眼周等常见部位外，皮疹还发生于腋下、腹股沟、颈部等身体屈侧。临床不典型，原诊断主要依据锌剂治疗有效，虽病理支持诊断，但仍存疑。

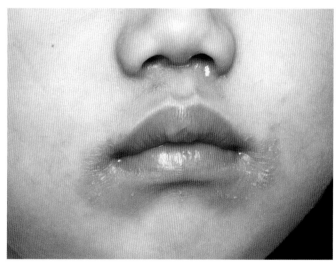

图 4.1.10.2a　肠病性肢端皮炎

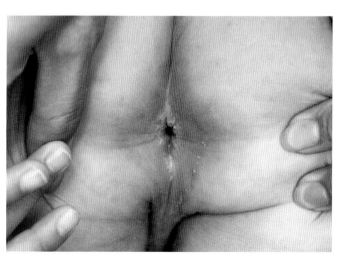

图 4.1.10.2b　肠病性肢端皮炎

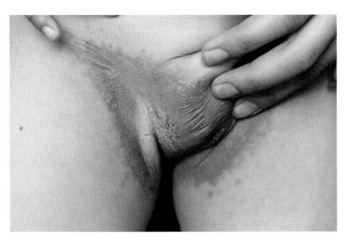

图 4.1.10.2c 肠病性肢端皮炎

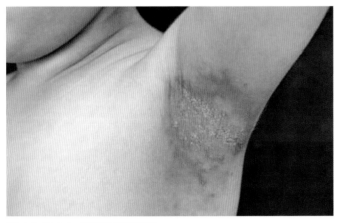

图 4.1.10.2d 肠病性肢端皮炎

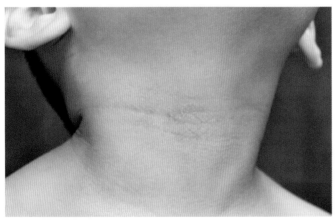

图 4.1.10.2e 肠病性肢端皮炎

### 顶泌汗腺痒疹 典型病例

女,26 岁,双腋下、乳晕和外阴丘疹伴痒半年余,与月经无明显关系(图 4.1.11.1)。

病例点评:顶泌汗腺分布区簇集性分布淡褐色、皮色丘疹,大部分与毛囊一致,需要与汗管瘤相鉴别。

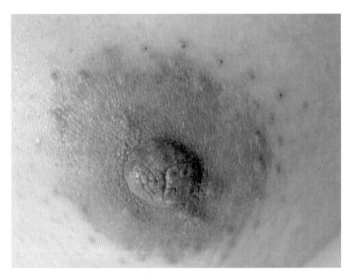

图 4.1.11.1a 顶泌汗腺痒疹
(图片来源:陆军军医大学西南医院杨希川教授)

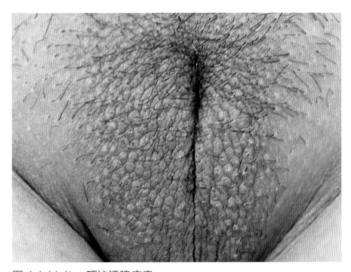

图 4.1.11.1b 顶泌汗腺痒疹
(图片来源:陆军军医大学西南医院杨希川教授)

## 4.1.11 顶泌汗腺痒疹
（apocrine prurigo）

顶泌汗腺痒疹又称 Fox-Fordyce 病,与角蛋白堵塞顶泌汗腺分布区的毛囊漏斗部相关,多见于青年女性。临床表现为散在坚实的圆锥形毛囊性丘疹,好发于顶泌汗腺分布部位:腋窝、乳晕、阴阜、大阴唇和会阴部。可有阵发性剧烈瘙痒,皮损长期存在可继发皮肤肥厚。

## 4.1.12 虱病
（pediculosis）

虱寄生于人体,其叮咬、体液刺激及机体免疫反应引起皮肤瘙痒和皮疹。多见于卫生条件较差和营养不良的患者。由于虱的形态和寄生部位的不同,常分为头虱、体虱、阴虱 3 种,目前阴虱较为常见。本病可通过直接或间接接触而传染。阴虱主要由性接触传染。

## 虱病　典型病例

病例点评:通过肉眼或借助放大镜、皮肤镜、显微镜等设备可以观察到成虫和/或虫卵(图 4.1.12.1)。

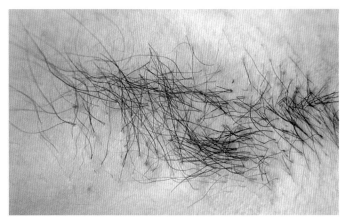

图 4.1.12.1a　虱病
(图片来源:陆军军医大学西南医院杨希川教授)

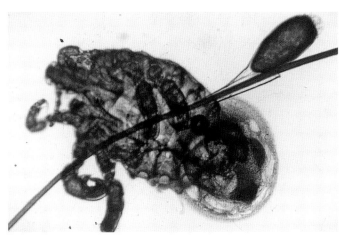

图 4.1.12.1b　虱病(虱)
(图片来源:陆军军医大学西南医院杨希川教授)

## 4.1.13　浆细胞性外阴炎
（plasma cell vulvitis）

浆细胞性外阴炎是一种发生于女性外阴黏膜的慢性良性炎症性疾病,可发生于任何年龄段,但以绝经期前后妇女多发,平均发病年龄约 52 岁。可累及外阴黏膜的任何部位,多见于小阴唇、阴道口、尿道口和阴唇系带,表现为红斑、斑片、斑块,常双侧对称分布。可有疼痛、烧灼感、瘙痒、交媾困难或出血。诊断需依赖于组织病理。需与其他外阴部疾病如硬化性苔藓、糜烂性扁平苔藓、增殖性红斑等鉴别。

## 浆细胞性外阴炎　典型病例

女,31 岁,外阴部红斑、肿胀、破溃伴疼痛 1 年(图 4.1.13.1)。组织病理显示:真皮上部炎细胞呈苔藓样浸润,浆细胞为主。

病例点评:女性外阴红斑、疼痛,组织病理显示真皮上部大量浆细胞浸润。

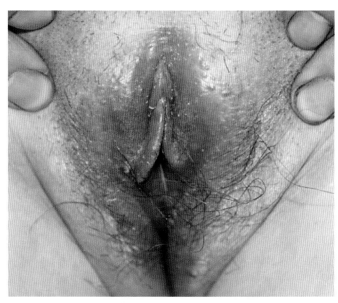

图 4.1.13.1　浆细胞性外阴炎

## 4.1.14　闭塞性干燥性龟头炎
（balanitis xerotica obliterans）

闭塞性干燥性龟头炎又称男性生殖器硬化性苔藓样病(male genital lichen sclerosus),是累及包皮、龟头的硬化性苔藓。病因不明,可能与自身免疫功能紊乱、感染、局部创伤和雄激素代谢异常有关。好发于成人期及儿童期,呈双峰模式。多发于患有包茎、包皮炎而未行包皮环切术的患者。病变位于包皮内板、龟头、尿道口、冠状沟,典型皮损为瓷白色或苍白色斑片,可见乳白色或淡红色多角形丘疹,中央可出现小凹,常融合形成斑块,局部水肿有硬结,皮肤失去弹性。重者引起尿道口狭窄,可导致瘢痕或继发阴茎鳞状细胞癌。

### 闭塞性干燥性龟头炎 1

男,32 岁,包皮、龟头白斑 4 年余,包皮上翻困难 1 年(图 4.1.14.1)。

病例点评:青中年男性,慢性病程,皮损初期为包皮萎缩性白斑,逐渐加重质地变硬,出现包皮上翻困难,但排尿习惯等无改变。

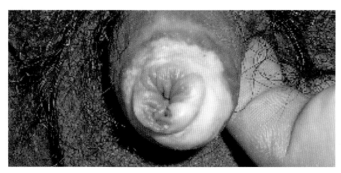

图 4.1.14.1　闭塞性干燥性龟头炎

### 闭塞性干燥性龟头炎 2

男,30 岁,龟头、阴茎红斑 1 年余(图 4.1.14.2)。

病例点评:青中年男性,慢性病程。起初为阴茎龟头出现淡红色丘疹,渐增大发展至阴茎、龟头白色斑片,轻度萎缩,有光泽感,少许淡红色斑疹,少许痂屑。

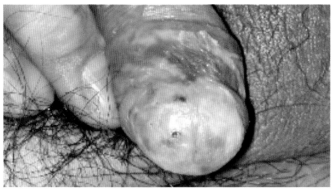

图 4.1.14.2　闭塞性干燥性龟头炎

### 闭塞性干燥性龟头炎 3

男,24 岁,龟头色素减退斑及红斑 1 年(图 4.1.14.3)。

病例点评:青年男性,皮损缓慢发展,瘙痒明显。主要表现为龟头色素减退斑,境界相对清楚,其上少许红色斑疹,表面略萎缩,少许干燥糜烂面。

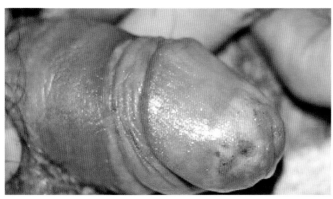

图 4.1.14.3　闭塞性干燥性龟头炎

## 4.1.15　浆细胞性龟头炎
### (balanitis plasma cellularis)

浆细胞性龟头炎又称慢性局限性浆细胞性包皮龟头炎或 Zoon 龟头炎。病因尚不明确,可能与局部刺激如包皮过长、摩擦、感染等相关。好发于中老年未行包皮环切术的患者。临床表现为龟头冠状沟部位的红斑,多呈橙红色,表面光滑、潮湿。常无自觉症状。需病理确诊。包皮环切术为最有效的治疗方式,发生于龟头部位可外用糖皮质激素或者钙调磷酸酶抑制剂。有文献报道可能进展为增殖性红斑。

### 浆细胞性龟头炎 1　典型病例

男,48 岁,包皮红斑、渗出 1 年(图 4.1.15.1)。

病例点评:中年男,发生于包皮红色斑片,界清,表面潮湿,有渗出,伴有疼痛。

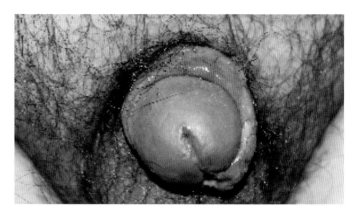

图 4.1.15.1　浆细胞性龟头炎

### 浆细胞性龟头炎 2

男,49 岁,阴囊、龟头红斑 4 年(图 4.1.15.2)。

病例点评:中年男,表现为龟头的边界清楚红斑,无自觉症状,临床上需要进行组织病理活检与增殖性红斑相鉴别。

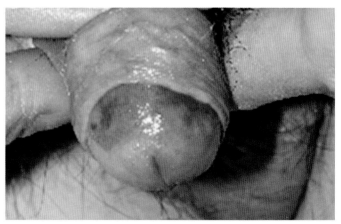

图 4.1.15.2　浆细胞性龟头炎

**浆细胞性龟头炎 3**

男,52 岁,龟头红斑伴分泌物 3 年(图 4.1.15.3)。

病例点评:中老年男,慢性病程。表现为龟头红色斑片,表面黄白色分泌物伴粘连,无疼痛,夜间偶痒。

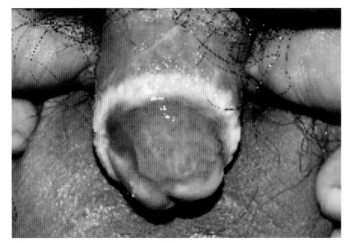

图 4.1.15.3　浆细胞性龟头炎

## 4.1.16　家族性良性慢性天疱疮
（benign familial chronic pemphigus）
（见 5.3.1）

## 4.1.17　二期梅毒
（secondary syphilis）（见 8.2.2）

## 4.1.18　一期梅毒
（primary syphilis）（见 8.2.1）

## 4.1.19　疣状血管瘤
（verrucous hemangioma）（见.2.1.8）

## 4.1.20　化脓性汗腺炎
（hidradenitis suppurativa）（见 5.3.6）

## 4.1.21　增殖型天疱疮
（pemphigus vegetans）（见 7.1.24.2）

## 4.1.22　胰高血糖素瘤综合征
（glucagonoma syndrome）（见 7.1.18）

## 4.1.23　红癣
（erythrasma）（见 5.3.4）

## 4.1.24　汗孔角化病
（porokeratosis）（见 7.2.11）

## 4.1.25　生殖器平滑肌瘤
（genital leiomyoma）（见 2.1.15.3）

## 4.1.26　疣状癌
（verrucous carcinoma）（见 5.1.2）

## 4.1.27　鳞状细胞癌
（squamous cell carcinoma）（见 7.2.3）

# 第二节　外生殖器肛周为主的常见病非典型表现
（common diseases of external genital and perianal area with atypical manifestations）

## 4.2.1　鲍恩样丘疹病
（bowenoid papulosis）

鲍恩样丘疹病好发于性活跃的青壮年。由 HPV 引起,特别是 HPV-16、HPV-18 型。好发部位为外生殖器、会阴和肛周皮肤,偶见于其他部位。皮损为多发性丘疹,直径 2~10mm,常有色素增多,表面光滑,或轻度角化呈疣状。多为良性,可自行消退或治愈,罕见癌变。部分病例组织病理与尖锐湿疣难以区别。

## 鲍恩样丘疹病 1　典型病例

女,23 岁,发现外阴丘疹 6 个月余(图 4.2.1.1)。

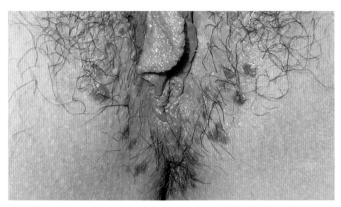

图 4.2.1.1　鲍恩样丘疹病

## 鲍恩样丘疹病 2

男,31 岁,阴茎根部褐色丘疹 3 年余,无自觉症状(图 4.2.1.2)。

病例点评:皮疹位于阴茎根部及冠状沟褐色丘疹,表面光滑,容易漏诊。

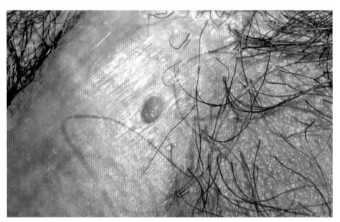

图 4.2.1.2　鲍恩样丘疹病

## 鲍恩样丘疹病 3

女,51 岁,阴部斑片 1 年,偶痒(图 4.2.1.3)。

病例点评:发生于左侧阴唇片状浸润性暗红斑,表面较硬,粗糙,边缘少许脱屑。应注意与神经性皮炎、硬化性苔藓鉴别,组织病理具有特征性。

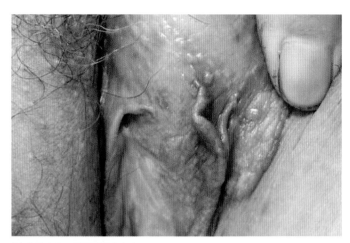

图 4.2.1.3　鲍恩样丘疹病

## 鲍恩样丘疹病 4

男,39 岁,肛周丘疹 2 年余(图 4.2.1.4)。

病例点评:肛周数个米粒至大豆大小暗褐色丘疹,无水疱,糜烂,表面光滑,肛周皮损注意与尖锐湿疣、皮赘、扁平湿疣、克罗恩病等疾病鉴别。

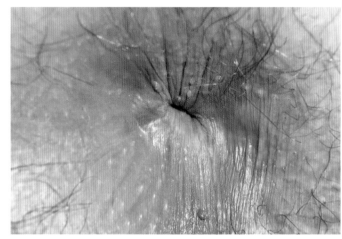

图 4.2.1.4　鲍恩样丘疹病

## 鲍恩样丘疹病 5

女,8 岁,大阴唇内侧扁平丘疹 6 个月(图 4.2.1.5)。

病例点评:本病例为女童,双侧大阴唇内侧数个大小不等淡褐色扁平丘疹,界清,融合。皮损颜色浅,且融合后不典型,容易误诊为扁平疣、汗管瘤、扁平苔藓等,组织病理具有特征性。

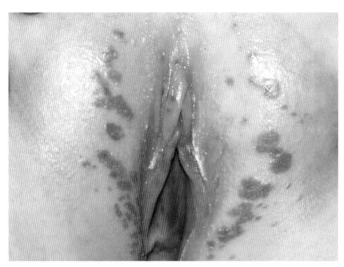

图 4.2.1.5 鲍恩样丘疹病

## 4.2.2 尖锐湿疣

（condyloma acuminatum）

尖锐湿疣是一种常见的性传播疾病,好发于青年男女,儿童和老人也可出现,相对少见,系人乳头瘤病毒感染所致。多见于男性的龟头、冠状沟、包皮内侧、女性外阴及两性肛周。皮损初为针帽大,淡红色的柔软丘疹,渐增大并呈乳头状、菜花状,表面凹凸不平,呈淡褐或污灰色,表面干燥。常通过性接触传染,潜伏期3个月左右,病程与机体特异性免疫力、内分泌水平、局部微环境及病毒的接种量有关,易复发。

### 尖锐湿疣 1　典型病例

男,33岁,阴茎根部及阴阜多发丘疹2个月余(图4.2.2.1)。

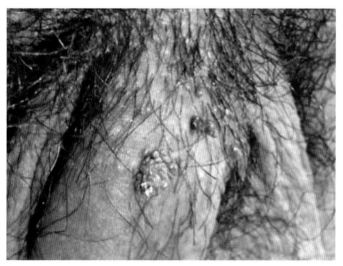

图 4.2.2.1　尖锐湿疣

### 尖锐湿疣 2　典型病例

女,32岁,阴阜丘疹2个月余(图4.2.2.2)。

病例点评:皮损呈暗红色,表面菜花状,根部有出血现象。

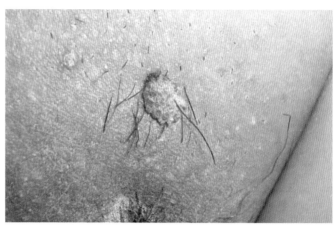

图 4.2.2.2　尖锐湿疣

### 尖锐湿疣 3　典型病例

男,34岁,肛周肿块2个月(图4.2.2.3)。菜花状改变,异味,增长快。

病例点评:肛管内、肛周尖锐湿疣通常为男同性恋患者。

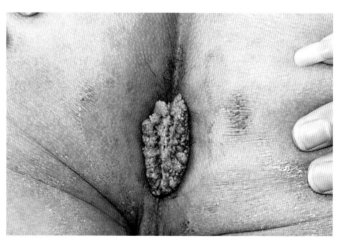

图 4.2.2.3　尖锐湿疣

### 尖锐湿疣 4

男,49岁,阴茎丘疹4年余,逐渐增大(图4.2.2.4)。

病例点评:病程较长,进展缓慢,皮损较小、质软,亦未扩展至周围。

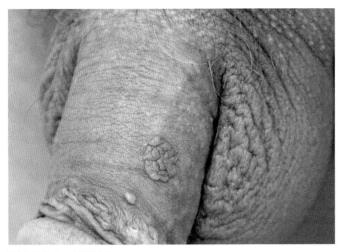

图 4.2.2.4　尖锐湿疣

## 尖锐湿疣 5

　　男,73 岁,阴囊褐色丘疹、斑块 6 年,加重 1 年(图 4.2.2.5)。

　　病例点评:病程长,皮损较大,周围有较小疣状丘疹,最大皮损呈污灰色,表面粗糙干燥,外观类似脂溢性角化病,通过病理明确诊断。

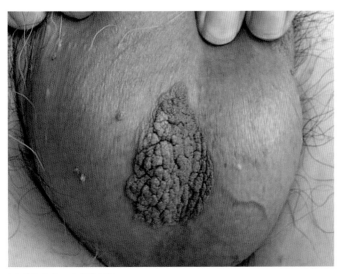

图 4.2.2.5　尖锐湿疣

## 尖锐湿疣 6

　　男,38 岁,阴囊丘疹 5 年余(图 4.2.2.6)。5 年前曾诊断"疥疮""神经性皮炎",瘙痒剧烈。近半年来,阴囊部出现丘疹,部分表面光滑,部分粗糙呈菜花状。

　　病例点评:此例病史复杂,诊断困难,长,并伴有剧烈瘙痒,但菜花状皮损提示该病诊断。

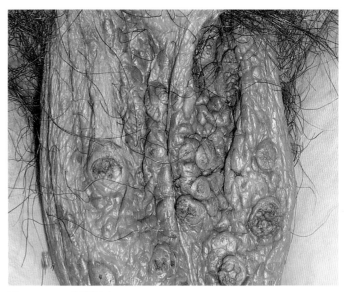

图 4.2.2.6　尖锐湿疣

## 尖锐湿疣 7

　　男,27 岁,尿道口皮疹 1 个月余,微痛,小便稍困难(图 4.2.2.7)。曾在当地诊所行激光治疗未好转,皮疹渐发展为疣状丘疹。

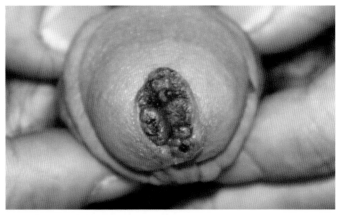

图 4.2.2.7a　尖锐湿疣

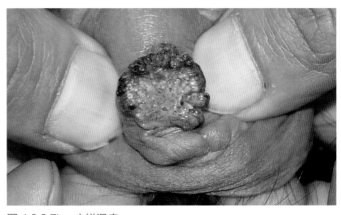

图 4.2.2.7b　尖锐湿疣

## 尖锐湿疣 8

男,23 岁,发现包皮新生物 7 天(图 4.2.2.8)。7 天前体检时发现包皮出现多枚小米粒大小赘生物,隆起皮面,有蒂,质软,逐渐增多,增长快。

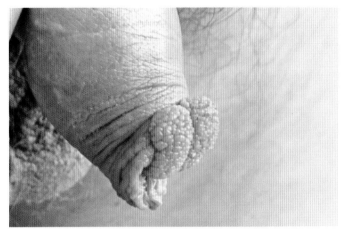

图 4.2.2.8　尖锐湿疣

## 尖锐湿疣 9

男,52 岁,尿道口赘生物 7 个月余,渐增大(图 4.2.2.9)。

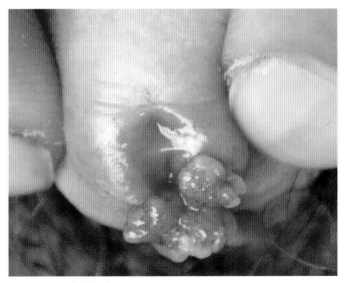

图 4.2.2.9　尖锐湿疣

## 尖锐湿疣 10

男,30 岁,包皮赘生物 3 个月(图 4.2.2.10)。3 个月前包皮内侧出现 2 枚米粒大小赘生物,无不适,渐增大增多。

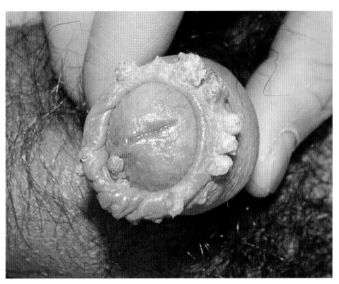

图 4.2.2.10　尖锐湿疣

## 巨大尖锐湿疣 11

女,40 岁,会阴部赘生物 7 年(图 4.2.2.11)。

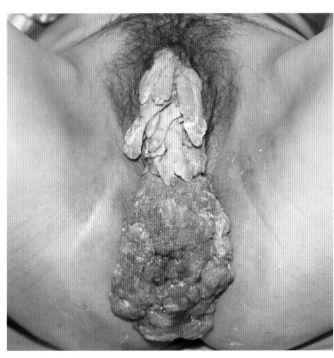

图 4.2.2.11　尖锐湿疣

## 巨大尖锐湿疣 12

女,53 岁,外阴、肛周暗红色斑块、赘生物 1 年(图 4.2.2.12)。部分斑块、结节融合成片,表面粗糙、边界欠清。

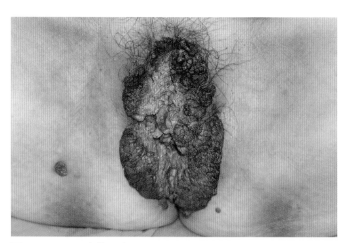

图 4.2.2.12a　尖锐湿疣

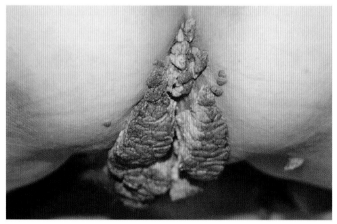

图 4.2.2.12b　尖锐湿疣

## 巨大尖锐湿疣 13

女,23 岁,左侧外阴部巨大皮肤增生物 5~6 年(图 4.2.2.13)。

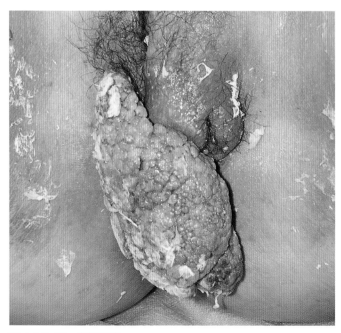

图 4.2.2.13　尖锐湿疣

## 尖锐湿疣 14

女,31 岁,阴部皮疹 5 年余(图 4.2.2.14)。

病例点评:皮损数目众多。

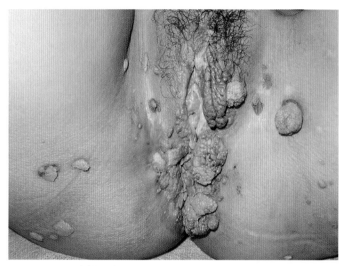

图 4.2.2.14　尖锐湿疣

## 尖锐湿疣 15

女,24 岁,阴道口赘生物 1 个月(图 4.2.2.15)。于妇科体检时发现阴道口出现多枚赘生物,无不适,快速增多。

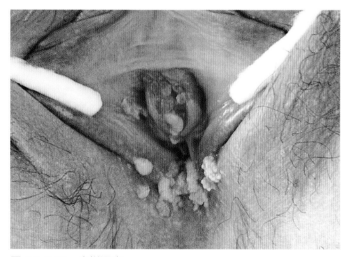

图 4.2.2.15　尖锐湿疣

## 肛管内尖锐湿疣 16

男,25 岁,肛周、肛管内尖锐湿疣治疗后 2 个月(图 4.2.2.16)。4 个月前发现肛周丘疹,以 "尖锐湿疣" 行激光治疗 3 次,光动力治疗 2 次,肛周未见皮疹。电子镜示肛管内疣状物,直径约 1.5cm。

病例点评:对于肛周尖锐湿疣,应注意肛管内检查,肛周尖锐湿疣合并肛管受累者临床常见。

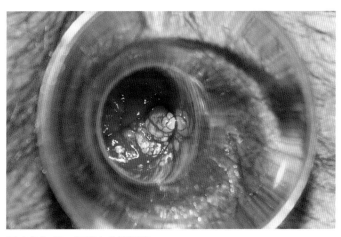

图 4.2.2.16 肛管内尖锐湿疣

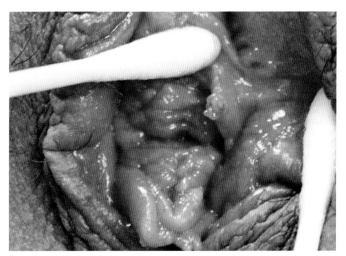

图 4.2.3.2 假性湿疣

## 4.2.3 假性湿疣
（pseudocondyloma）

女阴假性湿疣又称绒毛状小阴唇，多见于性活跃期青壮年女性，无明显自觉症状，有自愈倾向。临床表现为小阴唇内侧、阴道口或尿道口的颗粒状、绒毛状突起，表面光滑，触之有颗粒感，常需与尖锐湿疣相鉴别，后者与 HPV 感染相关。

### 假性湿疣 1 典型病例

女，32 岁，发现阴道口及尿道口绒毛状突起 1 个月（图 4.2.3.1）。

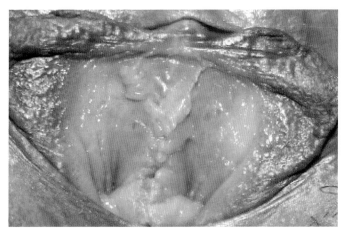

图 4.2.3.1 假性湿疣

### 假性湿疣 2

女，42 岁，发现阴道口赘生物 20 天（图 4.2.3.2）。

病例点评：临床表现为较小的赘生物，但患者无不洁性交史，且组织病理未见挖空细胞，表面光滑。

## 4.2.4 阴茎中线囊肿
（cyst of median penile raphe）

该疾病多见于青年男性，也可见于儿童。可能与外伤摩擦密切相关。皮损多见于龟头腹侧中线部位，也可发生在阴茎腹侧至肛周区域中线处，多为单发，少数可出现多发，皮疹较小，多无明显自觉症状。

### 阴茎中线囊肿 1 典型病例

男，42 岁，龟头尿道口旁囊肿 2 年余（图 4.2.4.1）。

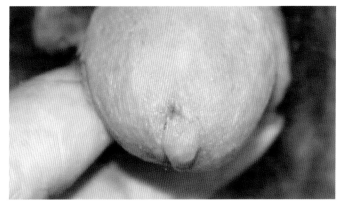

图 4.2.4.1 阴茎中线囊肿

### 阴茎中线囊肿 2

男，27 岁，龟头腹侧多发囊肿 10 年（图 4.2.4.2）。

病例点评：病史较长，由于未及时治疗，出现多发囊肿，囊肿沿龟头腹侧包皮系带分布。

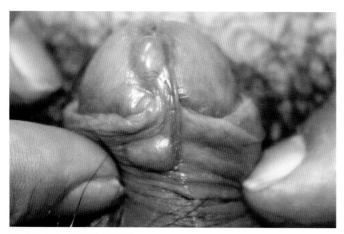

图 4.2.4.2　阴茎中线囊肿

### 阴茎中线囊肿 3

男,45 岁,阴茎丘疹 3 年(图 4.2.4.3)。

病例点评:皮损在阴茎体腹侧,呈多发,丘疹质地稍硬,临床需要与钙质沉积相鉴别,组织病理显示内容物可见角质物质和黏液,可解释皮疹质地坚实。

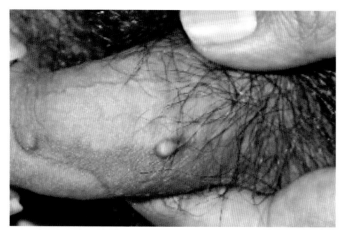

图 4.2.4.3　阴茎中线囊肿

## 4.2.5　硬化性苔藓
### （lichen sclerosus）

该病发生于女阴称女阴干枯症(kraurosis vulvae),发生于龟头称闭塞性干燥性龟头炎(balanitis xerotica obliterans)(见 4.1.14)。好发于女性外生殖器及肛周,其次为颈、胸背。可累及颊黏膜、舌及硬腭等口腔黏膜,表现为白色斑片,呈网状外观或形成表浅性溃疡。早期损害为周围绕以红晕的扁平白色丘疹,常紧密排列,后期皮疹融合成界限清楚的白色萎缩硬化性斑片,周围可见典型瓷白色丘疹,白斑中央可发生水疱及血疱。偶尔可与局限性硬皮病共存。部分儿童和年轻女性患者可自行消退。女性外生殖器硬化性

苔藓发病高峰为 50~60 岁,第二个发病高峰 8~13 岁,瘙痒剧烈,长期搔抓致神经性皮炎样改变,发展至萎缩硬化阶段,外阴干枯萎缩。外阴的萎缩硬化性苔藓可发展为鳞状细胞癌。

### 硬化性苔藓 1　典型病例

女,15 岁,外阴白色斑片 10 年(图 4.2.5.1)。

病例点评:发生于外阴色素减退斑,逐渐加重皮损出现硬化萎缩。

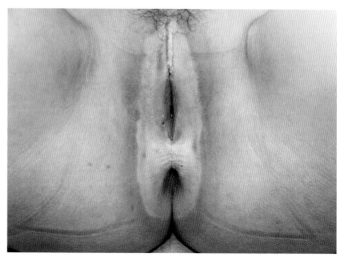

图 4.2.5.1　硬化性苔藓

### 硬化性苔藓 2

女,15 岁,小阴唇内侧白斑 4 个月余,偶痒(图 4.2.5.2)。白斑界清,阴道分泌物多。自发现后变化不明显。

病例点评:此例偶痒、分泌物增多、仅位于阴唇内侧,皮损以白色斑块和周围角化性丘疹为表现,更倾向于硬化性苔藓,但仅凭这些条件不足以做出正确诊断,需组织病理加以确认。

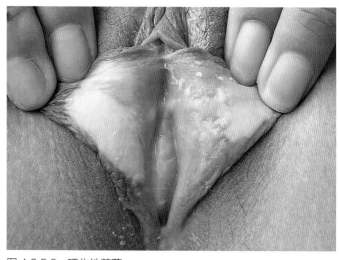

图 4.2.5.2　硬化性苔藓

## 硬化性苔藓 3

女,44 岁,外阴皮肤瘙痒 8 年,渐加重(图 4.2.5.3)。皮肤及黏膜色素减退,大、小阴唇、阴蒂萎缩,形状不规则。

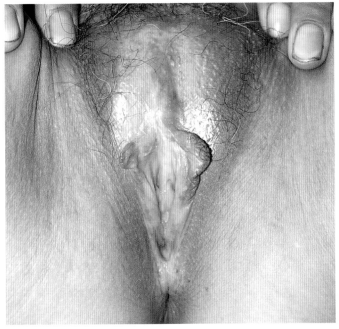

图 4.2.5.3　硬化性苔藓

## 硬化性苔藓 4

女,52 岁,外阴白色斑片 10 年余,痒(图 4.2.5.4)。

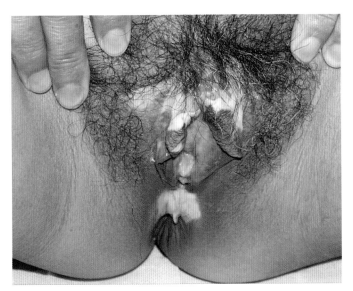

图 4.2.5.4　硬化性苔藓

## 硬化性苔藓 5

女,36 岁,外阴白色斑片 9 年,偶瘙痒(图 4.2.5.5)。

9 年前发现于小阴唇出现如米粒大小白色斑疹,偶瘙痒,诊断为外阴白斑,反复治疗无效,渐扩大,症状加重。

病例点评:大、小阴唇萎缩显著。

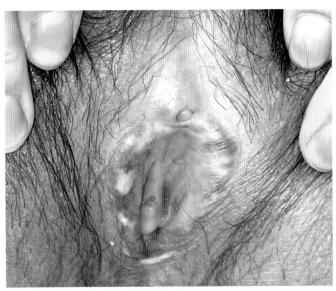

图 4.2.5.5　硬化性苔藓

## 硬化性苔藓 6

女,32 岁,外阴白色斑片,发现 1 年,痒(图 4.2.5.6)。

病例点评:本例病史短,但整个外阴萎缩明显。

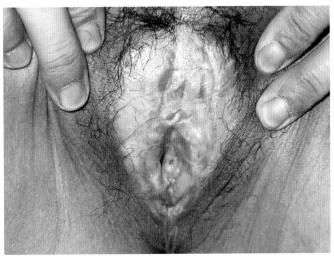

图 4.2.5.6　硬化性苔藓

### 硬化性苔藓 7

女,55 岁,外阴剧烈瘙痒、疼痛 15 年余(图 4.2.5.7)。

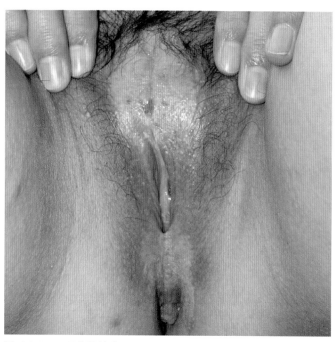

图 4.2.5.7 硬化性苔藓

### 硬化性苔藓 8

女,42 岁,肛周白斑、干燥 1 个月(图 4.2.5.8)。自述皮损干燥,曾自行皲裂出血。外阴至会阴可见皮肤黏膜色素减退,边界不清,两侧小阴唇萎缩。

病例点评:初发阶段从形态上不易与白癜风鉴别,但干燥、小阴唇萎缩等特点有助于鉴别。

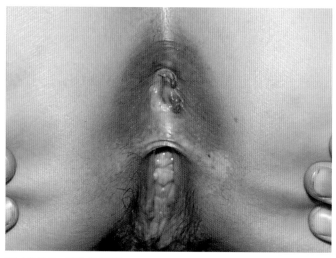

图 4.2.5.8 硬化性苔藓

### 硬化性苔藓 9

女,59 岁,背部红斑伴轻度瘙痒 2 年(图 4.2.5.9)。
病例点评:皮损为硬化性斑块,伴色素减退及瘀点。

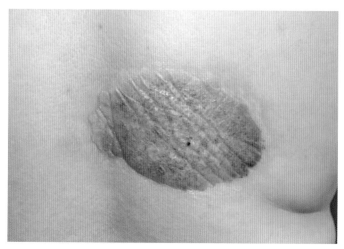

图 4.2.5.9 硬化性苔藓

### 硬化性苔藓 10

女,36 岁,颈部白色丘疹伴瘙痒 14 年(图 4.2.5.10)。
病例点评:病史较长,发生于颈部簇集性白色丘疹,部分萎缩,需要与颈部白色纤维性丘疹病相鉴别,后者皮疹散在坚实,无萎缩。

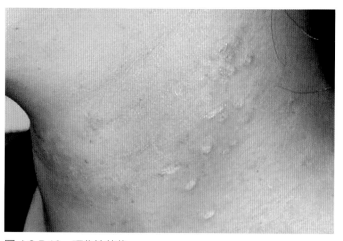

图 4.2.5.10 硬化性苔藓

### 硬化性苔藓 11

女,19 岁,双耳后、胸背部白色斑疹 7 年(图 4.2.5.11)。
病例点评:皮疹簇集分布,部分融合,表面轻微粗糙,萎缩。需与光泽苔藓鉴别,后者皮疹无角化粗糙特点。

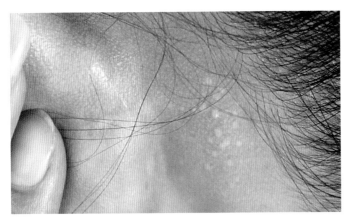

图 4.2.5.11a　硬化性苔藓

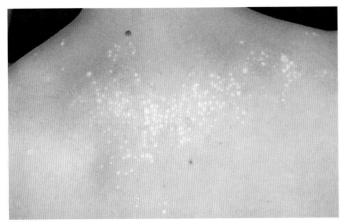

图 4.2.5.11b　硬化性苔藓

### 硬化性苔藓 12

女,41 岁,躯干、四肢肿痛 15 年,皮肤硬化、白斑 13 年(图 4.2.5.12)。

病例点评:皮损泛发,出现色素减退斑前有肿痛,随后躯干、四肢多发白斑,质硬。

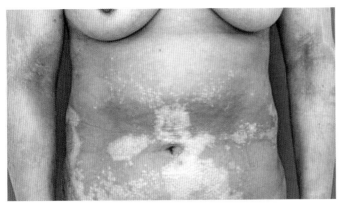

图 4.2.5.12a　硬化性苔藓

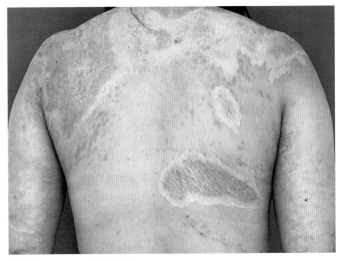

图 4.2.5.12b　硬化性苔藓

## 4.2.6　白塞病
（Behcet syndrome）

本病病因不明,好发于青壮年,可慢性或急性发作。典型三联表现:反复发作的口腔溃疡、生殖器溃疡及眼虹膜睫状体炎。除皮肤外,可累及关节、心血管、神经系统、消化道、肺、肾、附睾等脏器及组织。可出现多样性皮肤损害,包括结节性红斑、脓疱、假性毛囊炎、痤疮样损害、浅表血栓性静脉炎、Sweet 综合征样、坏疽性脓皮病样损害等。进展期患者针刺后局部出现红色丘疹、脓疱,即针刺反应阳性。

### 白塞病 1　典型病例

男,31 岁,阴茎红色丘疹、溃疡伴疼痛 3 周,溃疡可自行愈合,但反复发作(图 4.2.6.1)。

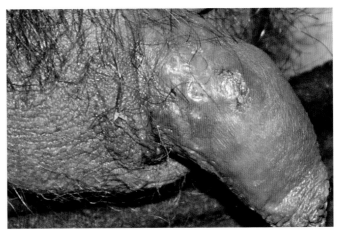

图 4.2.6.1　白塞病

## 白塞病 2　典型病例

男,16 岁,反复口腔溃疡 10 余年,双小腿红斑、结节、溃疡伴疼痛 1 年(图 4.2.6.2)。

病例点评:反复口腔溃疡,当出现结节性红斑、小腿溃疡等损害时,应首先想到白塞病的可能。

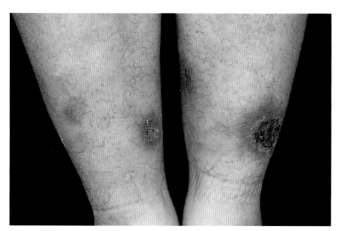

图 4.2.6.2　白塞病

## 白塞病 3　典型病例

男,18 岁,双小腿暗色结节、丘疹伴疼痛 5 个月(图 4.2.6.3)。
病例点评:发生于双小腿暗红色结节、溃疡,有疼痛。

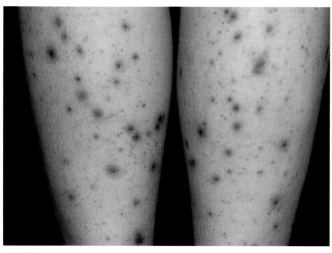

图 4.2.6.3　白塞病

## 白塞病 4　典型病例

女,56 岁,双手、下肢浸润性红斑、结节伴肿胀疼痛 1 个月余,发热 39℃(图 4.2.6.4)。有关节疼痛、结膜充血及口腔、口角糜烂。

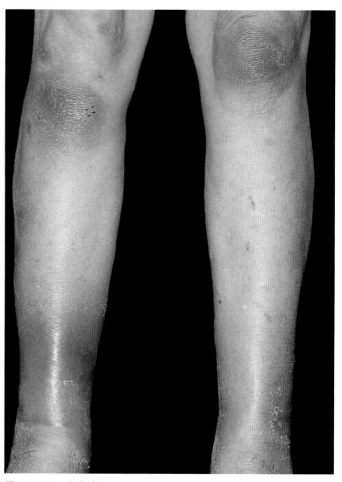

图 4.2.6.4　白塞病

## 白塞病 5　典型病例

女,47 岁,全身红色丘疹、脓疱、坏死、结痂 4 年(图 4.2.6.5)。有口腔及外阴黏膜溃疡。发病以来患者有发热、关节疼痛症状。

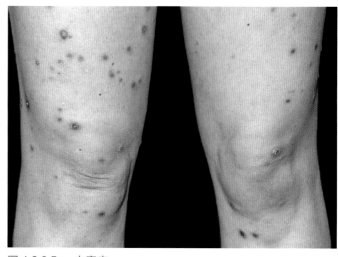

图 4.2.6.5a　白塞病

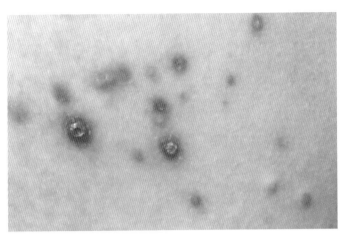

图 4.2.6.5b　白塞病

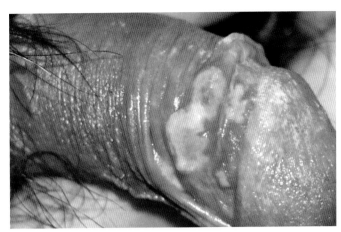

图 4.2.7.2　生殖器疱疹

## 4.2.7　生殖器疱疹
### （genital herpes）

生殖器疱疹系单纯疱疹病毒（HSV）感染所致的性传播疾病，HSV-1 和 HSV-2 均可引起本病，但以 HSV-2 感染为主。初次感染者表现为水疱、脓疱、红色溃疡，散在或簇集分布，范围广泛，瘙痒、疼痛、淋巴结肿大明显。复发者表现为簇集分布水疱，症状不明显。当出现疲劳、外伤、饮酒、精神紧张时容易引起生殖器疱疹复发。

### 生殖器疱疹（初发生殖器疱疹）1　典型病例

女，32 岁，外阴多发疼痛性水疱伴破溃结痂 1 周（图 4.2.7.1）。

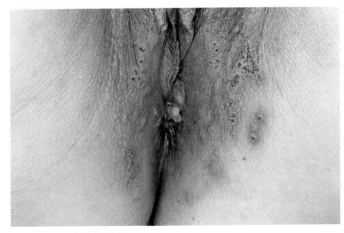

图 4.2.7.1　生殖器疱疹

### 生殖器疱疹（复发性生殖器疱疹）2

男，23 岁，包皮糜烂疼痛 2 周，曾有类似发病过程（图 4.2.7.2）。

病例点评：就诊时虽无典型水疱表现，但多个圆形糜烂面，融合后边缘呈扇贝状为疱疹的重要表现。组织病理 HSV-2 免疫组化核内染色阳性，确诊生殖器疱疹。

## 4.2.8　疥疮
### （scabies）

疥疮系疥螨引起的寄生性疾病，临床表现为指缝、手腕屈侧、脐周、外生殖器瘙痒性的丘疹，夜间症状明显，皮损刮片可见疥螨和虫卵。如治疗不及时或不彻底，在外阴常形成瘙痒性结节，即疥疮结节。

### 疥疮 1　典型病例

男，20 岁，躯干四肢瘙痒性丘疹 5 个月，阴囊结节 4 个月（图 4.2.8.1）。

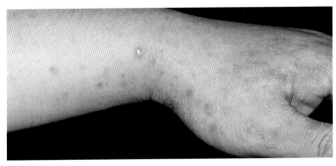

图 4.2.8.1a　疥疮

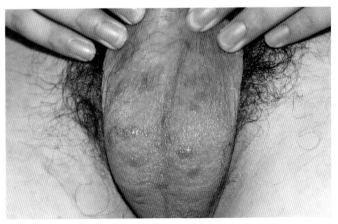

图 4.2.8.1b　疥疮

### 疖疮 2

男,2岁,外生殖器瘙痒性丘疹、结节半个月(图4.2.8.2)。

病例点评:发生于阴囊阴茎淡红色丘疹,部分中央凹陷,临床上需要与传染性软疣相鉴别,组织病理未见软疣小体,真皮内见到较多嗜酸性粒细胞,结合患儿家庭中多人发生该疾病,诊断疖疮结节。

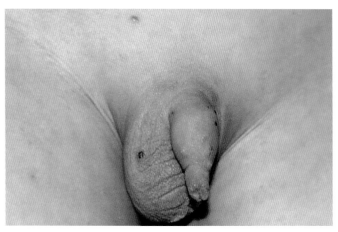

图 4.2.8.2　疖疮

## 4.2.9　念珠菌性包皮龟头炎及阴道炎
（candidal balanoposthitis and vulvovaginitis）

念珠菌感染引起,发生在男性为念珠菌性包皮龟头炎,表现为龟头、包皮上的白色斑片、针尖大小红色丘疹或水疱、脓疱,水疱、脓疱破溃口可形成红色糜烂面,周围衣领状白色鳞屑。症状瘙痒,常在性交后发生。女性则为念珠菌性外阴阴道炎,表现为阴道壁红斑基础上凝乳样白色斑块,周围水肿,可延伸至阴唇及肛周。症状瘙痒、烧灼感。分泌物真菌镜检假菌丝阳性。

### 念珠菌性外阴阴道炎 1　典型病例

女,52岁,会阴联合处瘙痒反复半年(图4.2.9.1)。组织病理PAS染色角质层可见假菌丝。

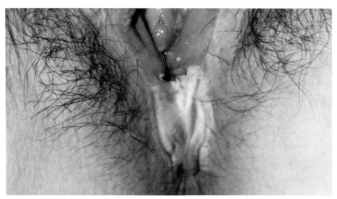

图 4.2.9.1　念珠菌性外阴阴道炎

### 念珠菌性包皮龟头炎 2

男,40岁,包皮龟头红斑、脓疱伴瘙痒1周(图4.2.9.2)。

病例点评:包皮龟头处水肿性红斑,上见白色分泌物。

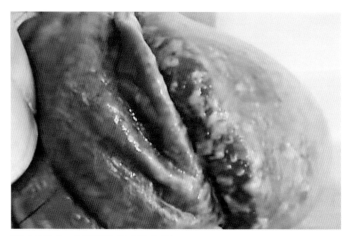

图 4.2.9.2　念珠菌性包皮龟头炎

## 4.2.10　股癣
（tinea cruris）

该病是腹股沟、会阴和肛周皮肤的浅表皮肤癣菌感染所致的疾病,是体癣在阴股部位的特殊型。常发生于阴囊对侧的大腿皮肤,一侧或双侧,多呈环状或半环状。皮疹向外发展,为边界清楚、炎症明显的环形红斑,上覆鳞屑,中央部位可自愈,有色素沉着或脱屑,发病时间长可出现浸润增厚呈苔藓化。主要致病菌有红色毛癣菌、须癣毛癣菌和絮状表皮癣菌等。

### 股癣 1　典型病例

女,49岁,左侧腹股沟环状红斑瘙痒1年余,夏季明显(图4.2.10.1)。

病例点评:股部暗红斑,界清,周围隆起。真菌刮片可见大量菌丝。

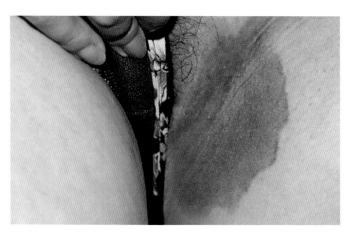

图 4.2.10.1　股癣

## 股癣 2　典型病例

男,29 岁,臀部红斑 1 个月余(图 4.2.10.2 )。

病例点评:皮损为臀部对称分布暗红斑,边缘隆起,真菌镜检可见菌丝。

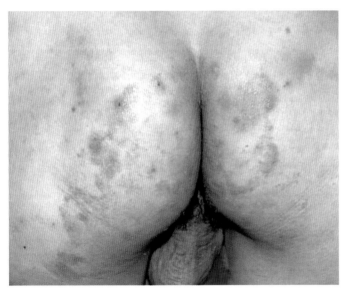

图 4.2.10.2　股癣

## 股癣 3　典型病例

男,14 岁,阴、腹股沟红斑反复 4 年(图 4.2.10.3 )。

病例点评:本例皮损为阴阜部、腹股沟对称暗红斑,根据皮损的环状特点即可做出诊断。

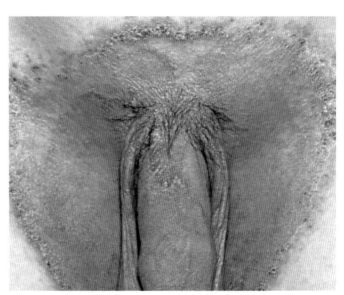

图 4.2.10.3　股癣

# 第五章

## 唇、乳房、腋下为主的皮肤病

# 第五章
# 唇、乳房、腋下为主的皮肤病
（skin diseases of lips, breast and armpit）

## 第一节  唇部为主的罕/少见病
（rare diseases of lips）

### 5.1.1  肉芽肿性唇炎
（cheilitis granulomatosa）

肉芽肿性唇炎多发生于成人。上下唇均可发病，以上唇为多。典型临床表现为局限性黏膜肿胀、肥厚、粗糙、干燥、脱屑；部分病例有额、颊、颏、眼睑、舌部肿胀，少数病例有颈部、颌下淋巴结肿大；病程慢性。合并复发性面瘫及裂纹舌时，称为梅-罗综合征（Melkersson-Rosenthal syndrome）。

#### 肉芽肿性唇炎 1  典型病例

女，52 岁，口唇部红肿、疼痛 3 年余，加重 1 年（图 5.1.1.1）。

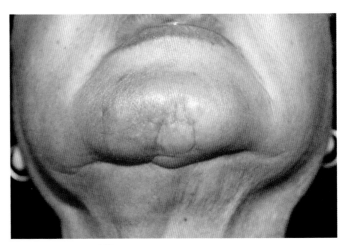

图 5.1.1.2  肉芽肿性唇炎

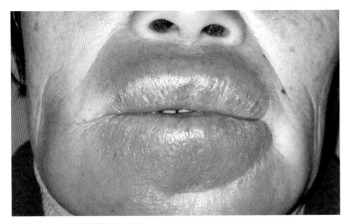

图 5.1.1.1  肉芽肿性唇炎

#### 肉芽肿性唇炎 2

女，78 岁，下颌水肿反复 15 年，复发加重 1 年（图 5.1.1.2）。
病例点评：病变主要位于下颌部位。病程长，边界较清晰，肿胀明显。既往服用抗生素可部分好转，临床需与复发性丹毒等软组织感染鉴别。

#### 肉芽肿性唇炎 3

女，54 岁，下唇左侧包块半年，偶有触痛（图 5.1.1.3）。
病例点评：局限于单侧下唇的包块，肿胀明显，边界欠清，质地略硬。

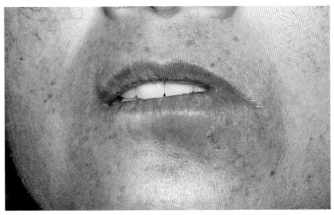

图 5.1.1.3  肉芽肿性唇炎

### 肉芽肿性唇炎 4

女,65 岁,下唇部肿胀 1 年(图 5.1.1.4)。

病例点评:下唇肿胀,浸润感明显,边界不清,无皮温升高和压痛等感染征象。

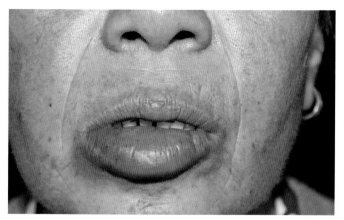

图 5.1.1.4  肉芽肿性唇炎

### 肉芽肿性唇炎 5

女,45 岁,口唇及口周、面部红斑、肿胀 2 年(图 5.1.1.5)。

病例点评:皮损范围较大,浸润感明显,口周皮肤红斑、肿胀、界欠清。

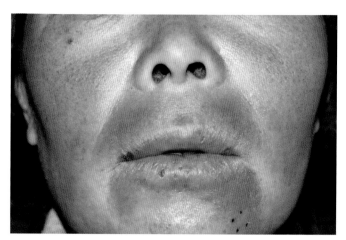

图 5.1.1.5  肉芽肿性唇炎

## 5.1.2  疣状癌
### (verrucous carcinoma)

疣状癌是一种低度恶性的鳞状细胞癌,好发于中老年人,多见于口腔、外阴及肢端,表现为局部缓慢生长的疣状或菜花样增生,可向外及向内生长,形成深在组织隐窝或窦道,晚期发生局部淋巴结转移。口腔疣状癌又称口腔鲜红色乳头瘤病。肛门生殖器部位疣状癌又称 Buschke-Lowenstein 巨大尖锐湿疣,最常见于龟头、包

皮,可侵及尿道。跖部疣状癌又称皮肤隧道样癌或穿掘性上皮瘤,除足跖部,也可见于四肢。疣状癌病理与经典鳞癌、假上皮瘤样增生不易区别,应综合临床和生物学行为进行诊断。

### 疣状癌 1  典型病例

男,51 岁,下唇疣状斑块 2 年余(图 5.1.2.1)。

病例点评:缓慢生长,无自觉症状。皮肤镜见扩张血管结构、黄色角质样均质结构,局部不规则白色均质结构、血性结痂。

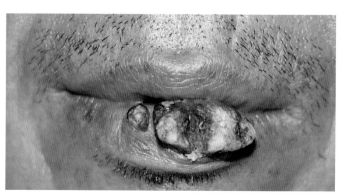

图 5.1.2.1  疣状癌

### 疣状癌 2

男,44 岁,下唇疣状结节 3 个月余(图 5.1.2.2)。

病例点评:3 个月余前患者下唇出现黏着性鳞屑,强行剥除后出血,后局部出现一结节,无疼痛、瘙痒等不适。疣状癌通常生长缓慢。

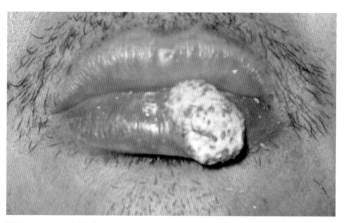

图 5.1.2.2  疣状癌

### 疣状癌 3  典型病例

男,41 岁,龟头有液体渗出,出现糜烂增生 1 年(图 5.1.2.3)。

病例点评:7 年前因"尖锐湿疣"行包皮切除术,术后 1 年余龟头有液体渗出,逐渐出现糜烂增殖,面积逐渐增大。此皮损发生年龄早、增长较快,应检测 HPV。

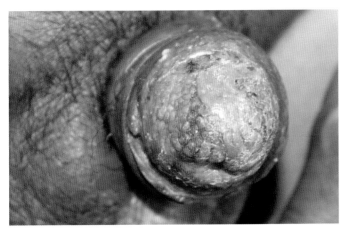

图 5.1.2.3 疣状癌

## 疣状癌 4 典型病例

男,67 岁,左胫前疣状斑块 9 个月余(图 5.1.2.4)。

病例点评:9 个月前右胫前外伤后出现一菜花状斑块,直径约 1.5cm,无明显自觉症状,后迅速增大至约 12cm×15cm 大小,有异味,偶有疼痛,周围皮肤隆起呈堤状。胫前是次于唇、龟头的好发部位之一。

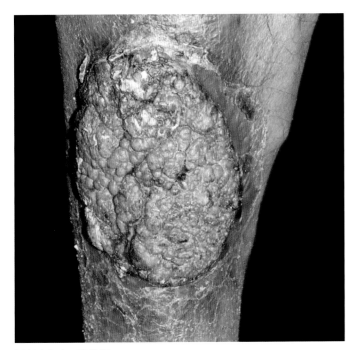

图 5.1.2.4 疣状癌

## 疣状癌 5

男,69 岁,肛周溃疡性斑块 30 年余(图 5.1.2.5)。

病例点评:2 年前皮损增长加速,出现溃疡,疼痛加重。当地切除,术后复发。疣状癌通常向外增殖,切除时仍应深至皮下,周围扩大 3mm。该损害需与疣状皮肤结核鉴别。

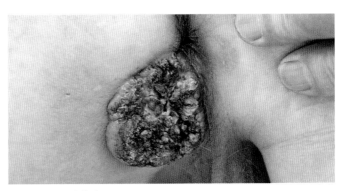

图 5.1.2.5 疣状癌

## 疣状癌 6

女,53 岁,右侧阴唇增生物 3 个月(图 5.1.2.6)。

病例点评:病程较短,既往病史不详,根据周围皮肤判断,可能继发于硬化性苔藓的疣状癌。

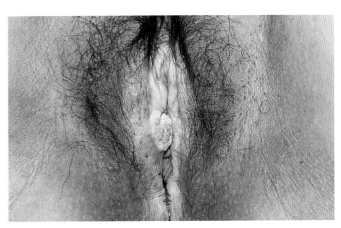

图 5.1.2.6 疣状癌

## 疣状癌 7

男,58 岁,右足小趾外侧斑块 1 年(图 5.1.2.7)。

病例点评:曾按"甲真菌病"反复自行刮除或外用药物处理,自觉痛痒。

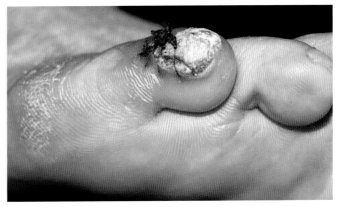

图 5.1.2.7 疣状癌

## 疣状癌 8

男,39 岁,右足底角化性斑块 1 年余(图 5.1.2.8 )。

病例点评:患者 15 年前右足底出现皮疹,具体不详,无自觉症状。1 年余前局部创伤后右足跖前部出现角化性斑块,曾于外院冷冻治疗,效果不佳。

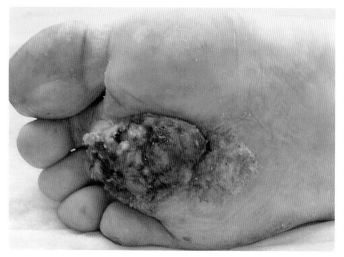

图 5.1.2.8　疣状癌

# 5.1.3　Ascher 综合征
## （Ascher syndrome ）

Ascher 综合征又称双唇综合征、甲状腺和双唇综合征、眼睑松弛综合征。多在青春期起病,主要特征是眼睑反复水肿,其后眼睑松弛变薄,伴有毛细血管扩张,主要累及上睑,严重者可累及下睑。眼睑松弛通常为首发表现或与口唇肥厚同时发生。口唇肿胀、肥厚初发时可缓解,其后表现为持续性肿胀。由于上唇黏膜膨出,移行部黏膜下垂,形成水平方向的双弓形,称为双唇综合征。可伴有或不伴甲状腺肿大,但一般不出现甲状腺功能亢进等症状。双唇、眼睑松垂、非毒性甲状腺肿三联征均存在,称为完全型,不伴甲状腺肿的为不完全型。

## Ascher 综合征 1　典型病例

男,29 岁,双上睑下垂、黄斑伴口唇肿胀 10 年(图 5.1.3.1 )。10 年前无明显诱因出现双上睑反复水肿,开始时每次发作 2~3 天后消退,约半年后水肿不能自行消退;继而双上睑皮肤逐渐变薄,上睑下垂。睑内侧出现界限清楚的黄色斑块,考虑合并睑黄瘤。

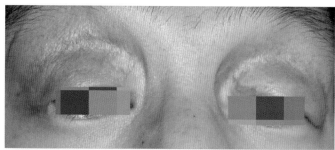

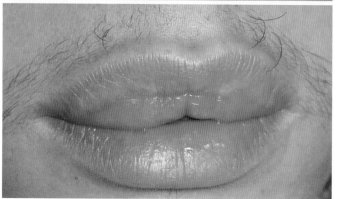

图 5.1.3.1　Ascher 综合征

## Ascher 综合征 2

男,13 岁,双上眼睑水肿 1 年余,呈持续性,反复加重,无自觉不适(图 5.1.3.2)。双嘴唇增厚,质地较硬。无其他系统症状。

病例点评:病程较短,上睑及唇部表现为肿胀肥厚,注意鉴别肉芽肿性唇炎。

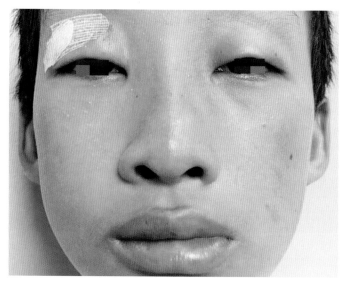

图 5.1.3.2　Ascher 综合征

## 5.1.4　皮脂腺异位症
（ectopia of sebaceous gland）

皮脂腺异位症又称异位皮脂腺（ectopic sebaceous gland），福代斯病（Fordyce disease），福代斯颗粒（Fordyce granules）。是一种生理性变异，首诊多见于成年人，但多于青春期起病，成年后稳定。好发于黏膜部位，包括唇、颊黏膜、外阴黏膜、阴茎、包皮内板、龟头等处，皮损一般多发，为1~3mm的淡黄白色或白色实性丘疹，簇集分布呈鱼子状，一般无自觉症状。发生于女性乳晕处的小结节称为 Montgomery 结节。

### 皮脂腺异位症 1　典型病例

男，14岁，下唇缘色素减退斑块2年（图5.1.4.1）。无自觉症状。发病初期为皮色丘疹，逐渐增大增多，融合成斑块。

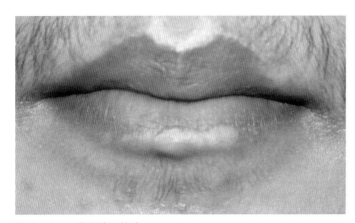

图 5.1.4.1　皮脂腺异位症

### 皮脂腺异位症 2　典型病例

男，24岁，上唇黄白色丘疹2年（图5.1.4.2）。丘疹逐渐增多、融合，无不适。

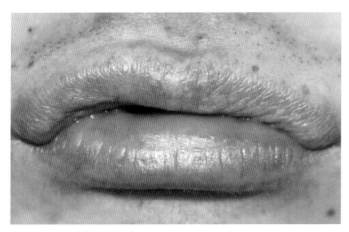

图 5.1.4.2　皮脂腺异位症

### 皮脂腺异位症 3　典型病例

男，46岁，上唇黏膜淡黄色丘疹2周（图5.1.4.3）。无自觉症状。

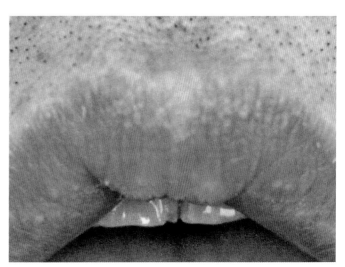

图 5.1.4.3　皮脂腺异位症

### 皮脂腺异位症 4　典型病例

女，39岁，大小阴唇多发黄白色丘疹10个月（图5.1.4.4）。

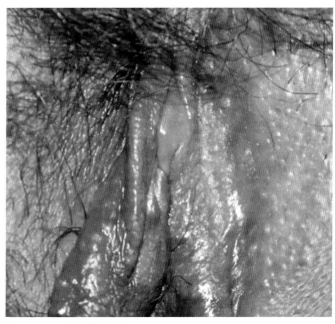

图 5.1.4.4　皮脂腺异位症

### 皮脂腺异位症 5　典型病例

男，17岁，阴茎多发密集黄白色丘疹6年，渐增多（图5.1.4.5）。曾与外院误诊为"尖锐湿疣"，部分皮疹行激光治疗。

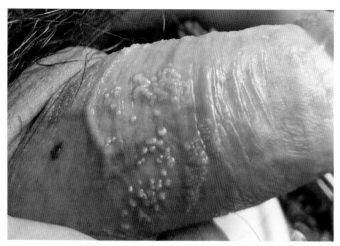

图 5.1.4.5 皮脂腺异位症

## 皮脂腺异位症 6

男,22 岁,包皮内板多发环状丘疹 6 年余(图 5.1.4.6)。

病例点评:丘疹多发,排列成环状,诊断难度较大。

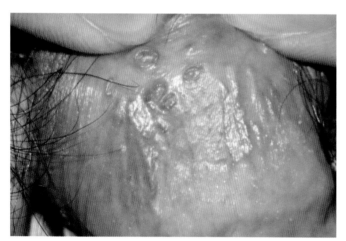

图 5.1.4.6 皮脂腺异位症

## 5.1.5 静脉湖

（venous lake）

静脉湖是一种获得性皮肤浅中层静脉扩张性皮肤病。临床多表现为紫红色柔软的丘疹,境界清楚,呈圆顶状。好发于口唇、面颈部、耳郭等部位,有时皮损可多发,直径最大可达 1cm。其发生可能与紫外线照射引起的血管壁及真皮纤维损伤有关。组织学表现为真皮浅层扩张充血的静脉。

### 静脉湖 1 典型病例

女,60 岁,下唇紫色丘疹 20 余年,无明显自觉症状,渐增大,自行用针刺破数次(图 5.1.5.1)。下唇单发紫色圆形丘疹,表面光滑,质软,未见糜烂、溃疡等改变。

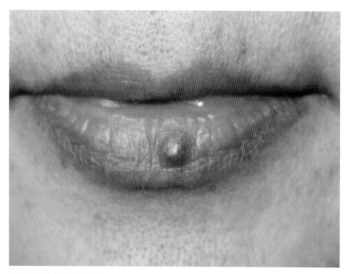

图 5.1.5.1 静脉湖

### 静脉湖 2

女,53 岁,左侧阴唇黑色丘疹 7 年,渐增大(图 5.1.5.2)。

病例点评:发生于外阴,暗紫色圆形丘疹,表面光滑,需与色素痣、鲍恩病样丘疹病及丘疹型血管角皮瘤相鉴别。

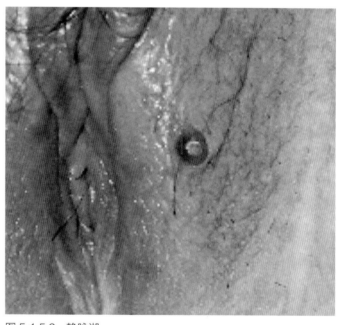

图 5.1.5.2 静脉湖

### 静脉湖 3

男,73 岁,鼻左侧黑色斑 10 年余,高出皮肤 1 个月(图 5.1.5.3)。无明显自觉症状,皮肤镜检查提示蓝黑色丘疹,界清,可见蓝白色结构及不典型血管结构,不除外基底细胞癌或血管瘤。

病例点评:老年患者面颈部单发黑色丘疹,皮肤镜检查仍无法明确诊断方向,应积极行组织病理检查。

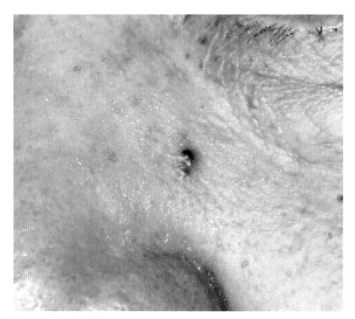

图 5.1.5.3 静脉湖

## 静脉湖 4

男,68 岁,左前臂蓝黑色丘疹 1 年余(图 5.1.5.4)。否认外伤史。

病例点评:发生在四肢的静脉湖,皮损触之质地稍韧,注意鉴别皮肤纤维瘤。

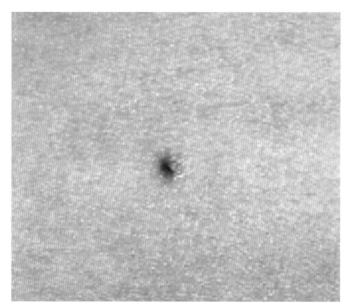

图 5.1.5.4 静脉湖

## 5.1.6 浆细胞性唇炎
（plasma cell cheilitis）

浆细胞性唇炎属于浆细胞性黏膜炎,是一种罕见的原发性唇部炎症性疾病。该病病因不明,但慢性外源性刺激、代谢异常、感染因素、自身免疫因素及遗传因素是其可能的致病因素。该病主要发生于下唇,上唇偶可累及。临床表现为唇红部的红斑或暗红色、棕色浸润性斑块,境界清楚,可伴有糜烂、溃疡、皲裂、出血和结痂,后期可有萎缩性改变。组织病理学检查可见特征性的真皮上部浆细胞带状浸润或真皮全层浆细胞的弥漫浸润并伴有淋巴细胞及组织细胞浸润。

### 浆细胞性唇炎 1 典型病例

女,79 岁,下唇红斑、破溃 2 年(图 5.1.6.1)。外院曾行病理活检示:考虑扁平苔藓伴溃疡形成可能。予卤米松及牛碱性成纤维细胞生长因子凝胶治疗明显好转,但未痊愈,反复发作。下唇浸润性暗红斑块,表面有光泽,界限清楚。再次行组织病理学检查明确诊断。

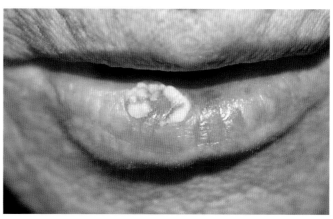

图 5.1.6.1 浆细胞性唇炎

### 浆细胞性唇炎 2

女,62 岁,下唇肿胀、溃疡,反复发作 20 年余(图 5.1.6.2)。自觉疼痛,夏季加重,秋季缓解,冬季皮损可自愈。

病例点评:患者病史提示可能与较强光暴露相关,组织病理为浆细胞性唇炎。

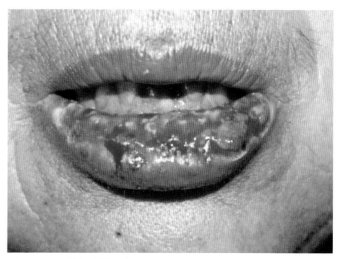

图 5.1.6.2 浆细胞性唇炎

## 5.1.7　光线性唇炎

（actinic cheilitis）

光线性唇炎是长期紫外线暴露引起的具有一定恶变风险的唇炎，临床表现多样，多见于下唇，包括唇红斑块、脱屑、慢性糜烂和溃疡，皮损上覆痂皮，病程迁延，角化性斑块可增厚，部分生长快速，可引起疼痛及出血。皮肤组织病理学表现与光线性角化病类似。恶变后可出现鳞状细胞癌组织学表现。

### 光线性唇炎 1　典型病例

女，74 岁，下唇肿胀、干燥、疼痛 4 个月余（图 5.1.7.1）。下唇肿胀性红斑，局部糜烂，压痛阳性。

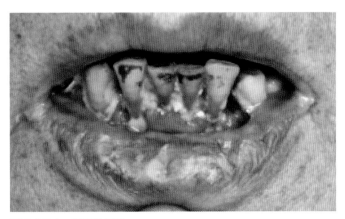

图 5.1.7.1　光线性唇炎

### 光线性唇炎 2

女，56 岁，双唇红斑、干燥、糜烂 3 年，近 8 个月反复加重（图5.1.7.2）。

病例点评：皮损累及双唇，病程虽长，但以红斑、脱屑为主，进展缓慢。

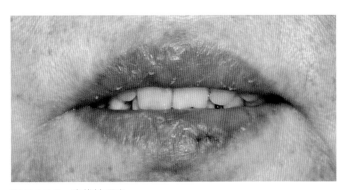

图 5.1.7.2　光线性唇炎

## 5.1.8　剥脱性唇炎

（exfoliative cheilitis）

剥脱性唇炎与局部物理、化学性刺激、日晒或不明原因刺激相关，临床表现为口唇干燥肿胀、糜烂、渗出，表面可有结痂和鳞屑，脱落后显露红色光滑面，皲裂，可持续数月至数年。自觉灼热疼痛或有触痛感。局限于唇红部，尤以下唇多见。青年女性好发。

### 剥脱性唇炎

男，25 岁，口唇干燥脱屑 4 年余，口腔黏膜无异常（图 5.1.8.1）。口唇处反复脱屑皲裂，病理排除光线性唇炎。

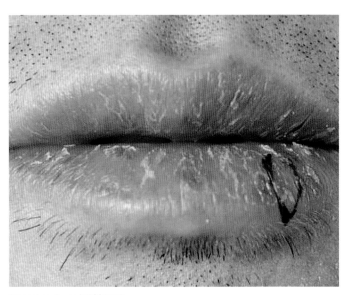

图 5.1.8.1　剥脱性唇炎

## 5.1.9　口周皮炎

（perioral dermatitis）

口周皮炎是以部位命名的疾病，指发生于上唇上方、颏、鼻唇沟内、鼻部等处炎症性皮肤病。病因不明，以片状红斑、丘疹、脓疱为特征，可伴有不同程度瘙痒、灼热感。有学者认为，口周皮炎的发病机制与玫瑰痤疮有较多相似之处，病理也类似，表现为皮脂腺毛囊周围炎细胞浸润。

### 口周皮炎 1　典型病例

男，25 岁，口周及鼻唇沟红斑、丘疹伴疼痛 2 个月余（图 5.1.9.1）。口周及鼻唇沟密集多发红斑、丘疹，境界相对清楚，局部融合。

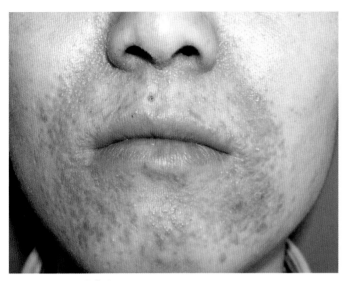

图 5.1.9.1 口周皮炎

## 口周皮炎 2

女,38 岁,口周皮肤红斑,丘疹 2 个月余(图 5.1.9.2)。自行外用药治疗(疑有激素成分),皮损渐增多、加重。

病例点评:受外用药影响,皮疹较重,表现为密集丘疹、丘疱疹,但整体局限于口周。

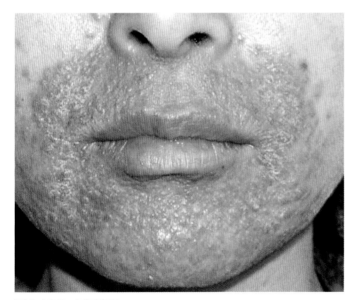

图 5.1.9.2 口周皮炎

## 口周皮炎 3

男,12 岁,口周红斑、丘疹、鳞屑反复 2 年(图 5.1.9.3)。反复发作,时轻时重,长期使用含氟牙膏。

病例点评:唇红周边出现无皮损区常是该病特点。

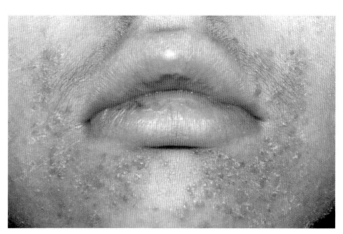

图 5.1.9.3 口周皮炎

## 5.1.10 口角炎
（angular cheilitis）

机械刺激、营养缺乏、感染或牙科材料过敏等可诱发口角炎。急性期口角皮肤红斑、水肿、渗出,常对称分布,张口时疼痛。慢性期局部皮肤苔藓样变、肥厚浸润,皲裂脱屑。

### 口角炎 典型病例

男,12 岁,双侧口角旁红斑皲裂半年余,日常有舔唇习惯(图 5.1.10.1)。口角两侧及下唇缘暗红斑,表面粗糙,左侧口角旁显著皲裂。

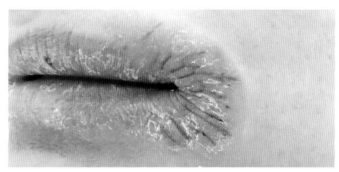

图 5.1.10.1a 口角炎

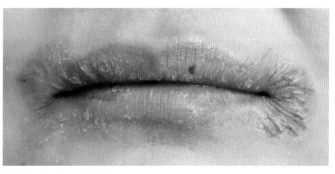

图 5.1.10.1b 口角炎

## 5.1.11　舌舔皮炎
（lip-licking dermatitis）

舌舔皮炎是一种皮肤行为症，常见于少年儿童。因反复舔吮嘴唇及嘴唇周围皮肤，导致被舔部位的皮肤和黏膜潮红、肿胀、脱屑、粗糙，有时甚至可出现糜烂、渗液、结痂及色素沉着，类似湿疹样改变。但本病皮损边界清楚，停止舌舔后可逐渐恢复。临床上应注意与口周皮炎、接触性皮炎等鉴别，反复舔吮的病史具有重要诊断价值。

### 舌舔皮炎　典型病例

女，10岁，口周暗红色斑1年（图5.1.11.1）。自觉轻度瘙痒，时有针刺样感。皮损时轻时重，未予特殊治疗。患儿有长期舌舔嘴唇的不良习惯。

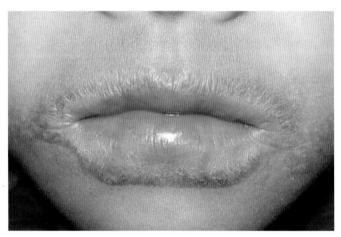

图5.1.11.1　舌舔皮炎

## 5.1.12　血管性水肿
（angioedema）

血管性水肿是荨麻疹的一种特殊类型，表现为皮肤疏松部位出现局限性水肿，多见于眼、口及外阴部，自觉轻微瘙痒或麻木感，多在24~72小时后逐渐消退。部分血管性水肿可能伴发喉头水肿导致呼吸困难，甚至引起窒息。此外，如有家族史的患者应注意排除遗传性血管性水肿，后者是患者血清C1抑制物水平降低或活性缺乏。

### 血管性水肿　典型病例

女，8岁，嘴唇反复肿胀半年，轻微瘙痒，可在2~3天后消退，曾服用"氯雷他定糖浆"治疗有效，但仍然反复发作（图5.1.12.1）。家族中无类似病患者。

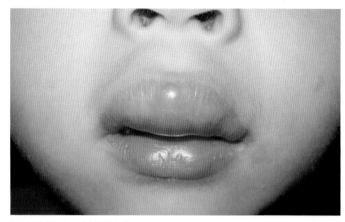

图5.1.12.1　血管性水肿

## 5.1.13　唇部黑子
（labial lentigo）

出生或早年发病，青春期明显，中年后仍可发病。与日晒无关，偶与药物相关。可发生于皮肤的任何部位及眼结膜和皮肤黏膜交界部，包括唇部黑斑和唇部黑子。类似皮疹可发生于外生殖器。皮损为小而边界清楚的褐色至黑色的斑疹，1~5mm，色素均匀。其他伴有唇部黑子的主要有色素沉着息肉综合征（又称Peutz-Jeghers综合征）、Laugier-Hunziker综合征等。

### 唇部黑子1　典型病例

女，28岁，下唇内侧黑色斑疹2年，逐渐增大（图5.1.13.1）。

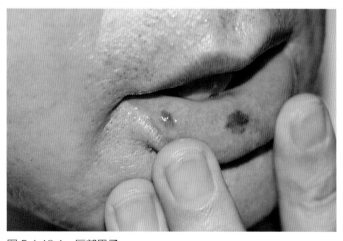

图5.1.13.1　唇部黑子

### 唇部黑子2

男，24岁，口唇色斑4~5年，无不适（图5.1.13.2）。曾在外院就诊，做肠镜检查未见息肉。

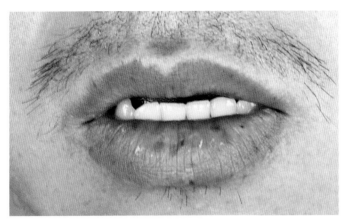

图 5.1.13.2　唇部黑子

### 唇部黑子 3

女,6 岁,双嘴唇黑色斑疹 3 年余(图 5.1.13.3)。3 年前下唇外伤后出现黑色斑疹,渐增多,无不适,并扩散至上唇,无腹痛、腹泻病史。曾于外院结肠镜检查:结肠黏膜未见明显异常。

病例点评:尽管无家族史,儿童期发生,不能除外色素沉着息肉综合征,成年后需注意检查结肠黏膜有无息肉。

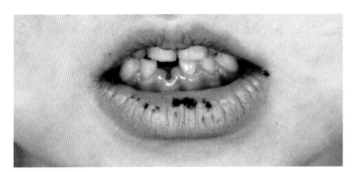

图 5.1.13.3　唇部黑子

### 唇部黑子 4

女,22 岁,唇部黑色、褐色斑疹 2 年余(图 5.1.13.4)。患者 2 年前无明显诱因唇部出现散在黑斑,形状不规则,表面光滑,无不适症状,未予重视,未给予治疗,皮疹渐增多,累及双唇。

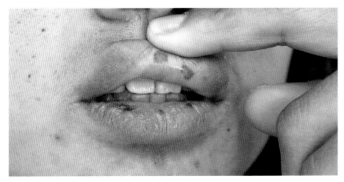

图 5.1.13.4　唇部黑子

## 5.1.14　色素沉着息肉综合征
（Peutz-Jeghers syndrome）

色素沉着息肉综合征(PJS)是一种十分罕见的常染色体显性遗传疾病,发病率约 1/20 万。研究表明,PJS 的发生可能与患者所处地理环境相关,与性别及种族无关。皮肤黏膜色素斑是 PJS 的典型特征。在患者口唇及其周围、口腔黏膜、手掌、足趾或手指上有色素沉着,呈黑色或棕黄色。一般情况下 PJS 患者皮肤黏膜色素斑多呈圆形或椭圆形,不高于皮肤表面,直径 1~5mm,无毛发,无明显不适症状。目前临床还未发现有皮肤黏膜色素斑致癌变的报道。消化道息肉可发生在胃肠道的任何部位,最常发生在小肠(空肠>回肠>十二指肠),其次是大肠和胃。息肉有数枚到几百枚不等。位于 19 号染色体短臂 19p13.3 区间的 STK11 基因(又称 LKB1 基因)突变是导致 PJS 发生的主要原因。

### 色素沉着息肉综合征　典型病例

女,14 岁,面部、唇部黑色斑丘疹 12 年(图 5.1.14.1)。父亲患有类似皮疹;既往有肠息肉病史。面部、口唇散在分布黑褐色斑疹,基本对称。皮肤组织病理检查示表皮嵴基底层色素增加,真皮未见明显异常。结合患者病史、临床表现,采用 PJS 的 WHO 诊断标准,诊断为不完全性 PJS。

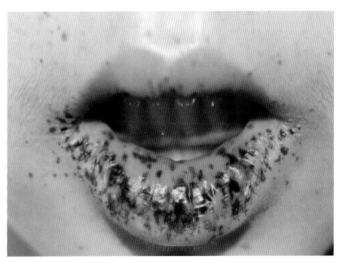

图 5.1.14.1　色素沉着息肉综合征

## 5.1.15　Laugier-Hunziker 综合征
（Laugier-Hunziker syndrome）

Laugier-Hunziker 综合征为一种后天获得性色素沉着病,病程缓慢,呈进行性加重,好发于中年女性。病变累及口唇、口腔内黏膜及掌跖部位,很少累及口周皮肤。表现为棕黑色圆形、卵圆形或不规则形的色素沉着斑,直径 3~5mm,表面光滑,部分可融合。指/趾甲常可见纵向黑色条带。

## Laugier-Hunziker 综合征 1 典型病例

女,66 岁,口唇、手足黑斑 4 年,进行性加重(图 5.1.15.1)。无家族史及肠道息肉病史。

病例点评:仅色素斑无法与色素沉着息肉综合征相鉴别,鉴别要点是发病晚,无家族史及肠道增生物。

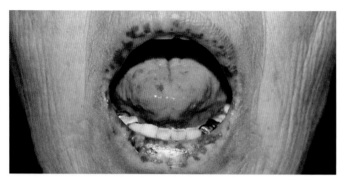

图 5.1.15.1a Laugier-Hunziker 综合征

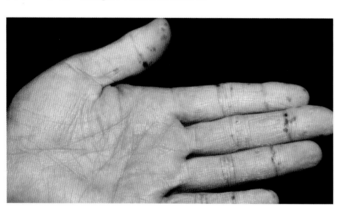

图 5.1.15.1b Laugier-Hunziker 综合征

## Laugier-Hunziker 综合征 2

女,40 岁,唇部、趾间黑斑 7 年(图 5.1.15.2)。无家族史及肠道息肉病史。

病例点评:中年发病,唇部黑斑合并趾间单发黑斑,排除色素沉着息肉综合征后考虑为 Laugier-Hunziker 综合征。

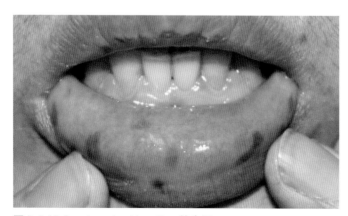

图 5.1.15.2a Laugier-Hunziker 综合征

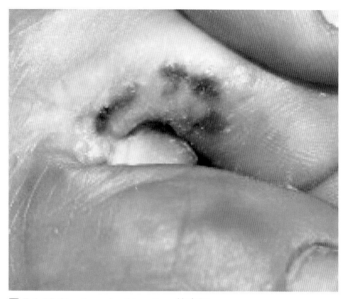

图 5.1.15.2b Laugier-Hunziker 综合征

### 5.1.16 黏液囊肿
(myxoid cysts)(见 6.1.15)

### 5.1.17 鳞状细胞癌
(squamous cell carcinoma)
(见 7.2.3)

### 5.1.18 白塞病
(Behet syndrome)(见 4.2.6)

### 5.1.19 盘状红斑狼疮
(discoid lupus erythematosus)
(见 8.6.3.1)

### 5.1.20 扁平苔藓
(lichen planus)(见 7.2.15)

### 5.1.21 副肿瘤性天疱疮
(paraneoplastic pemphigus)
(见 7.1.26)

### 5.1.22 肠病性肢端皮炎
(acrodermatitis enteropathica)
(见 4.1.10)

### 5.1.23 艾迪生病
(Addison disease)(见 1.1.36)

# 第二节 乳房为主的疾病
## （skin diseases of breast）

### 5.2.1 乳头乳晕角化过度症
#### （hyperkeratosis of the nipple and areola）

乳头乳晕角化过度症多见于女性,好发年龄为 20~30 岁,典型皮损为乳头和/或乳晕疣状斑块,色素加深,可发生在单侧或双侧,多于青春期或妊娠时发病。临床上可分为 3 型:①由表皮痣向乳晕、乳头部位的延伸所致;②伴有鱼鳞病;③痣样型,不伴有鱼鳞病或表皮痣。本病无特效治疗方法。

#### 乳头乳晕角化过度症 1 典型病例

女,33 岁,双乳晕皮肤粗糙增厚 5 年(图 5.2.1.1)。无明显诱因双乳晕周围皮肤粗糙,渐形成疣状斑块,范围增大、颜色加深。

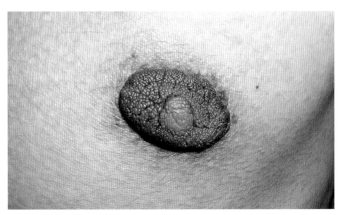

图 5.2.1.2 乳头乳晕角化过度症

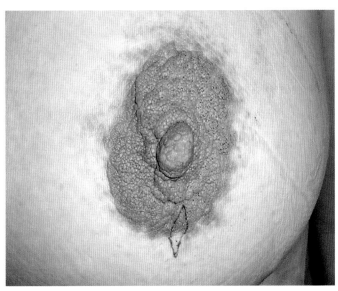

图 5.2.1.1 乳头乳晕角化过度症

#### 乳头乳晕角化过度症 2

男,27 岁,左乳头褐色丘疹、斑块 4 年(图 5.2.1.2)。4 年前无明显诱因出现左乳头周围有褐色丘疹,渐增多,融合形成疣状斑块,偶有瘙痒。

病例点评:乳头乳晕角化过度症好发于女性患者,本例为男性患者,但临床乳晕疣状斑块,为典型皮疹。

### 5.2.2 乳房佩吉特病
#### （mammary Paget disease）

乳房佩吉特病多见于中老年妇女,表现为单侧乳头长期不愈的糜烂、溃疡,可有疼痛、渗液等表现。乳房佩吉特病是一种特殊类型的乳腺癌。

#### 乳房佩吉特病 1 典型病例

女,60 岁,右乳晕红斑、糜烂 1 年(图 5.2.2.1)。临床皮损较小,病理诊断证实为乳房佩吉特病。

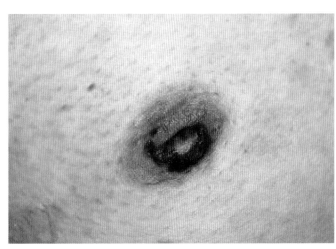

图 5.2.2.1 乳房佩吉特病

## 乳房佩吉特病 2

女,57 岁,右乳头红斑 3 个月,加重伴糜烂、渗出 1 个月(图 5.2.2.2)。

病例点评:单侧发病,以红斑、糜烂、渗液为主要表现,不伴瘙痒。

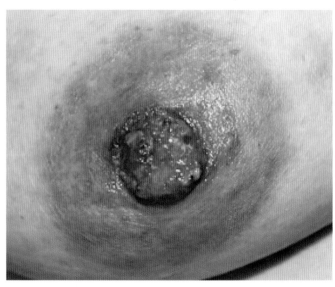

图 5.2.2.2　乳房佩吉特病

## 乳房佩吉特病 3

女,66 岁,右胸部红斑、脱屑 10 年,曾激光等治疗(图 5.2.2.3)。

病例点评:反复外用药及激光治疗后皮损呈现为弥漫红斑,局部表面厚痂。

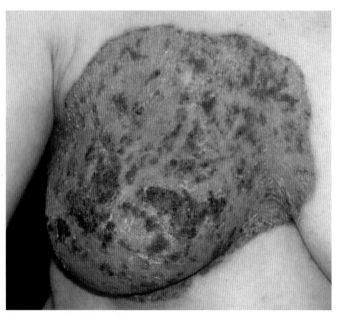

图 5.2.2.3　乳房佩吉特病

## 5.2.3　乳头糜烂性腺瘤病
### （erosive adenomatosis of the nipple）

乳头糜烂性腺瘤病又称乳头导管菜花样乳头状瘤病(florid papillomatosis of the nipple ducts)、乳头腺瘤(nipple adenoma)、浅表乳头状腺瘤病(superficial papillary adenomatosis)。多见于成年女性,尤其是 40 岁以上中年女性常单侧发生。常表现为境界不清的红斑,可反复糜烂、渗出,一般无自觉症状,偶有痒感。本病需通过病理检查与佩吉特病鉴别。

### 乳头糜烂性腺瘤病 1　典型病例

女,28 岁,右乳头红斑、糜烂 2 年,无明显自觉症状,未治疗(图 5.2.3.1)。

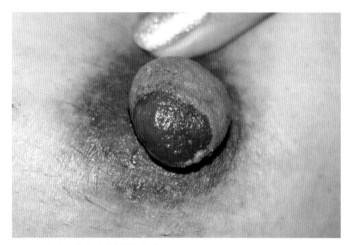

图 5.2.3.1　乳头糜烂性腺瘤病

### 乳头糜烂性腺瘤病 2　典型病例

女,45 岁,左乳头红斑,反复糜烂、渗出 4 个月(图 5.2.3.2)。病理检查排除乳房佩吉特病。

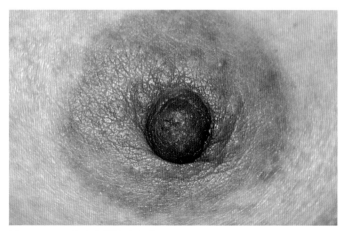

图 5.2.3.2　乳头糜烂性腺瘤病

# 第三节　腋下为主的疾病
（skin diseases of armpit）

## 5.3.1　家族性良性慢性天疱疮
（benign familial chronic pemphigus）

家族性良性慢性天疱疮又称 Hailey-Hailey 病（Hailey-Hailey disease），为常染色体显性遗传病，无明显性别差异，但在同一家系中存在遗传异质性，不同个体临床表现可有较大差异。多于青春期后发生，好发于皮肤皱褶部位，如腋窝、腹股沟、乳房下及肥胖患者腰部，很少累及口腔及生殖器黏膜，自觉瘙痒、灼热，严重者伴有疼痛。皮疹特征为反复发作的局限性松弛水疱，疱壁薄，易破溃形成红斑糜烂。夏季症状较重，冬季缓解，摩擦、创伤、感染或女性月经期也可能诱发加重。病理为不完全性棘层松解，棘细胞只呈"坍塌的砖墙"外观。

### 家族性良性慢性天疱疮 1　典型病例

男，55 岁，皮肤褶皱部位反复红斑水疱，伴脱屑、糜烂、渗出 30 年（图 5.3.1.1）。30 年来反复发作，多在夏季，伴有疼痛。

病例点评：家族中多名成员患类似疾病。皮损累及颈部、双侧腋下、腰背部、双侧腹股沟、肛周片状红斑、水疱，局部糜烂、渗出，以腹股沟和肛周为著。

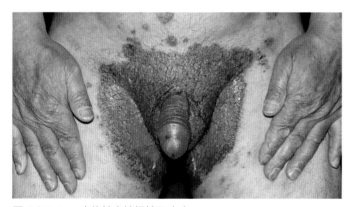

图 5.3.1.1a　家族性良性慢性天疱疮

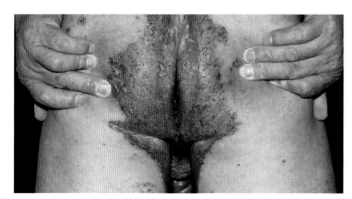

图 5.3.1.1b　家族性良性慢性天疱疮

### 家族性良性慢性天疱疮 2

女，68 岁，肛周、双侧腋窝乳房下红色丘疹、水疱、糜烂 20 年余（图 5.3.1.2）。反复发作，严重时伴疼痛。家族中多名女性患者有类似情况。

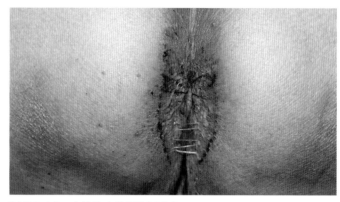

图 5.3.1.2　家族性良性慢性天疱疮

### 家族性良性慢性天疱疮 3

男，52 岁，双侧腋下、腹股沟丘疹、水疱伴瘙痒 1 年余（图 5.3.1.3）。夏季较明显，可自愈。曾长期按"湿疹"治疗。无家族史。

病例点评：患者皮疹较轻，有自愈性，按"湿疹"治疗可改善，导致临床长期误诊。

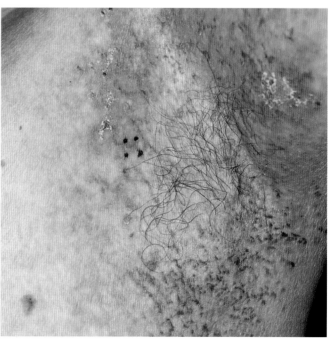

图 5.3.1.3a　家族性良性慢性天疱疮

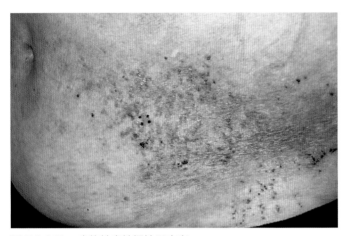

图 5.3.1.3b　家族性良性慢性天疱疮

### 家族性良性慢性天疱疮 4

女,45 岁,颈部及躯干红斑、破溃反复 3 年(图 5.3.1.4)。父亲、哥哥及妹妹均有类似症状,父亲症状较重。查体:颈部、腋下、乳房下多发大小不一的斑丘疹、暗红色或红褐色,部分表面见浅表破溃,周围褐色色素沉着。

病例点评:患者临床部位典型,但未出现明显糜烂、水疱,家族史阳性为临床诊断提供重要线索。

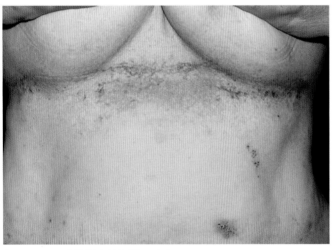

图 5.3.1.4　家族性良性慢性天疱疮

## 5.3.2　副乳
（accessory breast）

副乳指多余的乳头或乳头乳晕复合体,是一种常见的乳腺先天发育异常性疾病,具有常染色体显性遗传的特点。副乳可两侧对称性发生,亦可单个或单侧发病,多位于正常乳头的下方或其上方近腋窝处,也有报道发生在面、颈、臀、腹股沟及外阴等处。病理上可见乳腺导管开口于皮脂腺或进入表皮。手术切除是首选治疗方法。

### 副乳 1　典型病例

女,32 岁,右腋下皮色丘疹 32 年(图 5.3.2.1)。出生时即发现右腋下皮色结节,直径约 5mm,无自觉症状,未治疗。

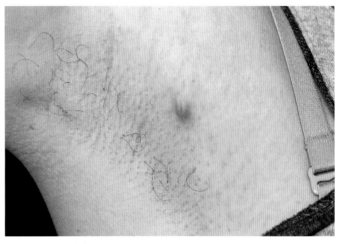

图 5.3.2.1　副乳

### 副乳 2　典型病例

女,26 岁,双侧腋窝附近褐色结节 1 年余(图 5.3.2.2)。1 年余前发现双侧腋前 2 处浅褐色丘疹,直径 3~5mm,无疼痛、瘙痒等不适,未治疗。

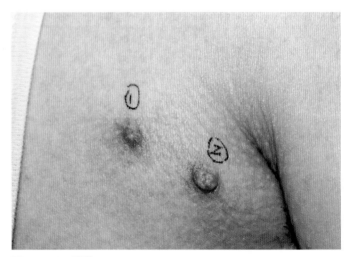

图 5.3.2.2　副乳

## 5.3.3　腋毛癣
（trichomycosis axillaris）

腋毛癣是由纤细棒状杆菌感染所致,主要累及腋毛,也可感染阴毛。临床表现为毛干上出现黄色、黑色或红色蜡样小结晶,呈鞘状包裹毛干。好发于湿热季节,以及腋窝潮湿、多汗的青年人。取结晶状物涂片、革兰氏染色后直接镜检有助于诊断及鉴别诊断。

### 腋毛癣 典型病例

男,22 岁,双侧腋窝处腋毛出现异物 1 个月,无明显不适(图 5.3.3.1)。喜欢运动,腋窝多汗潮湿。检查发现双侧腋窝腋毛的毛干上见淡黄色小结晶,不易剥离。取结晶样物压碎、10% 氢氧化钾溶解、革兰氏染色,见大量革兰氏阳性短杆菌。

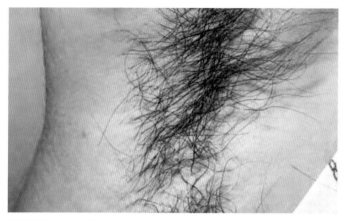

图 5.3.3.1a 腋毛癣

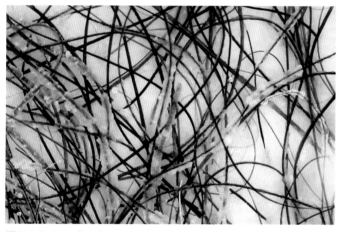

图 5.3.3.1b 腋毛癣

## 5.3.4 红癣
（erythrasma）

红癣是由微小棒状杆菌引起的皮肤浅部感染,常见于男性,好发于腹股沟,也可见于腋窝、臀沟、乳房下等皮肤皱褶部位。多发于湿热季节,局部皮肤潮湿、多汗是重要诱因。临床表现为边界清楚的红斑,初期皮损鲜红,以后可逐渐变为暗红色、棕红色甚至褐色。一般无自觉症状。注意和股癣、间擦性皮炎等鉴别。

### 红癣 典型病例

男,35 岁,双侧腹股沟红斑 3 个月,轻痒(图 5.3.4.1)。外院按"股癣""湿疹"等治疗,可减轻,但反复加重。直接镜检和真菌培养均阴性;皮损处涂片、革兰氏染色见革兰氏阳性短棒状杆菌。

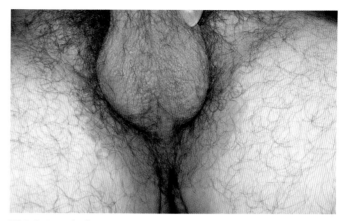

图 5.3.4.1 红癣

## 5.3.5 婴儿纤维性错构瘤
（fibrous hamartoma of infancy）

婴儿纤维性错构瘤又叫婴儿皮下纤维样肿瘤(subdermal fibromatous tumors of infancy),好发于 1 岁以内的男孩。临床表现为孤立、无痛性的皮下结节,常见于肩部、腋窝和上臂。肿瘤生长速度不一,基底部可与深部组织固定,境界清楚。临床过程良性,局部可能复发。

### 婴儿纤维性错构瘤 典型病例

男,9 个月,右臀部红色斑块 9 个月(图 5.3.5.1)。

病例点评:出生既有,缓慢增大,可触及皮下结节。

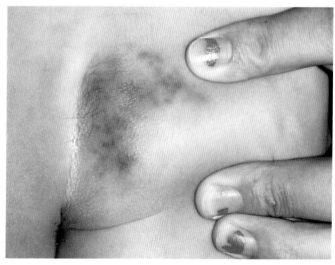

图 5.3.5.1 婴儿纤维性错构瘤

## 5.3.6 化脓性汗腺炎
（hidradenitis suppurativa）

化脓性汗腺炎是一种慢性炎症性皮肤病,通常发生在青春期后,以女性为主。大约 1/3 的患者有遗传倾向。此外,生活方式,如吸烟和肥胖，在化脓性汗腺炎的临床病程中起着至关重要的作用。好发部位为腋下、腹股沟，也可见于臀部、女性乳房下。初期可表现为丘疹、皮下结节、脓肿，进一步发展形成窦道，窦道间可相互交通，开口于皮肤表面，反复溢脓，早期为无菌性脓液，后期可合并细菌感染，伴有臭味，晚期形成瘢痕，病变累及真皮和皮下脂肪组织。

### 化脓性汗腺炎1　典型病例

女，44岁，右腋下红斑、结节伴疼痛1年（图5.3.6.1）。

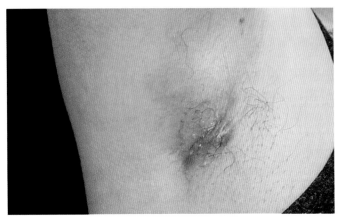

图5.3.6.1　化脓性汗腺炎

### 化脓性汗腺炎2

男，31岁，臀部反复破溃、溢脓5年（图5.3.6.2）。

病例点评：发病部位仅累及臀部，其余腋下、腹股沟无典型皮疹。但仔细观察发现臀部皮疹仍较典型，有皮下结节、排脓窦道及多发萎缩性、增生性瘢痕。

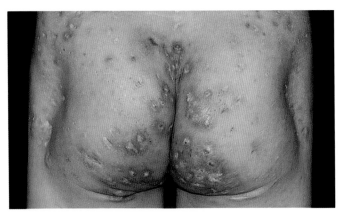

图5.3.6.2　化脓性汗腺炎

### 化脓性汗腺炎3

男，26岁，双腋下、腹股沟反复红斑、溃疡10年余（图5.3.6.3）。不伴痒痛，皮疹表浅，反复发作但并未形成广泛窦道及增生性瘢痕，平素自用"红霉素"及"地塞米松乳膏"可快速缓解。双侧腋

下溃疡，表面较清洁，边缘呈潜行性。曾在外院疑诊为"坏疽性脓皮病"，治疗无缓解。

病例点评：病史较长，累及双腋下和腹股沟等典型部位；注意无明显疼痛且能快速缓解，可鉴别坏疽性脓皮病。

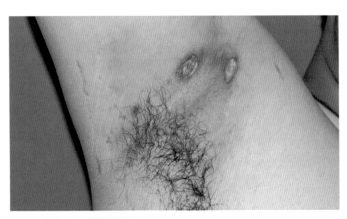

图5.3.6.3　化脓性汗腺炎

## 5.3.7　色汗症
（chromhidrosis）

色汗症临床少见，汗液可呈黑色、棕色、黄色、红色、绿色等，国内报道中以黄汗、红汗相对多见。汗液富含脂褐素与色汗症的发病密切相关。顶泌汗腺色汗症多由顶泌汗腺功能紊乱引起，小汗腺色汗症可能与服药、食物偏嗜及接触药物等相关，情绪刺激和机械性刺激也可引起色汗分泌，但需排除棒状杆菌或有色衣物染色而诱发的假性色汗症。出现色汗的部位以面部、腋窝、躯干为常见。文献报道辣椒素外用、肉毒素注射等治疗有效。临床上，红汗症需与血汗症鉴别。

### 色汗症（红汗症）　典型病例

男，23岁，全身汗液增加、汗液色红4个月余（图5.3.7.1）。血常规、尿常规、肝肾功能、微量元素、尿卟啉未见异常。图片显示患者用纸巾随机擦拭体表的情况。

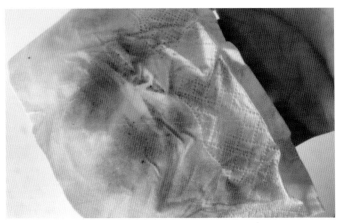

图5.3.7.1　色汗症

## 5.3.8　间擦性皮炎
（intertrigo）

间擦性皮炎又称擦烂、间擦疹、摩擦红斑。该病多为皮肤皱褶部位温热、出汗、潮湿导致角质层浸渍，活动时皮肤摩擦出现。多发生于夏季，好发于婴儿及肥胖者的皱褶部位，如颈部、腋下、乳房下、腹股沟等处。皮损初起表现为局限性红斑、肿胀，表面潮湿，境界清楚，处理不当出现糜烂、渗出，严重者可形成溃疡或伴发感染。自觉瘙痒及烧灼感。治疗需保持患处清洁、干燥。根据皮损特点外用粉剂、溶液、糊剂等。

### 间擦性皮炎 1　典型病例

女，76 岁，双乳下、双腹股沟浸渍、糜烂 4 年，加重伴溃疡 1 个月（图 5.3.8.1）。4 年前无明显诱因于双乳下出现浸渍、红斑，半年后双腹股沟出现类似皮损，境界清楚。夏重冬轻，反复发作。患者较为肥胖，双乳下及腹股沟除境界清楚的暗红色斑片外，还可见浸渍及裂隙状糜烂。

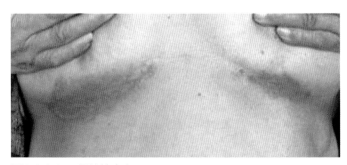

图 5.3.8.1a　间擦性皮炎

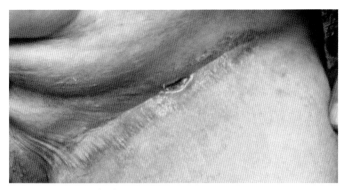

图 5.3.8.1b　间擦性皮炎

### 间擦性皮炎 2

男，12 岁，双腋下、脐周及腹股沟反复红斑、糜烂 10 余年，加重 20 天（图 5.3.8.2）。以腋窝、腹股沟等皱褶部位为主，好转与复发交替发作，皮损真菌镜检阴性排除念珠菌感染。

病例点评：虽病程较长，偶有瘙痒，但皮损较局限，肘窝、腘窝及四肢屈侧无皮损，否认过敏性疾病史，且体外特异性 IgE 过敏原检测阴性，可排除湿疹、特应性皮炎。

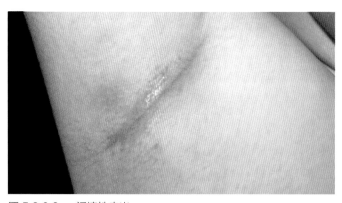

图 5.3.8.2a　间擦性皮炎

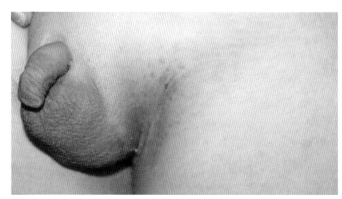

图 5.3.8.2b　间擦性皮炎

## 5.3.9　顶泌汗腺痒疹
（apocrine prurigo）（见 4.1.11）

## 5.3.10　疣状黄瘤
（verruciform xanthoma）（见 4.1.1）

## 5.3.11　弹力纤维假黄瘤
（pseudoxanthoma elasticum）（见 1.3.3）

## 5.3.12　增殖型天疱疮
（pemphigus vegetans）（见 7.1.24.2）

## 5.3.13　黑棘皮病
（acanthosis nigricans）（见 1.3.9）

# 第六章

## 甲部为主的皮肤病及毛发疾病

# Chapter 6

## Skin diseases of nails and hair

# 第六章
## 甲部为主的皮肤病及毛发疾病
（skin diseases of nails and hair）

## 第一节　甲疾病
（nail diseases）

### 6.1.1　甲黑色素瘤
（nail melanoma）

　　甲黑色素瘤好发于甲母质,以后逐渐蔓延侵及甲床及甲周皮肤,故早期甲黑色素瘤常为甲板纵行的线状棕色或黑色斑,边缘常不清晰,如肿瘤增长迅速,色素斑近端变宽可呈楔形。皮肤镜下可见构成色素斑的线条形态和色调不规则。充分发展后全甲黑变,颜色不均一,逐渐累及甲周皮肤称为Hutchinson征阳性,甲床可被累及出现黑斑或形成溃疡、结节。当甲母质部分或完全被肿瘤破坏时,可出现甲板部分或完全缺失。少数甲黑色素瘤无色素,诊断较困难。发病年龄对鉴别诊断有重要意义,15岁前发生的甲黑素细胞增生几乎都是甲母痣,30岁以后发生者基本上是黑色素瘤。少数源于甲母痣恶变。除甲母痣外,需与甲下出血、甲真菌病、非黑素细胞性甲肿瘤(鲍恩病、鳞状细胞癌)等鉴别。

#### 甲黑色素瘤1　典型病例

　　女,55岁,右手拇指甲线状黑斑3年,颜色渐变深,近期甲周皮肤出现褐色斑(图6.1.1.1)。

　　病例点评:30岁后发病,甲黑斑虽然边缘整齐,但色素不匀,Hutchinson征阳性。

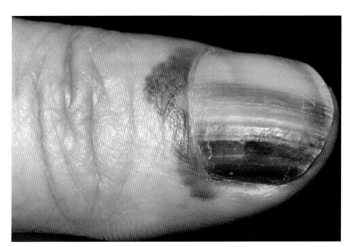

图6.1.1.1　甲黑色素瘤

#### 甲黑色素瘤2　典型病例

　　女,58岁,右手拇指甲黑线5个月,渐增宽,10年前甲半月处曾被"门夹伤",局部遗留黑色斑(图6.1.1.2)。

　　病例点评:本例甲色素斑边缘整齐、色素深且均匀,系甲母痣特点,但根据患者发病年龄大于30岁,按原位黑色素瘤扩大切除后病理确诊。不少黑色素瘤与外伤密切相关,但本例病史过长且位置不一致,可能与早先的外伤无关。

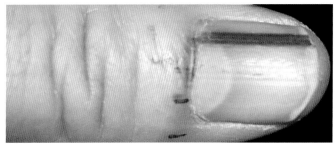

图6.1.1.2　甲黑色素瘤

#### 甲黑色素瘤3

　　男,25岁,左侧拇指甲浅黑色斑20年余(图6.1.1.3)。1年前黑斑明显向两侧弥散增宽,颜色未见明显变化。

　　病例点评:本例为甲母痣恶变,发生时间可能为近2年。类似的甲母痣恶变方式,多数生长缓慢,部分病例随访10~20年后方出现侵袭性生长。

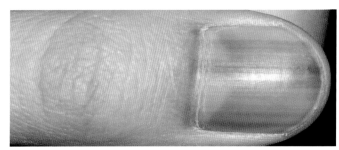

图6.1.1.3　甲黑色素瘤

### 甲黑色素瘤 4

男,51 岁,左手拇指甲黑线 3 年,2 年前行手术切除,2 个月前复发(图 6.1.1.4)。

病例点评:本例 2 年前手术后甲完全再生、黑色素瘤复发。拔甲及甲活检对甲黑素细胞良、恶性肿瘤均非常不利,一是病理难以做出诊断;二是可导致恶变或复发、转移。故临床上对可疑的原位甲黑色素瘤应扩大切除而非单纯活检。

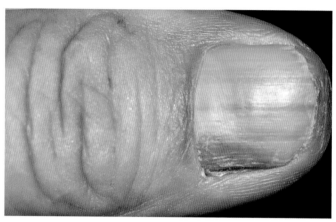

图 6.1.1.4　甲黑色素瘤

### 甲黑色素瘤 5

女,36 岁,右足蹬趾甲板变黑 3 个月,渐累及甲下及甲周皮肤(图 6.1.1.5)。

病例点评:30 岁以上发病,进展迅速,累及甲下皮及远端甲床,致使甲分离。

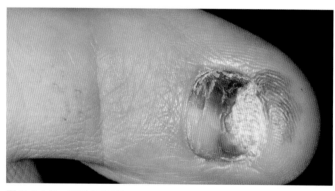

图 6.1.1.5　甲黑色素瘤

### 甲黑色素瘤 6

男,51 岁,右手拇指指甲外伤后出现黑斑 3 年,甲板破坏、反复溃疡 1 年(图 6.1.1.6)。

病例点评:外伤导致甲母质和甲床受损,瘢痕愈合后继发甲床

黑变、溃疡,继发浸润性甲黑色素瘤。外伤后甲黑变继发溃疡,应高度警惕。

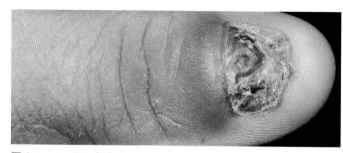

图 6.1.1.6　甲黑色素瘤

### 甲黑色素瘤 7

女,75 岁,右足蹬趾甲黑变 3 年,结节伴溃疡 1 年(图 6.1.1.7)。

病例点评:老年,甲黑变,全甲板损毁,肉芽组织样改变是甲黑色素瘤的重要诊断线索。

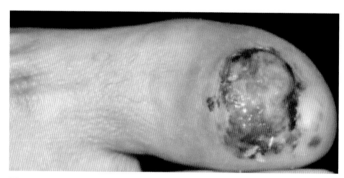

图 6.1.1.7　甲黑色素瘤

### 甲黑色素瘤 8

女,44 岁,右手示指甲线状黑斑 2 个月余(图 6.1.1.8)。

病例点评:中年发病,病史极短,黑斑形状色素不均,近端较宽呈楔形箭头状并不断前移。由于病程短,仅累及近端 2/3 长度,类似极早期的甲黑色素瘤,很少能获得理想的病理结果(一是制片中未能切到病变处,二是病理医生通常缺少相关经验)。

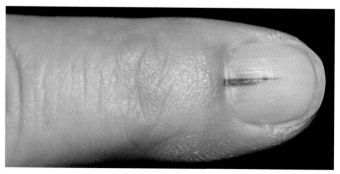

图 6.1.1.8　甲黑色素瘤

## 6.1.2　甲母痣

（nail matrix nevus）

甲母痣也称甲母质黑素细胞痣，多为线状纵行黑甲，颜色、宽度和数量可以不同。多不超过 3mm。常可观察到随时间消退或加深，少数幼儿可在 1 年左右累及全甲。多发生于 15 岁前，先天发生者约占 1/10，15 岁以后发生者约占 1/7。偶有恶变。30 岁以后发生者通常是甲黑色素瘤。部分先天性色素痣可累及全甲、甲周皮肤如甲小皮、甲襞或甲下皮，出现假性 Hutchinson 征（pseudo-Hutchinson sign）阳性。极少累及多个甲，累及多个甲的灰色条纹通常为色素代谢异常而非黑素细胞增生。病理主要为始于甲母质的交界痣，偶为复合痣。需与甲黑色素瘤、甲下出血、Laugier-Hunziker 综合征等甲线状色素沉着鉴别。

### 甲母痣 1　典型病例

女，4 岁，右手中指甲黑线 3 年（图 6.1.2.1）。起初右手中指线状纵向淡褐色条纹，缓慢增宽，色变深。

病例点评：儿童期发病，由细、淡条纹渐缓慢发展，界限清楚、色素均匀。

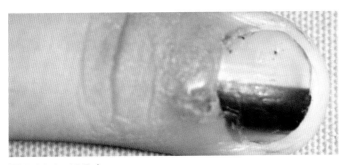

图 6.1.2.1　甲母痣

### 甲母痣 2

女，15 岁，左拇指甲黑斑 15 年（图 6.1.2.2）。出生即发现左拇指甲黑线，渐累及全甲。

病例点评：先天性甲母痣，持续缓慢扩展，渐弥散至全甲受累，甲周组织有色素沉着，呈现假性 Hutchinson 征，未来出现恶变的可能性较大。

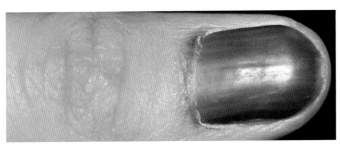

图 6.1.2.2　甲母痣

### 甲母痣 3

男，5 岁，右足第 4 趾甲褐色斑 1 年余，色素斑渐增宽（图 6.1.2.3）。

病例点评：儿童期发病，起初为淡褐色细条纹，1 年内累及半甲，近端甲襞受累，色素均匀。

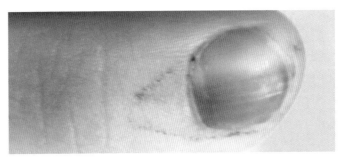

图 6.1.2.3　甲母痣

### 甲母痣 4

女，17 岁，右手小指线状黑斑 3 个月余，近 1 个月增长较快（图 6.1.2.4）。

病例点评：色素均匀，生长迅速。近端宽远端窄提示生长较快。

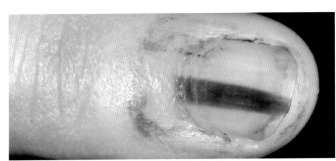

图 6.1.2.4　甲母痣

### 甲母痣 5

男，3 岁，左足跗趾纵向甲黑线半年余（图 6.1.2.5）。

病例点评：多条深色条纹，条纹间见淡色斑，甲板远端有残毁等改变，均提示甲黑色素瘤，但发病年龄 3 岁，所以考虑甲母痣。儿童的类似甲改变虽为良性，但成年后发生恶变的可能性较大，推荐积极切除。

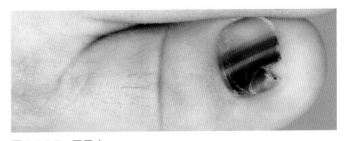

图 6.1.2.5　甲母痣

### 甲母痣 6

男,4 个月,右手环指甲黑斑 4 个月(图 6.1.2.6)。

病例点评:出生时即有纵行线状甲黑斑,渐增宽,累及甲侧缘、甲下皮。

病例点评:此例的黑斑若发生于成年,则为典型的甲黑色素瘤表现。

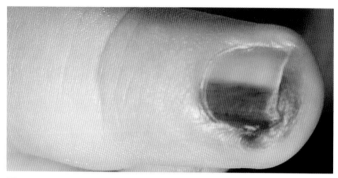

图 6.1.2.6 甲母痣

## 6.1.3 纵行黑甲
(longitudinal melanonychia)

纵行黑甲并非一个疾病的诊断名称,而是一类临床形态相似的甲体征描述。甲的炎症、外伤及营养不良均可以导致甲母质黑素细胞单纯活跃产生黑色素。甲黑色素瘤、甲母痣、甲雀斑样痣、多种非黑素细胞性甲肿瘤等也可以表现出该体征。临床表现为从甲皱襞延伸到甲远端边缘的一条或多条纵行色素带,可宽可窄,可深可浅。单条提示黑素细胞增生活跃(痣或黑色素瘤),多条提示生理、外伤、药物或系统性疾病所致。本处的纵行黑甲特指无病理特征的一些甲纵行色素改变,可累及 1 个或多个甲,灰色、浅棕色,皮肤镜可除外黑素细胞增生性疾病及出血。

### 纵行黑甲 1

男,14 岁,双手拇指、示指、中指、右手环指甲褐色斑 3 年(图 6.1.3.1)。体健。病理未见异常改变。

病例点评:从年龄、甲周及甲缘表现看,该儿童可能有咬甲癖。

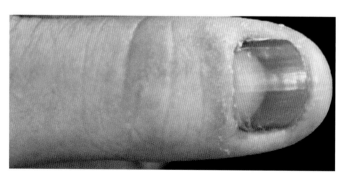

图 6.1.3.1a 纵行黑甲

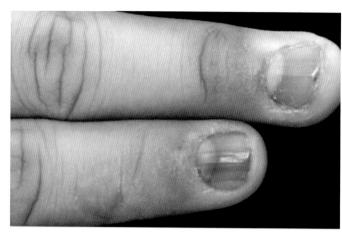

图 6.1.3.1b 纵行黑甲

### 纵行黑甲 2

女,14 岁,左手拇指甲灰黑色线状斑半年,逐渐增宽(图 6.1.3.2)。病理示甲母质未见增生的黑素细胞,但色素颗粒略增多。

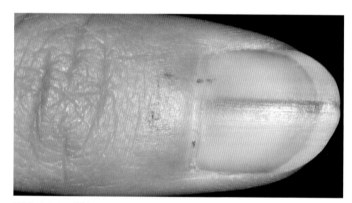

图 6.1.3.2 纵行黑甲

### 纵行黑甲 3

女,46 岁,左手拇指甲线状黑斑 1 年,渐增宽(图 6.1.3.3)。

病例点评:病理示甲母质黑素细胞数量无增多,但合成黑色素的功能活跃,甲板内色素颗粒增多。

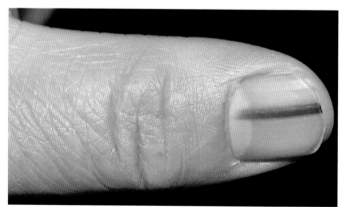

图 6.1.3.3 纵行黑甲

## 纵行黑甲 4

女,51 岁,右足第 4 趾甲外侧 1/2 浅褐色线状斑(图 6.1.3.4)。无特殊病史。临床考虑原位黑色素瘤。皮肤镜显示色素条带宽幅一致,色素分布基本均匀,Hutchinson 征阴性。病理仅见甲板内色素略增多。

病例点评:皮肤镜检查提供了重要线索,排除了黑素细胞增生性肿瘤及出血。尚可见蹈趾甲中央也有线状褐色斑。

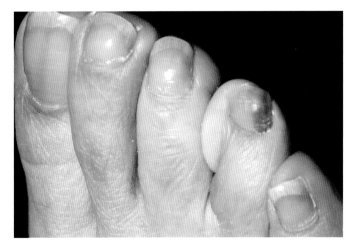

图 6.1.3.4　纵行黑甲

## 纵行黑甲 5

女,58 岁,双手足多甲黑斑近 5 年(图 6.1.3.5)。近 1 年加重、发展,伴全身乏力、食欲减退、呕吐,近半年体重下降 10kg。查体:双手指甲及双足趾甲见宽度不一的黑褐色斑片,边界清楚,表面光滑,色素不均匀。皮肤镜检查:色素条带宽幅不一、色素分布不均匀、Hutchinson 征阳性。病理示甲母质内黑素细胞略增多,考虑甲雀斑样痣。实验室检查发现血锌低,服用锌剂,1 周后各种全身症状消失、甲色素斑变淡并逐渐完全消退,随访未再复发。

病例点评:患者单一甲损害临床具有甲黑色素瘤的各种特点,因 20 甲均受累而不考虑黑色素瘤。根据诊疗过程,认为是锌元素缺乏导致的甲营养不良性纵行黑甲。

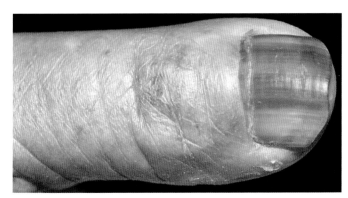

图 6.1.3.5　纵行黑甲

## 6.1.4　甲下鲍恩病
（subungual bowen disease）

甲下鲍恩病为原位鳞状细胞癌,好发于甲侧襞和相邻的甲沟、甲床,表现为角化过度、脱屑、皲裂、结痂等,以及甲分离、甲板缺损、纵行黑甲或红甲等,其临床表现可类似于病毒疣、甲真菌病、恶性黑色素瘤等。本病多发生于 50 岁以后的男性,左手多见,可多发。趾甲受累较指甲少见。可能病因为慢性创伤、接触砷、紫外线、电离辐射和人乳头瘤病毒感染等。甲下鲍恩病容易误诊为甲周疣,由于其可进展为甲下鳞状细胞癌,因此早期诊断对患者治疗及预后非常关键。

### 甲下鲍恩病 1

男,62 岁,左手示指纵行黑甲 4 个月(图 6.1.4.1)。

病例点评:甲板桡侧 3mm 宽纵行黑甲,颜色不均一、边缘不规则,Hutchinson 征阴性,相邻甲沟皮肤角化、脱屑。临床注意与甲黑色素瘤鉴别。

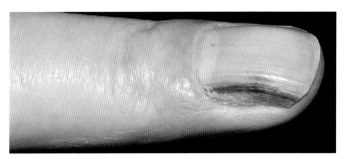

图 6.1.4.1　甲下鲍恩病

### 甲下鲍恩病 2

男,46 岁,左手拇指外伤后甲侧襞肥厚性增生性斑块伴有纵行黑甲半年,甲板破坏 3 个月(图 6.1.4.2)。

病例点评:外伤后出现的纵行黑甲,伴甲板破坏。甲侧襞和甲床增生性斑块不易与甲周疣鉴别,甲床角化性斑块、脱屑可与甲黑色素瘤区别。

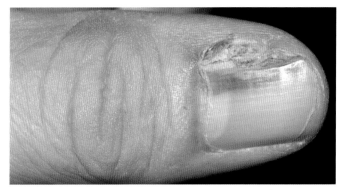

图 6.1.4.2　甲下鲍恩病

## 6.1.5　甲下鳞状细胞癌

（subungual squamous cell carcinoma）

甲下鳞状细胞癌为最常见的甲上皮来源恶性肿瘤,常累及中年男性手指。好发于甲床,临床表现包括甲下角化过度、甲剥离,透过甲板可见颜色不均匀的红斑,可夹杂黄色、白色、黑色等多种色调,与肿瘤的增生、角化、坏死、溃疡、出血等相关。当肿瘤累及甲床远端时,甲下可见角化增生、结痂、脱屑等,临床上易被错误诊断为甲周疣、甲真菌病或甲黑色素瘤。病理是确诊的"金标准"。HPV 感染与本病发病相关。

### 甲下鳞状细胞癌 1　典型病例

男,77 岁,左足第 5 趾甲溃烂 6 个月(图 6.1.5.1)。

病例点评:左足第 5 趾甲板破坏,部分缺如,甲床新生物,表面污痂。说明肿瘤主要侵犯甲床,后逐渐累及甲母质,影响甲板形成。

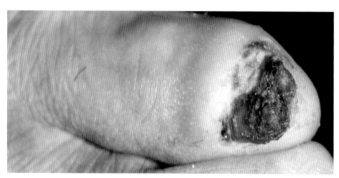

图 6.1.5.1　甲下鳞状细胞癌

### 甲下鳞状细胞癌 2

男,72 岁,发现左手示指甲外缘新生物 6 年余,多次冷冻治疗后复发(图 6.1.5.2)。

病例点评:皮损位于甲床侧缘及甲沟,因有一定程度角化,易误诊为病毒疣。当病程长,多次治疗效果不佳时需考虑到本病。及时病理检查以明确诊断。

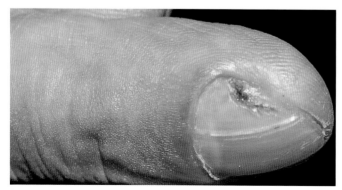

图 6.1.5.2　甲下鳞状细胞癌

### 甲下鳞状细胞癌 3

男,68 岁,左手小指甲下肿物 7 年(图 6.1.5.3)。7 年前木刺刺伤后甲下化脓,结痂伴疼痛,当地行多次拔甲治疗无效。

病例点评:甲下肉芽组织样增生物,病史长,长期不愈合。

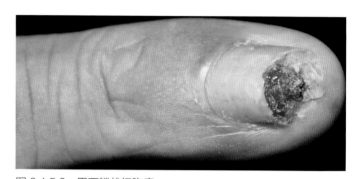

图 6.1.5.3　甲下鳞状细胞癌

### 甲下鳞状细胞癌 4

男,66 岁,左手示指甲下增生物伴甲破坏 4 年(图 6.1.5.4)。

病例点评:病程长,甲分离,甲床局部红斑、角化。甲板中部隆起,远端甲板破坏(疑为人为所致)。

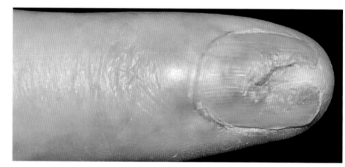

图 6.1.5.4　甲下鳞状细胞癌

### 甲下鳞状细胞癌 5

女,87 岁,左手示指甲旁增生物 2 年(图 6.1.5.5)。曾在当地行激光治疗 1 次,冷冻治疗 2 次,无效。

病例点评:甲旁结节状增生物,部分坏死、破溃、出血,病程长。

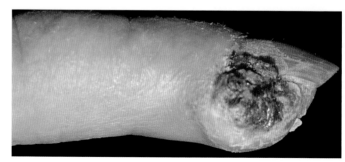

图 6.1.5.5　甲下鳞状细胞癌

## 6.1.6　甲下角化棘皮瘤
（subungual keratoacanthoma）

甲下角化棘皮瘤罕见，也称为孤立性远端指尖角化棘皮瘤（solitary distal digital keratoacanthoma），具有与普通角化棘皮瘤不同的几个特征，如可能不会自发消退，较其他部位的角化棘皮瘤更具侵袭性，可导致指骨破坏。本病好发于拇指、示指和中指。常表现为疼痛的结节性病变，具有特征性的中央充满角质的火山口样外观。大多数病例的特点是短期内快速生长，数周内伴有其下方骨破坏，很少自发消退。与甲下鳞状细胞癌相比，甲下角化棘皮瘤发病年龄更小，病史短，更易出现潜在的骨侵蚀，但远处转移较少见。本病也需要与感染、病毒疣、血管球瘤、疣状癌、黑色素瘤等鉴别。需病理检查确诊。

### 甲下角化棘皮瘤 1

男，28 岁，右手拇指甲下增生 2 个月（图 6.1.6.1）。

病例点评：右手拇指远端甲下增生，粗糙，纵行淡黄色条带，按压无疼痛。

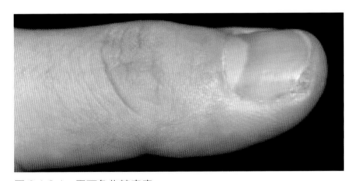

图 6.1.6.1　甲下角化棘皮瘤

### 甲下角化棘皮瘤 2

男，40 岁，右手拇指甲周肿胀伴疼痛 20 天，疼痛明显（图6.1.6.2）。超声：可见丰富血流信号，不除外血管球瘤。

病例点评：病程短，疼痛，术中见肿瘤位于甲下皮中部，累及甲床。

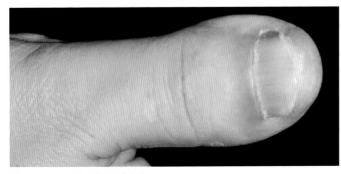

图 6.1.6.2　甲下角化棘皮瘤

## 6.1.7　甲母细胞瘤
（onychocytic matricoma）

甲母细胞瘤是一种罕见的甲母质细胞来源良性肿瘤，即为甲母质细胞来源良性棘皮瘤，于 2012 年首次报道。临床表现为局限性纵行黑甲或纵行黄甲伴裂片状出血，伴有局部甲板增厚，需与异物、甲母痣、甲黑色素瘤等鉴别。

### 甲母细胞瘤 1　典型病例

女，51 岁，右手小指甲褐色斑 1 年半（图 6.1.7.1）。

病例点评：纵行褐色斑，宽度约 2mm，边界清楚伴裂片状出血，局部甲板增厚。

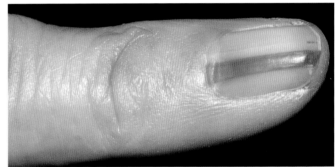

图 6.1.7.1　甲母细胞瘤

### 甲母细胞瘤 2

女，9 岁，右手拇指甲黑变半年（图 6.1.7.2）。

病例点评：甲纵行黑斑，边界不规则，黑斑局部甲板增厚、破坏。

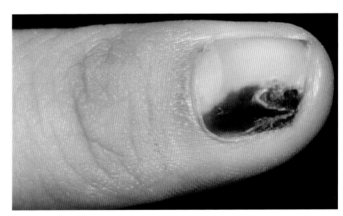

图 6.1.7.2　甲母细胞瘤

### 甲母细胞瘤 3

男，65 岁，左手拇指甲纵嵴 1 年，疼痛 1 个月（图 6.1.7.3）。

病例点评：纵行黄甲，局部甲板增厚。

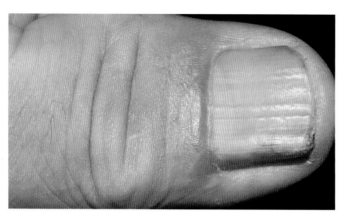

图 6.1.7.3 甲母细胞瘤

## 6.1.8 甲母质瘤
（onychomatricoma）

甲母质瘤为一种良性纤维上皮性肿瘤（真皮可见 CD34 阳性的梭形细胞），主要起源于甲母质，表现为多指状肿物，甲床受累少见。临床表现为整齐的纵向黄色或黑色条带，伴局部甲板增厚及裂片状出血，甲板表面的纵向和横向曲度增加，受累甲板的断面呈蜂巢样外观。本病需要与甲母痣、甲真菌病和甲银屑病等鉴别。与甲母痣鉴别在于其甲板通常受累。

### 甲母质瘤 1

男，52 岁，右手中指甲线状棕色斑 2 年（图 6.1.8.1）。皮肤镜：纵向棕褐色条带，界清，宽幅一致，色素较均匀，点球状暗红色均质结构，局部甲板表面纵向凹陷。

病例点评：甲纵行褐色条带伴甲板增厚及点状出血。甲板纵向曲度增加。

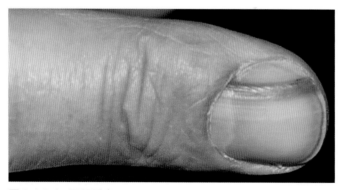

图 6.1.8.1 甲母质瘤

### 甲母质瘤 2

女，44 岁，右足第 4 趾甲增厚、变黑 8 年，刮除时可有出血（图6.1.8.2）。

病例点评：全甲黑变，甲板明显增厚。

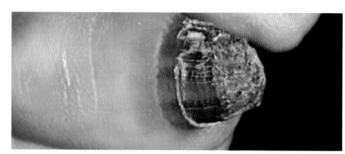

图 6.1.8.2 甲母质瘤

## 6.1.9 甲乳头状瘤
（onychopapilloma）

本病为发生于甲母质远端的上皮性良性肿瘤，多见于手指，临床上常表现为单发的纵向红甲，也可呈白色、褐色、灰色或黑色，常伴裂片样出血，伴有或不伴有远端甲板分裂或楔形缺损。游离缘甲板下常可见角化柱。有症状的和显著发展变化的应切除活检。应注意与血管球瘤、甲扁平苔藓、甲母痣、甲黑色素瘤、鳞状细胞癌等鉴别。

### 甲乳头状瘤 1　典型病例

女，36 岁，左足趾甲淡黄色纵嵴伴疼痛 3 年（图 6.1.9.1）。

病例点评：单发的纵向黄褐色甲，损害中央纵向甲裂，甲前缘 V 形切迹。

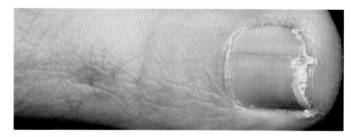

图 6.1.9.1 甲乳头状瘤

### 甲乳头状瘤 2

男，40 岁，左足趾甲黑线 3 年余，渐宽渐长（图 6.1.9.2）。

病例点评：单发的纵行黑甲，甲前缘 V 形切迹，近端损害轻。应注意与黑色素瘤鉴别。

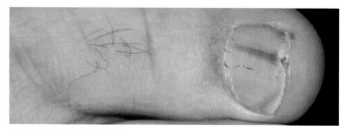

图 6.1.9.2 甲乳头状瘤

### 甲乳头状瘤 3　典型病例

女,35 岁,左手拇指甲板纵裂 5 年(图 6.1.9.3 )。

病例点评:单发的纵行黑甲,损害中央纵向甲裂,甲前缘楔形缺损,甲近端损害轻。

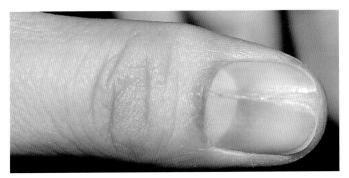

图 6.1.9.3　甲乳头状瘤

### 甲乳头状瘤 4

男,22 岁,右手小指甲纵行红线 3 年(图 6.1.9.4 )。

病例点评:以甲纵行红线为主要表现,可见纵行甲下出血。同样可以看见损害中央纵向甲裂,甲前缘 V 形切迹,甲近端损害轻。

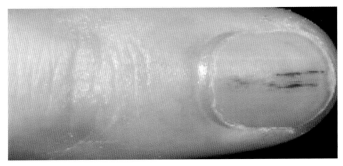

图 6.1.9.4　甲乳头状瘤

### 甲乳头状瘤 5

男,63 岁,左手示指甲黑线 10 年(图 6.1.9.5 )。

病例点评:纵行黑甲,色素不均,可见纵行甲下出血。甲前缘 V 形切迹,甲近端损害轻。这些特征有别于甲母痣。

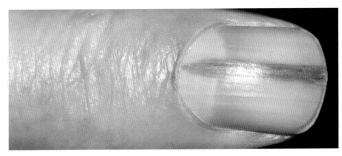

图 6.1.9.5　甲乳头状瘤

### 甲乳头状瘤 6

男,53 岁,右手环指甲黑线 6 年(图 6.1.9.6 )。

病例点评:本例与甲母痣甚至甲黑色素瘤难鉴别,但甲远端 V 形切迹仍可见。

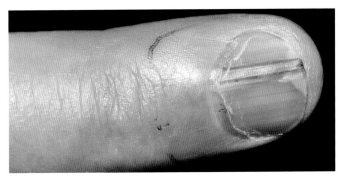

图 6.1.9.6　甲乳头状瘤

### 甲乳头状瘤 7

男,31 岁,左手小指甲下隆起半年(图 6.1.9.7 )。

病例点评:轻微隆起呈纵嵴,远端稍明显,横向曲度增加,无明显色素,远端甲板楔形分离。

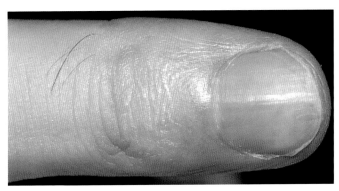

图 6.1.9.7　甲乳头状瘤

## 6.1.10　甲鞘癌
### ( onycholemmal carcinoma )

甲鞘癌为起源于甲床的恶性肿瘤,慢性病程。因组织病理可见毛鞘样角化,仅有少量的囊肿样结构,病理类似于外毛根鞘癌而得名。若囊肿较多,可称为恶性增生性甲鞘囊肿(malignant proliferating onycholemmal cyst),两者均起源于甲床,为谱系性疾病,没有必要细分。临床表现没有典型特征,为甲下肿物伴有反复出现的甲下溢脓,且甲板失光泽,渐出现增厚分层样改变、甲碎裂、甲剥离,类似甲沟炎的疼痛,但不明显。进而出现甲床溃疡,甲周皮肤溃疡等。原因不明,推测可能的原因为接触丙烯酸、紫外线照射等。与 HPV 的关系尚不明确。

### 甲鞘癌

男,78 岁,右手拇指甲板增厚、破坏 30 年(图 6.1.10.1)。开始为甲下肿物,甲下溢脓,甲板渐增厚,失去光泽,逐渐出现甲板破坏伴出血及疼痛。10 年来在当地医院接受多次拔甲手术。

病例点评:病程漫长,甲下肿物缓慢增大,甲下溢脓,甲板缺失,甲床溃疡长期不愈合。发生溃疡前疼痛不明显。

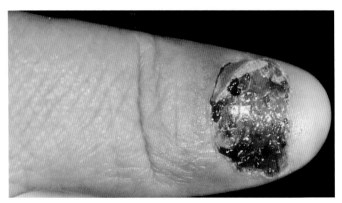

图 6.1.10.1　甲鞘癌

## 6.1.11　甲周纤维瘤
（periungual fibroma）

甲周纤维瘤常发生于近端甲襞,主要表现为肤色或淡红色表面光滑的无痛性丘疹。发生于近端甲襞时,压迫甲母质可在甲板形成纵沟,发生于甲下时可表现为纵向红甲或甲分离。常为结节性硬化症在甲周及甲下的局部表现,可多发,同时可见到结节性硬化症的其他表现。

### 甲周纤维瘤 1　典型病例

女,31 岁,双足多个趾甲周多发肤色丘疹,部分融合为结节,无痛痒,出生即有(图 6.1.11.1)。头面部、躯干多处咖啡牛奶斑,有癫痫病史,系结节性硬化症患者。

病例点评:自幼即有,由丘疹逐渐发展为结节。皮疹无痛痒,为结节性硬化症的表现形式之一。

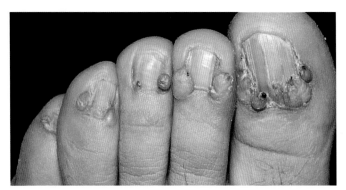

图 6.1.11.1　甲周纤维瘤

### 甲周纤维瘤 2　典型病例

男,32 岁,右足第 2 趾甲周淡红色丘疹 1 年(图 6.1.11.2)。有精神分裂症 8 年。

病例点评:位于近端甲襞,粉红色,无痛痒的梭形丘疹,压迫甲母质致甲分离。

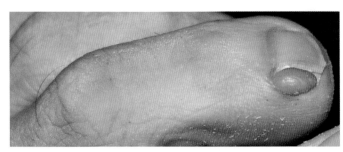

图 6.1.11.2　甲周纤维瘤

### 甲下纤维瘤 3

女,30 岁,右足踇趾甲淡红色丘疹 5 年(图 6.1.11.3)。

病例点评:发生于甲母质,瘤体在甲下生长,起初为纵向红甲,瘤体逐渐发展导致甲板被破坏。

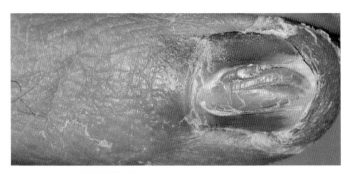

图 6.1.11.3　甲周纤维瘤

### 甲周纤维瘤 4

女,18 岁,右足踇趾甲周淡红色丘疹、结节 10 年余,无痛痒(图 6.1.11.4)。

病例点评:发病年龄早,由丘疹逐渐发展为结节,疣状增生样外观,易误诊为甲周疣。

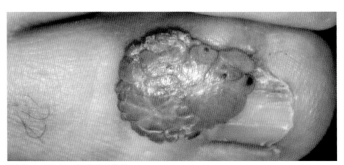

图 6.1.11.4　甲周纤维瘤

## 甲周纤维瘤 5

女，66 岁，左手拇指甲周丘疹 3 年（图 6.1.11.5）。

病例点评：因反复搔抓刺激，表面粗糙不平，且有血痂，易误诊为甲周疣。

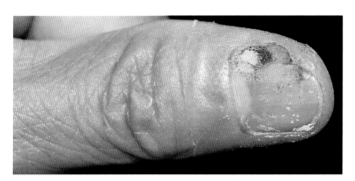

图 6.1.11.5　甲周纤维瘤

# 6.1.12　甲下外生骨疣
（subungual exostosis）

甲下外生骨疣在皮肤科并非少见，西京医院皮肤科 2015—2020 年门诊活检病理诊断共 56 例，男女比例无差异，63% 发病于 20 岁前，68% 发生于足跗趾，仅 10% 发生于手指。常由外伤触发，损害为单发结节，初起为小的淡红色坚硬结节，稍高于甲游离缘。肿瘤向上和向远端生长。鞋子压迫可引起剧痛。X 线片对诊断有重要价值。

## 甲下外生骨疣 1　典型病例

女，11 岁，右足跗趾前端甲下增生物、疼痛 1 年（图 6.1.12.1）。

病例点评：发生于青少年足跗趾。趾甲前缘下方坚硬结节，向上向远端生长，致使前端甲板上抬，甲板横向曲度增加，并非嵌甲。

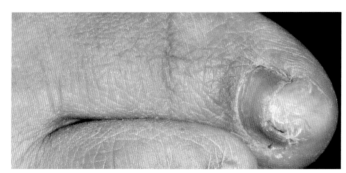

图 6.1.12.1　甲下外生骨疣

## 甲下外生骨疣 2　典型病例

男，10 岁，左足跗趾前端甲下红色坚硬结节半年，穿鞋摩擦后

疼痛、破溃、反复感染（图 6.1.12.2）。1 周前抗感染治疗后表面溃疡愈合。X 线片考虑甲下外生骨疣。

病例点评：增生物向前、向上生长，常常导致其表面皮肤被磨破，从而加重疼痛。X 线检查是重要的辅助检查。

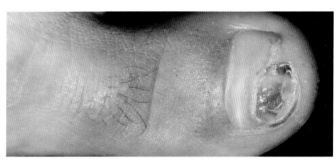

图 6.1.12.2　甲下外生骨疣

## 甲下外生骨疣 3

男，8 岁，右足第 4 趾前端甲下硬结节半年余，挤压痛（图 6.1.12.3）。

病例点评：甲下外生骨疣常见于年轻患者的足跗趾，发生于第 4 趾不太常见。第 4 趾较短不是应力端，所以疣体向前伸长较为明显。

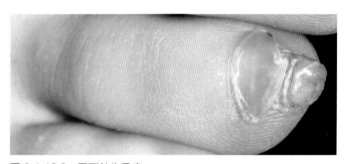

图 6.1.12.3　甲下外生骨疣

## 甲下外生骨疣 4

女，32 岁，右足跗趾甲下隆起 1 年（图 6.1.12.4）。3 个月前行手术切除，近期复发。X 线诊断甲下外生骨疣。

病例点评：曾手术治疗，复发病例临床形态不典型。切除不彻底易导致复发。

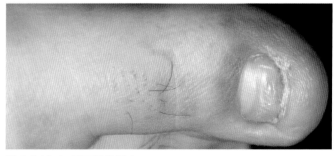

图 6.1.12.4　甲下外生骨疣

### 甲下外生骨疣 5

女,54 岁,右手拇指远端甲下结节半年(图 6.1.12.5)。甲板质硬,远端分离。

病例点评:本例发病年龄晚,发生部位在手指,疣体宽幅生长导致甲板纵向和横向曲度均增加,表面皮肤粗糙极易误诊为甲周疣。

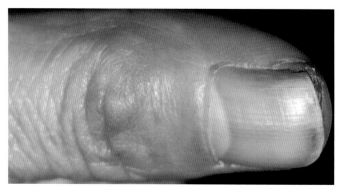

图 6.1.12.5 甲下外生骨疣

## 6.1.13 甲周化脓性肉芽肿
### (periungual pyogenic granuloma)

该病可发生于甲单位中任何部位,以甲周、甲床常见,是一种良性血管肿瘤。常与外伤有关,而与感染无关。可由嵌甲、系统性维 A 酸治疗、抗反转录病毒药物、抗表皮生长因子受体药物等因素引起。临床表现为鲜红色、肉质样肿物,质脆易破溃出血,发生于甲下时疼痛剧烈,伴有甲剥离。需要与过度增生的肉芽组织、无色素黑色素瘤、鳞状细胞癌等相鉴别。

### 甲周化脓性肉芽肿 1

男,32 岁,右手拇指红色结节 1 个月余,无痛痒,易破溃出血(图 6.1.13.1)。

病例点评:甲周红色结节,柔软,表面角质剥脱,湿润光滑(陆军军医大学西南医院杨希川提供)。

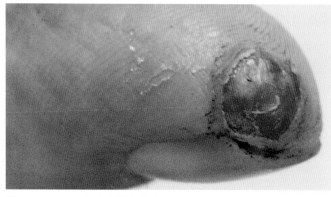

图 6.1.13.1 甲周化脓性肉芽肿

### 甲周化脓性肉芽肿 2

男,41 岁,左手环指红色丘疹 1 周,无痛痒,约 0.5cm×0.6cm,有破溃、出血(图 6.1.13.2)。

病例点评:发生于甲周,鲜红色柔软丘疹,质脆易出血,且不易止血。

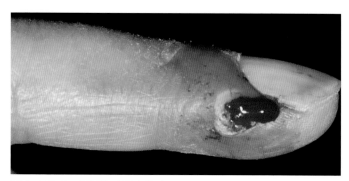

图 6.1.13.2 甲周化脓性肉芽肿

### 甲周化脓性肉芽肿 3

女性,49 岁,右足蹰趾甲下青紫色增生物 2 个月(图 6.1.13.3)。出现水样和血样渗出物 1 个月,甲板隆起,持续疼痛,挤压后疼痛没有明显加重。自行剪除甲板减压后疼痛缓解,创面不愈合。

病例点评:化脓性肉芽肿发生于甲下时,表现为甲下青紫斑,类似甲下出血,但有剧烈疼痛,甲床破坏可出现甲剥离。剪除甲板会暴露出鲜红色、肉质样肿瘤。

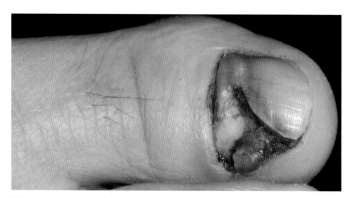

图 6.1.13.3 甲周化脓性肉芽肿

## 6.1.14 血管球瘤
### (glomus tumor)

甲下血管球瘤起源于甲床真皮动脉血管球细胞。好发于成年女性,也可以发生于身体其他各部位,以甲下最为常见,常为单发皮损,少数为多发。甲下血管球瘤典型病例为甲下粉红或蓝红色结节,常在寒冷或挤压后剧痛,可影响甲板生长。甲外皮肤血管球瘤临床表现常常缺乏特征性。

### 血管球瘤 1　典型病例

女性,50 岁,右手示指甲下紫红色斑伴压痛 10 年余(图6.1.14.1)。

病例点评:病程长,发生于甲下的血管球瘤颜色呈紫红色,压痛明显,疼痛向近端放射。病变部位甲微隆起,不出现甲剥离。

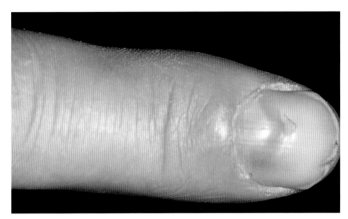

图 6.1.14.1　血管球瘤

### 血管球瘤 2

男,40 岁,左前臂蓝紫色结节 7 年,有压痛(图 6.1.14.2)。

病例点评:病程长,发生于甲板以外部位,肿瘤表面皮肤呈蓝紫色,为血管扩张所致,因为血管球细胞呈结节状生长,因此外观为孤立的边界清楚的结节,也有压痛。

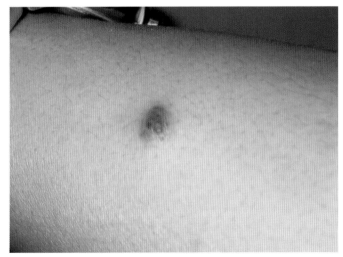

图 6.1.14.2　血管球瘤

### 血管球瘤 3

男,45 岁,右上睑结节 5 个月(图 6.1.14.3)。

病例点评:发生于甲板以外部位,皮损颜色为不典型蓝紫色结节,边缘呈肤色,表面光滑,边界清楚,整体呈半球状、质软。

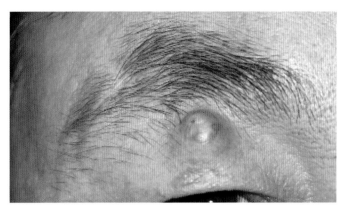

图 6.1.14.3　血管球瘤

### 血管球瘤 4

女性,35 岁,鼻部丘疹 1 年余(图 6.1.14.4)。

病例点评:鼻背发生的血管球瘤缺乏特征性,皮损表面呈淡红色,无典型的球状表现,易误诊漏诊,通过病理才能明确诊断。

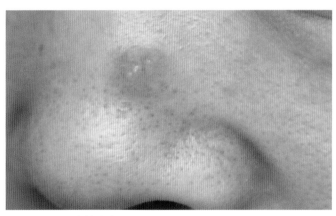

图 6.1.14.4　血管球瘤

## 6.1.15　指/趾黏液囊肿
### （digital myxoid cyst）

又称指/趾黏液样假囊肿(digital myxoid pseudocyst)、指/趾滑液囊肿(digital synovial cyst),是最常见的甲单位肿瘤,好发于中年女性,近端甲襞及远端指/趾间关节周围。部分损害可压迫甲母质,甲母质受压后形成甲板凹陷和沟槽。临床表现为可触及性肤色或粉红色缓慢生长的软性小结节,可自发地流出胶冻状液体。

### 指/趾黏液囊肿 1　典型病例

女,61 岁,左手中指尺侧近端甲襞囊肿 2 年,无不适(图 6.1.15.1)。

病例点评:囊肿位于远端指关节至近端甲襞,甲母质受压,甲板形成凹陷和沟槽,触之有悬空感。自发排出黏稠的胶冻状液体。

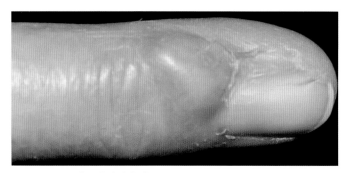

图 6.1.15.1 指/趾黏液囊肿

## 指/趾黏液囊肿 2 典型病例

男,57 岁,右手中指远端指关节肿胀、丘疹 1 年余(图 6.1.15.2)。按压疼痛,可挤出胶冻样物质。曾在当地医院冷冻治疗两次,均复发。

病例点评:囊肿位于远端指关节,关节轻度肿胀,活动轻微受限。囊肿通过管道相通,与远端关节的骨关节相关。手术除切除囊肿外还需要清除与关节的接合部才能避免复发。

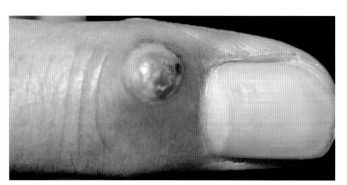

图 6.1.15.2 指/趾黏液囊肿

## 指/趾黏液囊肿 3

女,37 岁,左手示指甲根部皮色丘疹伴甲板凹陷 1 年余(图 6.1.15.3)。1 年余前美甲后甲根部皮肤破溃,结痂好转仍易反复破溃,常流出透明分泌物。

病例点评:发生于美甲损伤后,因甲母质受囊肿压迫,致甲板凹陷变形。

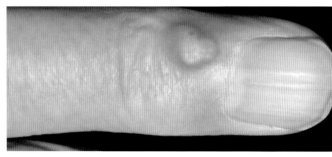

图 6.1.15.3 指/趾黏液囊肿

## 指/趾黏液囊肿 4

男,60 岁,左拇指甲纵行条纹、变形 1 年(图 6.1.15.4),后 20 甲渐变形数月。患高血压 4 年,长期服药控制。皮肤镜示甲板变形,纵行条纹,甲下出血,翼状胬肉,部分甲上皮脱落,不除外甲扁平苔藓。

病例点评:囊肿位于甲母质部,压迫致甲纵行条纹,凹凸不平。累及 20 甲,需考虑是否与降压药或其他系统疾病相关。

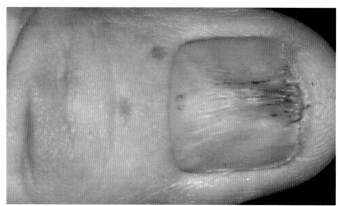

图 6.1.15.4 指/趾黏液囊肿

## 指/趾黏液囊肿 5

女,35 岁,右手示指甲下增生 2 年余(图 6.1.15.5)。偶疼痛,缓慢增大。无明显诱因。甲下可见一淡褐色纵行增生物,宽约 0.1cm,压痛。

病例点评:临床特点不鲜明,术前考虑甲乳头状瘤。

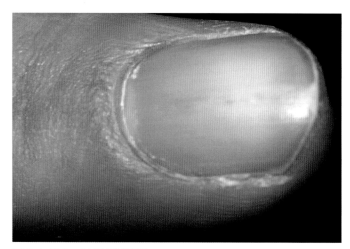

图 6.1.15.5 指/趾黏液囊肿

## 指/趾黏液囊肿 6

男,65 岁,右踇趾囊肿 1 年(图 6.1.15.6)。

病例点评:影响行走,自行挑破 3 次,流出白色黏稠内容物。

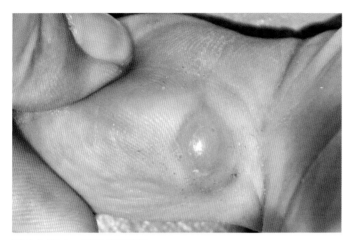

图 6.1.15.6 指/趾黏液囊肿

### 黏液囊肿 7

男,51 岁,右足内侧结节 1 年(图 6.1.15.7)。

病例点评:曾多次于外院行冷冻治疗。

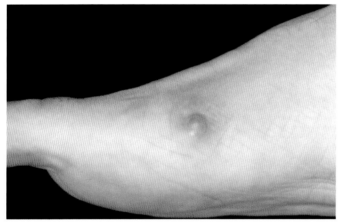

图 6.1.15.7 黏液囊肿

## 6.1.16 甲下疣
（subungual wart）

寻常疣发生于甲下称为甲下疣。多见于青少年,疣体根部位于甲郭范围内,初期仅表现为单纯性角化,当侵及皮肤时才表现为典型的疣状外观。严重者出现皲裂和疼痛,向甲板内生长致甲板隆起,甲剥离。可导致鳞状细胞癌,对于病程长、反复不愈者应警惕恶变的可能。

### 甲下疣 1

男,22 岁,左手环指末端丘疹伴疼痛 2 个月(图 6.1.16.1)。

病例点评:疣体发生于甲下皮,病程较短尚未形成典型的疣状增生时,只表现为角化、粗糙、少许鳞屑,其表面可见明显的点状出血,有触痛。

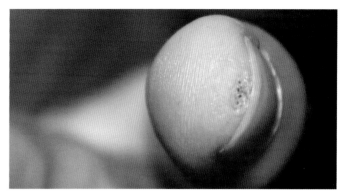

图 6.1.16.1 甲下疣

### 甲下疣 2 典型病例

男,55 岁,左手中指甲下疣状丘疹 1 年(图 6.1.16.2)。

病例点评:发生于甲下皮,疣体向上向内生长呈典型的疣样外观,甲板前端隆起,甲剥离。

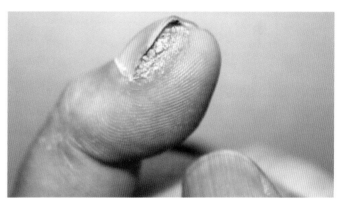

图 6.1.16.2 甲下疣

### 甲下疣 3

男,23 岁,左手拇指甲侧襞丘疹 1 年余,曾行冷冻治疗(图 6.1.16.3)。

病例点评:发生于甲侧襞,疣体向内生长,侵及甲床,甲剥离。冷冻后出现炸面包圈现象,向周边扩展。

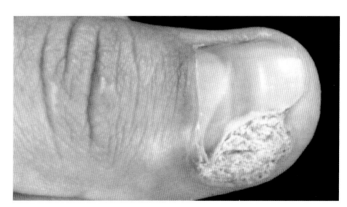

图 6.1.16.3 甲下疣

## 甲下疣 4

女性,31 岁,左拇指甲下丘疹、角化明显 3 年,曾激光治疗(图 6.1.16.4)。

病例点评:去除分离甲板,暴露甲床,显示增生角化明显,未见明显疣状增生。确诊需要病理检查。甲周可见典型寻常疣表现。

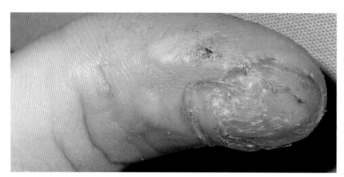

图 6.1.16.4　甲下疣

# 6.1.17　甲沟炎

（ paronychia ）

甲沟炎分为急性甲沟炎（acute paronychia）和慢性甲沟炎（chronic paronychia）。急性甲沟炎主要是金黄色葡萄球菌及化脓性链球菌通过甲周皮肤的微小破损侵袭至皮下繁殖引起,临床表现为患处红肿疼痛,伴炎性渗出,反复感染可形成肉芽组织增生。慢性甲沟炎病因较复杂,常为刺激物及变应原接触所致,部分与全身疾病、药物等有关,部分由念珠菌及铜绿假单胞菌感染所致。特征性表现是近端甲襞的红斑、水肿、甲护皮缺失,累及 1 个或多个指/趾甲。

## 甲沟炎 1　典型病例

女,10 岁,穿新鞋挤压后,右足踇趾甲外侧红肿、疼痛 1 个月(图 6.1.17.1)。

病例点评:发生于青少年,新鞋挤压所致。外伤是青少年最常见的病因。

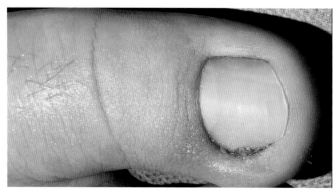

图 6.1.17.1　甲沟炎

## 甲沟炎 2　典型病例

男,22 岁,右足踇指甲周红肿、溢脓,反复发作 5 年余(图 6.1.17.2)。诱因为嵌甲,无其他疾病史。

病例点评:反复发作的慢性甲沟炎,导致甲营养不良,形成短小甲,甲周皮肤炎症反应形成嵌甲是慢性甲沟炎久治不愈原因。治疗上需抗菌药治疗的同时行甲沟重建术。

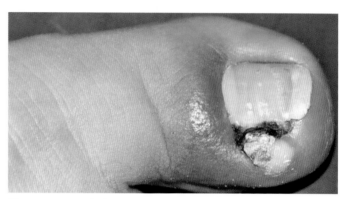

图 6.1.17.2　甲沟炎

## 甲沟炎 3

女,42 岁,双手多指甲增厚、甲根红肿 3 年余,压痛(图 6.1.17.3)。真菌检查阴性。否认慢性病病史及家族史。

病例点评:近端甲襞的红斑、水肿,累及多个指甲,中年女性,慢性甲沟炎特点,应考虑与家务劳动相关。

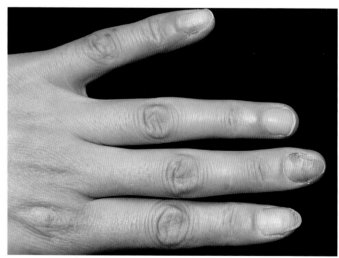

图 6.1.17.3　甲沟炎

## 甲沟炎 4

男,53 岁,双手甲周红斑、肿胀、糜烂伴疼痛 1 个月(图 6.1.17.4)。糖尿病病史 10 年。双手有多个指甲周出现红斑、肿胀,压之有黄白色脓性分泌物,甲周覆有土黄色中药粉。细菌培养为化脓性链球菌。

病例点评:糖尿病患者,多指受累,对称发生,系化脓性链球菌感染所致。

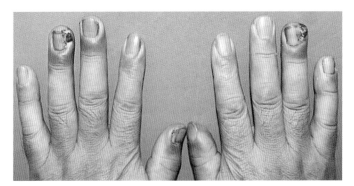

图 6.1.17.4　甲沟炎

### 免疫治疗相关性甲沟炎 5

男,43 岁,转移性黑色素瘤患者,重组人干扰素 α1b 联合帕博利珠单抗治疗,治疗 1 个月后口腔黏膜、唇红出现扁平苔藓样疹,约 3 个月后 20 甲周出现红肿、疼痛,甲板粗糙、甲襞分离,压痛(图 6.1.17.5)。

病例点评:免疫治疗中,除常见的扁平苔藓样皮疹、白癜风、口腔及唇溃疡等改变外,甲沟炎偶可发生。

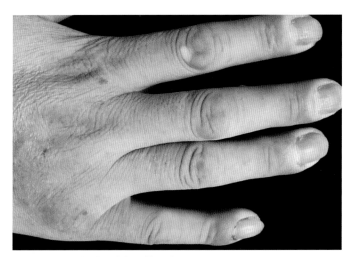

图 6.1.17.5　免疫治疗相关性甲沟炎

## 6.1.18　嵌甲
（onychocryptosis）

嵌甲多见于年轻人的𧿹趾,其发病与趾甲的发育有关,主要诱因是剪趾甲的方法不当或外伤,如果边缘处留得过短,趾甲的侧角或侧缘在受挤压的情况下,可向软组织嵌入。穿鞋大小不适,趾端或邻近趾的挤压,加重了甲板向软组织的嵌入,并产生炎症反应。磨损和汗液的浸渍容易继发感染导致甲沟炎。嵌甲多发生于𧿹趾内侧甲缘,也可双侧发病,疼痛为主要症状,行走或挤压时疼痛加

剧。可见甲角或侧缘嵌入甲周皮肤,局部红肿,可见脓性分泌物。慢性病程可见整个趾端肿胀、增生。

### 嵌甲

男,29 岁,双足𧿹趾甲周肿痛 2 年(图 6.1.18.1)。2 年前双足𧿹趾甲周肿痛,反复加重。曾行“双侧𧿹趾甲床部分切除”。

病例点评:甲板呈骨片状侵入外侧甲襞,随后引起炎症,疼痛。甲沟重建后病情平稳。

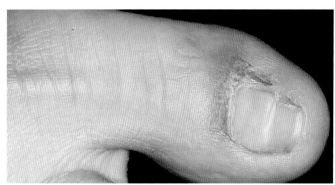

图 6.1.18.1　嵌甲

## 6.1.19　甲营养不良
（nail dystrophy）

甲营养不良是多种不同因素引起的甲形态及结构异常,常累及多个指/趾甲,部分患者可能出现 20 甲营养不良。也可单个甲发病。患甲表面失去光泽,粗糙。常出现纵嵴及甲剥离。本病可伴发于其他皮肤病如银屑病、湿疹、特应性皮炎、扁平苔藓、斑秃、感染、外伤等。

### 甲营养不良 1　典型病例

男,6 岁,1 年余前手指甲出现甲表面粗糙,逐渐累及其余指甲、趾甲(图 6.1.19.1)。

病例点评:累及多甲,表面粗糙,像是被砂纸打磨过,表面可见点状凹陷,几乎没有症状。

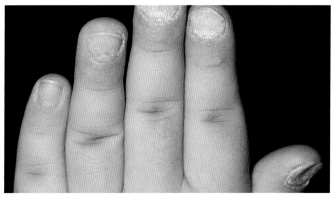

图 6.1.19.1　甲营养不良

## 甲营养不良 2

女,35 岁,双手足 20 甲粗糙、肥厚、纵裂,时轻时重 6 年余(图 6.1.19.2)。6 年余前发现双手足 20 甲变粗糙,真菌镜检及培养阴性,先后给予口服沙利度胺,外用肝素钠乳膏等治疗,疗效欠佳。骨密度增高,甲状腺功能正常,甲周微循环中度异常。

病例点评:20 甲营养不良,甲均受累,过多的甲纵嵴形成导致甲粗糙碎裂,应进一步寻找潜在疾病。

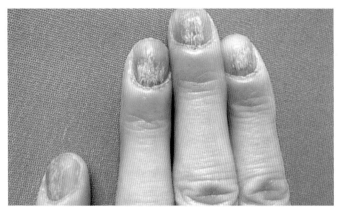

图 6.1.19.2a　甲营养不良

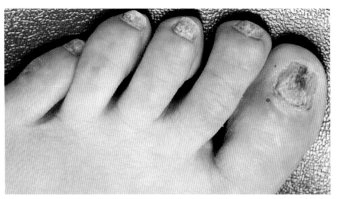

图 6.1.19.2b　甲营养不良

# 6.1.20　先天性厚甲

(pachyonychia congenita)

先天性厚甲分为两型:Ⅰ型伴有局限性掌跖角化病、口腔角化过度,临床表现为远端甲床严重角化过度,甲板明显增厚并与甲床分离,几乎所有患者都会发生口腔黏膜白斑。Ⅱ型不发生口腔黏膜白斑,但伴有多发性脂囊瘤和眉毛、体毛异常(扭曲发)、牙齿发育不良、口角炎和声嘶。主要有 3 种临床表现:指/趾甲营养不良、局灶性角化病和足跖疼痛。甲下角化过度,甲板抬高、增厚和变暗,呈"Ω"形,远侧较近侧明显(注:本组病例未行基因检测)。

## 先天性厚甲 1

男,34 岁,双足底角化性斑块,甲增厚 34 年(图 6.1.20.1)。自

幼即有双手、足甲增厚,发黄,螺旋式生长,质坚硬,足底角化性斑块,未治疗,渐增长,活动时明显疼痛。

病例点评:20 甲增厚、变形,长甲,呈黄色、黄褐色。

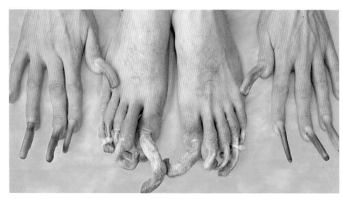

图 6.1.20.1　先天性厚甲

## 先天性厚甲 2

男,21 岁,双手足甲增厚,手足局限性角化增厚 20 年(图 6.1.20.2)。1 岁时发病,无痛痒,行走时感觉疼痛,就诊于当地医院治疗无效。具体治疗不详。手足甲弥漫性增厚,足底局限性角化增厚,手掌条索状角化增厚,皮损表面较光滑,未见渗出。触之质硬,无明显压痛。

病例点评:20 甲显著增厚、变形,呈黄色、黄褐色,伴有足底应力部位显著黄色胼胝。

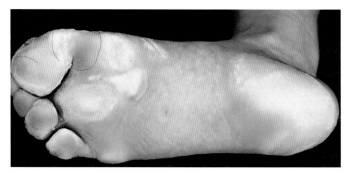

图 6.1.20.2a　先天性厚甲

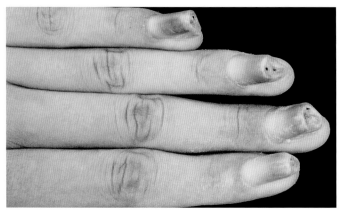

图 6.1.20.2b　先天性厚甲

## 6.1.21　咬甲癣
（onychophagia）

咬甲癣指因习惯性啃咬指甲或趾甲造成慢性甲损害。多发生于青少年，与精神紧张、心理压力有关，是一种强迫性，甚至是无意识行为习惯，患者多无法或难以意识到自己的行为，为一种常见咬甲癣好。临床上需与甲营养不良、甲真菌病等鉴别。

### 咬甲癣1

男，20岁，双手指甲萎缩、凹陷变形5年（图6.1.21.1）。患者癣好咬甲，近8年自觉双手指甲瘙痒，5年前双手指甲出现萎缩、变形，渐加重，偶痒。真菌镜检阴性。

病例点评：病史明确，20指甲缘缺失，伴程度不等色素沉着，甲周因长期唾液浸蚀致湿疹样改变。

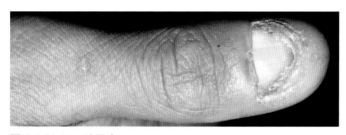

图6.1.21.1a　咬甲癣

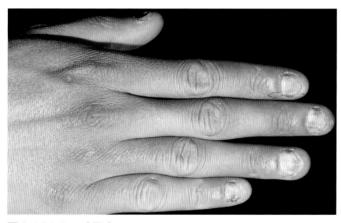

图6.1.21.1b　咬甲癣

### 咬甲癣2

男，21岁，双手拇指指甲变形，甲襞红斑6年，渐加重（图6.1.21.2）。自诉有咬指甲的习惯。

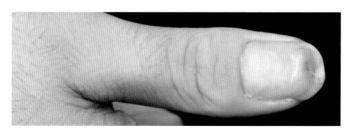

图6.1.21.2　咬甲癣

### 咬甲癣3

男，12岁，双手10甲变形、色素异常1年余（图6.1.21.3）。

病例点评：临床曾考虑甲营养不良。病史明确有咬甲习惯。甲及甲周皮肤损害为长期咬甲所致。

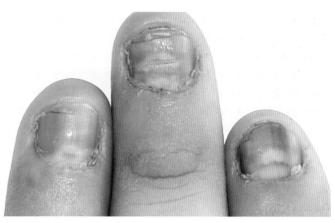

图6.1.21.3　咬甲癣

## 6.1.22　甲下出血
（subungual hemorrhage）

急性外伤所致者形成甲下血肿（subungual hematoma），临床更多见的为慢性出血，病理仅见甲板内含铁血黄素。甲下血肿常有明显肿痛，慢性甲下出血通常无自觉症状。任何年龄均可见，多与局部外伤、受压和血管脆性增加有关，足趾甲常见。颜色为红色、红褐色或黑色。色素边界清楚，但形状不规则，色素斑随时间推移由甲近端向远端移动，若全甲均有出血则在数月后新甲推掉旧甲而愈。

### 甲下出血1

女性，60岁，右手多个指甲下黑褐色斑半年余（图6.1.22.1）。

病例点评：此例仅右手反复发病，需寻找局部因素。多甲出血，需注意除外血液系统相关疾病。

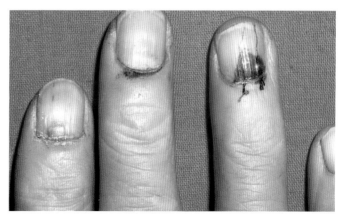

图6.1.22.1　甲下出血

## 甲下出血 2　典型病例

男，70 岁，左足第 3 趾甲黑斑 10 天，无自觉症状（图 6.1.22.2）。

病例点评：整体偏黑色，甲襞亦有色素，易误诊为黑色素瘤，但边缘呈红褐色、病程短是其鉴别点。

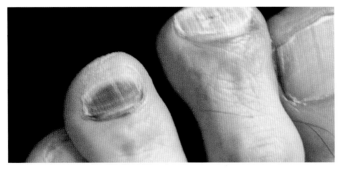

图 6.1.22.2　甲下出血

## 甲下出血 3　典型病例

女性，33 岁，右足踇趾甲下黑斑 1 个月（图 6.1.22.3），左足踇趾甲下黑斑 3 天。

病例点评：虽甲襞呈黑色，但病程短、边界清楚、边缘整齐、左右对称应考虑为穿鞋受压引起的甲下出血。

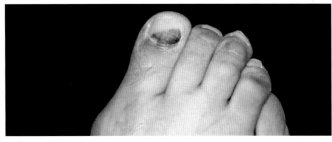

图 6.1.22.3　甲下出血

## 甲下出血 4

女性，42 岁，右足第 5 趾甲黑线 1 年（图 6.1.22.4）。病理仅见甲板内含铁血黄素。

病例点评：线状色素贯穿于整个趾甲，慢性病程，临床通常考虑甲母痣、黑色素瘤、甲真菌病等。

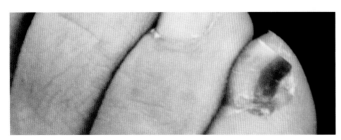

图 6.1.22.4　甲下出血

# 6.1.23　甲真菌病
（onychomycosis）

甲真菌病是最常见甲损害。可发生于任何人群，老年及免疫抑制患者更常见。表现为甲板浑浊裂纹、增厚、变脆及颜色改变，甲下有碎屑沉积。临床分型：白色浅表型、远端侧位甲下型、近端甲下型、全甲毁损型等，多型重叠称为混合型。注意与湿疹甲、甲扁平苔藓、甲银屑病等鉴别。真菌检查有助于确定诊断。

## 甲真菌病 1　典型病例

男，38 岁，左手拇指甲增厚、甲板混浊、表面凹凸不平 10 年（图 6.1.23.1）。

病例点评：真菌侵入部位始于远端甲下，甲板内真菌大量繁殖导致甲碎裂、增厚发黄。真菌培养为红色毛癣菌。

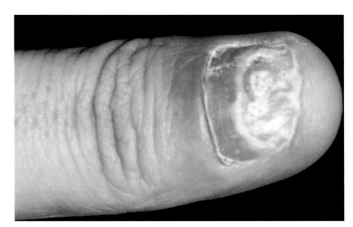

图 6.1.23.1　甲真菌病

## 甲真菌病 2

男，73 岁，左足踇趾黄色纵行条带 3 个月余（图 6.1.23.2）。

病例点评：老年体弱，真菌侵入部位为近端甲下皱襞，表现为界限清楚的甲纵嵴。应排除甲肿瘤，真菌检查有助于确诊。

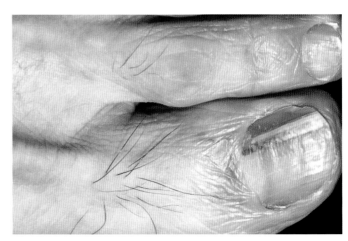

图 6.1.23.2　甲真菌病

### 甲真菌病 3

男,15岁,左手拇指甲粗糙伴白斑1年(图6.1.23.3)。查体见甲板破坏,表面凹凸不平,鳞屑,表现为"白甲",指甲远端游离缘未见异常。真菌培养为红色毛癣菌。

病例点评:真菌侵犯浅表甲板,表面可见甲凹点、甲白点,进一步融合呈白甲,多由红色毛癣菌引起。

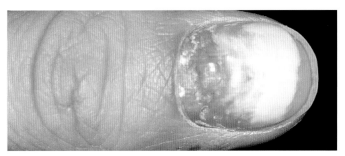

图 6.1.23.3　甲真菌病

### 甲真菌病 4

女性,31岁,双足蹬趾甲及左足第4趾甲粗糙、变形、肥厚、鳞屑2个月(图6.1.23.4)。真菌培养为白念珠菌。

病例点评:短时间内发生,全甲损毁,伴有趾甲根部皮肤红肿,为真菌引起的甲沟炎。念珠菌为甲沟炎最常见的病原菌。

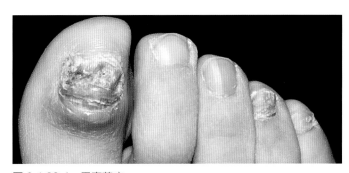

图 6.1.23.4　甲真菌病

### 甲真菌病 5

女性,55岁,双足蹬趾甲增厚5年,行走后疼痛(图6.1.23.5)。

病例点评:以趾甲增厚为主,颜色亦有变化,与单纯厚甲症不一致的是甲周有鳞屑,其余趾甲有变形、粗糙、鳞屑等甲真菌病表现,真菌检查阳性。黑甲为真菌色素性代谢产物所致。

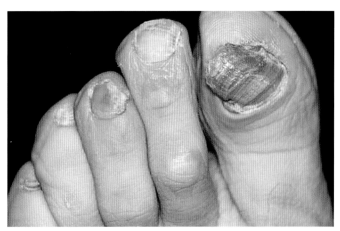

图 6.1.23.5　甲真菌病

## 6.1.24　扁平苔藓
（lichen planus）（见 7.2.15）

## 6.1.25　特殊部位银屑病
（special site psoriasis）（见 8.7.5）

## 6.1.26　连续性肢端皮炎
（acrodermatitis continua）（见 8.7.2.1）

# 第二节　毛发疾病
（hair diseases）

毛囊是哺乳动物体内唯一永久再生的器官,其内形成毛发。毛发进行周期性生长,每个周期由一个长的生长期,之后的短暂的休止期和退行期组成。不同的雄激素调节着毛发的生长。毛囊是一个免疫豁免器官,也是上皮和黑素干细胞的主要存储器官。这组疾病通常都存在着免疫学的背景,也导致了这组疾病的病因复杂性和临床表现多样性。

## 6.2.1　斑秃
（alopecia areata）

斑秃是一种具有遗传易感性的自身免疫性疾病,常在某种环境因素的诱发下发病。临床上通常表现为1个或数个离心性扩大的圆形或椭圆形秃发斑,局部皮肤无明显炎症表现。本节主要介绍临床中相对少见、容易误诊的表现类型。

弥漫性斑秃常常表现为急性进展的、累及全头皮的弥漫性脱发，而没有典型的秃发斑，也有人称之为隐匿性斑秃（alopecia areata incognita），与严重的休止期脱发表现相似，但往往较后者发病更突然、进展更迅速。此外，弥漫性斑秃在雄激素性秃发的好发部位可表现更严重。部分弥漫性斑秃可迅速发展至全秃，并在较短时间内自愈，好发于青年女性，称为急性弥漫性全秃（acute diffuse and total alopecia）。体检可见头发弥漫稀疏中小的秃发斑，拉发试验阳性或强阳性，大部分发根为杵状，少许变细。皮肤镜显示弥漫分布的黄点征、黑点、断发等斑秃表现。病理符合斑秃表现。

普秃为斑秃的重症，全身毛发均受累脱落，自愈的概率大大低于局限性斑秃。可由局限性斑秃逐渐发展而来，也可出现迅速进展的弥漫性脱落，最终发展至头发和体毛脱落。应与急性弥漫性全秃相鉴别，后者不累及体毛，且在 6 个月至 2 年内可自愈。

当斑秃主要累及两侧和枕部发际区域称为匍行性斑秃，当累及额颞部和两侧发际区域时称为反匍行性斑秃，累及头皮中央区域的斑秃也称为反匍行性斑秃，此型斑秃呈带状累及发际附近毛发，可称为带状斑秃或蛇形斑秃，和其他类型的斑秃相比，治疗效果较差，因此早诊断、早治疗非常重要。当累及额颞部发际时，容易与雄激素性秃发和额部纤维性秃发混淆，应注意鉴别。

### 斑秃 1（弥漫性斑秃） 典型病例

男，34 岁，突然大量脱发近 1 个月，累及眉毛及睫毛（图 6.2.1.1）。全头皮毛发明显稀疏，大量黑点及黑色断发，残留稀疏正常白发。

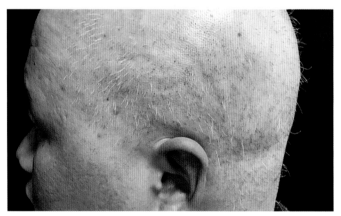

图 6.2.1.1 斑秃

### 斑秃 2（弥漫性斑秃）

女，28 岁，突然大量脱发至全部脱落 3 个月。

病例点评：眉毛、睫毛无受累，3 个月后新发开始生长。发病 2 周时（图 6.2.1.2a），全头皮弥漫性不均匀毛发稀疏，皮肤镜下见大量断发（图 6.2.1.2b）。5 个月后有弥漫性分布的新生发。

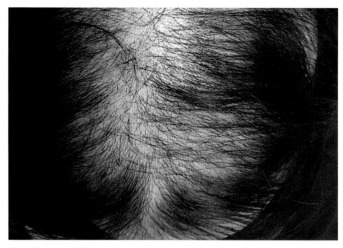

图 6.2.1.2a 斑秃

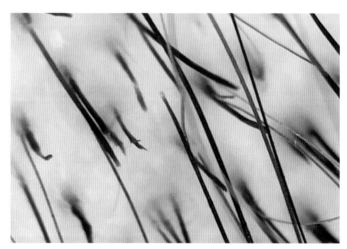

图 6.2.1.2b 斑秃

### 斑秃 3（普秃） 典型病例

男，3 岁，脱发半年。

病例点评：初期为小片状脱发，以后逐渐累及全头皮及眉毛、睫毛（图 6.2.1.3a）。予甲泼尼龙 12mg/d，2 个月后复诊时见毛发生长良好（图 6.2.1.3b）。

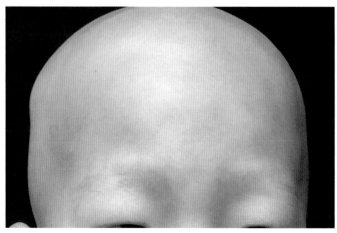

图 6.2.1.3a 斑秃

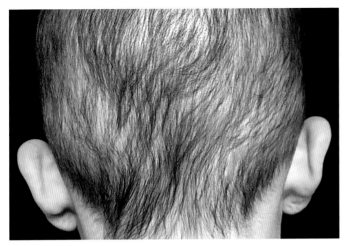

图 6.2.1.3b　斑秃

## 斑秃 4（匍行性斑秃）　典型病例

女，27 岁，脱发 25 年，经治疗后痊愈（图 6.2.1.4）。

病例点评：反复发作，时轻时重。图中见发际部毛发缺失，包括额部和枕部发际及双鬓。

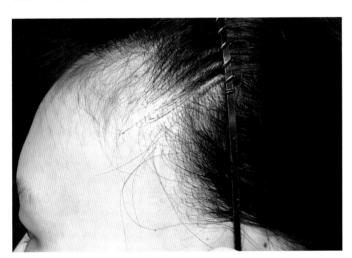

图 6.2.1.4a　斑秃

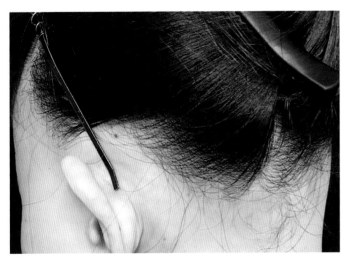

图 6.2.1.4b　斑秃

## 6.2.2　休止期脱发
### （telogen effluvium）

休止期脱发是常见的一种弥漫性、非瘢痕性脱发，由于内源性或外源性因素改变毛发生长周期而出现的脱发增加。常见诱因包括心理压力、精神打击、高热、消耗性疾病、大手术、营养不良、体重快速减轻、甲状腺功能异常、分娩或流产、药物和毒物等。出现脱发的机制包括进入休止期的毛囊比例增加、妊娠时大量毛囊生长期延长导致产后同时进入休止期、生长期缩短或休止期延长导致休止期毛囊比例增加等。脱发常发生在诱因出现的 2~3 个月后，如米诺地尔等促使休止期毛囊提前同时进入生长期，则常发生在诱因后 2~4 周内。休止期脱发时休止期毛囊的比例一般不超过 50%，故不会出现秃发表现。根据脱发持续时间，以 6 个月为界，休止期脱发可分为急性或慢性休止期脱发。拉发试验阳性，皮肤镜检查可见空毛囊增加，新生发多见，无毛干变细（毛囊微小化）的表现等。

### 休止期脱发 1　典型病例

女，35 岁，脱发增多 1 个月，产后 4 个月。

病例点评：头发弥漫性稀疏，可见较多新生发（图 6.2.2.1a），皮肤镜下可见较多新生发（图 6.2.2.1b）。

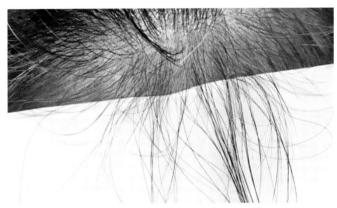

图 6.2.2.1a　休止期脱发

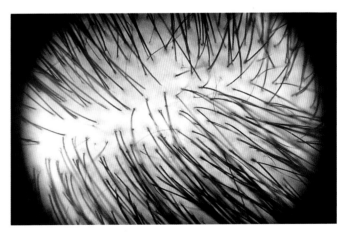

图 6.2.2.1b　休止期脱发

**休止期脱发 2**

　　女,34 岁,脱发 1 个月,每日脱发大于 200 根。

　　病例点评:半年前开始节食减肥,体重 2 个月内减轻 12kg。头发未见明显稀疏,皮肤镜下易见新生发(图 6.2.2.2a),落发直径正常,发根呈杵状(图 6.2.2.2b)。

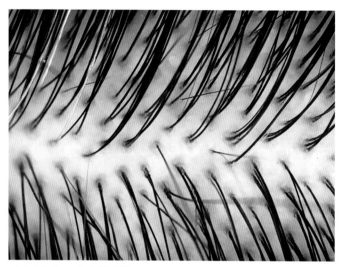

图 6.2.2.2a　休止期脱发

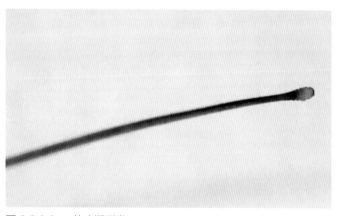

图 6.2.2.2b　休止期脱发

## 6.2.3　生长期脱发
（anagen effluvium）

　　生长期脱发是指生长期毛发弥漫性脱落,可由多种原因迅速抑制毛母质细胞的有丝分裂,从而形成变细的毛干,然后脱落,这些毛发被称为"铅笔尖"发或锥形发。最常见诱因是全身化疗、患处头皮局部放疗。由于正常头皮中生长期毛囊约 90%,当出现生长期脱发时,脱发数量多,进展迅速。

　　大多数接受全身化疗或局部放疗的患者都有一定程度的进展迅速的弥漫性秃发,发生于治疗开始的 1 周后。其严重程度取决于药物、剂量及患者的易感性。大多数脱发是暂时的,在治疗结束后可完全再生,但部分病例可发生永久性脱落。

**生长期脱发　典型病例**

　　女,78 岁,右颞部脱发 1 个月。

　　病例点评:右颞部鳞状细胞癌,术后放疗,放疗区域头发脱落。放疗结束后 1 个月(图 6.2.3.1a),皮肤镜下轻度不规则红斑及色素沉着,少许黑点(图 6.2.3.1b);放疗结束后 4 个月复查,头发全部再生。

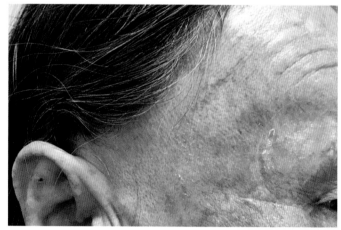

图 6.2.3.1a　生长期脱发

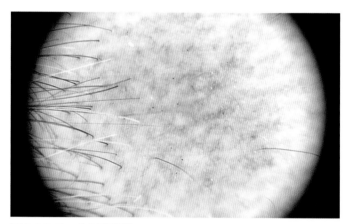

图 6.2.3.1b　生长期脱发

## 6.2.4　生长期毛发松动综合征
（loose anagen hair syndrome）

　　生长期毛发松动综合征为先天性毛发异常,常见于金色头发的白人女童,为散发或常染色体显性遗传模式,也可能与某些遗传性综合征相关(如 Noonan 综合征等)。由于毛囊的内根鞘和外根鞘的连接异常,使生长期毛发在轻微拉力(包括正常梳理)的作用下就会脱出,从而导致毛发稀疏,而且难以留长发。拉发试验阳性。生长期毛发缺乏内、外毛根鞘,显微镜下观察脱落毛发的毛根显示为轻度扭曲的生长期毛根,近端发干扭曲损伤断裂,呈波浪状。治疗以减少毛发的牵拉为主,可以修剪较短发型,使用护发素。随年龄增加,病情可缓解。

## 6.2.5　拔毛癖
### （trichotillomania）

拔毛癖是一种拔出毛发的重复行为障碍,为有意识的或者无意识的。现根据《精神障碍诊断与统计手册》(第五版),拔毛癖被归于强迫症及相关障碍类别下的一个独立诊断。本病的病因和发病机制尚不清楚,可能涉及生物、心理、遗传和社会等因素。发病或拔毛表现恶化往往由紧张、创伤等事件诱发。

临床上常常表现为不同程度的秃发斑,形状各异,境界清楚,局部有不同长度的健康毛发残留,拉发试验阴性。头皮最常受累,眉毛、睫毛、胡须等也可受累。

皮肤镜下多见黑点、断发(末端可分叉、郁金香样、火焰状等),可见毛囊口点状血痂,均有助于拔毛癖的诊断。临床表现和皮肤镜下均不能与斑秃等鉴别时,组织病理学检查是必要的。拔毛癖无明显炎症,终毛比例正常,明显的休止期和退行期毛囊比例增加,可出现毛囊内根鞘塌陷、毛软化、色素管型及毛囊内出血等表现。心理干预、纠正不良行为习惯是主要治疗,可配合药物治疗。

### 拔毛癖 1　典型病例

女,51 岁,右颞顶部脱发 2 年(图 6.2.5.1)。

病例点评:曾照顾孙子 3 年,失眠、易醒 2~3 年。查体见右颞顶部大片头发稀疏斑,散在少许毛囊性炎性丘疹,拉发试验阴性。镇静、抗焦虑治疗 3 个月后,头发生长好,无毛囊炎症。

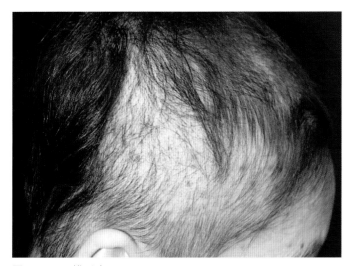

图 6.2.5.1　拔毛癖

### 拔毛癖 2

女,16 岁,脱发半年(图 6.2.5.2)。

病例点评:学习压力较大,熬夜。右枕部头发稀疏斑,拉发试验阴性。

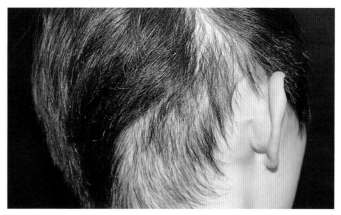

图 6.2.5.2　拔毛癖

### 拔毛癖 3

女,19 岁,反复脱发 7 年,间断焦虑状态。

病例点评:全头皮弥漫性毛发稀疏,遗留断发,拉发试验阴性(图 6.2.5.3a、b)。皮肤镜下见散在断发、黑点,书桌上捡拾的落发发根呈生长期状态(图 6.2.5.3c)。

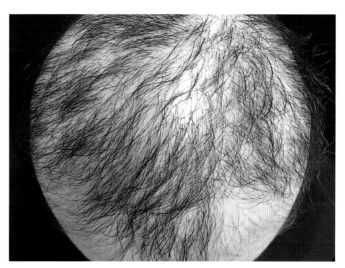

图 6.2.5.3a　拔毛癖

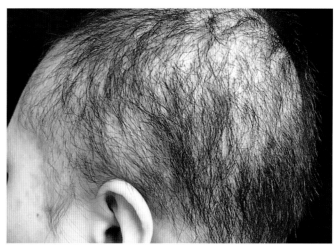

图 6.2.5.3b　拔毛癖

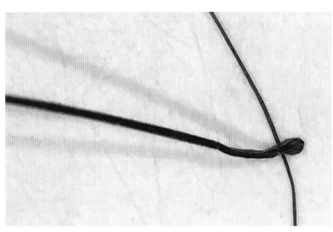

图 6.2.5.3c　拔毛癖

### 拔毛癖 4

男，12 岁，脱发 3 个月。

病例点评：自小爱咬指甲。头皮额颞部毛发明显稀疏，部分区域可见血痂，拉发试验阴性（图 6.2.5.4a），皮肤镜下见正常毛发，见多数黑点、断发，未见感叹号发（图 6.2.5.4b）。

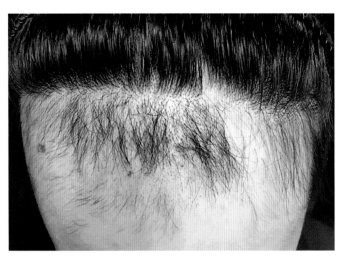

图 6.2.5.4a　拔毛癖

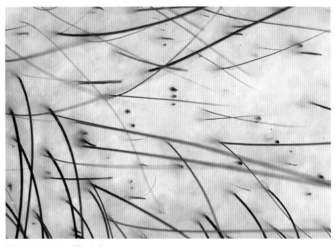

图 6.2.5.4b　拔毛癖

## 6.2.6　牵拉性脱发
（traction alopecia）

牵拉性脱发是由于毛发受到长期或反复的抻拉而导致的脱发。这种抻拉常常来自特殊的发型，例如紧密的发辫（常见于非洲裔女性）、高马尾辫、发髻、盘发等，脱发部位位于紧密扎紧的发束边缘，分布因发型不同而有差异。此外，长期用发卡固定帽子或者假发等，也可导致局部出现脱发斑。这种脱发初期为暂时性的，终毛毛囊受外力损伤而进入休止期，毳毛生长不受影响，在停止牵拉后，头发可恢复正常。但长期牵拉最终可导致永久性脱发，终毛毛囊减少，皮脂腺和毳毛毛囊正常。

### 牵拉性脱发 1　典型病例

女，30 岁，额部发际线毛发稀疏数年（图 6.2.6.1）。

病例点评：无明显脱发数量增加。自小喜扎高马尾辫，不留刘海。

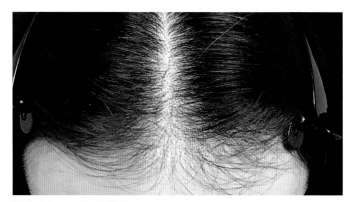

图 6.2.6.1　牵拉性脱发

### 牵拉性脱发 2

女，38 岁，脱发 2 年，伴头皮瘙痒（图 6.2.6.2）。

病例点评：近 8 年来喜欢扎高发髻。额颞部刘海后头发稀疏，颞部毛发管型明显多见，皮肤镜下毛发稀疏区域终毛减少，可见毳毛，少许红斑、脱屑。考虑牵拉性脱发伴脂溢性皮炎。

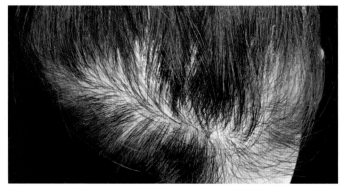

图 6.2.6.2a　牵拉性脱发

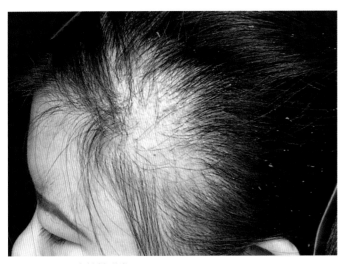

图 6.2.6.2b　牵拉性脱发

## 6.2.7　颞部三角形脱发

（temporal triangular alopecia）

颞部三角形脱发又称先天性三角形脱发（congenital triangular alopecia），好发于颞部，但也可发生于枕部、额部等其他部位。表现为长径约数厘米的三角形或椭圆形秃发斑，局部可见均匀分布的毳毛。颞部三角形脱发为一种局部先天发育异常性疾病，常在出生时或儿童期被发现，有家族性发病的报告，也可伴发先天性皮肤发育不全等其他先天性异常。

### 颞部三角形脱发 1　典型病例

男，34 岁，左颞部自幼秃发斑，无明显变化。

病例点评：曾按斑秃治疗无效。颞部秃发斑皮肤正常（图6.2.7.1a），皮肤镜下见毳毛，分布均匀（图 6.2.7.1b）。

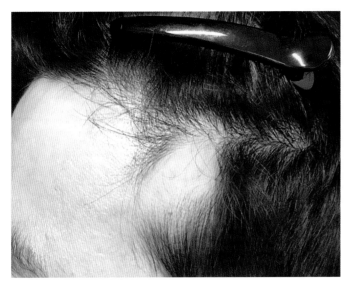

图 6.2.7.1a　颞部三角形脱发

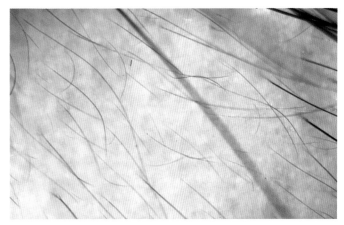

图 6.2.7.1b　颞部三角形脱发

### 颞部三角形脱发 2

男，5 岁，剪发后发现秃发斑 1 天。

病例点评：局部皮肤正常，无终毛生长（图 6.2.7.2a），皮肤镜下见密度正常毳毛（图 6.2.7.2b）。

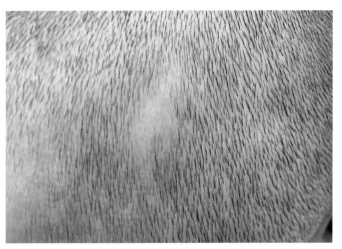

图 6.2.7.2a　颞部三角形脱发

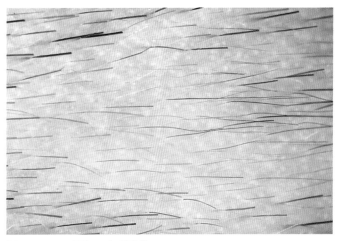

图 6.2.7.2b　颞部三角形脱发

**颞部三角形脱发 3**

女,7岁,因皮脂腺痣就诊,体检时发现额部秃发斑3年,无明显变化(图6.2.7.3)。

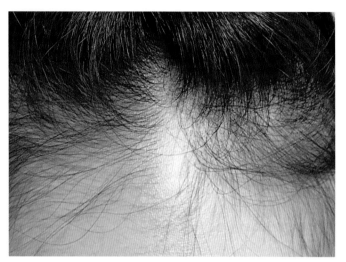

图 6.2.7.3 颞部三角形脱发

## 6.2.8 雄激素性脱发
### (androgenetic alopecia)

雄激素性脱发是最常见的脱发性疾病之一。特点为青春期后发生,头发以特征性分布的模式而进行性变细、脱落。患病率因性别、种族而有极大差异,并随年龄增长而上升。雄激素性脱发是一种具有遗传易感性的雄激素依赖性脱发,易感头皮的毛囊在双氢睾酮的作用下,逐渐发生毛囊的微小化,生长期缩短,呈毳毛样改变,最终发生纤维化而消失。

在不同性别中的脱发模式有明显差异,好发于男的称为男性型脱发(male pattern hair loss),好发于女性的模式称为女性型脱发(female pattern hair loss)。男性型脱发常常表现为额颞角后退、额中部发际后退和/或顶部毛发稀疏。不同个体间3个部位的严重程度差异很大,例如有人额中部或额颞角发际后退很明显,但顶部毛发仍较浓密,而有人发际线后退较轻,伴较明显的顶部毛发稀疏。有少数女性也可表现为男性型脱发。女性型脱发多表现为额部发际线无明显后退,但额顶部甚至颞部、枕部出现程度不等的弥漫性稀疏,以顶部为重。其病理变化和男性型脱发一样,均是以易感终毛毛囊发生微小化为特征,但具体机制可能与男性型脱发有一定差异。约10%男性可表现为女性型脱发。

**雄激素性脱发 1(男性型脱发) 典型病例**

中年男性,脱发10年余(图6.2.8.1)。

病例点评:额部发际线明显后退,顶部毛发中度稀疏。

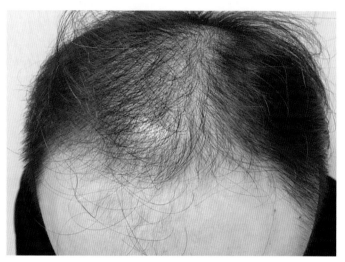

图 6.2.8.1 男性型脱发

**雄激素性脱发 2(男性型脱发)**

青年男性,脱发8年(图6.2.8.2)。

病例点评:以顶后稀疏为主,枕部毛发浓密。

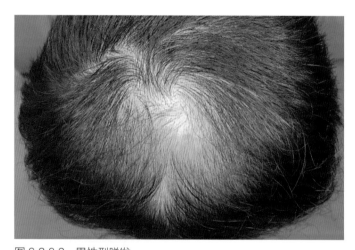

图 6.2.8.2 男性型脱发

**雄激素性脱发 3(男性型脱发)**

青年男性,发现发际线后退2年(图6.2.8.3)。

病例点评:额颞角发际线后退明显,其他区域头发无明显稀疏。

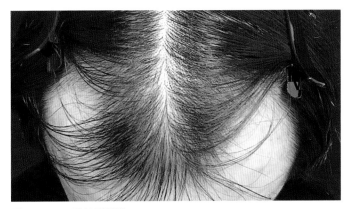

图 6.2.8.3　男性型脱发

## 雄激素性脱发 4（女性型脱发）　典型病例

中年女性，脱发 20 年余（图 6.2.8.4）。

病例点评：顶部为主弥漫头发稀疏，额部发际线无后退。

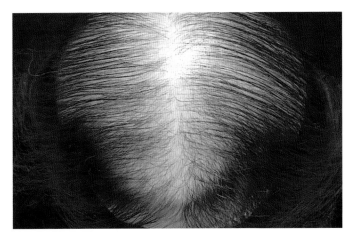

图 6.2.8.4　女性型脱发

## 雄激素性脱发 5（女性型脱发）

青年女性，脱发 5 年（图 6.2.8.5）。

病例点评：顶部毛发稀疏，伴颞部毛发明显稀疏。

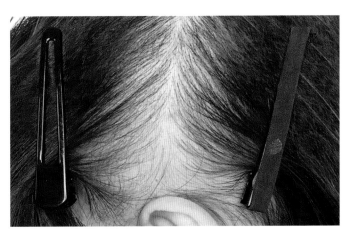

图 6.2.8.5　女性型脱发

## 雄激素性脱发 6（女性型脱发）

男，27 岁，脱发 6 年。

病例点评：额部发际线无后退，全头皮不同程度毛发稀疏，以顶部（图 6.2.8.6a）及颞部（图 6.2.8.6b）为重，枕部较轻（图 6.2.8.6c），为女性型脱发表现的男性患者。

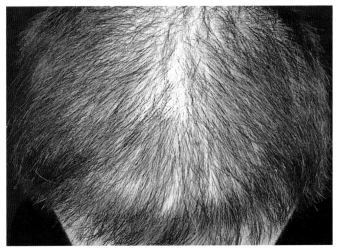

图 6.2.8.6a　女性型脱发

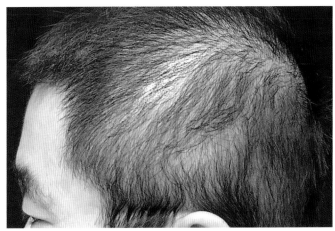

图 6.2.8.6b　女性型脱发

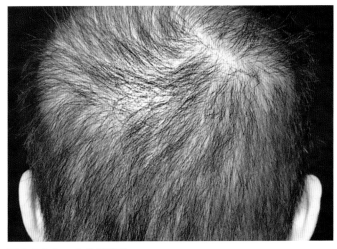

图 6.2.8.6c　女性型脱发

## 6.2.9　深在性红斑狼疮
（lupus erythematosus profundus）

深在性红斑狼疮也称狼疮性脂膜炎（lupus panniculitis），属于慢性皮肤型红斑狼疮的一个亚型，可以独立发病，或合并盘状红斑狼疮，10%为系统性红斑狼疮的皮肤表现。发生于头皮时，可表现为局部毛发脱落，皮肤正常或红斑、皮下结节，可伴疼痛或压痛。炎症消退后可遗留脂肪萎缩导致的凹陷，毛发大多可再生。

### 深在性红斑狼疮 1　典型病例

女，19岁，枕部环状秃发斑2年，无明显不适。

病例点评：抗核抗体（ANA）谱阴性。枕部环状秃发斑，未见明显红斑，部分区域轻度色素沉着（图6.2.9.1a、b），皮肤镜下毛囊口可见，伴轻度色素沉着（图6.2.9.1c）。

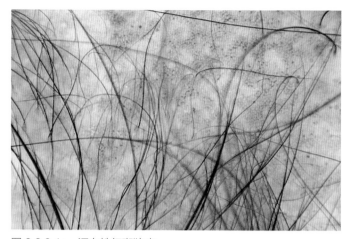

图6.2.9.1c　深在性红斑狼疮

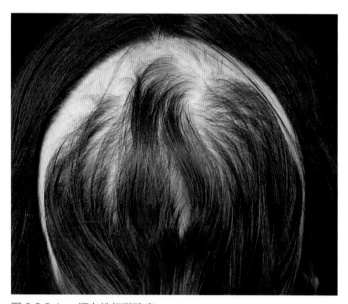

图6.2.9.1a　深在性红斑狼疮

### 深在性红斑狼疮 2

女，35岁，头顶部脱发斑6年，面颈部皮下脂肪萎缩半年，无明显不适。

病例点评：头顶部环状脱发，可见稀疏细软毛发，未见明显红斑或脱屑（图6.2.9.2a），右下颌及颈部皮下脂肪萎缩，轻度色素沉着。皮肤镜下秃发斑处轻度毛细血管扩张，均匀分布细短毛发（图6.2.9.2b）。

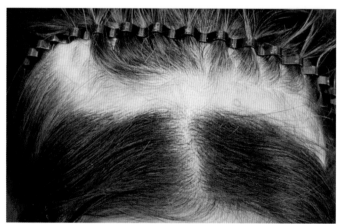

图6.2.9.2a　深在性红斑狼疮

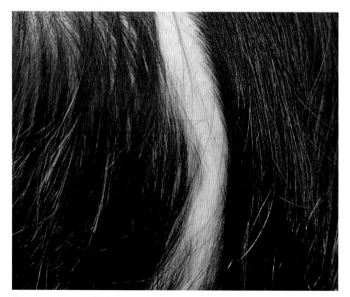

图6.2.9.1b　深在性红斑狼疮

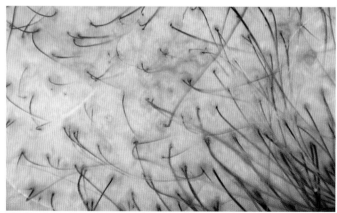

图6.2.9.2b　深在性红斑狼疮

## 6.2.10 盘状红斑狼疮
### （discoid lupus erythematosus）

盘状红斑狼疮是最常见的慢性皮肤型红斑狼疮,发生于头皮时可导致瘢痕性脱发。初期表现为红色斑块,表面附着黏着性鳞屑,毛囊口扩张充满角栓。局部毛发稀疏、脱落。皮损可逐渐向周围扩展,而中心炎症消退,出现瘢痕伴色素沉着或色素脱失,毛囊口消失。

### 盘状红斑狼疮 1 典型病例

女,39 岁,头皮红斑伴脱发 9 个月,无明显不适。

病例点评:以枕部为著的大片秃发斑,局部暗红斑,中心少许脱屑(图 6.2.10.1a)。皮肤镜下可见暗红斑、不规则毛细血管扩张、毛囊口扩张、有角栓,局部毛发终毛明显减少(图 6.2.10.1b)。

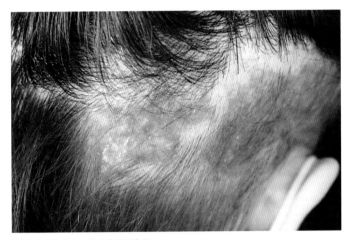

图 6.2.10.1a 盘状红斑狼疮

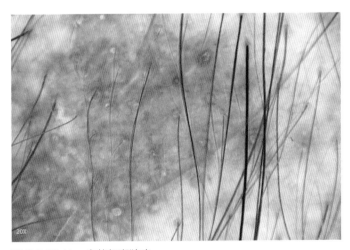

图 6.2.10.1b 盘状红斑狼疮

### 盘状红斑狼疮 2

女,38 岁,发现秃发斑数日,无明显不适(图 6.2.10.2)。

病例点评:数年前右上臂皮疹,病理诊断为皮肤型红斑狼疮,

外用药后消退。秃发斑处暗红斑,少许鳞屑。皮肤镜下见暗红斑、不规则毛细血管扩张、毛囊口扩张、有角栓和鳞屑。

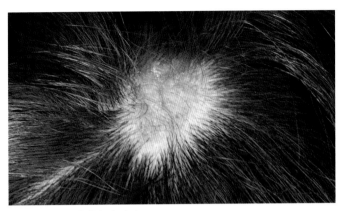

图 6.2.10.2 盘状红斑狼疮

### 盘状红斑狼疮 3

女,40 岁,额顶部红斑伴脱发 1 年。

病例点评:系统性红斑狼疮病史 16 年,泼尼松 50mg/d 控制病情后逐渐减量。查体见额顶部秃发斑,局部暗红色,少许鳞屑(图 6.2.10.3a)。皮肤镜下见暗红斑伴不规则毛细血管扩张,部分毛囊口扩张,少许鳞屑(图 6.2.10.3b)。

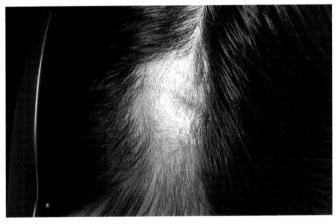

图 6.2.10.3a 盘状红斑狼疮

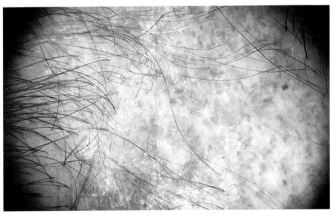

图 6.2.10.3b 盘状红斑狼疮

## 6.2.11 毛发扁平苔藓
（lichen planopilaris）

毛发扁平苔藓是一种少见的炎症性毛发疾病，其病理特征与扁平苔藓相似，故现普遍认为毛发扁平苔藓是毛囊型扁平苔藓。毛发扁平苔藓发病机制不清，认为是一种免疫介导性疾病，炎症主要累及毛囊漏斗部及毛囊峡部，因为毛囊干细胞所在的隆突部被破坏，从而导致瘢痕性脱发。好发于成年人。临床表现为以毛囊口为中心的紫红斑、毛囊角化过度和永久性脱发。脱发斑可相互融合呈大片。

### 毛发扁平苔藓 1 典型病例

女，46 岁，发现秃发斑 1 个月，无明显不适。

病例点评：顶部约 3cm×1.5cm 秃发斑，局部皮肤淡褐色（图6.2.11.1a）。皮肤镜下秃发斑周边毛囊口褐红色斑，少许管状脱屑（图 6.2.11.1b）。

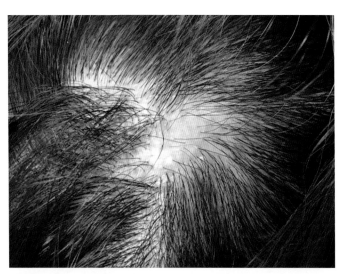

图 6.2.11.1a 毛发扁平苔藓

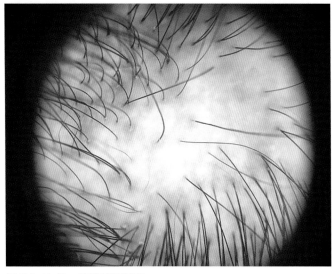

图 6.2.11.1b 毛发扁平苔藓

### 毛发扁平苔藓 2

女，39 岁，头皮散在秃发斑 1 年余，偶痒，间断口腔溃疡。

病例点评：全头皮散在分布点状秃发斑，顶部融合成大片（图6.2.11.2a）。皮肤镜下局部皮肤呈暗褐色，部分区域毛囊口消失，部分区域毛囊口周围管状脱屑（图 6.2.11.2b）。

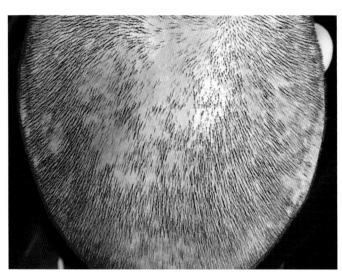

图 6.2.11.2a 毛发扁平苔藓

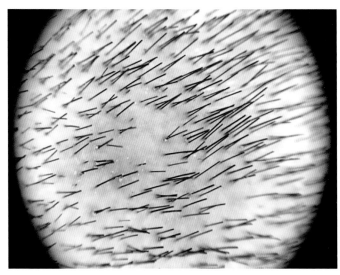

图 6.2.11.2b 毛发扁平苔藓

## 6.2.12 前额纤维化性脱发
（frontal fibrosing alopecia）

前额纤维化性脱发（FFA）多认为是毛发扁平苔藓的一个亚型，好发于绝经后女性。其病理变化和毛发扁平苔藓相似，但临床表现具有特征性，如发生于额颞部发际处的带状脱发、炎症活动部位可见毛囊口为中心的红斑及毛囊角化过度、终毛和毳毛均被累及、秃发区毛囊口消失、可残留单根未受累毛发，称为"孤毛征"。常伴有眉毛脱落。

## 前额纤维化性脱发 1　典型病例

女,66 岁,发际线后退 1 年,无明显不适。

病例点评:曾按斑秃治疗无效。查体见沿发际线带状秃发斑,累及额、颞及双鬓,局部未见明显红斑、脱屑,秃发斑周围可见毛囊性丘疹(图 6.2.12.1a)。皮肤镜下秃发区毛囊口消失,轻度色素沉着,周围毛囊口少许管状脱屑(图 6.2.12.1b)。

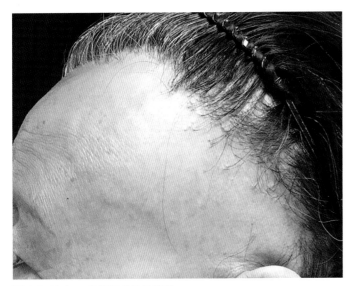

图 6.2.12.1a　前额纤维化性脱发

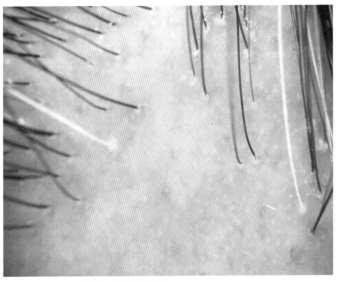

图 6.2.12.1b　前额纤维化性脱发

## 前额纤维化性脱发 2

女,56 岁,脱发 6 年,眉毛逐渐脱落 10 年余。

病例点评:沿发际线带状秃发斑,累及额、颞及双鬓,双侧眉毛缺失。局部皮肤未见明显红斑、脱屑,颞部血管影清晰(图 6.2.12.2a)。皮肤镜下秃发区毛囊口消失,轻度色素沉着,周围毛囊口少许管状脱屑(图 6.2.12.2b)。

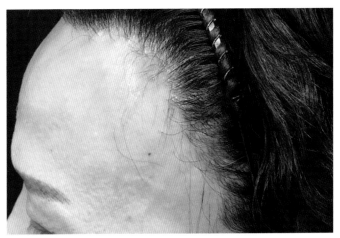

图 6.2.12.2a　前额纤维化性脱发

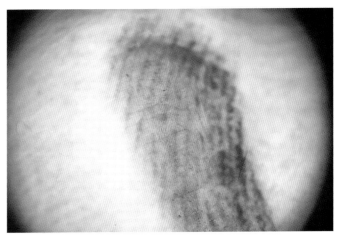

图 6.2.12.2b　前额纤维化性脱发

## 6.2.13　经典假性斑秃
### ( pseudopelade of Brocq )

经典假性斑秃又称 Brocq 假性斑秃,是一种特发性瘢痕性脱发,表现为头皮上肤色小秃发斑,无炎症或异常角化表现,曾被描述为"雪地上的脚印"。也有些医生认为,本病为多种瘢痕性脱发的终末阶段表现,例如盘状红斑狼疮、毛发扁平苔藓等。

## 经典假性斑秃 1　典型病例

女,26 岁,脱发 4 年,无明显不适(图 6.2.13.1)。

病例点评:曾按皮肤型红斑狼疮治疗无明显变化。查体见头皮散在局限性秃发斑,未见明显炎症。

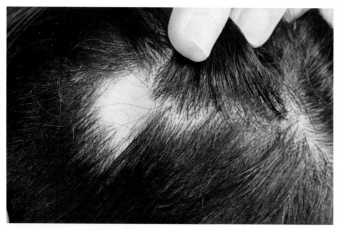

图 6.2.13.1a　经典假性斑秃

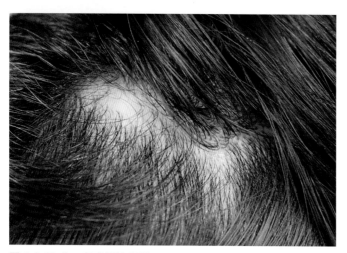

图 6.2.13.1b　经典假性斑秃

### 经典假性斑秃 2

女,67 岁,头顶部脱发数年。

病例点评:初期局部发红,偶痒,逐年加重。查体见顶部不规则秃发斑,未见明显红斑、脱屑,局部皮肤光亮(图 6.2.13.2a)。皮肤镜下可见瘢痕,毛囊口消失(图 6.2.13.2b)。

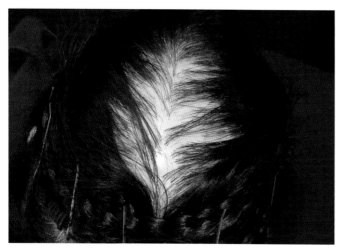

图 6.2.13.2a　经典假性斑秃

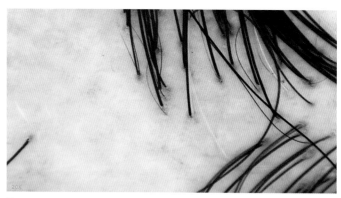

图 6.2.13.2b　经典假性斑秃

## 6.2.14　秃发性毛囊炎
（folliculitis decalvans）

秃发性毛囊炎好发于成年人。常发生于顶后区域,出现秃发斑,不断扩大,周边可见炎性丘疹、脓疱,可伴痒痛。因为炎症破坏毛囊导致相邻毛囊的漏斗部融合而出现多根毛发聚集在一个毛孔中,称为簇状发(tufted hair)。病因不清,认为是机体对定植细菌(常见为金黄色葡萄球菌)的过度免疫反应。系统抗生素治疗有效。

### 秃发性毛囊炎 1　典型病例

男,31 岁,枕部反复皮疹伴脱发 5 年。

病例点评:枕部见瘢痕性脱发(图 6.2.14.1a)。皮肤镜下见毛囊口周围红斑,脱屑及簇状发(图 6.2.14.1b)。

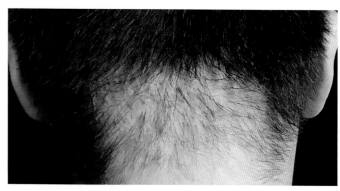

图 6.2.14.1a　秃发性毛囊炎

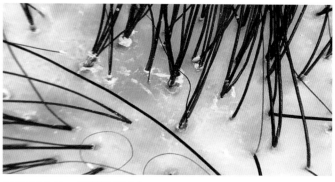

图 6.2.14.1b　秃发性毛囊炎

### 秃发性毛囊炎 2

女,27 岁,脱发 1~3 年,无明显不适。

病例点评:顶后萎缩性瘢痕伴秃发,秃发斑外缘毛囊口周围红斑、痂屑(图 6.2.14.2a)。皮肤镜下周边红斑、簇状发及毛囊口周围血痂屑(图 6.2.14.2b)。

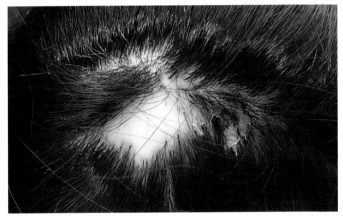

图 6.2.14.2a　秃发性毛囊炎

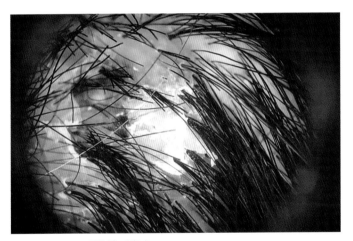

图 6.2.14.2b　秃发性毛囊炎

## 6.2.15　头皮分割性蜂窝织炎
（dissecting cellulitis of the scalp）

头皮分割性蜂窝织炎又称头皮穿掘性蜂窝织炎,可单独发病或作为毛囊闭锁三联征或四联征的其中一部分。表现为头皮的炎性丘疹、结节,迅速进展成脓肿,并在皮下相互连通,形成窦道,呈不规则的嵴状,破溃溢脓。慢性病程可遗留增生性瘢痕和程度不等瘢痕性脱发。

### 头皮分割性蜂窝织炎 1　典型病例

男,30 岁,头皮反复脓肿伴疼痛 4 年(图 6.2.15.1)。

病例点评:头皮广泛分布脓肿,相互连接呈不规则嵴状,可见血性及脓性溢液。

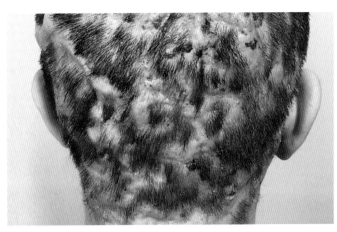

图 6.2.15.1　头皮分割性蜂窝织炎

### 头皮分割性蜂窝织炎 2

男,53 岁,头皮、面部反复脓肿 10 年余,中医治疗无明显效果(图 6.2.15.2)。

病例点评:头皮以顶后及枕部为著的多发不规则嵴状凸起,部分质硬,部分发红并有脓液溢出,面部散在炎性丘疹。

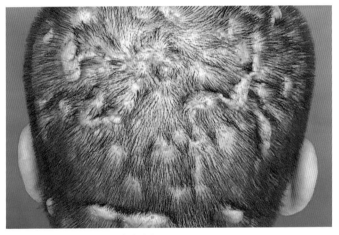

图 6.2.15.2　头皮分割性蜂窝织炎

## 6.2.16　项部瘢痕疙瘩性痤疮
（acne keloidalis nuchae）

项部瘢痕疙瘩性痤疮常发生于青年男性,好发于枕部,初期为毛囊性炎性丘疹、脓疱,渐形成半球形瘢痕,并逐渐增大、融合呈瘢痕疙瘩样斑块。局部毛发发生永久性脱落。长期反复炎症可继发鳞状细胞癌。

### 项部瘢痕疙瘩性痤疮 1　典型病例

男,37 岁,枕后发际处斑块 6 年,逐渐增大(图 6.2.16.1)。

病例点评:枕部发际处硬化斑块,其上散在少许毛囊性炎性丘疹及结节。簇状发多见。

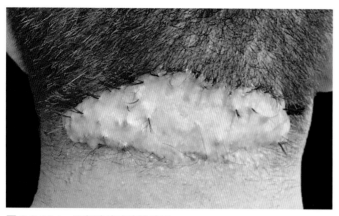

图 6.2.16.1　项部瘢痕疙瘩性痤疮

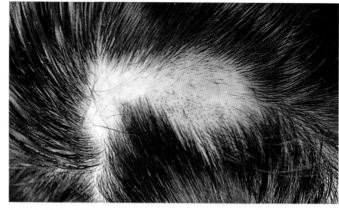

图 6.2.17.1　硬斑病

### 项部瘢痕疙瘩性痤疮 2

男,58 岁,枕后发际处斑块近 30 年,出现新生物 2 年并增大明显(图 6.2.16.2)。

病例点评:枕部发际处硬化斑块,斑块的左上侧见直径约 6cm 肿块,中心溃疡、脓痂。病理示高分化鳞状细胞癌。

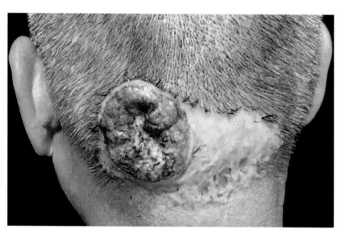

图 6.2.16.2　项部瘢痕疙瘩性痤疮

### 硬斑病 2

女,11 岁,发现脱发斑半年余,无明显不适(图 6.2.17.2)。

病例点评:顶部带状秃发斑,局部明显硬化、凹陷,病理符合硬斑病表现。

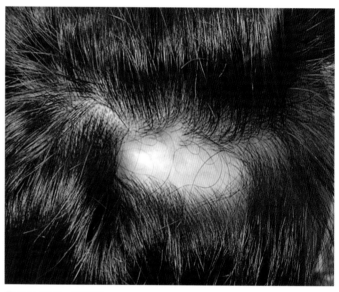

图 6.2.17.2　硬斑病

## 6.2.17　硬斑病
### （morphea）

硬斑病可发生于头皮,额顶部是好发部位,常常呈带状,自头皮至额部,甚至延至眉毛、睫毛处,伴或不伴面部偏侧萎缩。受累部位皮肤根据病期不同而有所不同,早期炎症水肿期,局部皮肤呈紫红色斑块,毛发稀疏,随炎症消退,皮肤逐渐呈象牙白色、硬化、萎缩,毛发缺失,毛孔消失。

### 硬斑病 1　典型病例

女,34 岁,发现脱发斑 1 年,无明显不适(图 6.2.17.1)。

病例点评:ANA 谱、血常规、血沉正常。查体见左顶部带状秃发斑,局部轻度凹陷,略硬,病理符合硬斑病表现。

## 6.2.18　瘢痕性类天疱疮
### （cicatricial pemphigoid）

瘢痕性类天疱疮是一种慢性自身免疫性表皮下疱病,容易形成瘢痕。临床表现为红斑、反复水疱、糜烂,继而形成萎缩性瘢痕和瘢痕性脱发。Brunsting-Perry 型病变局限于头颈部,通常无或极少有黏膜损害。

### 瘢痕性类天疱疮 1　典型病例

老年女性,头皮反复糜烂 10 年,伴脱发(图 6.2.18.1)(北京大学第一医院王明悦教授提供)。

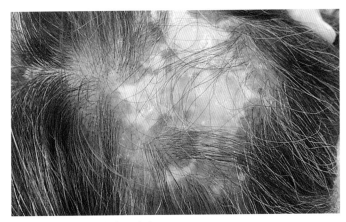

图 6.2.18.1　瘢痕性类天疱疮

### 瘢痕性类天疱疮 2

老年女性，口腔溃疡 4 年，头皮红斑、脱发 2 年（图 6.2.18.2）。结合病理和血清学诊断为大疱性类天疱疮，服用糖皮质激素 1 年半，皮损愈合。

病例点评：查体见头皮萎缩性瘢痕伴脱发，部分区域覆痂屑。病理见真皮全层血管周围轻、中度淋巴细胞为主浸润，部分区域可见少许嗜中性粒细胞及嗜酸性粒细胞（北京大学第一医院王明悦教授提供）。

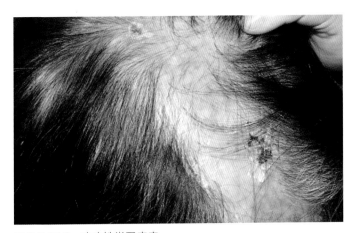

图 6.2.18.2　瘢痕性类天疱疮

## 6.2.19　念珠状发
（monilethrix）

念珠状发是一种因角蛋白基因（KRT81、KRT83、KRT86）常染色体显性突变和桥粒黏蛋白 4（desmoglein 4, DSG4）基因常染色体隐性突变引起的遗传病。头发在出生时可以正常，在出生后的第 1 年变得短而脆，表现为弥漫性头发稀疏，以枕部为著。眉毛和睫毛也可受累。伴毛囊周围角化过度。光学显微镜、电子显微镜和皮肤镜可显示毛干有规律地变缩窄，呈念珠状，毛干常在缩窄区断裂。

### 念珠状发　典型病例

DSG4 纯合突变导致的念珠状发，同胞姐弟患病，弟弟表现更严重（图 6.2.19.1a、图 6.2.19.1b）。皮肤镜下可见毛发粗细不等，念珠状发多为细发（图 6.2.19.1c），伴毛囊性角化过度，睫毛也表现异常，粗糙易断（图 6.2.19.1d）。扫描电子显微镜显示毛干间断缩窄导致念珠状外观（图 6.2.19.1e），缩窄处易断。

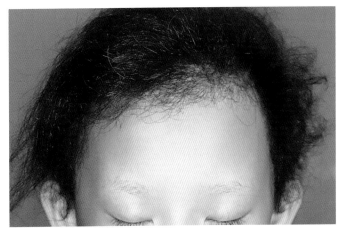

图 6.2.19.1a　念珠状发

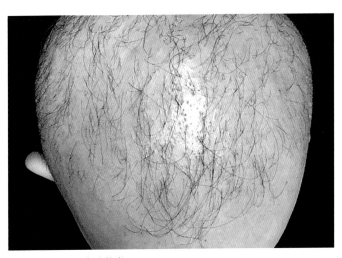

图 6.2.19.1b　念珠状发

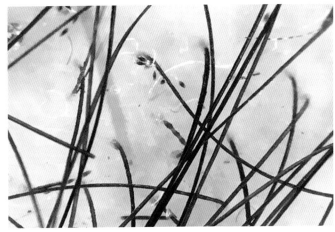

图 6.2.19.1c　念珠状发

423

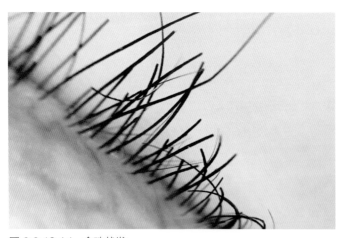

图 6.2.19.1d　念珠状发

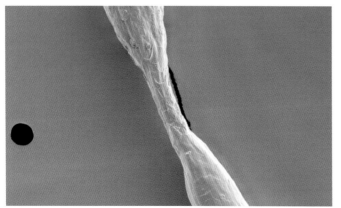

图 6.2.19.1e　念珠状发

（图片来源：北京大学第一医院莫然博士提供电镜照片）

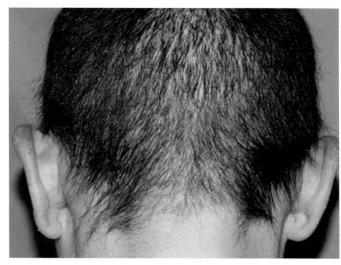

图 6.2.20.1a　套叠性脆发病

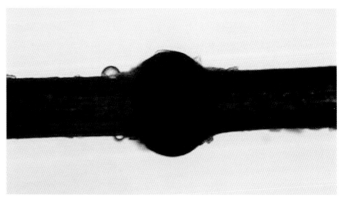

图 6.2.20.1b　套叠性脆发病

## 6.2.20　套叠性脆发病
### （trichorrhexis invaginata）

　　套叠性脆发病也称为"竹节毛发"，是 Netherton 综合征的特征性表现之一。Netherton 综合征是一种罕见的常染色体隐性遗传先天性鱼鳞病，由 Kazal 5 型丝氨酸蛋白酶抑制剂（serine protease inhibitor of Kazal type 5，SPINK5）突变引起，通常在婴儿期发病。除毛发异常外，还有先天性鱼鳞病样红皮症、特应性素质和回旋形线状鱼鳞病。

　　临床上表现为毛发稀疏易断，包括头发、眉毛和其他体毛。光镜及皮肤镜下套叠的毛干呈竹节状，电子显微镜可清楚显示特征性的"球-窝状"外观，即毛干的远端被其近端部分包裹，类似高尔夫球和球托的形状。

### 套叠性脆发病　典型病例

　　男，18 岁，全身反复淡红斑、脱屑 18 年，脱发较多。

　　病例点评：头发未见明显稀疏，但粗糙易断（图 6.2.20.1a），躯干、四肢散在分布淡红斑、脱屑（回旋形线状鱼鳞病）。光镜下见到竹节状毛干（图 6.2.20.1b）。

## 6.2.21　结节性脆发病
### （trichorrhexis nodosa）

　　结节性脆发病表现为沿着毛干分布的白点，毛干很容易在此断落。显微镜下可见这些节点处毛干碎裂。此症可由后天因素导致，如摩擦、药物（如维 A 酸类药物）、内分泌疾病（如甲状腺功能减退）、代谢性疾病（如生物素酶缺乏症）等，也可由遗传性疾病导致，如精氨酸琥珀酸裂解酶缺乏症（精氨酸琥珀酸尿症）、精氨基琥珀酸合成酶缺乏（瓜氨酸血症）、Menkes 病等。先天性结节性脆发病也可与其他毛干异常共同发生，如念珠状发和套叠性脆发病等。因毛干易断，临床上表现为毛发稀疏、短、无光泽。在摩擦部位更严重。

### 结节性脆发病 1　典型病例

　　女，5 岁，头发生长缓慢、干枯易断 5 年。

　　病例点评：患线粒体脑肌病。头发干枯，弥漫稀疏，以枕部为著（图 6.2.21.1a）。皮肤镜下见多数断发，断端粗糙，毛干上有白色点状结构（图 6.2.21.1b）。扫描电镜下毛干形状不规则，部分区域毛小皮脱落，暴露毛皮质并碎裂（图 6.2.21.1c）。

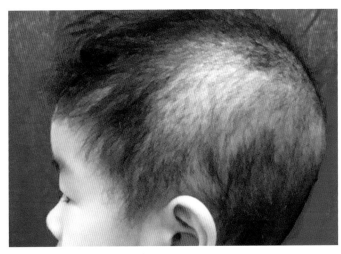

图 6.2.21.1a 结节性脆发病

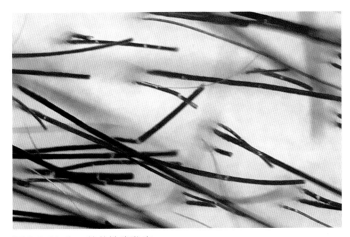

图 6.2.21.1b 结节性脆发病

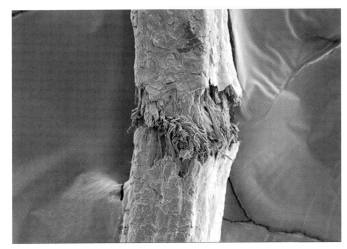

图 6.2.21.1c 结节性脆发病

### 结节性脆发病 2

男,27 岁,发现秃发斑半年。

病例点评:患者 1 年来焦虑,焦虑及思考时习惯抠抓此处。顶

部小片秃发斑,可见断发,局部皮肤略肥厚(图 6.2.21.2a)。皮肤镜下可见断发,末梢分叉,断发上白色点状结构(图 6.2.21.2b)。

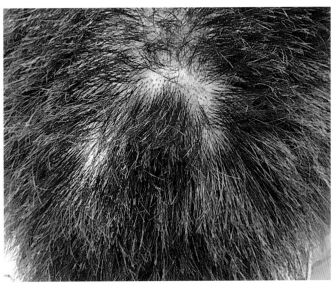

图 6.2.21.2a 结节性脆发病

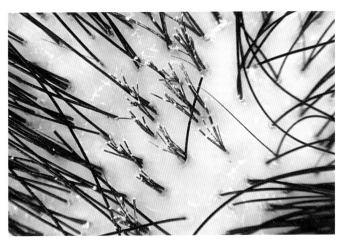

图 6.2.21.2b 结节性脆发病

## 6.2.22 获得性进行性毛发扭结
（acquired progressive kinking of the hair）

获得性进行性毛发扭结（APKH）似乎很罕见,但不除外众多病例未被重视或记录的可能。APKH 病因不清,表现为青春期后头皮某一区域出现头发颜色变深或变浅、卷曲、干枯、生长速度减缓,这一区域无明显界限。有人认为胡须发（whisker hair）也属于 APKH,但临床表现有其独特性,通常是在男性的耳周区域。

### 获得性进行性毛发扭结 典型病例

女,19 岁,发现枕部毛发干枯卷曲(图 6.2.22.1a)。皮肤镜下局部头发粗糙,较正常毛发色淡、纤细,相互缠结(图 6.2.22.1b)。

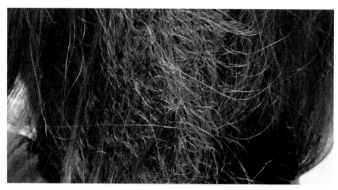

图 6.2.22.1a　获得性进行性毛发扭结

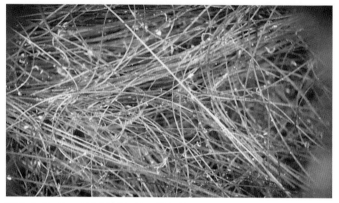

图 6.2.22.1b　获得性进行性毛发扭结

## 6.2.23　环纹发
（pili annulati）

环纹发通常是一种常染色体显性遗传病,也有斑秃、原发性免疫球蛋白 A 缺乏症等自身免疫性疾病患者出现此表现的报告。环纹发的毛干呈浅色和深色交替,具有光泽性。光学显微镜或皮肤镜可以观察到特征性的条带。

### 环纹发　典型病例

女,20 岁,自幼发现头发色泽异常（图 6.2.23.1）。

病例点评:皮肤镜下见毛干间断性淡色条纹（北京大学人民医院周城教授提供）。

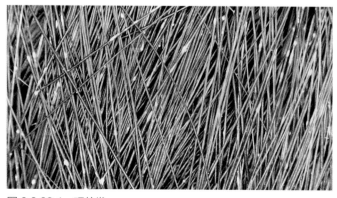

图 6.2.23.1　环纹发

## 6.2.24　玻璃丝发
（spun glass hair）

玻璃丝发也称难梳头发综合征（uncombable hair syndrome）或蓬发综合征,表现为婴幼儿时期开始的头发干燥、卷曲、蓬松、不易梳理。光学显微镜、皮肤镜和电子显微镜下显示沿毛干长轴分布的沟槽,导致毛干截面呈三角形或肾形。大部分为散发病例,也有常染色体显性遗传和常染色体隐性遗传者。涉及常染色体隐性变异的基因包括肽酰基精氨酸脱亚胺酶 3（peptidylarginine deiminase,*PADI3*）、转谷氨酰胺酶 3（transglutaminase 3,*TGM3*）和毛透明蛋白（trichohyalin,*TCHH*）。常染色体显性遗传的遗传基础尚不清楚。

### 玻璃丝发　典型病例

女,4 岁,其母亲发现患儿枕部头发不柔顺,色泽异常。

病例点评:否认类似病家族史。枕部头发轻度屈曲,角度变化时部分毛发呈白色（图 6.2.24.1a）,显微镜下毛干横截面呈三角形（图 6.2.24.1b）,扫描电镜下可见沿毛干长轴的沟槽和平面（图 6.2.24.1c）。

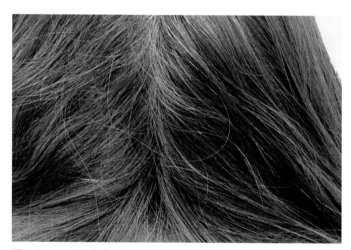

图 6.2.24.1a　玻璃丝发

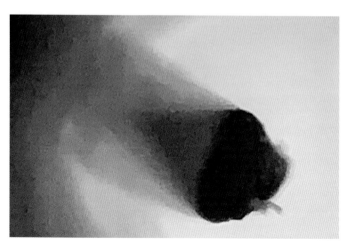

图 6.2.24.1b　玻璃丝发

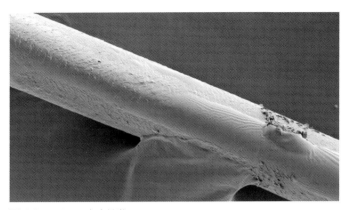

图 6.2.24.1c 玻璃丝发

## 6.2.25 羊毛状发
（woolly hair）

羊毛状发表现为弥漫分布的稀疏的紧密卷曲的头发，伴或不伴心肌病。常染色体显性遗传非心肌病相关型与角蛋白71或角蛋白74的错义突变有关；常染色体隐性遗传的7型和8型少毛症也可出现不伴心肌病的羊毛状毛发。伴心肌病的羊毛状发包括Naxos病和Carvajal综合征，分别与斑珠蛋白（plakoglobin）和桥粒斑蛋白（desmoplakin）突变有关，表现为羊毛状发伴掌跖角化病。还有一种表现为头皮局限区域的羊毛状发，称为羊毛状发痣，周围毛发正常。

### 羊毛状发1 典型病例

男，22岁，出生后头发稀少、卷曲（图6.2.25.1）。

病例点评：同胞弟弟有类似表现，*LIPH*突变所致，父母均为杂合子。诊断：常染色体隐性遗传少毛症。

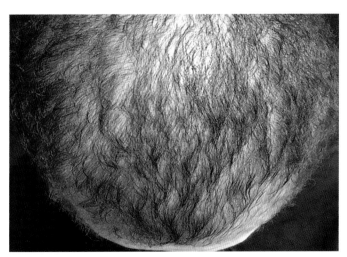

图 6.2.25.1 羊毛状发

男，5岁，发现局限性毛发异常2年（图6.2.25.2）。

病例点评：局部毛发较周围头发颜色淡、细软、卷曲，局部皮肤颜色和质地正常。诊断：羊毛状发痣。

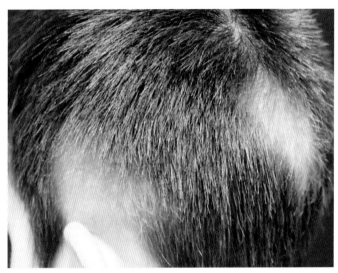

图 6.2.25.2 羊毛状发痣

## 6.2.26 头癣
（tinea capitis）

头癣是一种头皮真菌感染性疾病，好发于儿童，成人也可发病。头癣的主要病原体是皮肤癣菌中的毛癣菌（*Trichophyton*）和小孢子癣菌（*Microsporum*），传染途径通常是接触携带病原体的人或动物，或被污染的物品。

因不同的感染类型对毛干的损伤程度不同，可表现为程度不等的脱发、断发和黑点，脱发斑单发或多发，伴鳞屑。炎症反应程度和机体免疫反应相关，可无明显红斑、有红斑，或有严重炎症反应即脓癣，表现为炎性斑块，伴脓疱、渗液、结痂。黄癣表现特殊，临床为多个碟状黄色痂，伴臭味，可遗留瘢痕性脱发。

### 头癣1 典型病例

女，4岁10个月，发现2片脱发斑1个月，无明显不适。

病例点评：额部及顶后各一片脱发斑（图6.2.26.1a），局部无明显红斑，少许白色皮屑，头发为断发，长度不等。真菌镜检为发外镶嵌孢子（图6.2.26.1b）。

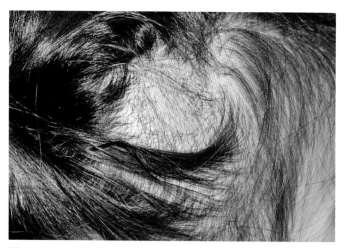

图 6.2.26.1a 头癣

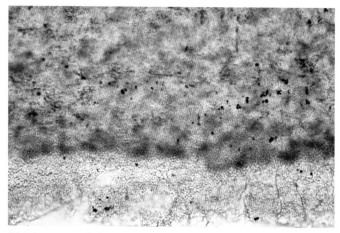

图 6.2.26.1b 头癣

## 头癣 2

女,1 岁 2 个月,发现额部红斑伴脱发 1 个月,偶尔搔抓(图 6.2.26.2)。

病例点评:真菌镜检阳性,予灰黄霉素 15mg/(kg·d)治疗,2 周后红斑、脱屑较前减轻。

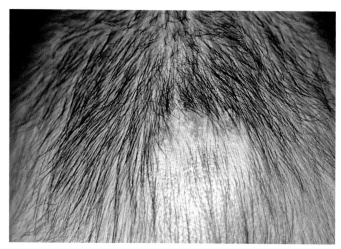

图 6.2.26.2 头癣

## 头癣 3

男,4 个月,头皮散在多发脱发斑 1 个月。

病例点评:发病前曾佩戴他人羊毛帽。查体见头皮散在多发脱发斑,局部断发,轻度细屑(图 6.2.26.3a)。Wood 灯下可见亮绿色荧光(图 6.2.26.3b),皮肤镜下见长短不等的断发及摩斯电码样发(图 6.2.26.3c)。

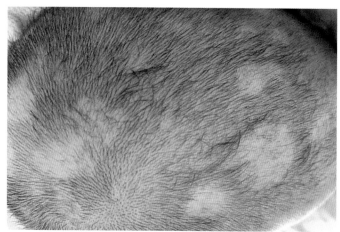

图 6.2.26.3a 头癣

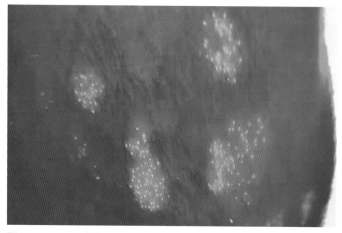

图 6.2.26.3b 头癣

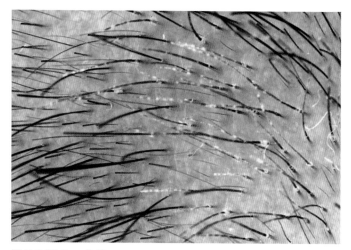

图 6.2.26.3c 头癣

## 头癣 4

男,6 岁,头皮散在脱发斑 2 个月。

病例点评:脱发斑大小不一,伴轻度红斑、脱屑(图 6.2.26.4a)。皮肤镜下见轻度红斑、脱屑,大量断发,呈不规则屈曲、弯折(图 6.2.26.4b)。

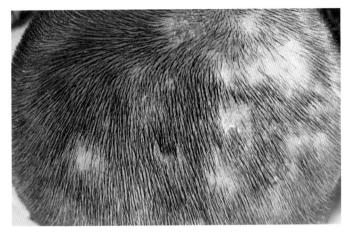

图 6.2.26.4a　头癣

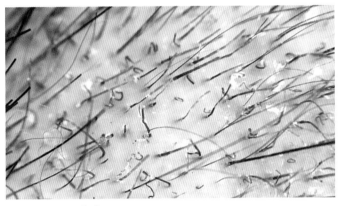

图 6.2.26.4b　头癣

## 头癣 5

女,47 岁,发现脱发斑 2 周,无明显不适。

病例点评:局部黄色痂屑,大量黑点(图 6.2.26.5a),皮肤镜下黑点为卷曲断发(图 6.2.26.5b)。

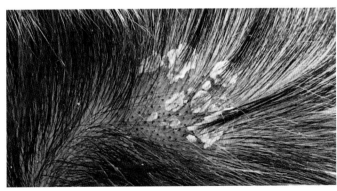

图 6.2.26.5a　头癣

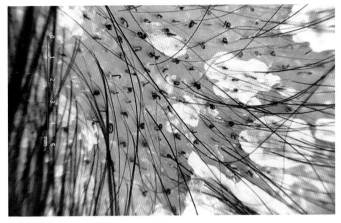

图 6.2.26.5b　头癣

## 头癣 6(脓癣)

男,4 个月,头皮脓疱 1 个月,加重 1 周(图 6.2.26.6)。

病例点评:局部红色斑块基础上多发脓疱,伴脱发。诊断为脓癣。

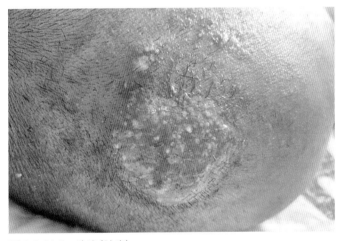

图 6.2.26.6　头癣(脓癣)

## 6.2.27　梅毒性脱发
### (syphilitic alopecia)

梅毒性脱发为二期梅毒疹的表现之一,可表现为小片状脱发斑,称为“虫蚀状”脱发。也可表现为较大的斑片状脱发,与斑秃表现相似。有些梅毒性脱发还可表现为弥漫性脱发,与休止期脱发易混淆。毛发脱落也可发生在身体其他部位。脱发可单独出现,也可同时或先后出现其他二期梅毒疹表现,当仅有脱发表现时,较容易误诊。

### 梅毒性脱发 1　典型病例

男,27 岁,脱发 1 个月,无明显不适。

病例点评:头皮散在数片不规则毛发稀疏斑,局部无明显红斑或脱屑(图 6.2.27.1a),拉发试验阴性,全身皮肤未见明显异常表现。皮肤镜下未见明显炎症,可见黄点征及少许新生细发,未见黑点、断发等斑秃的活动表现(图 6.2.27.1b)。实验室检查:梅毒螺旋体血凝试验(treponema pallidum hemagglutination assay,TPHA)阳性,快速血浆反应素试验(rapid plasma regain test,RPR)1:64。

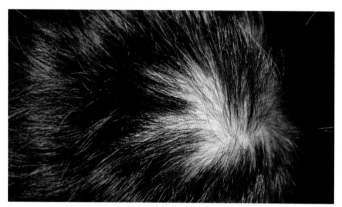

图 6.2.27.1a　梅毒性脱发

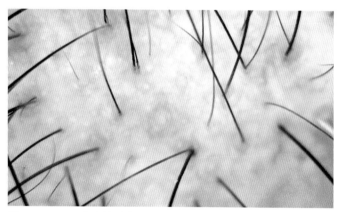

图 6.2.27.1b　梅毒性脱发

## 梅毒性脱发 2

男,32 岁,发现脱发数量增多 2 周,无明显不适(图 6.2.27.2)。

病例点评:双颞部散在黄豆大秃发斑,无明显红斑或脱屑。全身皮肤未见明显异常。实验室检查:TPHA 阳性,RPR 1:32。

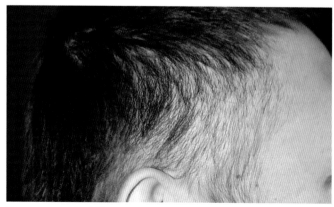

图 6.2.27.2　梅毒性脱发

# 6.2.28　囊肿性痤疮
（cystic acne）

囊肿性痤疮可表现为局部毛发脱落。大部分病例为暂时性脱发,在炎症消失 3 个月后毛发再生。但如果治疗不及时,局部反复发生脓肿性损害,毛囊可被完全破坏,而表现出瘢痕性脱发。

## 囊肿性痤疮 1　典型病例

男,20 岁,头皮反复皮疹伴脱发 2 年(图 6.2.28.1)。

病例点评:口服异维 A 酸后病情缓解,部分区域毛发再生。

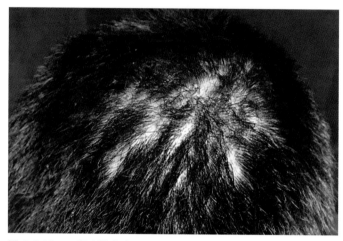

图 6.2.28.1　囊肿性痤疮

## 囊肿性痤疮 2

男,18 岁,头皮脓肿伴脱发 3 周。

病例点评:顶后脓肿,伴局部头发脱落(图 6.2.28.2a)。皮肤镜下秃发斑处毛囊口可见,少许黑点,中心炎性红斑(图 6.2.28.2b),囊肿处不规则炎性红斑,部分毛囊口脓痂(图 6.2.28.2c)。

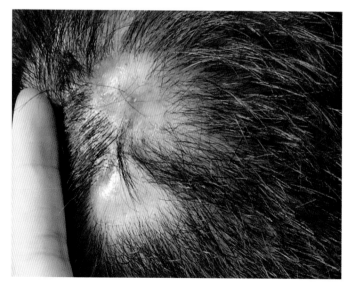

图 6.2.28.2a　囊肿性痤疮

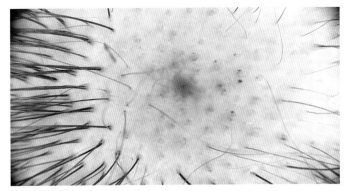

图 6.2.28.2b 囊肿性痤疮

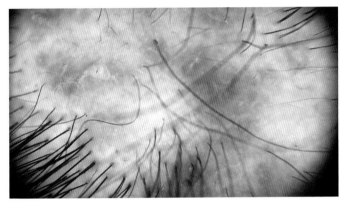

图 6.2.28.2c 囊肿性痤疮

## 6.2.30 青春期前多毛症
（prepubertal hypertrichosis）

青春期前多毛症是一种良性疾病，其特征是与相同年龄、种族和性别的正常个体相比，身体非雄激素依赖区域的毳毛过度生长，尤其是面部（额、颞、耳前）、四肢近端和背部。这种情况通常被认为是特发性的，也可能与代谢或遗传疾病以及药物的使用有关。

### 青春期前多毛症 典型病例

男，22 岁，四肢多毛，于青春期前出现（图 6.2.30.1）。多毛以手背、前臂、小腿为主。

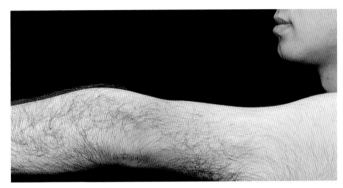

图 6.2.30.1 青春期前多毛症

## 6.2.29 先天性泛发性多毛症
（congenital generalized hypertrichosis）

先天性泛发性多毛症指全身大面积毛发增多，包括胎毛（婴儿期）、毳毛和终毛，可与一些遗传性综合征相关，这些疾病除了毛发增多外，还有面容和牙齿异常等皮肤外异常（如 Ambras 综合征等）。婴儿先天性泛发性多毛症还需要考虑是否有宫内暴露某些药物（如米诺地尔）的可能。

### 先天性泛发性多毛症 典型病例

男，25 岁，自幼全身多毛，以躯干为著（图 6.2.29.1）。

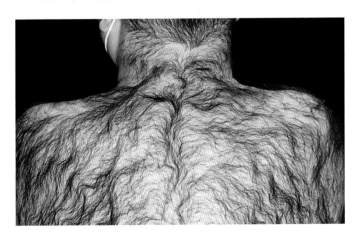

图 6.2.29.1 先天性泛发性多毛症

## 6.2.31 获得性泛发性多毛症
（acquired generalized hypertrichosis）

获得性泛发性多毛症表现为中等粗细的终毛过度生长。常与药物相关，如糖皮质激素、米诺地尔、环孢素、前列腺素 E1 等，或与一些疾病相关，如创伤性脑损伤、幼年型甲状腺功能减退、幼年型皮肌炎、神经性厌食症、POEMS 综合征等。

### 获得性泛发性多毛症 典型病例

女，8 岁，服环孢素 4 个月后毛发增粗 1.5 个月（图 6.2.31.1）。

病例点评：因白癜风服环孢素 100mg/d 治疗 2 个月后，60% 白斑消退，但手背仍发展。改为环孢素 150mg/d，躯干、四肢出现粗毛，同时白斑快速好转。

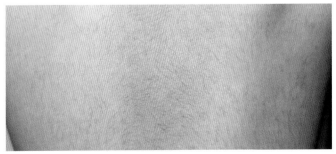

图 6.2.31.1 获得性泛发性多毛症

## 6.2.32　先天性局限性多毛症
（congenital localized hypertrichosis）

先天性局限性多毛症包括特殊部位终毛增多的先天性异常，如腕多毛症（多毛肘综合征）、手掌和脚掌多毛、耳郭多毛、鼻尖多毛、颈椎前或后多毛症（均为常染色体显性遗传）、睫毛粗长症（为常染色体隐性）等，以及错构瘤（如先天性黑色素细胞痣、Becker痣、丛状神经纤维瘤等）。

### 先天性局限性多毛症 1　典型病例

男，39 岁，发现颈前簇集黑毛 20 余年（图 6.2.32.1）。

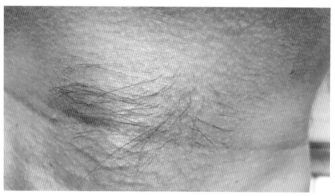

图 6.2.32.1　先天性局限性多毛症

### 先天性局限性多毛症 2

男，33 岁，左下颌褐色斑约 20 年（图 6.2.32.2）。

病例点评：褐色斑逐渐加深，局部毛发增粗。诊断贝克痣。

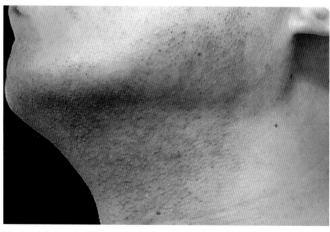

图 6.2.32.2　先天性局限性多毛症（Becker 痣）

## 6.2.33　药物所致多毛症
（drug-induced hypertrichosis）

多种药物局部外用可导致多毛症，如糖皮质激素、他克莫司、含汞或碘的霜、蒽林、前列腺素类似物（拉坦前列素、贝美前列素）、米诺地尔等。停药后过多的毛发可脱落至原始状态。

### 药物所致多毛症　典型病例

女，27 岁，面部、四肢毛发增多 4 个月。

病例点评：因雄激素性脱发外用 5% 米诺地尔酊，每次 1ml，2 次/d，用药 4 个月后无意中发现面部及四肢毛发增多。口周（图 6.2.33.1a）及前臂（图 6.2.33.1b）汗毛明显变粗变长，眉毛较前变粗。

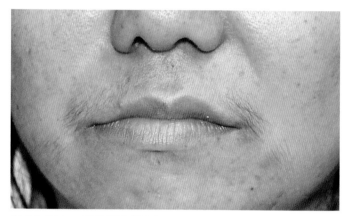

图 6.2.33.1a　药物所致多毛症

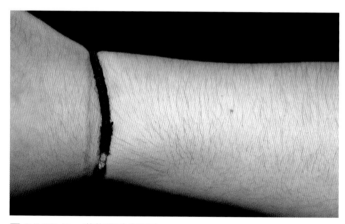

图 6.2.33.1b　药物所致多毛症

## 6.2.34　痣样多毛症
（nevoid hypertrichosis）

痣样多毛症是一种罕见的疾病，在出生时或出生后不久出现局限区域的终毛生长，局部毛发可正常颜色或浅色。痣样多毛症包括原发性（无皮肤外异常）和继发性（与脂肪营养不良、偏瘫、脊柱侧弯和基础血管系统异常有关）。

### 痣样多毛症　典型病例

男，21 岁，左面部毛发增多，出生即有（图 6.2.34.1）。

病例点评：随年龄逐渐增长浓密，颜色加深。无皮肤外异常。

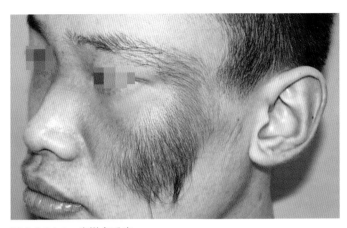

图 6.2.34.1 痣样多毛症

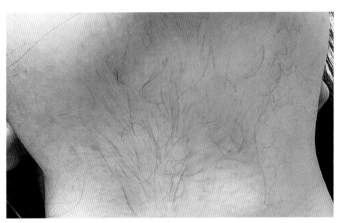

图 6.2.35.1b 多毛症(肾上腺源性)

## 6.2.35 多毛症
（hypertrichosis）

多毛症指女性的雄激素依赖性毛发呈男性型分布,可由循环中雄激素水平增高或毛囊对雄激素的反应性增高导致。雄激素来源于卵巢或肾上腺,其中睾酮主要来源于卵巢,硫酸脱氢表雄酮主要来源于肾上腺,雄烯二酮来源于卵巢或肾上腺。

肾上腺源性多毛症多表现为中心性多毛症、男性征、身体消瘦、雄激素性脱发等。其病因可为肾上腺增生、皮质醇增多症(库欣综合征)、男性化肾上腺瘤或腺癌等。卵巢源性多毛症多表现为阴部多毛症、女性型脱发、痤疮、月经紊乱、皮脂溢出、体型肥胖。其病因可为多囊卵巢综合征、卵巢卵泡膜细胞增生和雄激素分泌性肿瘤(包括颗粒细胞-卵泡膜细胞瘤、卵巢雄性细胞瘤、卵巢间质细胞瘤、性腺母细胞瘤、卵巢布伦纳瘤等)。

### 多毛症1(肾上腺源性) 典型病例

女,24岁,自幼出现腋毛和阴毛(图6.2.35.1)。

病例点评:典型单纯男性化型21-羟化酶缺陷。新生儿时发现外生殖器两性畸形。儿童期就出现早熟的腋毛和阴毛,乳房无发育,原发性闭经。图中所示阴毛呈男性分布,双股终毛增多,外阴可见肥大阴蒂,其他部位皮肤亦有多毛(北京大学第一医院张婷婷教授提供)。

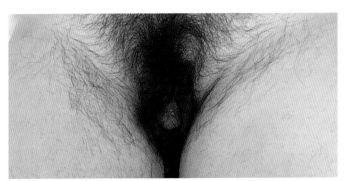

图 6.2.35.1a 多毛症(肾上腺源性)

### 多毛症2(肾上腺源性)

女,30岁,儿童期后期出现早熟的阴毛。

病例点评:非典型单纯男性化型21-羟化酶缺陷。青春期出现痤疮、多毛症、月经不规律。图中为唇部终毛(图6.2.35.2a)及阴毛呈男性分布,双股内侧终毛(图6.2.35.2b)(北京大学第一医院张婷婷教授提供)。

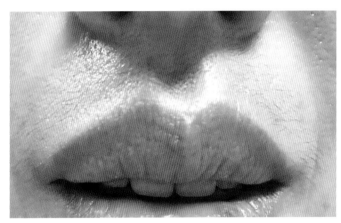

图 6.2.35.2a 多毛症(肾上腺源性)

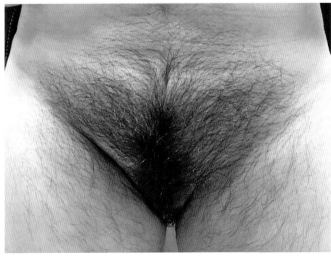

图 6.2.35.2b 多毛症(肾上腺源性)

# 第七章

## 全身均可受累的疾病

# Chapter 7

## The skin diseases that can occur on any part of the skin

# 第七章
# 全身均可受累的疾病
（the skin diseases that can occur on any part of the skin）

## 第一节　全身均可受累的罕/少见病
（rare skin diseases that can occur on any part of the skin）

### 7.1.1　Spitz 痣
（Spitz nevus）

Spitz 痣又称梭形上皮样细胞痣（spindle and epithelioid cell nevus）、良性幼年黑素瘤（benign juvenile melanoma）、梭形细胞痣（spindle cell nevus）。主要发生于儿童及青年，偶有先天发生。好发于面部、四肢和躯干，也可发生于身体任何部位。常为孤立、快速生长、无症状、粉红或红棕色、黑色、肤色的圆顶状丘疹或结节。斑状（早期皮损）、息肉状、带蒂或疣状皮损少见。偶可多发、群集。皮损直径多小于 5mm，偶可见巨大者。无自觉症状。诊断主要靠病理，临床上需与多种疾病鉴别，如：化脓性肉芽肿（分叶状毛细血管瘤）、血管瘤、普通后天性色素痣、皮肤纤维瘤、恶性黑色素瘤等。

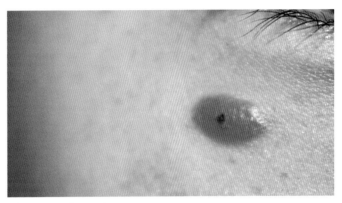

图 7.1.1.2　Spitz 痣

#### Spitz 痣 3

女，7 岁，鼻部黑色结节 2 年（图 7.1.1.3）。

病例点评：此皮损临床上通常诊断为色素痣，较难考虑 Spitz 痣，需靠病理诊断。

#### Spitz 痣 1　典型病例

男，3 岁，右侧耳前部红色结节 3 个月余（图 7.1.1.1）。渐增大，无明显不适。

病例点评：该例为典型 Spitz 痣，易被误诊为血管瘤、化脓性肉芽肿等。幼儿、增长迅速有助于本病诊断。

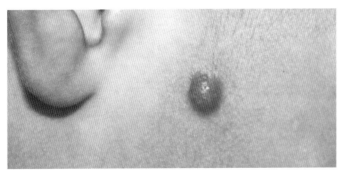

图 7.1.1.1　Spitz 痣

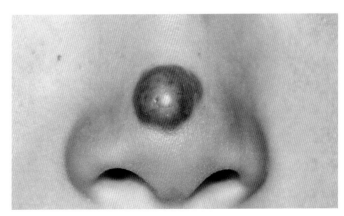

图 7.1.1.3　Spitz 痣

#### Spitz 痣 2　典型病例

女，8 岁，右面颊结节 2 个月余，快速增大（图 7.1.1.2）。

病例点评：快速增大是本病特点之一。

#### Spitz 痣 4

男，7 岁，面颈部、手背扁平红褐色丘疹 3 年（图 7.1.1.4）。曾以"扁平疣"采用多种方法治疗 4 个月无效。

病例点评:此例为多发性 Spitz 痣,诊断难度较大。

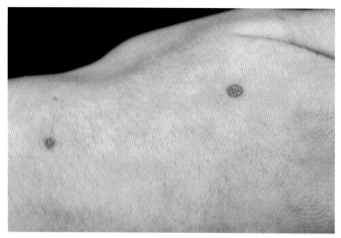

图 7.1.1.4a　Spitz 痣

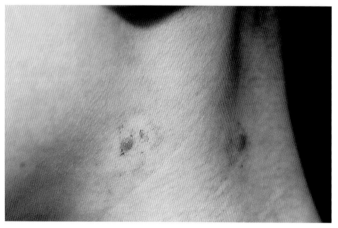

图 7.1.1.4b　Spitz 痣

## Spitz 痣 5

男,6 岁,右臀部红色结节 2 个月余(图 7.1.1.5)。临床诊断"化脓性肉芽肿"。

病例点评:此例形态特点更像瘢痕疙瘩,病史对鉴别有重要帮助。

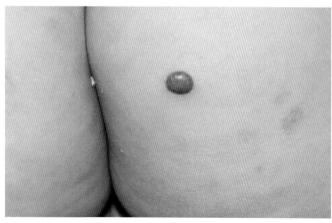

图 7.1.1.5　Spitz 痣

## Spitz 痣 6

女,41 岁,左膝前部黑色斑疹半年余(图 7.1.1.6)。

病例点评:成人 Spitz 痣,此例临床误诊为脂溢性角化病。

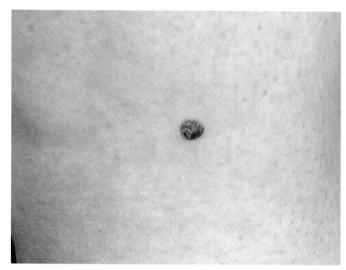

图 7.1.1.6　Spitz 痣

## Spitz 痣 7

男,36 岁,左颊红丘疹 2 年余,偶痒(图 7.1.1.7)。

病例点评:此例为成人 Spitz 痣,非常少见,虽形态典型,诊断仍较困难。

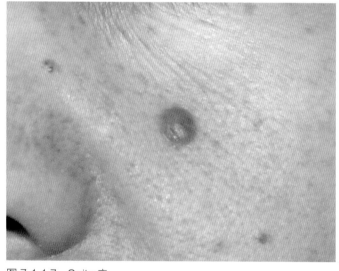

图 7.1.1.7　Spitz 痣

## Spitz 痣 8

女,4 岁,左面部黑色丘疹 4 年(图 7.1.1.8)。出生时发现左面部色斑,上有多发黑色丘疹,渐增大。

病例点评:此例为典型的斑痣,病理为 Spitz 痣。

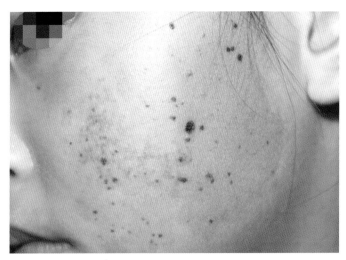

图 7.1.1.8　Spitz 痣

## Spitz 痣 9

男,4 岁,右下颌白斑、丘疹 4 年(图 7.1.1.9)。出生时右下颌甲盖大白斑,渐增大,2 年前白斑上出现红色和黑色粟粒大丘疹。

病例点评:此病例非常特殊,白斑可能为无色素痣(未行免疫组化),在其基础上发生斑痣,斑痣为 Spitz 痣。

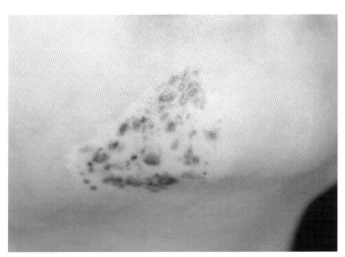

图 7.1.1.9　Spitz 痣

## 7.1.2　Meyerson 痣
（Meyerson nevus）

Meyerson 痣指色素痣周围出现红斑、脱屑及瘙痒等湿疹样改变。目前,色素痣、黑色素瘤、脂溢性角化病、灰泥角化病、传染性软疣、皮肤纤维瘤、鳞状细胞癌及基底细胞癌等疾病皮损周围出现湿疹样损害均称为 Meyerson 现象。

## Meyerson 痣 1　典型病例

男,3 岁,右大腿黑褐色斑块 3 年余,周围红斑、丘疹伴瘙痒

1 个月(图 7.1.2.1)。

病例点评:先天性色素痣,已行 2 次手术切除,病理诊断为混合痣,近期皮损周围出现湿疹样改变。

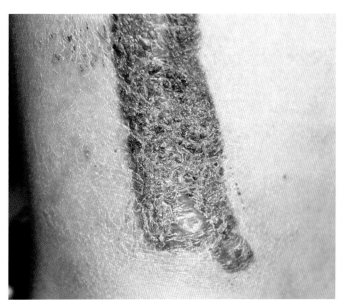

图 7.1.2.1　Meyerson 痣

## Meyerson 痣 2　典型病例

男,11 个月,左上臂褐色丘疹 11 个月,边缘红斑、鳞屑 1 个月(图 7.1.2.2)。

病例点评:皮损出生即有,皮肤镜提示为色素痣,边缘红斑、干燥伴鳞屑,符合 Meyerson 痣的诊断。

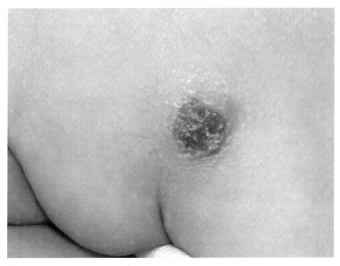

图 7.1.2.2　Meyerson 痣

## 7.1.3　Reed 色素性梭形细胞痣
（pigmented spindle cell nevus of Reed）

Reed 痣又称色素性 Spitz 痣、Reed 色素性梭形细胞瘤。常于

40岁前发病,女性多见,好发于股及腿部。以对称的圆顶状黑色丘疹或斑块为主要表现,表面光滑,颜色均一,边界清晰,直径一般不超过1.0cm。

### Reed 痣 1

女,27岁,左足背棕褐色丘疹,自幼即有(图7.1.3.1)。

病例点评:发于足背,病程长,发展慢,边界清楚,皮损对称,颜色均匀。

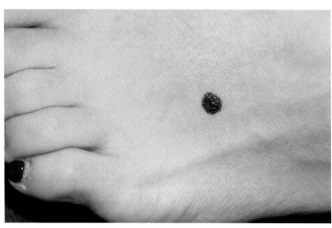

图 7.1.3.1　Reed 色素性梭形细胞痣

### Reed 痣 2

女,6岁,右膝部黑色丘疹3个月(图7.1.3.2)。

病例点评:发于膝部,病程短,发展相对快,边界清楚,色素均匀。

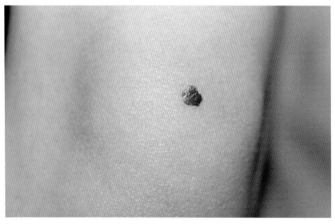

图 7.1.3.2　Reed 色素性梭形细胞痣

### Reed 痣 3

女,6岁,右面颊红褐色丘疹1年余(图7.1.3.3)。

病例点评:发于面部,对称性好,边界清楚,皮损呈褐色,边缘偏红色。

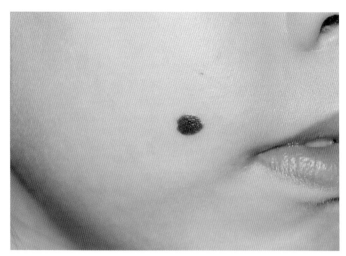

图 7.1.3.3　Reed 色素性梭形细胞痣

### Reed 痣 4

女,23岁,右臀部褐色斑疹4个月余(图7.1.3.4)。

病例点评:成人发病,发于臀部,皮损较小,易误诊为色素痣。

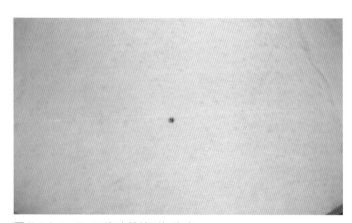

图 7.1.3.4　Reed 色素性梭形细胞痣

## 7.1.4　朗格汉斯细胞组织细胞增生症
（Langerhans cell histiocytosis）

朗格汉斯细胞组织细胞增生症(LCH)是以单核巨噬细胞系统中朗格汉斯细胞(Langerhans cell)克隆性增殖为特征的一组系统性疾病,好发于儿童,成人罕见。可自然消退,也可进展导致患者死亡。常见的伴随皮肤症状的LCH包括4种类型。①莱特勒-西韦病(Letterer-Siwe disease):婴幼儿期发病,偶有成年发病者。临床表现为弥漫性的小丘疹性损害,少数患者可形成较大丘疹或结节、水疱、脓疱或荨麻疹样损害。以头皮和皱褶部位最为常见,部分小儿皮损位于尿布区,形成脂溢性皮炎样损害。患者多有系统性损害,如发热、寒战、肝脾和淋巴结肿大,部分患者可出现尿崩症等症状。也可出现骨骼、牙床和指甲损害,骨性损害在扁骨最为常见。②汉-许-克病(Hand-Schüller-Christian disease):多发生在2~6岁儿童。常见的临床表现为骨骼缺损,隐匿性糖尿病以及突眼。皮肤损害在约30%患者可见,可表现为脂溢性皮炎样损害,也可表现为结节或斑块性损害,尤其是在腋下和腹股沟部位。③嗜酸细胞肉芽肿(eosinophilic granuloma):多发生于5岁以上儿童及成人。多表现为骨骼损害,如上下颌牙齿松动、骨折,可伴有隐匿性糖尿病。皮肤损害可表现为结节或溃疡性损害,常自行消退,放疗效佳。④先天性自愈性网状组织细胞增生症(congenital self-healing reticulohistiocytosis):先天发生或出生后不久即出现,单发或多发红色、蓝色或棕色丘疹、斑块或结节。部分患者皮损可形成溃疡。多数患者自行缓解,但也可向以上3种朗格汉斯细胞增生性疾病转化。

## 朗格汉斯细胞组织细胞增生症(莱特勒-西韦病)1

### 典型病例

女,2岁,全身红斑、丘疹2周,伴痒(图7.1.4.1)。

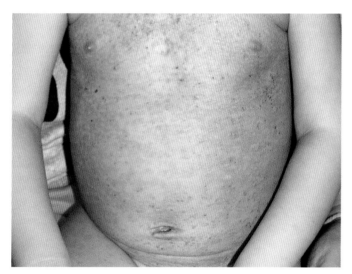

图7.1.4.1a　朗格汉斯细胞组织细胞增生症(莱特勒-西韦病)

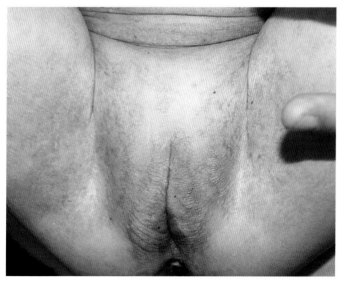

图7.1.4.1b　朗格汉斯细胞组织细胞增生症(莱特勒-西韦病)

## 朗格汉斯细胞组织细胞增生症(莱特勒-西韦病)2

男,7个月19天,躯干红色丘疹4个月,渐增多,无痛痒(图7.1.4.2)。

病例点评:躯干多发红色丘疹,表面光滑,部分皮疹上见脐凹及鳞屑。

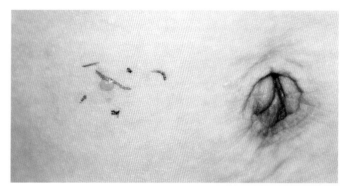

图7.1.4.2a　朗格汉斯细胞组织细胞增生症(莱特勒-西韦病)

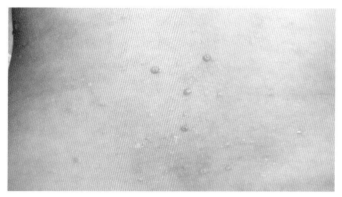

图7.1.4.2b　朗格汉斯细胞组织细胞增生症(莱特勒-西韦病)

## 朗格汉斯细胞组织细胞增生症(汉-许-克病)3

女,67岁,双乳下、腰部、前胸、外阴红色丘疹伴瘙痒2年(图7.1.4.3)。

病例点评:皮疹为红色至紫红色丘疹,乳房下受累。

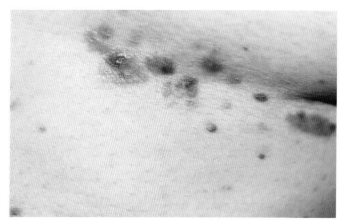

图7.1.4.3　朗格汉斯细胞组织细胞增生症(汉-许-克病)

443

### 朗格汉斯细胞组织细胞增生症（莱特勒-西韦病）4

女,2个月,全身红色丘疹、水疱,结痂1个月,口腔溃疡20天（图7.1.4.4）。

病例点评:皮疹有红色丘疹、水疱,破溃结痂,伴口腔溃疡,患儿为双胞胎,另一妹妹正常。

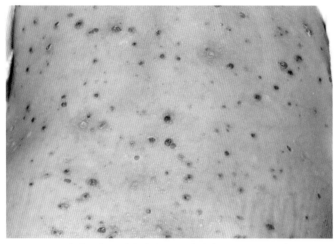

图7.1.4.4 朗格汉斯细胞组织细胞增生症（莱特勒-西韦病）

### 朗格汉斯细胞组织细胞增生症（莱特勒-西韦病）5

男,4岁,躯干红色斑丘疹伴痒3年余,渐增多（图7.1.4.5）,病程中常伴发热（39℃左右）、扁桃体炎。

病例点评:皮疹为红色斑片基础上丘疹、痂皮、鳞屑,病程中伴复发性扁桃体炎。

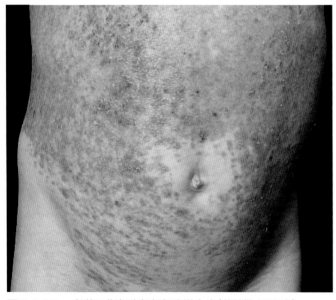

图7.1.4.5a 朗格汉斯细胞组织细胞增生症（莱特勒-西韦病）

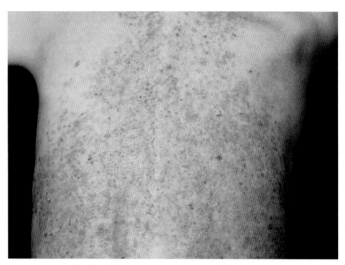

图7.1.4.5b 朗格汉斯细胞组织细胞增生症（莱特勒-西韦病）

### 朗格汉斯细胞组织细胞增生症（先天性自愈性网状组织细胞增生症）6

男,8岁,右足背红斑,渐增大并破溃渗出3个月,无其他不适（图7.1.4.6）。

病例点评:右足局限性皮疹,以红斑起病,渐增大,后自行破溃、渗出。

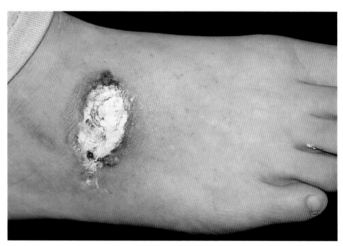

图7.1.4.6 朗格汉斯细胞组织细胞增生症（先天性自愈性网状组织细胞增生症）

### 朗格汉斯细胞组织细胞增生症（莱特勒-西韦病）7

女,4个月26天,躯干、双上肢红色丘疹2个月（图7.1.4.7）。

病例点评:皮疹为多发红色丘疹,部分融合,上见少许细小鳞屑,未见抓痕。

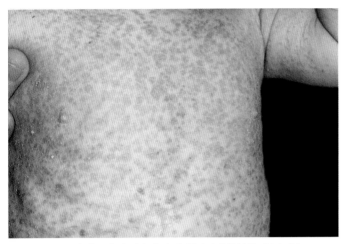

图 7.1.4.7a　朗格汉斯细胞组织细胞增生症（莱特勒-西韦病）

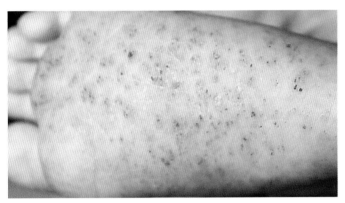

图 7.1.4.7b　朗格汉斯细胞组织细胞增生症（莱特勒-西韦病）

## 7.1.5　皮肤颗粒细胞瘤
（cutaneous granular cell tumor）

皮肤颗粒细胞瘤是一种罕见的施万细胞来源的软组织肿瘤，好发于成年人，临床表现为躯干、口腔等部位的丘疹、结节性病变。大多数病例为良性，少数病例表现为恶性。

### 皮肤颗粒细胞瘤 1

女，54 岁，颈部结节 1 年，渐增大（图 7.1.5.1）。
病例点评：颈部单发结节，诊断需组织病理学检查。

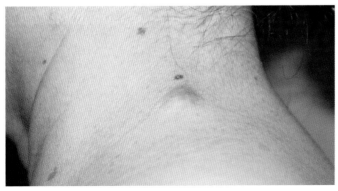

图 7.1.5.1　皮肤颗粒细胞瘤

### 皮肤颗粒细胞瘤 2

女，65 岁，前胸部结节 9 年（图 7.1.5.2）。
病例点评：躯干单发的结节，生长缓慢。

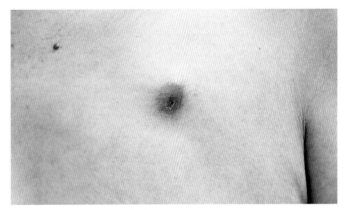

图 7.1.5.2　皮肤颗粒细胞瘤

## 7.1.6　透明细胞棘皮瘤
（clear cell acanthoma）

透明细胞棘皮瘤是良性的表皮肿瘤，临床表现为躯干或四肢单发的丘疹、结节，皮损颜色常为红色或褐色，需要组织病理检查确诊。

### 透明细胞棘皮瘤 1　典型病例

女，42 岁，左大腿皮色丘疹 1 年余（图 7.1.6.1）。
病例点评：下肢单发的肤色小丘疹。

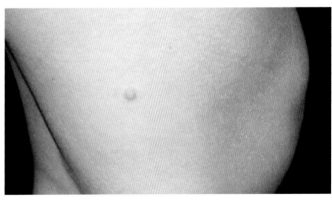

图 7.1.6.1　透明细胞棘皮瘤

### 透明细胞棘皮瘤 2

女，78 岁，右臀及胸腹部多发性黑褐色角化性斑丘疹 10 年余（图 7.1.6.2）。
病例点评：皮损类似脂溢性角化病或色素痣，多发性皮损临床少见。

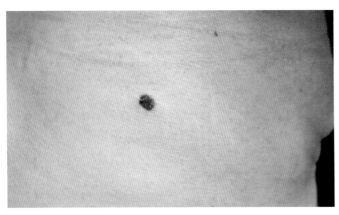

图 7.1.6.2 透明细胞棘皮瘤

### 透明细胞棘皮瘤 3

女,56 岁,右腰部褐色丘疹 20 年余(图 7.1.6.3)。

病例点评:躯干角化性扁平丘疹,表面有毛细血管扩张。

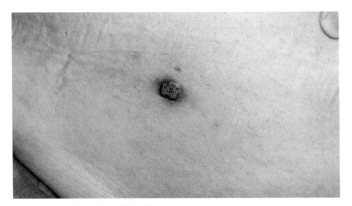

图 7.1.6.3 透明细胞棘皮瘤

### 透明细胞棘皮瘤 4

男,86 岁,左膝斑块和结节 2 年(图 7.1.6.4)。

病例点评:界限相对清楚的暗红色斑块,其中央形成结节,表皮可见渗出及结痂。本病确诊依靠组织病理。

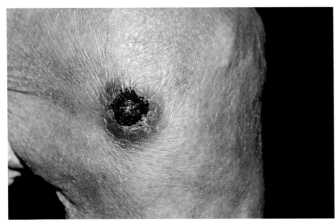

图 7.1.6.4 透明细胞棘皮瘤

## 7.1.7 弥漫性躯体血管角化瘤
（angiokeratoma corporis diffusum）

弥漫性躯体血管角化瘤是 X 连锁隐性遗传性疾病,是由于先天性 $\alpha_2$-半乳糖苷酶 A 缺乏所致,简称 Fabry 病。本病患者多数为男性,常在儿童晚期或青少年早期发病。致病基因定位在 X q22 的 Gal 基因。女性杂合子 Gal 基因突变,由于 X 染色体失活,临床表现程度不一,可导致中等或严重的临床症状。该病发病早期最常见的临床表现为发作性肢体疼痛、弥漫性皮肤血管角化瘤、涡状角膜营养不良及胃肠道症状。80% 的患者有发作性疼痛,位于手足、关节、肌肉和腹部,有时伴有发热,典型的表现为掌、跖肢端感觉异常或烧灼感,可持续数分钟至数天。血管角化瘤为暗红至紫黑色表面角化扩张的血管,成群分布于腰部和大腿部位,皮损可逐渐变大、增多,也可见于黏膜和结膜。裂隙灯检查可见角膜内呈放射状排列的灰棕色色素沉积物,即涡状角膜营养不良,视力通常不受影响。后期常出现神经、心脏、肾脏和脑血管等器官并发症。青少年患者持续存在亚临床的肾功能不全,成年患者表现为严重的肾功能衰竭和原发性高血压。患者常在 50 岁左右由于肾衰竭、局部缺血或出血所致卒中及心肌梗死等导致死亡。

### 弥漫性躯体血管角化瘤

女,35 岁,双下肢皮疹 6 年,渐增多(图 7.1.7.1)。6 年前发现双下肢出现散在红色斑丘疹,逐渐增多,偶有痒感,无明显疼痛感,其弟亦有,父母近亲结婚。

病例点评:本例双下肢、大阴唇均有多发血管角化瘤样皮疹。患者无明显疼痛等伴随症状,未发现系统受累。

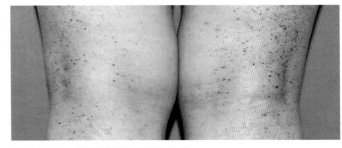

图 7.1.7.1a 弥漫性躯体血管角化瘤

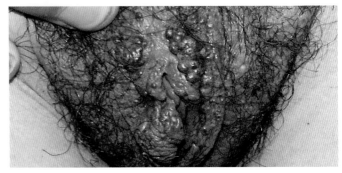

图 7.1.7.1b 弥漫性躯体血管角化瘤

## 7.1.8 皮肤骨瘤
（osteoma cutis）

由于多种原因引起钙磷代谢障碍，导致皮肤局部形成骨组织。临床为慢性良性病程。皮损为单发或多发的丘疹或结节，质地坚硬。

### 皮肤骨瘤 1

男，68 岁，左面部丘疹 5 年（图 7.1.8.1）。

病例点评：本例应与色素痣等出现钙化相鉴别。

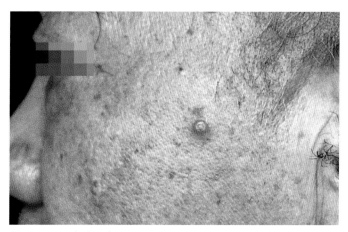

图 7.1.8.1 皮肤骨瘤

### 皮肤骨瘤 2

男，9 个月，腰背部、左胫前紫红色斑块 4 个月余（图 7.1.8.2）。

病例点评：临床类似扁平苔藓样皮损。有文献报道婴幼儿发生的皮肤骨瘤可能是甲状旁腺功能减退症的一种皮肤表现。

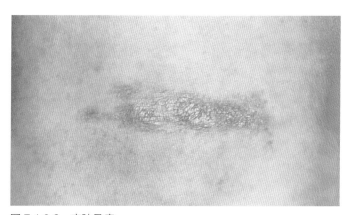

图 7.1.8.2 皮肤骨瘤

## 7.1.9 席纹状胶原瘤
（storiform collagenoma）

席纹状胶原瘤好发于中青年，男女患病率相同。好发于面部、

躯干。表现为生长缓慢的无症状孤立性肉色圆顶丘疹，直径常小于 1cm。切除后不复发。

### 席纹状胶原瘤 1 典型病例

女，60 岁，右眼下睑外赘生物 7 年余（图 7.1.9.1）。

病例点评：表面光滑的肉色丘疹，缓慢增大。

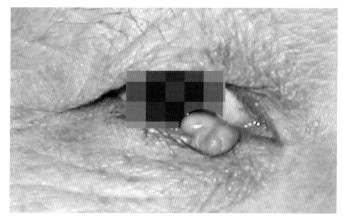

图 7.1.9.1 席纹状胶原瘤

### 席纹状胶原瘤 2

男，26 岁，腰部皮色丘疹 1 年（图 7.1.9.2）。

病例点评：孤立的肉色圆顶丘疹，皮损缓慢增大，无不适。

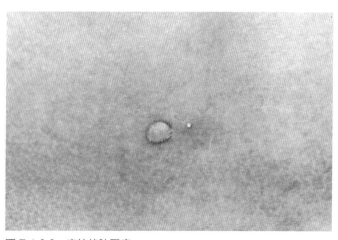

图 7.1.9.2 席纹状胶原瘤

## 7.1.10 皮肤 Rosai-Dorfman 病
（cutaneous Rosai-Dorfman disease）

该病多为成年人发病，好发年龄为 40~50 岁。皮肤损害多表现为丘疹、结节，可发生融合，部分患者可表现为斑块。皮损多局限，最大直径可达 10cm，颜色为红色或褐色，可出现瘙痒、紧张或疼痛症状。激素治疗有效，维 A 酸类以及沙利度胺等治疗效果差，小的皮损可手术切除，部分皮损可自然消退。

## 皮肤 Rosai-Dorfman 病 1 典型病例

女,40 岁,左下颌红斑、丘疹伴瘙痒 6 个月(图 7.1.10.1)。

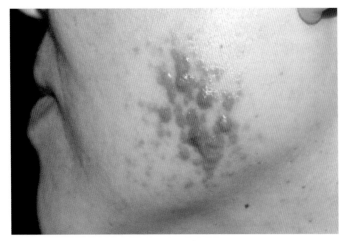

图 7.1.10.1 皮肤 Rosai-Dorfman 病

## 皮肤 Rosai-Dorfman 病 2

男,44 岁,背部红褐色斑片伴痒 7 个月余,皮损渐增多(图 7.1.10.2)。

病例点评:皮损呈红褐色且多发,需要与皮肤浆细胞增生症相鉴别。

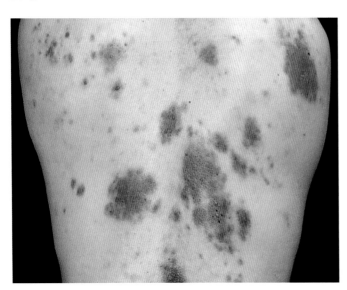

图 7.1.10.2 皮肤 Rosai-Dorfman 病

## 皮肤 Rosai-Dorfman 病 3

男,59 岁,左小腿、躯干斑块、结节 4 年(图 7.1.10.3)。

病例点评:4 年前"蚊虫叮咬后"左小腿出现淡蓝色皮下结节,质地偏硬,无破溃,自行使用"刮痧板"治疗后,皮损增大,部分皮损融合成片,无明显不适。2 个月前背部出现两处类似结节。需与结节病等相鉴别。

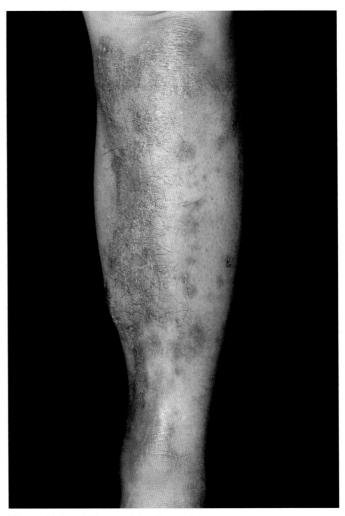

图 7.1.10.3 皮肤 Rosai-Dorfman 病

## 皮肤 Rosai-Dorfman 病 4

女,42 岁,双耳浸润性斑块、结节伴瘙痒 2 年(图 7.1.10.4)。

病例点评:2 年前无明显诱因双耳出现浸润性暗红斑,其上见淡黄色结节,伴瘙痒,部分皮损融合。需与血管淋巴样增生伴嗜酸细胞增多相鉴别。

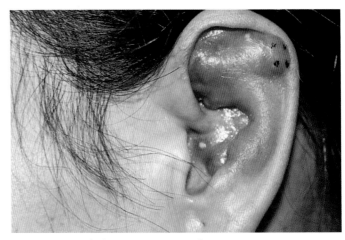

图 7.1.10.4a 皮肤 Rosai-Dorfman 病

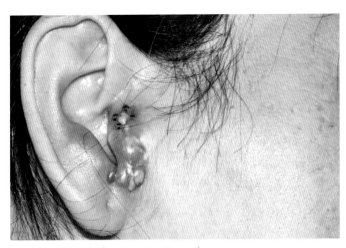

图 7.1.10.4b　皮肤 Rosai-Dorfman 病

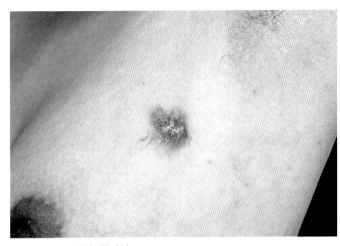

图 7.1.11.2　肌纤维瘤病

## 7.1.11　肌纤维瘤病
（myofibromatosis）

肌纤维瘤病少见,多发于两岁前,男多于女。单发或多发,多见于头颈,其次为躯干和四肢。直径可达 4cm,坚硬、粗糙。成人可有痛感。切除很少复发。

### 肌纤维瘤病 1　典型病例

女,3 岁,左肩背部皮下包块 3 年,表面微红,无明显变化,无自觉不适(图 7.1.11.1)。

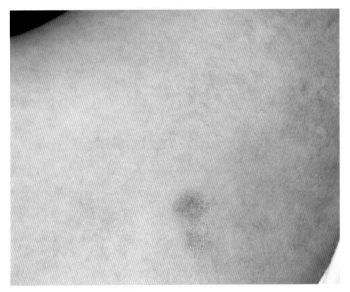

图 7.1.11.1　肌纤维瘤病

### 肌纤维瘤病 2

女,17 岁,左腋前红色斑块及皮下包块 2 年,运动后偶有刺痛,渐增大(图 7.1.11.2)。

病例点评:皮疹质中,易误诊为瘢痕疙瘩。

## 7.1.12　色素性荨麻疹
（urticaria pigmentosa）

皮肤肥大细胞增多症(cutaneous mastocytosis,CM)是皮肤内肥大细胞异常增生的疾病,有多种分型,最简单的分型是根据年龄分为儿童及成人发病两大类。儿童主要有色素性荨麻疹(又称斑丘疹肥大细胞增多症)、肥大细胞瘤(又称孤立性肥大细胞瘤)、弥漫性皮肤肥大细胞增多症。成人主要有表现为红色至褐色斑片和丘疹的成人皮肤肥大细胞增多症、持久性发疹性斑状毛细血管扩张、成人结节性皮肤肥大细胞增多症。皮疹可能在摩擦或搔抓刺激后肿胀或硬度增加,出现瘙痒、红斑或风团,甚至出现水疱、大疱、血疱等,即 Darier 征阳性。多发生于两岁前幼儿,表现为全身多发的色素性斑疹或丘疹。以躯干多发,头面和掌跖部位很少累及。部分患者在成年后皮疹明显减轻或消失。

### 色素性荨麻疹 1　典型病例

男,4 个月,全身褐色斑片 4 个月余,渐增多,水疱 1 个月余,可自行消退,反复发作(图 7.1.12.1)。

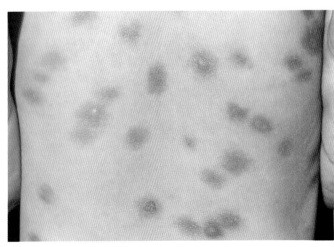

图 7.1.12.1　色素性荨麻疹

### 色素性荨麻疹 2

　　男,5 个月,全身淡红色丘疹、斑块 2 个月余,渐增多,皮疹刺激后可变大、水肿,而后自行消退,遗留丘疹、斑块(图 7.1.12.2)。

　　病例点评:皮疹表现为丘疹、水疱,部分皮疹 Darier 征阳性。

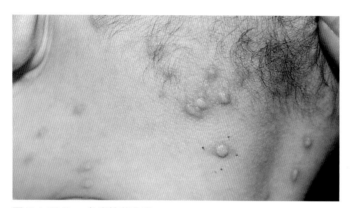

图 7.1.12.2a　色素性荨麻疹

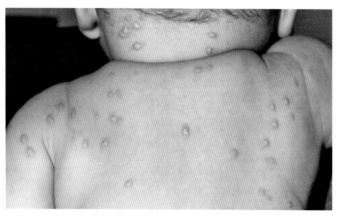

图 7.1.12.2b　色素性荨麻疹

### 色素性荨麻疹 3

　　女,17 岁,右腰腹部浸润性暗红斑块伴瘙痒 1 年(图 7.1.12.3)。

　　病例点评:浸润性暗红斑,外用糖皮质激素治疗后面积缩小,需与色素性隆突性皮肤纤维肉瘤等鉴别。

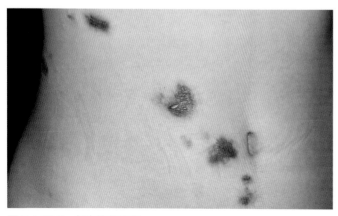

图 7.1.12.3　色素性荨麻疹

### 色素性荨麻疹 4

　　男,3 个月,全身反复水疱 3 个月(图 7.1.12.4)。

　　病例点评:主要表现为水疱、大疱,曾有少量血疱、脓疱。

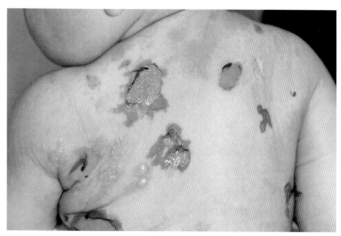

图 7.1.12.4　色素性荨麻疹

## 7.1.13　弥漫性皮肤肥大细胞增多症
### (diffuse cutaneous mastocytosis)

　　是皮肤肥大细胞增多症中的罕见类型。主要见于儿童,成年人也可发生。皮肤呈红皮病样改变,轻度肥厚苔藓化、皮革样改变。Darier 征明显。由于广泛的肥大细胞脱颗粒常导致潮红、低血压、休克、腹泻等症状。部分皮损可自发消退。

### 弥漫性皮肤肥大细胞增多症 1

　　男,4 个月,全身弥漫性斑块、水疱,出生即有(图 7.1.13.1)。左手腕出现水疱 1 个月,累及头部、右足踝 2 天,右手腕自行愈合后遗留色素减退。

　　病例点评:出生即有,近 1 个月出现水疱,需与大疱性表皮松解症鉴别。

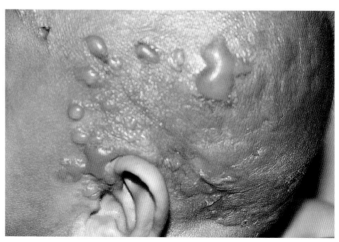

图 7.1.13.1a　弥漫性皮肤肥大细胞增多症

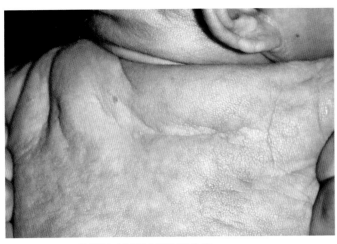

图 7.1.13.1b 弥漫性皮肤肥大细胞增多症

### 弥漫性皮肤肥大细胞增多症 2

男,5 个月 3 天,面部褐色斑疹,出生即有,逐渐蔓延全身,并出现水疱、血疱(图 7.1.13.2)。

病例点评:出生即有面部褐色斑,后累及全身,病程中见水疱、血疱,患儿常搔抓,无系统受累。

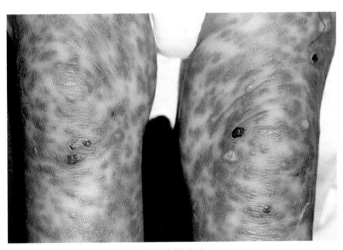

图 7.1.13.2 弥漫性皮肤肥大细胞增多症

## 7.1.14 肥大细胞瘤
（mastocytoma）

肥大细胞瘤又称孤立性肥大细胞瘤(solitary mastocytoma),是皮肤肥大细胞增多症中的次常见的一型。儿童肥大细胞瘤主要发生于肢端,头面及掌跖不受累。表现为黄褐色、棕色、黄色结节或斑块,一般不出现系统损害,可自然消退。

### 肥大细胞瘤 1 典型病例

男,3 个月 27 天,右腕部红色斑块,出生即有,渐增厚,摩擦后出现大疱(图 7.1.14.1)。

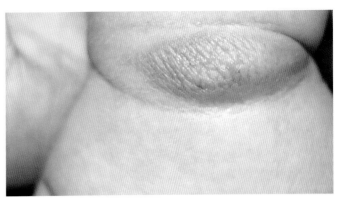

图 7.1.14.1 肥大细胞瘤

### 肥大细胞瘤 2

男,1 个月,出生后第 2 天下腹部单发红色水疱,预后遗留红色斑块,随后耳后及躯干出现类似皮疹,患儿搔抓明显(图 7.1.14.2)。

病例点评:出生后第 2 天起病,皮疹为单发红色水疱,似烫伤样改变,表面少量渗液,结黄色痂皮,好转时遗留红色斑块。

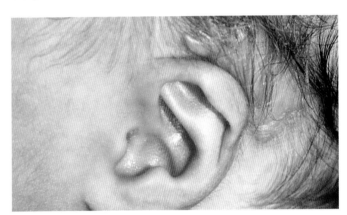

图 7.1.14.2 肥大细胞瘤

### 肥大细胞瘤 3

女,2 岁,右颧部褐色斑疹,出生即有(图 7.1.14.3)。

病例点评:出生即有,为褐色斑疹,皮疹无明显变化。

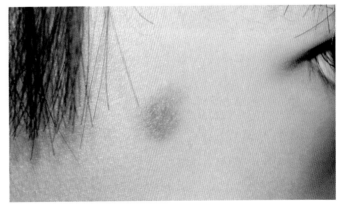

图 7.1.14.3 肥大细胞瘤

### 肥大细胞瘤 4

男,7 个月,面、双下肢、颈后淡红色斑丘疹伴痒 5 个月(图 7.1.14.4)。

病例点评:面部及足跖受累。

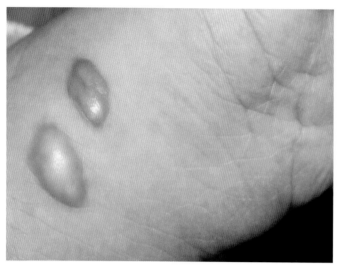

图 7.1.14.4　肥大细胞瘤

### 肥大细胞瘤 5

女,6 个月 8 天,背部褐色斑,出生即有,触及皮下结节 5 个月余(图 7.1.14.5)。

病例点评:皮疹出生即有,表现为褐色斑及皮下结节,皮下结节触摸时患儿有抵触。

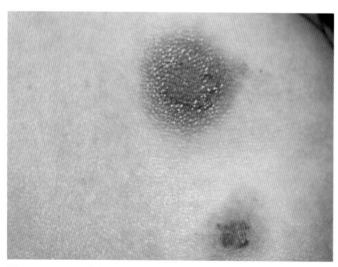

图 7.1.14.5　肥大细胞瘤

### 肥大细胞瘤 6

女,6 个月,右大腿外侧淡红斑,水疱 6 个月(图 7.1.14.6)。

病例点评:右大腿局限性淡红斑,表面水疱。

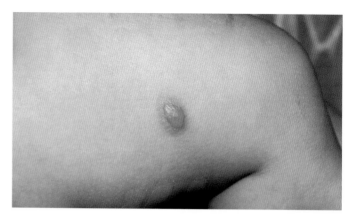

图 7.1.14.6　肥大细胞瘤

### 肥大细胞瘤 7

男,68 岁,腰、背部红紫色斑块 2 年(图 7.1.14.7)。偶有瘙痒、刺痛感。皮损 2 个。

病例点评:成年发病。

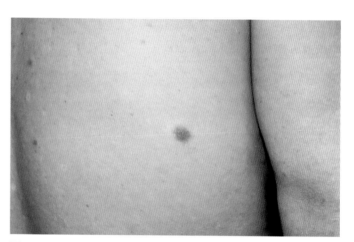

图 7.1.14.7　肥大细胞瘤

## 7.1.15　持久性发疹性斑状毛细血管扩张
（telangiectasia macularis eruptiva perstans）

持久性发疹性斑状毛细血管扩张是皮肤肥大细胞增多症中较为罕见的一种类型,发病率不到皮肤肥大细胞增多症的 1%。多见于成人,但也有少数发生于儿童。表现为躯干和上肢局部出现的红色或棕色斑疹,合并有明显毛细血管扩张,无紫癜、水疱形成,一般无瘙痒。少数患者可有系统性症状。

**持久性发疹性斑状毛细血管扩张 1　典型病例**

男,27 岁,躯干、四肢红色斑疹、毛细血管扩张 27 年(图 7.1.15.1)。

病例点评:患者出生后半年躯干出现米粒大小水疱,水疱破溃后出现红色、棕色斑疹,随时间延长,皮损持续不退,渐出现躯干、四肢散在毛细血管扩张。

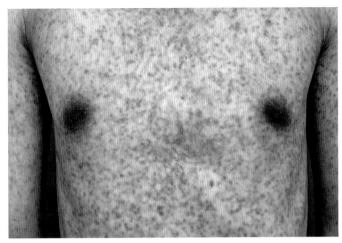

图 7.1.15.1 持久性发疹性斑状毛细血管扩张

### 持久性发疹性斑状毛细血管扩张 2

男,9 个月,躯干、四肢红色斑疹、斑片 1 个月(图 7.1.15.2)。

病例点评:1 个月前患儿双侧大腿、臀部出现红色斑疹、斑片,逐渐发展至躯干、双上肢,曾口服抗病毒口服液治疗,皮损无变化。

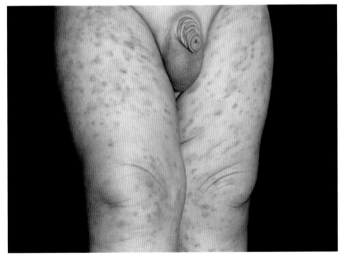

图 7.1.15.2a 持久性发疹性斑状毛细血管扩张

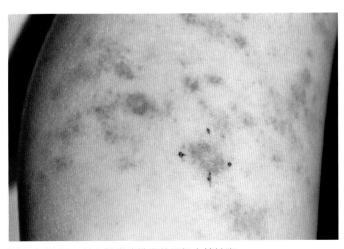

图 7.1.15.2b 持久性发疹性斑状毛细血管扩张

## 7.1.16 成人皮肤肥大细胞增多症
（adult cutaneous mastocytosis）

该病仅有个案报道,临床表现为躯干、四肢近端紫或暗红色斑、丘疹,病理示真皮内肥大细胞增生。

### 成人皮肤肥大细胞增多症 1 典型病例

男,44 岁,躯干、四肢近心端紫红色斑片、丘疹伴痒 3 年,渐增多(图 7.1.16.1)。

病例点评:慢性病程,自觉皮疹处瘙痒,出汗时瘙痒加重。

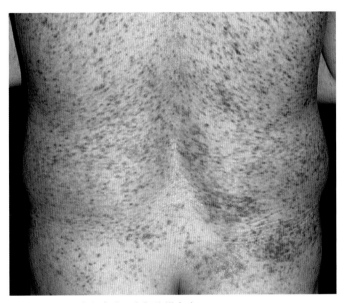

图 7.1.16.1 成人皮肤肥大细胞增多症

### 成人皮肤肥大细胞增多症 2

男,44 岁,全身暗红色斑、丘疹 18 年,无自觉症状(图 7.1.16.2)。

病例点评:成人发病,长期无自觉症状。

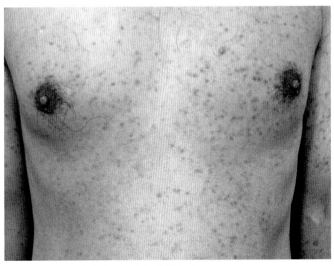

图 7.1.16.2a 成人皮肤肥大细胞增多症

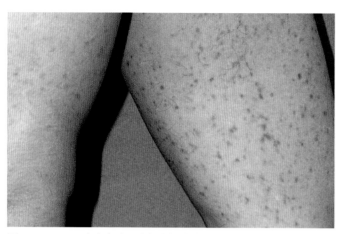

图 7.1.16.2b　成人皮肤肥大细胞增多症

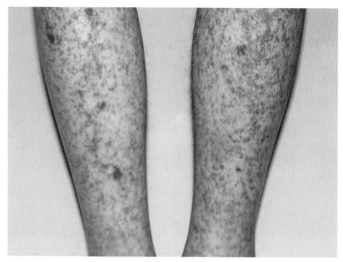

图 7.1.17.1b　急性移植物抗宿主病

## 7.1.17　移植物抗宿主病
（graft versus-host disease）

移植物抗宿主病可发生于任何性别及年龄。病因为异体骨髓移植、脏器移植、输血等。移植后 3 个月内发生为急性移植物抗宿主病,3 个月后为慢性移植物抗宿主病。急性移植物抗宿主病常为人类白细胞抗原(human leucocyte antigen,HLA)配型不合。急性皮损常在移植后 1~3 周发生,临床表现为泛发的红色斑丘疹,通常伴高热、肝炎及胃肠道症状。皮损初发于肢端、耳郭、颈部或上背部,逐渐泛发全身,重者可发展为红皮病或中毒性表皮坏死松解症。慢性皮损临床通常表现为扁平苔藓样或硬皮病样皮损,扁平苔藓样皮损以局限性红色或紫色苔藓样丘疹或斑块为特征,皮损通常时隐时现。而躯干及臀部常为硬皮病样皮损,另有特应性皮炎样等多种型别的报道。病程可为数周或数年。

### 急性移植物抗宿主病 1　典型病例

男,56 岁,全身暗红斑、紫癜 4 天(图 7.1.17.1)。患者于 20 天前行"肝移植术",6 天前出现高热,4 天前全身出现暗红斑、紫癜,渐增多,唇红糜烂,外阴、双眼结膜未见明显异常,无明显自觉症状。血常规结果提示白细胞计数为 $2.95×10^9$/L,红细胞计数为 $3.1×10^{12}$/L,血小板计数为 $36×10^9$/L。

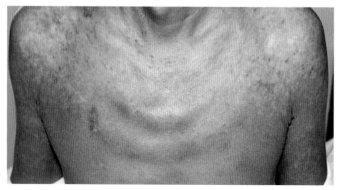

图 7.1.17.1a　急性移植物抗宿主病

### 急性移植物抗宿主病 2　典型病例

男,47 岁,躯干、四肢暗红色斑丘疹 7 天(图 7.1.17.2)。患者于 30 天前行"肝移植术"。10 天前出现高热及咽喉部疼痛,7 天前躯干、四肢出现暗红色斑丘疹,皮损渐增多,唇红糜烂,口腔出现多发溃疡。

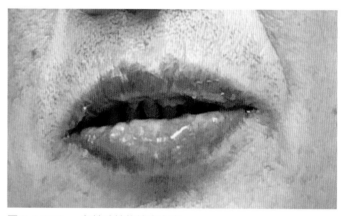

图 7.1.17.2a　急性移植物抗宿主病

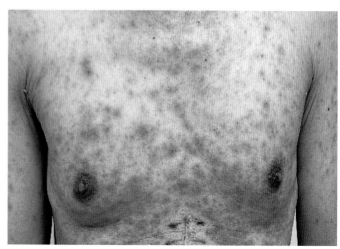

图 7.1.17.2b　急性移植物抗宿主病

## 慢性移植物抗宿主病 3　典型病例

男,46 岁,躯干、四肢紫红斑、丘疹伴瘙痒 1 周余(图 7.1.17.3)。患者"乙肝肝硬化"病史 15 年,"肝脏移植术"后 4 个月。临床皮损类似扁平苔藓,表现为躯干、四肢苔藓样的紫红色丘疹、斑块,皮损时隐时现,伴瘙痒。

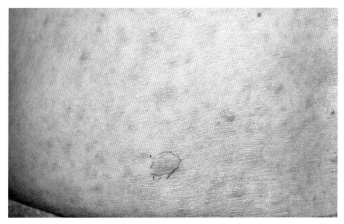

图 7.1.17.3　慢性移植物抗宿主病

## 慢性移植物抗宿主病 4　典型病例

女,40 岁,双下肢褐色斑片变硬伴瘙痒 6 个月,渐加重扩大(图 7.1.17.4)。患者 1 年多前行"造血干细胞移植术",临床皮损类似硬皮病,双大腿及双膝可见褐色硬化性斑块,界限不清,自觉轻度瘙痒。

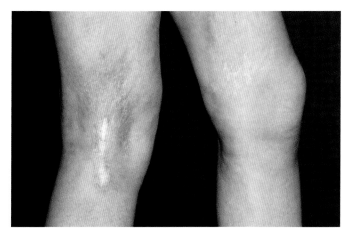

图 7.1.17.4　慢性移植物抗宿主病

## 慢性移植物抗宿主病 5

男,32 岁,躯干、四肢褐色斑片 3 年余,偶痒(图 7.1.17.5)。
病例点评:患者 4 年前因"急性淋巴细胞白血病"行"干细胞移植术",3 年前躯干出现褐色斑片,随后四肢出现类似皮损,偶痒,近 2 年来停用抗排药。

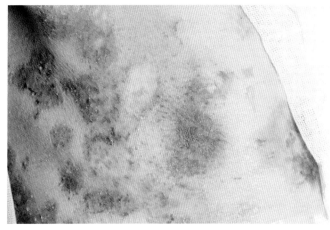

图 7.1.17.5　慢性移植物抗宿主病

## 慢性移植物抗宿主病 6

男,27 岁,全身弥漫暗红斑、丘疹、糜烂、脱屑 2 个月(图 7.1.17.6)。
病例点评:患者 6 年前曾行骨髓移植,移植后不久口唇黏膜糜烂,一直口服泼尼松,在出疹前 1 个月逐渐减量,现已停药,自觉停药后皮疹加重。

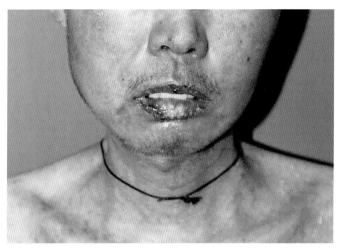

图 7.1.17.6a　慢性移植物抗宿主病

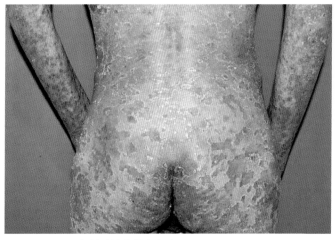

图 7.1.17.6b　慢性移植物抗宿主病

## 7.1.18　胰高血糖素瘤综合征
（glucagonoma syndrome）

　　胰高血糖素瘤综合征又称坏死松解性游走性红斑（necrolytic migratory erythema）。皮损为胰高血糖素瘤的全身重要表现之一，最初为红斑，渐向四周扩展而形成环状，中央可出现浅表的水疱和脓疱，渐松解坏死形成枯叶样斑。肿瘤可为良性或恶性。皮损好发于面中部、会阴部、下肢、胫前及踝部。常伴有口舌炎、体重减轻、贫血，血清中胰高血糖素增高及糖耐量减低。临床主要需与肠病性肢端皮炎、变应性血管炎等鉴别。

### 胰高血糖素瘤综合征 1　典型病例

　　女，50 岁，双足、小腿、股发红斑，水疱，糜烂，反复发作 4 个月（图 7.1.18.1）。

　　院外诊断为"湿疹样皮炎"，先后用复方倍他米松 4 次，效果佳，但 3 周左右复发。查胰高血糖素值 800pg/L 后诊断本病，但反复行 B 超、CT、肠系动脉造影等均未见肿瘤。又经 3 个月后同位素造影明确诊断，为胰尾部"恶性胰高血糖素瘤，淋巴结转移"。术后随访 10 年未复发。出现皮损前 3 年尿糖（3+~4+），血糖正常。

　　病例点评：皮损典型，查胰高血糖素明确诊断，但因肿瘤过小影像学未能诊断。皮损特点及胰高血糖素在本例诊断中起了关键作用。

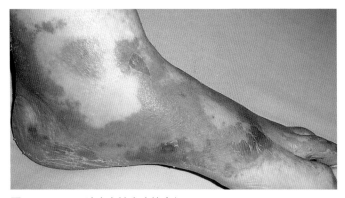

图 7.1.18.1a　胰高血糖素瘤综合征

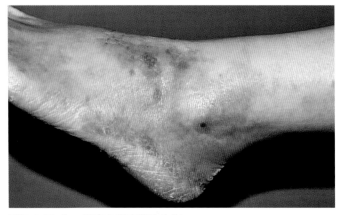

图 7.1.18.1b　胰高血糖素瘤综合征

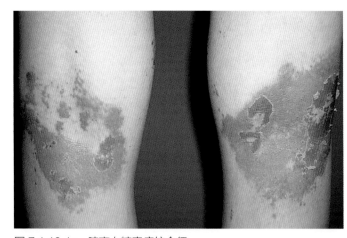

图 7.1.18.1c　胰高血糖素瘤综合征

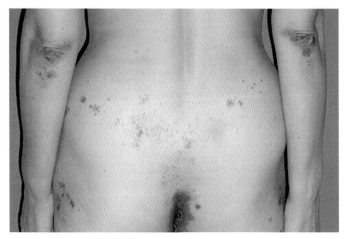

图 7.1.18.1d　胰高血糖素瘤综合征

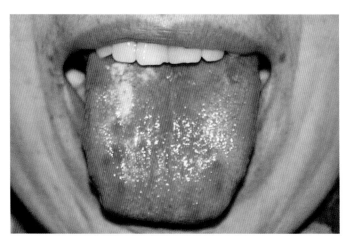

图 7.1.18.1e　胰高血糖素瘤综合征

### 胰高血糖素瘤综合征 2

　　女，22 岁，双足、躯干及四肢红斑、糜烂 3 个月。

　　初疑"变应性血管炎、湿疹"（图 7.1.18.2a、b），治疗好转出院。5 个月后以糖尿病住院，因四肢多发瘀斑（图 7.1.18.2c、d）会诊而明确诊断。手术切除胰尾部 7cm 大胰高血糖素瘤，术后未再复发。

病例点评:该病例首次入院时皮损不典型但有本病的基本特点,因经验不足误诊。尽管出现糖尿病后仅有非典型皮损,但结合原未明确的皮损特点并查胰高血糖素而明确诊断。

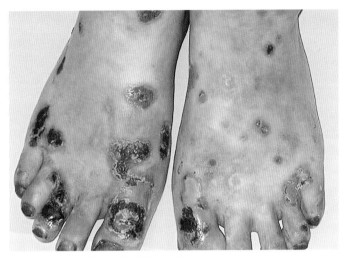

图 7.1.18.2a　胰高血糖素瘤综合征

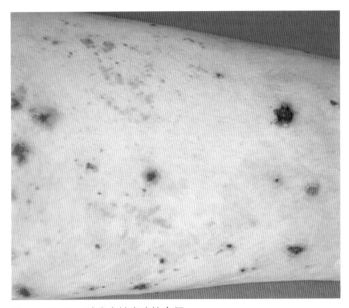

图 7.1.18.2b　胰高血糖素瘤综合征

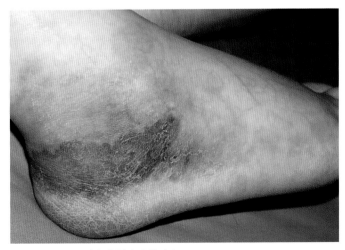

图 7.1.18.2c　胰高血糖素瘤综合征

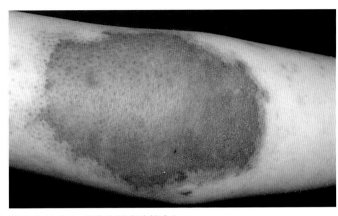

图 7.1.18.2d　胰高血糖素瘤综合征

## 7.1.19　类脂质蛋白沉积症
### (lipoid proteinosis)

类脂质蛋白沉积症又称皮肤黏膜透明变性(hyalinosis cutis etmucosae),是一种罕见的常染色体隐性遗传沉积性疾病,由细胞外基质蛋白1(extracellular matrix protein 1,ECM1)基因缺失突变引起。发病通常出现在2岁以内,病变累及黏膜,故临床最早症状是哭声微弱或嘶哑,儿童期口腔黏膜可出现淡白色丘疹、硬结。早期皮损为水疱、脓疱或血痂,见于面部、四肢及口腔内,皮损消退后遗留凿冰样痤疮样瘢痕。睫毛周围、面部和手指产生特征性的"串珠"样外观。后期易在肘膝、手足等创伤部位出现增厚的黄瘤样斑块,有时呈疣状。重症可累及全身皮肤,呈蜡样增厚,并可伴有颅内病变,出现癫痫、记忆丧失和情绪异常。特异性的放射学改变为颅内双侧颞叶的镰刀状钙化。通常除了婴儿期有呼吸梗阻风险外,病程呈慢性进展。

### 类脂质蛋白沉积症　典型病例

男,11岁,双上睑疣状丘疹2年,无痛痒(图7.1.19.1)。弟弟同患本病。

病例点评:双上睑疣状丘疹呈串珠样排列为典型皮疹表现,家族史对诊断有重要价值。

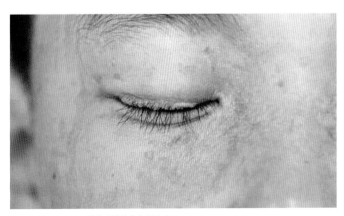

图 7.1.19.1a　类脂质蛋白沉积症

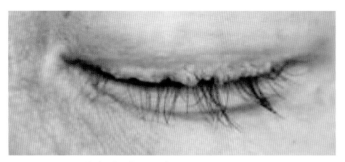

图 7.1.19.1b　类脂质蛋白沉积症

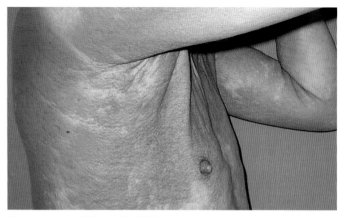

图 7.1.20.1c　黏液水肿性苔藓

## 7.1.20　黏液水肿性苔藓
（lichen myxedematosus）

黏液水肿性苔藓以中年人居多，无性别差异。多初发于手、肘、颈、面、躯干上部，但很快累及全身。皮损为 1~3mm 的白色或红色丘疹，蜡样光泽，有韧性。可局限或密集成群，或呈线状、带状、环状排列。皮损易融合成硬化性斑块，严重时运动受限，指端硬化。皮损可有红斑或色素沉着。多累及面部，导致小口、面具样或狮样面容畸形。常存在 IgG-κ 型副球蛋白血症，但不伴甲状腺功能异常。如黏蛋白沉积于内脏器官可出现相应的临床表现。常呈慢性进行性病程，预后差。

### 黏液水肿性苔藓 1　典型病例

男，48 岁，全身密集苔藓样丘疹，浸润肥厚伴瘙痒 1 年余（图 7.1.20.1）。

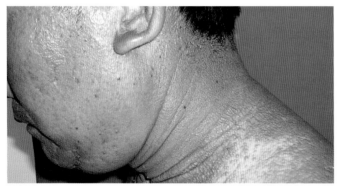

图 7.1.20.1a　黏液水肿性苔藓

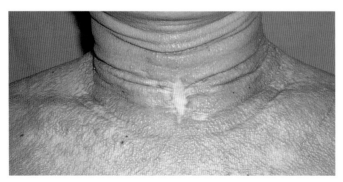

图 7.1.20.1b　黏液水肿性苔藓

### 黏液水肿性苔藓 2

男，67 岁，右手背斑块半年（图 7.1.20.2）。

病例点评：局部皮肤硬化性水肿性斑块，肥厚明显，边界较清楚，表面轻微粗糙，临床需与神经性皮炎和硬斑病鉴别。

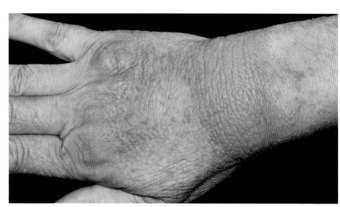

图 7.1.20.2　黏液水肿性苔藓

### 黏液水肿性苔藓 3

女，45 岁，背部皮色丘疹 2 年（图 7.1.20.3）。

病例点评：背部无诱因出现硬化性斑片基础上的皮色丘疹，表面光滑，有蜡样光泽，与光泽苔藓的临床表现有类似之处。

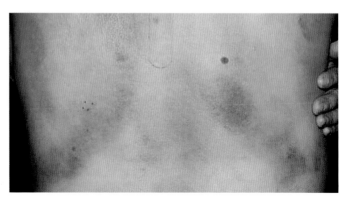

图 7.1.20.3　黏液水肿性苔藓

## 7.1.21 系统性皮肤淀粉样变病
（systematic amyloidosis）

该病为罕见病。多于 45 岁以后发病，男性略多于女性。好发于眼睑、颈部、腋窝及肛门生殖区。表现多为瘀点、瘀斑，轻度外伤后即可出现。特征性表现为蜡样光泽、半透明或紫癜样丘疹、结节及斑块。多与原发性或多发性骨髓瘤相关。可累及黏膜、甲、毛发。可出现巨舌、肝脾肿大、伴心律失常、心肌病、周围神经病变、肾衰竭、肾病综合征。肠道受累时能引起吸收不良或溃疡性结肠炎，有时伴有出血。无明显自觉症状。预后差。死因常为心脏或肾脏受累。

### 系统性皮肤淀粉样变病

女，67 岁，双眼周紫红色斑片反复 9 个月（图 7.1.21.1）。

病例点评：老年女性，无明显诱因眼周反复出现瘀斑，无明显自觉症状。既往原发性高血压病史 20 年，冠心病病史 10 年余，2 型糖尿病病史 1 年。

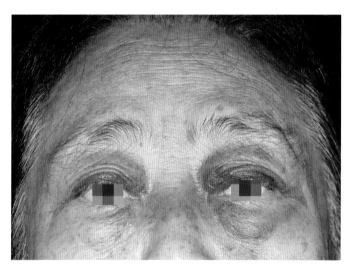

图 7.1.21.1 系统性皮肤淀粉样变病

## 7.1.22 恶性黑棘皮病
（malignant acanthosis nigricans）

恶性黑棘皮病常伴发于胃癌、胃肠道及泌尿系统腺癌。其典型表现为迅速发展的色素沉着及天鹅绒样改变，发生部位处除多见于假性黑棘皮病的颈部、腋窝、腹股沟等皱褶部位外，亦可累及口唇黏膜、手部，累及手掌时表现为弥漫性天鹅绒样角化过度、皮纹增粗，称"牛肚掌"。

### 恶性黑棘皮病 典型病例

男，72 岁，头面、颈部、躯干色素沉着伴痒 12 年；口唇疣状增生 1 年余（图 7.1.22.1）。

患者胃癌术后 16 年，术后行化疗 3 次，化疗结束后出现面部皮肤发黑，眉毛变稀疏，手掌皮肤变硬伴皲裂。皮损面积逐渐变大，皮肤干燥明显。近 1 年来口唇部位皮肤渐出现弥漫性肥厚，表面呈鱼子样疣状增生，皲裂疼痛。

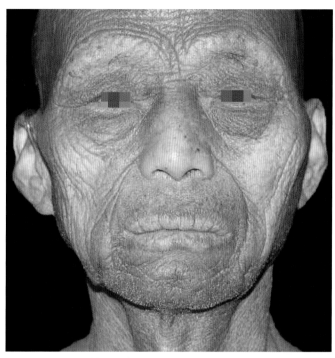

图 7.1.22.1a 恶性黑棘皮病

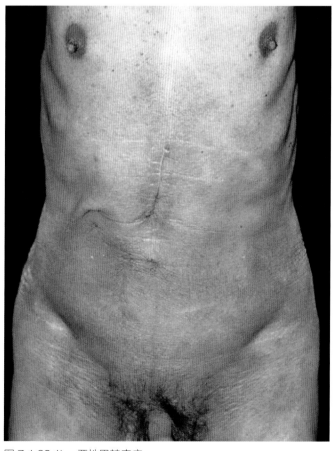

图 7.1.22.1b 恶性黑棘皮病

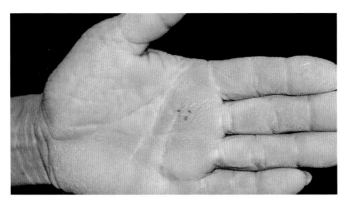

图 7.1.22.1c　恶性黑棘皮病

# 7.1.23　重叠综合征
（overlap syndrome）

重叠综合征又称重叠结缔组织病（overlap connective tissue diseases），指的是患者具有两种或两种以上结缔组织病或结缔组织近缘病的重叠。这种重叠可同时发生，即患者在同一时间符合两种或两种以上结缔组织病的诊断；亦可在不同时期先后发生不同的结缔组织病；或先患某一种结缔组织病，以后移行转变为另一种结缔组织病。任何一种结缔组织病均可能重叠其他类型结缔组织病，但其通常发生于 5 个弥漫性结缔组织病（系统性红斑狼疮、类风湿关节炎、皮肌炎/多发性肌炎、系统性硬化、原发性干燥综合征）的重叠，亦可由这 5 个结缔组织病与其他近缘疾病，如白塞病、自身免疫性肝病、结节性多动脉炎等相重叠。

**重叠综合征　典型病例**

女，34 岁，双手指肢端破溃 4 年，全身皮肤变硬、色素沉着、减退 3 年余（图 7.1.23.1）。

病例点评：全身弥漫色素沉着斑、色素减退斑，皮肤紧绷、发硬，双下肢见网状暗红色斑片。实验室检查：抗核抗体，核均质型（++），RNP/Sm（+++），抗 SSA 抗体（+++），抗 RO-52 抗体（+++），抗 SSB 抗体（+++），P 蛋白（+++）。血白蛋白 26.2g/L。此患者为系统性红斑狼疮与系统性硬皮病重叠。

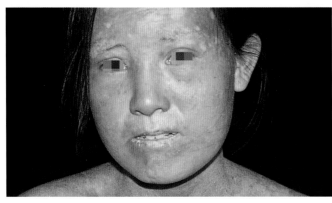

图 7.1.23.1a　重叠综合征

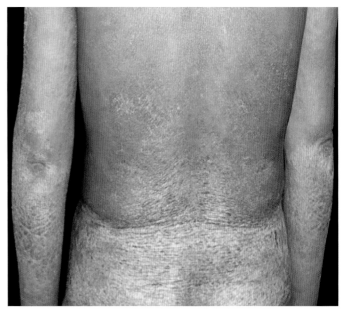

图 7.1.23.1b　重叠综合征

# 7.1.24　天疱疮
（pemphigus）

天疱疮是一组由表皮棘层松解引起的自身免疫性大疱性皮肤病，累及皮肤和黏膜，呈慢性复发性。中年人多发患者血中存在抗棘细胞间的桥粒黏蛋白（DSG1、DSG3）抗体，导致棘层松解和表皮内水疱形成，临床上表现为松弛大疱，尼氏征阳性，疱壁薄易破溃，形成糜烂、渗液、结痂。天疱疮分为 4 个主要类型，寻常型天疱疮（pemphigus vulgaris）最常见，水疱发生于表皮基底层上；增殖型天疱疮（pemphigus vegetans）是寻常型天疱疮的轻型，容易发生于头皮、腹股沟、腋下、肚脐等皱褶部位；落叶型天疱疮（pemphigus foliaceus）主要累及皮肤很少侵犯黏膜，水疱主要发生于表皮浅层的颗粒层，疱壁更薄；红斑型天疱疮（pemphigus erythematosus）是落叶型天疱疮的局限型。另外还有特殊的天疱疮包括疱疹样天疱疮、IgA 天疱疮、药物诱发天疱疮及副肿瘤天疱疮等。临床上注意与大疱性类天疱疮等其他大疱性皮肤病鉴别，组织病理和免疫病理及疱病自身抗体检测具有重要诊断价值。

## 7.1.24.1　寻常型天疱疮
（pemphigus vulgaris）

寻常型天疱疮最常见，表现为口腔、躯干、四肢等部位松弛性水疱、大疱，尼科利斯基征阳性，部分水疱破裂后容易形成糜烂面。

**寻常型天疱疮 1　典型病例**

女，27 岁，口腔糜烂反复 1 年，全身红斑、水疱伴痒 1 个月（图7.1.24.1）。

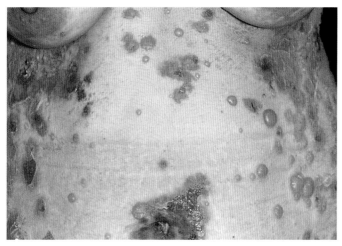

图 7.1.24.1a 寻常型天疱疮

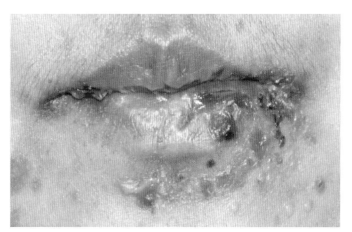

图 7.1.24.1b 寻常型天疱疮

### 寻常型天疱疮 2 典型病例

男,58 岁,寻常型天疱疮治疗中仅胸部糜烂持续不愈(图 7.1.24.2)。

病例点评:该患者检查发现持续糜烂处为继发 HSV 感染,在天疱疮治疗过程中仅局部皮损持续不愈时应注意是否继发细菌、病毒等感染。

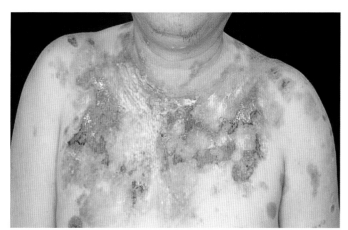

图 7.1.24.2 寻常型天疱疮

## 7.1.24.2 增殖型天疱疮
（pemphigus vegetans）

增殖型天疱疮具有寻常型天疱疮松弛的水疱、大疱,壁薄,易破溃形成糜烂面临床特点,皮损局限,多见于腋窝、腹股沟、脐部、乳房下,也好发于头皮。口腔、鼻、食道、喉、女性阴道等黏膜也常受累。特征性的皮损是在水疱边缘出现肥厚性增殖改变和脓疱。需特别注意与慢性家族性良性天疱疮鉴别。

### 增殖型天疱疮 1 典型病例

男,38 岁,腋窝下斑块、溃烂 4 年(图 7.1.24.3)。

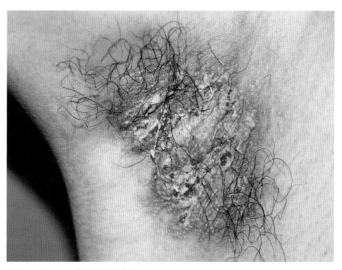

图 7.1.24.3 增殖型天疱疮

### 增殖型天疱疮 2

男,35 岁,左腋下斑块 4 年(图 7.1.24.4)。

病例点评:边界清楚的红色斑块,表面轻度糜烂,临床应与瘢痕疙瘩相鉴别。

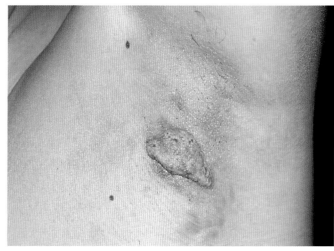

图 7.1.24.4 增殖型天疱疮

## 增殖型天疱疮 3

男,46 岁,口腔糜烂 2 年(图 7.1.24.5)。

病例点评:口唇糜烂面周围轻度增殖,临床表现需与寻常型天疱疮、真菌病等鉴别。

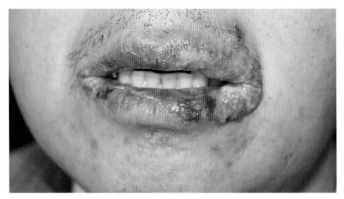

图 7.1.24.5　增殖型天疱疮

## 增殖型天疱疮 4

男,36 岁,头皮红色斑块、溃疡、脓痂 3 年余(图 7.1.24.6)。

病例点评:头皮、鼻部红斑,其中鼻部和额部皮损增殖性特征明显。头皮出现显著糜烂、溃疡,需与头皮糜烂脓疱性皮病鉴别。

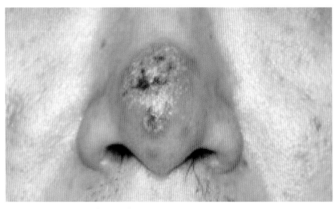

图 7.1.24.6a　增殖型天疱疮

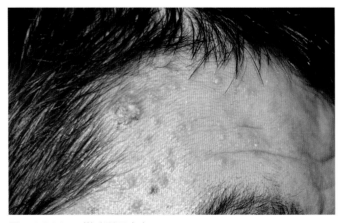

图 7.1.24.6b　增殖型天疱疮

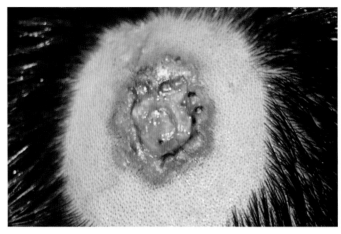

图 7.1.24.6c　增殖型天疱疮

## 增殖型天疱疮 5

女,67 岁,右下腹、口腔溃疡 1 年,外阴溃疡 10 天(图 7.1.24.7)。

病例点评:寻常型天疱疮的轻型,皮损局限于外阴等摩擦部位,表面有脓性分泌物。易误诊。结合皮肤组织病理及疱病自身抗体检查结果确诊。注意与白塞病、梅毒、坏疽性脓皮病等鉴别。

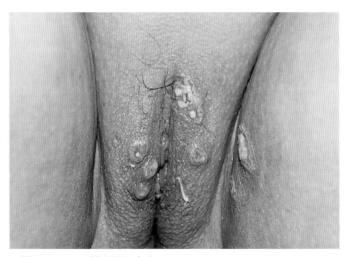

图 7.1.24.7　增殖型天疱疮

### 7.1.24.3　落叶型天疱疮
（pemphigus foliaceus）

落叶型天疱疮多发生于中年男性,中国人群少见。好发于头面部及躯干。红斑基础上出现松弛性水疱,壁薄易破,形成红色微肿的糜烂面,上附黄色落叶样痂屑,如层层秋叶感。尼科利斯基征阳性。口腔黏膜损害少见且不严重。

## 落叶型天疱疮 1　典型病例

男,43 岁,全身红斑、水疱伴疼痛反复 5 年,加重伴脱屑 10 天余(图 7.1.24.8)。

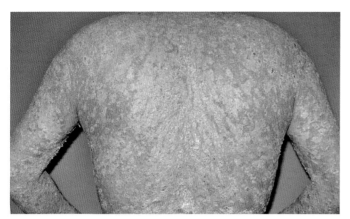

图 7.1.24.8 落叶型天疱疮

病例点评：躯干显著的红斑、糜烂伴鳞屑，耳后、颈部和背部鳞屑较厚，似落叶外观。

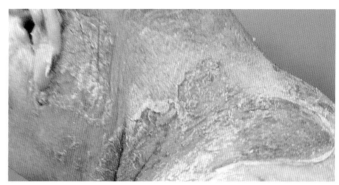

图 7.1.24.10 落叶型天疱疮

## 落叶型天疱疮 2

女，23岁，全身反复水疱 2 年，加重伴红斑、糜烂、结痂 2 个月（图 7.1.24.9）。

病例点评：躯干红斑、糜烂基础上的厚层鳞屑，明显的落叶样外观。

## 落叶型天疱疮 4

男，65岁，全身红斑、糜烂、痂皮 1 个月（图 7.1.24.11）。

病例点评：自躯干出现红斑，迅速发展至全身，出现大片痂屑。似剥脱性皮炎。

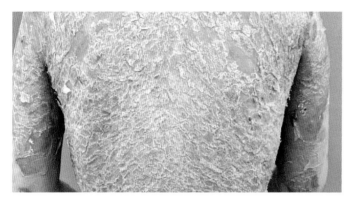

图 7.1.24.9a 落叶型天疱疮

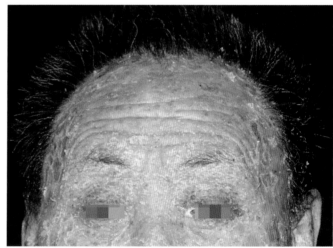

图 7.1.24.11a 落叶型天疱疮

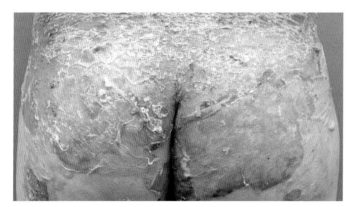

图 7.1.24.9b 落叶型天疱疮

## 落叶型天疱疮 3

男，61岁，全身红斑水疱，反复发作 10 年余，加重 20 天余（图7.1.24.10）。

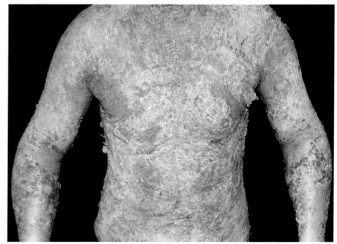

图 7.1.24.11b 落叶型天疱疮

## 7.1.24.4　红斑型天疱疮
（pemphigus erythematosus）

红斑型天疱疮的皮损常局限于头皮、颈部和躯干上部等脂溢部位,面部皮损可呈蝶形分布类似红斑狼疮。临床表现为红斑、鳞屑和结痂,伴有或不伴水疱、糜烂。黏膜极少受累。症状轻,预后较好。

### 红斑型天疱疮 1　典型病例

女,52 岁,胸背部皮肤糜烂 3 年(图 7.1.24.12)。

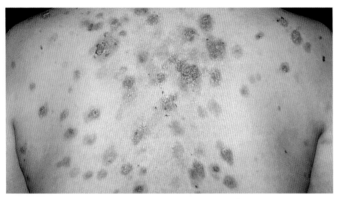

图 7.1.24.12　红斑型天疱疮

### 红斑型天疱疮 2

女,47 岁,头、鼻、左腋下、背部红斑、鳞屑 3 个月(图 7.1.24.13)。

病例点评:散在分布的红斑伴糜烂,皮损面积较小,应仔细查体,临床诊断需与慢性皮炎、药疹等鉴别。

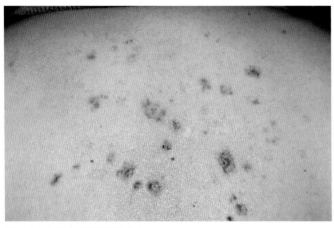

图 7.1.24.13　红斑型天疱疮

### 红斑型天疱疮 3

男,20 岁,头皮、面部、躯干红斑、脱屑 1 年,加重 2 个月(图 7.1.24.14)。

病例点评:散在分布的红斑、丘疹伴鳞屑,境界清楚,临床表现与银屑病类似。

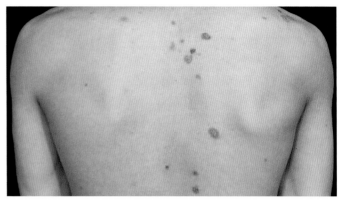

图 7.1.24.14　红斑型天疱疮

### 红斑型天疱疮 4

男,43 岁,头、颈部、躯干红斑、结痂半年余(图 7.1.24.15)。

病理特点:胸前和头皮等脂溢部位皮损更显著,伴较厚结痂和鳞屑。

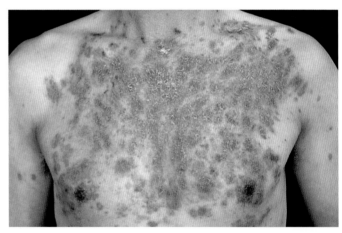

图 7.1.24.15a　红斑型天疱疮

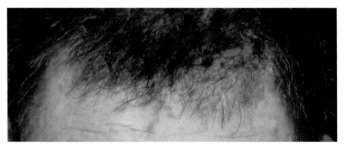

图 7.1.24.15b　红斑型天疱疮

### 红斑型天疱疮 5

男,22 岁,全身红斑、糜烂、结痂伴痒反复 2 年,反复加重 2 个月(图 7.1.24.16)。

病例点评:皮损主要累及头皮、前胸、后背皮脂溢出的部位,以红斑和脂溢性结痂多见。结合组织病理及疱病自身抗体检查结果确诊。

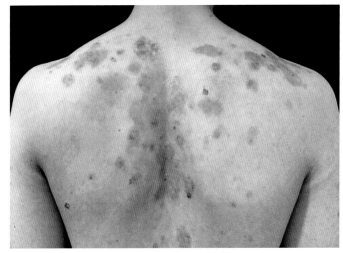

图 7.1.24.16　红斑型天疱疮

## 7.1.25　IgA 天疱疮
### (IgA pemphigus)

本病罕见,好发于中老年人,无性别差异,直接免疫荧光示表皮细胞间 IgA 沉积。分为角层下脓疱性皮病(subcorneal pustular dermatosis,SPD)和表皮内嗜中性皮病(IEN)两型。SPD 亚型为浅表松弛脓疱,主要累及躯干和四肢近端,间擦部位尤易受累。IEN 亚型表现为泛发的脓疱、结痂,也可类似疱疹样皮炎,瘙痒。黏膜受累不常见。尼科利斯基征可阳性,也可阴性。病程良性,对氨苯砜治疗反应良好。

### IgA 天疱疮 1　典型病例

男,32 岁,头皮、躯干四肢红斑、水疱、脓疱结痂伴痒 3 周(图 7.1.25.1)。

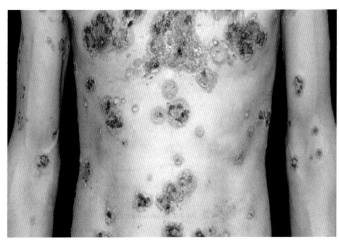

图 7.1.25.1a　IgA 天疱疮

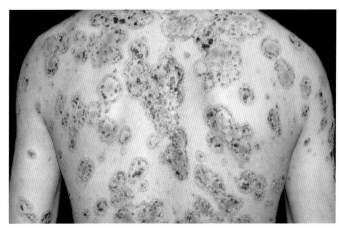

图 7.1.25.1b　IgA 天疱疮

### IgA 天疱疮 2

女,78 岁,双小腿、脐部红斑、水疱伴痒反复 7 个月余,泛发 2 周(图 7.1.25.2)。

病例点评:躯干多发类圆形或者圆形红斑,部分呈现离心状外观,有浸润感。糜烂、水疱、渗出不明显。

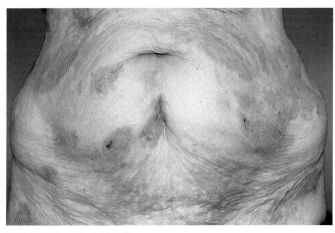

图 7.1.25.2a　IgA 天疱疮

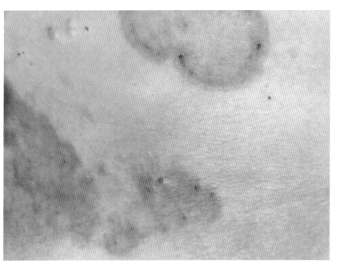

图 7.1.25.2b　IgA 天疱疮

## IgA 天疱疮 3

女,35 岁,躯干、四肢红斑、水疱伴瘙痒 10 个月(图 7.1.25.3)。

病例点评:躯干、四肢多发大小较为均一的水疱、糜烂,边界清楚,相互独立不融合。

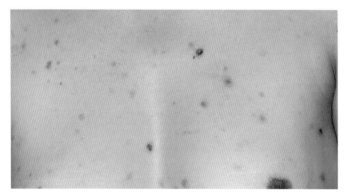

图 7.1.25.3a IgA 天疱疮

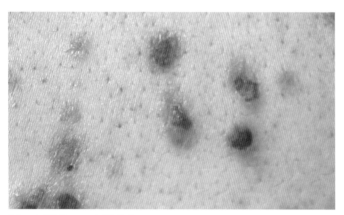

图 7.1.25.3b IgA 天疱疮

## IgA 天疱疮 4

男,23 岁,全身红斑、丘疹、脓疱、糜烂 4 个月(图 7.1.25.4)。

病例点评:泛发性皮损,多种形态和模式共存,单个脓疱较小,部分融合成片。

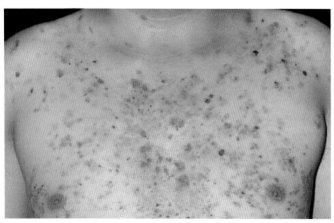

图 7.1.25.4 IgA 天疱疮

## IgA 天疱疮 5

男,29 岁,躯干及双上肢红斑、水疱伴痒 3 个月,脓疱 2 周(图 7.1.25.5)。

病例点评:以前胸、后背为主要发生部位的红斑、水疱,融合显著,疱壁较为松弛。外用糖皮质激素后部分皮损已愈合,临床需要与红斑型天疱疮鉴别。

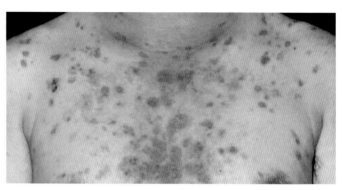

图 7.1.25.5a IgA 天疱疮

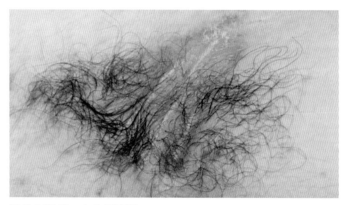

图 7.1.25.5b IgA 天疱疮

## IgA 天疱疮 6

女,44 岁,躯干、四肢红斑、脓疱伴痒反复 6 年(图 7.1.25.6)。

病例点评:前胸、后背红斑、水疱显著,以水疱破溃后的糜烂、结痂为突出表现,部分呈现增殖样外观。临床需与增殖型天疱疮鉴别,与前几个病例类似,免疫荧光对鉴别诊断十分重要。

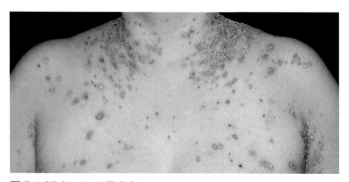

图 7.1.25.6a IgA 天疱疮

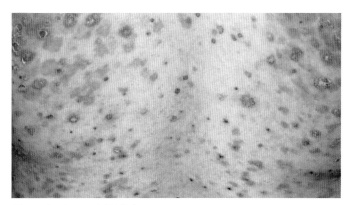

图 7.1.25.6b　IgA 天疱疮

## 7.1.26　副肿瘤性天疱疮
（paraneoplastic pemphigus）

副肿瘤性天疱疮是一种特殊类型天疱疮，多伴随潜在的良、恶性肿瘤，主要是淋巴系统肿瘤，如胸腺瘤、卡斯尔曼病（Castleman disease）等，部分病例可能与使用抗肿瘤药物有关。可发生于任何年龄，好发于中青年，黏膜损害突出，口唇、口腔及外阴黏膜广泛糜烂结痂，坏死。皮损形态多样，除了水疱、大疱，还常见到多形性红斑及扁平苔藓样表现。对治疗反应差。以大鼠膀胱上皮为底物的间接免疫荧光检查见棘细胞间荧光具有特异性。

### 副肿瘤性天疱疮　典型病例

男，44 岁，口腔疼痛、糜烂 2 个月，全身红斑、水疱、糜烂 1 个月（图 7.1.26.1）。

病例点评：口唇及口腔黏膜广泛糜烂、溃疡，眼结膜及外阴也有类似糜烂，皮损广泛，躯干、四肢散在红斑、水疱，部分指/趾甲红斑、血疱、血痂。组织病理、疱病自身抗体结合大鼠膀胱间接免疫荧光见上皮细胞间 IgG 沉积确定诊断。该患者腹部 CT 提示左下腹间质瘤可能性大。

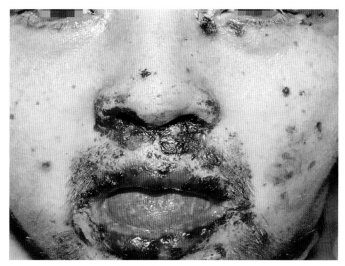

图 7.1.26.1a　副肿瘤性天疱疮

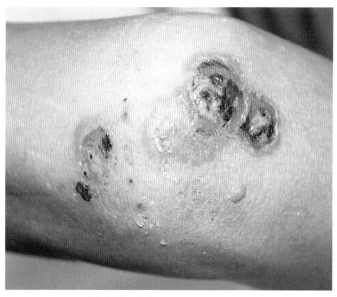

图 7.1.26.1b　副肿瘤性天疱疮

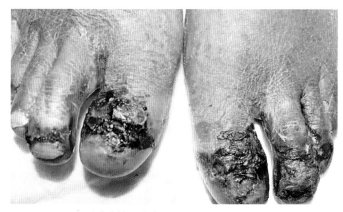

图 7.1.26.1c　副肿瘤性天疱疮

## 7.1.27　线状 IgA 大疱性皮肤病
（linear IgA bullous dermatosis）

本病又称线状 IgA 皮肤病、线状 IgA 病。是一种少见的表皮下疱病，该病的命名基于其独特的免疫病理学改变，表现为 IgA 沿表皮基底膜带的线状沉积。本病可分儿童型和成人型，无性别差异。儿童型好发于 5 岁以下儿童，皮损主要位于口周、下腹部、股内侧及生殖器周围。成人型好发于 60 岁以上人群，皮损主要位于伸肌群表面、胸部、臀部和面部（通常是口腔周围区域）。临床可见红斑、丘疹、丘疱疹、水疱或血疱等多形性皮损，水疱常呈环形或半环形，发生于正常皮肤或红斑基础上。疱壁紧张、壁厚，尼氏征阴性。水疱破裂后见浅表糜烂面，偶伴渗出，上可见痂皮形成，愈后伴瘢痕形成或色素沉着、减退，皮损自觉程度不等的瘙痒。少数病例可有黏膜损害。病程慢性，周期性发作与缓解相交替。本病可借助免疫荧光及疱病血清学检查与疱疹样皮炎及大疱性类天疱疮等鉴别。值得注意的是大疱性类天疱疮也可出现线状 IgA 的沉积，需进一步鉴别。

## 7.1.27.1 儿童型线状 IgA 大疱性皮肤病

### 儿童型线状 IgA 大疱性皮肤病 1 典型病例

男,6 岁,双下肢水疱、暗红斑、糜烂 1 个月余,瘙痒明显,水疱呈环状排列(图 7.1.27.1)。

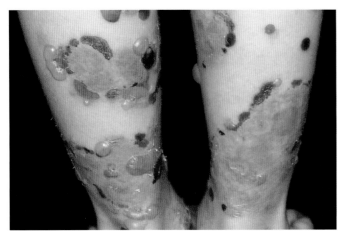

图 7.1.27.1 儿童型线状 IgA 大疱性皮肤病

### 儿童型线状 IgA 大疱性皮肤病 2 典型病例

男,2 岁,面部、躯干及四肢红斑、水疱、破溃 20 天,自觉瘙痒明显,水疱疱壁紧张,呈环形排列(图 7.1.27.2)。皮损以额部、口腔周围、背部、生殖器周围及胫前最为明显。

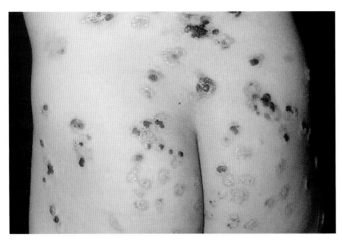

图 7.1.27.2 儿童型线状 IgA 大疱性皮肤病

## 7.1.27.2 成人型线状 IgA 大疱性皮肤病

### 成人型线状 IgA 大疱性皮肤病 1 典型病例

男,53 岁,头面、躯干、四肢红斑、水疱、糜烂,伴瘙痒 1 年余,部分水疱呈环形排列(图 7.1.27.3)。水疱呈环状排列是诊断线索,确诊需要借助直接免疫荧光及疱病血清学检查。

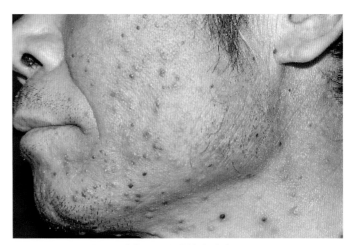

图 7.1.27.3a 成人型线状 IgA 大疱性皮肤病

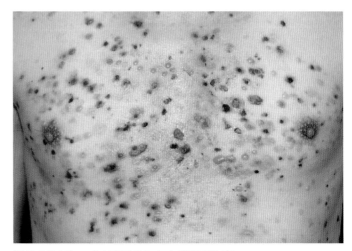

图 7.1.27.3b 成人型线状 IgA 大疱性皮肤病

### 成人型线状 IgA 大疱性皮肤病 2

男,34 岁,躯干、双上肢伸侧、臀部散在红斑、水疱,伴瘙痒半年(图 7.1.27.4)。

病例点评:本例皮损分布以肩胛部、肘部为主,需要与疱疹样皮炎鉴别。

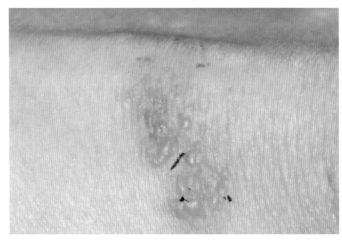

图 7.1.27.4 成人型线状 IgA 大疱性皮肤病

## 成人型线状 IgA 大疱性皮肤病 3

男,63岁,面、躯干及四肢红斑、水疱伴糜烂半年余(图7.1.27.5)。

病例点评:面部可见皮损好转后遗留的瘢痕。

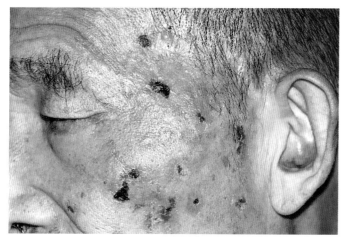

图 7.1.27.5 成人型线状 IgA 大疱性皮肤病

## 成人型线状 IgA 大疱性皮肤病 4

女,28岁,四肢伸侧、前胸水疱伴痒1年(图7.1.27.6)。

病例点评:融合呈大疱为线状 IgA 大疱性皮肤病的少见表现,临床遇到类似皮损时应考虑到该病的可能性。

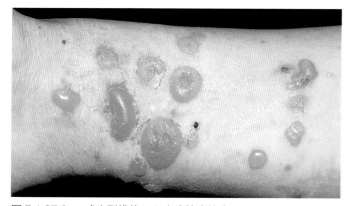

图 7.1.27.6a 成人型线状 IgA 大疱性皮肤病

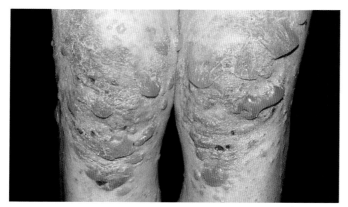

图 7.1.27.6b 成人型线状 IgA 大疱性皮肤病

## 成人型线状 IgA 大疱性皮肤病 5

男,48岁,口腔水疱、溃疡伴疼痛3年(图7.1.27.7)。

病例点评:黏膜受累为线状 IgA 大疱性皮肤病的罕见表现。

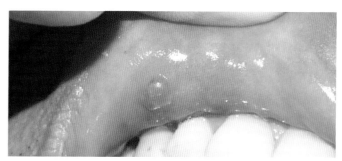

图 7.1.27.7a 成人型线状 IgA 大疱性皮肤病

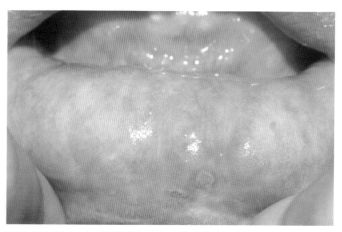

图 7.1.27.7b 成人型线状 IgA 大疱性皮肤病

## 7.1.28 获得性大疱性表皮松解症
（epidermolysis bullosa acquisita）

获得性大疱性表皮松解症(EBA)是一种少见的慢性大疱性皮肤病,目前已明确为一种自身免疫性疾病,靶抗原是Ⅶ型胶原。无家族史,发生于成年人,无性别倾向,可伴甲营养不良,肢端皮肤脆性增加。表现为获得性大疱性皮疹,局部水疱、大疱、糜烂,愈后留有萎缩性瘢痕和粟丘疹,好发于易受摩擦、外伤和受压部位,如手足、肘膝关节等。类似于大疱性表皮松解症。也有患者出现类似大疱性类天疱疮、瘢痕性类天疱疮或线状 IgA 皮肤病的皮疹。

### 获得性大疱性表皮松解症 1 典型病例

女,27岁,手、足摩擦后红斑、水疱1年余(图7.1.28.1)。1年前出现手、足摩擦或碰伤后红斑水疱,部分破溃结痂,口腔反复溃疡,牙龈出血,鼻出血。病理示表皮下疱形成。

病例点评:皮损典型,结合组织病理及免疫病理学检查,不难做出诊断。

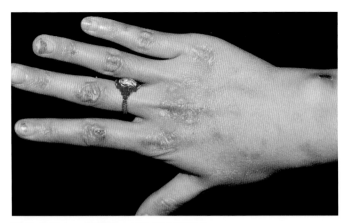

图 7.1.28.1a　获得性大疱性表皮松解症

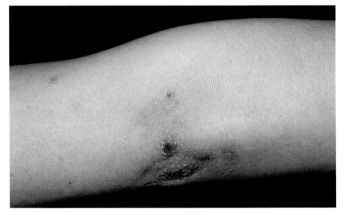

图 7.1.28.1b　获得性大疱性表皮松解症

### 获得性大疱性表皮松解症 2

女,33 岁,双手散在疱疹 3 年(图 7.1.28.2)。3 年前自感双手瘙痒,搔抓后出现小水疱,就诊当地医院,诊断不清,口服中药后好转,此后双手碰击后于碰击部位出现水疱、破溃、糜烂、结痂,压痛明显,10 余天后自愈,留有瘢痕、色素沉着及粟丘疹样皮损。

病理特点:典型的发病部位,摩擦刺激后诱发,部分自愈后遗留瘢痕、色素沉着及粟丘疹。

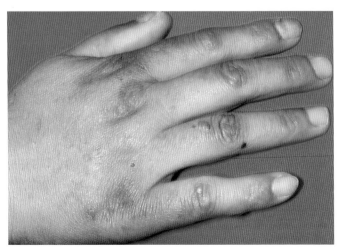

图 7.1.28.2　获得性大疱性表皮松解症

## 7.1.29　大疱性类天疱疮
（bullous pemphigoid）

大疱性类天疱疮多见于老年人,常在 50 岁以后发病。好发于躯干、四肢屈侧、腋窝及腹股沟。典型损害为壁厚、紧张、半球形大疱,多发生在红斑或风团的基础上,瘙痒明显。尼氏征阴性。少数患者伴黏膜损害,但较轻微。病程进展较慢。该病的临床变异颇大,可呈结节性痒疹样、荨麻疹样、红皮病样,可局限于胫前区、腔口区、放射治疗区、掌跖区,可类似疱疹样皮炎呈簇集性小疱。临床需与许多疾病相鉴别,如大疱型多形红斑、获得性大疱性表皮松解症、天疱疮、结节性痒疹、药疹、接触性皮炎、荨麻疹样反应、虫咬皮炎、疥疮等。

### 大疱性类天疱疮 1　典型病例

男,75 岁,颈部、躯干、双上肢、双手掌红斑、水疱,痒 1 个月(图 7.1.29.1)。水疱直径为 1~3cm 大小,尼科利斯基征阳性。直接免疫荧光基底膜带补体 C3、IgG 沉积。

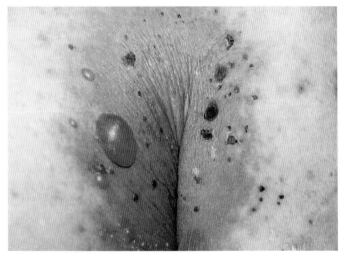

图 7.1.29.1a　大疱性类天疱疮

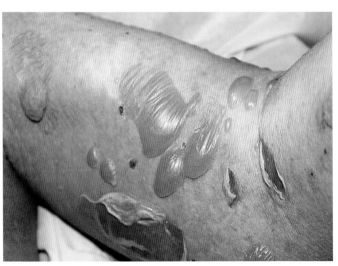

图 7.1.29.1b　大疱性类天疱疮

## 大疱性类天疱疮 2

男,40岁,躯干、上肢反复发水疱11年(图7.1.29.2),长期服用泼尼松10~20mg控制,因副作用大停药3个月后复发。

病例点评:该例发病年龄早,组织病理为少炎症型。在拒绝用泼尼松后改服雷公藤,效果良好。

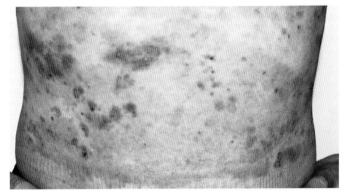

图7.1.29.2a 大疱性类天疱疮

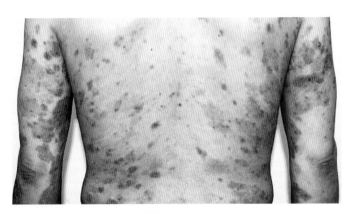

图7.1.29.2b 大疱性类天疱疮

## 大疱性类天疱疮 3

男,58岁,躯干、四肢红斑、水疱2个月余(图7.1.29.3)。

病例点评:躯干、四肢以边界清楚的红斑为主要表现,部分可见水疱,较表浅,未见大疱。临床诊断需与药疹、疱疹样皮炎等鉴别。

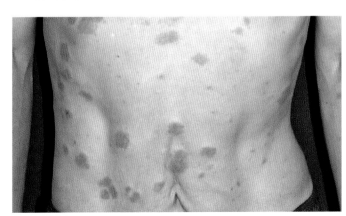

图7.1.29.3a 大疱性类天疱疮

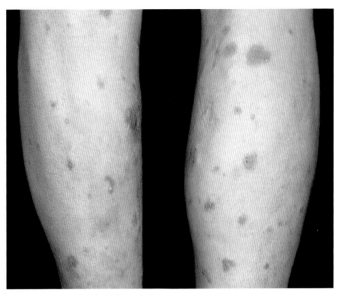

图7.1.29.3b 大疱性类天疱疮

## 大疱性类天疱疮 4

女,65岁,四肢、躯干环状红斑、水疱、痒3个月(图7.1.29.4)。红斑边缘可见少数水疱。临床考虑疱疹样皮炎?线状IgA皮肤病?直接免疫荧光基底膜带补体C3、IgG沉积。

病例点评:该例环状红斑为主要表现,临床未考虑大疱性类天疱疮。

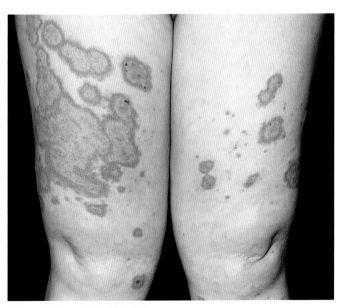

图7.1.29.4 大疱性类天疱疮

## 大疱性类天疱疮 5

男,82岁,全身红斑、丘疹、水疱3个月(图7.1.29.5)。

病例点评:红斑基础上的细小水疱,较表浅,伴瘙痒,湿疹样改变为主。

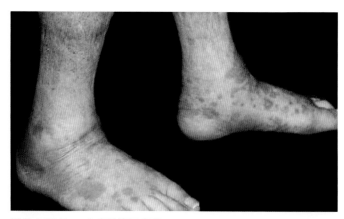

图 7.1.29.5a 大疱性类天疱疮

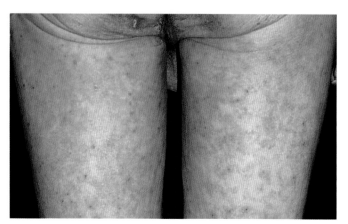

图 7.1.29.5b 大疱性类天疱疮

## 大疱性类天疱疮 6

女,68 岁,四肢红斑、丘疹 10 个月,伴口腔溃疡 3 个月(图 7.1.29.6)。

病例点评:以双下肢为著的红斑、丘疹,伴水疱、糜烂,无大疱,同时合并黏膜损害,故临床易误诊为白塞病、血管炎。直接免疫荧光显示基底膜带 IgG,补体 C3 带状沉积;BP180 抗体 55U/ml。

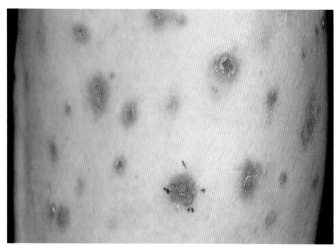

图 7.1.29.6a 大疱性类天疱疮

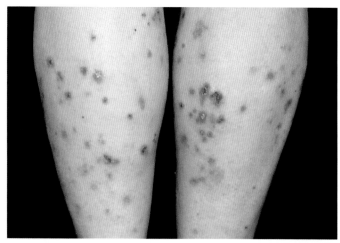

图 7.1.29.6b 大疱性类天疱疮

## 大疱性类天疱疮 7

男,53 岁,全身红斑、水疱伴瘙痒 20 天(图 7.1.29.7)。

病例点评:全身以泛发性红斑为突出表现,水疱较少,似红皮病外观,瘙痒剧烈。组织病理见大量嗜酸性粒细胞,临床需与药疹和嗜酸性粒细胞增多综合征鉴别。直接免疫荧光示基底膜带 IgG,补体 C3 带状沉积,BP180 190U/ml。

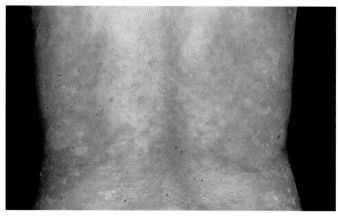

图 7.1.29.7a 大疱性类天疱疮

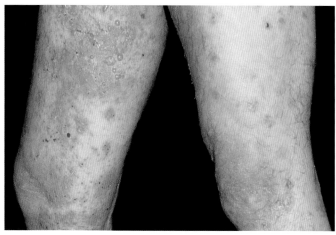

图 7.1.29.7b 大疱性类天疱疮

## 大疱性类天疱疮 8

女,82 岁,全身水疱、结节伴瘙痒半年(图 7.1.29.8 )。

病例点评:以肥厚结节为主要改变,部分见水疱,诊断结节性类天疱疮,临床很难与结节性痒疹区别。

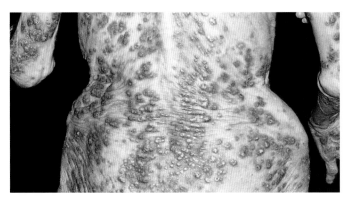

图 7.1.29.8a　大疱性类天疱疮

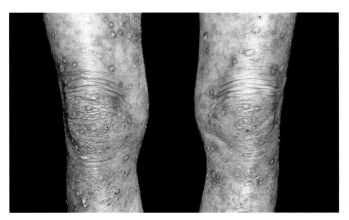

图 7.1.29.8b　大疱性类天疱疮

## 大疱性类天疱疮 9

男,55 岁,躯干、四肢丘疹、结节伴瘙痒 7 年(图 7.1.29.9 )。躯干、四肢、头皮散在大小不等丘疹,结节,表面可见血痂,未见水疱。

病例点评:此病例单从临床看是典型的结节性痒疹,只有行免疫荧光及免疫化学方面的检查才可能获得正确的诊断。

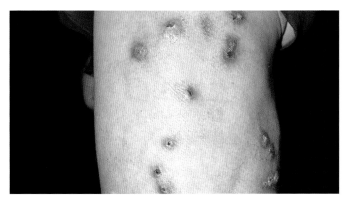

图 7.1.29.9a　大疱性类天疱疮

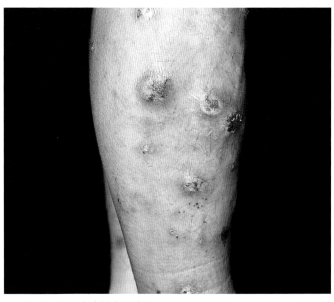

图 7.1.29.9b　大疱性类天疱疮

## 大疱性类天疱疮 10

女,50 岁,躯干、四肢环状红斑、大疱 1 年余(图 7.1.29.10 )。直接免疫荧光结果:基底膜带 IgG、补体 C3 阳性。

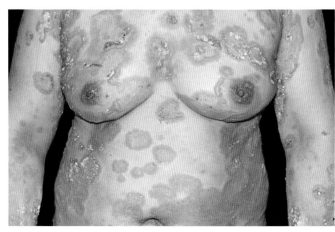

图 7.1.29.10a　大疱性类天疱疮

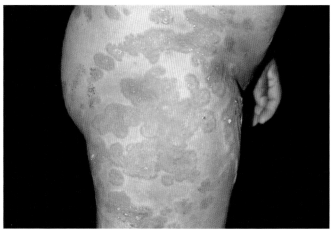

图 7.1.29.10b　大疱性类天疱疮

## 7.1.30　疱疹样皮炎
（dermatitis herpetiformis）

疱疹样皮炎多见于成年人，可累及躯干、四肢，好发部位为臀部、四肢伸侧；皮疹表现多形性，可有红斑、风团、丘疹、丘疱疹、水疱，典型表现为簇集性的张力性小水疱，弧形或环形排列，尼科利斯基征阴性，瘙痒剧烈。部分患者可伴有麸胶敏感性肠病，进食含麸胶类的食物后可诱发或加重。

### 疱疹样皮炎 1　典型病例

男，26 岁，面部、四肢、臀部红斑水疱伴痒 3 个月余（图 7.1.30.1）。特征性组织病理及免疫荧光表现。

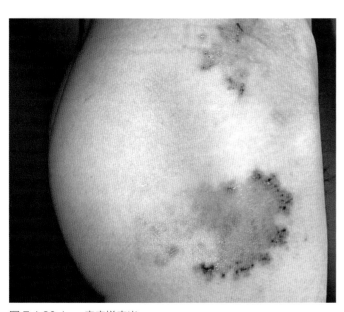

图 7.1.30.1a　疱疹样皮炎

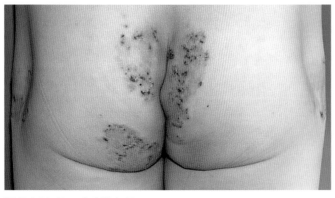

图 7.1.30.1b　疱疹样皮炎

### 疱疹样皮炎 2

女，83 岁，全身皮肤瘙痒 1 年余，加重伴斑片、丘疹 4 个月（图 7.1.30.2）。

病例点评：老年发病，皮疹以不规则红斑、丘疹为主，部分苔藓样变，散在抓痕及血痂，未见典型水疱。初起按"慢性湿疹"治疗，效果欠佳。

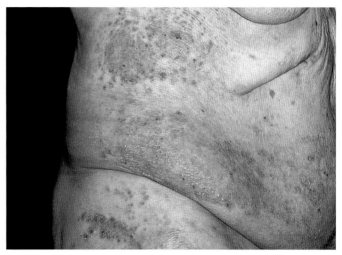

图 7.1.30.2　疱疹样皮炎

### 疱疹样皮炎 3

男，27 岁，头部、躯干红斑、丘疹反复 3 个月（图 7.1.30.3）。

病例点评：皮疹以红斑、丘疹为主，分布较对称，未见水疱，患者瘙痒剧烈，可见大量抓痕。

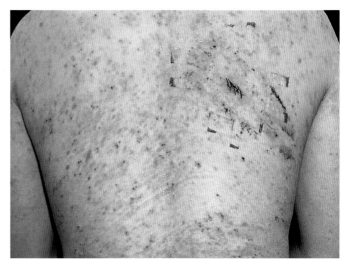

图 7.1.30.3　疱疹样皮炎

## 7.1.31　卡波西水痘样疹
（Kaposi varicelliform eruption）

该病发生在原有湿疹或特应性皮炎基础上的单纯疱疹病毒原发感染，多见于婴幼儿，常发生在面颈部。皮损广泛，可以是水疱、脓疱、溃疡或结痂，水疱有脐凹是特征性损害。可伴严重的全身症状，如发热、脱水，重症患者会危及生命。也可能反复发作，复发性病例皮肤和全身症状相对较轻。

## 卡波西水痘样疹 1　典型病例

女,35 岁,全身红斑、丘疹伴痒反复 4 年,面部水疱 4 天(图 7.1.31.1)。既往明确湿疹病史 4 年。

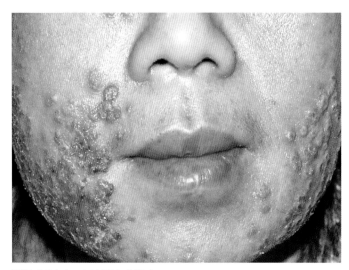

图 7.1.31.1　卡波西水痘样疹

## 卡波西水痘样疹 2

男,20 岁,面部密集丘疹、丘疱疹 2 周(图 7.1.31.2)。

病例点评:面部密集丘疹、丘疱疹。曾按"痤疮"治疗,用药后面部结痂渗液。此例门诊病史记录不清,原发病可能为痤疮。

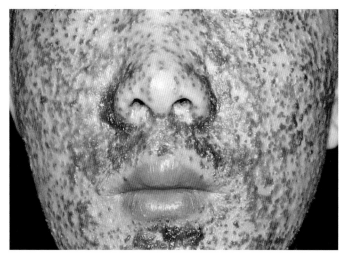

图 7.1.31.2　卡波西水痘样疹

## 卡波西水痘样疹 3

男,60 岁,躯干、双上肢泛发红色丘疹 1 周(图 7.1.31.3)。既往前胸部散在红色丘疹伴痒反复 5 年,原发病为湿疹。

病例点评:躯干红斑基础上密集分布大小均一的红色丘疹、水疱,部分伴糜烂渗出。累及面颈以外部位较少见。

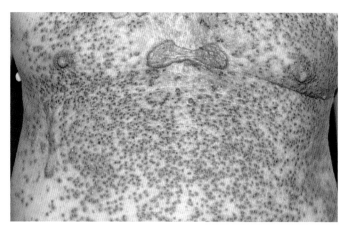

图 7.1.31.3　卡波西水痘样疹

## 7.1.32　妊娠多形疹
### (polymorphic eruption of pregnancy)

妊娠多形疹(PEP)又称妊娠瘙痒性荨麻疹性丘疹及斑块(pruritic urticarial papules and plaques of pregnancy,PUPPP)、妊娠中毒性红斑、妊娠迟发痒疹,是一种良性、自限性、瘙痒性皮肤病,发病机制不清。一般发生于妊娠末 3 个月,特别是孕 36~39 周,也可发生于产后 2 周(15%),初发皮疹为妊娠纹周围的丘疱疹、风团样疹等多形疹,瘙痒剧烈,可累及臀部、大腿近端和背部,多在 4~6 周内消退,一般不遗留痕迹,不累及胎儿及新生儿。

### 妊娠多形疹 1　典型病例

女,29 岁,主诉:胸部红斑、丘疹、风团等伴剧烈瘙痒 2 个月余(妊娠 5 个月起病),逐渐累及全身,散在分布(图 7.1.32.1)。

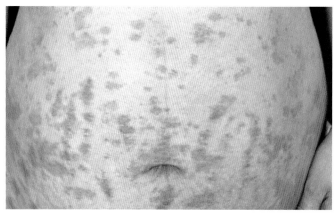

图 7.1.32.1　妊娠多形疹

### 妊娠多形疹 2

女,32 岁,全身水肿性红斑伴干燥、剧烈瘙痒、灼热 3 个月(妊娠 5 个月起病)(图 7.1.32.2)。

病例点评:皮疹累及全身,呈多形性,以片状水肿性红斑为主要表现,有轻度色素沉着。

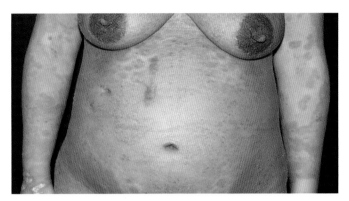

图 7.1.32.2 妊娠多形疹

## 7.1.33 角层下脓疱性皮病
（subcorneal pustular dermatosis）

角层下脓疱性皮病,又称 Sneddon-Wilkinson 病,由 Sneddon 和 Wilkinson 于 1956 年首次描述。是一种慢性复发性嗜中性皮病。多见于中年女性,主要表现为反复发作的无菌性脓疱,经典描述为半脓疱性、半透明的松弛性水疱,皮肤主要累及腋窝、腹股沟、腹部、乳房下和肢体屈侧。典型的病理学是角层下中性粒细胞的聚集。

### 角层下脓疱性皮病 1  典型病例

女,47 岁,双侧腋下、乳房下,腋窝红斑、丘疹、脓疱伴痒 3 个月余(图 7.1.33.1)。

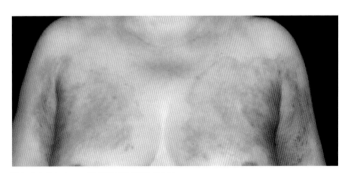

图 7.1.33.1a  角层下脓疱性皮病

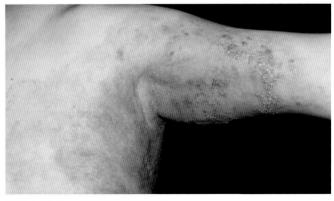

图 7.1.33.1b  角层下脓疱性皮病

### 角层下脓疱性皮病 2

女,37 岁,躯干片状红斑、鳞屑、水疱 10 年余,反复发作(图 7.1.33.2)。

病例点评:患者脓疱表浅、反复出现,皮疹仅累及躯干及腋下、腹股沟等皱褶部位,四肢、头皮均无皮疹,可与银屑病相鉴别。

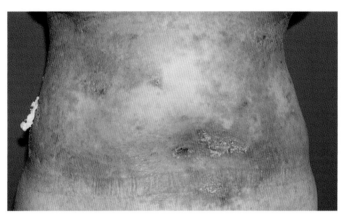

图 7.1.33.2  角层下脓疱性皮病

### 角层下脓疱性皮病 3

男,44 岁,全身密集红斑、脱屑伴痒 5 年余(图 7.1.33.3)。

病例点评:皮疹以红斑、鳞屑为主,较多点状血痂,为脓疱抓破后遗留,红斑边缘可见完整的小脓疱。

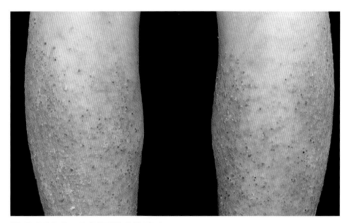

图 7.1.33.3  角层下脓疱性皮病

## 7.1.34 黑头粉刺样痣
（nevus comedonicus）

黑头粉刺样痣一般出生即有,无性别差异。好发于面颈、躯干上部,常单侧簇状、线状、带状分布;主要表现为大小一致的、数毫米大小的黑色或黑褐色毛囊性丘疹,顶部中央常有黑色坚硬的角质栓。黑头粉刺样痣综合征伴有脊柱或指/趾畸形、白内障、癫痫等。

## 黑头粉刺样痣 1

男,9 个月,左耳前黑褐色点状集簇丘疹 9 个月(图 7.1.34.1 )。

病例点评:发于婴幼儿面部,皮损呈簇状分布,边界清楚,除黑头粉刺外,表面褐色痂。

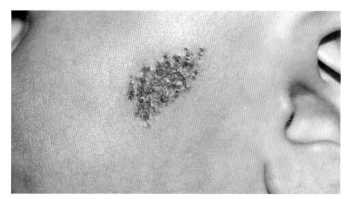

图 7.1.34.1　黑头粉刺样痣

## 黑头粉刺样痣 2

女,19 岁,额部线状分布点状萎缩 8 年余(图 7.1.34.2 )。

病例点评:发于额部,呈线状分布,虽未见黑头,但可见簇集点状粉刺样开口。

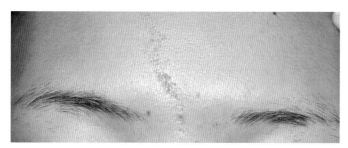

图 7.1.34.2　黑头粉刺样痣

## 7.1.35　Kyrle 病
（Kyrle disease）

Kyrle 病又称真皮穿通性毛囊和毛囊旁角化过度症(hyperkeratosis follicularis et parafollicularis in cutem penetrans ),由 Kyrle 于 1916 年首先报道,属穿通性疾病的一种,临床少见。临床皮损常发生下肢伸侧,也全身泛发。皮损表现为圆锥形坚硬丘疹,直径约 2~8mm,毛囊性或非毛囊性,肤色或灰红色,表面有角栓或鳞屑,剥除中央角栓后有火山口样凹陷。皮损可融合成斑块,无自觉症状或偶有瘙痒,可与糖尿病、尿毒症伴发。有学者提出 Kyrle 病不是一种独立的疾病,仅代表毛囊炎中顶部剥脱的角化过度性结节的终末阶段。临床中本病需与穿通性毛囊炎、匐行性穿通性弹力纤维病和反应性穿通性胶原病相鉴别。

## Kyrle 病

男,77 岁,全身弥漫性角化性丘疹 3 个月余,自觉轻痒(图 7.1.35.1 )。既往 4~5 年前曾怀疑壶腹部癌,活检予以排除;骨折后股骨头置换术,原发性高血压 7 年,其他无特殊。表现为全身弥漫性浅褐色至深褐色丘疹、斑丘疹,颈、背部、四肢伸侧为主。皮损直径约 0.5cm 大小不等,上覆灰白色鳞屑,皮损表面粗糙。

病例点评:躯干、四肢泛发的圆锥形坚硬丘疹,与其他同类疾患表现有所不同。

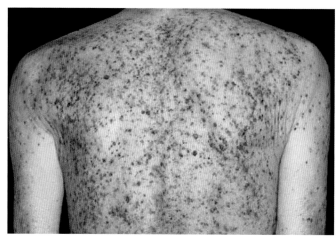

图 7.1.35.1a　Kyrle 病

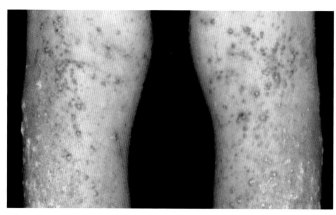

图 7.1.35.1b　Kyrle 病

## 7.1.36　皮肤垢着病
（cutaneous dirt-adherent disease）

皮肤垢着病是一种罕见的神经精神障碍性皮肤病,以反复发作的污垢样黏着的油性鳞屑样结痂为特征。多见于青少年女性,好发于面颊部、乳头及乳晕,结痂界限清楚,双侧或单侧分布。一般无明显自觉症状,通常以酒精或水擦拭即脱落。

### 皮肤垢着病 1　典型病例

女,41 岁,全身皮肤油腻性痂皮,偶痒,渐增多 3 年(图 7.1.36.1 )。

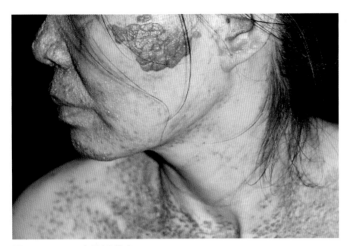

图 7.1.36.1　皮肤垢着病

## 皮肤垢着病 2

女,24 岁,面部红斑结痂 2 年,痒(图 7.1.36.2)。

病例点评:面部皮损结痂,油腻,局部肥厚增生。

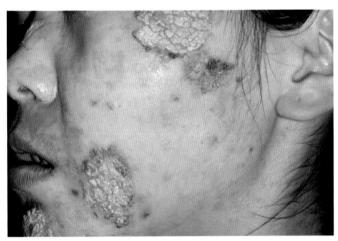

图 7.1.36.2　皮肤垢着病

## 皮肤垢着病 3

女,21 岁,双侧乳房褐色斑片半年(图 7.1.36.3)。

病例点评:皮损薄,色素加深,局部黏着性痂是特点,需与乳头乳晕角化过度症鉴别。

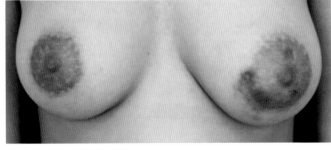

图 7.1.36.3　皮肤垢着病

## 皮肤垢着病 4

女,50 岁,头面、手足红斑,鳞屑,伴痛痒 6 个月余(图 7.1.36.4),长期未洗浴。

病例点评:皮损全身泛发,有明确的长期未洗浴病史。

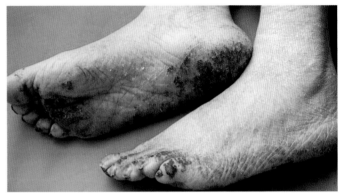

图 7.1.36.4　皮肤垢着病

## 皮肤垢着病 5

男,41 岁,右颊黑褐色斑块 2 年(图 7.1.36.5)。

病例点评:2 年前曾于斑块上方因"基底细胞癌"行切除手术,术后一直未敢清洁愈合刀口处及周围,后局部出现黑色斑块。

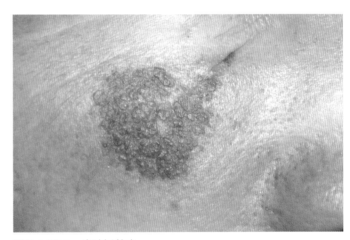

图 7.1.36.5　皮肤垢着病

## 7.1.37　棘状角皮症
### （spiny keratoderma）

棘状角皮症又称棘状过度角化病(spiny hyperkeratosis,SH),可分为散发型、家族型和副肿瘤型,最初命名为多发性微指状过度角化病(multiple minute digitate hyperkeratosis)。是一种少见的慢性皮肤疾病,病因不明,皮损好发于双侧手掌或足跖,也可发生于躯干、四肢,偶尔仅单侧手掌出现。临床表现为多发性对称性点状、针状、棘状或指状的角化过度性肤色丘疹,触之如砂纸样,伴轻微压痛或瘙痒。皮损有时会自行消退后再发。皮肤组织病理学表现为角化过度与角化不全柱相交替，内含数量不等的角化不全细胞，角化不全柱下方凹陷的表皮内颗粒层变薄或消失，颗粒层变薄或正常，棘层正常或轻度增生。本病应与点状掌跖汗孔角化病、点状掌跖角化病、砷角化病等鉴别。

## 棘状角皮症

男，3 岁，右手掌疣状丘疹 3 年（图 7.1.37.1）。

患儿出生时右手掌、手指即有淡黄色多发丘疹，随年龄增长缓慢增多，无疼痛、瘙痒等不适，无家族史。

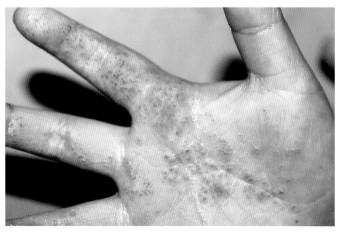

图 7.1.37.1　棘状角皮症

# 7.1.38　结节性硬化症
（tuberous sclerosis complex）

结节性硬化症（TSC）为常染色体显性遗传导致的复合性发育不良。2012 年国际结节性硬化症共识更新了 TSC 诊断标准，主要特征：①色素脱失斑（≥3 个，直径≥5mm）；②面部血管纤维瘤（≥3 个）或头部纤维性斑块；③甲周纤维瘤（≥2 个）；④鲨革样斑；⑤多发性视网膜错构瘤；⑥脑皮质发育不良（包括结节和脑白质辐射状迁移线）；⑦室管膜下结节；⑧室管膜下巨细胞型星形细胞瘤；⑨心脏横纹肌瘤；⑩肺淋巴管平滑肌瘤病；⑪肾血管平滑肌脂肪瘤。次要特征：①"斑驳状"皮肤改变；②牙釉质点状凹陷（≥3 个）；③口腔内纤维瘤（≥2）；④视网膜色素缺失斑；⑤多发肾囊肿；⑥非肾脏错构瘤。具有 2 个主要特征，或 1 个主要特征加 2 个次要特征可确诊；具有 1 个主要特征，或 1 个主要特征加 1 个次要特征，或≥2 个次要特征为疑似。基因检测发现 TSC1 或 TSC2 基因的致病性突变即可确诊。TSC 皮损特征为叶状色素减退斑（出生时）、面部血管纤维瘤（幼儿期）、鲨革样斑和甲周纤维瘤（学龄前期）。

## 结节性硬化症 1（血管纤维瘤）　典型病例

女，23 岁，主诉：面部、颈项部及双下肢丘疹、斑块 10 年余，渐增多（图 7.1.38.1），有癫痫病史。

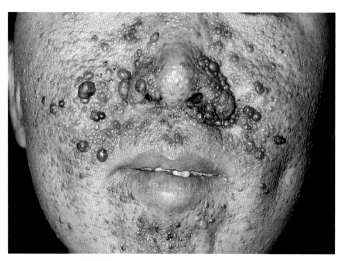

图 7.1.38.1　结节性硬化症

## 结节性硬化症 2

女，22 岁，面部淡黄色丘疹 10 余年，无不适，渐增多、增大（图 7.1.38.2）。

病例点评：皮疹为典型血管纤维瘤及鲨革样斑。

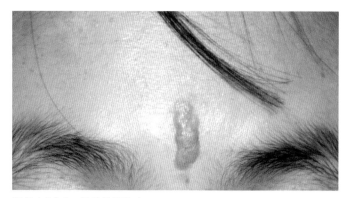

图 7.1.38.2　结节性硬化症

## 结节性硬化症 3

男，30 岁，右颞部红色肿物，面中部丘疹 25 年，右足趾结节 10 年余（图 7.1.38.3）。

病例点评：结节性硬化症合并血管瘤，右颞部皮疹激光治疗后复发，且逐渐增厚、颜色加深呈紫色，右足第 3 趾甲周红色结节、质中（叶状色素减退斑、血管纤维瘤、甲周纤维瘤）。

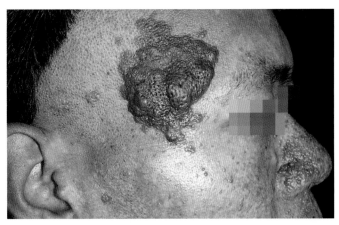

图 7.1.38.3a　结节性硬化症

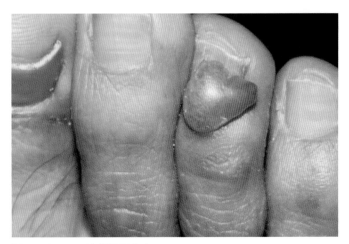

图 7.1.38.3b　结节性硬化症

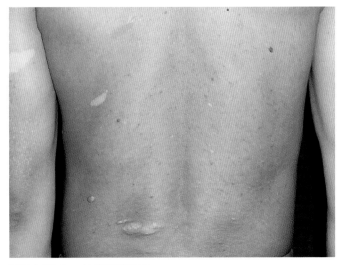

图 7.1.38.3c　结节性硬化症

### 结节性硬化症 4

女,6 岁,额部淡黄色斑块 6 年,渐增大;面部红色丘疹 3 年,渐增多(图 7.1.38.4)。

病例点评:表现为额部淡黄色斑块及鼻部、鼻周红色丘疹(鲨革样斑和血管纤维瘤)。

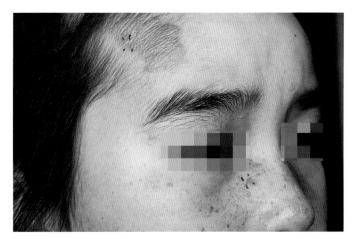

图 7.1.38.4　结节性硬化症

## 7.1.39　川崎病
（Kawasaki disease）

川崎病(KD)又称皮肤黏膜淋巴结综合征,是一种急性、自限性的全身性血管炎,多见于婴儿和年幼的儿童,主要影响 5 岁以下儿童的急性发热性多系统疾病。诊断标准为发热持续 5 天以上并伴有下列 5 项主要特点中的至少 4 项者:①四肢的变化,在急性期,手足的红斑和水肿,在康复期,指尖的膜状脱屑;②多形性皮疹;③不伴有渗出液的双侧无痛性球结膜充血;④口唇和口腔的变化:口唇潮红和皲裂,草莓舌,口腔和咽部黏膜弥漫性发红;⑤颈部淋巴肿胀(直径≥1.5cm),通常单侧。如发热伴上述主要临床表现不足 4 项者,但二维超声心动图或冠状动脉造影发现冠状动脉疾病,可诊断为川崎病。皮肤科临床典型改变包括口咽部弥漫性充血、草莓舌、唇裂隙;颈部淋巴结肿大;会阴部红斑,四肢水肿,手足脱屑等多形性皮疹。任何儿童如有较长的原因不明的发热(超过 5 天,并对解热药物不敏感),并有皮疹表现,需考虑川崎病。

### 川崎病　典型病例

男,4 岁,全身丘疹、水疱 5 天,高热 3 天(图 7.1.39.1)。掌跖水肿性红斑,口周、下颌、膝关节、肛门周围、肘关节、腋下出现红色丘疹、水疱,渗液,瘙痒。

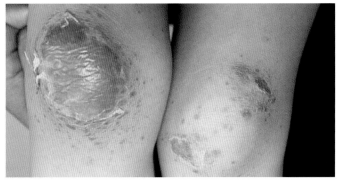

图 7.1.39.1a　川崎病

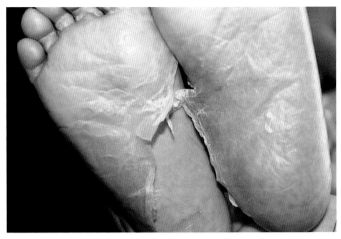

图 7.1.39.1b　川崎病

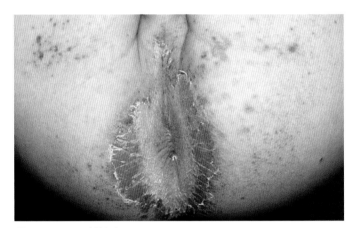

图 7.1.39.1c　川崎病

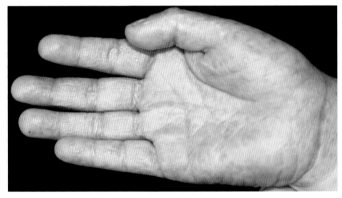

图 7.1.39.1d　川崎病

## 7.1.40　成人 Still 病
（adult-onset Still disease）

　　成人 Still 病（AOSD）常有前驱症状，如咽痛、关节痛及肌痛。发热是本病的主要特征，多为下午或傍晚的复发性弛张高热，皮疹为暂时性、无症状，伴随发热高峰出现多为特征性的鲑鱼肉样粉红色斑疹，并与发热同时消失，多发生于躯干、四肢（如小腿）。此类皮损的皮肤组织病理检查表皮多大致正常，真皮浅层血管周围可见中性粒细胞。

　　常见非特异性皮疹为持续性瘙痒性紫色至红棕色丘疹和斑块，上覆鳞屑，其出现与发热无明显关系。此类皮疹通常形态多样，如荨麻疹样、苔藓样、鞭笞样、皮肌炎样、苔藓样淀粉样变病。此类皮疹组织病理学呈现表皮上部单个或簇状分布的坏死的角质形成细胞，真皮浅层血管周围淋巴细胞及中性粒细胞浸润。部分伴有嗜酸性粒细胞，少数伴角层中性粒细胞微脓疡。荨麻疹和荨麻疹样皮疹患者皮肤划痕症阳性较常见。

　　其他少见皮疹还包括水疱、脓疱疹、痤疮样疹、紫癜、橘皮样或者鹅卵石样皮疹、脱发、血管性水肿、皮肤结节性多动脉炎和急性发热性嗜中性皮病样皮疹。本病为排除性诊断，需系统排查感染、药物、肿瘤及其他自身免疫性疾病的可能。

### 成人 Still 病 1　典型病例

　　女，37 岁，全身红斑、关节痛伴发热 10 天（图 7.1.40.1）。红斑可消退，后反复发作，出现红斑时伴一过性发热、咽痛、关节痛，查血常规示白细胞、C 反应蛋白（C-reactive protein，CRP）高。

　　病例点评：皮损为成人 Still 病典型皮疹，此类皮疹多呈一过性粉红色、橙红色斑疹或斑丘疹，与发热伴行，多无明显瘙痒。再次发热时皮损可出现在不同位置。

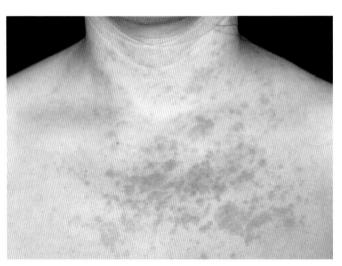

图 7.1.40.1a　成人 Still 病

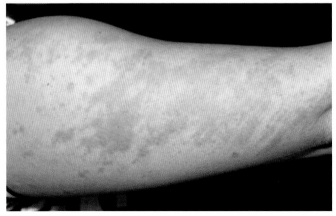

图 7.1.40.1b　成人 Still 病

481

## 成人 Still 病 2

女,35 岁,全身红斑、丘疹伴瘙痒、发热 40 天余(图 7.1.40.2)。体温最高 39.2℃,偶有咳嗽、四肢大小关节疼痛。

病例点评:本例患者皮损为持续性苔藓样暗红斑,部分皮疹呈现鞭笞样,上附鳞屑。

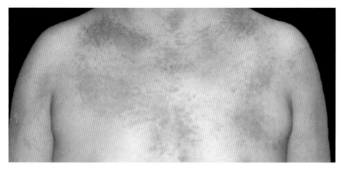

图 7.1.40.2a 成人 Still 病

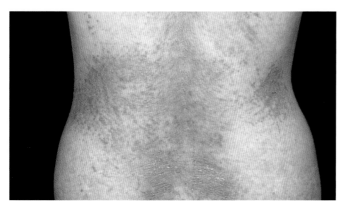

图 7.1.40.2b 成人 Still 病

## 成人 Still 病 3

男,79 岁,全身红斑伴瘙痒,反复高热 1 个月余(图 7.1.40.3)。热退时红斑颜色变淡,伴咽痛、关节肿痛。经检查已排除血液系统肿瘤等疾病。

病例点评:本例患者皮损为持续性苔藓样红斑,部分皮疹呈现荨麻疹样。

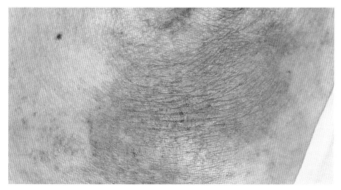

图 7.1.40.3a 成人 Still 病

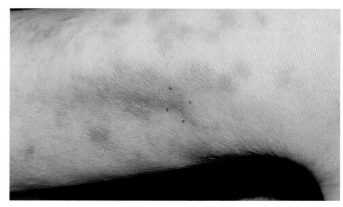

图 7.1.40.3b 成人 Still 病

## 成人 Still 病 4

女,55 岁,间断发热伴关节疼痛半年,背部红斑丘疹伴痒 1 周(图 7.1.40.4)。

病例点评:本例患者皮损为持续性鞭笞样红斑。

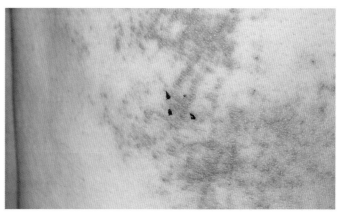

图 7.1.40.4 成人 Still 病

## 成人 Still 病 5

女,36 岁,前胸、腰背部、臀部、双大腿红斑伴发热 3 年(图 7.1.40.5)。既往有"寒冷性荨麻疹"病史。

病例点评:本例患者皮损为持续性色素性痒疹样红斑。

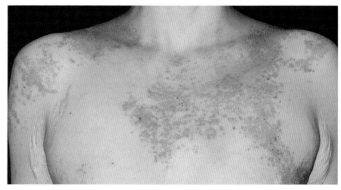

图 7.1.40.5a 成人 Still 病

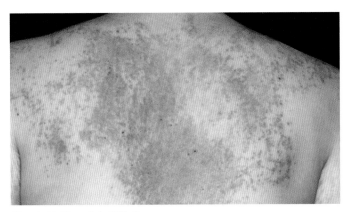

图 7.1.40.5b　成人 Still 病

## 成人 Still 病 6

女,53 岁,全身红斑 1 年余,发热伴关节肿痛 1 年,8 个月前出现咽痛,加重 4 个月余(图 7.1.40.6)。完善相关化验检查确诊成人 Still 病,激素治疗有效。

病例点评:本例患者面部皮损为持续性皮肌炎样红斑。

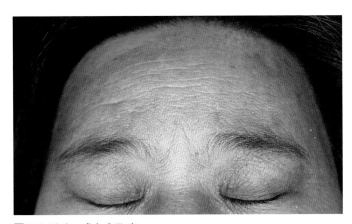

图 7.1.40.6　成人 Still 病

## 7.1.41　淋巴管畸形
（lymphatic malformation）

淋巴管畸形又称淋巴管瘤(lymphangioma),依据病理改变中畸形淋巴管的部位,可分为微囊型淋巴管畸形(microcystic lymphatic malformation),又称浅表淋巴管畸形和巨囊型淋巴管畸形(macrocystic lymphatic malformation),又称深在淋巴管畸形,为浅表或深在淋巴管的非恶性先天畸形。淋巴管畸形多在出生时或出生后不久发生,部分病例至青少年或成人阶段才出现临床症状。微囊型淋巴管畸形皮疹好发于腋下、腹股沟、股、肩背及舌。典型皮损为多发丘疹或水疱,可散在分布,也可群集或排列成线状。皮疹多呈透明、淡黄色,伴出血时呈红色至蓝紫色、黑色,慢性损害可有疣状外观。巨囊型淋巴管畸形好发于颈部、腋下和腹股沟,发生于颈部者可扩展至纵隔。典型损害为境界不清的深在包块,质地

软,呈囊性变,直径最大超过 10cm,表面皮肤往往正常。淋巴管畸形可导致受累区域外观及潜在功能异常,治疗为外科手术切除为主,但因境界不清楚,常复发。

### 淋巴管畸形 1　典型病例

男,17 岁,左臀部上方丘疹、水疱样皮疹 3 年(图 7.1.41.1)。

病例点评:该例皮损典型,群集透明或蓝紫色皮疹,外观呈蛙卵状。

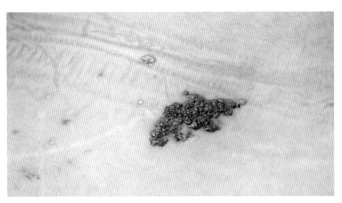

图 7.1.41.1　淋巴管畸形

### 淋巴管畸形 2

女,32 岁,左大阴唇处出现小丘疹 10 年(图 7.1.41.2)。

病例点评:本例出现临床症状年龄较晚,应注意问病史,排除外伤、手术或感染等导致的继发性淋巴管扩张。

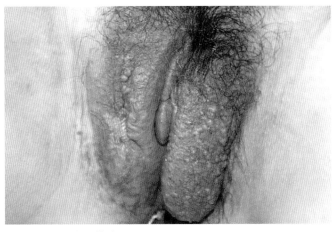

图 7.1.41.2　淋巴管畸形

### 淋巴管畸形 3

男,17 岁,头枕部丘疹 10 年(图 7.1.41.3)。

病例点评:本例可能受反复摩擦或搔抓影响,外观呈疣状,容易误诊为寻常疣,注意观察周围皮疹,仍呈现淋巴管畸形的典型外观。

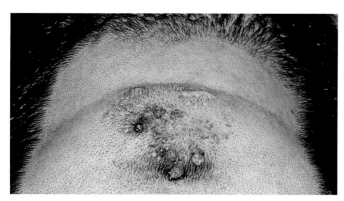

图 7.1.41.3　淋巴管畸形

## 淋巴管畸形 4

男,6 岁,右颈部红色斑块,5 年余(图 7.1.41.4)。

病例点评:本例出生后不久发生,符合先天畸形的特点,因局部出血,表现为暗红色或紫红色丘疹、水疱,并有瘀斑,容易误诊为血管畸形。

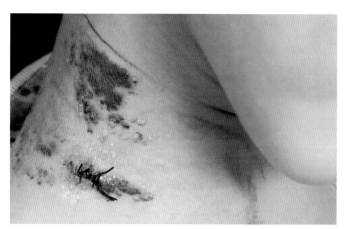

图 7.1.41.4　淋巴管畸形

## 7.1.42　色素失禁症
（incontinentia pigmenti）

色素失禁症又称 Bloch-Sulzberger 综合征（Bloch-Sulzberger syndrome）,是一种少见 X 连锁显性遗传疾病,由位于染色体 Xq28 上的 NEMO 基因突变所引起。患者多为女性,常表现为外胚层发育障碍,可伴随多系统发育障碍,可累及牙齿、眼、中枢神经系统和其他器官,以皮肤损害为典型特征,典型临床表现可分为 4 期。第 1 期为红斑水疱期:在出生时或生后不久躯干、四肢出现红斑、水疱和大疱。第 2 期为疣状增生期:生后 2 个月左右水疱消退,产生疣状损害。第 3 期为色素沉着期:酒墨水样不规则色素沉着斑,色素沉着斑可以在数年内逐渐消退。第 4 期为色素减退期:缺少毛发和少汗的线状色素脱失斑会出现在下肢屈侧,至成年期不易被察觉。4 个阶段的皮损可同时出现或依次出

现,个别阶段可缺失或重叠。

### 色素失禁症 1(红斑水疱期)　典型病例

女,2 天,四肢红斑、水疱 2 天(图 7.1.42.1)。

患儿出生时可见四肢线状红斑、水疱,渐增多,头胎(＋)。皮肤科检查:四肢前胸可见线状红斑、水疱,少许糜烂。

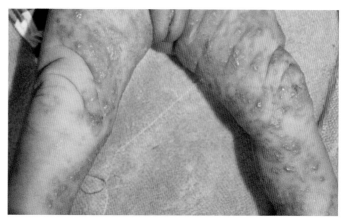

图 7.1.42.1a　色素失禁症

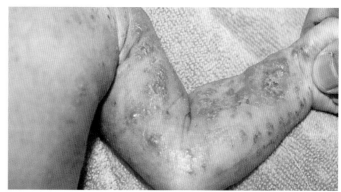

图 7.1.42.1b　色素失禁症

### 色素失禁症 2(红斑水疱期)

女,2 个月,出生后发现四肢、躯干水疱、色素沉着斑 2 个月(图 7.1.42.2)。四肢、躯干散在水疱、褐色斑片,以四肢为著,尼氏征阴性。

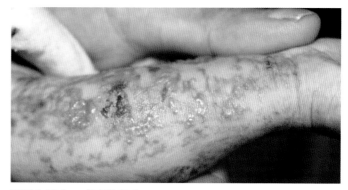

图 7.1.42.2a　色素失禁症

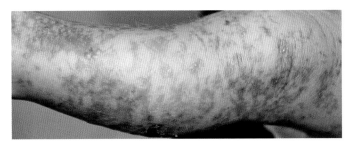

图 7.1.42.2b　色素失禁症

### 色素失禁症 3（红斑水疱期）

女，13 天，腹部、四肢丘疹、脓疱、结痂 13 天（图 7.1.42.3）。

出生后双下肢出现淡红色丘疹，脓疱及黑褐色结痂，渐发展至双上肢及下腹部，无发热及其他症状。

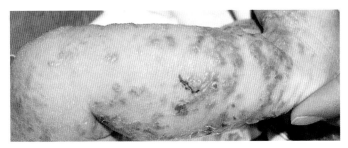

图 7.1.42.3　色素失禁症

### 色素失禁症 4（疣状增生期）　典型病例

女，2 个月，全身红斑后色素沉着 1 个月余（图 7.1.42.4）。

患儿出生后全身出现红斑（具体不详），后红斑变淡留有色素沉着，手背见角化性丘疹。皮肤科检查：全身网状色素沉着斑，直径约 1~3cm 大小，边界清楚，互不融合。病理检查发现表皮增生，表皮内散在及成簇分布的角化不良细胞。

病例点评：该患儿临床表现不典型，病史中无明确水疱史，以网状色素性斑片、手背角化性丘疹为主要临床表现，需要与一系列以网状斑片为表现的遗传病进行鉴别。病理发现色素失禁症特征性表现的角化不良细胞具有诊断价值。

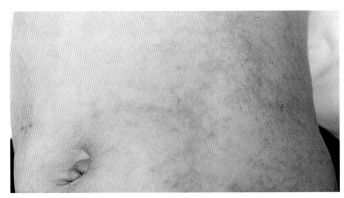

图 7.1.42.4a　色素失禁症

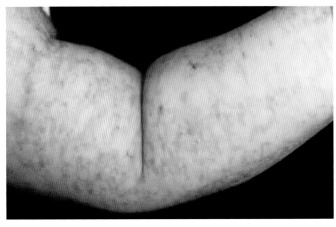

图 7.1.42.4b　色素失禁症

## 7.1.43　恶性萎缩性丘疹病
（malignant atrophic papulosis）

恶性萎缩性丘疹病又称 Degos 病（Degos disease），好发于青壮年男性，临床主要表现为血管梗死症状，常见于躯干和四肢近端，多发局部的炎性丘疹，后发生坏死，形成萎缩性瘢痕，表面呈瓷白色斑，可见少许细小鳞屑，周围暗红斑，毛细血管扩张。可侵犯消化道、神经系统及脑血管等。此病预后差，病死率高，急腹症是本病致死原因。

### 恶性萎缩性丘疹病 1　典型病例

男，43 岁，躯干、四肢多发红斑、丘疹伴腹膜炎 2 个月（图 7.1.43.1）。半月前因"急性腹膜炎及肠梗阻"在当地医院手术治疗，术中发现肠壁有类似皮疹。

病例点评：躯干四肢多发皮损，部分皮损萎缩性瘢痕及凹陷性瓷白色斑，局部可见暗红斑及毛细血管扩张，皮损表现典型，有肠道病变提示疾病已累及消化道。

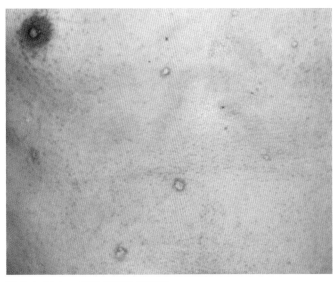

图 7.1.43.1a　恶性萎缩性丘疹病

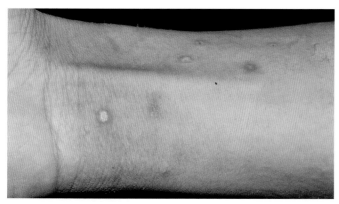

图 7.1.43.1b　恶性萎缩性丘疹病

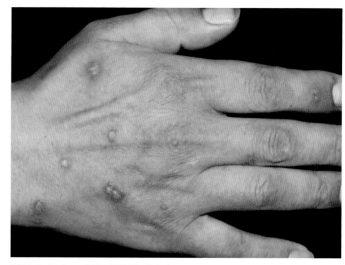

图 7.1.43.2c　恶性萎缩性丘疹病

### 恶性萎缩性丘疹病 2　典型病例

男,46 岁,全身多发丘疹、瘢痕形成 3 年(图 7.1.43.2)。3 个月前"脑出血、继发性癫痫"病史。

病例点评:全身多发大小不等红斑、丘疹,部分皮疹中央坏死、结痂,皮损典型,合并脑出血,此患者病变累及脑血管。

## 7.1.44　高免疫球蛋白 E 综合征
（hyper-IgE syndrome）

高免疫球蛋白 E 综合征又称 Job 综合征,是一种临床少见的原发性免疫缺陷病,为常染色体显性遗传,多见于白种人。以皮肤复发性葡萄球菌感染性寒性脓肿、婴幼儿慢性湿疹样皮疹、肺部反复细菌感染和血清高 IgE 为特征。临床多为年幼发病,皮损多位于头面部、颈肩部、腋下和尿布区,表现为皮肤慢性湿疹样皮疹,瘙痒剧烈,伴有反复皮肤化脓性感染。皮肤脓肿常无红热痛,即所谓的复发性寒性脓肿,常伴有化脓性淋巴结炎。有时可伴反复发生的呼吸道感染或肺炎。

### 高免疫球蛋白 E 综合征 1　典型病例

男,11 岁,全身丘疹,瘙痒 11 年,反复出现体表包块 10 年(图 7.1.44.1)。

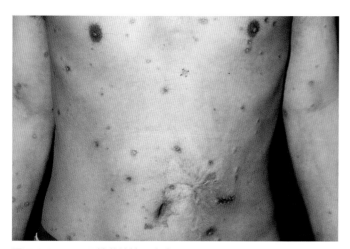

图 7.1.43.2a　恶性萎缩性丘疹病

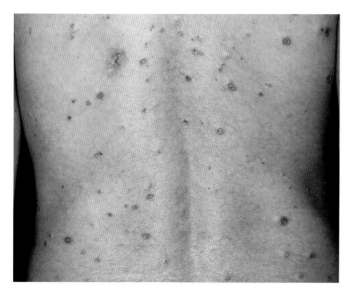

图 7.1.43.2b　恶性萎缩性丘疹病

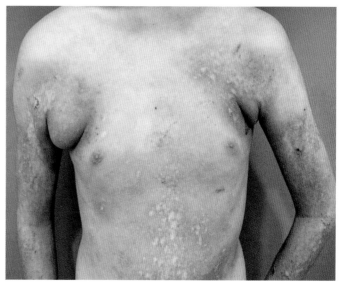

图 7.1.44.1a　高免疫球蛋白 E 综合征

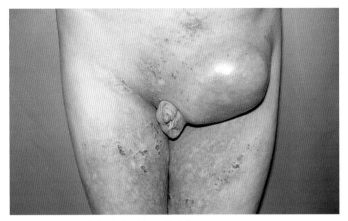

图 7.1.44.1b 高免疫球蛋白 E 综合征

## 高免疫球蛋白 E 综合征 2

女,10 岁,面部、躯干红斑脱屑 10 年,加重半年(图 7.1.44.2)。

病例点评:面部片状红斑,红斑基础上可见细小鳞屑附着,耳郭可见红斑、丘疹、斑块,部分表面渗液明显;双侧外耳道可见淡黄色液体流出,表面见黄色结痂;头皮、颈部、前胸部可见广泛丘疹、斑块、表面渗液明显;躯干部可见散在红色丘疹、斑块,部分表面粗糙,覆有鳞屑、少许渗液;四肢皱褶部位皮肤干燥,皮损为典型的特应性皮炎。

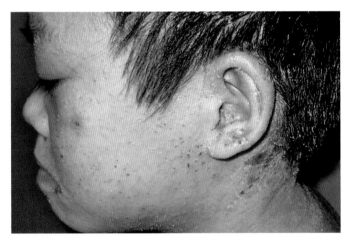

图 7.1.44.2a 高免疫球蛋白 E 综合征

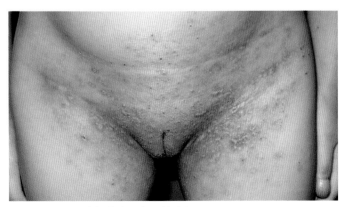

图 7.1.44.2b 高免疫球蛋白 E 综合征

## 7.1.45 匐行性穿通性弹力纤维病
### (elastosis perforans serpiginosa)

匐行性穿通性弹力纤维病是一种罕见皮肤结缔组织疾病,变性弹力组织通过表皮排出。男女发病比例约为 4∶1,发病以 11~20 岁常见。病因不清,可能与遗传、创伤有关,部分与使用青霉胺有关。多发于颈部两侧和背部,其次为上肢、面部下肢和躯干,多发皮损常有对称性。临床常表现为淡红色或正常肤色角化性丘疹,直径 2~5mm 大小,排列成环状、匐行状或卵圆形,环状皮疹中央可有萎缩改变,常无自觉症状。文献报道已超过 100 例,1/4 患者伴有唐氏综合征、弹力纤维假黄瘤、成骨不全等。本病病程持久,可消退或复发。

### 匐行性穿通性弹力纤维病 1 典型病例

女,27 岁,面部环形红斑 1 年(图 7.1.45.1)。1 年前无明显诱因双侧面颊逐渐出现数个黄豆大小的红色丘疹,未治疗,后皮疹逐渐增多,并呈环形增大,偶有轻度瘙痒。查体:双侧面颊可见大小不等的环形红斑,边缘略隆起。弹力纤维染色显示真皮乳头层粗大变性的弹力纤维聚集及穿通。

病例点评:患者面部环状斑块,结合组织病理示真皮乳头变性的弹力纤维及穿通现象是本例的诊断要点。

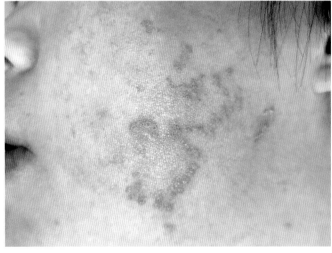

图 7.1.45.1 匐行性穿通性弹力纤维病

### 匐行性穿通性弹力纤维病 2

男,49 岁,全身皮肤反复出现红斑丘疹 5 年,加重 3 年(图 7.1.45.2)。5 年前双下肢出现少许针尖大丘疹,剧痒,搔抓后渐出现较多相同皮损,红色,渐排列成环状,愈后留萎缩性瘢痕,治疗后部分皮损可消退。曾用胸腺肽肠溶胶囊、西替利嗪、复方酮康唑乳膏,治疗似有效。查体:颈、四肢皮肤可见较多暗红色斑片,部分表面有呈环状分布的粟粒大角化性丘疹,质硬,多位于皮损边缘,中央处皮损可见部分轻度萎缩性瘢痕,颈、面部有多片暗紫红色斑片,形态不规则。弹力纤维染色示真皮乳头异常弹力纤维聚集,并向表皮穿通。

病例点评:结合患者全身可见角化性丘疹、逐渐呈环状、匐行性排列的典型皮损及组织病理示真皮乳头层弹力纤维变性及穿通,不难做出诊断。

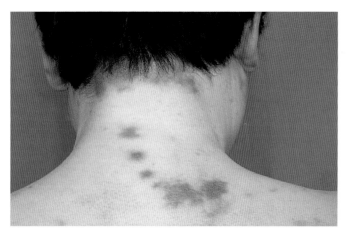

图 7.1.45.2a 匐行性穿通性弹力纤维病

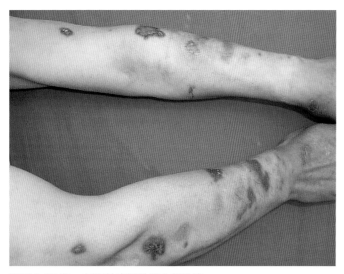

图 7.1.45.2b 匐行性穿通性弹力纤维病

## 7.1.46 反应性穿通性胶原病
(reactive perforating collagenosis)

反应性穿通性胶原病少见,分为遗传性和获得性两种。遗传性反应性穿通性胶原病是一种极少见的家族性疾病,始发于儿童。临床表现为浅表创伤后出现角化性丘疹,可见到同形反应。获得性反应性穿通性胶原病见于成年人,病因和发病机制尚不明确,可能与遗传和外伤有关,多并发系统疾病如糖尿病、慢性肾功能不全、高尿酸血症等。获得性反应性穿通性胶原病的诊断依据包括发病年龄 >18 岁,有脐凹的丘疹或结节,中央见黏着性角栓;病理检查示变性坏死的胶原纤维穿通火山口样的表皮。

### 反应性穿通性胶原病 1 典型病例

男,66 岁,右上肢红色丘疹结痂 40 天余(图 7.1.46.1),无明显自觉症状。患者否认动物接触史,既往诊断 2 型糖尿病。否认家族性遗传性疾病病史。

病例点评:右上肢散在圆形红色丘疹,表面可见较厚痂皮,剥掉痂皮可见溃疡,同形反应阳性。

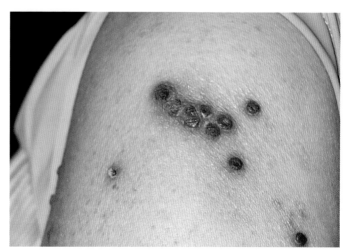

图 7.1.46.1 反应性穿通性胶原病

### 反应性穿通性胶原病 2

男,36 岁,四肢角化性丘疹、红斑伴瘙痒,5 个月(图 7.1.46.2)。

病例点评:四肢多发红色丘疹、斑块,皮损中央凹陷并可见黏着紧密的角质样物质。

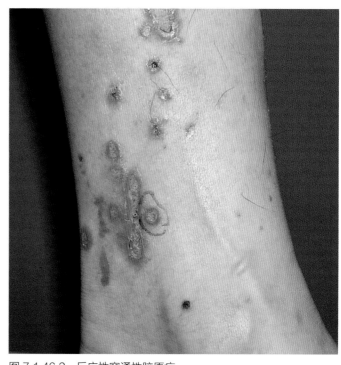

图 7.1.46.2 反应性穿通性胶原病

## 7.1.47　香菇皮炎
（shiitake mushroom dermatitis）

香菇皮炎又名鞭笞样香菇皮炎。发生于食用大量生的或没有完全熟透的香菇之后。表现为头面、躯干、四肢近端的鞭笞样条纹，可有丘疹、瘀斑、水疱，偶有发热及全身不适。需结合病史，注意与博来霉素导致的鞭笞样色素沉着相鉴别。

### 香菇皮炎 1　典型病例

女，50 岁，躯干条索状红斑伴轻痒 4 天，5 天前有野营烧烤进食香菇史（图 7.1.47.1）（北京中医药大学东直门医院张润田教授提供）。

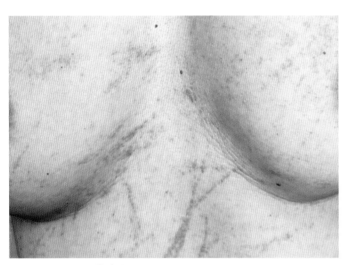

图 7.1.47.1a　香菇皮炎

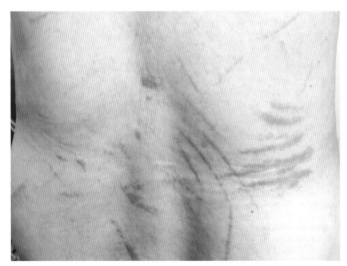

图 7.1.47.1b　香菇皮炎

### 香菇皮炎 2　典型病例

女，59 岁，全身条索状红斑伴瘙痒 4 天，发疹前 1 天有食用炒香菇史（图 7.1.47.2）（青岛市市立医院于海洋教授提供）。

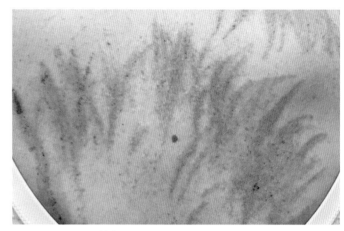

图 7.1.47.2a　香菇皮炎

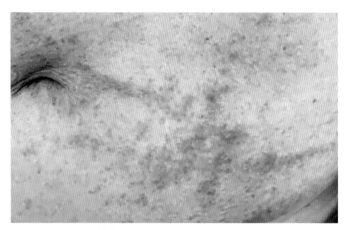

图 7.1.47.2b　香菇皮炎

### 香菇皮炎伴急性荨麻疹 3

男，33 岁，全身红斑、风团及条索状红斑瘙痒 1 天，伴胸闷、腹痛腹泻，1 天前进食香菇后出现（图 7.1.47.3）。

病例点评：本例背部有条索状红斑，同时有大量风团、胸闷、腹泻。为香菇皮炎并发急性荨麻疹（青岛市市立医院于海洋教授提供）。

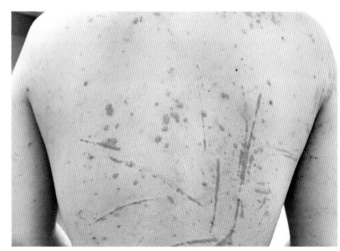

图 7.1.47.3a　香菇皮炎

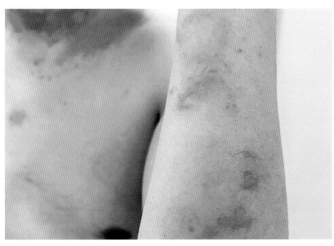

图 7.1.47.3b 香菇皮炎

# 7.1.48 线状和漩涡状痣样过度黑素沉着病
（linear and whorled nevoid hypermelanosis）

本病是一种罕见的色素沉着疾病，以线状或漩涡状条纹状的色素沉着斑为特征，常沿 Blaschko 线分布。皮损主要分布于躯干和四肢，但不累及掌跖和黏膜。Weeden 教授将包括本病的一组类似色素沉着性皮肤病统称为模式黑变病（patterned hypermelanosis）：带状网状色素沉积（reticulate hyperpigmentation distributed in a zosteriform fashion），进行型筛状和带状色素沉积（progressive cribriform and zosteriform hyperpigmentation），先天性曲状可触及色素沉积（congenital curvilinear palpable hyperpigmentation），带状色素沉积（zebra-like hyperpigmentation），进行性带状斑状色素性皮病（progressive zosteriform macular pigmented lesions），五彩状皮肤异色症（dyschromia in confetti），婴儿色素异常（infant with abnormal pigmentation）。

### 线状和漩涡状痣样过度黑素沉着病 1 典型病例

男,5 个月,全身色素沉着 5 个月(图 7.1.48.1)。出生即有。查体见躯干及四肢弥漫性色素沉着,呈漩涡状。

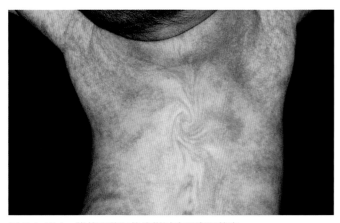

图 7.1.48.1 线状和漩涡状痣样过度黑素沉着病

### 线状和漩涡状痣样过度黑素沉着病 2 典型病例

女,11 岁,躯干、四肢色素沉着 8 年(图 7.1.48.2)。

病例点评:该患者躯干皮疹呈现特征性的"漩涡状",诊断不难。值得注意的是该患者父母为近亲结婚,但无家族史。

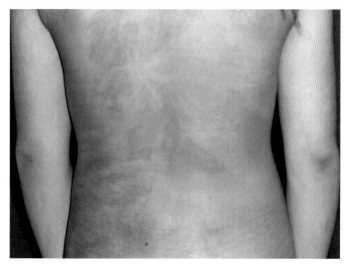

图 7.1.48.2 线状和漩涡状痣样过度黑素沉着病

### 线状和漩涡状痣样过度黑素沉着病 3

女,13 岁,四肢、躯干褐色斑疹、斑片 10 年余(图 7.1.48.3)。自幼即有。

病例点评:缺乏典型的"漩涡状排列皮疹"多呈线性及不规则形,但仔细观察可见多数沿 Blaschko 线分布。在排除经典的沿 Blaschko 线分布的病种(如色素失禁)后,诊断为线状和漩涡状痣样过度黑素沉着病。

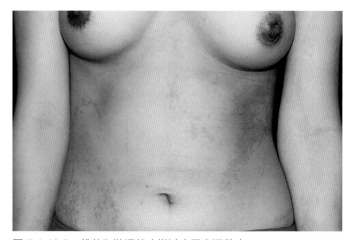

图 7.1.48.3 线状和漩涡状痣样过度黑素沉着病

### 线状和漩涡状痣样过度黑素沉着病 4

女,8 个月,面部、躯干、四肢褐色斑 7 个月余(图 7.1.48.4)。面部、躯干、四肢见广泛分布褐色斑片,形状不规则,呈线状、网状、漩涡状,局部可见棘状白色小丘疹,粗糙,可见色素镶嵌现象。

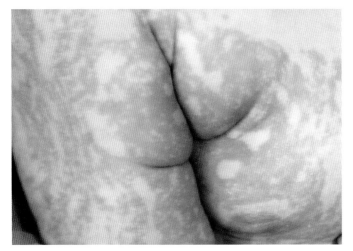

图 7.1.48.4 线状和漩涡状痣样过度黑素沉着病

## 7.1.49 先天性曲状可触及色素沉积
( congenital curvilinear palpable hyperpigmentation )

本病与线状和漩涡状痣样过度黑素沉着病可能为同一疾病,同质性大于差异性,支持与其他几种色素沉积疾病统称为模式黑变病。

### 先天性曲状可触及色素沉积 1

女,17 岁,左面部斑疹 16 年,渐发展至颈、左躯干、双上肢和左下肢(图 7.1.49.1)。皮损呈片状或条带状褐色斑,颈部皮损为融合性褐色丘疹。左手小指及小鱼际呈带状增厚。

病例点评:本病皮损与线状和漩涡状痣样过度黑素沉着病无明显差异,仅部分可触及。本例伴条纹状掌跖角化病。

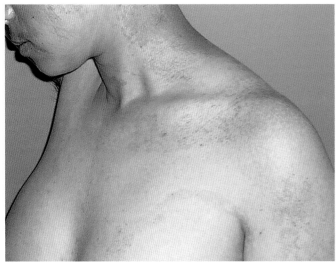

图 7.1.49.1a 先天性曲状可触及色素沉积

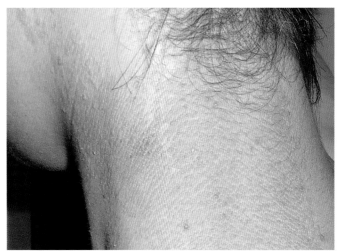

图 7.1.49.1b 先天性曲状可触及色素沉积

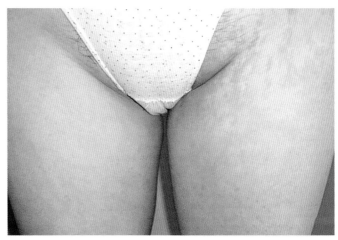

图 7.1.49.1c 先天性曲状可触及色素沉积

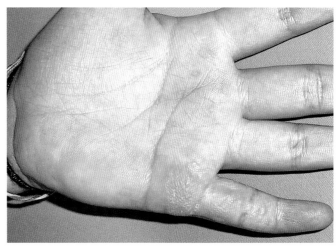

图 7.1.49.1d 先天性曲状可触及色素沉积

### 先天性曲状可触及色素沉积 2

女,24 岁,面颈、躯干及双上肢褐色斑片 24 年(图 7.1.49.2)。口周、左颈、颈部皮损粗糙可触及,躯干皮损呈带状、漩涡状,四肢伸侧褐色斑点,色浅淡,部分呈带状。

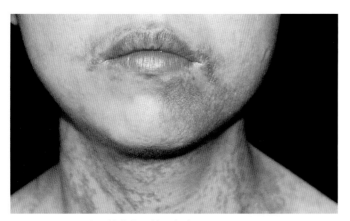

图 7.1.49.2a　先天性曲状可触及色素沉积

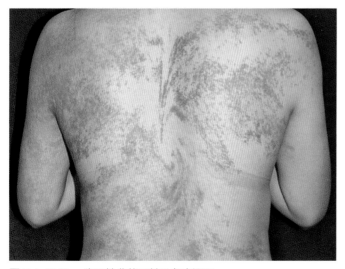

图 7.1.49.2b　先天性曲状可触及色素沉积

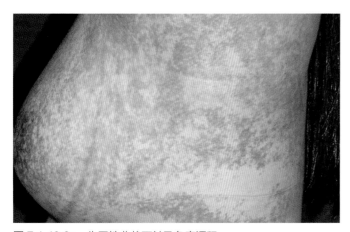

图 7.1.49.2c　先天性曲状可触及色素沉积

## 7.1.50　无色性色素失禁症
（incontinentia pigmenti achromians）

　　该病又称脱色性色素失禁症或伊藤色素减少症（hypome-lanosis of Ito），是一种少见的色素失禁症亚型，病因不明，大多认为是常染色体显性遗传，但亦有无阳性家族史的病例报告。有学者提出无色性色素失禁症是由遗传嵌合现象或遗传嵌合体导致的一

组疾病的皮肤表现。本病幼年发病，多见于女性，多数患者在出生时或生后 1 年内出现界限清楚的条纹状、泼墨状或漩涡状色素减退斑，可单侧或双侧，沿 Blaschko 线分布。色素减退斑随着年龄的增长而呈进行性扩展和增多，皮损好发部位依次为躯干、四肢、面部、颈部及臀部。临床上分皮肤型和神经皮肤型两种。皮肤型常发生于儿童期，色素减退斑出现晚，并持续到成年期，部分可自行消退；神经皮肤型多在婴儿期及出生时发生，色素减退斑出现早，并伴有中枢神经系统、骨骼及心理障碍等。

### 无色性色素失禁症 1　典型病例

　　男，3 岁，左胸背部、四肢色素减退斑 3 年（图 7.1.50.1）。
　　病例点评：患儿 3 个月时左胸背部、左上、下肢出现带状分布的白斑，无明显自觉症状。皮疹自发现至今范围及颜色均无明显变化。无家族史。皮肤科检查：左上肢内侧、左胸背部及左下肢可见带状分布白斑，沿 Blaschko 线分布，边界清楚，表面光滑。

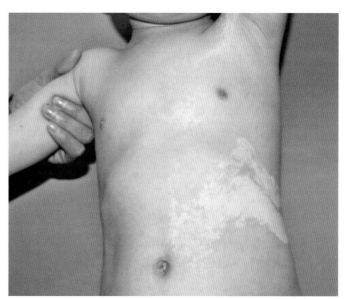

图 7.1.50.1a　无色性色素失禁症

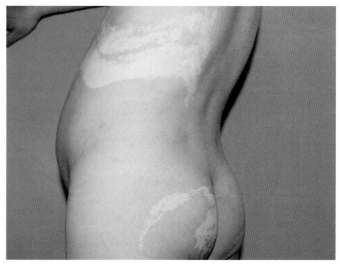

图 7.1.50.1b　无色性色素失禁症

### 无色性色素失禁症 2

女,5 岁,左胸、肋,左上、下肢色素减退 4 个月(图 7.1.50.2)。

病例点评:患儿 4 个月前无明显诱因出现左侧腋下方、上下肢出现单侧分布色素减退斑。无疼痒。未治疗。既往体健,家族史(-)。

图 7.1.50.2a　无色性色素失禁症

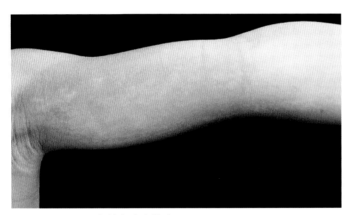

图 7.1.50.2b　无色性色素失禁症

## 7.1.51　斑驳病
### (piebaldism)

斑驳病又名图案状白皮病(patterned leukoderma),是一种罕见的以斑驳状白斑为特征的先天性常染色体显性遗传病,多数由 *KIT* 基因的点突变或者缺失引起。白斑以前额中部、上胸部、腹部和四肢多见,双侧相对对称。前额中部白发高达 90%,为部分患者的唯一表现。手、足、背部不受累。可伴有虹膜异常、聋哑、唇裂等先天畸形。

### 斑驳病 1　典型病例

男,10 岁,面部、胸腹中线、四肢白斑 10 年(图 7.1.51.1),无家族史。病理示表皮内色素及黑素细胞显著减少。

病例点评:额部对称性白斑白发、四肢及躯干白斑中有小片状正常皮肤即斑驳状改变。

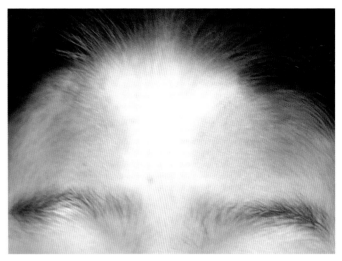

图 7.1.51.1a　斑驳病

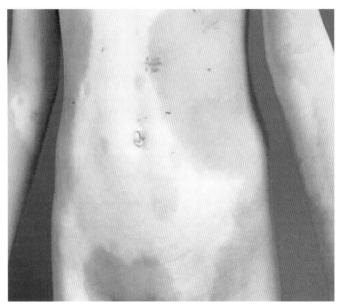

图 7.1.51.1b　斑驳病

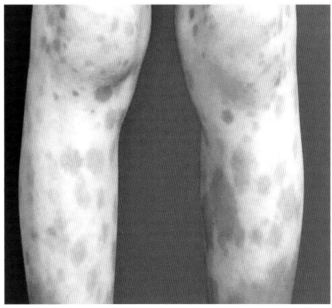

图 7.1.51.1c　斑驳病

**斑驳病 2　典型病例**

女，18岁，额、双下肢、腹部斑驳状白斑，出生即有（图7.1.51.2）。肘、小腿多处有色素沉着斑。

病例点评：先证者皮损典型。4代中3人有类似白斑，另有3人仅额部白发。另有2人患唇裂，1人唇裂患者伴先天性心脏病。

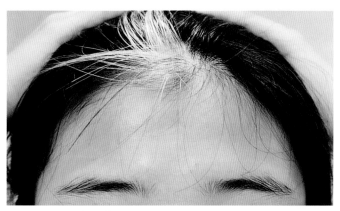

图 7.1.51.2a　斑驳病

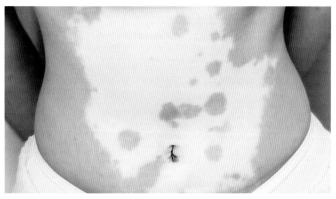

图 7.1.51.2b　斑驳病

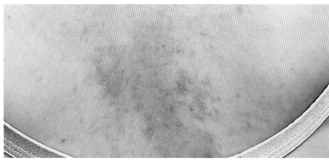

图 7.1.51.2c　斑驳病

**斑驳病 3　典型病例**

男，12岁，额部白发、左小腿后侧中段斑驳状白斑，出生即有（图7.1.51.3）。家族中4人患病，母亲额部白发及左小腿白斑，15岁左右逐渐消退（图：母亲额部白发）。其舅及外祖母仅额部白发无白斑。

病例点评：家族史对诊断帮助极大。

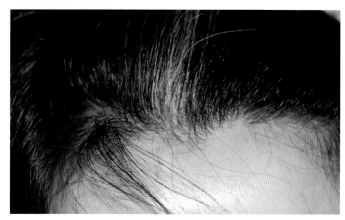

图 7.1.51.3　斑驳病

## 7.1.52　痣样基底细胞癌综合征
（nevoid basal cell carcinoma syndrome）
（见 1.2.2）

## 7.1.53　着色性干皮病
（xeroderma pigmentosa）（见 1.1.33）

## 7.1.54　变形综合征
（proteus syndrome）（见 3.1.4）

## 7.1.55　麻风
（leprosy）（见 8.1）

## 7.1.56　结节病
（sarcoidosis）（见 1.1.2）

# 第二节　全身均可受累的常见病非典型表现

（atypical presentation of common diseases that can occur on any part of the skin）

## 7.2.1　疣状痣

（verrucous nevus）

疣状痣又称为疣状表皮痣（verrucous epidermal nevus），幼年发病或出生即有。临床表现为肤色至褐色丘疹、斑块，逐渐隆起，青春期明显增厚，部分呈疣状改变，大面积皮损常沿 Blaschko 线分布。当有脑部、肌肉骨骼系统累及时则称为表皮痣综合征。本病需与炎性线性疣状表皮痣、线状苔藓、色素失禁症、汗孔角化病、汗孔角化样小汗腺孔和真皮导管痣等鉴别，小面积疣状痣需要与皮脂腺痣、色素痣鉴别。

### 疣状痣 1　典型病例

女，10 岁，右上肢、躯干右侧褐色斑块自幼出现（图 7.2.1.1）。

病例点评：皮损沿 Blaschko 线分布于一侧身体。

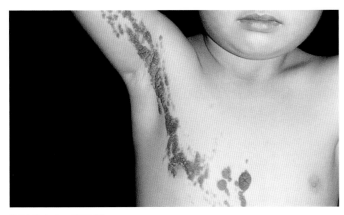

图 7.2.1.1　疣状痣

### 疣状痣 2

男，33 岁，上肢线状分布的褐色丘疹、斑块自幼出现（图 7.2.1.2）。

病例点评：不典型，临床除考虑疣状痣外，线状苔藓、线状扁平苔藓、炎性线性疣状表皮痣也要考虑。

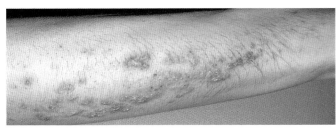

图 7.2.1.2　疣状痣

### 疣状痣 3

男，1 岁，颈后淡褐色斑块自幼出现（图 7.2.1.3）。

病例点评：头面部小面积疣状痣有时很难与皮脂腺痣区分，需通过病理活检确诊。

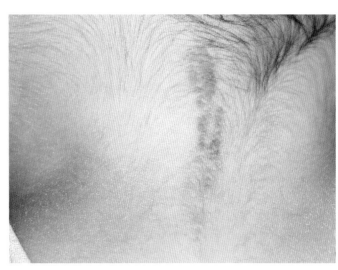

图 7.2.1.3　疣状痣

### 疣状痣 4

男，17 岁，右肩部褐色丘疹出生即有（图 7.2.1.4）。

病例点评：对于小面积孤立性的疣状痣容易与色素痣相混淆。前者较后者而言有簇集现象，后者更散发。

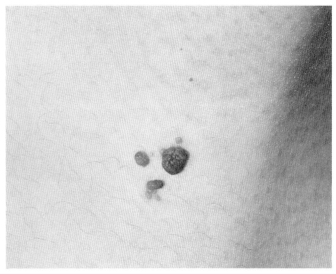

图 7.2.1.4　疣状痣

## 疣状痣5

女,18岁,右大腿后侧褐色斑块出生即有,渐增厚(图7.2.1.5)。

病例点评:该患者临床除疣状痣外,还要考虑汗孔角化病等。病理最终证实为疣状痣。

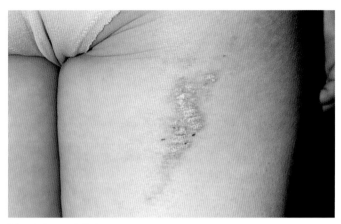

图7.2.1.5 疣状痣

# 7.2.2 瘢痕疙瘩
（keloid）

瘢痕疙瘩是伤口愈合过程中的过度反应,多表现为高出周围正常皮肤的硬丘疹、斑块等。早期表面呈粉红色或紫红色,晚期多呈苍白色或深褐色,有时伴色素沉着,与周围正常皮肤有比较明显的界限。

### 瘢痕疙瘩1 典型病例

女,18岁,胸部暗红色结节2年余,渐增大(图7.2.2.1)。

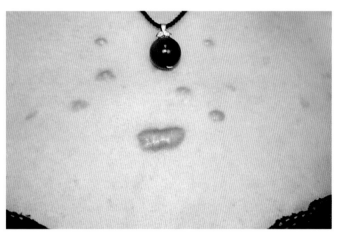

图7.2.2.1 瘢痕疙瘩

### 瘢痕疙瘩2

男,49岁,胸部、背部结节、包块20年余(图7.2.2.2)。

病例点评:胸背部一15cm×10cm结节性包块,质硬,界清,表面欠光滑,无破溃。局部部分消退可能与治疗相关。

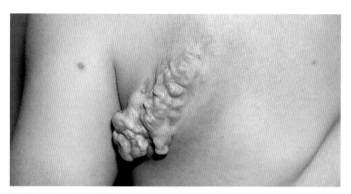

图7.2.2.2 瘢痕疙瘩

### 瘢痕疙瘩3

男,20岁,双上臂硬丘疹、斑块,痒痛不适4年(图7.2.2.3)。

病例点评:双上臂多发大小不一紫红色丘疹、斑块,质硬,部分排列呈条索状,界清。

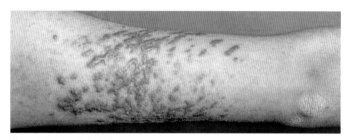

图7.2.2.3 瘢痕疙瘩

### 瘢痕疙瘩4

女,28岁,全身多发硬斑块,自幼发生(图7.2.2.4)。

病例点评:全身皮肤10余处大小不一硬红斑块,右上肢2处基底较小,背部皮损约15cm×20cm,边缘隆起,中央轻度凹陷。多发瘢痕疙瘩注意与边缘离心性角化棘皮瘤等鉴别。

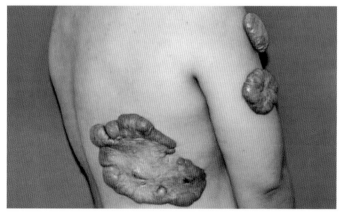

图7.2.2.4 瘢痕疙瘩

## 瘢痕疙瘩 5

女,30 岁,右上臂内侧黑色丘疹 2 年余(图 7.2.2.5)。

病例点评:右上臂内侧可见一黑色丘疹,呈梭形,约 0.5cm× 1cm,界清,表面光滑,捏压痛明显,余无异常。注意与皮肤纤维瘤相鉴别。

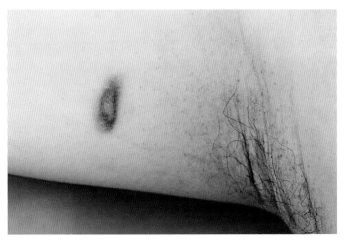

图 7.2.2.5　瘢痕疙瘩

## 7.2.3　鳞状细胞癌
（squamous cell carcinoma）

鳞状细胞癌(SCC)主要见于老年人,与日晒、化学因素及癌前病变等有关。好发于面部、四肢,增长较快。皮损通常为结节溃疡性损害。常见的鳞状细胞癌可分两型,一种为菜花或乳头状,底宽,质硬,附鳞屑、结痂,顶部常有针刺样角质;另一种为深在型,初为淡红色质硬小结节,逐渐累及深部及周围组织,中央可出现溃疡,边缘外翻,有坏死组织和脓性分泌物,伴恶臭,基底可深至肌肉和骨骼。疣状癌多见于肢端、口腔及外阴部位,表现为显著外生和内生的角化性斑块或肿块。

### 鳞状细胞癌 1　典型病例

男,59 岁,右下肢溃疡 10 年,加重 2 个月(图 7.2.3.1)。

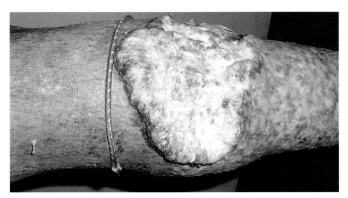

图 7.2.3.1　鳞状细胞癌

## 鳞状细胞癌 2

男,65 岁,右下腹红斑、糜烂、渗出伴痒 3 年,逐渐增大(图 7.2.3.2)。

病例点评:表现为片状浸润性红色斑块,部分表面见暗红色痂皮。

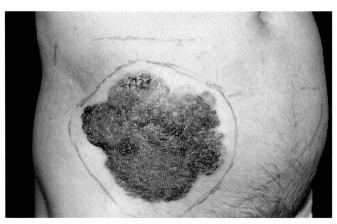

图 7.2.3.2　鳞状细胞癌

## 鳞状细胞癌 3

女,35 岁,外阴溃疡 3 个月,渐扩大,疼痛明显(图 7.2.3.3)。

病例点评:病程较短且伴有明显疼痛,临床容易误诊为感染性疾病。

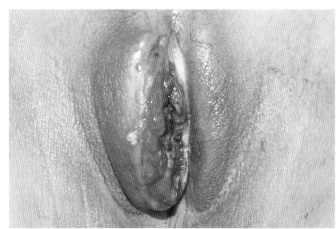

图 7.2.3.3　鳞状细胞癌

## 鳞状细胞癌 4

女,17 岁,面颈部、双手背褐色斑 14 年,面部黑色丘疹、破溃、渗出 2 年(图 7.2.3.4)。

病例点评:既往有着色性干皮病病史,病理提示原位鳞状细胞癌(上睑),基底细胞癌合并假上皮瘤样增生(下睑),基底细胞癌(鼻)。

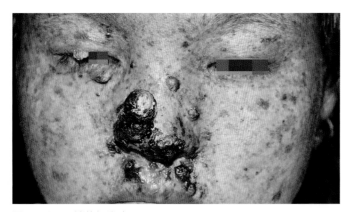

图 7.2.3.4　鳞状细胞癌

## 鳞状细胞癌 5

男,74 岁,烫伤后瘢痕 60 年,破溃 10 年(图 7.2.3.5)。

病例点评:烫伤后瘢痕的基础上发生。

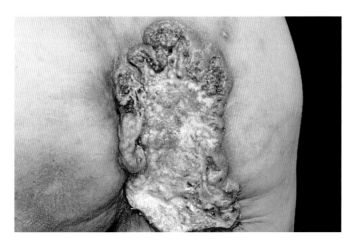

图 7.2.3.5　鳞状细胞癌

## 鳞状细胞癌 6

男,46 岁,双手多处角化性丘疹 3 年余(图 7.2.3.6)。

病例点评:为砷角化病发展而来。

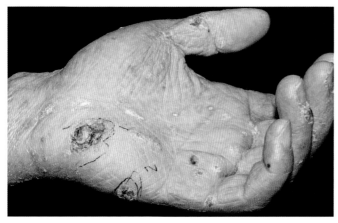

图 7.2.3.6　鳞状细胞癌

## 鳞状细胞癌 7

女,71 岁,面部红色斑块、溃疡、结痂伴疼痛 1 年余,渐增大(图 7.2.3.7)。

病例点评:局部外伤后红斑,渐增大、并出现溃疡、结痂,临床需要注意与感染性疾病相鉴别。

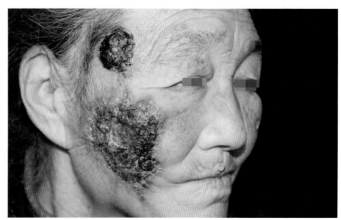

图 7.2.3.7　鳞状细胞癌

## 鳞状细胞癌 8

男,67 岁,左胫前红色丘疹、斑块 20 年余(图 7.2.3.8)。

病例点评:病理提示为鲍恩病样鳞状细胞癌。

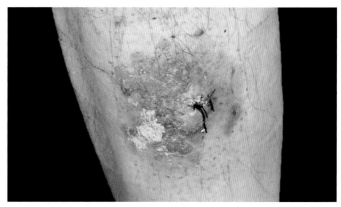

图 7.2.3.8　鳞状细胞癌

## 7.2.4　鲍恩病
（Bowen disease）

鲍恩病又称为皮肤原位鳞状细胞癌(cutaneous squamous cell carcinoma in situ),多见于中老年人。可能与日光照射、砷剂、病毒感染等有关。多为单发,可见于身体任何部位,多发生于头面部、颈部及下肢。皮损为红斑或鳞屑性斑块,边界清,稍隆起,表面棕色或灰色厚痂,强行剥离后,可见湿润糜烂面。通常无自觉症状,缓慢生长,持续不退,5% 病例发展成侵袭性鳞状细胞癌。

## 鲍恩病 1  典型病例

男,76 岁,左髋部包块 3 年余,进行性扩展(图 7.2.4.1)。

病例点评:左髋部干燥的增生性斑块,表面结痂、不规则裂隙。

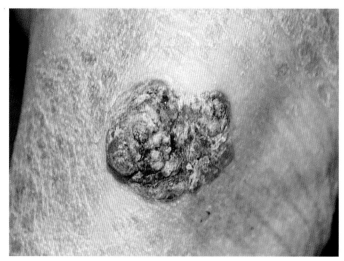

图 7.2.4.1  鲍恩病

## 鲍恩病 2  典型病例

男,75 岁,右踝部红斑、脱屑、糜烂反复发作 3 年(图 7.2.4.2)。

病例点评:踝部糜烂性斑块,渐进性扩展,基底糜烂,局部增厚,上有污秽黏着痂皮,临床易误诊为慢性湿疹。

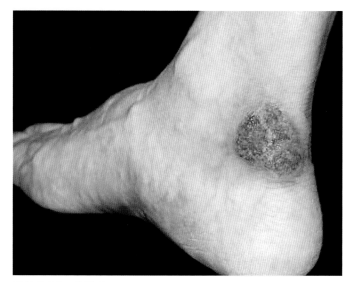

图 7.2.4.2  鲍恩病

## 鲍恩病 3

女,46 岁,腰部暗红色斑丘疹 4 年(图 7.2.4.3)。

病例点评:本例患者表现为腰部红褐色斑块,表面角化,进展缓慢,无破溃,临床上需要与脂溢性角化病相鉴别。

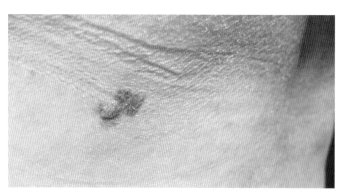

图 7.2.4.3  鲍恩病

## 鲍恩病 4

女,52 岁,左面部褐色斑块 2 年(图 7.2.4.4)。

病例点评:曝光部位褐色斑块中央黏着结痂,临床上需要与光线性角化病、基底细胞癌等鉴别。

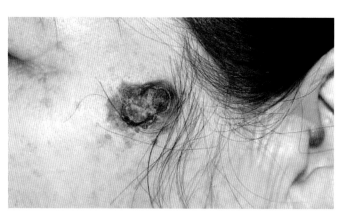

图 7.2.4.4  鲍恩病

## 鲍恩病 5

男,76 岁,左手中指红色斑块、溃疡 7 年(图 7.2.4.5)。

病例点评:皮损为暗红色,局部呈疣状,表面可见黏着痂皮,溃疡,有脓性分泌物,病理活检具有重要意义。

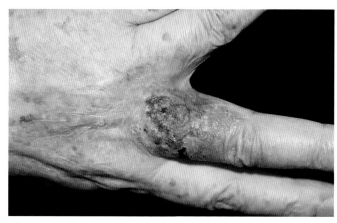

图 7.2.4.5  鲍恩病

## 7.2.5　神经纤维瘤病
### （neurofibromatosis）

单发的皮疹称为神经纤维瘤（neurofibroma），无家族史，常见于成人，临床表现为单发的1~3cm大小的皮下结节，与皮肤粘连，好发于头颈或四肢，无自觉症状。

表现为神经系统、骨骼和皮肤的发育异常称为神经纤维瘤病（NF），为常染色显性遗传病，可分为以下几种类型：NF1，即传统的神经纤维瘤病，占85%以上，表现为多发神经纤维瘤和咖啡牛奶斑，多不伴发中枢神经系统损害，可见Lisch小结；NF2，听神经鞘瘤；NF3，混合型，具有NF1和NF2型特征；NF4，变异型；NF5，节段型或局限性，咖啡牛奶斑和神经纤维瘤局限于身体的特定部位；NF6，仅有咖啡牛奶斑；NF7，迟发型，在30岁以后发病。典型的神经纤维瘤病表现为出生或出生后不久出现的躯干、四肢多发咖啡牛奶斑，伴有多发大小不一的丘疹、结节和肿瘤。皮疹质地柔软，患者通常无明显不适。部分患者肿瘤巨大，可造成肢体残疾或毁容性改变。

### 神经纤维瘤病1（NF1）　典型病例

男，26岁，泛发棕色斑26年，丘疹包块20年（图7.2.5.1）。

病例点评：出生时全身泛发棕色斑点、斑片，随年龄增长皮损数量逐渐增多，10岁时出现粉红色肿块，质软，逐渐增多增大。本例患者肿瘤压迫骨骼导致脊柱侧弯，父亲既往有神经纤维瘤病病史。

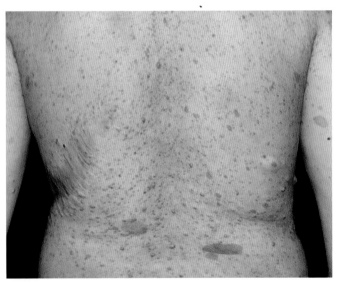

图7.2.5.1　神经纤维瘤病

### 神经纤维瘤2　典型病例

女，39岁，头顶皮下结节3年，渐增大（图7.2.5.2）。

病例点评：无不适，缓慢增大，易误诊为附属器肿瘤。

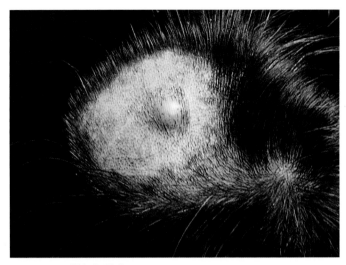

图7.2.5.2　神经纤维瘤

### 神经纤维瘤3

女，3岁，左下腹斑块2年（图7.2.5.3）。

病例点评：无明显诱因出现，皮损渐增大，无任何不适。全身其他部位未见类似皮疹及咖啡牛奶斑。

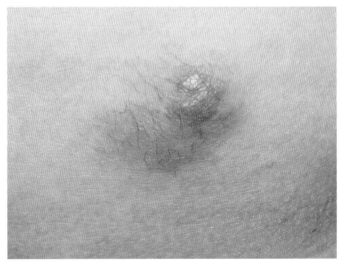

图7.2.5.3　神经纤维瘤

### 神经纤维瘤合并太田痣4

女，39岁，左面部蓝黑色斑片20年余，左面部肿胀半年（图7.2.5.4）。

病例点评：神经纤维瘤合并太田痣，十分罕见，既往国外文献仅为个例报道，患者均为女性。患者可伴有面部疼痛，眼部及口腔黏膜可出现黑斑，若伴发脉络膜恶性黑色素瘤可导致视力下降。此类表现患者肿瘤可侵犯至肌肉、骨骼，首选手术切除，切除不彻底易复发，影像学检查有助于确定手术范围，应密切随访有无恶变。

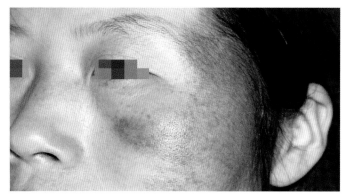

图 7.2.5.4　神经纤维瘤合并太田痣

### 神经纤维瘤病合并太田痣 5

女,7 岁,左眉弓处褐色斑片 6 年余(图 7.2.5.5)。

病例点评:肿瘤较大导致左侧上睑下垂,瘤体压迫视神经出现左眼视力降低。与病例 4 类似,易误诊为太田痣,病史及细致的查体甚为重要。

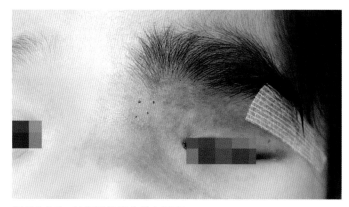

图 7.2.5.5　神经纤维瘤合并太田痣

### 神经纤维瘤 6

男,63 岁,右足背囊肿 5 年余(图 7.2.5.6)。

病例点评:皮损无不适,缓慢增大。

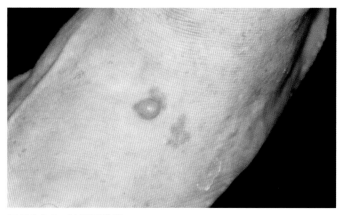

图 7.2.5.6　神经纤维瘤

## 7.2.6　色素痣
### （nevus pigmentosus）

普通后天性黑素细胞痣中的"普通"是为了区别发育不良痣,后者亦为后天发生,但我国不存在发育不良痣。英文别名:cellular nevi,acquired melanocytic nevi,mole,common mole,nevocytic nevus 等,中文译为:色(素)痣,痣细胞痣,黑素细胞痣,获得性色素痣等,这些名称与先天性小痣基本上混用。考虑到历史原因及门诊书写习惯等,我们在本书中用色素痣替代不便门诊书写的普通后天性黑素细胞痣。

色素痣初发时为小的黑斑点,痣细胞位于表皮内,即交界痣,增大形成丘疹后,痣细胞完全位于皮内,即皮内痣,由斑点增大过渡到丘疹阶段,表皮及真皮内均有痣细胞,即复合痣(混合痣)。色素痣通常小于 1cm,多呈黑、浅棕色,亦可为皮色。不同部位的色素痣形态常不同,Ackerman 等于 1990 年根据研究者的贡献,将这些痣定为一些独立的疾病,主要有:①Unna 痣(又称背部乳头瘤样痣),位于背部、颈、头皮,息肉状软痣,1896 年 Unna 在论文中描述为软痣。②Miescher 痣(又称面部半球形黑素细胞痣),主要位于面、额、上颈,主要为圆形,偶为卵圆形,光滑。③扁平获得性黑素细胞痣(flat acquired melanocytic nevus),躯干、四肢、生殖器部位的色素痣基本上为扁平形态,有学者将其与上述两类并列,称为扁平获得性黑素细胞痣。

### 色素痣 1　典型病例

女,23 岁,面部黑色斑疹 10 余年(图 7.2.6.1)。面部 7 个直径约 1~2mm 黑褐色斑疹,光滑,规则,色素均匀。

病例点评:病理为交界痣,临床上与黑子不易鉴别。

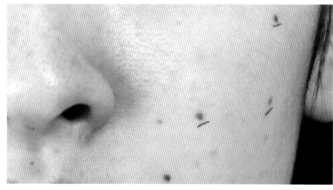

图 7.2.6.1　色素痣

### 色素痣 2　典型病例

男,9 岁,面部黑褐色丘疹 7 年,渐增多、增大(图 7.2.6.2)。面部 7 个直径 0.1~0.4cm 黑褐色丘疹,稍突出于皮面,界清,色素尚均匀。

病例点评:病理为复合痣。

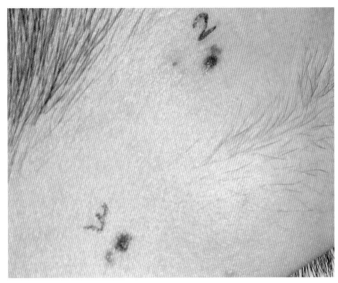

图 7.2.6.2 色素痣

## 色素痣 3 典型病例

女,14 岁,颏部黑色丘疹 10 年,渐增大(图 7.2.6.3)。

病例点评:此例病理为复合痣,部位及形态为典型的 Miescher 痣。

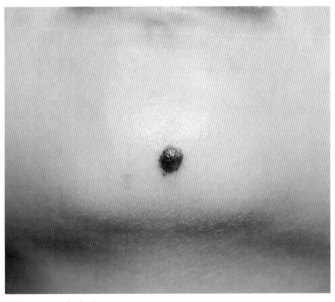

图 7.2.6.3 色素痣

## 色素痣 4 典型病例

男,30 岁,枕部肤色增生物 18 年(图 7.2.6.4)。

皮损特点:该病例病理为皮内痣。头顶色素痣常为乳头瘤样,软,即 Unna 痣。此皮损呈正常皮色,软纤维瘤样,有正常毛发从皮损处穿出。获得性色素痣通常直径小于 1cm,此皮损 1.4cm。

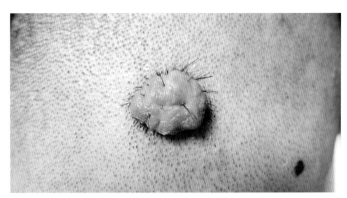

图 7.2.6.4 色素痣

## 色素痣 5

女,18 岁,右手背黑色丘疹 4 年(图 7.2.6.5)。丘疹渐增大至 0.3cm,周边有刺突状黑斑。

病例点评:病理为复合痣。痣边缘放射状斑为黑色素瘤的特点,但皮损未达 0.6cm。

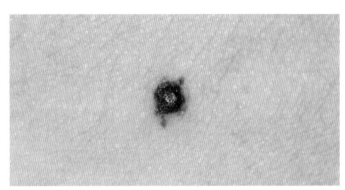

图 7.2.6.5 色素痣

## 色素痣 6

女,38 岁,发现会阴部黑色丘疹 1 周(图 7.2.6.6)。

病例点评:病理为皮内痣。女外阴色素痣常呈乳头瘤样,有时直径可大于 1cm。对发病年龄大于 30 岁后新发的黑斑、丘疹,若皮损较大,需注意除外黑色素瘤。

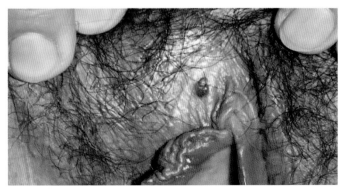

图 7.2.6.6 色素痣

## 7.2.7　先天性色素痣

（congenital melanocytic nevus）

先天性色素痣指出生时即存在的一组可累及真表皮的色素痣，部分可于出生后数周至数月发现。眼睑分裂痣、包皮龟头分裂痣均胚胎期形成。包皮龟头分裂痣有时晚发现，部分近 20 岁包皮能翻起后渐渐出现色素方发现。形态可为斑点、斑片、斑块，可为圆形、卵圆形隆起性丘疹，黑色、棕色、褐色、深棕色或红褐色，变异可很大。有的损害可不对称，边界可不清楚、不整齐，表面可不平，色泽亦可不均匀，可符合黑色素瘤的 ABCDE 特点。大的皮损常有粗毛。可见于任何部位的皮肤、巩膜及皮肤黏膜交界处。与文献不同，我们将小于患者拇指甲大者定义为先天性小痣（small congenital nevus），大于患者 1 掌的皮损定义为先天性巨痣（giant congenital melanocytic nevus），介于患者拇指甲与 1 掌之间的为先天性中型痣（middle sized congenital nevus）。我们早年的研究肯定了先天性小痣较后天性色素痣易恶变，由先天性小痣恶变者约占皮肤黑色素瘤总数的 13%。恶变一般发生于 30 岁以后，发生于儿童期者极少。恶变征兆为明显增大，斑疹上出现丘疹，或丘疹边缘出现斑疹，周围出现红晕，疼痛或瘙痒，特别易受伤出血。国外文献中，先天性巨痣恶变率约占 7%，约半数恶变发生于 5 岁前。先天性色素痣特别是巨痣可出现快速增生的结节，常被误判为恶变。临床需鉴别的主要疾病有：普通后天性色素痣、发育不良痣、黑色素瘤、贝克痣、太田痣、蓝痣等。

### 先天性色素痣 1　典型病例

女，3 岁，左前臂黑色斑丘疹 3 年余（图 7.2.7.1）。出生时直径约 0.4cm，现 0.6cm×0.5cm。

病例点评：病理交界痣。皮损小于患者拇指甲大，为先天性小痣。

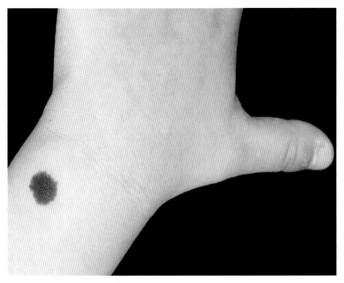

图 7.2.7.1　先天性色素痣

### 先天性色素痣 2　典型病例

女，33 岁，右颞部黑色丘疹，出生即有（图 7.2.7.2）。

病例点评：病理为皮内痣。很多先天性小痣无论临床还是病理，与后天性色素痣无差异。

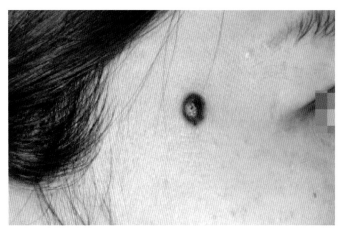

图 7.2.7.2　先天性色素痣

### 先天性色素痣 3　典型病例

男，13 岁，右手背黑色斑丘疹 13 年（图 7.2.7.3）。出生直径约 0.4cm，现 2cm×1.5cm，有毛发生长。

病例点评：病理为复合痣。皮损大于患者拇指甲大，为先天性中型痣。

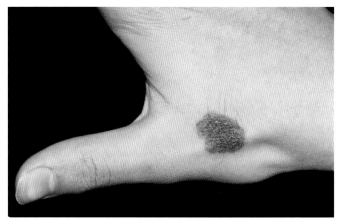

图 7.2.7.3　先天性色素痣

### 先天性色素痣 4（先天性中型痣）　典型病例

女，18 岁，左手背腕部黑色斑块伴丘疹，结节 18 年（图 7.2.7.4）。

病例点评：除黑色斑块，皮损内较多丘疹，逐渐增多、增大。结节可出生即有，也可后天发生。快速增长的结节多发生于婴幼儿期，发生于成人者生长较缓慢。先天性色素痣伴结节形成需注意与先天性色素痣恶变鉴别。

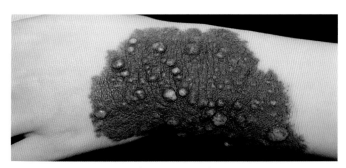

图 7.2.7.4 先天性色素痣(先天性中型痣)

## 先天性色素痣 5 典型病例

男,1 岁,头颈、背、臀部黑色斑块、斑片、结节 1 年,表面多毛(图 7.2.7.5)。

病例点评:病理复合痣。皮损大于患者体表 1%(1 掌),为先天性巨痣。先天性色素痣可色素不均、边缘不齐、其内有结节、有粗毛等。巨痣除主皮损外,全身其他部位可出现大小不一的小痣、中型痣,这些痣可出生即有,亦可晚发。

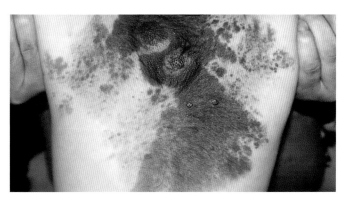

图 7.2.7.5 先天性色素痣(先天性巨痣)

## 先天性色素痣 6(先天性巨痣) 典型病例

女,3 岁,前胸黑色斑片 3 年余(图 7.2.7.6)。

病例点评:皮损约 5cm×5cm,但大于患儿 1 个手掌面积,为巨痣,病理为复合痣。

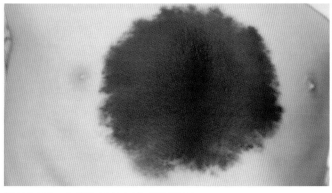

图 7.2.7.6 先天性色素痣(先天性巨痣)

## 先天性色素痣 7(先天性巨痣)

男,15 岁,右侧头皮黑色斑块,出生即有。8 岁后皮损表面增生出现结节及脑回状改变,渐明显(图 7.2.7.7)。

病例点评:病理为复合痣。大于患者 1 手掌,为先天性巨痣。

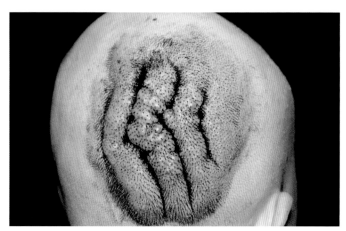

图 7.2.7.7 先天性色素痣(先天性巨痣)

## 先天性色素痣 8(眼睑分裂痣)

男,5 岁,右眼上下睑黑斑 5 年(图 7.2.7.8)。皮损渐增大,形状、颜色无变化。

病例点评:分裂痣为胚胎尚未形成眼裂前发生。

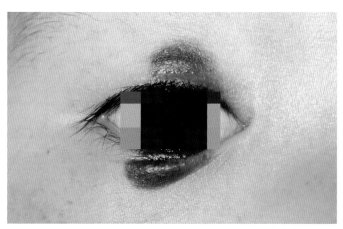

图 7.2.7.8 先天性色素痣(眼睑分裂痣)

## 先天性色素痣 9(包皮龟头分裂痣)

男,18 岁,龟头、包皮黑斑、丘疹 2 年(图 7.2.7.9)。2 年前行包皮环切术后出现 2 个淡红色斑疹,渐增大变厚,颜色加深变为黑色。

病例点评:病理龟头黑斑为交界痣、包皮丘疹为复合痣。与眼睑分裂痣同理,此部位的痣也发生于胚胎期龟头包皮尚未分化前。此种痣往往于儿童包皮能上翻或包皮环切术后接触光后逐渐产生色素方显现。

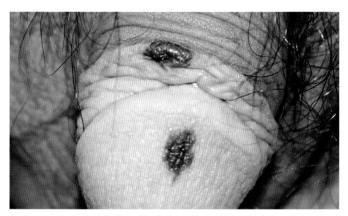

图 7.2.7.9　先天性色素痣（包皮龟头分裂痣）

## 7.2.8　复发性色素痣
（recurrent melanocytic nevus）

复发性色素痣又称假性黑色素瘤（pseudomelanoma）、复发痣（recurrent nevus），指继发于激光、电灼、药物腐蚀等治疗后复发的各种先天性或后天性色素痣。因炎症、表皮及成纤维细胞修复等，导致异常色素沉着和刺激残存痣细胞增生。皮损常不对称，边缘不规则，色素不均匀，偏心性隆起和硬化，具有类似恶性黑色素瘤的特征，病理有时也难与黑色素瘤鉴别。以激光、电灼、药物腐蚀等方法治疗直径小于 3mm 的色素痣通常能彻底去除痣细胞，遗留的小凹陷性瘢痕经过一段时间的修复可达到美容效果。但较大的色素痣用这些手段处理可能出现下列后果：①治疗不彻底，成为复发性痣；②遗留各种增生性及萎缩性瘢痕并残留痣细胞；③残留的痣细胞恶变导致黑色素瘤；④一些早期黑色素瘤被误诊为痣，这些手段处理后加速肿瘤的增长、转移。

### 复发性色素痣 1

女，20 岁，右股部黑色丘疹，自幼即有（图 7.2.8.1）。5 年前曾行激光治疗。皮损直径约 6mm，略高于皮面，表皮轻度皱缩，色素不均。

病例点评：病理为皮内痣。临床病史是与黑色素瘤相鉴别的要点。

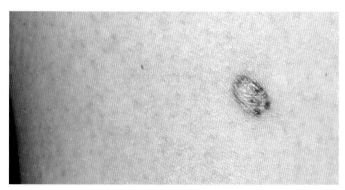

图 7.2.8.1　复发性色素痣

### 复发性色素痣 2

女，18 岁，右前臂黑色斑片 18 年（图 7.2.8.2）。6 岁时行激光治疗后形成瘢痕，皮疹随年龄渐增大。

病例点评：为先天性中型痣，病理为皮内痣。

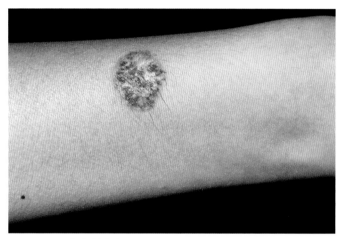

图 7.2.8.2　复发性色素痣

### 复发性色素痣 3

男，8 岁，左面部凹陷性瘢痕 3 年（图 7.2.8.3）。3 年前以药物外用除痣后遗留凹陷性瘢痕。

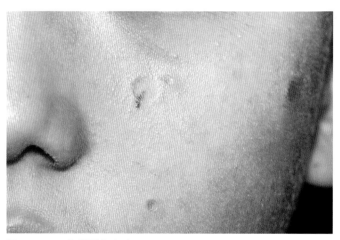

图 7.2.8.3　复发性色素痣

## 7.2.9　肢端痣
（acral nevus）

肢端痣可为先天或后天发生。病理可为交界痣、复合痣及皮内痣。后天性肢端痣以斑疹为主，少数为丘疹，通常直径 2~4mm 大小，偶大于 10mm，生长缓慢，多为交界痣及复合痣。少数发生于 30 岁后，特别是出现形状不规则时，与肢端黑色素瘤极难区别。皮肤镜图像特征为皮沟平行模式，而肢端黑色素瘤为皮脊平行模式。

### 肢端痣 1　典型病例

女,25 岁,左足跖黑色丘疹 2 年余(图 7.2.9.1)。皮损渐增大,约 1cm×0.4cm,界清,色素均匀,无压痛、破溃,余无异常。

病例点评:病理为交界痣。年龄对鉴别有重要意义。

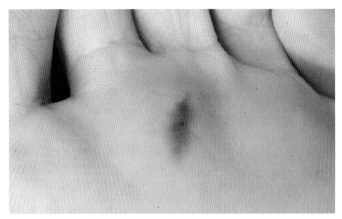

图 7.2.9.1　肢端痣

### 肢端痣 2　典型病例

女,47 岁,左足底黑斑伴痒 7 年余(图 7.2.9.2)。左足底直径约 0.5cm 大小褐色斑,色素均匀,界限清楚。

病例点评:病理为交界痣。虽发病年龄超过 30 岁,但皮损小,长期无明显变化。

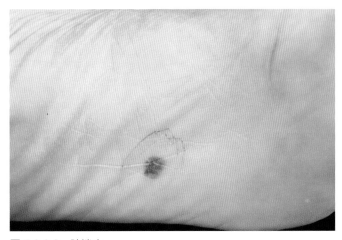

图 7.2.9.2　肢端痣

### 肢端痣 3

女,50 岁,左足底黑斑 3 年,发现时直径约 0.1cm,渐增大,现约 0.4cm×0.4cm(图 7.2.9.3)。

病例点评:病理为复合痣。本病例发生年龄较大、皮损边缘不整齐、色素不均,除皮损较小外,具备黑色素瘤的诸多特点。临床上遇到类似病例时,宜在充分沟通后,扩大 0.5cm 切除较妥。

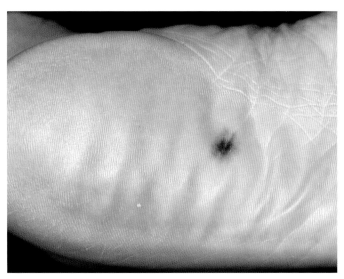

图 7.2.9.3　肢端痣

### 肢端痣 4

女,9 岁,右手掌黑色斑疹 6 个月余(图 7.2.9.4)。6 个月前被铅笔刺破后出现黑斑,逐渐扩大,色素均一,边界不清。

病例点评:病理为交界痣。后天性交界痣通常很小,形状规则。此病例的发生与外伤相关,长径约 5mm,且不规则,需考虑到黑色素瘤的可能,但年龄小,扩大 2~3mm 切除行病理检查即可。

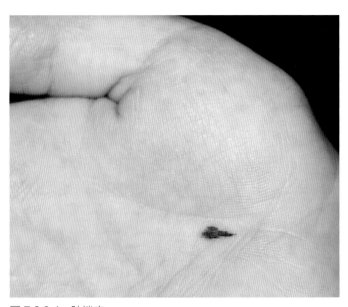

图 7.2.9.4　肢端痣

### 肢端痣 5

女,25 岁,右足底黑色斑点 3 年(图 7.2.9.5)。3 个月前发现黑斑周围出现褐色线状条纹,渐向周围扩展,无不适,未治疗。

病例点评:病理为交界痣。尽管皮损小、发病年龄小,但放射状生长,临床通常考虑黑色素瘤。

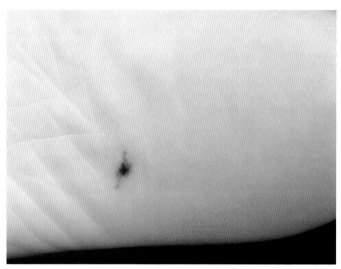

图 7.2.9.5 肢端痣

### 肢端痣 6

男,19 岁,左足底色斑,出生时即发现,渐变大,偶有痛感(图 7.2.9.6 )。

病例点评:病理为交界痣。先天性色素痣可具有 ABCDE 的黑色素瘤皮损特征。

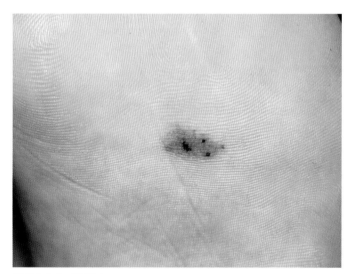

图 7.2.9.6 肢端痣

### 肢端痣 7

女,6 岁,左足弓黑斑,出生时即有,随年龄增大,形状无明显变化(图 7.2.9.7)。

病例点评:病理为混合痣。皮损约 2.5cm×1.5cm,边缘不整齐,界不清,周边色素浅,具有 ABCDE 的黑色素瘤皮损特征。

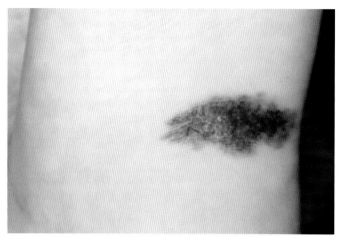

图 7.2.9.7 肢端痣

### 肢端痣 8

女,35 岁,右足内侧黑斑 30 余年,缓慢增大,近 2 年自觉生长增快,色由褐变黑,较前不均匀,不规则(图 7.2.9.8)。黑斑约 1cm×0.8cm。

病例点评:该病的病史、皮损特点均示黑色素瘤特点,但病理为复合痣。

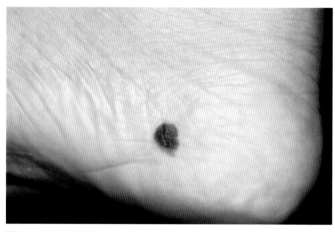

图 7.2.9.8 肢端痣

## 7.2.10 炎性线性疣状表皮痣
（inflammatory linear verrucous epidermal nevus）

炎性线性疣状表皮痣好发于婴幼儿,偶见于成人,皮损多呈线状排列,易累及小腿及股部,通常单侧分布,且以左侧多见,双侧少见,偶可泛发。皮损为脱屑性红斑、丘疹性损害,可融合成斑块,常伴有苔藓样变,瘙痒明显。

## 炎性线性疣状表皮痣 1　典型病例

男,3 岁,左小腿内侧至腹部褐色疣状增生斑丘疹,出生 7 个月后出现,治疗无效(图 7.2.10.1)。

病例点评:皮损呈带状,单侧分布,累及下腹部,局部融合成斑块。

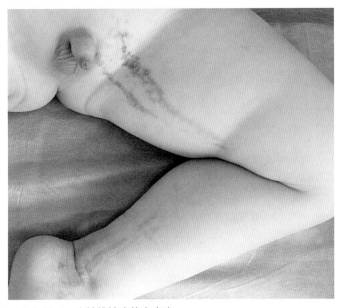

图 7.2.10.1　炎性线性疣状表皮痣

## 炎性线性疣状表皮痣 2　典型病例

女,10 岁,面、躯干、四肢广泛线状、带状红斑、丘疹出生即有,自觉痛痒(图 7.2.10.2)。

病例点评:全身泛发,局部呈线状、带状分布,部分融合成片,左侧较重。

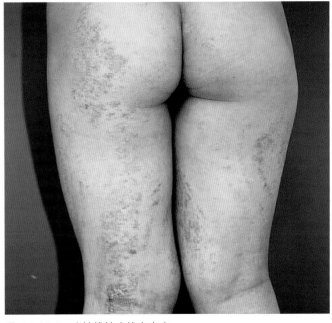

图 7.2.10.2　炎性线性疣状表皮痣

## 炎性线性疣状表皮痣 3　典型病例

男,7 岁,右腹股沟疣状斑块 4 年余,轻度瘙痒(图 7.2.10.3)。

病例点评:呈纵行带状排列,表面粗糙,搔抓后表面破溃、结痂。

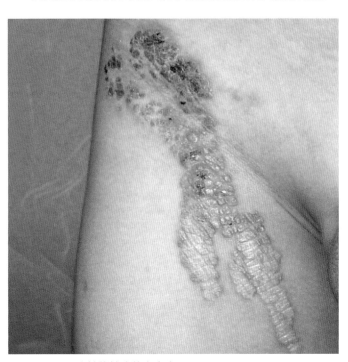

图 7.2.10.3　炎性线性疣状表皮痣

## 炎性线性疣状表皮痣 4

女,5 岁,大阴唇线状淡红色丘疹,斑块 4 年余,剧烈瘙痒(图 7.2.10.4)。

病例点评:皮损增厚明显、局部糜烂、破溃,伴细菌感染,涂片革兰氏阳性球菌(++)。

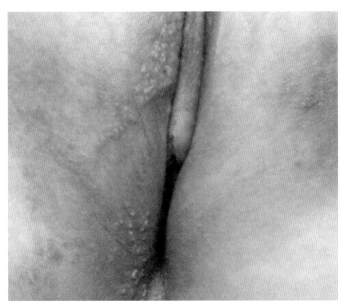

图 7.2.10.4　炎性线性疣状表皮痣

## 炎性线性疣状表皮痣 5

男,5 岁,右耳前疣状斑丘疹 5 年(图 7.2.10.5)。

病例点评:出生即有,见线状分布丘疹、结痂,间有色素减退斑,皮损为激光及冷冻治疗后表现不典型。

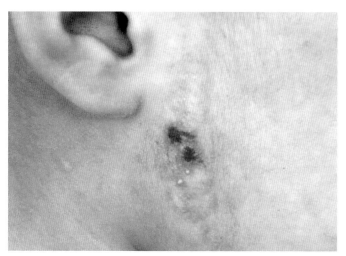

图 7.2.10.5　炎性线性疣状表皮痣

# 7.2.11　汗孔角化病
## (porokeratosis)

汗孔角化病多为常染色体显性遗传,幼年或成年发病,男性多于女性。皮损多位于面颈、肩、四肢、臀部等,手足、外阴及口腔黏膜也可发生;多境界清楚,大小不一,数目因人而异,初为火山口形角质性小丘疹,缓慢扩大至疣状隆起的大斑块;典型皮损为圆形紫色或淡褐色斑疹、斑块,边缘堤状且有沟槽样的角质性隆起,周围绕以红晕,中央平坦,可有痂皮,痂皮去除可见轻度萎缩。

### 汗孔角化病 1　典型病例

男,59 岁,双上肢、面部、前胸后背皮肤暗褐色斑疹,边缘堤状,偶有瘙痒 1 年余,逐渐增多(图 7.2.11.1)。

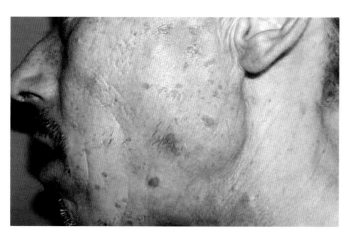

图 7.2.11.1　汗孔角化病

## 汗孔角化病 2　典型病例

男,50 岁,四肢、双手、双足红色丘疹、斑块 2 个月余(图 7.2.11.2)。

病例点评:皮损表现为四肢伸侧对称分布多发暗红色扁平丘疹、斑块,呈环状,中央见萎缩、结痂。本例病史短,呈发疹性,院外曾以"扁平苔藓"治疗,此外尚需与多形红斑、结缔组织病等鉴别。

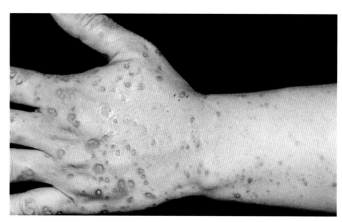

图 7.2.11.2　汗孔角化病

### 汗孔角化病 3　典型病例

男,51 岁,臀部疣状斑块 20 年,加重 3 年,伴瘙痒(图 7.2.11.3)。

病例点评:本例为臀部汗孔角化病较为典型的临床表现,皮疹以丘疹及红色斑块,伴黄色油腻性痂皮覆盖为主要表现。类似的损害也可以发生在 Reiter 病,临床需与之鉴别。

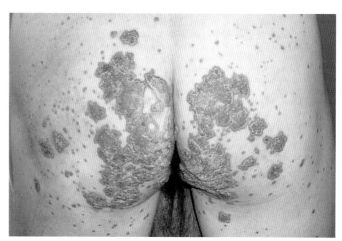

图 7.2.11.3　汗孔角化病

### 汗孔角化病 4

男,36 岁,右手腕斑疹 10 年,无渗出,不伴疼痛(图 7.2.11.4)。

病例点评:手腕内侧孤立的红色斑块,边界清晰,边缘堤状隆起。表面呈粉红色,有细碎鳞屑。皮损孤立,周边没有损害。类似的损害可出现在烫伤后瘢痕、银屑病、盘状红斑狼疮等,需鉴别。

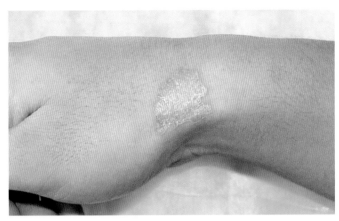

图 7.2.11.4　汗孔角化病

## 汗孔角化病 5

男,44 岁,面、躯干、四肢斑块,无痛痒 7 年(图 7.2.11.5)。下肢始发,以丘疹为主,渐连成片。

病例点评:双下肢大面积暗红色疣状斑块,散在点状丘疹,表面粗糙。皮疹泛发,需要与泛发性扁平苔藓相鉴别。

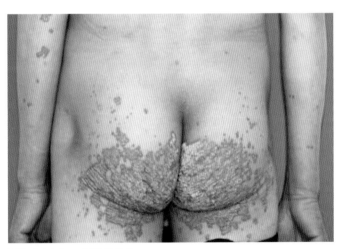

图 7.2.11.5a　汗孔角化病

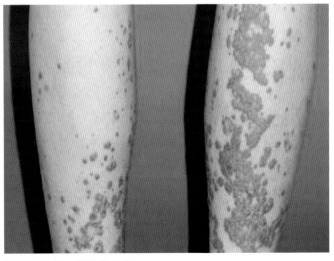

图 7.2.11.5b　汗孔角化病

## 汗孔角化病 6

男,26 岁,肛周斑块伴瘙痒 1 年(图 7.2.11.6)。

病例点评:该患者瘙痒明显,皮损表现为类圆形红色斑块,局部融合,部分呈环形,边缘隆起,界清。临床需与慢性湿疹、扁平湿疣等鉴别。

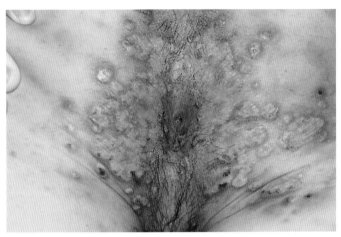

图 7.2.11.6　汗孔角化病

## 汗孔角化病 7

男,6 岁,额颈部褐色丘疹、斑块 2 年(图 7.2.11.7)。

病例点评:儿童患者,病史 2 年,表现为前额、颈部出现褐色丘疹、斑块,局限性带状分布,部分融合,为毛囊型。

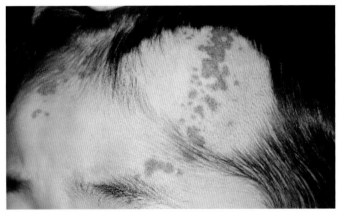

图 7.2.11.7　汗孔角化病

## 汗孔角化病 8

女,10 个月,全身线状、漩涡状褐色丘疹、斑块,出生即有(图 7.2.11.8)。

病例点评:出生即有红斑、后逐渐表面粗糙疣状增生,沿 Blaschko 线局限性分布,间断搔抓。临床需与疣状痣、色素失禁症等鉴别。

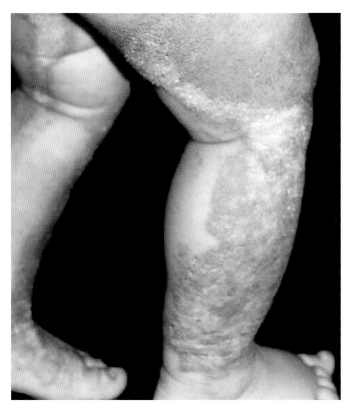

图 7.2.11.8　汗孔角化病

### 汗孔角化病 9

男,21 岁,左上臂带状丘疹 8 年余(图 7.2.11.9)。

病例点评:左上肢带状分布丘疹,手背皮损融合成片,表面粗糙。临床需要线状扁平苔藓、炎性线性疣状表皮痣、疣状痣等鉴别。

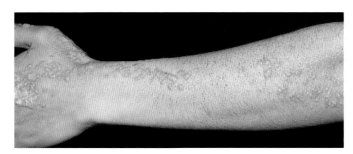

图 7.2.11.9　汗孔角化病

### 汗孔角化病 10

男,42 岁,左臀部红色斑片、鳞屑 6 年,渐增大,无不适(图 7.2.11.10)。

病例点评:臀部股骨头大转子处皮肤红色斑块,边界清晰,中央脱屑。本例特殊之处在于皮损中央角化显著,边缘堤状隆起炎性表现明显。临床需要和银屑病或皮肤结核鉴别。本例患者做结核分枝杆菌 PCR 阴性,组织病理符合汗孔角化病。

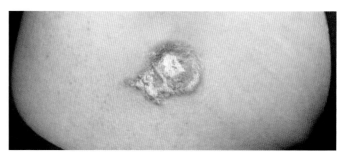

图 7.2.11.10　汗孔角化病

### 汗孔角化病 11

女,47 岁,左颈部红斑 15 年(图 7.2.11.11)。

病例点评:左颈部红斑,渐扩大,界清,部分萎缩形成瘢痕,表面毛细血管扩张,干燥脱屑。临床需与放射性皮炎、疣状痣、疣状皮肤结核等鉴别。

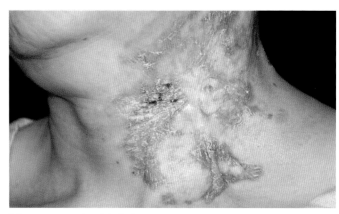

图 7.2.11.11　汗孔角化病

### 汗孔角化病 12

男,68 岁,外生殖器、阴囊红斑伴瘙痒 2 年余(图 7.2.11.12)。

病例点评:外生殖器、阴囊处瘙痒,搔抓后红肿。皮损表现为外生殖器、阴囊处红色斑片,部分融合成片。本例仅凭临床特点几乎无法做出诊断,需与增殖性红斑、浆细胞性龟头炎等鉴别。

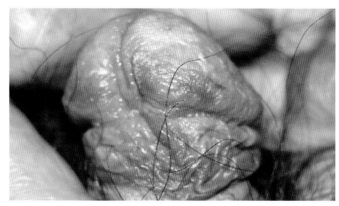

图 7.2.11.12　汗孔角化病

## 7.2.12　急性痘疮样苔藓样糠疹
（pityriasis lichenoides et
varioliformisacuta）

急性痘疮样苔藓样糠疹又称痘疮样副银屑病,较少见,多见于青壮年,病因不明。皮疹广泛分布,四肢屈侧及躯干常见。皮损为针头至豌豆大小淡红色鳞屑性丘疹,中央出现水疱及坏死,不同阶段皮疹可同时存在。偶有全身症状如发热、关节痛及淋巴结肿大。病程持续数月。急性痘疮样苔藓样糠疹病程多为自限性,预后良好。部分病例与慢性苔藓样糠疹、D 型淋巴瘤样丘疹病无法严格区分,之间存在谱系性改变。

### 急性痘疮样苔藓样糠疹 1　典型病例

男,27 岁,全身红色丘疹、破溃伴痒 2 年,渐增多(图 7.2.12.1)。

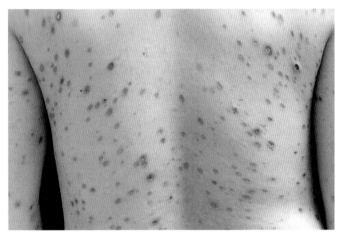

图 7.2.12.1a　急性痘疮样苔藓样糠疹

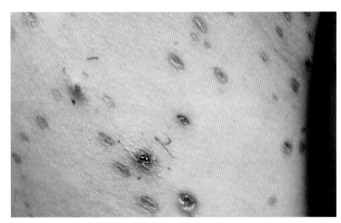

图 7.2.12.1b　急性痘疮样苔藓样糠疹

### 急性痘疮样苔藓样糠疹 2

女,21 岁,腰部、双下肢红色斑疹,丘疹 8 个月,渐增多(图7.2.12.2 )。

病例点评:皮疹表现为红色丘疹、斑疹,部分中央坏死、结痂。

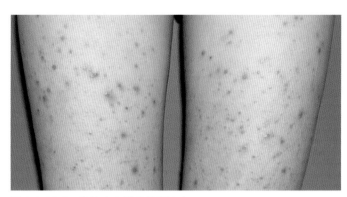

图 7.2.12.2　急性痘疮样苔藓样糠疹

### 急性痘疮样苔藓样糠疹 3

男,29 岁,双下肢红斑、脱屑 6 年余,渐累及躯干、双上肢,无痛痒(图 7.2.12.3 )。

病例点评:慢性病程,新发及陈旧皮疹共存,部分表面见鳞屑。

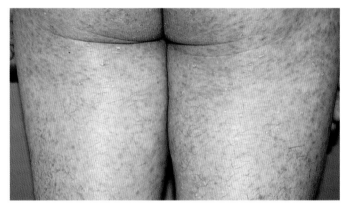

图 7.2.12.3　急性痘疮样苔藓样糠疹

### 急性痘疮样苔藓样糠疹 4

男,32 岁,躯干、四肢近端红色丘疹伴痒 1 个月(图 7.2.12.4 )。

病例点评:皮疹以躯干部及四肢近端屈侧为主,部分见少量鳞屑,局部融合分布。

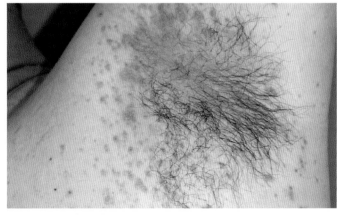

图 7.2.12.4　急性痘疮样苔藓样糠疹

### 急性痘疮样苔藓样糠疹 5

男,45 岁,面、胸前、四肢扁平丘疹伴痒 5 年(图 7.2.12.5 )。

病例点评:为扁平丘疹,病程中有同形反应,瘙痒明显,搔抓后破溃。

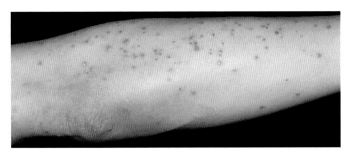

图 7.2.12.5 急性痘疮样苔藓样糠疹

### 急性痘疮样苔藓样糠疹 6

女,42 岁,全身红色斑丘疹 11 年,伴瘙痒(图 7.2.12.6 )。

病例点评:皮疹泛发,以屈侧为重。

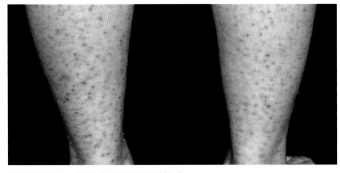

图 7.2.12.6 急性痘疮样苔藓样糠疹

### 急性痘疮样苔藓样糠疹 7

男,58 岁,胸背部、四肢红斑伴痒 1 个月(图 7.2.12.7 )。

病例点评:皮疹为红斑、丘疹,上覆鳞屑,部分坏死结痂,局部呈扁平苔藓样改变。

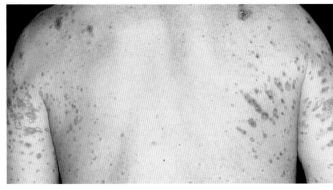

图 7.2.12.7a 急性痘疮样苔藓样糠疹

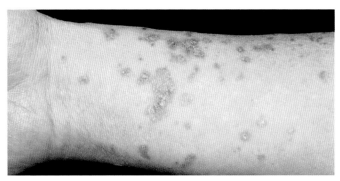

图 7.2.12.7b 急性痘疮样苔藓样糠疹

### 急性痘疮样苔藓样糠疹 8

男,59 岁,全身红斑、鳞屑反复 1 年,加重伴瘙痒 1 周(图 7.2.12.8 )。

病例点评:皮疹为红斑,压之颜色无消退,部分呈靶样改变。

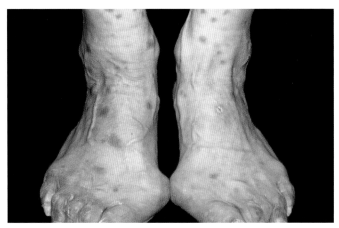

图 7.2.12.8a 急性痘疮样苔藓样糠疹

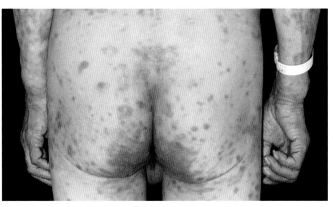

图 7.2.12.8b 急性痘疮样苔藓样糠疹

## 7.2.13 慢性苔藓样糠疹
( pityriasis lichenoides chronica )

慢性苔藓样糠疹是一种慢性炎症性皮肤病,曾将其归类于副银屑病,病因不明,多见于儿童和青壮年。皮疹好发于四肢屈侧及躯干。皮疹为淡红色斑丘疹,上附少许鳞屑。病程持续数月。

### 慢性苔藓样糠疹 1 典型病例

女,18岁,四肢红斑、鳞屑2年余,无痛痒,加重1个月(图7.2.13.1)。

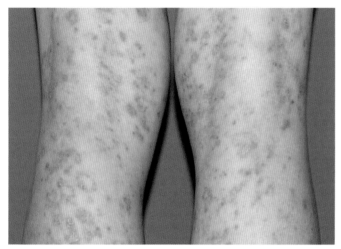

图 7.2.13.1 慢性苔藓样糠疹

### 慢性苔藓样糠疹 2

男,21岁,四肢红斑、脱屑1年余,轻度瘙痒,环形扩大(图7.2.13.2)。

病例点评:慢性病程,环形扩大,易误诊为离心性环状红斑。

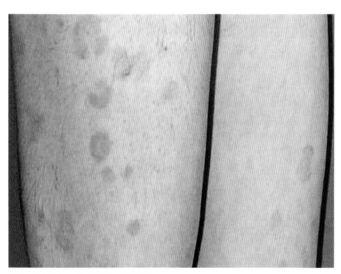

图 7.2.13.2 慢性苔藓样糠疹

### 慢性苔藓样糠疹 3

男,8岁,颈、双上肢色素减退斑1年,无痛痒,渐增多至躯干、四肢(图7.2.13.3)。

病例点评:呈色素减退改变,慢性病程,无明显鳞屑。

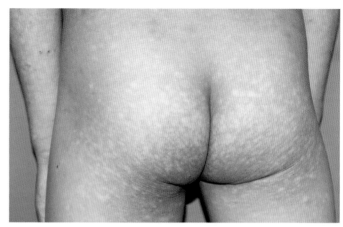

图 7.2.13.3 慢性苔藓样糠疹

### 慢性苔藓样糠疹 4

女,24岁,躯干、四肢红色丘疹3个月,轻度瘙痒(图7.2.13.4)。

病例点评:躯干部位密集分布,恢复后遗留色素沉着或暗红斑。

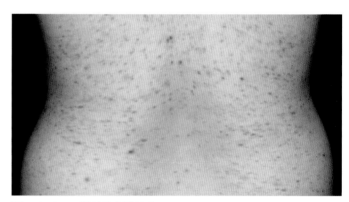

图 7.2.13.4 慢性苔藓样糠疹

### 慢性苔藓样糠疹 5

男,32岁,躯干、四肢红色斑丘疹反复20年余,剧烈瘙痒(图7.2.13.5)。

病例点评:躯干、四肢泛发,恢复后遗留色素沉着,局部轻度萎缩。

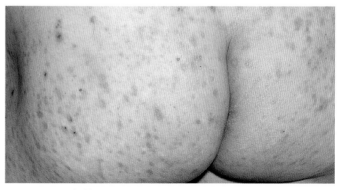

图 7.2.13.5 慢性苔藓样糠疹

### 7.2.14 毛发红糠疹
（pityriasis rubra pilaris）

毛发红糠疹常见于成人，也可见于儿童（多在 2 岁内发病），呈 10 岁前及 40~60 岁两个发病高峰。男女无明显差别。好发于躯干，常从上半身开始向下蔓延。典型皮损为毛囊角化性丘疹与散在的鳞屑性淡红色斑块。可见面部及头皮潮红，有多数糠状鳞屑，掌跖常增厚，有指/趾甲变形，严重时皮疹泛发全身，但仍可见正常的皮岛。自觉不同程度的瘙痒。病程慢性。

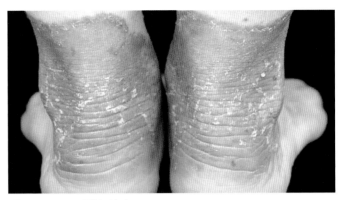

图 7.2.14.2　毛发红糠疹

#### 毛发红糠疹 1　典型病例

男，28 岁，全身红斑鳞屑 6 个月余（图 7.2.14.1）。

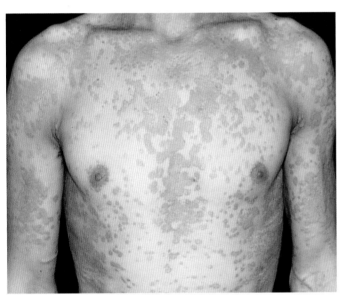

图 7.2.14.1a　毛发红糠疹

#### 毛发红糠疹 3

男，16 岁，四肢褐色扁平丘疹 3 个月（图 7.2.14.3）。

病例点评：四肢伸侧多发境界清楚的多角形淡红色丘疹、斑片，上覆轻微鳞屑，与扁平苔藓皮损类似，但手掌部位增厚、泛红、轻度蜡样光泽，有助于鉴别。

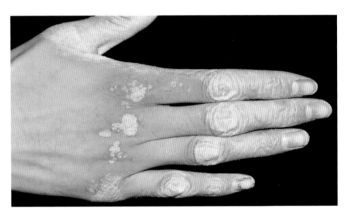

图 7.2.14.3　毛发红糠疹

#### 毛发红糠疹 4

男，47 岁，全身泛发红斑、鳞屑 3 个月（图 7.2.14.4）。

病例点评：全身潮红伴轻度鳞屑，临床需与其他原因导致的红皮病鉴别。掌跖部位蜡样角化是诊断线索。

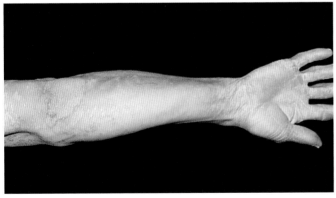

图 7.2.14.1b　毛发红糠疹

#### 毛发红糠疹 2

女，20 岁，双踝红斑脱屑 10 年余（图 7.2.14.2）。

病例点评：局限于双踝部的境界清楚的红斑伴鳞屑，发病部位特殊，病程慢性，需与银屑病、烟酸缺乏症等鉴别。

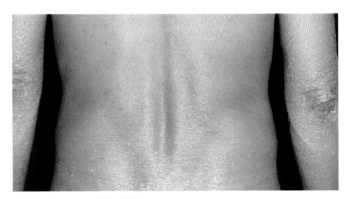

图 7.2.14.4a　毛发红糠疹

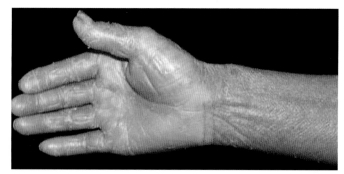

图 7.2.14.4b　毛发红糠疹

### 毛发红糠疹 5

男,8 岁,臀部、四肢皮疹伴痒 3 周(图 7.2.14.5)。

病例点评:局部呈现线状排列的褐色斑丘疹和斑片,表面粗糙,易误诊为疣状痣或疣状表皮发育不良。膝关节伸侧受累是儿童型毛发红糠疹的特征之一。

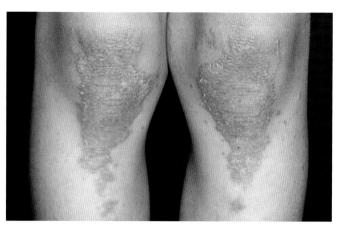

图 7.2.14.5　毛发红糠疹

### 毛发红糠疹 6

男,53 岁,全身红斑、脱屑 1 年(图 7.2.14.6)。

病例点评:红斑表面鳞屑较厚,临床易与银屑病混淆。

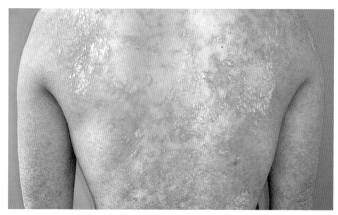

图 7.2.14.6　毛发红糠疹

### 毛发红糠疹 7

男,2 岁,面部、躯干、四肢红斑、丘疹伴痒 7 天(图 7.2.14.7)。

病例点评:面部红斑,躯干可见明显毛囊角化性丘疹。双手掌蜡样角化是重要诊断线索。

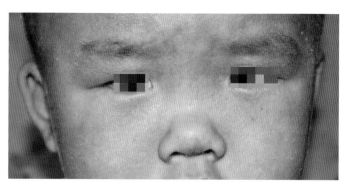

图 7.2.14.7a　毛发红糠疹

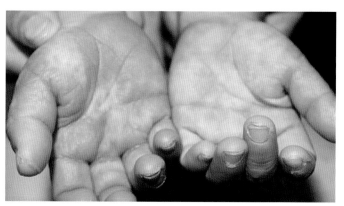

图 7.2.14.7b　毛发红糠疹

### 毛发红糠疹 8

男,56 岁,面颈、躯干、四肢红斑、脱屑伴瘙痒 7 个月,发热 4 个月(图 7.2.14.8)。

病例点评:全身弥漫性红斑、脱屑,较多细碎状鳞屑,皮温稍高,可见散在正常皮岛。四肢远端角化明显,皮肤粗糙。

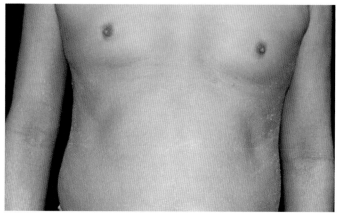

图 7.2.14.8a　毛发红糠疹

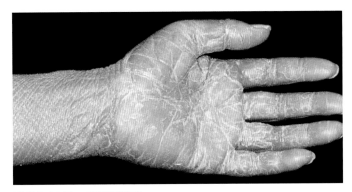

图 7.2.14.8b　毛发红糠疹

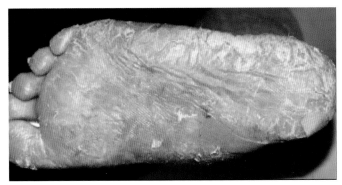

图 7.2.14.9c　毛发红糠疹

## 毛发红糠疹 9

男,10 岁,躯干、四肢红斑、脱屑伴瘙痒 5 年,加重 1 年(图 7.2.14.9)。

病例点评:躯干皮损边界清楚,但浸润感和鳞屑不显著。下肢和双手足红斑、鳞屑显著。临床需与银屑病相鉴别。

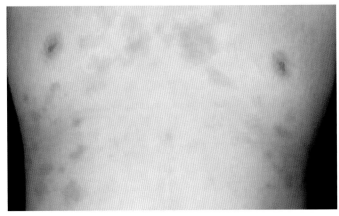

图 7.2.14.9a　毛发红糠疹

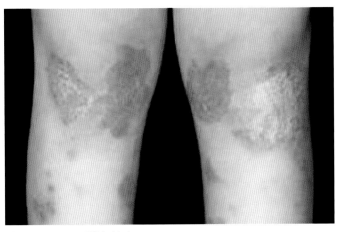

图 7.2.14.9b　毛发红糠疹

## 7.2.15　扁平苔藓
### （lichen planus）

扁平苔藓好发于腕、踝的屈侧及腰部,可泛发。典型皮疹为紫色、红色或正常皮色的多角形扁平丘疹,数毫米大小或更大,表面有光滑发亮的蜡样薄膜,瘙痒程度不等。肥厚性扁平苔藓瘙痒常明显。皮疹表面可见称为"Wickham striae"的细白色条纹,搽油后更清晰,为皮损特征。发生于头皮可致永久性秃发,6%~10% 伴甲损害。甲扁平苔藓主要发于儿童期。病程数月至数年,急性发疹型扁平苔藓多在 1~2 年内自行消退,口腔和足底扁平苔藓有癌变可能。临床按照部位或皮疹特点分为很多类型,除前述各型外,尚有环状扁平苔藓、光线性扁平苔藓、类天疱疮样扁平苔藓、扁平苔藓-红斑狼疮综合征等。

### 扁平苔藓 1　典型病例

女,60 岁,双手背、双足踝多发紫红的丘疹、斑块 2 个月余(图 7.2.15.1)。

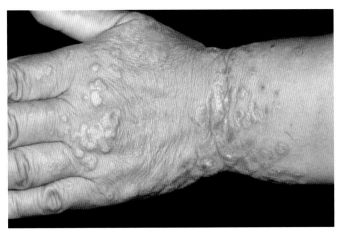

图 7.2.15.1　扁平苔藓

## 扁平苔藓 2

男,18 岁,双手足指/趾甲萎缩变形,脱屑、糜烂 3 年余(图 7.2.15.2)。

病例点评:双手足指/趾甲萎缩变性,甲周可见暗红色斑片,部分趾甲表面可见糜烂、鳞屑、渗出,压痛明显,容易误诊为甲真菌病、连续性肢端皮炎,本例属于甲扁平苔藓。

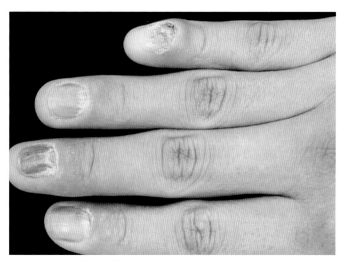

图 7.2.15.2 扁平苔藓

## 扁平苔藓 3

女,65 岁,下唇、背部、右上肢红斑、水疱反复 1 年余(图 7.2.15.3)。

病例点评:下唇、右上肢淡红斑,局部糜烂,少许渗液,口唇部可见较厚结痂。容易误诊为白塞病、天疱疮,本例属于类天疱疮样扁平苔藓。

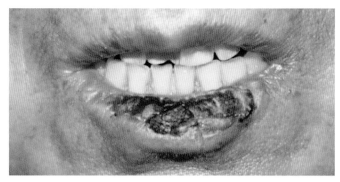

图 7.2.15.3 扁平苔藓

## 扁平苔藓 4

男,45 岁,双髋部暗红色斑块 1 年半,曾诊断"湿疹伴感染"

等,皮损持续不退,反复增大增厚(图 7.2.15.4)。

病例点评:双髋部可见对称性暗红色斑块,大小约 3cm×3cm,界较清,表面粗糙,触之硬,本例为肥厚性扁平苔藓,注意与银屑病、汗孔角化病、神经性皮炎、红斑狼疮等鉴别,组织病理具有特征性。

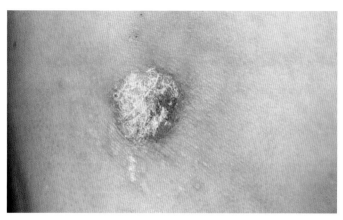

图 7.2.15.4 扁平苔藓

## 扁平苔藓 5

男,29 岁,头皮散在红斑伴片状脱发半年(图 7.2.15.5)。

病例点评:头皮散在红斑、片状脱发,见凹陷性暗红色瘢痕。本例为头皮毛发扁平苔藓引起瘢痕性脱发。

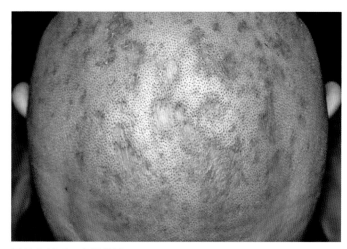

图 7.2.15.5 扁平苔藓

## 扁平苔藓 6

女,51 岁,躯干、四肢散在褐色斑片 1 年(图 7.2.15.6)。

病例点评:躯干、四肢散在褐色斑片,大小不一,境界清晰,表面光滑,未见明显鳞屑,本例为色素性扁平苔藓。

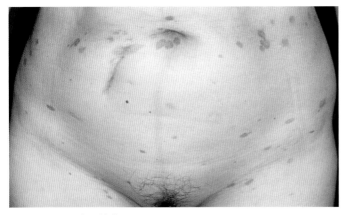

图 7.2.15.6 扁平苔藓

### 扁平苔藓 7

女,65 岁,头面、四肢红斑反复 1 年余(图 7.2.15.7)。

病例点评:头面、四肢可见淡红斑,局部糜烂、少许渗液,皮疹呈线状分布。线状扁平苔藓注意与其他线状皮疹鉴别,本例为线状扁平苔藓。

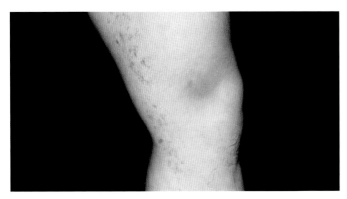

图 7.2.15.7 扁平苔藓

### 扁平苔藓 8

男,43 岁,阴茎皮疹 20 天(图 7.2.15.8)。

病例点评:阴茎包皮可见环状暗红斑周围呈堤状隆起,本例为龟头扁平苔藓。

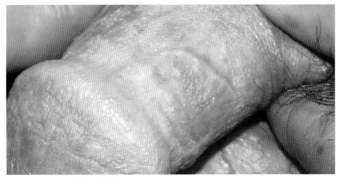

图 7.2.15.8 扁平苔藓

### 扁平苔藓 9

男,44 岁,口腔糜烂 10 年,躯干丘疹 5 年(图 7.2.15.9)。

病例点评:发生于下唇的浸润性红斑,表面糜烂结痂,躯干可见散在红色丘疹,大小不等,部分表面可见破溃结痂,未见脓疱,本病例注意与光线性唇炎、鳞状细胞癌等鉴别,组织病理具有特征性。

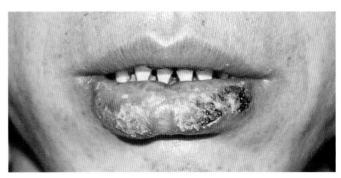

图 7.2.15.9 扁平苔藓

## 7.2.16 荨麻疹性血管炎
### (urticarial vasculitis)

荨麻疹性血管炎的特点是风团样皮疹,持续时间长,伴低补体血症。病因不明,可能与结缔组织病、感染、药物等相关。好发于中年女性,常有不规则发热。皮损表现为躯干及四肢近端的风团、紫癜等,皮损消退后遗留色素沉着或脱屑,可有痒感或烧灼感。关节痛常见于四肢关节,有时出现关节肿胀。也可出现肾小球肾炎、巩膜外层炎、复发性腹痛、淋巴结肿大等。口服抗组胺药治疗一般无效。

### 荨麻疹性血管炎 1 典型病例

女,64 岁,躯干、四肢红斑、风团反复半年(图 7.2.16.1)。皮损超过 24 小时不消退,口服抗组胺药治疗无效。

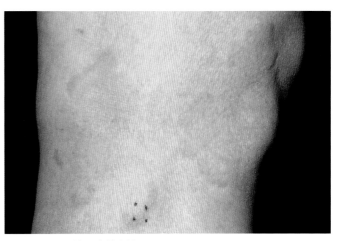

图 7.2.16.1 荨麻疹性血管炎

### 荨麻疹性血管炎 2

男,56 岁,躯干环状红斑风团伴痒痛 2 个月余(图 7.2.16.2)。

皮损为红斑、风团,伴痒痛,渐扩大,不发热,外院曾激素治疗后好转,后反复。

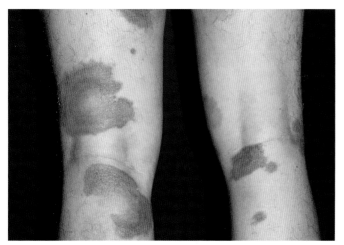

图 7.2.16.2 荨麻疹性血管炎

### 荨麻疹性血管炎 3

男,19 岁,全身红斑、风团伴痒 5 天余(图 7.2.16.3)。

病例点评:本例患者需与药疹鉴别。

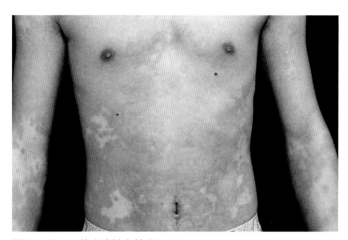

图 7.2.16.3 荨麻疹性血管炎

## 7.2.17 荨麻疹
### (urticaria)

荨麻疹是由于皮肤、黏膜小血管扩张及渗透性增加出现的一种局限性水肿反应。发病无年龄及性别差异。病因复杂,与各种内源性及外源性因素相关,IgE 介导的 I 型变态反应与本病关系密切。典型表现为突发红斑、风团,大小不等,形状不规则,成批出现,迅速消退,消退后不留痕迹,瘙痒剧烈,约 20% 的患者伴有血管

性水肿。累及呼吸道、消化道的急性荨麻疹还可伴有发热、恶心、呕吐、腹痛、腹泻、胸闷及喉头水肿等全身症状。病程 6 周内称为急性荨麻疹;超过 6 周的称为慢性荨麻疹。荨麻疹根据不同的发病机制和病因可分为很多类型,如寒冷性、日光性、胆碱能性、水源性等。

### 荨麻疹 1 典型病例

女,57 岁,双手足红斑、风团 4 天,泛发全身,伴腹痛 1 天(图 7.2.17.1)。

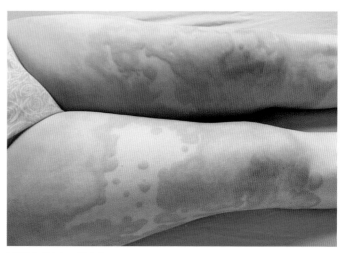

图 7.2.17.1 荨麻疹

### 荨麻疹 2

女,46 岁,全身反复红斑、风团伴痒 1 个月余(图 7.2.17.2)。

病例点评:皮疹呈红斑、风团表现,局部瘀点。

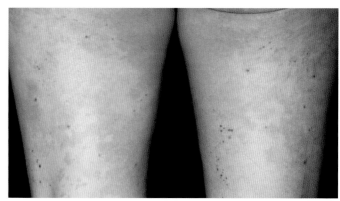

图 7.2.17.2 荨麻疹

### 荨麻疹 3

男,20 岁,躯干、四肢反复红斑、丘疹 2 个月,遇冷发作(图 7.2.17.3)。

病例点评:皮疹为红色丘疹,发作有明确诱因冷刺激。

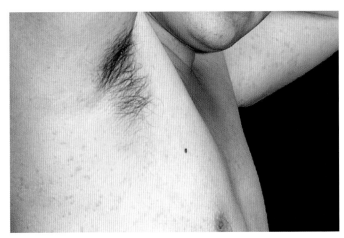

图 7.2.17.3 荨麻疹

## 慢性荨麻疹 4

女,60 岁,全身风团伴瘙痒反复 1 年余(图 7.2.17.4)。

病例点评:慢性病程,反复发作,多种食物过敏,口服"甲泼尼龙"有效。

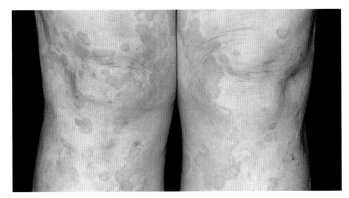

图 7.2.17.4 慢性荨麻疹

## 胆碱能性荨麻疹 5 典型病例

男,30 岁,出汗、运动、情绪波动时全身风团 10 年余(图 7.2.17.5)。

病例点评:左前臂皮损于生气后出现。患者每出汗、运动、情绪波动时即在 1~3 分钟内出现风团,20 分钟左右自行消退。

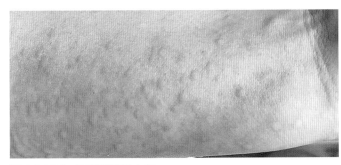

图 7.2.17.5 胆碱能性荨麻疹

## 7.2.18 嗜酸性粒细胞增多综合征
（hypereosinophilic syndrome）

嗜酸性粒细胞增多综合征(HES)是一组病因未完全阐明的系统性疾病,主要包括:①原发性 HES,嗜酸性粒细胞起源于血液细胞克隆/肿瘤;②淋巴细胞变异型 HES,由异常表型的 T 细胞克隆所致,其分泌 Th2 细胞因子;③意义不明 HES,又称特发性 HES,除外原发性及继发性原因引起的 HES。诊断标准为:①至少两次外周血嗜酸性粒细胞 >1.5×10⁹/mm³(间隔≥1 个月),或组织广泛的嗜酸性粒细胞浸润/嗜酸性粒细胞颗粒蛋白显著沉积;②器官损伤/功能紊乱,其为组织嗜酸性粒细胞浸润导致;③排除其他原因所致器官损伤/功能紊乱。原发性 HES 常具有发热、体重下降、乏力、肝脾肿大等表现。口咽、生殖器部位溃疡提示侵袭性病程。淋巴细胞变异型 HES 常合并严重瘙痒、湿疹、红皮病、荨麻疹、血管性水肿、淋巴结病表现。一般慢性病程,但一些可进展为淋巴瘤。嗜酸性粒细胞增多性皮炎目前认为是 HES 的一种特殊亚型,临床以多形性、瘙痒性、泛发性皮疹、外周血嗜酸性粒细胞增多及真皮血管周围嗜酸性粒细胞浸润为特征,而不伴发其他内脏损害。

### 嗜酸性粒细胞增多综合征 1 典型病例

女,65 岁,躯干红斑、丘疹伴痒半年余,加重累及全身 1 周余(图 7.2.18.1)。

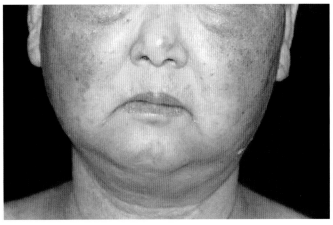

图 7.2.18.1a 嗜酸性粒细胞增多综合征

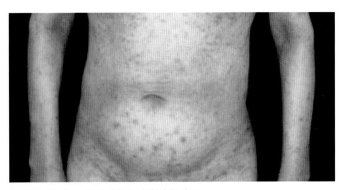

图 7.2.18.1b 嗜酸性粒细胞增多综合征

### 嗜酸性粒细胞增多综合征 2

男,73 岁,躯干、四肢红斑、丘疹,伴痒 9 年余,泛发全身 1 年余 (图 7.2.18.2)。

病例点评:全身瘙痒性红斑、丘疹,部分皮损呈苔藓样变,可见少许抓痕,部分结痂,部分遗留色素沉着斑。

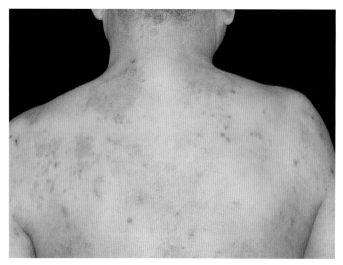

图 7.2.18.2a　嗜酸性粒细胞增多综合征

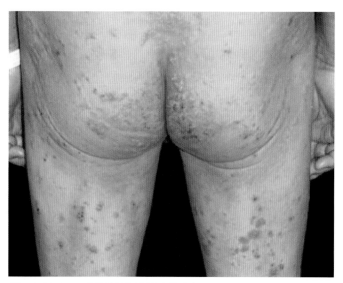

图 7.2.18.2b　嗜酸性粒细胞增多综合征

### 嗜酸性粒细胞增多综合征 3

女,37 岁,全身瘙痒半年余,发热 4~5 天(图 7.2.18.3 )。

病例点评:全身瘙痒性红斑、丘疹,部分见抓痕及血痂,伴发热,发热最高 38.2℃,无咽痛、流涕等不适。常规示白细胞总数 $16.7×10^9$/L,中粒细胞 48.1%( $8.03×10^9$/L),嗜酸性粒细胞 32.5% ( $5.43×10^9$/L)。

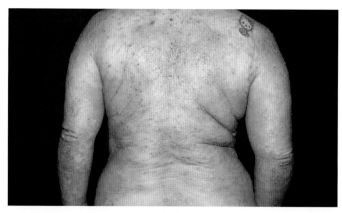

图 7.2.18.3a　嗜酸性粒细胞增多综合征

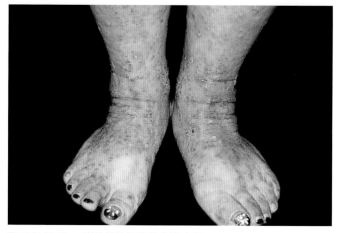

图 7.2.18.3b　嗜酸性粒细胞增多综合征

### 嗜酸性粒细胞增多综合征 4

男,77 岁,全身瘙痒 3 年,弥漫性潮红、脱屑、四肢肿胀反复发作 4 个月(图 7.2.18.4)。

病例点评:3 年前全身出现瘙痒,4 个月前全身出现红色斑丘疹,融合后形成弥漫性潮红、水肿,其上有较多鳞屑。实验室检查示血嗜酸性粒细胞比例为 50%,IgE 增高为正常值的 10 倍。

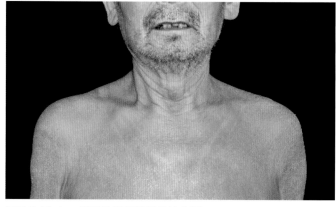

图 7.2.18.4a　嗜酸性粒细胞增多综合征

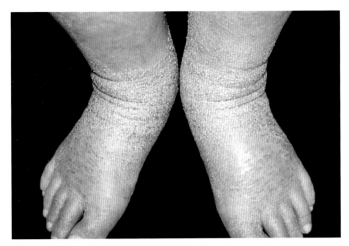

图 7.2.18.4b 嗜酸性粒细胞增多综合征

## 7.2.19 急性发热性嗜中性皮病
（acute febrile neutrophilic dermatosis）

急性发热性嗜中性皮病又称 Sweet 综合征（Sweet syndrome）多见于成年女性，夏季好发。病因尚不明确，可伴有感染、自身免疫、炎症肠病或恶性肿瘤，发病机制可能与免疫复合物及中性粒细胞趋化性增强有关。皮损表现为疼痛性红色、紫红色结节或丘疹，好发于面部、颈部和上肢，逐渐扩大，颜色加深，假性水疱为其重要特征。50% 以上的患者可有间歇性发作的低热等流感样表现。可累及骨、中枢神经系统、耳、眼、肾脏、肠道等多个器官，常有外周血白细胞增多。

### 急性发热性嗜中性皮病 1 典型病例

女，54 岁，右前臂红肿斑块伴疼痛 8 天，无发热（图 7.2.19.1）。

病例点评：右前臂可见 1 处水肿性暗红色斑块，边界清，边缘隆起，触之疼痛。

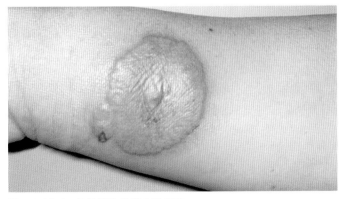

图 7.2.19.1 急性发热性嗜中性皮病

### 急性发热性嗜中性皮病 2 典型病例

男，58 岁，颈部、双上肢红斑、结节反复 3 年，无明显季节性（图

7.2.19.2）。

病例点评：本例患者双上肢对称皮损，有水疱，有刺痛感，因皮损发生于曝光部位，需要与多形性日光疹鉴别。

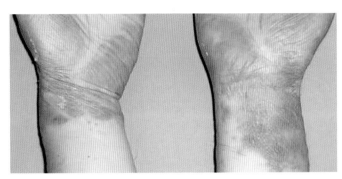

图 7.2.19.2 急性发热性嗜中性皮病

### 急性发热性嗜中性皮病 3 典型病例

女，52 岁，左腕部环状肉芽肿样斑 1 个月（图 7.2.19.3）。

病例点评：皮损呈暗红色斑块，环状，周边暗红色水肿样隆起性红斑，质硬，无水疱，无疼痛等不适，临床上易误诊为环状肉芽肿。

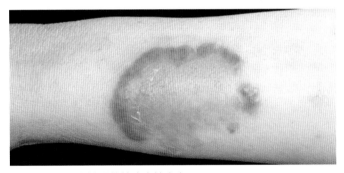

图 7.2.19.3 急性发热性嗜中性皮病

### 急性发热性嗜中性皮病 4 典型病例

女，53 岁，全身红色斑块伴瘙痒 5 年，复发 1 周（图 7.2.19.4）。

病例点评：皮损为面部散在水肿性红斑，眶周为著，需要与红斑狼疮相鉴别，结缔组织病相关筛查均为阴性。

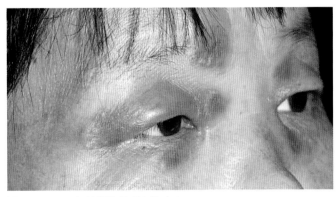

图 7.2.19.4 急性发热性嗜中性皮病

### 急性发热性嗜中性皮病5　典型病例

女，55岁，左手鱼际红色斑块伴疼痛半个月余（图7.2.19.5）。

病例点评：患者皮损侵润较深，有疼痛、破溃，临床上应查明是否有细菌或者真菌感染。

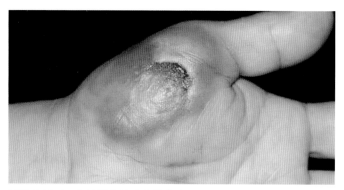

图7.2.19.5　急性发热性嗜中性皮病

### 急性发热性嗜中性皮病6

女，29岁，右足背及右小腿红肿伴瘀斑11天，进行性加重（图7.2.19.6）。

病例点评：皮损为右足背肿胀暗红斑，边界清，皮温正常，无腹股沟淋巴结肿大等不适，临床上需要与蚊虫叮咬或者丹毒相鉴别。

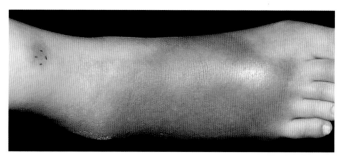

图7.2.19.6　急性发热性嗜中性皮病

## 7.2.20　放射性皮炎
### （radiodermatitis）

放射性皮炎多见于接受放射治疗的患者或从事放射线工作的人员。短时间内接受大剂量放射线或反复接受小剂量放射线使蓄积量过大均可引起本病。临床可表现为急性和慢性放射性皮炎，急性皮损表现为皮肤红肿、毛发脱落、水疱甚至溃疡。慢性放射性皮炎为多次小剂量放射线照射引起，也可由急性放射性皮炎缓解后所致。潜伏期由数月至数年，表现为局部皮肤干燥、皲裂、萎缩、毛发脱落。慢性皮损晚期可引起肿瘤，如基底细胞癌、鳞状细胞癌、骨肉瘤及黑色素瘤等少见。

### 放射性皮炎1　典型病例

男，14岁，右肩颈红斑、丘疹、糜烂3年（图7.2.20.1）。因"血管瘤"行放射性同位素治疗20余次后出现。

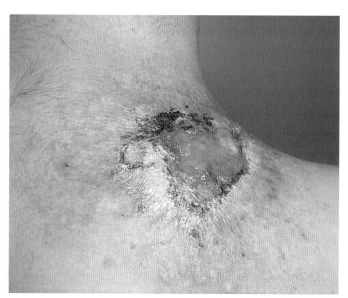

图7.2.20.1　放射性皮炎

### 放射性皮炎2

女，46岁，右颈部红斑疼痛3个月余（图7.2.20.2）。

病例点评：因肺癌行放射性治疗后出现，水肿性红斑，持久不愈，触痛明显。

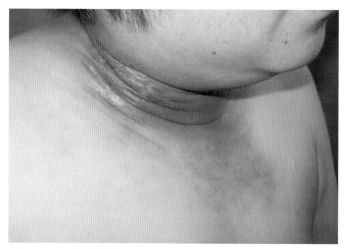

图7.2.20.2　放射性皮炎

### 放射性皮炎3

男，26岁，右耳后萎缩性斑片2年（图7.2.20.3）。

病例点评：2年前右耳后因局部反复渗液、结痂，当地医院行放射治疗后形成带状萎缩性斑片，中央色素减退。

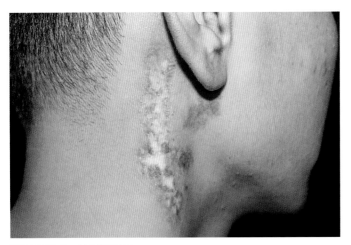

图 7.2.20.3　放射性皮炎

### 放射性皮炎 4

女,59 岁,面部红肿伴瘙痒、烧灼感半个月(图 7.2.20.4)。

病例点评:鼻腔鼻旁窦肿瘤术后放射治疗 1 个月后面部出现红斑、肿胀、脱屑伴瘙痒、烧灼感。

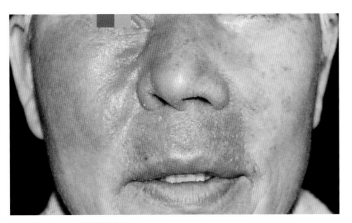

图 7.2.20.4　放射性皮炎

## 7.2.21　人工皮炎
（factitial dermatitis）

人工皮炎是一种精神性皮肤病,患者自我造成皮肤损害,以此来满足某种心理需要,通常是下意识行为。皮损常好发于双手可到达的部位,也可用辅助工具制造。皮损多样。

### 人工皮炎 1　典型病例

男,28 岁,右手背结节 4 年余,曾诊断为"寻常疣",自行烟头烫伤后遗留结节(图 7.2.21.1)。

病例点评:烟头烫伤后遗留褐色斑、结节,质较硬,病理已排除瘢痕及寻常疣,符合人工皮炎。

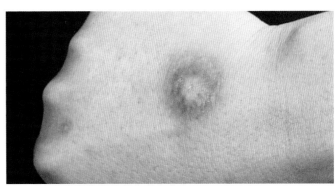

图 7.2.21.1　人工皮炎

### 人工皮炎 2　典型病例

女,12 岁,额部条形红斑、糜烂 1 年余(图 7.2.21.2)。

病例点评:患者反复搔抓后出现红斑、色素减退及皮肤萎缩。

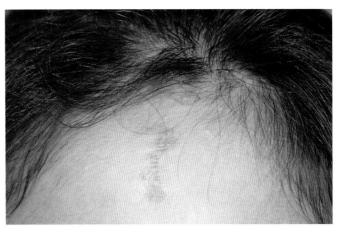

图 7.2.21.2　人工皮炎

### 人工皮炎 3　典型病例

女,30 岁,四肢红斑、丘疹伴痒 2 个月余(图 7.2.21.3)。

病例点评:患者明确反复搔抓后,搔抓部位出现水疱、糜烂、痂皮,皮损与搔抓分布一致,无其他病史及症状。

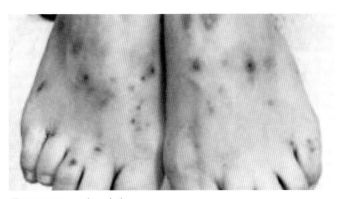

图 7.2.21.3a　人工皮炎

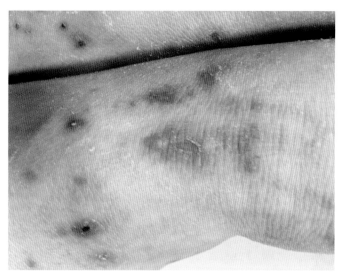

图 7.2.21.3b　人工皮炎

## 7.2.22　传染性软疣
（molluscum contagiosum）

传染性软疣多见于儿童及中青年。病原体为传染性软疣病毒,属痘病毒,通过直接接触传染。儿童好发于面部、躯干及四肢;成人好发于下腹部、耻骨部、生殖器及腹内侧,成人头面部多发传染性软疣需警惕合并 HIV 感染。可泛发全身,损害数目不等,可散在或数个簇集分布,也可因搔抓和自体接种呈条状分布,互不融合。单个皮损为米粒至绿豆大小光滑的半球形皮色或淡红色小丘疹,表面有蜡样光泽,中心有脐窝,可挤出乳酪状物质,即软疣小体。少数患者某些皮损四周可发生湿疹样损害,可并发慢性结膜炎和浅层点状角膜炎。

### 传染性软疣 1　典型病例

男,10 岁,右睑周围增生物 1 年余,无自觉症状,渐增大(图 7.2.22.1)。

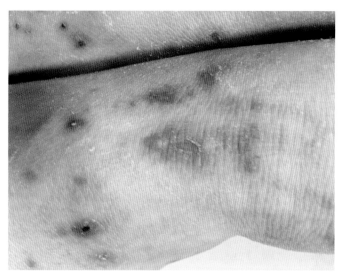

图 7.2.22.1　传染性软疣

### 传染性软疣 2

女,2 岁,前胸、臀部、腹股沟红色丘疹 1 年余(图 7.2.22.2)。

病例点评:前胸、腹股沟及臀沟见多发红色丘疹,最大约 0.5cm×0.5cm,质软,界清,无压痛。该病例病程长,皮疹轻度增生容易误诊为纤维瘤。

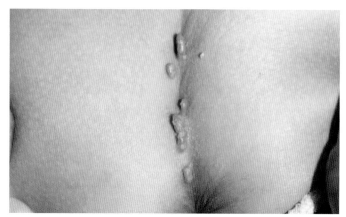

图 7.2.22.2　传染性软疣

### 传染性软疣 3

男,3 岁,肛周红斑、丘疹 4 个月余(图 7.2.22.3)。

病例点评:可见肛周分布有多发红斑,红斑上可见疣状增生物,质软,无压痛,儿童肛周密集发生容易误诊。

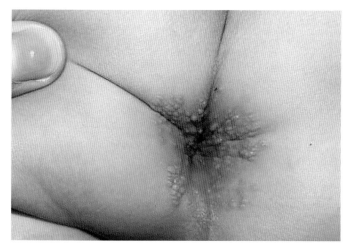

图 7.2.22.3　传染性软疣

### 传染性软疣 4

男,46 岁,颈部丘疹 1 年,无自觉症状(图 7.2.22.4)。

病例点评:右颈部可见一肤色丘疹,表面光滑,中央有一黑色凹陷,无破溃渗出,质硬,本病例皮疹单发易误诊。

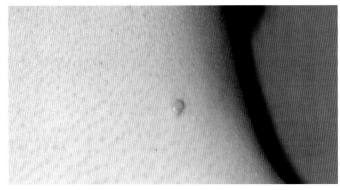

图 7.2.22.4　传染性软疣

## 传染性软疣 5

男,6 岁,背部肿物伴痒 3 个月余(图 7.2.22.5)。

病例点评:肩胛区见一花生粒样肿物,呈球形,表面粗糙,无破溃,基底及周围潮红,本例为传染性软疣继发细菌感染。

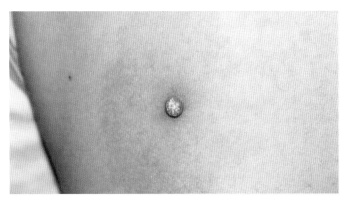

图 7.2.22.5　传染性软疣

## 传染性软疣 6

女,25 岁,左阴唇密集小丘疹半个月余,渐增多,无自觉症状(图 7.2.22.6)。

病例点评:见外阴左侧下方群集淡黄色小丘疹,本病例外阴仔细检查可见脐凹。

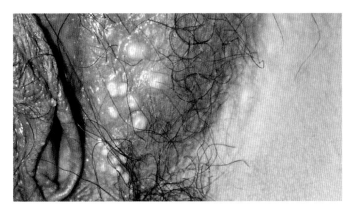

图 7.2.22.6　传染性软疣

## 7.2.23　体癣
（tinea corporis）

体癣是发生于除头皮、毛发、掌跖和甲板以外的浅表部位皮肤癣菌感染。原发损害为丘疹、水疱或丘疱疹,由中心逐渐向周围扩展蔓延,形成环形或多环形红斑并伴脱屑,其边缘微隆起,炎症明显,中央皮损可自愈,炎症减轻,伴不同程度瘙痒。免疫缺陷患者或应用免疫抑制剂、糖皮质激素、抗肿瘤药物等的患者皮损可泛发。

### 体癣 1　典型病例

女,21 岁,颈部红斑 1 年(图 7.2.23.1)。

病例点评:颈部半环状红斑,界清,边缘隆起,上覆白色鳞屑。

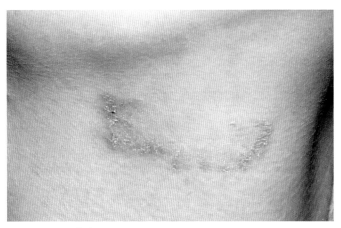

图 7.2.23.1　体癣

### 体癣 2　典型病例

男,23 岁,躯干暗红斑 3 个月(图 7.2.23.2)。

病例点评:发生于躯干多发暗红斑,呈环状分布,上覆细碎鳞屑,皮损中央可见正常皮肤,临床上需要与玫瑰糠疹鉴别,后者皮损呈片状,与皮纹平行,可进行真菌检查明确。

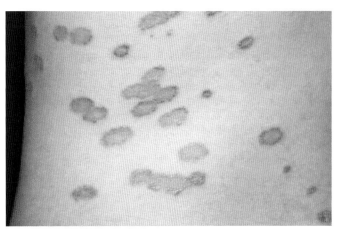

图 7.2.23.2　体癣

## 7.2.24　特发性点状白斑
（idiopatnie guttat leucoderma）

特发性点状白斑大多在中年以后发病,与皮肤老化有关。皮疹特点为圆形或不规则境界清楚的乳白色斑,直径 2~6mm,大多可见轻度凹陷。一般多发,可达数十个,白斑之间不融合,但可密集呈网眼状。临床表现无自觉症状。

### 特发性点状白斑 1　典型病例

女,34 岁,点状白斑 1 个月,无不适(图 7.2.24.1)。渐增多。

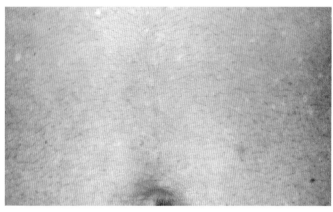

图 7.2.24.1　特发性点状白斑

### 特发性点状白斑 2

女,32 岁,躯干白斑 4~5 年(图 7.2.24.2)。

病例点评:腰、背、腹部、颈部见较多的散在的小米粒大小的白斑,表面光滑,边界清。

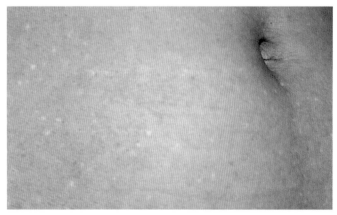

图 7.2.24.2　特发性点状白斑

### 特发性点状白斑 3

男,25 岁,四肢、躯干色素减退斑 2 年(图 7.2.24.3)。

病例点评:躯干、四肢散在数十个大小不等白斑,形状不规则,最大约 0.8cm 大小,边界清,周围未见明显色素加深。需要与白癜风、真菌感染相鉴别。

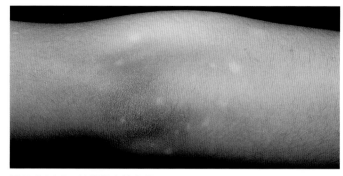

图 7.2.24.3　特发性点状白斑

## 7.2.25　白癜风
（vitiligo）

白癜风是一种因黑素细胞被破坏而形成的色素脱失或减少性皮肤病,可始发于任何年龄,20 岁前发病者占 60%。可发生于全身任何部位,无自觉症状。少数可出现轻微或明显的炎症反应,伴有瘙痒。临床分为寻常型、节段型、未定类型及混合型。寻常型白斑分布呈多样性,常为散发性乳白色斑,境界清楚,大小及形状不一,可泛发全身甚至色素全部脱失。节段型为单侧,按某一皮神经节段分布,发病年龄更早,色素脱失可不完全。未定类型为局限性,暂无法判断其向节段型还是寻常型发展,部分长期限局。混合型为节段型与寻常型共存。白癜风可合并晕痣,晕痣出现可早于其他部位白斑或后发。至少 10% 合并免疫性甲状腺疾病及其他自身免疫性疾病。活动期常有同形反应。

### 白癜风 1(非节段型)　典型病例

男,22 岁,全身泛发白斑 10 年(图 7.2.25.1),窄谱中波紫外线(narrow-band ultraviolet B,NB-UVB)等治疗显效,停药 1 年复发。

病例点评:此例白斑大小不一,散发全身,躯干、手等部位碎纸屑样白斑是活动期的特点之一。

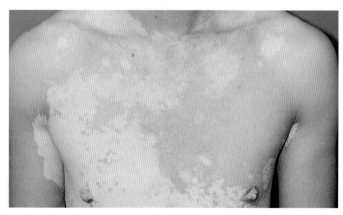

图 7.2.25.1a　白癜风(非节段型)

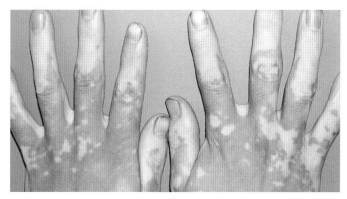

图 7.2.25.1b 白癜风(非节段型)

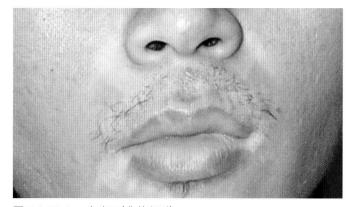

图 7.2.25.1c 白癜风(非节段型)

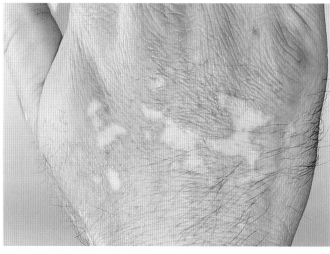

图 7.2.25.2b 白癜风(混合型)

### 白癜风 3(先天性)

男,8 岁,右颞白斑 8 年(图 7.2.25.3)。出生即发现白斑,稳定,白斑内毛发银白色。皮肤镜、Wood 灯均提示白癜风,病理、免疫组化符合白癜风。

病例点评:该例出生后长期无变化,病理及免疫组化明确白斑内无黑素细胞对诊断至关重要。

### 白癜风 2(混合型)

男,49 岁,左颈前白斑 3 年,长期稳定,1 个月前注射新型冠状病毒疫苗数天后白斑扩大、增多,累及双手等部位,治疗 3 个月后明显好转。

病例点评:图 7.2.25.2a 为典型的节段型白癜风。复发后双手出现白斑,即非节段型白癜风(图 7.2.25.2b)。两型存在于同一患者即为混合型。另外,作为一种自身免疫性疾病,接种疫苗后激发了稳定状态的自身免疫反应,在新型冠状病毒疫苗接种中颇为常见。

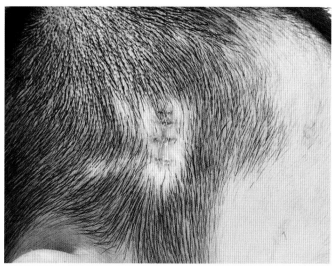

图 7.2.25.3 白癜风(先天性)

### 白癜风 4(先天性)

男,8 岁,躯干、颈、臀、四肢白斑,出生时 3 个,1 年前发展,治疗后好转。现可见 8 个白斑,大者直径 4cm。图 7.2.25.4 示 4 个治疗好转的白斑。

病例点评:根据出生即有白斑,发生于多个部位,逐渐增多、扩大,或治疗有效,即可判为先天性白癜风。必要时需病理及免疫组化确定诊断。

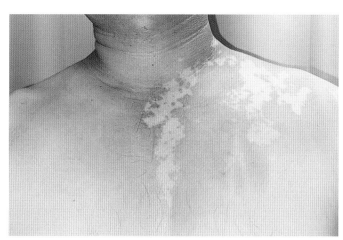

图 7.2.25.2a 白癜风(混合型)

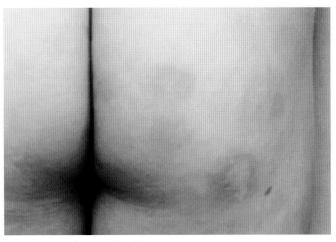

图 7.2.25.4　白癜风(先天性)

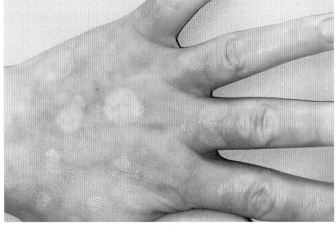

图 7.2.25.6　白癜风(药物相关性)

### 白癜风 5(炎症性)

男,36 岁,左胸白斑 1 年,治疗好转后复发 1 个月。复发皮损边缘淡红,界清(图 7.2.25.5)。

病例点评:少数白癜风可出现炎症改变。本例于复发后在皮损边缘出现炎症并逐渐扩大。部分可出现湿疹样、体癣样、神经性皮炎样前驱表现。

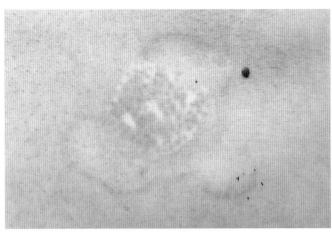

图 7.2.25.5　白癜风(炎症性)

### 白癜风 6(药物相关性)

女,34 岁,左手掌黑色素瘤术后 2 年,肺、肝等多发转移,免疫治疗后肺结节由 2.4cm 缩小至 1.6cm,但肝结节仍增大,换双靶标药物(曲美替尼+达拉非尼)治疗 2 个月后转移结节消失,面、颈、手背等出现白斑(图 7.2.25.6)。

病例点评:黑色素瘤免疫治疗中白癜风发生率颇高。如同本例,部分服用靶向药治疗显效患者继发白癜风,提示该类靶向可能激活了肿瘤免疫反应。

## 7.2.26　带状疱疹
(herpes zoster)(见 2.4.3)

## 7.2.27　特应性皮炎
(atopic dermatitis)(见 2.2.26)

## 7.2.28　发疹性黄瘤
(eruptive xanthoma)(见 2.1.20)

## 7.2.29　皮肤转移癌
(cutaneous metastases)(见 8.8)

## 7.2.30　皮肤淋巴细胞增生性疾病及淋巴瘤
(cutaneous lymphoproliferative diseases and lymphomas)(见 8.9)

## 7.2.31　葡萄球菌性烫伤样皮肤综合征
(staphylococcal scalded skin syndrome)
(见 1.2.26)

## 7.2.32　皮肤结核
(cutaneous tuberculosis)(见 8.3)

## 7.2.33　银屑病
(psoriasis)(见 8.7)

## 7.2.34　变应性接触性皮炎
(allergic contact dermatitis)(见 3.2.3)

### 7.2.35 丹毒（erysipelas）
（见 2.2.39）

### 7.2.36 婴幼儿血管瘤
（infantile hemangioma）（见 1.2.11）

### 7.2.37 黑色素瘤
（melanoma）（见 8.10）

### 7.2.38 药物超敏反应综合征
（drug-induced hypersensitivity syndrome）（见 8.5.4）

### 7.2.39 发疹型药疹
（exanthematous drug eruption）（见 8.5.6）

# 十类形态变异较大的皮肤病

# Chapter 8

# Ten skin diseases with prominent morphological variations

# 第八章
# 十类形态变异较大的皮肤病
## （ten skin diseases with prominent morphological variations）

## 第一节　麻风
### （leprosy）

是由麻风分枝杆菌（*Mycobacterium leprae*）感染易感个体后选择性侵犯皮肤和外周神经，晚期可致残的慢性传染病。延迟诊断造成的畸残和毁形以及治疗过程中可能发生的致死性药物超敏反应综合征导致的患者死亡是麻风的主要危害。由于缺乏有效的预防手段，每年全球新发麻风病例仍超过 20 万例。在我国，近年来每年仍有 300~800 例新发病例，主要分布于云南、贵州、四川、广东和广西等地，其他地区也有报道。

依据机体免疫力及菌量，临床上有 5 级分类法。从免疫力强到弱，依次为结核样型麻风、偏结核样型界线类麻风、界线类麻风、偏瘤型界线类麻风和瘤型麻风。

为便于治疗方案的选择，世界卫生组织推荐根据皮肤涂片查菌结果和皮损的数量将上述分类法简化为少菌型和多菌型麻风。少菌型麻风患者皮肤组织液查菌阴性，皮损常局限，一般少于或等于 5 处。多菌型患者皮肤组织液查菌阳性，皮损往往多发。

## 8.1.1　少菌型麻风
### （paucibacillary leprosy）

少菌型麻风一般对应 5 级分类中的结核样型麻风或偏结核样型界线类麻风。典型皮损为较大的红色斑块，境界清楚或稍隆起，表面干燥粗糙，毳毛脱失。皮损类型可有红斑、浅色斑或斑块，大的皮损周围常有小的"卫星状"损害，皮损好发于面、躯干和四肢。一般不侵犯黏膜、淋巴结、眼球及其他内脏器官。耳大神经、尺神经、腓总神经等浅表神经肿大，质硬如条索状，感觉障碍是该型的重要特点。

少菌型麻风一般查不到菌，难以诊断。定量 PCR（quantitative PCR，qPCR）及微滴式数字 PCR（droplet digital PCR，ddPCR）等分子生物学方法可用于不典型病例的诊断和鉴别诊断。

### 少菌型麻风 1（结核样型麻风）　典型病例

男，39 岁，右大腿大片淡红色斑伴手指弯曲 5 年（图 8.1.1.1）。无疼痛和瘙痒，无眉毛及睫毛脱落。家中无类似患者。

病例点评：干燥淡红色斑、尺神经受损导致的爪状手及骨间肌萎缩是本型的特点（陆军军医大学西南医院杨希川教授提供）。

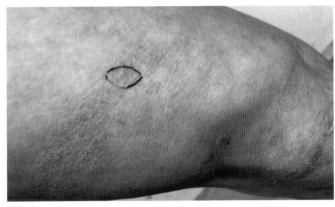

图 8.1.1.1a　少菌型麻风（结核样型麻风）

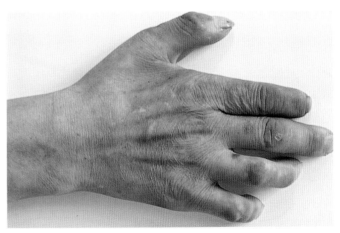

图 8.1.1.1b　少菌型麻风（结核样型麻风）

### 少菌型麻风 2（偏结核样型界线类麻风）

男，38 岁，左下肢、足部麻木 2 年，躯干、下肢数片环形红斑 1 年（图 8.1.1.2）。左大腿内侧感觉迟钝，未触及粗大神经。

病例点评：环状红斑相对结核样型麻风多发，分布不对称，鳞屑相对较少，伴有感觉障碍。

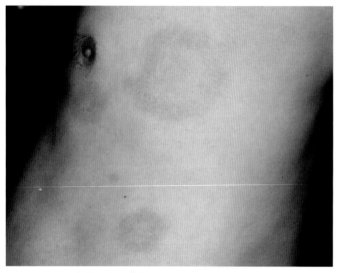

图 8.1.1.2a 少菌型麻风（偏结核样型界线类麻风）

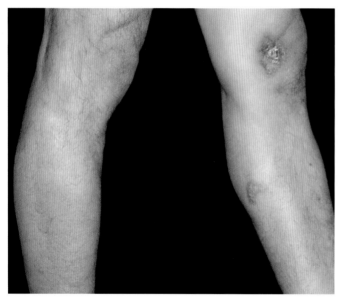

图 8.1.1.2b 少菌型麻风（偏结核样型界线类麻风）

### 少菌型麻风 3（偏结核样型界线类麻风）

女，27 岁，躯干、四肢片状、环状红斑伴轻度瘙痒 2 年余（图 8.1.1.3）。逐渐加重，双手小指和无名指无力，不易伸直，有麻木感。

病例点评：多个环状红斑融合呈多环状外观，伴有手指运动及感觉障碍（陆军军医大学西南医院杨希川教授提供）。

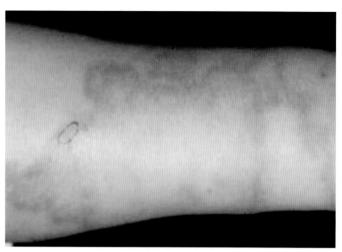

图 8.1.1.3 少菌型麻风（偏结核样型界线类麻风）

## 8.1.2 多菌型麻风
### （multibacillary leprosy）

多菌型麻风一般对应 5 级分类法中的界线类麻风、偏瘤型界线类或瘤型麻风。根据疾病的进程，临床表现如下分类。

（1）早期：皮损为浅色、浅黄色或淡红色斑，边界模糊，广泛而对称分布于四肢伸侧、面部和躯干等。浅感觉正常或稍迟钝，有蚁行感。

（2）中期：皮损分布更广泛，浸润更明显，少数皮损可形成结节。浅感觉障碍，四肢呈套状麻木，眉、发脱落明显，周围神经普遍受累，除浅感觉障碍外还可产生运动障碍和畸形。足底可见营养性溃疡。

（3）晚期：皮损呈深在性、弥漫性浸润，常伴暗红色结节，面部结节或斑块可融合成大片凹凸不平的损害，双唇肥厚，耳垂肿大，形如狮面；眉毛脱落，头发部分或大部分脱落。伴明显浅感觉及出汗障碍，周围神经受累导致面瘫、手足运动障碍和畸形、骨质疏松和足底溃疡等。

### 多菌型麻风 1（界线类麻风） 典型病例

女，44 岁，面部及躯干红色斑块伴痒 2 年余（图 8.1.2.1）。皮损处感觉减退。

病例点评：本例皮损具有多形性，上肢为环状红斑，下肢为浸润性的环状红色斑块，且皮损中央存在色素减退及感觉减退（陆军军医大学西南医院杨希川教授提供）。

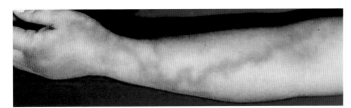

图 8.1.2.1a 多菌型麻风（界线类麻风）

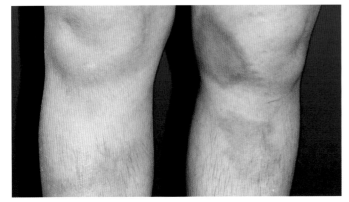

图 8.1.2.1b 多菌型麻风（界线类麻风）

## 多菌型麻风 2（偏瘤型界线类麻风） 典型病例

男，31 岁，面、躯干、四肢红斑和结节 6 年，自觉左面部麻木（图 8.1.2.2）。

病例点评：面部、下肢大小不等的红色结节，表面有轻度光泽，相对对称。左腹部界限清楚的红斑，分布不对称（陆军军医大学西南医院杨希川教授提供）。

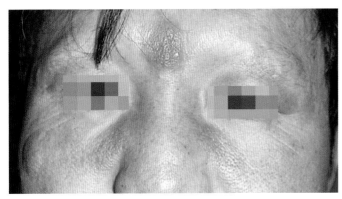

图 8.1.2.2a 多菌型麻风（偏瘤型界线类麻风）

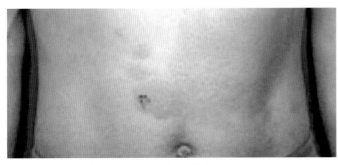

图 8.1.2.2b 多菌型麻风（偏瘤型界线类麻风）

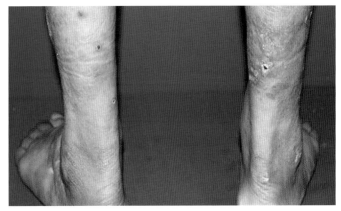

图 8.1.2.2c 多菌型麻风（偏瘤型界线类麻风）

## 多菌型麻风 3（偏瘤型界线类麻风） 典型病例

男，67 岁，面颈部、躯干、四肢红斑、结节 3 年（图 8.1.2.3）。3 年前患者面颈部、躯干和四肢出现多处大小不一红斑，界限清，渐增多。自发病以来，患者自觉面部、手腕部、右足跖有轻度麻木感，四肢肌力尚可。曾在外院按照"荨麻疹"对症治疗无效，逐渐加重。患者自诉两年前在当地医院查麻风分枝杆菌阳性，治疗 2 年转阴。

病例点评：四肢数目较多、但大小较小的红色结节。面部肿胀性红色斑块考虑 I 型麻风反应所致。

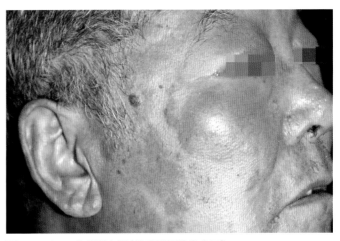

图 8.1.2.3a 多菌型麻风（偏瘤型界线类麻风）

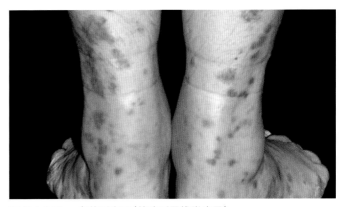

图 8.1.2.3b 多菌型麻风（偏瘤型界线类麻风）

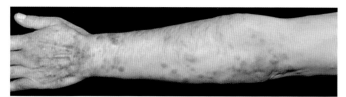

图 8.1.2.3c 多菌型麻风(偏瘤型界线类麻风)

### 多菌型麻风 4(瘤型麻风) 典型病例

男,70 岁,面、手足肿胀、斑块 7 年,双足内踝周自发溃疡 1 个月(图 8.1.2.4)。

病例点评:面部结节融合后呈浸润性增厚,双侧眉毛脱落,足背皮损呈鱼鳞病样改变。

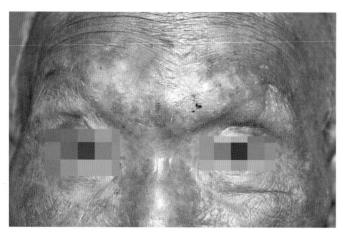

图 8.1.2.4a 多菌型麻风(瘤型麻风)

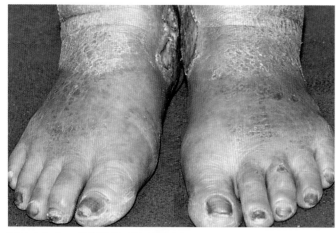

图 8.1.2.4b 多菌型麻风(瘤型麻风)

### 多菌型麻风 5(瘤型麻风) 典型病例

男,78 岁,面部、躯干红色丘疹、结节 3 个月余,右足溃疡 1 个月(图 8.1.2.5)。

病例点评:该例为多发性、对称性结节,并主要分布于面、四肢皮温较低部位,伴双侧眉毛脱落。

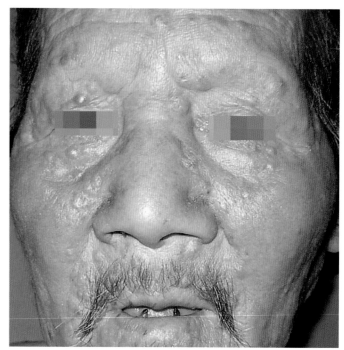

图 8.1.2.5a 多菌型麻风(瘤型麻风)

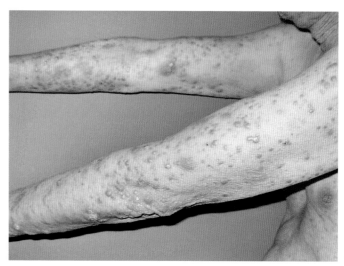

图 8.1.2.5b 多菌型麻风(瘤型麻风)

## 8.1.3 麻风反应
(leprosy reaction)

麻风分枝杆菌导致的迟发型超敏反应(Ⅰ型麻风反应)或免疫复合物型超敏反应(Ⅱ型麻风反应),可发生于约 50% 的患者,表现为原麻风皮损或神经炎加重,出现新皮损和神经损害,常伴有发热等系统症状。麻风反应可发生在治疗前、中和愈后,是导致患者畸残和毁形的主要原因。常见诱因包括神经精神因素、劳累、营养不良和外伤等。Lucio 现象属于Ⅱ型麻风反应的特殊类型,主要见于中美洲的弥漫性瘤型麻风患者。

Ⅰ型麻风反应表现为部分或全部皮损发红、肿胀,并可出现新的皮损,周围神经肿胀、疼痛、可伴有麻木及肌瘫,也可出现四肢水肿、皮肤溃疡及坏死。Ⅰ型麻风反应黏膜症状无或轻微,淋巴结可肿大,全身症状不明显,反应发生慢,消失也慢。麻风类型可转变,如患者免疫力增强可发生逆向(RR)或升级反应,反之则发生降级反应。

　　Ⅱ型麻风反应往往有乏力、不适、畏寒、厌食、淋巴结肿大和掌跖触痛等前驱症状,最常见的皮损是麻风结节性红斑,重者出现水疱、坏死和溃疡,可出现虹膜睫状体炎、急性睾丸附睾炎、神经肿大、关节肿痛等,本型发生较快,组织损伤较重,可反复发作。

### Ⅰ型麻风反应1　典型病例

　　男,45岁,四肢红斑、结节1年余,皮损加重、泛发、破溃伴痒痛15天(图8.1.3.1)。

　　病例点评:该例原发皮损为四肢红斑、结节,在此基础上原发皮损充血、肿胀,并发生坏死与破溃,但全身症状不明显,提示由于免疫增强出现的升级反应。

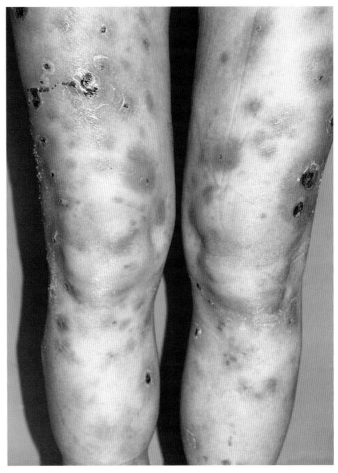

图 8.1.3.1b　Ⅰ型麻风反应

### Ⅰ型麻风反应2　典型病例

　　男,31岁,手臂红斑、结节2周(图8.1.3.2)。皮损渐增多、增大,泛发至全身,部分可自发消退。患病2周持续发热,最高体温41℃,夜间盗汗,下午体温规律性升高。

　　病例点评:该例眉毛稀疏提示应有更长的麻风病史,在麻风基础上出现急性全身症状,且皮损呈结节表现。

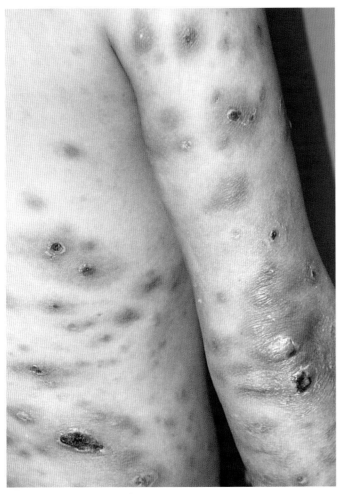

图 8.1.3.1a　Ⅰ型麻风反应

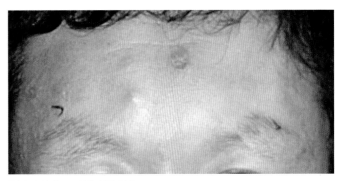

图 8.1.3.2a　Ⅰ型麻风反应

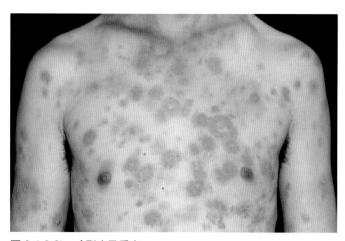

图 8.1.3.2b Ⅰ型麻风反应

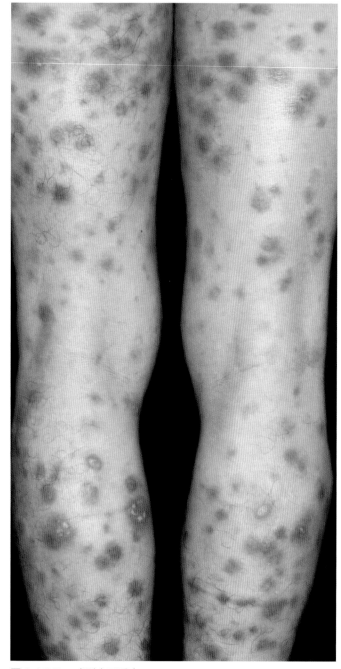

图 8.1.3.2c Ⅰ型麻风反应

### Ⅱ型麻风反应 3

女,28 岁,面部、躯干及四肢红色斑块伴发热 1 周(图 8.1.3.3)。1 周来有轻微胸闷、咳嗽,体温最高时 39.5℃。

病例点评:该例面部皮损未呈明显麻风结节性红斑表现。根据患者较明显全身症状、皮损表面出现坏死、大疱表现,综合考虑符合Ⅱ型麻风反应。

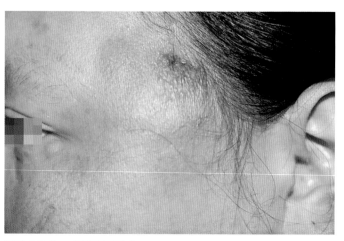

图 8.1.3.3a Ⅱ型麻风反应

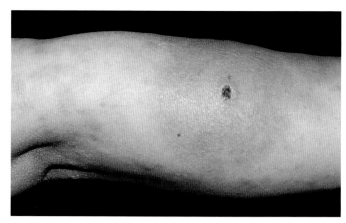

图 8.1.3.3b Ⅱ型麻风反应

## 8.1.4 麻风其他少见的临床表现
（other rare clinical manifestations of leprosy）

除经典的临床类型,尚有一些少见的临床表现,主要有:单神经炎、腱鞘炎、自发溃疡、组织样麻风瘤、Lucio 现象等。

麻风少见的临床表现 1(自发溃疡) 典型病例

男,78 岁,面部、躯干红色丘疹、结节 3 个月余,右足溃疡 1 个月(图 8.1.4.1)。溃疡无疼痛等不适。

病例点评:该例有长期瘤型麻风病史,在足跟易摩擦部位发生单个、无痛性溃疡,符合麻风引起神经源性溃疡特点。

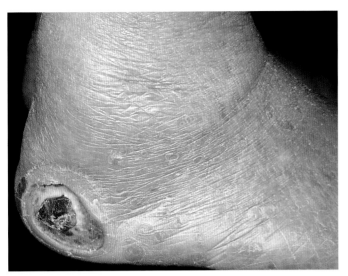

图 8.1.4.1　麻风少见的临床表现（自发溃疡）

### 麻风少见的临床表现 2（自发溃疡）　典型病例

女，30 岁，双眉、睫毛脱落、面部红斑 1 年，双小腿及足部红斑、溃疡 1 个月，无疼痛感（图 8.1.4.2）。

病例点评：该例在长期瘤型麻风病基础上发生多个无痛性溃疡，符合麻风引起神经源性溃疡特点。

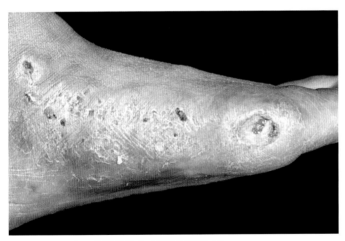

图 8.1.4.2　麻风少见的临床表现（自发溃疡）

### 麻风少见的临床表现 3（Lucio 现象）　典型病例

男，37 岁，眉毛和睫毛脱落、四肢麻木 3 年余，四肢出现瘀斑、血疱伴发热、触痛 5 天（图 8.1.4.3）。

病例点评：该患者既往有麻风病史，四肢远端、双足初形成红斑，边缘成角，在此基础上出现瘀斑、大疱、血疱，并出现发热等症状。Lucio 现象不仅见于 Lucio 麻风，也可在其他类型麻风见到（陆军军医大学西南医院杨希川教授提供）。

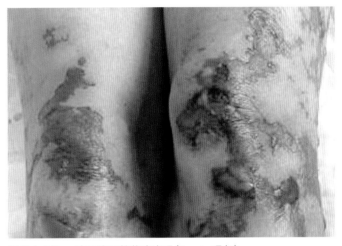

图 8.1.4.3a　麻风少见的临床表现（Lucio 现象）

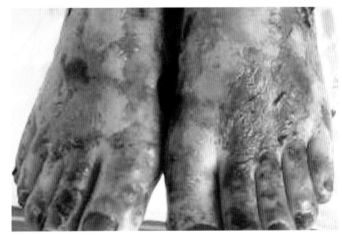

图 8.1.4.3b　麻风少见的临床表现（Lucio 现象）

## 第二节　梅毒
（syphilis）

梅毒是由梅毒螺旋体感染引起的慢性传染病，主要传播方式为性接触及垂直传播，是最常见的性传播疾病。梅毒的临床表现取决于感染的病程、受累的部位和机体的免疫反应，且在梅毒病程中任何阶段都可以潜伏和复发，因此表现多种多样，常模拟其他疾病，临床上容易漏诊、误诊。根据传播途径不同分为获得梅毒（acquired syphilis）与胎传梅毒（congenital syphilis）两大类。获得梅毒又称后天梅毒，胎传梅毒又名先天梅毒。获得梅毒分为一期、二期和三期梅毒。其中一期与二期为早期梅毒，发病在感染的两年以内。由于早期梅毒损害处的组织液内、外周血中有大量梅毒螺旋体，传染性极强。三期梅毒为晚期梅毒，发病在感染的两年以后。发生机制为梅毒螺旋体引起的变态反应,皮损中常查不到梅毒螺旋体,非特异性梅毒血清学抗体滴度下降甚至阴性,传染性较弱。

胎传梅毒传播方式是垂直传播,胎儿期梅毒可以表现为流产、死胎、早产、发育迟缓等。出生两年内为早期胎传梅毒,两年以上的为晚期胎传梅毒,发病机制及临床表现分别与获得性早期梅毒及晚期梅毒类似。

梅毒可以侵犯任何组织及器官,神经梅毒、心血管梅毒等内脏梅毒以及发生于妊娠期的妊娠梅毒,因没有特异性皮肤表现此节未列出。

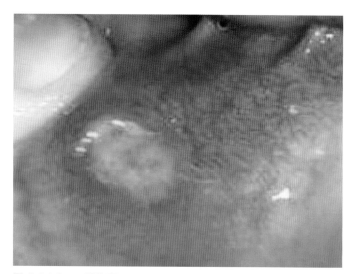

图 8.2.1.2 一期梅毒

## 8.2.1 一期梅毒
（primary syphilis）

一期梅毒发生于梅毒螺旋体侵入机体的皮肤黏膜部位,是原发感染,潜伏期为 2~4 周。可以发生于任何部位的皮肤黏膜处,最常见受累部位为外生殖器、口腔。代表性皮损为硬下疳及引流区域无痛性硬化性淋巴结炎。未经治疗的硬下疳经过 3~8 周可以消退,皮疹初发时血清学检查为阴性易漏诊,应行分泌物暗视野检查梅毒螺旋体。

### 一期梅毒 1 典型病例

男,24 岁,阴茎根部暗红色斑块、无痛性溃疡 3 周(图 8.2.1.1)。

### 一期梅毒 3

男,30 岁,外阴无痛性溃疡 3 周(图 8.2.1.3),10 天前梅毒血清学检查阴性,曾疑诊疱疹、包皮龟头炎,自述治疗后溃疡愈合。有冶游史。

病例点评:就诊时无特殊皮损,因极早期梅毒血清学检查阴性,硬下疳自愈导致漏诊。对有可疑一期梅毒的患者,应注意检查局部淋巴结有无肿大,复查梅毒血清学试验。

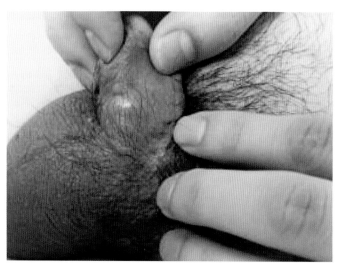

图 8.2.1.1 一期梅毒

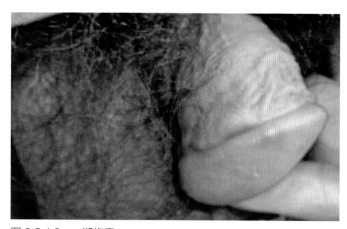

图 8.2.1.3 一期梅毒

### 一期梅毒 2 典型病例

女,10 个月,唇部溃疡 10 天,触之患儿无哭闹(图 8.2.1.2)。

病例点评:本例为梅毒成人口对口喂养传染给婴儿的获得性一期梅毒,发生于婴儿的硬下疳极易漏诊。

### 一期梅毒 4 典型病例

男,40 岁,生殖器多发性溃疡 3 周,无疼痛(图 8.2.1.4)。包皮系带及阴茎体腹侧多处圆形溃疡,溃疡表面较清洁或附着少许脓性分泌物。

病例点评:男性生殖器多发无痛性溃疡,溃疡浅表、表面清洁,为一期梅毒多发性硬下疳(上海市皮肤病医院王秀丽教授提供)。

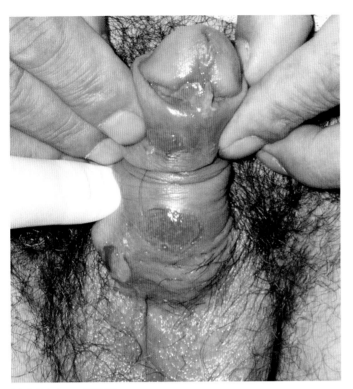

图 8.2.1.4　一期梅毒

## 一期梅毒 5　典型病例

男,36 岁,下唇内侧无痛性溃疡 2 周(图 8.2.1.5)。同性性取向,有口交史。

病例点评:本例为口腔黏膜部位的一期梅毒,口腔黏膜溃疡是临床常见症状和体征,临床需要注意结合病史、局部梅毒螺旋体检测和血清学检查来明确诊断(上海市皮肤病医院王秀丽教授提供)。

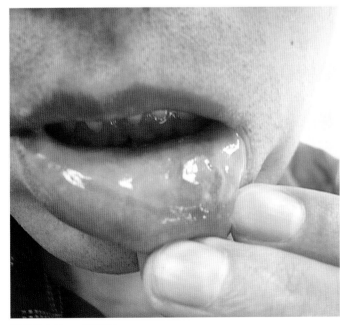

图 8.2.1.5　一期梅毒

## 8.2.2　二期梅毒
### （secondary syphilis）

二期梅毒是由于梅毒螺旋体血行播散导致全身感染所致,可以累及任何组织和器官。梅毒疹表现多样,常见红色或褐红色斑疹、斑丘疹、少数为斑块、脓疱等,皮疹多为泛发、对称、无自觉症状,未治疗 4~12 周亦可消退,皮疹破坏性小消退后不遗留瘢痕。

易误诊为药疹、银屑病等其他疾病,代表性皮损为扁平湿疣及掌跖部位梅毒疹,毛囊受累表现为虫蚀状脱发。

### 二期梅毒 1　典型病例

男,23 岁,肛周红斑潮湿、扁平丘疹、局部融合成斑块 1 个月(图 8.2.2.1)。

病例点评:本例为典型二期梅毒扁平湿疣。

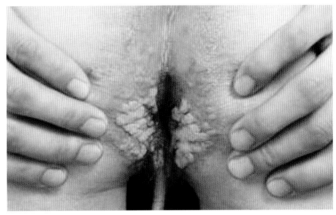

图 8.2.2.1　二期梅毒

### 二期梅毒 2　典型病例

女,72 岁,外阴扁平丘疹 1 个月,无自觉症状(图 8.2.2.2)。

病例点评:皮疹为多发扁平丘疹,部分表皮破溃,发生于老年患者易漏诊。

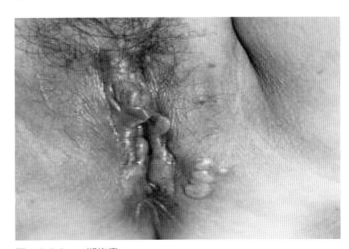

图 8.2.2.2　二期梅毒

## 二期梅毒 3　典型病例

女,20岁,双手足掌跖红斑鳞屑 3 个月(图8.2.2.3)。

病例点评:双侧手掌、足底对称性暗红斑,表面领圈状脱屑。

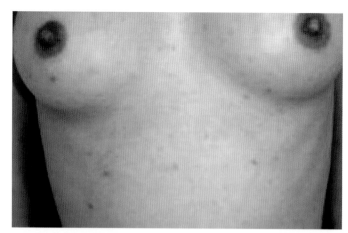

图 8.2.2.4a　二期梅毒

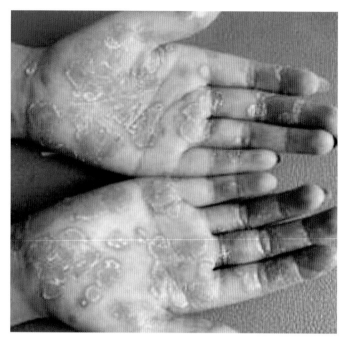

图 8.2.2.3a　二期梅毒

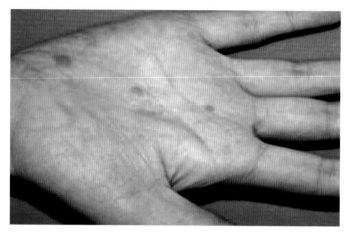

图 8.2.2.4b　二期梅毒

## 二期梅毒 5

女,28岁,全身散在红斑疹 10 天余(图8.2.2.5)。

病例点评:皮损全身多处散发,呈湿疹样改变,注意手掌皮损有梅毒疹特征。

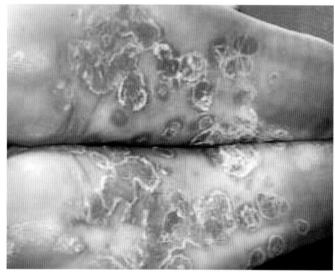

图 8.2.2.3b　二期梅毒

## 二期梅毒 4

女,19岁,躯干、四肢及手足红斑 10 天余,无痛痒(图8.2.2.4)。

病例点评:躯干皮疹无明显特异性,注意手掌皮损有特征性梅毒疹。

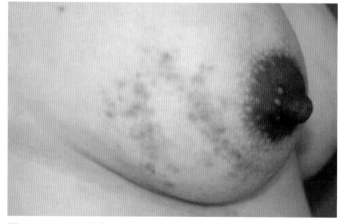

图 8.2.2.5a　二期梅毒

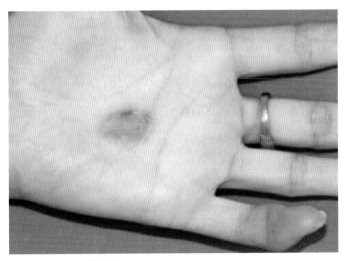

图 8.2.2.5b 二期梅毒

## 二期梅毒 6

女,30岁,手足红斑、丘疹、脓疱1个月余,无自觉症状(图8.2.2.6)。

病例点评:患者因手足皮疹求诊,仔细查体发现外阴、躯干梅毒疹。

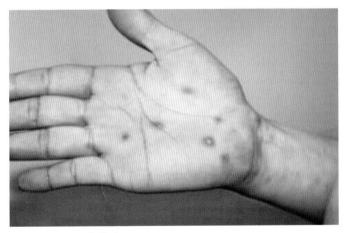

图 8.2.2.6a 二期梅毒

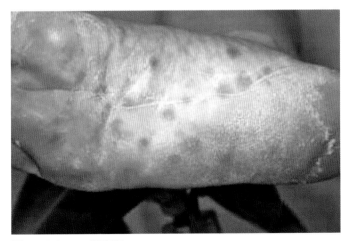

图 8.2.2.6b 二期梅毒

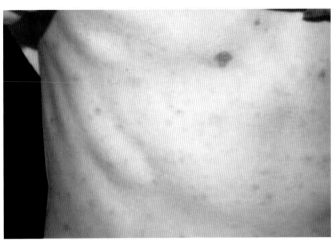

图 8.2.2.6c 二期梅毒

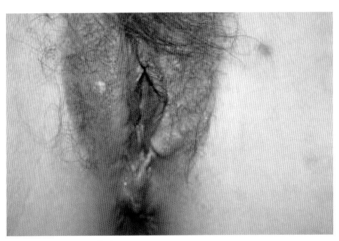

图 8.2.2.6d 二期梅毒

## 二期梅毒 7 典型病例

男,28岁,因尿道口溢脓3天就诊(图8.2.2.7)。

病例点评:该例患者因急性淋病就诊,追问有长期性病史,仔细查体发现二期梅毒蔷薇疹。对所有性病患者均应行梅毒、艾滋病筛查。

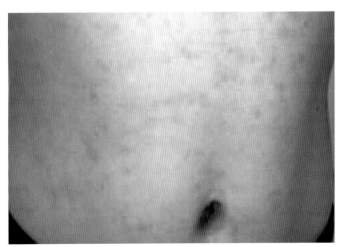

图 8.2.2.7 二期梅毒

## 二期梅毒 8

男,57 岁,全身暗红斑 3 个月(图 8.2.2.8),双性恋。

病例点评:患者躯干四肢,手掌多发暗红斑,手背见花伞样梅毒疹,为少见梅毒疹。

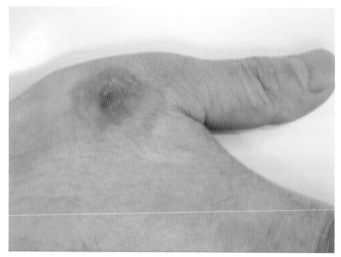

图 8.2.2.8　二期梅毒

## 二期梅毒 9

女,40 岁,外阴等部红色斑丘疹半个月(图 8.2.2.9)。累及双手腕、双侧腹股沟、双腿腘窝处、双足,个别皮损表面表浅溃疡。

病例点评:皮疹呈多形红斑样。

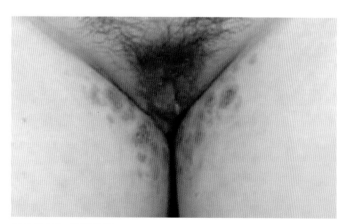

图 8.2.2.9　二期梅毒

## 二期梅毒 10

男,48 岁,阴囊红斑、痒 1 个月(图 8.2.2.10)。快速形成溃疡,范围渐增大累及阴茎。

病例点评:以溃疡为主要表现,易误诊为 Fournier 坏疽、坏疽性脓皮病等。

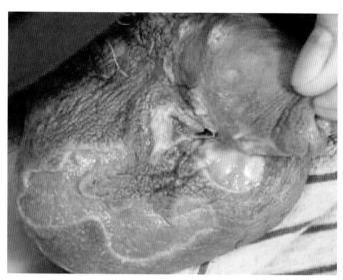

图 8.2.2.10　二期梅毒

## 二期梅毒 11

男,25 岁,全身鳞屑性丘疹 1 个月(图 8.2.2.11)。

病例点评:皮疹表现为鳞屑性丘疹,曾误诊为银屑病并贴药膏治疗。查体包皮有扁平湿疣。

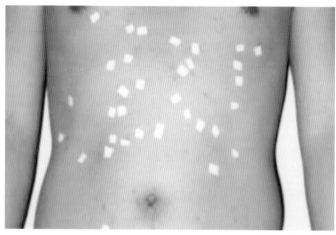

图 8.2.2.11a　二期梅毒

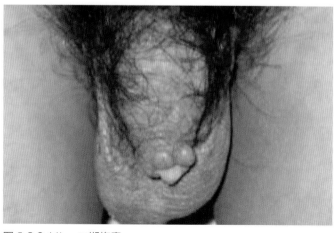

图 8.2.2.11b　二期梅毒

## 二期梅毒 12

男,23 岁,头皮不规则脱发 1 个月余(图 8.2.2.12 )。

病例点评:虫蚀状脱发,易误诊为斑秃。

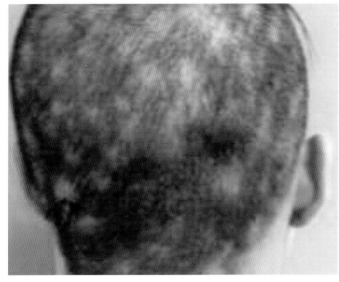

图 8.2.2.12　二期梅毒

## 二期梅毒 13

男,38 岁,阴囊红斑 1 个月余(图 8.2.2.13),轻痒,曲咪新治疗无效,真菌镜检阴性。

病例点评:阴囊环形红斑,边缘稍隆起,表面少许鳞屑,需要与环状红斑、体癣等鉴别。

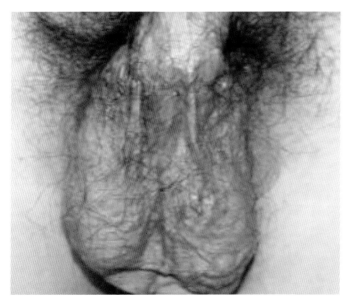

图 8.2.2.13a　二期梅毒

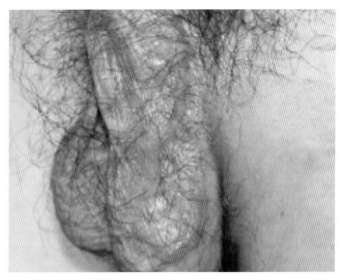

图 8.2.2.13b　二期梅毒

## 二期梅毒 14

女,26 岁,左肘窝红斑 6 个月余(图 8.2.2.14)。曾镜检真菌"阳性",抗真菌治疗无效。

病例点评:环形皮疹临床类似体癣。

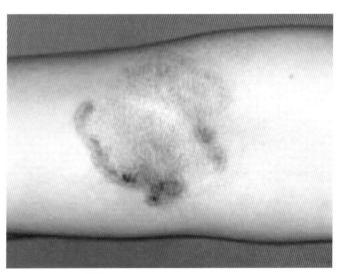

图 8.2.2.14　二期梅毒

## 二期梅毒 15

男,20 岁,双足背、足底弥漫红斑,鳞屑伴痒 6 个月余(图 8.2.2.15 )。

病例点评:自述皮损痒具有迷惑性,注意足底皮损,此患者合并 HIV 感染,皮损变异较大,病程长。

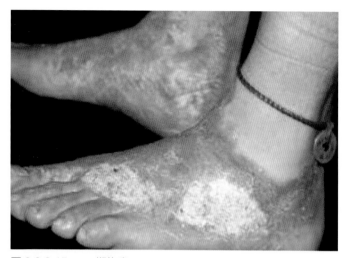

图 8.2.2.15a　二期梅毒

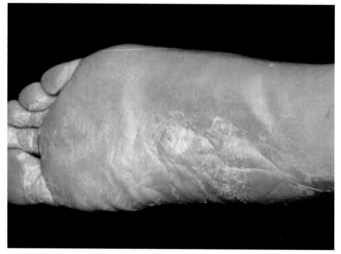

图 8.2.2.15b　二期梅毒

## 二期梅毒 16

男,47 岁,全身红斑丘疹半年,时有瘙痒及疼痛(图 8.2.2.16 )。

病例点评:二期梅毒伴 HIV 相关皮肤 T 细胞淋巴瘤,注意有虫蚀状脱发。

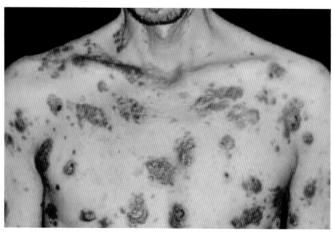

图 8.2.2.16a　二期梅毒

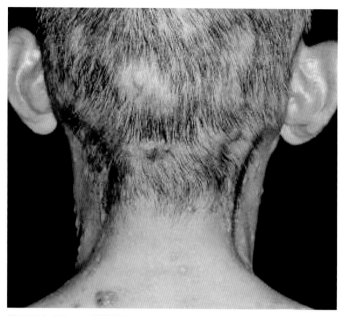

图 8.2.2.16b　二期梅毒

## 二期梅毒 17

男,60 岁,肛周多发肿物 6 周(图 8.2.2.17)。患者肛周可见多发肿物,部分表面糜烂、破溃。

病例点评:肛周多发增生性肿物,部分融合,表面破溃,少量渗血及浆液结痂,临床需要注意病史采集及实验室检查结果(上海市皮肤病医院王秀丽提供)。

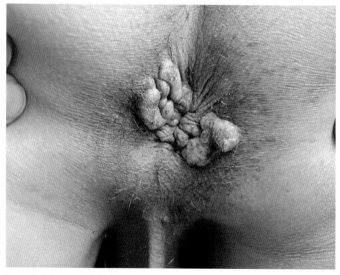

图 8.2.2.17　二期梅毒

## 二期梅毒 18

男,6 岁,阴茎根部及阴囊起疹、伴轻度瘙痒 3 个月就诊(图 8.2.2.18 )。曾至多家医院就诊,先后以"湿疹""皮炎""体癣"等,给予相应外用药等治疗,无明显效果,皮损继续增大,伴疼痛。

病例点评:本例患儿阴茎根部及阴囊部有一 2.5cm×3.0cm 大之椭圆形红斑,边缘呈堤状隆起。该例患儿父母及外祖父、外祖母梅毒血清学检查:RPR 均为阳性,滴度为 1∶(8~16),TPPA 阳性。结合临床及梅毒血清学检查结果,诊断患儿为二期梅毒。儿童二期梅毒可能与家庭其他梅毒患者生活密切接触有关,而非性接触传染所致(上海市皮肤病医院王秀丽教授提供)。

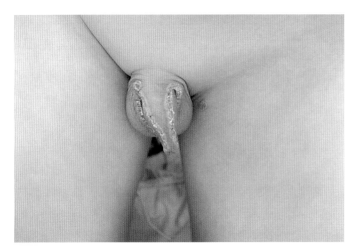

图 8.2.2.18 二期梅毒

## 二期梅毒 19

女,56 岁,口腔上颚黏膜红色皮损伴痛 5 个月余(图 8.2.2.19)。曾予以清咽利咽、西瓜霜等药物治疗,无效。

病例点评:上颚黏膜境界清楚、边缘隆起的红色斑块,表面灰白。临床需与黏膜相关疾病鉴别,如口腔扁平苔藓(上海市皮肤病医院王秀丽教授提供)。

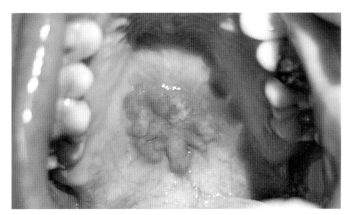

图 8.2.2.19 二期梅毒

## 二期梅毒 20

男,41 岁,阴茎、阴囊及肛周多发暗红色扁平皮疹 6 周余(图 8.2.2.20)。曾诊断为"湿疹、股癣",外用抗真菌药膏及激素药膏无效。追问病史,有不洁性行为史。

病例点评:阴茎、阴囊及肛周散在紫红色斑片,部分融合成片,模拟扁平苔藓皮损改变(上海市皮肤病医院王秀丽教授提供)。

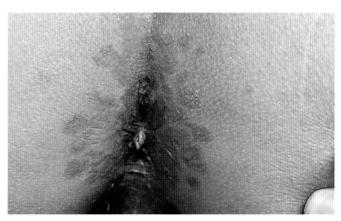

图 8.2.2.20a 二期梅毒

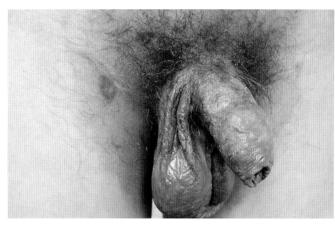

图 8.2.2.20b 二期梅毒

## 二期梅毒 21

女,32 岁,面部多发环形红斑 3 周(图 8.2.2.21)。

病例点评:皮损呈环形,上覆少量淡黄色细小鳞屑,临床上需要与脂溢性皮炎和面部难辨认癣相鉴别(上海市皮肤病医院王秀丽教授提供)。

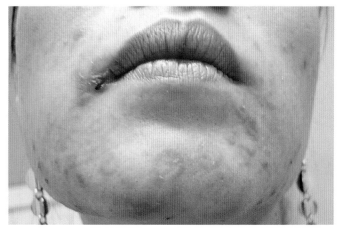

图 8.2.2.21 二期梅毒

## 二期梅毒 22

男,54岁,阴囊及大腿内侧多发红斑伴脱屑1个月(图8.2.2.22)。激素药膏外涂后皮疹加重。

病例点评:阴囊及大腿内侧密集红斑、丘疹、脓疱,表面有厚黄白色鳞屑,边界较清,部分表面糜烂渗出,为模拟银屑病皮损表现的二期梅毒疹。临床需结合既往有无银屑病病史及病程来明确诊断(上海市皮肤病医院王秀丽教授提供)。

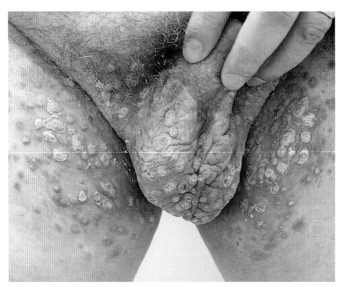

图 8.2.2.22　二期梅毒

## 二期梅毒 23

男,54岁,躯干、四肢散在红斑鳞屑性皮损1个月(图8.2.2.23)。

病例点评:躯干、四肢散在多发性红斑,部分融合成片,上覆白色鳞屑,与银屑病临床表现相似,但本例患者红斑有渗出倾向及浆液性痂屑,与银屑病干燥性白色鳞屑有别(上海市皮肤病医院王秀丽教授提供)。

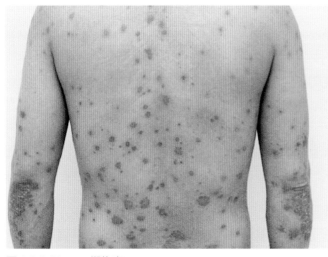

图 8.2.2.23a　二期梅毒

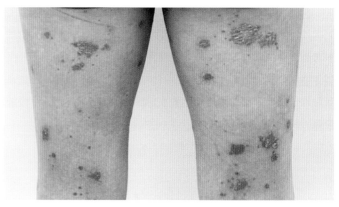

图 8.2.2.23b　二期梅毒

## 二期梅毒 24

男,59岁,因躯干、四肢散在痒疹样损害7周就诊(图8.2.2.24)。

病例点评:躯干、四肢散在痒疹样损害,伴有瘙痒。全身体格检查时发现双手掌多发性暗红色斑,表面角化、皲裂伴领圈样脱屑。临床上强调全身体格检查及病史采集的重要性(上海市皮肤病医院王秀丽教授提供)。

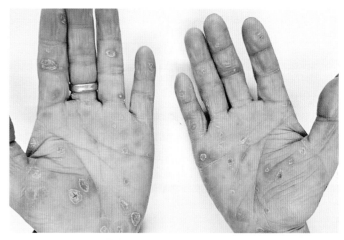

图 8.2.2.24a　二期梅毒

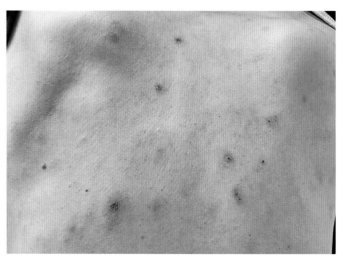

图 8.2.2.24b　二期梅毒

## 二期梅毒 25

男,56 岁,头颈部、躯干、双下肢红色毛囊性丘疹 2 个月(图 8.2.2.25)。

病例点评:头皮、颈部、胸背部、臀部散在米粒至绿豆大小以毛囊为中心红色炎性丘疹,少量丘疹顶部有小脓疱或结痂,抗生素治疗无效,真菌镜检及培养阴性(上海市皮肤病医院王秀丽教授提供)。

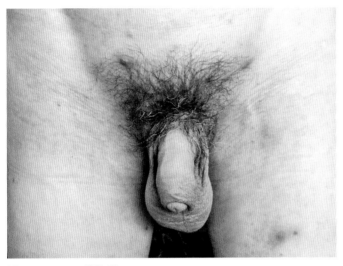

图 8.2.2.25 二期梅毒

## 二期梅毒 26

男,35 岁,阴囊多发性斑片 1 个月(图 8.2.2.26),无自觉症状。

病例点评:阴囊散在多发性红斑,表面较光滑,部分表面覆有少量白色鳞屑,为二期梅毒疹(上海市皮肤病医院王秀丽教授提供)。

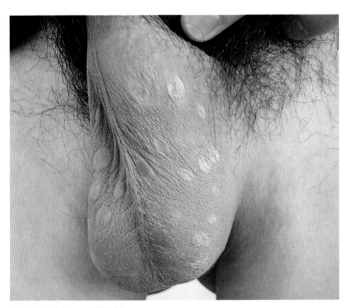

图 8.2.2.26 二期梅毒

## 二期梅毒 27

男,27 岁,阴囊红斑伴瘙痒 20 天余(图 8.2.2.27)。曾诊断"湿疹",外用激素乳膏治疗无效。

病例点评:整个阴囊红斑,略浸润,表面少许鳞屑,伴瘙痒,因瘙痒易误诊为阴囊湿疹(青岛市市立医院于海洋教授提供)。

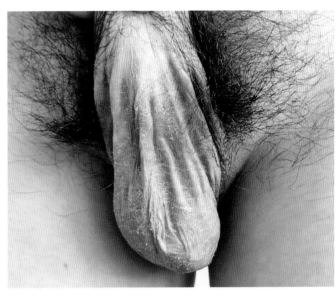

图 8.2.2.27 二期梅毒

## 二期梅毒 28

男,32 岁,阴囊多发环状红斑 3 周(图 8.2.2.28)。患者 3 周前阴囊出现环形红斑,逐渐增多,中心出现糜烂破溃,无自觉症状。

病例点评:阴囊环形红斑,边缘隆起,部分皮损表面糜烂、少许浆液性结痂(上海市皮肤病医院王秀丽教授提供)。

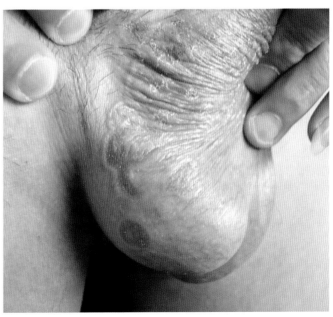

图 8.2.2.28 二期梅毒

## 8.2.3 三期梅毒

（tertiary syphilis）

部分未经治疗或治疗不充分的患者可发生三期梅毒，除皮肤黏膜、骨、眼、耳损害外，易侵犯心血管、中枢神经系统等内脏器官。皮损数目少，局限不对称，但破坏性大，持续不愈，愈后遗留瘢痕。典型皮肤损害为梅毒性树胶肿、结节性梅毒疹。

### 三期梅毒 1

男，36 岁，左足底糜烂、溃疡、疼痛 2 个月余（图 8.2.3.1）。

病例点评：深在糜烂，溃疡，边缘呈凿缘，基底有胶质状物，为梅毒性树胶肿。

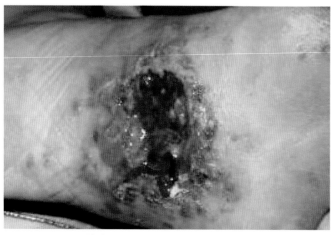

图 8.2.3.1 三期梅毒

### 三期梅毒 2

女，69 岁，左肋部包块 1 年，有烧灼、刺痛感（图 8.2.3.2）。50 余年前患"肺结核"，院外诊断"骨结核"，抗结核治疗未见效。

病例点评：三期梅毒结节性梅毒疹，临床特征不明显，易误诊为肿瘤等。

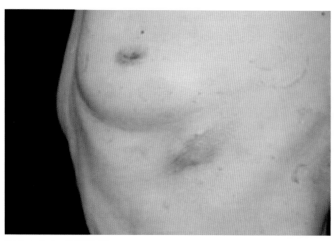

图 8.2.3.2 三期梅毒

### 三期梅毒 3

女，56 岁，左上肢和右下肢斑块伴溃疡 2 年（图 8.2.3.3）。

病例点评：左上肢及右下肢散在暗红色浸润斑块，部分表面破溃形成溃疡及皮肤萎缩，临床呈血管炎表现。结合组织病理及血清学检查结果明确诊断，驱梅治疗后痊愈（常德市第一人民医院朱建建提供）。

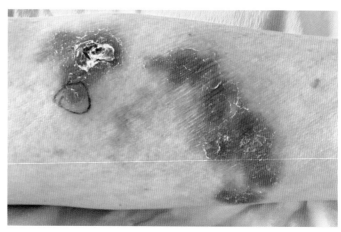

图 8.2.3.3a 三期梅毒

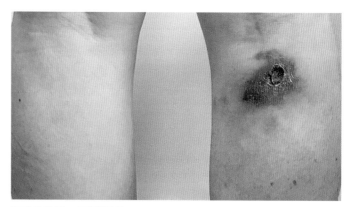

图 8.2.3.3b 三期梅毒

## 8.2.4 早期胎传梅毒

（early congenital syphilis）

早期胎传梅毒出生后多表现为早产儿、低出生体重儿等，常伴有发育不良，皮损及各种内脏损害等表现，类似获得性二期梅毒。

### 早期胎传梅毒 1 典型病例

女，30 天，虫蚀状脱发，夜间哭闹不安入睡困难，左上肢活动受限，四肢弯曲时哭闹。X 线示：四肢对称性骨质破坏，层状骨膜反应（图 8.2.4.1）。

病例点评：该患儿主要表现为虫蚀状脱发、骨梅毒，因无明显皮损易漏诊。

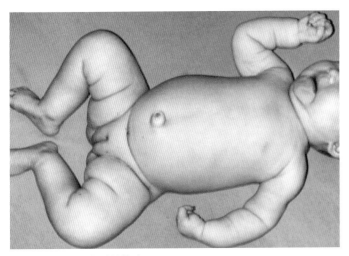

图 8.2.4.1a　早期胎传梅毒

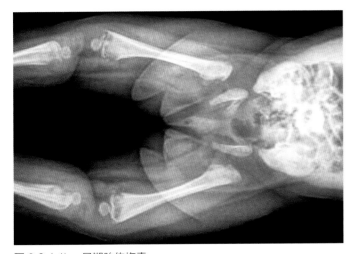

图 8.2.4.1b　早期胎传梅毒

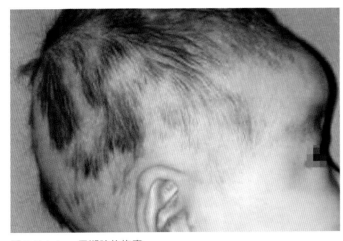

图 8.2.4.1c　早期胎传梅毒

### 早期胎传梅毒 2　典型病例

女,30 天,外阴暗红色斑块破溃 20 天(图 8.2.4.2)。

病例点评:典型扁平湿疣,该例患儿为收养,养父母梅毒血清学检查均阴性,曾一度干扰诊断。

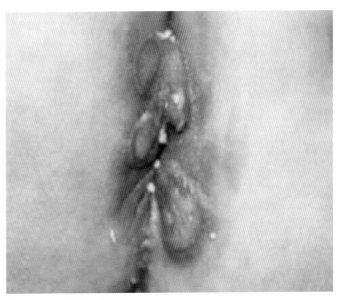

图 8.2.4.2　早期胎传梅毒

## 8.2.5　晚期胎传梅毒
（late congenital syphilis）

晚期胎传梅毒发生机制、临床表现类似三期梅毒,除了皮疹之外,常伴有耳聋、骨损害、角膜炎、牙齿稀疏、切牙切迹以及智力发育迟缓等。间质性角膜炎、神经性耳聋及 Hutchinson 齿称为晚期三期梅毒三联征。

### 晚期胎传梅毒 1　典型病例

男,2 岁,双手足包块反复 1 年余,破溃 6 个月(图 8.2.5.1),曾诊断慢性念珠菌感染、软骨瘤等。

病例点评:仔细查体患儿除了皮肤包块,颜面、躯干有暗红色鳞屑性斑疹,应做梅毒筛查。

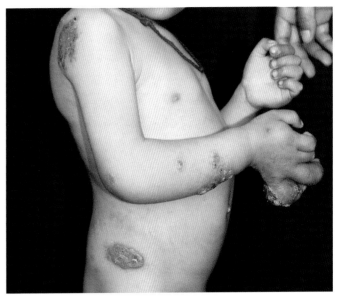

图 8.2.5.1a　晚期胎传梅毒

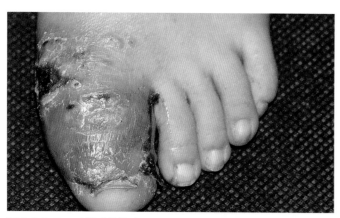

图 8.2.5.1b 晚期胎传梅毒

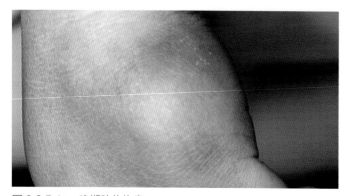

图 8.2.5.1c 晚期胎传梅毒

### 晚期胎传梅毒 2

男,5 岁,牙齿稀疏 4 年(图 8.2.5.2)。

病例点评:有胎传梅毒病史,曾治疗,牙齿稀疏,切牙的切缘中央有半月形缺陷,为典型 Hutchinson 齿。

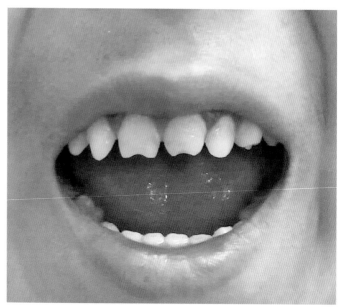

图 8.2.5.2 晚期胎传梅毒

# 第三节 皮肤结核
## (cutaneous tuberculosis)

## 8.3.1 原发接种性结核
### (primary inoculation tuberculosis)

原发接种性结核又称结核性下疳(tuberculosis chancre)或原发性皮肤结核综合征(primary complex of cutaneous tuberculosis),患者之前从未感染过各种类型的结核,缺乏对结核分枝杆菌的获得性免疫,初次皮肤感染结核分枝杆菌所致的皮肤结核。多见于儿童,少见于成人。结核分枝杆菌大多是通过皮肤轻微外伤直接接种于皮肤引起感染。由于机体免疫力、结核分枝杆菌的毒性和入侵途径的不同,本病在临床上可有多种类型表现。

### 原发接种性结核 1 典型病例

男,18 岁,左上臂接种卡介苗半年后局部出现丘疹,渐增多、扩大形成斑块 10 年,院外冷冻治疗后形成瘢痕(图 8.3.1.1)。

病例点评:明确的病史是诊断重要线索及临床诊断依据。

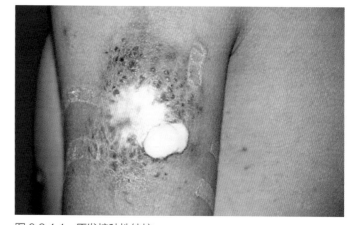

图 8.3.1.1 原发接种性结核

### 原发接种性结核 2

女,22 岁,右手背文身后皮肤红斑、破溃、肿胀 2 个月余(图 8.3.1.2)。

病例点评:文身后在文刺部位出现,无论临床、病理均不易与异物肉芽肿鉴别。试验性抗结核治疗简单易行,抗酸染色及结核分枝杆菌培养阳性率低,二代测序对确定病原最有价值。

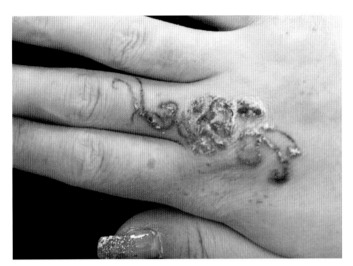

图 8.3.1.2　原发接种性结核

## 原发接种性结核 3

女,32 岁,右肩背部文身后红斑 12 年(图 8.3.1.3)。

病例点评:文身后局部出现皮损,缓慢增大,形成局部增生及萎缩性斑块。

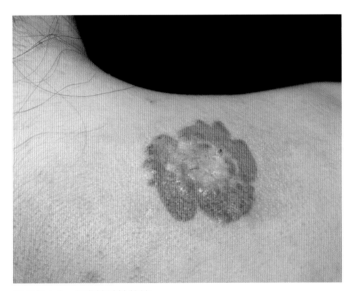

图 8.3.1.3　原发接种性结核

## 8.3.2　寻常狼疮
（lupus vulgaris）

寻常狼疮可发生于任何年龄,以儿童和青少年为多,男女发病率差别不大。是曾经感染过结核分枝杆菌者再次感染所致。好发于面部、臀部及四肢。基本损害为针头至黄豆大的小结节,褐红色,质地柔软,用玻片压时呈苹果酱样的棕黄色。结节可融合成片,亦可破溃,愈后遗留萎缩性瘢痕,在瘢痕的边缘上可有新的结节产生。黏膜可受累。一般无自觉症状。病程慢性,如不治疗可数十年不愈并致毁形。结核菌素试验阳性。结核感染特异性 T 细胞检测(T-SPOT.TB)特异性约为 90%。

### 寻常狼疮 1　典型病例

女,36 岁,左面颊红斑块 30 年,偶痒(图 8.3.2.1)。

病例点评:界限清楚、浸润性红斑,苹果酱色,中间夹杂萎缩性瘢痕。

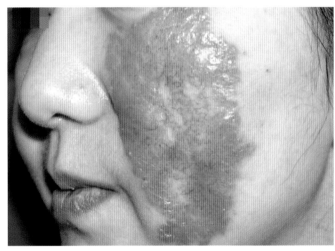

图 8.3.2.1　寻常狼疮

### 寻常狼疮 2　典型病例

男,38 岁,鼻部丘疹 20 年余,溃疡及瘢痕 10 年余,骨质破坏及瘢痕形成 10 年(图 8.3.2.2)。

病例点评:皮损呈持续性、缓慢进展模式,反复溃疡后瘢痕修复,对组织造成严重破坏。

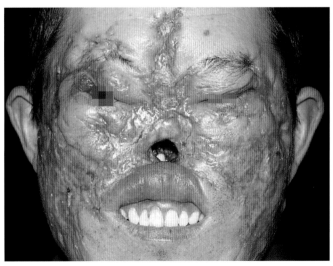

图 8.3.2.2　寻常狼疮

### 寻常狼疮 3

女,34 岁,右肩部红色斑块 30 年余,自幼出现,缓慢增大(图 8.3.2.3)。

病例点评:该例患者自幼发病,皮损持续缓慢生长。婴幼儿期感染应注意与先天性疾病鉴别。

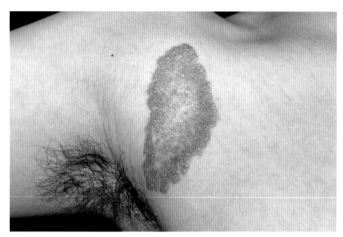

图 8.3.2.3　寻常狼疮

### 寻常狼疮 4

女,45 岁,双侧面颊红斑、丘疹 17 年余(图 8.3.2.4),自觉痛痒,长期外用氟轻松、复方酮康唑、糠酸莫米松等糖皮质激素类制剂。

病例点评:局部外用糖皮质激素制剂造成临床皮损不典型,仔细甄别单个皮疹,红棕色丘疹结节符合典型寻常狼疮的改变。

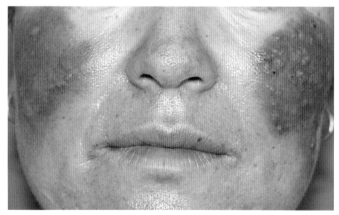

图 8.3.2.4　寻常狼疮

### 寻常狼疮 5

女,28 岁,左面部红斑,偶伴水疱渗出 20 年余(图 8.3.2.5),外院按"单纯疱疹"治疗无效。

病例点评:临床上与皮肤 Rosai-Dorfman 病相似,容易混淆,需注意鉴别,组织病理检查有助于鉴别诊断。

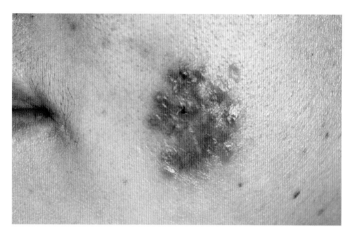

图 8.3.2.5　寻常狼疮

## 8.3.3　疣状皮肤结核

（tuberculosis verrucosa cutis）

疣状皮肤结核成人多见,男性偏多。系结核分枝杆菌外源性再感染于有免疫力的机体。常见于暴露部位,肛周、手指、手背最为多见,其次为足、臀、小腿等处。损害多为单个、少数多个。初起为黄豆大小紫红色丘疹,逐渐扩大呈斑块,质硬,表面疣状增生。特征性皮损为中央萎缩性瘢痕,周边疣状增生,外围暗紫红色晕。病程慢性,愈后留有表浅瘢痕。T-SPOT.TB 检测特异性约为 90%。

### 疣状皮肤结核 1　典型病例

男,12 岁,左臀部增生性斑块 12 年,缓慢加重(图 8.3.3.1)。

病例点评:臀部皮疹,慢性病程,注意鉴别臀部汗孔角化病。

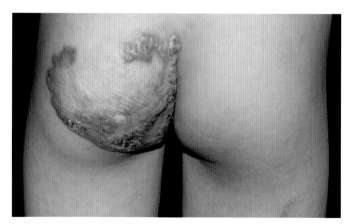

图 8.3.3.1　疣状皮肤结核

### 疣状皮肤结核 2

男,47 岁,臀部、外阴、股内侧紫红色丘疹、斑块 20 年(图 8.3.3.2)。

病例点评:患者曾按湿疹使用多种药物治疗,皮损缓慢增大,表面呈疣状增生。

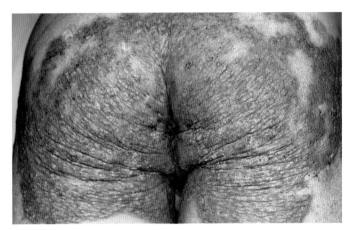

图 8.3.3.2 疣状皮肤结核

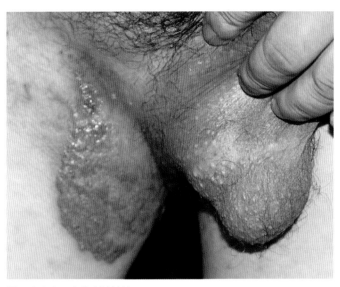

图 8.3.3.4 疣状皮肤结核

## 疣状皮肤结核 3

男,47 岁,右侧臀部、大腿、腘窝斑块 24 年(图 8.3.3.3)。

病例点评:病程较长,皮损缓慢发展,局部呈明显疣状增生,有结痂和鳞屑。

### 8.3.4 瘰疬性皮肤结核
（scrofuloderma）

瘰疬性皮肤结核多见于儿童和青少年,为淋巴结、骨或关节等的结核病灶直接扩散或经淋巴管蔓延至皮肤所致。以颈部、上胸部多见,其次为腋下、腹股沟等部位,偶发于四肢和颜面。损害初起为皮下结节,后破溃,形成窦道及溃疡,边缘不整。无自觉症状。愈后形成瘢痕。结核菌素试验常为阳性。

#### 瘰疬性皮肤结核 1 典型病例

男,21 岁,右颈部包块半年,破溃结痂 1 个月(图 8.3.4.1)。

病例点评:颈部右侧包块,已破溃,形成边缘不整齐溃疡,病理结果符合皮肤结核。

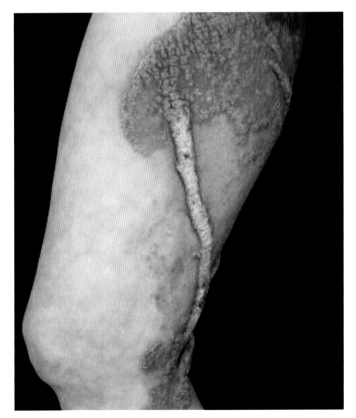

图 8.3.3.3 疣状皮肤结核

## 疣状皮肤结核 4

男,50 岁,右大腿内侧及腹股沟红斑 15 年(图 8.3.3.4)。

病例点评:患者曾按股癣涂用复方酮康唑软膏等多种药物,皮损未消退,渐发展为暗紫红色疣状增生性斑块,局部有萎缩性瘢痕。

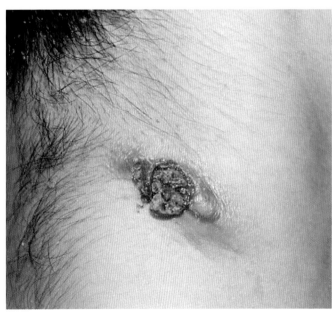

图 8.3.4.1 瘰疬性皮肤结核

### 瘰疬性皮肤结核 2　典型病例

男,60 岁,右颈部肿块 2 个月,破溃 3 周(图 8.3.4.2)。

病例点评:皮损红肿疼痛,皮温不高,伴颈及锁骨上淋巴结肿大。分泌物二代测序结核分枝杆菌 46 752 条,Xpert 阳性。四联抗结核治疗 3 个月后基愈(上海交通大学医学院附属瑞金医院赵肖庆教授提供)。

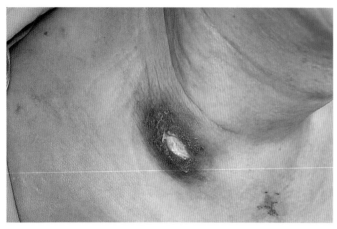

图 8.3.4.2　瘰疬性皮肤结核

### 瘰疬性皮肤结核 3

女,30 岁,右胫前肿块 1 年,破溃 6 个月(图 8.3.4.3)。B 超示99mm×11mm×57mm 液性包块,与皮表相通。二代测序结核分枝杆菌 17 580 条,Xpert 阳性(上海交通大学医学院附属瑞金医院赵肖庆教授提供)。

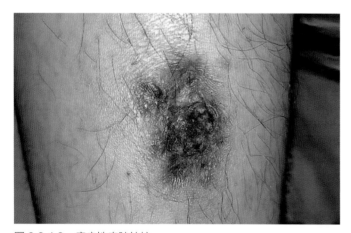

图 8.3.4.3　瘰疬性皮肤结核

### 瘰疬性皮肤结核 4

男,10 岁,左颈皮肤红肿、溃疡数月(图 8.3.4.4)。

病例点评:皮损典型,诊断明确,但病史已不清(陆军军医大学西南医院翟志芳教授提供)。

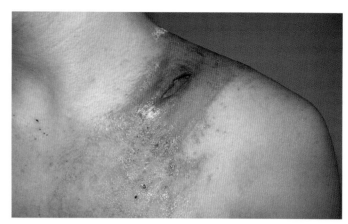

图 8.3.4.4　瘰疬性皮肤结核

### 瘰疬性皮肤结核 5

男,61 岁,左侧胸壁包块 4 年(图 8.3.4.5)。缓慢增大,近 3 个月破溃。

病例点评:7 年前因肺部结核球行手术治疗。脓液抗酸染色阳性。病史在门诊初步诊断中发挥重要作用。

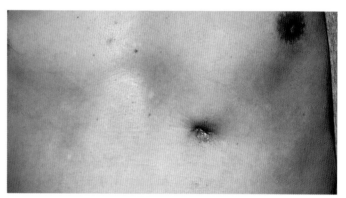

图 8.3.4.5　瘰疬性皮肤结核

## 8.3.5　播散性粟粒性皮肤结核
（tuberculosis cutis miliaris disseminata）

播散性粟粒性皮肤结核常见于机体抵抗力低下时,幼儿多见,成人多有免疫缺陷背景。系结核分枝杆菌血行播散至全身所致。皮疹分布于全身,以躯干、臀、股和生殖器最常见。皮疹为粟粒至米粒大小暗红色斑、丘疹、紫癜、水疱和脓疱。可同时伴有粟粒性肺结核和结核性脑膜炎。有寒战、发热、头痛、乏力及盗汗等全身症状。常因粟粒性肺结核或结核性脑膜炎死亡。结核菌素试验早期为阴性,晚期可呈阳性。

### 播散性粟粒性皮肤结核　典型病例

女,27 岁,躯干,四肢米粒大小红丘疹,水疱 2 个月(图 8.3.5.1)。

病例点评:既往结节性红斑病史 7 年,躯干、四肢出现丘疹,水疱2个月,红细胞沉降率40mm/h,结核菌素试验阳性,皮肤组织病理符合皮肤结核。应注意进一步追问病史及检查。

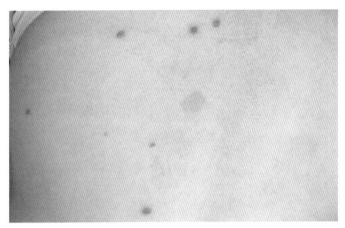

图8.3.5.1a 瘰疬性皮肤结核

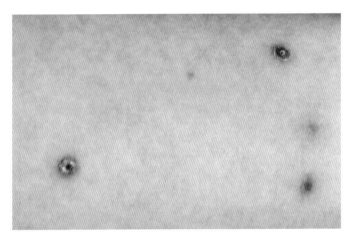

图8.3.5.1b 瘰疬性皮肤结核

## 8.3.6 结核疹
（tuberculid）

结核疹是具有较强的抗结核细胞免疫能力的个体,对内在原发病灶结核分枝杆菌或抗原经血源播散,在皮肤局部产生免疫反应,形成肉芽肿性炎症反应。此类炎症反应局部无细菌,但结核菌素试验呈强阳性,抗结核治疗有效。结核疹可形成斑疹(瘰疬性苔藓)、丘疹(丘疹坏死性结核疹)以及结节(硬红斑)。

### 8.3.6.1 瘰疬性苔藓
（lichen scrofulosorum）

瘰疬性苔藓多见于儿童及青年,无明显性别差异。常有其他活动性皮肤结核或其他器官结核。皮疹广泛,好发于躯干两侧及四肢伸侧,以阴茎、肩胛、臀部、腹部较常见。皮损为群集但互不融合的粟粒大半球形丘疹,皮色,光滑或有少许鳞屑,略带光泽。无自觉症状,偶有轻微瘙痒。持续数月或数年后自愈,不留瘢痕,但可复发。结核菌素试验阳性。

### 瘰疬性苔藓1 典型病例

男,35岁,左上肢伸侧丘疹20年余(图8.3.6.1)。

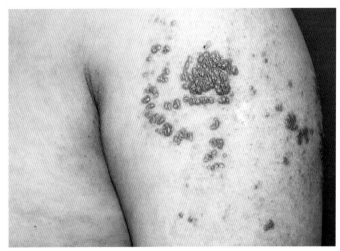

图8.3.6.1 瘰疬性苔藓

### 瘰疬性苔藓2

男,44岁,双上肢、阴茎及臀部多发0.1~0.2cm丘疹10年余(图8.3.6.2)。病理结果为瘰疬性苔藓。

病例点评:皮损为粟粒大小半球形丘疹,摩擦部位呈苔藓样改变,注意鉴别神经性皮炎。

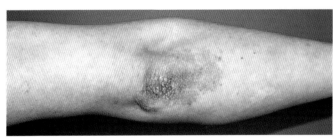

图8.3.6.2a 瘰疬性苔藓

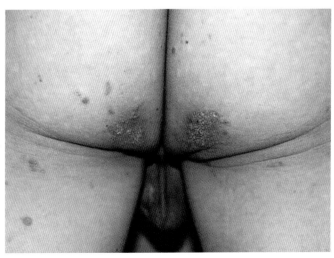

图8.3.6.2b 瘰疬性苔藓

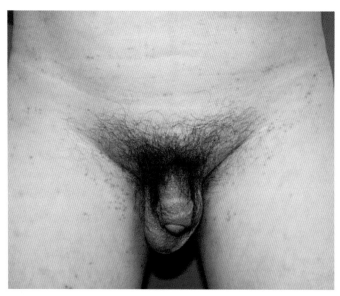

图 8.3.6.2c 瘰疬性苔藓

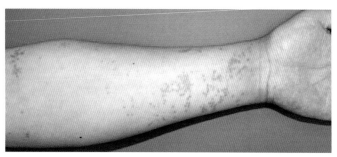

图 8.3.6.2d 瘰疬性苔藓

### 瘰疬性苔藓 3

男,27岁,右肘窝丘疹1年余(图8.3.6.3)。此患者曾按病毒疣使用维A酸乳膏等治疗,欠佳。病理诊断为瘰疬性苔藓。

病例点评:皮损为非好发部位易误诊为常见的皮炎/湿疹,病程较长的皮疹应做病理活检确定诊断。

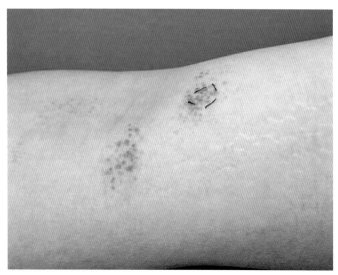

图 8.3.6.3 瘰疬性苔藓

## 8.3.6.2 丘疹坏死性结核疹
### (papulonecrotic tuberculid)

丘疹坏死性结核疹好发于青少年,春秋季多发。患者常合并肺、淋巴结等其他部位结核,系结核病灶的抗原引发的超敏反应。好发于四肢伸侧与臀部,对称分布。特征性皮损为绿豆大小丘疹,中央坏死,附有黑色固着痂皮,去除痂皮为火山口样小的溃疡面。无明显自觉症状。病程迁延,反复成批发生,可见不同时期皮损。结核菌素试验强阳性。对抗结核治疗反应良好。

### 丘疹坏死性结核疹 1 典型病例

男,26岁,四肢多发直径0.5cm左右暗红小丘疹1年(图8.3.6.4),部分皮损中央萎缩。

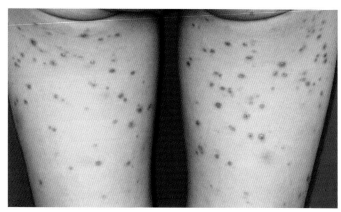

图 8.3.6.4 丘疹坏死性结核疹

### 丘疹坏死性结核疹 2

女,25岁,躯干、四肢丘疹1年(图8.3.6.5)。四肢伸侧与臀部对称分布直径0.5cm大小丘疹,中央坏死,附有黑色固着痂皮及小溃疡。

病例点评:皮损发生部位较典型,伴中央坏死结痂的丘疹具有线索意义。

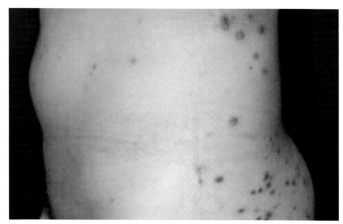

图 8.3.6.5 丘疹坏死性结核疹

### 丘疹坏死性结核疹 3

男,34 岁,躯干、四肢丘疹、结节,反复发作 5 年余(图 8.3.6.6)。患者曾按血管炎治疗,效果欠佳,皮损缓慢增多。

病例点评:多发皮疹,中央坏死,火山口样溃疡面及结痂,是本病较为特征性的改变,注意与毛囊炎鉴别。

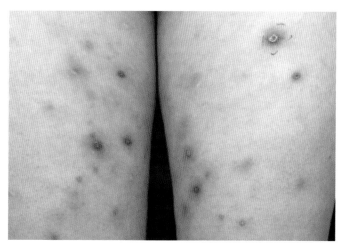

图 8.3.6.8　丘疹坏死性结核疹

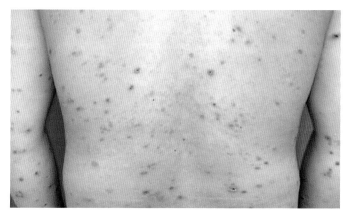

图 8.3.6.6　丘疹坏死性结核疹

### 丘疹坏死性结核疹 4

女,14 岁,躯干、四肢丘疹、脓疱,反复发作半年(图 8.3.6.7)。双下肢丘疹,脓疱,不融合,皮损中央溃疡,结痂,萎缩。

病例点评:丘疹坏死性结核疹早期可出现白细胞碎裂性血管炎,但临床上较少发生紫癜、血疱,可鉴别变应性血管炎。

## 8.3.6.3　阴茎结核疹
### （penile tuberculid）

阴茎结核疹系发生于阴茎及冠状沟边缘的结核疹,初发为米粒至豌豆大的红色或正常皮色的丘疹或小结节,触之坚韧。结节可自然吸收或顶端化脓、坏死、破溃,形成不规则溃疡,溃疡边缘有轻微穿凿,基底可有灰色坏死苔膜或脓性分泌物。周围有浸润性红晕。常伴有其他结核病。

### 阴茎结核疹 1　典型病例

男,48 岁,龟头、包皮硬结,糜烂 1 个月(图 8.3.6.9)。

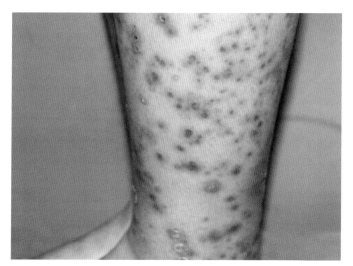

图 8.3.6.7　丘疹坏死性结核疹

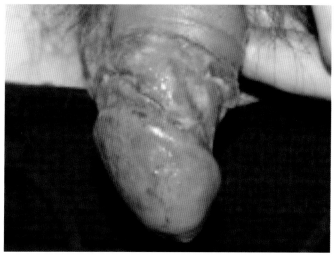

图 8.3.6.9　阴茎结核疹

### 丘疹坏死性结核疹 5

女,33 岁,全身散在红丘疹 3 年(图 8.3.6.8)。

病例点评:皮损为直径 0.5cm 大小丘疹,中央坏死,附有黑色固着痂皮及火山口样小的溃疡面,不融合。

### 阴茎结核疹 2

男,45 岁,阴茎皮下小结 3 个月(图 8.3.6.10)。

病例点评:病程较短,皮损隐匿,注意病理检查及病史询问,病理改变具有重要价值。

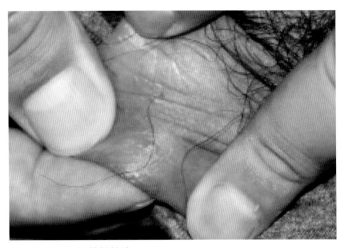

图 8.3.6.10 阴茎结核疹

## 阴茎结核疹 3

男,54 岁,阴茎红斑 2 年(图 8.3.6.11)。

病例点评:此例皮损除轻浸润性红斑片外,还有小丘疹及局部萎缩斑疹。

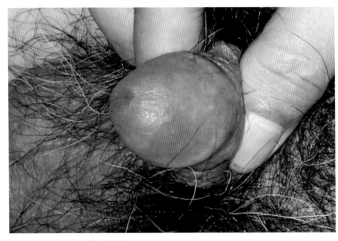

图 8.3.6.11 阴茎结核疹

### 8.3.6.4 硬红斑

（erythema induratum）

硬红斑好发于青、中年女性的小腿屈侧,也可累及小腿伸侧、膝以上大腿,甚至上肢,头面部少见。表现为对称性鲜红或暗红、紫红色结节,斑块,压痛明显,一般不痒,愈后遗留萎缩性瘢痕。分布以屈侧为主,有别于结节性红斑(多见于双小腿及膝关节伸侧)。分 Bazin 硬红斑和 Whitfield 硬红斑(Whitfield 硬红斑与结核分枝杆菌无关)。

## 硬红斑 1 典型病例

女,20 岁,双小腿结节、斑块,反复发作 1 年(图 8.3.6.12)。

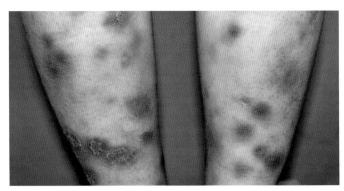

图 8.3.6.12 硬红斑

## 硬红斑 2

男,52 岁,双小腿红斑、结节 1 周(图 8.3.6.13)。

病例点评:皮损为暗红色结节、斑块,容易误诊为结节性血管炎,但本例累及小腿屈侧,提示硬红斑。

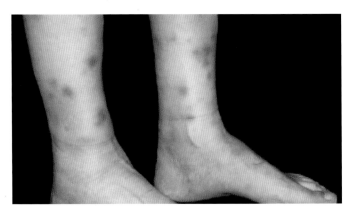

图 8.3.6.13 硬红斑

## 硬红斑 3

女,60 岁,双小腿红斑、结节 3 个月(图 8.3.6.14)。

病例点评:双下肢多发红斑、结节及硬结,以小腿屈侧为多,可鉴别结节性红斑。

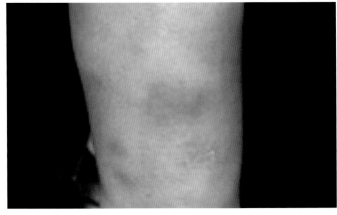

图 8.3.6.14 硬红斑

# 第四节　深部真菌病、诺卡菌病
## （deep mycosis and nocardiosis）

　　深部真菌病指由真菌直接侵犯皮肤及皮下组织引起原发性皮肤损害或由系统性真菌病血行播散引起的继发性皮肤损害。原发性损害多见于面部、四肢等易暴露部位。基本损害为结节、斑块、疣状增生、皮下囊肿、脓肿、肉芽肿、坏死、溃疡等，愈后形成萎缩性瘢痕，在瘢痕的边缘常出现新的结节。病程多为慢性，若不及时治疗可迁延不愈并造成畸形。系统性真菌病引起的继发性损害包括红斑、水疱、脓疱、皮下结节、蜂窝织炎样、臁疮样及靶形损害等。病程常为急性，伴有发热等系统性表现。除此之外，诺卡菌作为临床少见的致病细菌，引起的皮肤感染常需和深部真菌病进行鉴别，本章亦将诺卡菌病列入其中。

## 8.4.1　Majocchi 肉芽肿
### （Majocchi's granuloma）

　　Majocchi 肉芽肿又称毛癣菌性肉芽肿（trichophytic granuloma）、皮肤癣菌肉芽肿（dermatophyte granuloma）、结节性肉芽肿性毛囊周围炎（nodular granulomatous perifolliculitis）。系由皮肤癣菌或其他真菌由毛囊侵入真皮所致。多数患者有皮肤癣菌感染病史，局部多因物理性创伤/微创伤（如搔抓、剃毛）、长期外用糖皮质激素（毛囊堵塞）直接或间接破坏毛囊所致。系统易感因素包括口服糖皮质激素、化疗、免疫抑制、生物制剂或器官移植等。临床可分为：①浅表毛囊周围型，表现为沿毛囊分布的丘疹、结节、脓疱；②深在结节型，表现为炎症性结节、斑块、脓肿；斑块上可见沿毛囊分布或非毛囊分布的脓疱。

### Majocchi 肉芽肿 1　典型病例

　　男，33 岁，右前臂、手背红色丘疹、结节 6 年余（图 8.4.1.1）。患者 6 年前皮损除丘疹外，部分呈结节改变。真菌镜检：透明、分隔菌丝（+）。给予伊曲康唑治疗后患者痊愈。

　　病例点评：局限性、毛囊性分布的红色丘疹、结节。

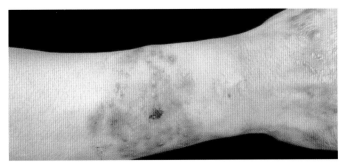

图 8.4.1.1　Majocchi 肉芽肿

### Majocchi 肉芽肿 2

　　男，4 岁，右面部环状斑块 10 天余（图 8.4.1.2）。10 余天前出现红色斑块，无瘙痒等不适，斑块渐增大。

　　病例点评：该患者皮损不典型，但组织中沿毛囊分布的肉芽肿对本病有提示作用，进一步检查发现毛囊内真菌结构得以明确诊断。

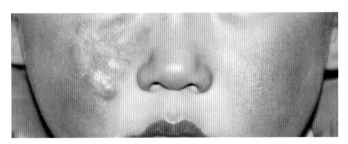

图 8.4.1.2　Majocchi 肉芽肿

### Majocchi 肉芽肿 3

　　男，77 岁，前胸红色斑块、脓疱、结痂 4 年余（图 8.4.1.3）。曾外用"复方酮康唑、红霉素软膏"无效。

　　病例点评：该患者皮损不典型，但从皮损细节看，斑块上小脓疱符合 Majocchi 肉芽肿的临床表现。组织病理毛囊内菌丝结构、真皮内多核巨细胞浸润可明确诊断。

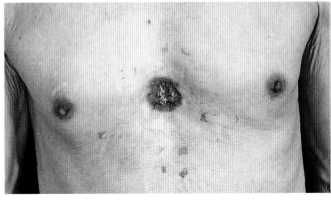

图 8.4.1.3　Majocchi 肉芽肿

### Majocchi 肉芽肿 4

　　女，50 岁，双足趾关节伸侧结节、左小腿外侧红色斑块、结痂 7 个月余（图 8.4.1.4）。该患者既往有狼疮性肾炎病史，长期服用他克莫司、吗替麦考酚酯及糖皮质激素治疗。真菌组织培养：红色毛癣菌(+)，多个趾甲标本做真菌培养结果均为红色毛癣菌。给予系统抗真菌药物治疗后，该患者甲真菌病和Majocchi肉芽肿均已治愈。

病例点评：近年来发生于免疫抑制人群的Majocchi肉芽肿报道增多，其临床表现为多发的结节、斑块、结痂。研究发现：当皮肤癣菌从毛囊进入真皮后，会由于营养需求、环境发生改变出现适应性形态改变，包括菌丝其间或末端增宽，并出现圆形孢子等改变。该患者临床为多发性皮损，病理上真菌亦出现多形性改变。临床、组织病理、真菌培养的结合是诊断该病的关键。

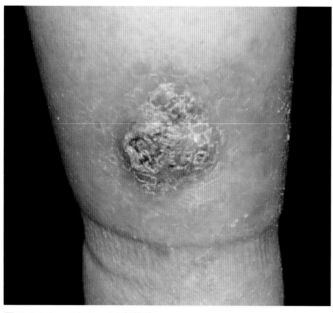

图 8.4.1.4a　Majocchi 肉芽肿

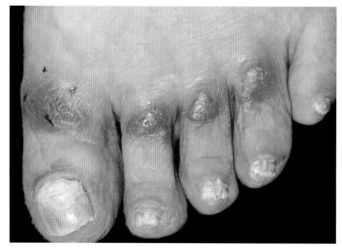

图 8.4.1.4b　Majocchi 肉芽肿

## 8.4.2　孢子丝菌病
### （sporotrichosis）

皮肤孢子丝菌病是由孢子丝菌复合体引起的皮肤及其附近淋巴系统的亚急性、慢性感染。皮肤孢子丝菌病分为3种类型：①固定型，好发于面、颈、四肢、手背等暴露部位，多有外伤史。皮损表现为炎性红色丘疹、结节，可伴溃疡、脓肿及结痂，称为孢子丝菌病"初疮"。②淋巴管型，初疮出现后沿淋巴管向心性发展，陆续出现炎性结节，呈串珠状排列。③皮肤播散型，通过自身接种或血行播散引起皮肤多发性损害，皮损表现为炎性结节、斑块、囊肿、脓肿、溃疡等，分布广泛，可伴有发热、疲乏等症状。

### 孢子丝菌病 1　典型病例

女，55 岁，左前臂溃疡性斑块 1 年余（图 8.4.2.1）。初为红色丘疹，后增大为椭圆形斑块、溃疡。

病例点评：该患者皮损典型，经组织真菌培养确诊。皮损为单个溃疡性皮损，考虑固定型孢子丝菌病。

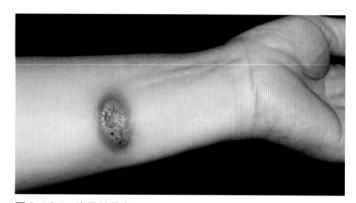

图 8.4.2.1　孢子丝菌病

### 孢子丝菌病 2　典型病例

女，62 岁，左眉弓红色溃疡、结痂，左颊红色结节 3 个月余（图 8.4.2.2）。患者左眉弓皮损先于左颊皮损出现。系统抗真菌治疗，随访患者痊愈。

病例点评：该患者皮损典型，为淋巴管型孢子丝菌，真皮中下层、脂肪层炎症提示其沿深层淋巴管的播散过程。

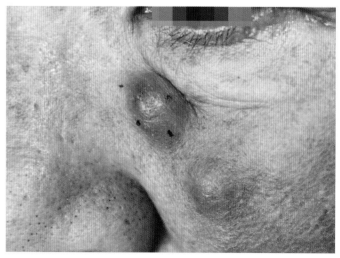

图 8.4.2.2a　孢子丝菌病

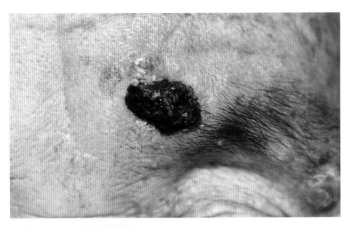

图 8.4.2.2b　孢子丝菌病

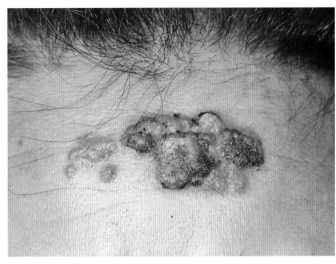

图 8.4.2.4　孢子丝菌病

### 孢子丝菌病 3　典型病例

男,62 岁,右手小指、右腕、前臂、右下肢红色结节 4 个月余(图 8.4.2.3)。患者 4 个月前疏通下水道致右手小指擦伤,后局部、右腕、右前臂出现多处结节、结痂,结节并扩展至右下肢。真菌培养:球形孢子丝菌。

病例点评:该患者初为淋巴管型孢子丝菌病,但其皮损从上肢扩展至下肢,诊断应考虑皮肤播散型孢子丝菌病,但该患者无免疫受损病史。

### 孢子丝菌病 5　典型病例

男,47 岁,左上臂萎缩性红色斑块 2 年(图 8.4.2.5)。

病例点评:该患者皮损特殊,皮损以萎缩性红色斑块为主,且位于上臂。活检见多核巨细胞浸润,经 PAS 染色组织见圆形孢子。组织真菌培养为球形孢子丝菌,诊断为淋巴管型孢子丝菌病。

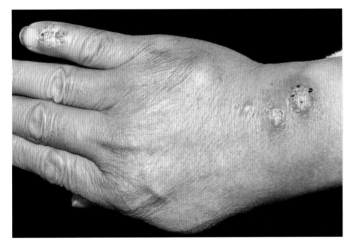

图 8.4.2.3　孢子丝菌病

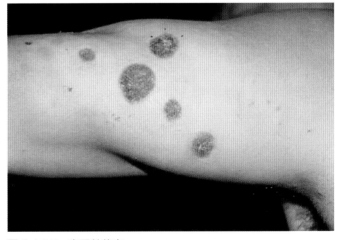

图 8.4.2.5　孢子丝菌病

### 孢子丝菌病 4　典型病例

女,48 岁,前额红色丘疹、斑块、结痂 1 年余(图 8.4.2.4)。患者 1 年前额部出现红色丘疹,伴瘙痒,渐增大成斑块。组织真菌培养:球形孢子丝菌。诊断:固定型孢子丝菌病。

病例点评:该患者表现为前额局限性分布的丘疹、斑块、结痂,无孢子丝菌病典型的"初疮"表现。由于孢子丝菌病组织病理中通常见不到致病真菌,真菌培养在该患者诊断中起着重要作用。

### 孢子丝菌病 6

女,64 岁,左髋红色斑块、脓疱 2 年余(图 8.4.2.6)。2 年前患者在厕所跌伤,左侧髋部着地,后局部出现红色斑块、脓疱。真菌组织培养:球形孢子丝菌。

病例点评:该患者皮损为斑块上的脓疱,临床不容易考虑到孢子丝菌病。组织病理和真菌培养结合有助于诊断。该患者组织病理显示肉芽肿性炎症主要位于真皮深层及皮下,符合淋巴管型孢子丝菌病的病理特点,最终诊断为淋巴管型孢子丝菌病。

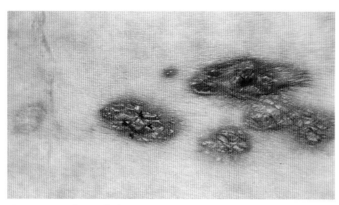

图 8.4.2.6　孢子丝菌病

## 8.4.3　芽生菌病
（blastomycosis）

芽生菌病是由芽生菌属真菌引起的真菌感染。引起本病真菌主要为皮炎芽生菌（*Blastomyces dermatitidis*），芽生菌主要通过呼吸道进入人体，可播散至皮肤、骨骼、附睾、肾上腺、中枢神经系统等器官。原发性皮肤芽生菌病则由创伤时真菌植入引起，包括多种皮损，但最主要的皮损类型为：①形状不规则、界限清楚的疣状损害；②边缘隆起的溃疡性损害。

### 芽生菌病　典型病例

男，48 岁，肛周疣状、溃疡性斑块 2 年（图 8.4.3.1）。外院诊断"痔疮""尖锐湿疣""皮肤结核"，予光动力、抗结核治疗无好转。组织病理酵母样结构直径大（8~15μm），细胞壁厚，并呈宽径出芽，经真菌培养和二代测序证实菌种为 *Blastomyces percursus*。该患者予伊曲康唑治疗后痊愈。

病例点评：该病皮损为边缘隆起的溃疡性斑块，符合芽生菌病皮损特点，但发生于肛周罕见。另外，*Blastomyces percursus* 所致芽生菌病主要在非洲及中东地区，但患者否认国外旅居史，提示国内存在该致病菌种可能。

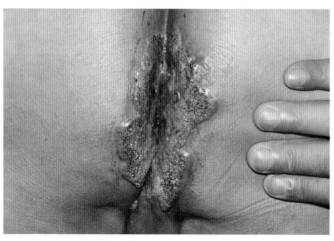

图 8.4.3.1　芽生菌病

## 8.4.4　伊蒙菌病
（emmonsiosis）

伊蒙菌（*Emmonsia*）是一种双相真菌，在自然界以菌丝相存在，而在组织中则形成特征性的大而圆形的厚壁不育大孢子或小而类圆形的薄壁酵母样细胞。

当伊蒙菌在宿主组织中表现为酵母样细胞时，其所引起的疾病称为伊蒙菌病。多见于 HIV 感染和器官移植等免疫缺陷或低下人群，主要侵犯皮肤系统和呼吸系统，常引起播散性感染。皮肤感染主要侵犯面部、口唇、躯干、四肢和外生殖器皮肤黏膜，皮损形态多样，表现为红色丘疹、斑块，伴或不伴溃疡/结痂，痂揭除后呈沼泽样改变；也有表现为传染性软疣样丘疹，中央有坏死、脐凹。

### 伊蒙菌病　典型病例

男，30 岁，面部丘疹结节结痂 2 个月，偶有瘙痒（图 8.4.4.1）。

病例点评：该患者 1 年前确诊 HIV 及肺结核病，有明确免疫受损背景。鼻部左下方皮损为单个糜烂、渗出性结节，组织病理 PAS 染色见类圆形孢子，真菌培养见位于菌丝边缘的细茎上或在膨大细胞上的分生孢子，测序证实为巴斯德伊蒙菌（*Emmonsia pasteurianus*）感染（重庆市中医院张颖教授提供）。

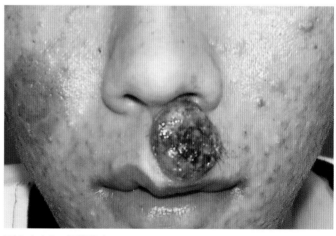

图 8.4.4.1　伊蒙菌病

## 8.4.5　组织胞浆菌病
（histoplasmosis）

组织胞浆菌病是由荚膜组织胞浆菌（*Histoplasma capsulatum*）引起的感染性疾病，肺及网状内皮系统（肝、脾、淋巴结等）为该菌的主要靶器官；荚膜组织胞浆菌也可侵犯中枢神经系统、皮肤和黏膜。皮肤受累常见于急性进行性播散型组织胞浆菌病，表现为丘疹、小结节或小的传染性软疣样皮损；黏膜受累部位以舌、齿龈、颊黏膜、唇、咽和食管为主，表现为溃疡、结节或疣状增生。发生于急性肺型者皮损表现为中毒性红斑、多形红斑及结节性红斑样皮损。

原发植入性感染也可导致该病发生,皮损表现为结节或浸润性溃疡,常伴有局部淋巴结病。

### 组织孢浆菌病 典型病例

男,51 岁,双侧耳后暗红斑 3 年余,右上颌牙龈反复肿痛 2 个月余(图 8.4.5.1)。患者一般情况良好,双侧耳后暗红斑,无瘙痒、疼痛等不适。右上颌颊侧牙龈形成浅溃疡,边缘轻度增生。结合组织病理考虑组织孢浆菌病。CT 示双肺弥漫性细小磨玻璃密度影,左肺下叶后底段实性结节影,性质待定。HIV 阴性。

病例点评:有明确肺部改变,在皮损出现较长时间后出现黏膜改变。组织病理识别组织孢浆菌的典型酵母结构在诊断中发挥关键作用。

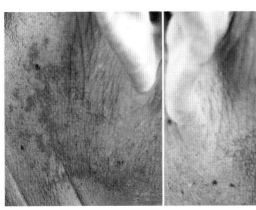

图 8.4.5.1a 组织孢浆菌病

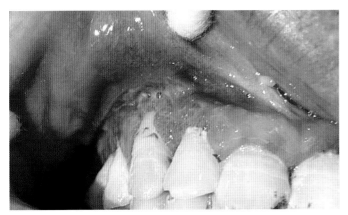

图 8.4.5.1b 组织孢浆菌病

## 8.4.6 马尔尼菲篮状菌病
（talaromycosis marneffei）

马尔尼菲篮状菌病是由马尔尼菲篮状菌引起的感染性疾病,多累及 HIV 感染患者或其他免疫抑制/受损患者。临床表现缺乏特异性,典型症状包括发热、乏力、肝、脾、淋巴结肿大和体重减轻等表现。播散型感染的皮肤表现为中央凹陷性的坏死性丘疹,呈传染性软疣样,常累及面部、躯干和上肢。

### 马尔尼菲篮状菌病 1 典型病例

女,31 岁,发热、咳嗽、乏力、消瘦 2 个月,面部、躯干、上肢传染性软疣样丘疹半个月(图 8.4.6.1)。患者在全身症状基础上出现传染性软疣样丘疹皮损。骨髓、皮损及淋巴结组织块真菌培养均阳性,25℃条件下培养菌落产红色色素产。患者 HIV 抗体(+),给予静滴伊曲康唑治疗,2 周后发热、皮损缓解。

病例点评:该患者全身症状及皮损典型,组织病理发现中央有横隔的真菌、培养出双相形态的菌株在该病诊断中发挥重要作用(陆军军医大学西南医院杨希川教授提供)。

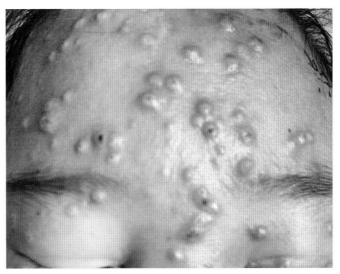

图 8.4.6.1a 马尔尼菲篮状菌病

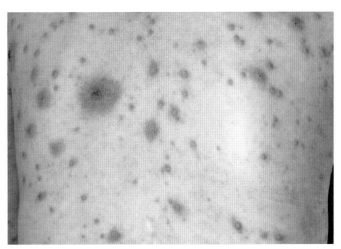

图 8.4.6.1b 马尔尼菲篮状菌病

### 马尔尼菲篮状菌病 2 典型病例

男,全身消瘦半年,发热、全身红色丘疹,结节 2 周(图 8.4.6.2)。

病例点评:该患者全身症状及皮损典型,组织病理及特殊染色揭示出特征性的真菌形态使患者得以明确诊断(广西医科大学梁伶教授提供)。

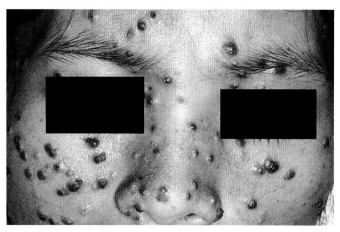

图 8.4.6.2　马尔尼菲篮状菌病

### 马尔尼菲篮状菌病 3　典型病例

女,高热、全身皮肤结节、脓肿 2 周(图 8.4.6.3)。患者 HIV(−)。

病例点评:该患者临床表现呈急性发热性嗜中性皮病样改变,组织病理及 PAS 染色未见明确真菌结构,但患者脓液马尔尼菲篮状菌培养阳性,考虑组织中马尔尼菲篮状菌载量较小所致(广西医科大学梁伶教授提供)。

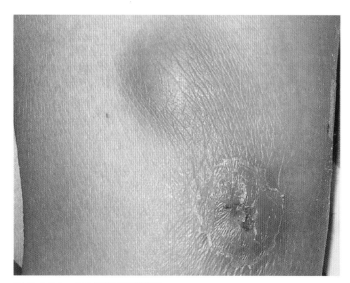

图 8.4.6.3　马尔尼菲篮状菌病

## 8.4.7　隐球菌病
（cryptococcosis）

隐球菌病是由新型隐球菌（*Cryptococcus neoformans*）或格特隐球菌（*Cryptococcus gattii*）等引起的一种深部真菌病,主要侵犯中枢神经系统、肺部和皮肤。皮肤隐球菌感染根据感染来源,可以分为原发性和继发性感染两种,临床可表现为丘疹、肿块、水疱、斑块、脓疱、蜂窝织炎、窦道、溃疡、大疱和皮下水肿等,较典型和常见的是传染性软疣样损害。

### 隐球菌病

女,50 岁,双下肢红色结节、浸润性红色斑块 1 个月(图 8.4.7.1)。患者肾移植术后 1 个月发现皮损,伴疼痛,发病来无头痛等中枢神经系统症状。真菌培养:新型隐球菌(+)。追问病史,该患者妹妹家曾养鸽子。确诊皮肤隐球菌后行脑脊液检查,隐球菌乳胶凝集试验(+),脑脊液墨汁染色见隐球菌荚膜、孢子。肺部 CT 提示有感染灶。该患者因肾功较差未予两性霉素 B 治疗,仅予氟康唑、氟胞嘧啶治愈。

病例点评:该患者皮损表现为双下肢结节及浸润性红色斑块,临床具有不典型性。组织病理揭示隐球菌典型结构,进而真菌组织培养在诊断中发挥关键作用。

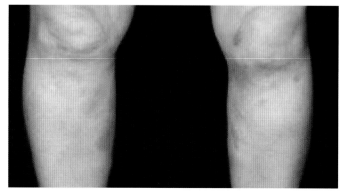

图 8.4.7.1a　隐球菌病

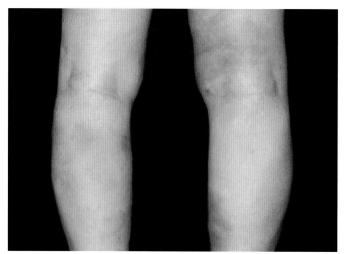

图 8.4.7.1b　隐球菌病

## 8.4.8　透明丝孢霉病
（hyalohyphomycosis）

透明丝孢霉病组织表现为无色的菌丝或孢子,多由镰刀菌、拟青霉、枝顶孢霉、帚状枝、赛多孢子菌等真菌感染引起。局限性透明丝孢霉病主要经外源性创伤所致,常发生于免疫正常患者,皮肤损害表现多样,包括肉芽肿、溃疡、结节、坏死、脂膜炎和擦烂等。播散型透明丝孢霉病主要发生于免疫受损患者,常表现为对抗生素治疗无效的持续性发热,皮肤损害为非瘙痒性红斑、水疱、脓疱、皮下结节、臁疮样皮损、靶形损害、面部或四肢广泛的蜂窝织炎。需要注意的是,透明丝孢霉病为一临床用语,当致病真菌经培养确认后,应加菌种鉴定结果给予菌种特异性诊断,如"×××菌所致感染"。

### 透明丝孢霉病(淡紫拟青霉所致)　典型病例

女,57 岁,左前臂浸润性红色斑块、疣状增生 1 年余,左膝关节红色脓肿半年余(图 8.4.8.1)。患者 5 年诊断为副肿瘤性天疱疮,长期口服甲泼尼龙治疗。收治入院第 2 天左胫前出现水肿性红色斑块,伴疼痛、发热、肌肉疼痛,取左膝关节脓液真菌荧光显微镜镜检可见菌丝结构,培养鉴定为淡紫拟青霉(*Paecilomyces lilacinus*)。PAS 染色:孢子(+)。该患者给予伊曲康唑联合特比萘芬治疗,全身发热逐渐好转,皮损逐渐痊愈。

病例点评:该患者皮损为发生于不同部位、以浸润性红色斑块、脓肿、疣状增生组成的多形性损害,伴发热表现。及时抽取脓肿脓液进行真菌培养很快出现致病真菌生长,使患者得以及时明确诊断。

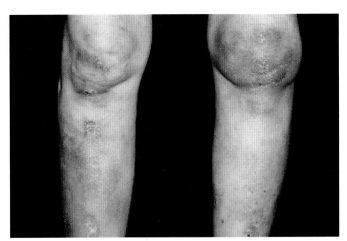

图 8.4.8.1a　透明丝孢霉病(淡紫拟青霉所致)

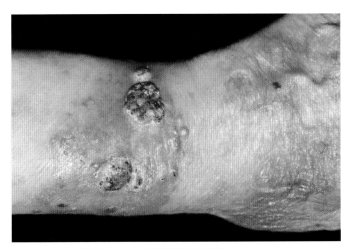

图 8.4.8.1b　透明丝孢霉病(淡紫拟青霉所致)

## 8.4.9　毛霉病

（mucormycosis）

毛霉病由毛霉目真菌引起的一种少见而严重的侵袭性真菌感染。常发生于免疫功能低下的宿主,但免疫正常人群也可感染。根据临床表现和病原菌感染部位常分为鼻脑型、肺型、皮肤型、胃肠型和播散型。皮肤毛霉病见于创伤后异物的原发植入性感染或由其他部位感染灶的血源播散所致,可分为两型:①坏疽型,常发生于免疫受损患者,初起时为蜂窝织炎样红斑,进展迅速,形成焦痂、坏死;②浅表型,发生于免疫正常患者,表现为进展缓慢的红色斑块。

### 毛霉病 1　典型病例

男,41 岁,右前臂结节、斑块、溃疡 2 年(图 8.4.9.1)。2 年前无明显诱因右前臂出现红结节,伴疼痛,于当地医院手术。术后 5 个月原皮损处再次出现结节、斑块,表面并出现溃疡。予两性霉素 B 局部注射治疗后痊愈。

病例点评:该患者皮损呈局限性分布,缓慢增大并发生溃疡,组织病理见毛霉典型菌丝结构,且无亲血管特点,考虑为浅表型皮肤毛霉病。

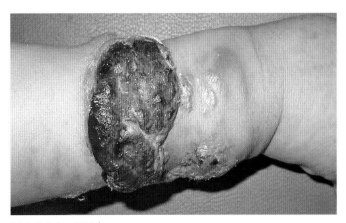

图 8.4.9.1　毛霉病

### 毛霉病 2

男,5 岁,左颞红色斑块 2 年余(图 8.4.9.2)。患儿 2 年前碰伤后于左侧颞部近眉弓处出现淡红色丘疹,皮疹逐渐增大形成红色斑块,扩展至左眼外眦,该患者组织病理可见肉芽肿炎症,并可见粗大、薄壁、90°成角、少隔菌丝,组织真菌培养为米根霉(*Rhizopus oryzae*),住院给予两性霉素 B 治疗取得良好疗效。

病例点评:该患者具有典型的外伤史,皮损呈缓慢增大,临床上多考虑慢性感染性疾病。该菌具有亲血管性,引起血栓及组织坏死,更多引起溃疡型及鼻脑型毛霉病,引起浅表型皮肤毛霉病较罕见。

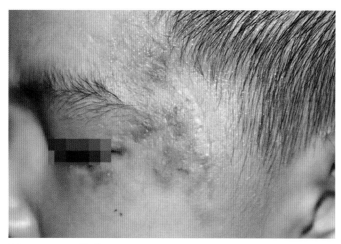

图 8.4.9.2 毛霉病

病例点评:该患者损害仅发生于上腭部位,病程呈慢性经过,组织病理发现丝带样宽大菌丝是诊断的关键。

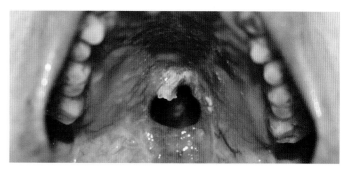

图 8.4.9.4 毛霉病

## 毛霉病 3 典型病例

男,48 岁,右下睑红色斑块 10 年余,溃疡、焦痂 14 个月(图 8.4.9.3)。患者 10 年前被铁屑击伤右眼,后下睑出现红色斑块,14 个月前表面出现溃疡、焦痂。外院 MRI 示:右侧眼眶内下壁肌锥外间隙占位性病变。手术切除下睑皮损并摘除眼球,病理示广泛的慢性肉芽肿炎症。术后先后予伊曲康唑治疗,但眶内仍出现坏死及分泌物。病变组织二代测序确认为总状横梗霉(*Lichtheimia ramosa*)感染。

病例点评:该患者虽从感染途径上与鼻脑毛霉病不一致,结合患者外伤过程考虑为原发性皮肤毛霉病向深部扩展的结果。

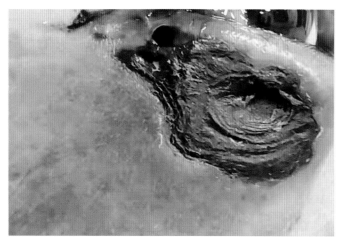

图 8.4.9.3 毛霉病

## 8.4.10 着色芽生菌病
### （chromoblastomycosis）

着色芽生菌病常由创伤接种暗色真菌感染引起,病程慢性,典型损害为疣状增生斑块或结节,表面可见黑色点状血痂。皮损直接镜检或组织病理可发现具有诊断特征的硬壳小体。根据皮损的特点将该病主要分为 7 种临床类型:斑块型、肿瘤型、瘢痕型、疣状型、假水疱型、湿疹型和混合型。皮损常局限,但病原菌也可沿淋巴管扩散,甚至出现血行播散,危及患者生命。

### 着色芽生菌病 1 典型病例

男,58 岁,左前臂暗红色斑块、结痂 5 年(图 8.4.10.1)。5 年前患者左前臂出现暗红色斑块,表面出现结痂,呈疣状改变。取患者痂皮涂片镜检及组织病理均可见硬壳小体,培养为单梗着色霉(*Fonsecaea monophora*)。

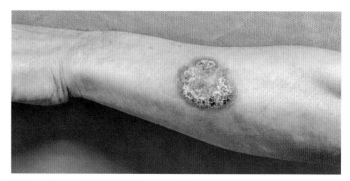

图 8.4.10.1 着色芽生菌病

## 毛霉病 4

女,51 岁,上腭溃疡 4 个月余(图 8.4.9.4)。患者 1 个月前"胃癌"术后(未化疗)出现上腭溃疡,10 天出现穿孔。真菌培养鉴定为不规则毛霉(*Mucor irregularis*)。给予两性霉素 B 脂质体治疗,溃疡痊愈,但仍遗留穿孔。

### 着色芽生菌病 2 典型病例

女,78 岁,左腕伸侧红色斑块、水疱、瘢痕 4 年余(图 8.4.10.2)。4 年前左腕部被树枝划伤,皮肤出现丘疹、斑块,向前臂蔓延并现水疱、点状糜烂。真菌培养为单梗着色霉。

病例点评:本例患者除典型的斑块和瘢痕皮损外,可见水疱样皮损,病理示乳头层水肿,我们推测局部炎症反应导致的真皮浅层水肿可能是水疱发生的机制。该患者给予系统伊曲康唑 7 个月、联合热疗后痊愈,未见复发。

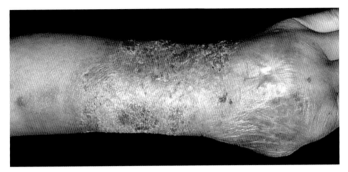

图 8.4.10.2　着色芽生菌病

## 8.4.11　暗色丝孢霉病
### （phaeohyphomycosis）

暗色丝孢霉病是由暗色孢科真菌引起的一种真菌感染,以组织中出现菌丝、假菌丝、酵母样细胞或者它们同时存在为特征。根据受累器官和皮肤层次将之分为表浅型、皮肤型、皮下型和系统型。常发生于免疫受损者,健康人较少发病。典型表现为位于单侧肢体的单个囊性结节,也可表现为丘疹、结节、浸润性斑块、脓肿或肉芽肿样损害。引流区域无淋巴结病为其重要的特征。

### 暗色丝孢霉病　典型病例

女,35 岁,左侧面部暗红色丘疹、斑块、结痂 16 年余(图 8.4.11.1)。16 年前左侧面部被树枝刺破后,外伤部位出现红斑、丘疹,继而出现脓疱,并逐渐融合成暗红色斑块。全外显子测序后证实患者存在 CARD9 基因缺陷。采取皮损外科手术切除,联合系统伊曲康唑 + 特比萘芬治疗后患者痊愈。

病例点评:该患者皮损表现为红色丘疹、斑块,其上有脓疱。组织病理和后续的真菌培养、鉴定在患者诊断中发挥重要作用。

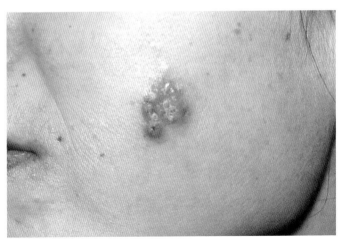

图 8.4.11.1　暗色丝孢霉病

## 8.4.12　链格孢病
### （alternariosis）

链格孢病是由链格孢菌（Alternaria）感染引起的疾病,包括鼻旁窦感染、眼部感染、肺部感染、皮肤感染及播散性感染等。其中皮肤感染可以分为 3 型:①继发于原有皮肤病的外源性、浅表型,发生部位主要为鼻两侧及双侧颊部,皮损为鳞屑性红斑、表面呈颗粒状的红色丘疹;②创伤引起的外源性、单灶型,发生于免疫功能正常患者,起于异物或创伤引起的穿通伤,皮损为红色斑块,中心可以出现浅表性溃疡,未及时治疗可演变为溃疡性、覆盖痂皮的大斑块;③内源性、多灶性型,发生于免疫受损患者,致病真菌来源于副鼻窦炎、肺或外科切口感染,皮损表现为多个无痛性、红色丘疹、结节,表面可发生溃疡。虽皮损数量较多,但多数患者全身仍处于健康良好状态。

### 链格孢病 1

女,68 岁,右胫后红色斑块 3 年,血疱、结痂 3 天(图 8.4.12.1)。3 年前右胫后出现红色斑块,无痛痒等不适。10 天前斑块上出现血疱,破溃后自行结痂。真菌培养:侵染链格孢菌（Alternaria infectoria）。患者发病前否认外伤史。

病例点评:该患者皮损为覆盖痂皮的暗红色斑块。患者否认外伤史,考虑轻微的、察觉不到的外伤所致。

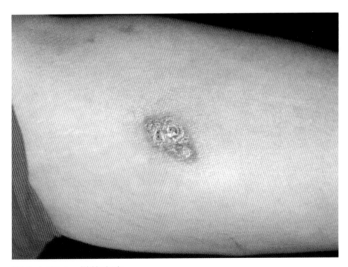

图 8.4.12.1　链格孢病

### 链格孢病 2

女,58 岁,右足背、足踝红色斑块、渗出、结痂 10 年余(图 8.4.12.2)。10 年前上述部位出现红色斑块,表面出现渗出、糜烂、黄黑色痂皮,伴明显疼痛、瘙痒。患者否认外伤史。既往史无特殊。经组织病理及组织培养确诊为互隔链格孢菌（Alternaria alternata）引起的链格孢病。

病例点评:该患者临床表现呈明显的皮炎改变,临床上需与原藻病及着色芽生菌病鉴别,组织病理及组织真菌培养在本例诊断中起了关键作用。

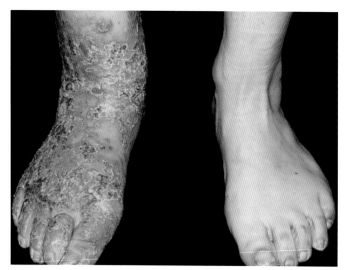

图 8.4.12.2a　链格孢病

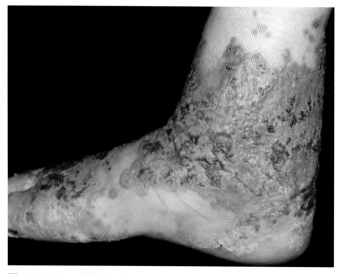

图 8.4.12.2b　链格孢病

## 链格孢病 3

女,61 岁,双手背及腕部暗红色斑块、结痂 3 个月余(图 8.4.12.3)。3 个月前双手腕部出现红色斑块,瘙痒明显,渐增大,表面并出现黑色结痂。既往有肺结节病病史,B 超检查颈部及腹部淋巴结肿大,出现皮损前外院予糖皮质激素口服治疗 7 个月。组织培养为互隔链格孢菌。

病例点评:该患者既往有结节病病史,皮损为双侧对称分布。临床上除应考虑到皮肤结节病,长期系统应用激素基础上发生的感染性疾病亦应考虑。其暗红色斑块上覆盖黑色痂皮,与皮肤链格孢病典型皮肤表现一致。患者罹患链格孢病机制可能与结节病本身存在免疫受损或长期应用糖皮质激素有关。

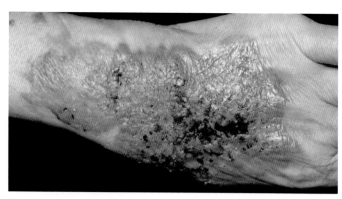

图 8.4.12.3a　链格孢病

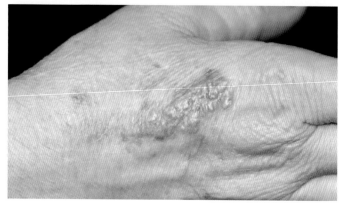

图 8.4.12.3b　链格孢病

## 链格孢病 4

女,49 岁,右腕、左胫前疣状结节、渗出、结痂 3 个月余(图 8.4.12.4)。3 个月前上述部位出现红色丘疱疹,后增大成疣状、渗出性结节。患者因"肾病综合征"口服甲泼尼龙、他克莫司及吗替麦考酚酯治疗。发病前患者否认外伤史。组织病理:真皮见无色素性、嗜伊红着色、较大孢子结构。六胺银染色见厚壁、球形孢子及菌丝。给予伊曲康唑系统抗真菌治疗后痊愈。

病例点评:该患者有肾病综合征病史,长期口服糖皮质激素及免疫抑制剂治疗,组织病理发现双轮廓、嗜伊红着色孢子结构,后经真菌培养确诊。

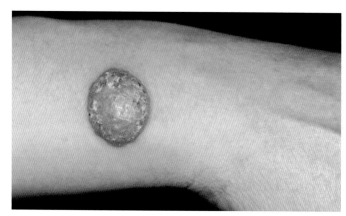

图 8.4.12.4a　链格孢病

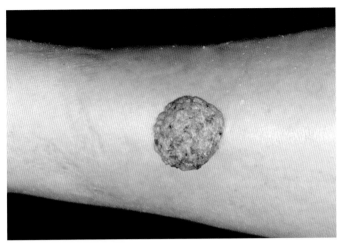

图 8.4.12.4b  链格孢病

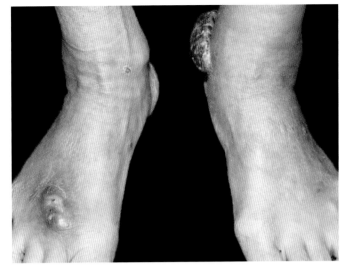

图 8.4.12.6a  链格孢病

## 链格孢病 5

男,57 岁,右踝后疣状结节 3 个月余(图 8.4.12.5)。患者既往患有"肾病综合征",口服他克莫司治疗。半年前无明显诱因右踝后出现皮肤新生物,质硬,外院手术后复发。组织真菌培养:互隔链格孢菌。临床给予伊曲康唑系统抗真菌治疗联合外科手术切除皮损,但患者治疗 1 个半月后突发心脏衰竭伴呼吸衰竭死亡,死因不能除外链格孢菌播散至肺部引起呼吸衰竭、继发心力衰竭所致。

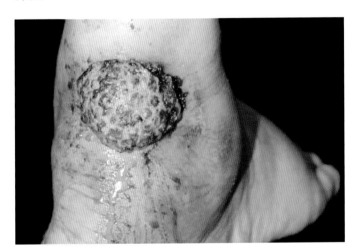

图 8.4.12.5  链格孢病

## 链格孢病 6

女,59 岁,左踝结节、溃疡 1 年、右足背、双上肢结节 6 个月余(图 8.4.12.6)。患者既往患有"肾病综合征",口服他克莫司治疗,皮损从左足踝缓慢扩展至右足背,并播散至双上肢,左上肢皮损并沿淋巴管分布。

病例点评:该患者为播散型损害,左上肢皮损甚至呈淋巴管样分布,结合组织病理真菌特征性形态及真菌培养确诊。

图 8.4.12.6b  链格孢病

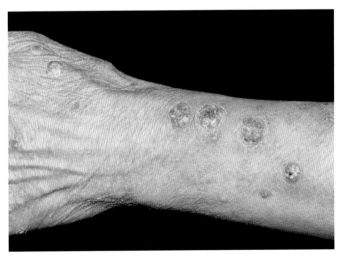

图 8.4.12.6c  链格孢病

## 8.4.13　毛孢子菌病
（trichosporosis）

毛孢子菌病是由毛孢子菌引起毛发、指/趾甲、皮肤及系统感染。皮肤毛孢子菌病好发于面部、躯干、前臂,常对称分布,以紫癜性丘疹和结节为主要表现,中心常发生坏死、结痂或破溃形成溃疡。

### 毛孢子菌病　典型病例

男,65 岁,右小腿红斑、丘疹、斑块、瘙痒 4 年,溃疡、结痂、疼痛 2 个月(图 8.4.13.1)。患者既往有类风湿关节炎病史 20 年,斑块上出现溃疡后多种治疗抵抗。溃疡分泌物真菌小培养结果示:关节状离断菌丝、孢子及呈桶状关节孢子,质谱鉴定为阿萨希毛孢子菌（Trichosporon asahii）。予伊曲康唑口服、联合类风湿性关节炎治疗后溃疡痊愈。

病例点评:本例提示,对于慢性溃疡创面,除了继发细菌感染外,也可能继发真菌的定植或感染。本例给予伊曲康唑治疗后溃疡痊愈,提示针对阿萨希毛孢子菌进行干预对溃疡具有潜在的治疗作用。

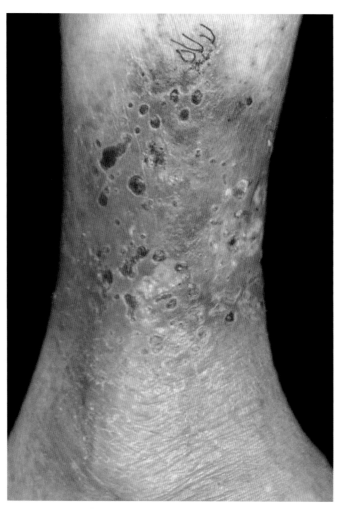

图 8.4.13.1　毛孢子菌病

## 8.4.14　诺卡菌病
（nocardiosis）

诺卡菌病是由诺卡菌属引起的局限性或播散性、亚急性或慢性感染性疾病,人类感染多由呼吸道吸入病原菌或经外伤感染引起。皮肤诺卡菌病最常见的是:①蜂窝织炎样皮损,表现为局部水肿性红色斑块;②淋巴皮肤性结节,表现为沿淋巴管分布的丘疹、结节,类似于孢子丝菌病。此外,皮损类型也可以为脓肿、溃疡、大疱、瘢痕疙瘩样、结节脓疱型损害。诺卡菌可引起足菌肿（mycetoma）,常伴有瘘管形成和流出带有颗粒样物质的脓液,颗粒常呈白色、黄色,称为硫磺样颗粒。

### 诺卡菌病 1　典型病例

女,54 岁,左前臂红色结节、脓疱 20 天,左上臂皮下结节、疼痛 2 天(图 8.4.14.1)。患者发病前有清洗鱼缸滤网史,家中有养猫史。皮损沿淋巴管分布。组织培养为巴西诺卡菌（Nocardia brasiliensis）感染。给予磺胺甲噁唑治疗后患者痊愈。

病例特点:文献报道诺卡菌亦可感染鱼类。在临床遇到接触鱼引起的沿淋巴管分布的感染性皮损时,应亦考虑到诺卡菌病诊断。

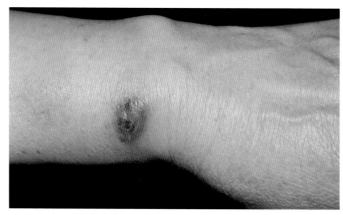

图 8.4.14.1　诺卡菌病

### 诺卡菌病 2

女,48 岁,右足背暗红色肿胀性斑块 1 年余,红色丘疹 1 年(图 8.4.14.2),1 年前患者右足背出现肿胀,当地医院予头孢曲松钠治疗后仍反复发作。后其上出现红色丘疹,表面出现糜烂、结痂。取原蜡块行特殊染色,革兰氏染色见革兰氏阳性团块,抗酸染色见抗酸弱阳性团块,团块均由纤细、分枝、部分断裂的丝状菌体(<1μm)组成。组织培养 3 周后见干燥菌落生长,转种至血平板 37℃ 培养后可见革兰氏阳性菌、抗酸染色弱阳性的纤细分支的短小菌丝体。16S RNA 基因测序:诺卡氏菌属线虫（Nocardia elegans）。

病例点评:该患者以右足背反复肿胀为表现,临床上缺少引流窦道、颗粒等典型足菌肿表现,其上并出现红色血管性丘疹,增加诊断难度。在诊断不清的情况下,对原蜡块再次切片,进行特殊染色,避免了由于位置不同原切片对硫磺样颗粒的漏检,这才揭示出足菌肿典型病理特点。

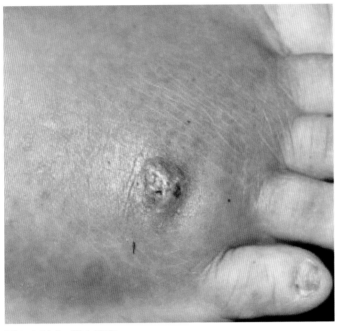

图 8.4.14.2　诺卡菌病

### 诺卡菌病 3

男,47 岁,左胫后暗红色斑块、溃疡、结痂 2 个月(图 8.4.14.3)。2 个月前患者左胫后出现斑块,并出现溃疡及结痂。组织培养:诺卡菌(+),经鉴定为巴西诺卡菌。组织行二代测序亦为巴西诺卡菌。给予患者磺胺甲噁唑治疗后皮损痊愈。

病例点评:该患者皮损为伴有点状溃疡的单个斑块,病理上存在灶性中性粒细胞脓疡,该病理表现在感染性疾病可能出现。诺卡菌的成功培养在患者诊断中发挥了重要作用。

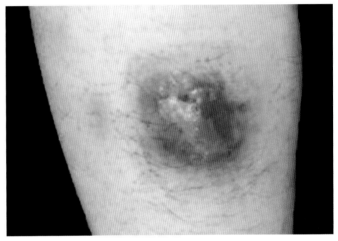

图 8.4.14.3　诺卡菌病

## 第五节　药疹
### （drug eruption）

药疹,又称药物性皮炎(dermatitis medicamentosa),是一种临床表现极富多样性的皮肤病,同时皮疹又极富模拟性,可模拟多种皮肤病甚至传染病,因而经典类型需要与其他皮肤病或传染病鉴别,如猩红热型或麻疹型,以及多形红斑型药疹等;而固定性药疹中的泛发性大疱性固定性药疹,又需要与重症药疹、史-约综合征(Stevens-Johnson syndrome,SJS)和中毒性表皮坏死松解症(toxic epidermal necrolysis,TEN)鉴别;另一方面,药疹的皮疹多样性和模拟性特点,也让其少见类型更具有迷惑性。临床医生除了通过用药史、病程特点及治疗反应等方面进行鉴别之外,基因检测可以预防部分重症药疹的发生以及辅助诊断,随着临床用药种类的变化,药疹的类型分布也日渐演变,如继发于表皮生长因子受体(epidermal growth factor receptor,EGFR)抑制剂等的痤疮样药疹近年逐渐增多,从皮疹特征诊断及鉴别药疹的能力仍需重视。

### 8.5.1　史-约综合征/中毒性表皮坏死松解症
（Stevens-Johnson syndrome / toxic epidermal necrolysis）

中毒性表皮坏死松解症(TEN)又称大疱性表皮松解型药疹(drug-induced bullosa epidermolysis),是药疹中最为危重的类型。其起病急骤,初始症状为发热、眼部刺痛、吞咽痛。通常 1~3 天后躯干、面颈和四肢近端皮肤相继出现皮损。早期的皮损多以麻疹样发疹性红斑、暗红或紫癜样斑疹,形状大小不规则,有融合倾向,迅速进展为泛发性、融合性红色斑片和松弛大疱、水疱、表皮剥脱,波及全身呈烫伤样外观。尼氏征阳性。皮损伴明显疼痛、触痛。除累及口、眼、外阴皮肤外呼吸道、消化道黏膜也可以受累。全身中毒症状明显。

目前主流观点认为史-约综合征(SJS)与TEN可归为一组疾病谱,以表皮广泛坏死剥脱为特征,超过90%的患者通常发生在两个或两个以上部位(口、眼、外阴)黏膜受累。SJS为轻型(表皮剥脱面积<10%体表面积),TEN为重型(表皮剥脱面积>30%体表面积),表皮剥脱面积为10%~30%体表面积者称SJS-TEN重叠型。引发的药物主要为抗生素类(β-内酰胺类、大环内酯类)、非甾体抗炎药(nonsteroidal anti-inflammatory drug,NSAID)、抗癫痫药(卡马西平、苯妥英钠)、别嘌醇及抗结核药等。

## 中毒性表皮坏死松解症1 典型病例

女,20岁,全身红斑、糜烂伴水疱5天(图8.5.1.1)。既往有癫痫病史,本次发病前曾服用包括抗癫痫药在内的数种药物,但具体致病药物不详。

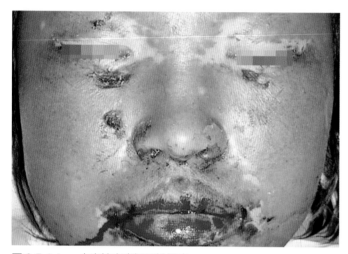

图8.5.1.1a 中毒性表皮坏死松解症

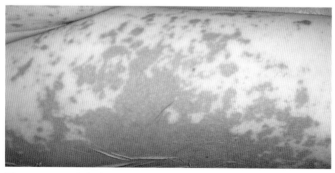

图8.5.1.1b 中毒性表皮坏死松解症

## 史-约综合征/中毒性表皮坏死松解症重叠(SJS-TEN)2 典型病例

女,67岁,全身红斑、大疱、疼痛4天(图8.5.1.2)。

病例点评:起病急骤,皮痛,红斑广泛和表皮剥脱,口腔及外阴黏膜受累。有明确用药史。可疑致病药物:阿莫西林、复方氨酚烷胺、复方妥英麻黄茶碱、诺氟沙星等。

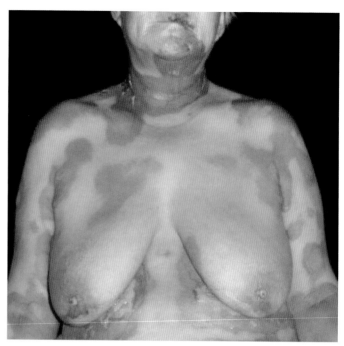

图8.5.1.2a 史-约综合征/中毒性表皮坏死松解症重叠(SJS-TEN)

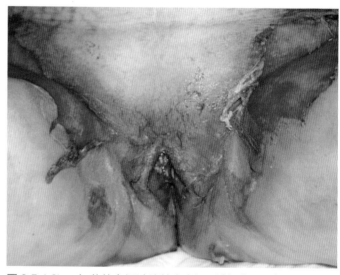

图8.5.1.2b 史-约综合征/中毒性表皮坏死松解症重叠(SJS-TEN)

## 史-约综合征3 典型病例

女,13岁,眼、唇肿胀、渗出伴发热9天,加重伴全身红斑、水疱6天(图8.5.1.3)。

9天前无明确诱因双眼结膜红肿、渗出、畏光,口服头孢克洛、外用氧氟沙星滴眼液后症状加重,伴口唇肿胀、糜烂、渗出,静滴克林霉素、利巴韦林,随后出现发热。6天前出现口腔及外阴黏膜受累,手足出现多发红斑、水疱并渐泛发全身。疼痛明显。躯干、四肢和掌跖出现发疹性虹膜状红斑,足底皮疹互相融合形成松弛性大疱。

病例点评:眼部疼痛,发热为初始症状;外阴黏膜、手掌和足底的水疱大疱为最先受累的皮肤。

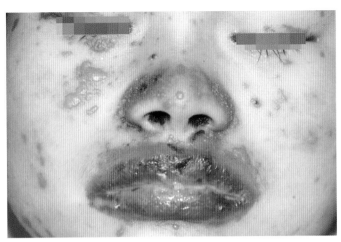

图 8.5.1.3a　史-约综合征

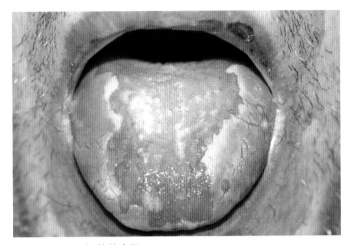

图 8.5.1.4a　史-约综合征

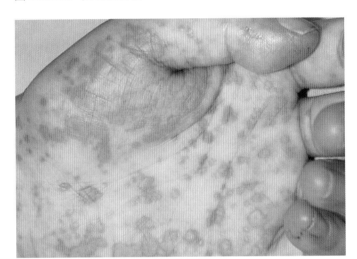

图 8.5.1.3b　史-约综合征

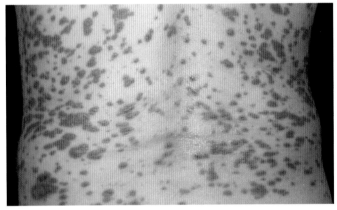

图 8.5.1.4b　史-约综合征

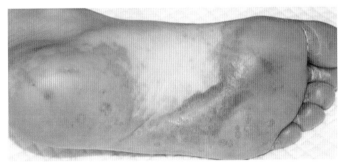

图 8.5.1.3c　史-约综合征

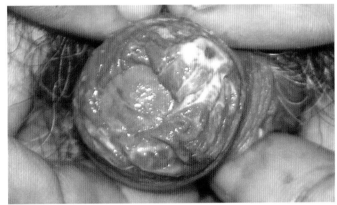

图 8.5.1.4c　史-约综合征

### 史-约综合征 4　典型病例

男，60 岁，头面、躯干、四肢多发红斑、水疱（图 8.5.1.4），疼痛 9 天，发热 4 天，最高 38.5℃。

主诉发病 11 天前因"热射病"口服药物（具体不详）。2 天后口腔及外生殖器黏膜糜烂。手掌和足底皮肤红斑水疱大疱，躯干密集的靶样中央坏死性红斑。

病例点评：发热晚于皮疹出现；躯干皮疹以密集的靶样红斑为主，缺乏眼部症状。

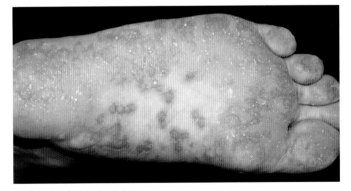

图 8.5.1.4d　史-约综合征

## 8.5.2　红皮病型药疹
（erythrodermic drug eruption）

红皮病型药疹初次用药潜伏期可长达20天以上，初起可呈麻疹或猩红热型表现，进展成全身弥漫潮红、肿胀，局部可出现散在水疱或糜烂、渗出，可伴一定程度的黏膜受累；全身出现大量碎片状薄层鳞屑，掌跖等角质层较厚部位可出现手套/袜套样脱屑。病情趋于平稳或转为恢复期较其他类型药疹需要更长的过程。作为重症药疹的一种，该型药疹同样伴有明显全身症状，病死率低于SJS/TEN，整体缓解时间偏长，常长达1个月以上。常见致病药物包括磺胺类、巴比妥类、抗癫痫药、解热镇痛药、抗生素、西咪替丁、碳酸锂等。

### 红皮病型药疹1　典型病例

男，57岁，全身反复红斑、鳞屑伴痒2个月，加重1周（图8.5.2.1）。可疑致病药物：胃康宁，法莫替丁。

病例点评：病程长达2个月；全身弥漫性红斑、干燥脱屑，手足部位尤为明显出现手套/袜套样脱屑。无发热。

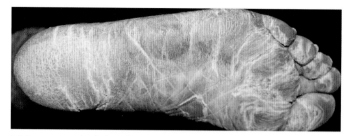

图8.5.2.1c　红皮病型药疹

### 红皮病型药疹2

男，70岁，全身红斑、发热伴痒10天，伴下肢水疱、疼痛2天（图8.5.2.2）。

20天前曾口服阿莫西林、头孢拉定、急支糖浆、复方鲜竹沥、利咽灵、炎立消等。发热最高39.5℃。

病例点评：从摄入致病药物，至发病历经10天时间。全身弥漫性红斑、水疱；表皮剥脱呈现的干燥脱屑不明显。与SJS难区分，有发热；黏膜受累，缺乏靶样皮损。下肢大疱皮疹属本型少见表现。

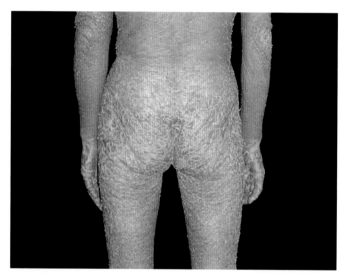

图8.5.2.1a　红皮病型药疹

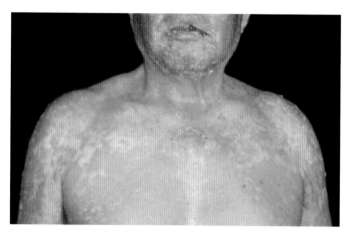

图8.5.2.2a　红皮病型药疹

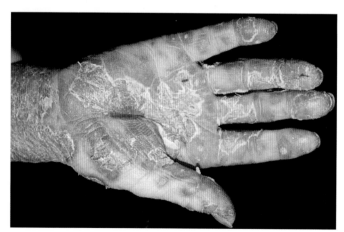

图8.5.2.1b　红皮病型药疹

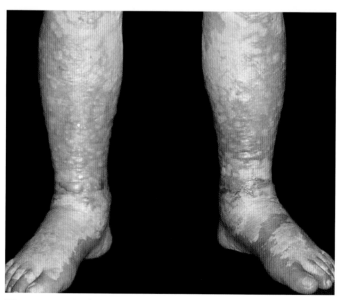

图8.5.2.2b　红皮病型药疹

## 8.5.3　急性泛发性发疹性脓疱病
（acute generalized exanthematous pustulosis）

急性泛发性发疹性脓疱病（AGEP）是一种以红斑基础上发生的成片分布针尖大小、互不融合、非毛囊性、菌性脓疱及发热等全身症状为特征的皮肤病，重者可互相融合并出现表皮剥脱。报道称90%为药物诱发。其常见致病药物以抗生素居多，尤其是β-内酰胺类，还可见于解热镇痛药、抗癫痫药、抗高血压药、化疗药物、生物制剂等。需要与泛发性脓疱型银屑病、角层下脓疱病等无菌性脓疱病鉴别。

### 急性泛发性发疹性脓疱病　典型病例

男，55岁，全身泛发红斑、脓疱、发热2天（图8.5.3.1）。可疑致病药物：青霉素、骨肽、胸腺肽。

病例点评：红斑基础上发生的成片分布针尖大小、互不融合、非毛囊性、无菌性脓疱。发热。

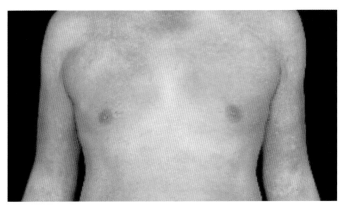

图8.5.3.1a　急性泛发性发疹性脓疱病

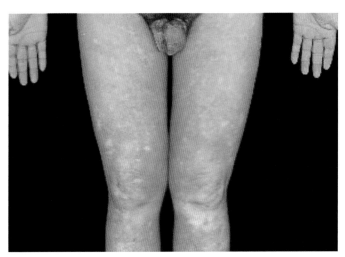

图8.5.3.1b　急性泛发性发疹性脓疱病

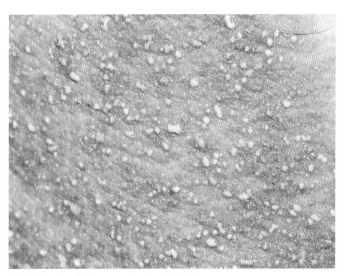

图8.5.3.1c　急性泛发性发疹性脓疱病

## 8.5.4　药物超敏反应综合征
（drug-induced hypersensitivity syndrome）

药物超敏反应综合征又称伴嗜酸性粒细胞增多和系统症状的药物反应（drug rash with eosinophilia and systemic symptoms，DRESS），是以病程"双峰型"及外周血异型淋巴细胞、嗜酸性粒细胞升高、体内潜伏病毒再激活作为关键特征的一种重症药疹类型，常于首次用药2~6周、再次用药1天内发病，停用致病药物后可持续数周。典型患者在第一波皮疹及发热等症状初步缓解后，由于体内潜伏病毒再激活而出现症状再次加重，称之为"双峰型"。虽然皮疹形态并非该型药疹的关键分型依据，但还是有一定特征性。该型药疹患者以发疹型皮疹、红皮病型皮疹特征者居多，面中部水肿显著，部分患者伴有无菌性脓疱和前臂水疱/大疱，这些特征很少出现于红皮病型药疹，可作为本型药疹的诊断线索。

### 药物超敏反应综合征1　典型病例

女，50岁，全身红斑、鳞屑、发热1个月余（图8.5.4.1），再次加重12天。

1个月余前口服布洛芬、腰痛宁胶囊5天后发病，伴发热最高38℃；12天前治疗好转后停药1周，再次加重并重于既往，伴发热、黏膜黄染等。左侧颈部、双侧腋窝、腹股沟淋巴结肿大。谷丙转氨酶、胆红素等升高，CMV定量 $8.49 \times 10^2$/ml。

病例特点：有明确用药史，病程双峰型，CMV定量检测阳性。皮疹基本符合剥脱性皮炎或红皮病特征，黏膜轻度受累，后期掌跖出现典型的手套/袜套样脱屑。

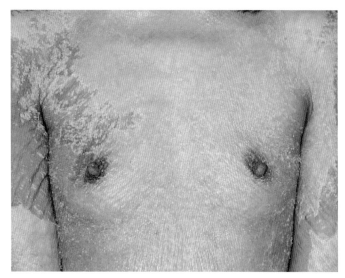

图 8.5.4.1a 药物超敏反应综合征

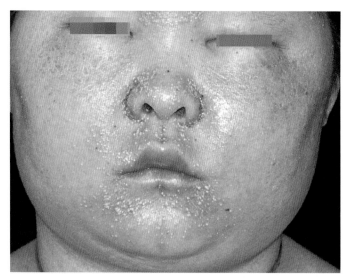

图 8.5.4.2a 药物超敏反应综合征

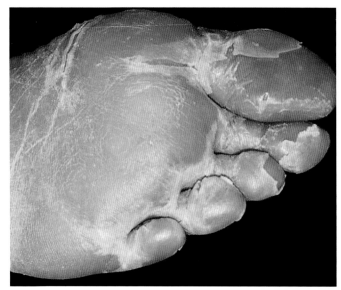

图 8.5.4.1b 药物超敏反应综合征

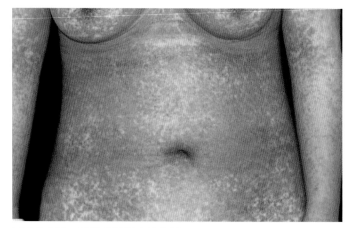

图 8.5.4.2b 药物超敏反应综合征

### 8.5.5 固定性药疹
（fixed drug eruption）

该型药疹因皮疹常在同一部位复发而得名,常由解热镇痛药、磺胺类、巴比妥类和四环素类等引起。80% 以上的患者累及口唇、外阴等皮肤黏膜交界处,也可以累及全身任何部位皮肤,单发者居多,可多发,偶有泛发,复发时皮损面积扩大,数目不变或增多。一般呈局限性圆形或类圆形境界清楚的水肿性暗紫红色或鲜红色斑疹、斑片,大小不一。损伤较重者红斑中央可出血水疱或大疱,部分出现糜烂。皮疹消退后一般遗留明显色素沉着,且一般持续时间较长。部分患者因皮疹红肿及自觉症状不明显,而主诉为口周或体表某局部皮肤持续色素沉着,间歇加深或持续加重。

部分固定性药疹患者因皮疹泛发而被称为泛发性大疱性固定性药疹（generalized bullous fixed drug eruption,GBFDE）及泛发性

**药物超敏反应综合征 2 典型病例**

女,26 岁,1 个月前因癫痫口服拉莫三嗪,1 周余前面颈部出现红斑伴痒,停用拉莫三嗪后皮疹渐消退,4 天前面部出现显著肿胀伴密集脓疱,皮疹再次加重,红斑泛发全身(图 8.5.4.2),伴发热最高 39.4℃。血常规示嗜酸性粒细胞绝对值 1.29×10⁹/L。

病例点评:躯干、四肢受累广泛。病程双峰型,嗜酸细胞高。皮疹以发疹性麻疹样皮疹为特征,摩擦部位有轻微的出血倾向,颜面肿胀十分显著,且伴有类似于 AGEP 皮疹样的密集非毛囊性针尖大小无菌性脓疱。这种面部密集脓疱皮疹除 AGEP 之外基本仅见于本型药疹。

固定性药疹（generalized fixed drug eruption,GFDE）。因皮疹较广泛、坏死倾向及多处黏膜受累等特征,常需要与SJS/TEN相鉴别,但单个皮疹特征通常仍为典型固定性药疹的规则圆形紫红斑,可伴中央水疱、大疱,皮损无融合特点,消退后遗留长期色素沉着,虽然同样可以伴有一定程度的发热等系统症状,但相对症状较轻,预后较好。

## 固定性药疹1 典型病例

男,48岁,外生殖器、肛周暗紫红斑、糜烂疼痛反复6年,累及四肢、口腔3年,复发4天(图8.5.5.1)。

病例点评:患者致病药物不详,同时出现口唇、外生殖器、肛周等多处皮肤黏膜同时受累,且每次在相同部位复发,同时右肘窝旁、骶部、双手背等处也可见典型的类圆形暗紫红斑,其上大疱已破溃。

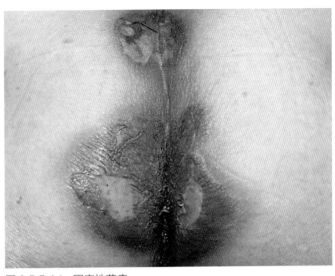

图8.5.5.1d 固定性药疹

## 固定性药疹2 典型病例

女,12岁,口腔糜烂8天,外阴红斑、肿胀、糜烂5天(图8.5.5.2)。

病例点评:疹前2天口服头孢呋辛、感冒胶囊、维C银翘片等。患者仅以硬腭黏膜及外阴皮肤受累,会阴部皮疹见暗紫红色表现。此次发作为首次。

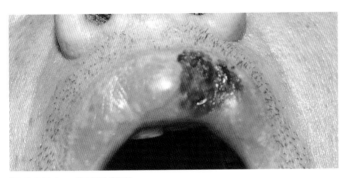

图8.5.5.1a 固定性药疹

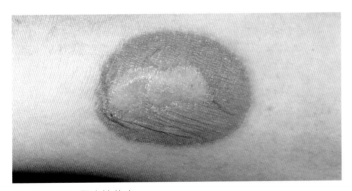

图8.5.5.1b 固定性药疹

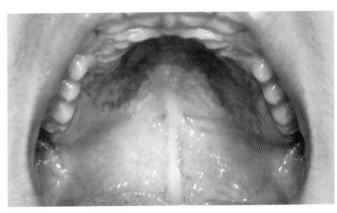

图8.5.5.2a 固定性药疹

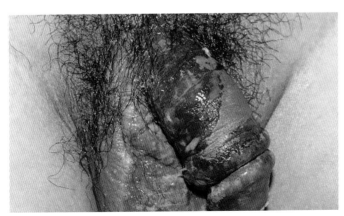

图8.5.5.1c 固定性药疹

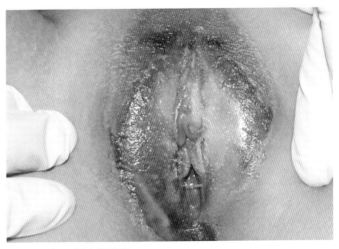

图8.5.5.2b 固定性药疹

## 固定性药疹 3 典型病例

男,33 岁,颈后、阴囊、口唇反复暗紫色红斑、痒 3 个月余(图 8.5.5.3)。每次均在口服"肾宝胶囊"后发作。

病例点评:皮疹多发,其中颈后一处初期皮疹呈典型的水肿型圆形紫红斑,周边潮红,紫红区域边缘出现串珠样排列小水疱。

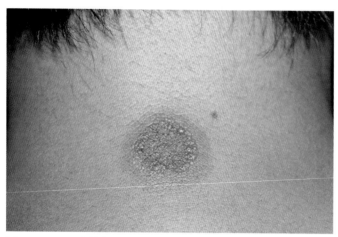

图 8.5.5.3 固定性药疹

## 固定性药疹 4 典型病例

男,39 岁,左足背暗红色斑 3 天(图 8.5.5.4)。可疑致病药物:去痛片,安乃近,氧氟沙星等。

病例点评:足背一处稳定期单发皮疹,面积较大,境界清楚,伴有特征性的虫蚀状色素脱失斑。

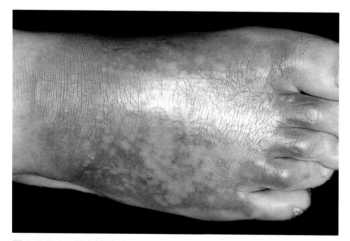

图 8.5.5.4 固定性药疹

## 固定性药疹 5 典型病例

男,14 岁,躯干、四肢多发暗褐色斑片 3 年(图 8.5.5.5)。

病例点评:患者皮疹可因口服"头孢氨苄、阿莫西林"后出现潮红瘙痒,停药后色素沉着反复加深。境界清晰的深褐色色素沉

着斑持续数月甚至数年不退,是固定性药疹的典型特征。此例伴有固定性药疹独特的虫蚀状色素减退斑,类似上一病例中的虫蚀状无充血斑。

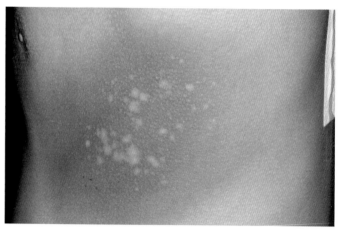

图 8.5.5.5 固定性药疹

## 泛发性固定性药疹 6(少见表现)

男,50 岁,躯干、四肢多发红斑、水疱,唇部、外阴红斑、糜烂 9 天(图 8.5.5.6)。发疹前 1 天前因"牙痛"用药(具体不详)。

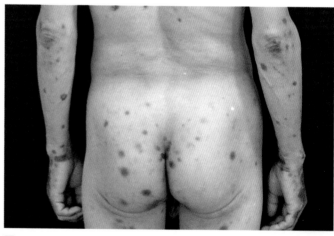

图 8.5.5.6a 泛发性固定性药疹

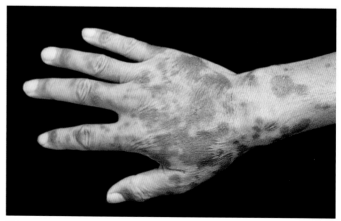

图 8.5.5.6b 泛发性固定性药疹

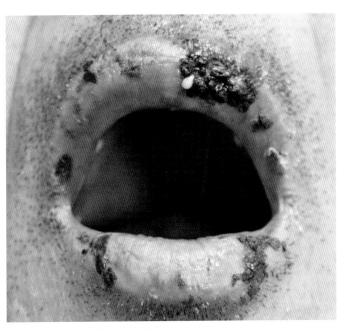

图 8.5.5.6c　泛发性固定性药疹

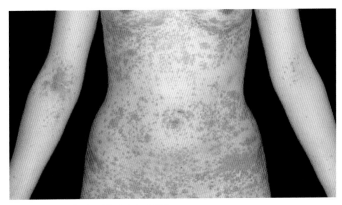

图 8.5.6.1　发疹型药疹（麻疹型）

## 8.5.6　发疹型药疹
（exanthematous drug eruption）

麻疹型药疹（morbilliform drug eruption）和猩红热型药疹（scarlitiniform drug eruption）合称为发疹型药疹。顾名思义，前者皮疹类似麻疹，典型皮疹为密集对称分布的针尖至粟粒大小红色斑丘疹，可泛发全身，躯干尤为明显，严重者可伴瘀点，与后者相比皮疹边界相对清晰；后者类似猩红热，皮疹以弥漫性鲜红斑片/皮肤弥漫潮红为特征，或者点状红斑、斑丘疹迅速弥漫融合成片；有些患者可先后或同时发生两种皮疹，但一般不具有麻疹或猩红热相关的科氏斑或草莓舌等黏膜受累症状；部分 SJS/TEN 患者以这类药疹皮疹为初起皮疹，因而当发疹型药疹首先自面颈及上胸部发生，皮疹颜色由鲜红转为暗红，自觉症状由瘙痒转为疼痛，或者其上出现水疱、大疱、糜烂时，需要尤为注意向重症药疹演变的可能性。发疹型药疹是临床最常见药疹类型，可占 90%，常见于青霉素（半合成青霉素尤多）、磺胺类、解热镇痛药、巴比妥类等药物过敏。

### 发疹型药疹 1（麻疹型）　典型病例

女，25 岁，躯干、四肢多发红斑、斑丘疹伴瘙痒 1 周（图 8.5.6.1）。

病例点评：由阿莫西林引起的躯干四肢发疹性麻疹型药疹，无发热。

### 发疹型药疹 2（猩红热型）　典型病例

男，40 岁，躯干红斑 1 天，泛发加重半天（图 8.5.6.2）。2 天前因感冒自行口服"感愈胶囊、穿心莲内酯滴丸"等。

病例点评：躯干弥漫充血性红斑，边界不清，压之褪色。胁肋部红斑基础上可见白痱样的密集透明水疱，互不融合。

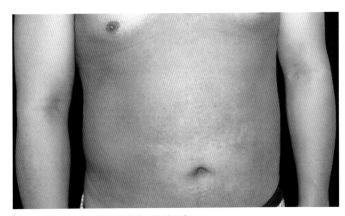

图 8.5.6.2a　发疹型药疹（猩红热型）

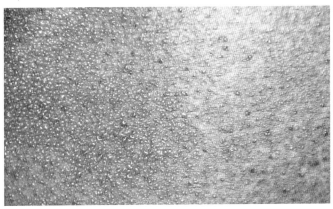

图 8.5.6.2b　发疹型药疹（猩红热型）

### 发疹型药疹 3（猩红热型）典型病例

男,62岁,全身弥漫红斑、发热伴痒2天(图8.5.6.3)。体温最高39.4℃。5天前因感冒口服阿莫西林、伤风感冒胶囊(氨咖黄敏胶囊)等。

病例点评:躯干、四肢弥漫充血性红斑,以下肢尤其是小腿最为明显,边界不清,压之褪色。

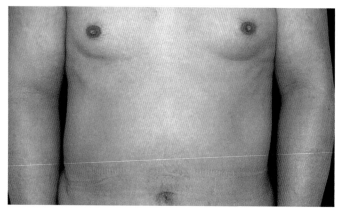

图 8.5.6.3a　发疹型药疹(猩红热型)

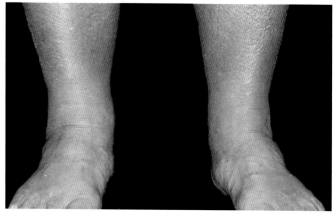

图 8.5.6.3b　发疹型药疹(猩红热型)

## 8.5.7　荨麻疹型药疹
### （urticarial drug eruption）

荨麻疹型药疹相对常见,可占临床病例5%,以风团为主,迅速发生,24小时内迅速消退;但与其他类型荨麻疹相比,药物所致风团皮疹消退相对缓慢,部分患者单个皮疹持续超过24小时;消退后遗留色素沉着。致病药物以血清制品、青霉素等β-内酰胺类抗生素、阿司匹林等解热镇痛药较为常见。

### 荨麻疹型药疹 1　典型病例

女,25岁,颈部、四肢红色风团伴痒反复4天,累及头面、躯干伴疼痛半天(图8.5.7.1)。

病例点评:可疑致病药物氯美扎酮。可见明显的颜面受累。

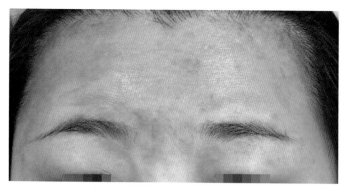

图 8.5.7.1a　荨麻疹型药疹

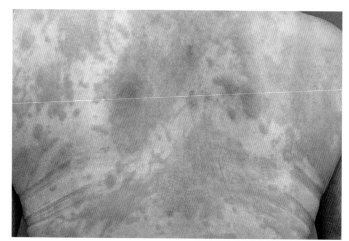

图 8.5.7.1b　荨麻疹型药疹

### 荨麻疹型药疹 2　典型病例

男,32岁,全身泛发风团、瘙痒2天(图8.5.7.2),一度发生过敏性休克。10天前因感冒,自行口服林可霉素、利巴韦林、甲硝唑、复方氨酚烷胺片、维C银翘片、盐酸吗啉胍片、复方鱼腥草软胶囊、咳特灵片等。

病例点评:患者皮疹进展迅速,皮疹中央消退后边缘继续隆起并向周围继续扩大形成环状、地图样外观。

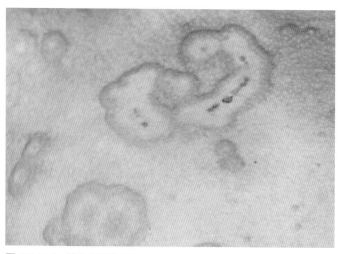

图 8.5.7.2　荨麻疹型药疹

## 8.5.8　多形红斑型药疹
（erythema multiforme-type drug eruption）

多形红斑（erythema multiforme）是一种以皮疹形态命名的皮肤病,可由感染、药物及其他系统性疾病等多种原因引起,其中常见致病药物为磺胺类、青霉素、阿司匹林、血清制品、苯妥英钠等。多形红斑皮疹具有典型的皮损经过和外观,一般初起为直径0.5~1cm水肿性丘疹,伴轻度瘙痒及针刺感,渐向周围扩大,中央变为暗红色,重者出现水疱、坏死,最终形成同心圆状靶样皮损（target lesion）或虹膜样皮损（iris lesion）。病情较轻者常自手足起病,可累及面部、四肢,但黏膜受累相对较少,而出现水疱、大疱的患者则往往黏膜受累严重。

### 多形红斑型药疹1　典型病例

男,25岁,口唇、双耳、指、腕多发水肿性红斑、水疱、糜烂伴疼痛1周（图8.5.8.1）。发病前曾口服阿奇霉素、阿莫西林、复方氨酚烷胺等药物。

病例点评:有明确用药史,耳及手背有典型的多形红斑样同心圆状靶样损害。

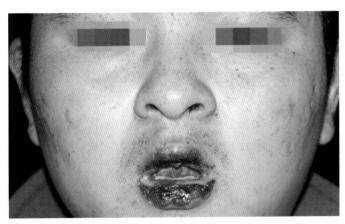

图8.5.8.1a　多形红斑型药疹

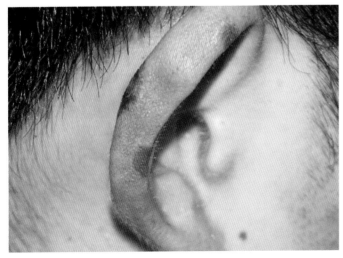

图8.5.8.1b　多形红斑型药疹

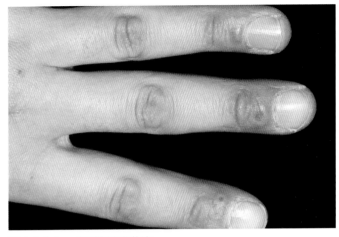

图8.5.8.1c　多形红斑型药疹

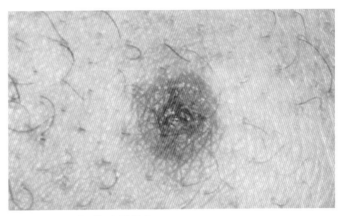

图8.5.8.1d　多形红斑型药疹

### 多形红斑型药疹2　典型表现

女,24岁,全身多发红斑、瘙痒5天,口唇、外阴糜烂伴发热3天（图8.5.8.2）。发病前曾口服"消炎药"及静滴头孢唑啉、利巴韦林、替硝唑、头孢硫脒、甲硝唑,继而口服氨咖黄敏胶囊、头孢丙烯、蒲地蓝消炎片等。

病例点评:有明确用药史,初期皮疹为面、手足典型的同心圆状靶样皮损或虹膜样皮损,继而出现躯干四肢的大面积红斑水疱,口唇黏膜受累。

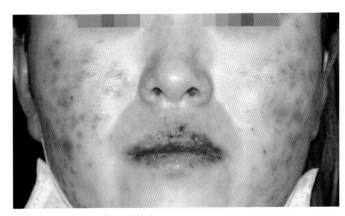

图8.5.8.2a　多形红斑型药疹

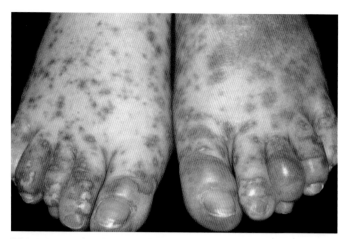

图 8.5.8.2b 多形红斑型药疹

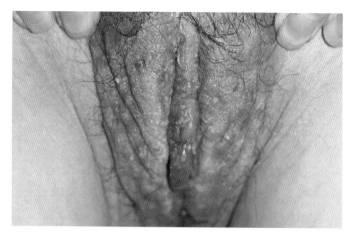

图 8.5.8.3b 多形红斑型药疹

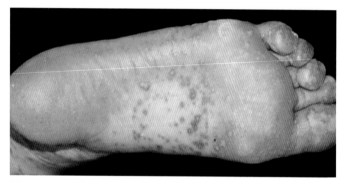

图 8.5.8.2c 多形红斑型药疹

## 8.5.9 湿疹样药疹
（eczematous drug eruption）

免疫抑制剂、生物制剂、小分子靶向药物、抗逆转录酶药物、生长因子和哺乳动物雷帕霉素靶蛋白（mammalian target of rapamycin，mTOR）抑制剂等致病药物由于代谢排泄缓慢或无法避免长期使用、无法停药，所致皮疹可呈慢性湿疹样改变。此外，青霉素或磺胺类药物外用致敏后，二次接触为系统使用时也可引起全身泛发性湿疹样皮疹。

### 多形红斑型药疹 3 典型病例

女，38 岁，口唇、外阴红斑、糜烂 5 天，全身散在红斑 3 天（图 8.5.8.3）。可疑致病药物：阿莫西林胶囊、清开灵颗粒、对乙酰氨基酚片等。

病例点评：累及面部和外阴黏膜的多形红斑样药疹相对少见。

### 湿疹样药疹 1（汞中毒） 典型病例

女，73 岁，3 个月前因皮肤瘙痒，口服土法炮制药物（具体不详）后出现全身皮肤出现红斑、丘疹，干燥伴有瘙痒，抓破后出现破溃渗出，水疱大疱，伴有口腔溃疡反复发生（图 8.5.9.1）。尿汞 62μg/L。

病例点评：躯干四肢红斑丘疹，干燥色素沉着有渗出和水疱。土法炮制用药，尿汞超标。

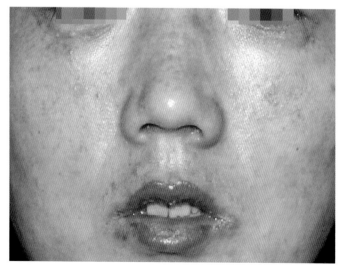

图 8.5.8.3a 多形红斑型药疹

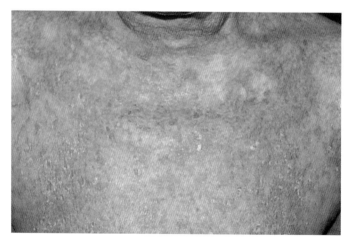

图 8.5.9.1a 湿疹样药疹

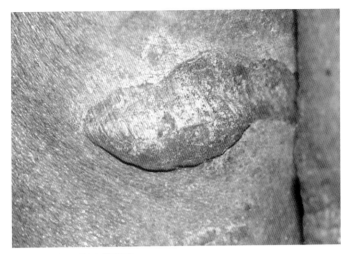

图 8.5.9.1b　湿疹样药疹

### 湿疹样药疹 2　典型病例

男,60 岁,服用伊马替尼 2 个月,双上肢多发红色丘疹伴痒 1 个月,加重病泛发头面、躯干、四肢 15 天(图 8.5.9.2)。曝光部位重。

病例点评:头面部,躯干四肢泛发苔藓化红斑,干燥,瘙痒;眶周皮肤水肿;光敏感。为小分子靶向药伊马替尼的常见不良反应。

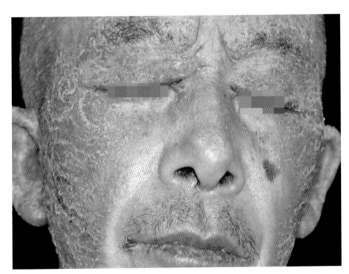

图 8.5.9.2a　湿疹样药疹

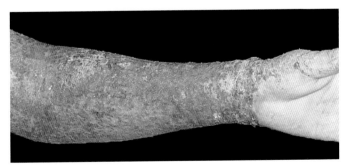

图 8.5.9.2b　湿疹样药疹

### 湿疹样药疹 3　典型病例

男,61 岁,3 个月前"胃肠道间质瘤"切除后服用伊马替尼治疗,2 个月前出现全身皮肤潮红、瘙痒,渐加重呈苔藓样变,疼痛(图 8.5.9.3)。

病例点评:全身泛发苔藓化红斑,干燥,瘙痒;未观察到眶周皮肤水肿;也有光敏感。为小分子靶向药伊马替尼的常见不良反应。

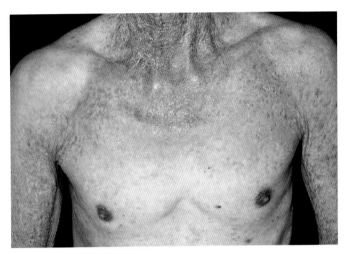

图 8.5.9.3a　湿疹样药疹

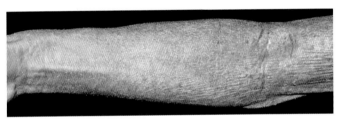

图 8.5.9.3b　湿疹样药疹

## 8.5.10　苔藓样药疹
### （lichenoid drug eruption）

苔藓样药疹又称药物性扁平苔藓(drug-induced lichen planus),皮疹类似扁平苔藓,接触致病药物到出疹间隔为数周到 1 年甚至多年不等,平均长达 2~3 个月,可于停药后出现。常见致病药物有血管紧张素转化酶抑制剂、β 受体阻滞剂、利尿剂、非甾体抗炎药、化疗药等。

### 苔藓样药疹 1　典型病例

女,34 岁,面颈部、双上肢多发红斑、斑块、苔藓样变伴瘙痒 2 个月余(图 8.5.10.1)。

病例点评:黑色素瘤术后接受生物制剂程序性死亡受体 1 (PD-1)单抗治疗 1 年,近 2 个月出现面颈部、双上肢多发红斑、斑块、瘙痒伴关节痛,因可耐受,故继续使用生物制剂治疗,皮损渐出现苔藓样变。

591

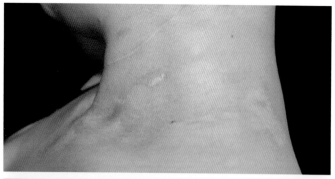

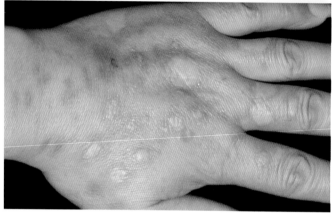

图 8.5.10.1 苔藓样药疹

### 苔藓样药疹 2 典型病例

男,38 岁,全身多发红斑、斑块、瘙痒 3 个月余(图 8.5.10.2),伴头发、眉毛脱落及甲变形。疹前 2 个月因继发性高尿酸血症接受别嘌醇治疗。

病例点评:接受别嘌醇治疗后,全身皮肤红斑,痒。腰臀部出现广泛的苔藓样变,面颈部则以红斑丘疹为主。

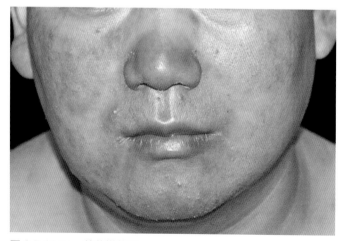

图 8.5.10.2a 苔藓样药疹

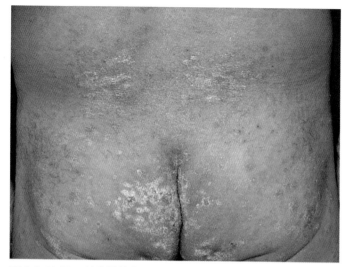

图 8.5.10.2b 苔藓样药疹

## 8.5.11 紫癜样药疹
### (purpuric drug eruption)

紫癜样药疹典型皮疹为可触及的瘀点、瘀斑,轻者为针尖至绿豆大小,好发于双下肢,对称分布,重者可融合成大片瘀斑,或泛发累及全身,可伴关节痛、腹痛、血尿、便血等。常见致病药物为抗生素类、巴比妥类、利尿剂、非甾体抗炎药等。

### 紫癜样药疹 典型病例

女,55 岁,躯干、四肢水肿性红斑、瘀斑 8 天(图 8.5.11.1)。

病例点评:疹前 3 天因口干自行含服某含片(具体不详)后下肢出现类似色素性紫癜性皮病样皮疹,但色素性紫癜样皮病很少出现图示显著皮肤肿胀。

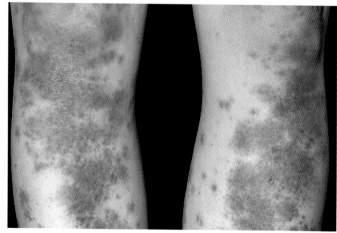

图 8.5.11.1a 紫癜样药疹

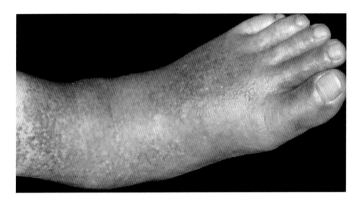

图 8.5.11.1b 紫癜样药疹

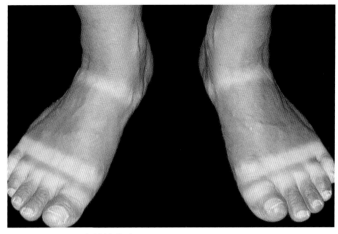

图 8.5.12.1b 光敏性药疹

## 8.5.12 光敏性药疹
（photosensitive drug eruption）

光敏性药疹又称为光感性药疹，与其他光感性皮肤病一样可以分为曝光后数小时内发病的晒斑样皮损的光毒性药疹（phototoxic drug eruption）和具有一定潜伏期的光变应性药疹（photoallergic drug eruption），后者病程较长。多由氯丙嗪、磺胺类、四环素、灰黄霉素、补骨脂、喹诺酮类、吩噻嗪类或避孕药等引起。

### 光敏性药疹 典型病例

女，40 岁，面部、四肢日晒后多发红斑 2 周，发热 9 天，全身多发丘疹伴痒 3 天（图 8.5.12.1）。光敏试验：紫外线 A（ultraviolet A，UVA）7.0J。

病例点评：患者面部、四肢 2 周前出现日晒伤，继而先后使用奥硝唑、盐酸特比萘芬、复方氨酚烷胺片、头孢地嗪、炎琥宁等可疑致病药物，原皮疹加重、肿胀、扩大、增多，瘙痒加重。凉鞋覆盖区无皮疹。

## 8.5.13 痤疮样药疹
（acniform drug eruption）

既往多见于长期应用糖皮质激素、避孕药或碘剂、溴剂的患者，近年表皮生长因子受体（EGFR）抑制剂等肿瘤靶向药物所引起的痤疮样药疹渐增多。皮损表现为毛囊性丘疹、脓疱和丘脓疱疹等，可伴有明显瘙痒症状，常累及头面部及胸背部，重者可累及四肢，呈慢性病程，一般无系统症状。

### 痤疮样药疹 典型病例

男，59 岁，头面、躯干、四肢多发红斑、丘疹、丘脓疱疹伴瘙痒 1 年（图 8.5.13.1）。

病例点评：1 年前开始口服抗肺癌药厄洛替尼，服药 1 周后发病。抗癌药没有中断，皮疹持续存在。

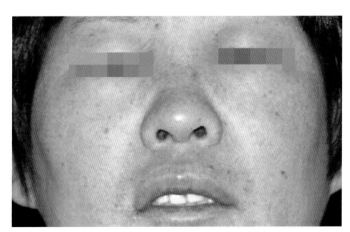

图 8.5.12.1a 光敏性药疹

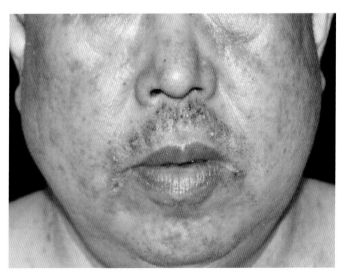

图 8.5.13.1a 痤疮性药疹

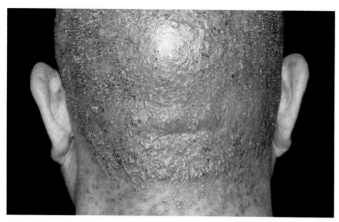

图 8.5.13.1b　痤疮性药疹

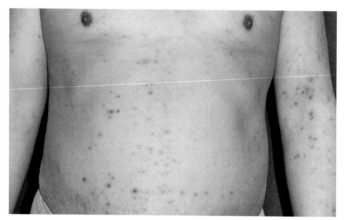

图 8.5.13.1c　痤疮性药疹

## 8.5.14　化疗药、小分子靶向药物及生物制剂引起的药疹
（drug rash caused by chemotherapy drugs, small molecule targeted drugs and biologics）

随着化疗药物、小分子靶向药物、生物制剂使用人群的逐步扩大，这些药物所致药疹病例也逐渐增多。由于这些药物在理化性质、药理靶点和代谢等方面与传统药物存在一些差异，因而在引起的药疹表现上也具有一些特殊性，一方面由于用药时程较长，且不便轻易停药等原因，其引起常见类型药疹，如发疹型药疹等，可能更倾向于出现慢性化改变；另一方面也可能引起一些少见甚至独有的药疹类型。

### 8.5.14.1　手足综合征
（hand-foot syndrome）

手足综合征又称手足皮肤反应（hand-foot skin reaction），或者掌跖感觉丧失性红斑综合征（palmoplantar erythrodysesthesia syndrome，PPES）等，常见病因为手掌-足底感觉迟钝或化疗等。后者多于化疗开始 3 到 6 周后出现，初期或轻症患者表现为刺痛、瘙痒、灼痛，继而出现红斑，可伴有角化、脱屑等继发改变。可见于卡培他滨等化疗药物或针对血管内皮生长因子的分子靶向药物，如舒尼替尼、索拉非尼、维莫非尼及达拉非尼等。

**手足综合征　典型病例**

女，52 岁，前胸部黑色素瘤 2 年余，服用维莫非尼半个月后足跟受力部位出现疼痛，初皮肤微红，渐转为黄色角化并累及多处指/趾尖（图 8.5.14.1）。

病例点评：本患者初期皮疹为疼痛性红斑，继而出现继发皮肤角化，后者可称为获得性掌跖角化病（acquired palmoplantar keratoderma）。

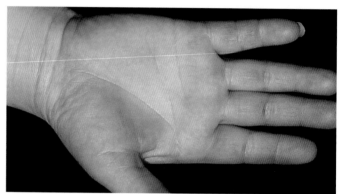

图 8.5.14.1a　手足综合征

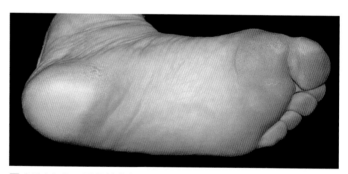

图 8.5.14.1b　手足综合征

### 8.5.14.2　化疗中毒性红斑
（toxic erythema of chemotherapy）

化疗中毒性红斑常表现为化疗后急性起病的手、足以及腋下、腹股沟等间擦部位红斑，可伴有瘀点、瘀斑、水疱、大疱，皮疹自觉疼痛。发病机制可能与药物小汗腺内蓄积致局部中毒作用相关，其范畴与汗腺鳞状导管化生（eccrine squamous syringometaplasia，ESS），中性粒细胞性汗腺炎（neutrophilic eccrine hidradenitis，NEH）、手足综合征等存在部分重叠。

**化疗中毒性红斑 1　典型病例**

男，53 岁，全身红色斑丘疹、水疱 3 天（图 8.5.14.2）。

患者因"结肠癌"口服"替吉奥胶囊"(氟尿嘧啶衍生物)6天后出现双侧腋下、双前臂、腹股沟、大腿部出现鲜红色斑丘疹、斑片、水疱,伴明显瘙痒。

病例点评:使用替吉奥胶囊后6天出现皮疹,大部分皮疹接近发疹型药疹或湿疹样药疹皮疹,部分红斑基础上出现大疱皮损。

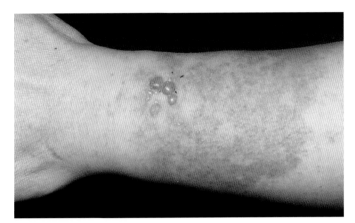

图 8.5.14.2 化疗中毒性红斑

### 化疗中毒性红斑 2 典型病例

男,73岁,双前臂浸润性红斑2个月(图8.5.14.3)。

病例点评:致病药物卡培他滨。初期或轻症患者表现为刺痛、瘙痒、灼痛,继而出现红斑,伴有角化、脱屑等继发改变。

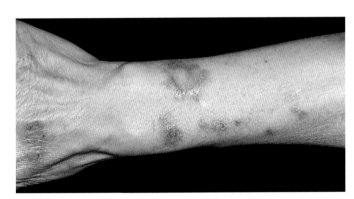

图 8.5.14.3 化疗中毒性红斑

## 8.5.14.3 反应性皮肤毛细血管增生症
（reactive cutaneous capillary endothelial proliferation）

RCCEP见于帕博利珠、卡瑞利珠等抗PD-1单抗治疗患者,尤其是后者发生率高达78.8%。可能的机制为药物打破了皮肤组织内促血管生长因子与血管生成抑制因子之间的动态平衡,致局部毛细血管内皮细胞的良性增生,形成类似于化脓性肉芽肿的皮疹。

大多于首次用药后第1个周期(2~4周)出现,随用药频次增加,可增大、增多,范围渐大;用药3~4个月后才发病者结节较小,颜色较暗。

大多首次用药后3~4个月时便不再增大,并自行减轻、脱落,不遗留明显的瘢痕。部分患者用药期间自行消退,也可于用药期间持续存在;停药后,1~2个月内消退。其发生与治疗有效性相关,可用于预测疗效。

### 反应性皮肤毛细血管增生症 典型病例

男,43岁,头面部多发红色丘疹、结节1个月(图8.5.14.4)。

病例点评:可疑致病药物为抗PD-1单抗卡瑞利珠、紫杉醇、顺铂、安罗替尼。因肺癌使用了上述药物。1个月后头面部出现丘疹,逐渐增大为结节,部分表面自行破溃。

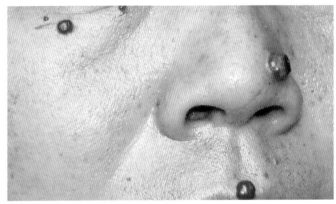

图 8.5.14.4a 反应性皮肤毛细血管增生症

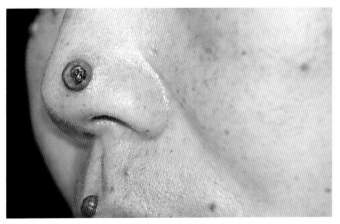

图 8.5.14.4b 反应性皮肤毛细血管增生症

## 8.5.14.4 坏疽性脓皮病样药疹
（pyoderma gangrenosum-like drug eruption）

坏疽性脓皮病样药疹又称药物性坏疽性脓皮病(drug-induced pyoderma gangrenosum),罕见。国外报道常见于可卡因/左旋咪唑、异维A酸、酪氨酸酶抑制剂(舒尼替尼等)、丙硫氧嘧啶、粒细胞集落刺激因子、肿瘤坏死因子α抑制剂等。与其他病因所致坏疽性脓皮病类似，通常以疼痛性丘疹、结节起病，数日至数周内进展为溃疡，基底坏死、潮湿，可呈化脓性；溃疡边缘隆起，基底呈潜行性。愈合后形成筛状瘢痕。20%~30%的患者可伴有针刺反应。部分患者皮疹具有明显的迟发性，可于初次用药数月甚至1年余后起病。

### 坏疽性脓皮病样药疹　典型病例

男，55岁，右下腹溃疡、疼痛2个月余（图8.5.14.5）。

病例点评：8个月前开始使用多激酶抑制剂索拉非尼。2个月前开始出现皮疹。以疼痛性丘疹、结节起病，数日至数周内进展为溃疡，基底坏死、潮湿，可呈化脓性；溃疡边缘隆起，基底呈潜行性。

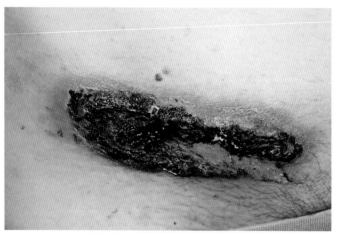

图8.5.14.5　坏疽性脓皮病样药疹

## 8.5.15　其他少见型药疹
（other rare drug eruption）

### 8.5.15.1　对称性药物相关性间擦部及屈侧疹
（symmetrical drug-related intertriginous and flexural exanthema）

对称性间擦部及屈侧疹（symmetrical intertriginous and flexural exanthema，SIFE）是一种以皮疹分布特诊命名的疾病，顾名思义以对称分布的间擦部位和肢体屈侧为受累部位，大致与狒狒综合征（Baboon syndrome）范畴一致，后者见于系统性接触性皮炎。当药疹呈现这种分布模式时，称为对称性药物相关性间擦部及屈侧疹（SDRIFE）。

### 对称性药物相关性间擦部及屈侧疹1　典型病例

女，66岁，躯干、双股多发红斑、丘疹、瘀斑伴痛痒3天（图8.5.15.1）。发病前11天曾注射林可霉素、天麻素、葛根素注射液等。

病例点评：局部皮疹特征为出血性的紫癜样药疹皮疹，分布范围模式为SDRIFE模式。

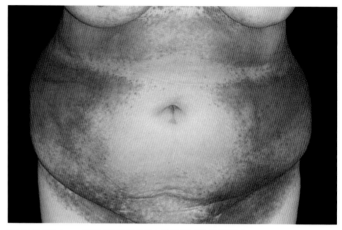

图8.5.15.1a　对称性药物相关性间擦部及屈侧疹

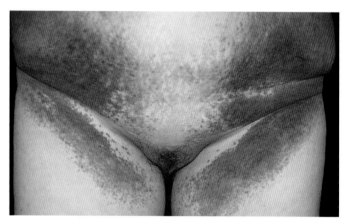

图8.5.15.1b　对称性药物相关性间擦部及屈侧疹

### 对称性药物相关性间擦部及屈侧疹2　典型病例

女，51岁，躯干，四肢红斑丘疹伴痒4天（图8.5.15.2）。可疑致病药物：九味沉香胶囊、氟哌噻吨美利曲辛片。

病例点评：局部皮疹特征属发疹型药疹，分布范围模式为SDRIFE模式。

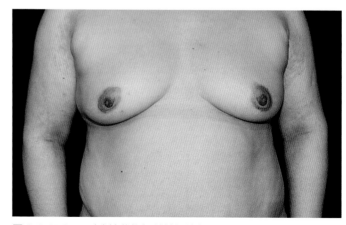

图8.5.15.2a　对称性药物相关性间擦部及屈侧疹

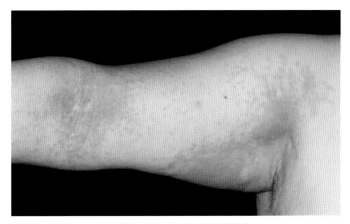

图 8.5.15.2b 对称性药物相关性间擦部及屈侧疹

## 8.5.15.2 假性淋巴瘤样药疹
（pseudolymphomatous drug eruption）

假性淋巴瘤样药疹又称药物性假性淋巴瘤（drug-induced pseudolymphoma），可表现为孤立或散发，乃至多发的丘疹、结节，也可以模拟麻疹样和蕈样肉芽肿样表现，重者可出现 Sezary 综合征样表现，伴有明显系统受累者甚至与药物超敏反应综合征范畴有一定重叠。

致病药物包括抗抑郁药、抗癫痫药、抗组胺药、钙通道阻滞剂、他汀类及各种生物制剂等。

**假性淋巴瘤样药疹 典型病例**

男，14 岁，颈部、躯干、四肢散在丘疹、结节半月余，偶痒（图 8.5.15.3）。发病前 3 个月开始因癫痫口服卡马西平。

病例点评：具有迟发性，以散在结节、丘疹为特征。

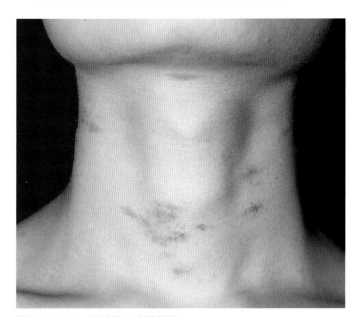

图 8.5.15.3a 假性淋巴瘤样药疹

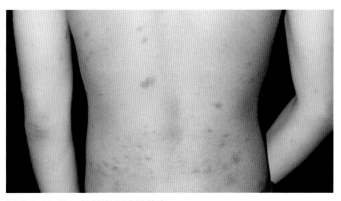

图 8.5.15.3b 假性淋巴瘤样药疹

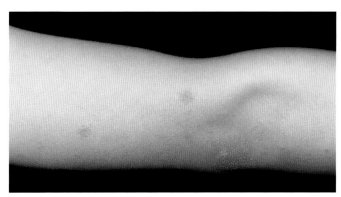

图 8.5.15.3c 假性淋巴瘤样药疹

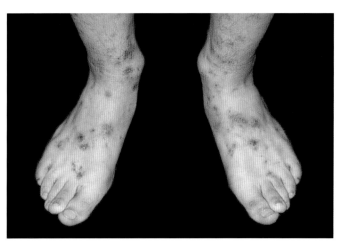

图 8.5.15.3d 假性淋巴瘤样药疹

## 8.5.15.3 血管炎型药疹
（vasculitis-type drug eruption）

血管炎型药疹又称药物性血管炎（drug induced vasculitis），主要累及小血管（也可以累及中血管），常由免疫复合物沉积于毛细血管后引起；通常表现为紫癜样丘疹，可伴有发热、关节痛、肌痛等，严重者多器官受累。通常首次用药 7~21 天发作，再次激发可早于 3 天。常见致病药物包括青霉素、非甾体抗炎药、磺胺类和头孢菌素类等，也可见于抗癫痫药、别嘌醇、生物制剂等。

#### 血管炎型药疹　典型病例

女,32岁,面部、四肢多发浸润性红斑伴瘙痒3天(图8.5.15.4)。伴低热,否认关节痛。皮疹浸润性明显,皮温不高,触压痛不著。可疑药物:4天前曾服用"清热解毒颗粒",20天前曾服用"减肥药"。

病例点评:患者皮疹特征及病程初期类似于结节性红斑,需要予以鉴别。

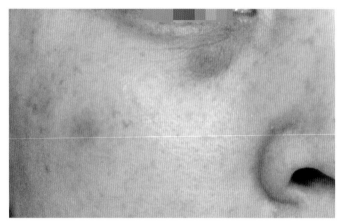

图8.5.15.4a　血管炎型药疹

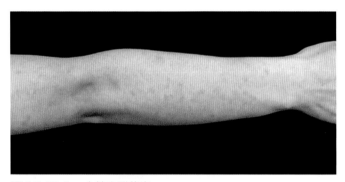

图8.5.15.4b　血管炎型药疹

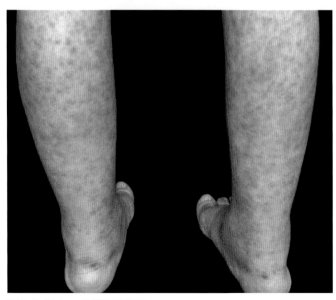

图8.5.15.4c　血管炎型药疹

### 8.5.15.4　线状红斑狼疮样药疹
（linear erythematosus lupus-like drug eruption）

药物性狼疮(drug-induced lupus)包括药物性系统性红斑狼疮(drug-induced systemic lupus erythematosus,DISLE)、药物性亚急性皮肤型红斑狼疮(drug-induced subacute cutaneous lupus erythematosus,DISCLE)和药物性慢性皮肤型红斑狼疮(drug-induced chronic cutaneous lupus erythematosus,DICCLE),皮疹形态与相应的特发性红斑狼疮皮疹表现基本一致。后者通常由氟尿嘧啶或非甾体抗炎药引起。

#### 线状红斑狼疮样药疹　典型病例

男,30岁,双侧下颌缘多发红色斑块、鳞屑、瘙痒20天余(图8.5.15.5)。致病药物:40余天前开始口服非那雄胺。

病例点评:该患者皮疹及病理表现具有典型线状红斑狼疮特征,病变表浅,可归入线状盘状红斑狼疮(linear discoid lupus erythematosus),属于慢性皮肤型红斑狼疮范畴,其相关药物诱因报道罕见。非那雄胺亦罕有引起药物性狼疮的报道。

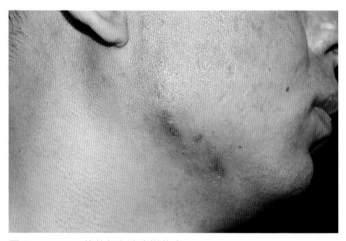

图8.5.15.5a　线状红斑狼疮样药疹

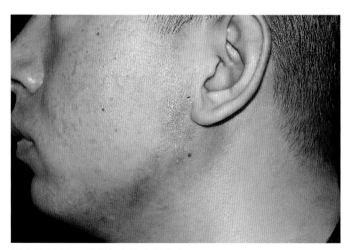

图8.5.15.5b　线状红斑狼疮样药疹

### 8.5.15.5 鞭笞样药疹
（flagellate drug eruption）

鞭笞样红斑相关药物主要有博来霉素、培洛霉素、苯达莫司汀及多柔比星等，患者更多见于食用生香菇后。皮肌炎、成人 Still 病也可出现鞭笞样红斑。

#### 鞭笞样药疹　典型病例

女，28 岁，躯干四肢鞭笞样色素沉着及暗红斑 4 个月（图 8.5.15.6）。致病药物：发病前使用"平阳霉素"治疗肝血管瘤。

图 8.5.15.6　鞭笞样药疹

## 第六节　红斑狼疮
（lupus erythematosus）

红斑狼疮是一种慢性炎症性、自身免疫性疾病，其中包括系统性红斑狼疮（systemic lupus erythematosus，SLE）和皮肤型红斑狼疮（cutaneous lupus erythematosus，CLE）。SLE 通常涉及多个器官和系统，CLE 主要影响皮肤和黏膜，依据临床表现、病理学特征以及血清学异常，可分为急性皮肤型红斑狼疮（acute cutaneous lupus erythematosus，ACLE）、亚急性皮肤型红斑狼疮（subacute cutaneous lupus erythematous，SCLE）以及慢性皮肤型红斑狼疮（chronic cutaneous lupus erythematosus，CCLE）。

CLE 好发于面颊、鼻、耳郭、手等曝光部位，临床表现多样，特异性皮损可表现为典型的蝶形红斑、浸润性红斑等，也有肥厚性红斑、冻疮样皮损、脂膜炎等非典型表现。非特异性皮损可表现为皮肤血管炎、非瘢痕性脱发、雷诺现象、溃疡、水疱等皮损形态，临床诊断存在挑战，还需仔细观察皮损特点、形态及部位等，以免漏诊、误诊。

### 8.6.1 急性皮肤型红斑狼疮
（acute cutaneous lupus erythematosus）

急性皮肤型红斑狼疮（ACLE）的特异性皮损为面部蝶形红斑，同时可有系统性红斑狼疮、盘状红斑狼疮的皮肤损害，还可表现为皮肤血管炎、色素沉着或脱失、网状青斑、雷诺现象、荨麻疹、脂膜炎及大疱等非特异性皮肤损害。

#### 急性皮肤型红斑狼疮 1　典型病例

女童，9 岁，面部红色斑片 3 个月（图 8.6.1.1）。伴有关节痛。

病例点评：患者面颊部对称性红斑，呈典型的蝶形红斑样表现，境界清楚，表面有少量黏着性鳞屑。

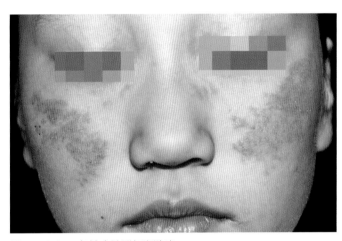

图 8.6.1.1a　急性皮肤型红斑狼疮

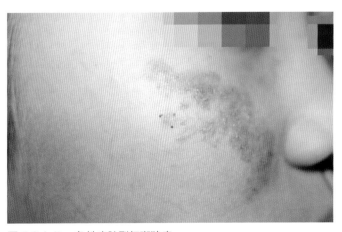

图 8.6.1.1b　急性皮肤型红斑狼疮

## 急性皮肤型红斑狼疮 2

女,48 岁,面部、双手、双足肿胀伴疼痛 1 个月(图 8.6.1.2)。

病例点评:面部肿胀性红斑,指端雷诺现象,指/趾端破溃、渗出,伴有痂屑。指端皮损表现为 SLE 的血管病变。

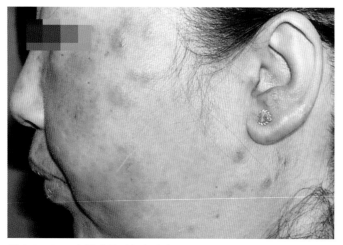

图 8.6.1.2a　急性皮肤型红斑狼疮

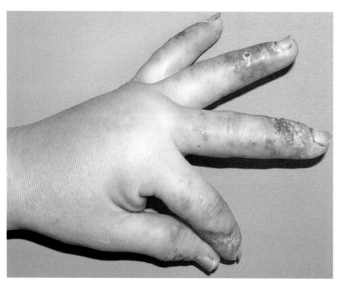

图 8.6.1.2b　急性皮肤型红斑狼疮

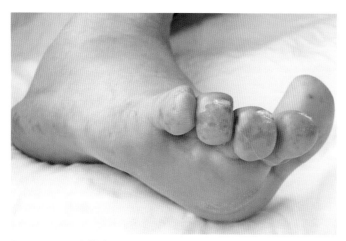

图 8.6.1.2c　急性皮肤型红斑狼疮

## 急性皮肤型红斑狼疮 3

女,24 岁,确诊系统性红斑狼疮 9 个月余,双手及双下肢红色斑丘疹 10 天余(图 8.6.1.3)。

病例点评:病程中出现双手、下肢红色丘疹,呈现 SLE 的血管炎皮损表现。

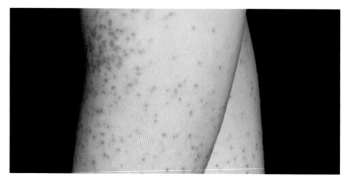

图 8.6.1.3a　急性皮肤型红斑狼疮

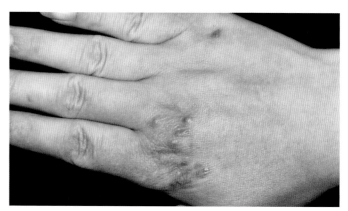

图 8.6.1.3b　急性皮肤型红斑狼疮

## 急性皮肤型红斑狼疮 4

女,68 岁,面部红斑 4 个月,上肢红斑 1 个月(图 8.6.1.4)。皮损在日晒后加重,自觉指间关节疼痛。

病例点评:患者病程较短,皮损以面部、上肢暴露部位为主,可见红色浸润性斑片,表面覆盖细小白色鳞屑。上肢皮损类似扁平苔藓改变,属于 SLE 的非特异性皮损表现。

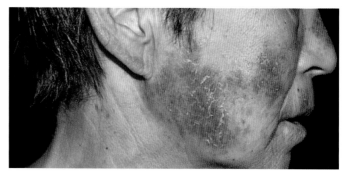

图 8.6.1.4a　急性皮肤型红斑狼疮

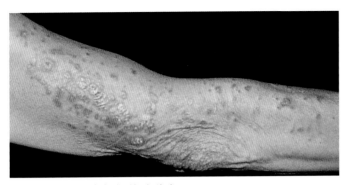

图 8.6.1.4b　急性皮肤型红斑狼疮

### 急性皮肤型红斑狼疮 5

女,21 岁,右面部、掌跖红斑 1 个月(图 8.6.1.5)。面部右侧、双侧眉部大片暗红斑,轻度浸润,掌跖部较多小片状浸润性红斑。自身抗体检查提示 ANA(+)、SM(+)、SSB(+)、抗核糖体 P 蛋白抗体(+++)、抗 SSA/Ro-52 抗体(+++);尿常规提示尿蛋白(+)。

病例点评:青年女性,面部和指/趾端浸润性红斑提示血管炎性病变。

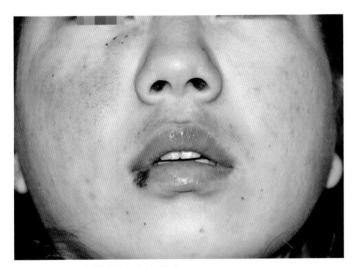

图 8.6.1.5a　急性皮肤型红斑狼疮

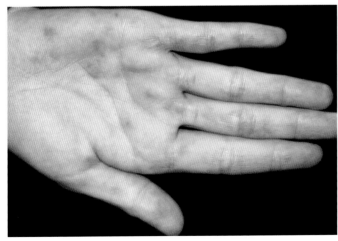

图 8.6.1.5b　急性皮肤型红斑狼疮

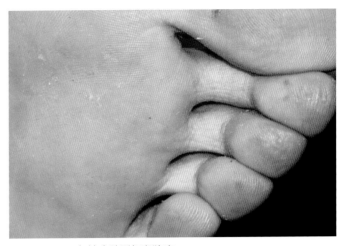

图 8.6.1.5c　急性皮肤型红斑狼疮

## 8.6.2 亚急性皮肤型红斑狼疮
（subacute cutaneous lupus erythematous）

亚急性皮肤型红斑狼疮(SCLE)的典型皮损为环状或有黏着性鳞屑的红斑,皮损范围更广,除面部外,常累及躯干和上臂。多见于中青年,男女比例约 1:3。

### 亚急性皮肤型红斑狼疮 1　典型病例

男,21 岁,面部、双手及右足红斑半年(图 8.6.2.1)。

病例点评:面部及手足红斑呈环状,面部红斑以两侧面颊为著,红斑周围轻度隆起,浸润明显。

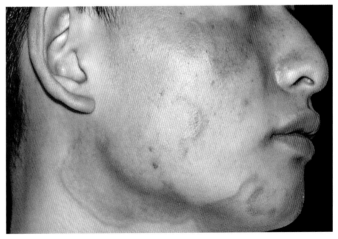

图 8.6.2.1　亚急性皮肤型红斑狼疮

### 亚急性皮肤型红斑狼疮 2

女,52 岁,全身弥漫性暗红斑、丘疹、脱屑伴痒 3 年余(图 8.6.2.2)。弥漫分布的鳞屑性红斑,范围广泛,面部、躯干及四肢弥漫性浸润性暗红斑,上覆白色鳞屑,以面颈部、前胸及上肢为重,面部可见轻度肿胀。

病例点评:曝光部位多形性皮损,表面鳞屑,临床上需注意与银屑病、泛发性体癣、日光性皮炎等鉴别。

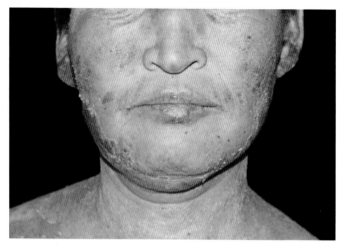

图 8.6.2.2a 亚急性皮肤型红斑狼疮

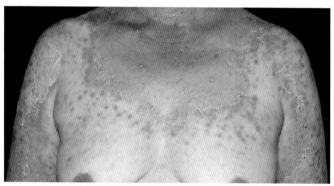

图 8.6.2.2b 亚急性皮肤型红斑狼疮

### 亚急性皮肤型红斑狼疮 3

男,35 岁,面颈、躯干部红色斑块伴瘙痒 1 个月余(图 8.6.2.3)。

病例点评:中年男性,以面部、颈部及前胸部曝光部位为主的鲜红色斑片、斑块,多呈环状,周边隆起,表面有黏附性鳞屑。患者病程较短,瘙痒明显。

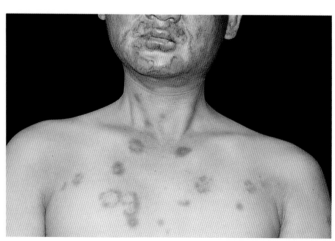

图 8.6.2.3 亚急性皮肤型红斑狼疮

## 8.6.3 慢性皮肤型红斑狼疮
（chronic cutaneous lupus erythematosus）

CCLE 在 CLE 中最为多见,临床表现多样,包括盘状红斑狼疮、狼疮性脂膜炎(深在性红斑狼疮)、肿胀性红斑狼疮以及冻疮样红斑狼疮等多种亚型。

### 8.6.3.1 盘状红斑狼疮
（discoid lupus erythematosus）

盘状红斑狼疮依据皮损部位,可分为局限性和泛发性,典型表现呈暗红色、具有黏着性鳞屑的浸润性斑块,早期为红色,晚期呈萎缩性色素沉着斑或色素减退斑,可有轻度凹陷,毛发区域遗留瘢痕性脱发。

#### 盘状红斑狼疮 1 典型病例

男,36 岁,面部,手部,膝关节处暗色斑块、鳞屑 10 年(图 8.6.3.1)。

病例点评:病程较长,表现为疣状增生性皮损。患者面部,手部及膝关节处可见大小不一暗红色斑块,境界清楚,耳郭、手背及膝部肥厚性红斑明显,表面覆盖厚层黏着性白色鳞屑,无渗出。

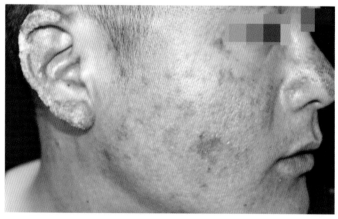

图 8.6.3.1a 盘状红斑狼疮

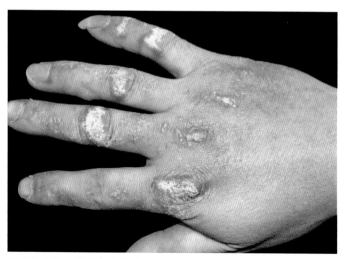

图 8.6.3.1b 盘状红斑狼疮

## 盘状红斑狼疮 2

男,56 岁,手背、面部、胸部红斑、脱屑伴瘙痒 2 个月余(图 8.6.3.2)。患者初诊"银屑病",对症治疗不缓解,渐累及手背、上肢、面部及头皮。

病例点评:皮损浸润明显,表面黏附白色鳞屑,尤以面部、上肢、前胸部等曝光部位为重,提示光敏性。

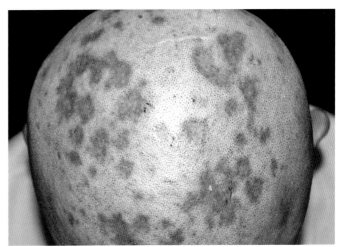

图 8.6.3.3　盘状红斑狼疮

## 盘状红斑狼疮 4

男,28 岁,左额、右颌、背部浸润性红斑、溃疡伴触痛 5 个月余(图 8.6.3.4)。

病例点评:青年男性,较为局限的红斑、溃疡,伴触痛,临床容易误诊为感染性疾病,但本例慢性溃疡为主,不伴皮温升高。

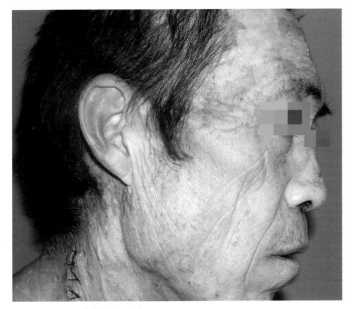

图 8.6.3.2a　盘状红斑狼疮

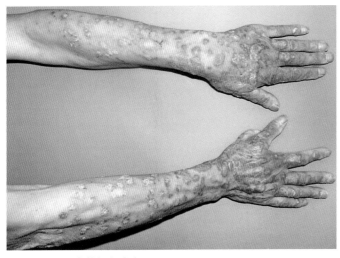

图 8.6.3.2b　盘状红斑狼疮

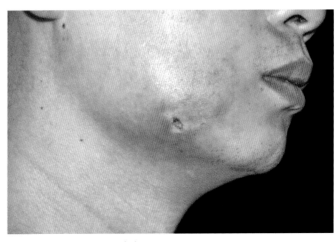

图 8.6.3.4a　盘状红斑狼疮

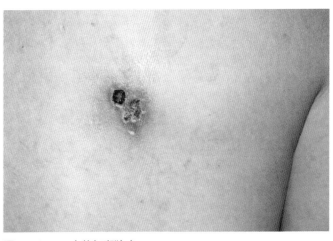

## 盘状红斑狼疮 3

男,32 岁,头部萎缩性红斑伴脱发半年(图 8.6.3.3)。头皮多发浸润性红斑,表面轻度萎缩,附着少量鳞屑,红斑边缘可见色素沉着,同时伴有皮损表面脱发。

病例点评:头皮浸润性红斑伴有脱发,临床较易误诊为毛发扁平苔藓。

图 8.6.3.4b　盘状红斑狼疮

### 盘状红斑狼疮 5

男,40 岁,面部、背部红色斑块 2 年(图 8.6.3.5)。患者面部两侧暗红色斑块,境界清楚,浸润感,表面有黏着性鳞屑。背部左侧萎缩性瘢痕样红斑,伴有色素脱失。

病例点评:面部及背部红斑,注意黏着性鳞屑和中央萎缩改变。

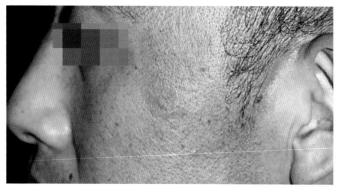

图 8.6.3.5a　盘状红斑狼疮

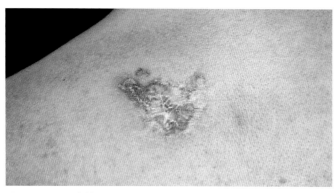

图 8.6.3.5b　盘状红斑狼疮

### 盘状红斑狼疮 6

男,21 岁,面部散在白斑 1 年余(图 8.6.3.6)。

病例点评:呈白癜风表现的盘状红斑狼疮,色素脱失斑发生在鳞屑性红斑之后,无明显增生或萎缩,无明显自觉症状,通过详细询问病史了解症状变化过程有助于诊断。

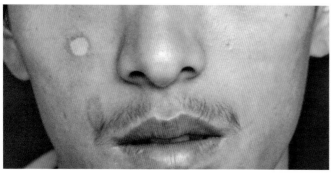

图 8.6.3.6　盘状红斑狼疮

### 盘状红斑狼疮 7

女,36 岁,双颞部红褐色斑片 3 年(图 8.6.3.7)。

病例点评:光线性角化病样的盘状红斑狼疮。患者红褐色斑片发生于面部曝光部位,轻度浸润,表面轻度黏附性鳞屑,破溃。

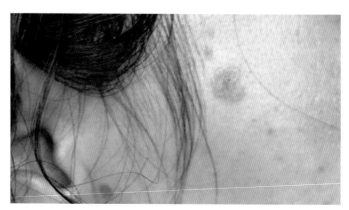

图 8.6.3.7　盘状红斑狼疮

### 8.6.3.2　狼疮性脂膜炎
（lupus erythematosus panniculitis）

狼疮性脂膜炎是慢性皮肤型红斑狼疮的一种,也称深在性红斑狼疮,发病率仅占红斑狼疮的 2% 左右。多见于中年女性,皮损好发于头面部、上肢及臀部,主要表现为皮下结节、斑块,一般坚实,可移动,常有压痛。表面皮肤可正常或红斑,溃疡少见。愈后遗留局部皮肤萎缩。临床上需与其他类型脂膜炎相鉴别。

### 狼疮性脂膜炎 1

女,38 岁,头面及背部暗红色斑块 3 年,瘙痒伴疼痛 1 年余(图 8.6.3.8)。

病例点评:中年女性,皮损部位为头皮、面部及背部,主要表现为暗红色斑块及皮下质硬结节,周围皮肤萎缩,边界清楚,有压痛。

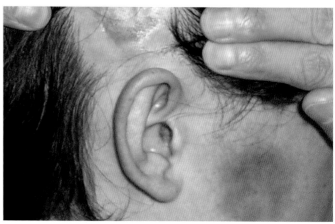

图 8.6.3.8　狼疮性脂膜炎

### 狼疮性脂膜炎 2

女,20岁,面部、上肢及躯干部红斑反复5年余(图8.6.3.9)。双手指雷诺现象(+)。

病例点评:青年女性,皮损发生于面部、上肢及躯干部,主要为皮肤萎缩性斑块,质硬,伴右侧头部、耳后质硬结节。

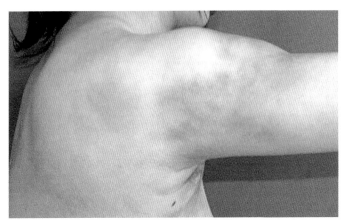

图8.6.3.9　狼疮性脂膜炎

### 狼疮性脂膜炎 3

女,40岁,左面部红色质硬斑块1年余(图8.6.3.10)。

病例点评:皮损以皮色浸润性斑块为主,表面无明显异常,触诊质硬有诊断意义。

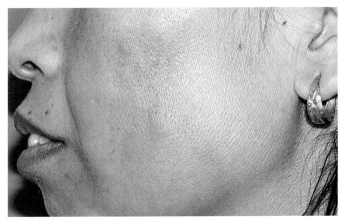

图8.6.3.10　狼疮性脂膜炎

### 狼疮性脂膜炎 4

女,40岁,臀部红斑半年(图8.6.3.11)。双臀部浸润性红斑,边界欠清,质硬,表面细薄白色鳞屑。

病例点评:中年女性,浸润性红斑,质地硬,伴触痛。

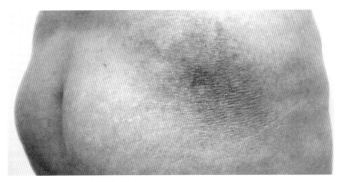

图8.6.3.11　狼疮性脂膜炎

## 8.6.3.3　肿胀性红斑狼疮
（lupus erythematosus tumidus）

肿胀性红斑狼疮是慢性皮肤型红斑狼疮的一个亚型,面部多见,也可发生在其他部位,表现为浸润性、水肿性红斑、斑块,类似荨麻疹或血管性水肿。通常红斑无鳞屑,不发生皮肤萎缩,无色素沉着遗留等。

### 肿胀性红斑狼疮　典型病例

女,26岁,面部红色斑块2个月余(图8.6.3.12)。

病例点评:青年女性,面部三处椭圆形红色浸润性斑片、斑块,边界清晰,中央凹陷,无明显鳞屑,局部肿胀明显。

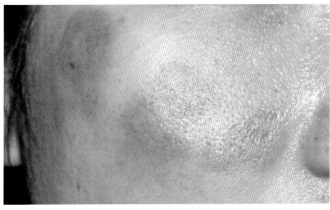

图8.6.3.12　肿胀性红斑狼疮

## 8.6.3.4　冻疮样红斑狼疮
（chilblain lupus erythematosus）

冻疮样红斑狼疮是慢性皮肤型红斑狼疮的一种亚型,易发生于肢端,冬季多发。皮损形态与冻疮相似,不容易鉴别,病理活检可提供重要线索。

### 冻疮样红斑狼疮　典型病例

　　男,10 岁,双足暗红斑伴疼痛 7 年余(图 8.6.3.13)。患者双足跟暗色红斑,轻度浸润感,无压痛,无皮下结节,局部皮温低。皮疹于每年冬季发生,严重时影响行走。

　　病例点评:足跟对称性暗红斑,注意鉴别扁平苔藓。

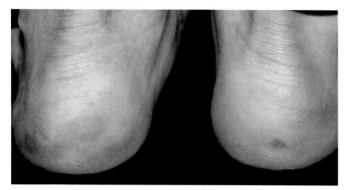

图 8.6.3.13　冻疮性红斑狼疮

## 8.6.4　新生儿红斑狼疮
（neonatal lupus erythematosus）

　　新生儿红斑狼疮的发生和母体的自身抗体相关,皮肤表现为曝光部位局限性或融合性红斑,中央表皮萎缩,边缘可有少量鳞屑。有时出现皮肤色素脱失、毛囊角栓、毛细血管扩张和瘢痕形成等。

### 新生儿红斑狼疮 1　典型病例

　　3 个月大患儿,面部、四肢红斑 3 个月(图 8.6.4.1)。检查提示 SSA(+++)、Ro-52(+)、抗双链 DNA 抗体(-),C 反应蛋白 30.85g/L,红细胞沉降率正常。

　　病例点评:新生儿红斑狼疮。面部大小不等的浸润性红斑,鼻翼及颊部融合成蝶形,四肢红斑呈环形,压之褪色,轻度水肿;伴有色素脱失。

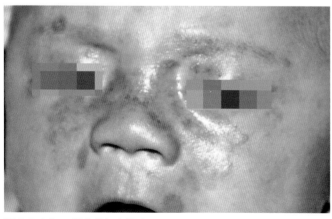

图 8.6.4.1a　新生儿红斑狼疮

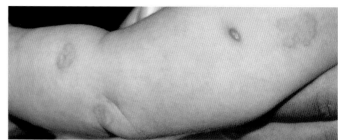

图 8.6.4.1b　新生儿红斑狼疮

### 新生儿红斑狼疮 2

　　男,7 个月,面部、躯干、四肢红斑 3 个月余(图 8.6.4.2)。

　　病例点评:面部首发浸润性红斑,渐扩展至躯干、四肢,以面部、上肢红斑伴有黏附性鳞屑为主。

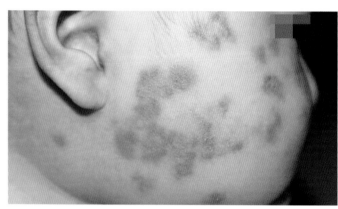

图 8.6.4.2a　新生儿红斑狼疮

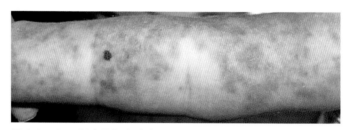

图 8.6.4.2b　新生儿红斑狼疮

## 8.6.5　线状红斑狼疮
（linear cutaneous lupus erythematosus）

　　线状红斑狼疮可表现为盘状红斑狼疮、系统性红斑狼疮和狼疮性脂膜炎,皮损沿 Blaschko 线分布,好发于面部及四肢。

### 线状红斑狼疮 1　典型病例

　　女,20 岁,右下肢带状暗红斑 6 年(图 8.6.5.1)。下肢暗红色斑片,自右足部沿右下肢呈线状分布,红斑表面轻度萎缩。

　　病例点评:青年女性,线状分布皮疹,需要与线状苔藓、线状扁平苔藓等鉴别。

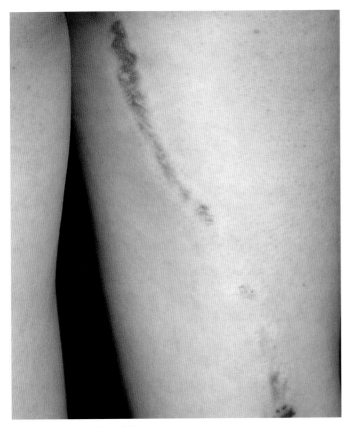

图 8.6.5.1　线状红斑狼疮

### 线状红斑狼疮 2

女,42 岁,左眼眶内侧条索状褐色斑片 1 个月余(图 8.6.5.2)。线状分布,边界欠清,轻度凹陷、萎缩,触之柔软,表面无明显鳞屑。

病例点评:皮损较局限,但具有线状分布特点。皮疹有萎缩,但无明显变硬,可鉴别线状硬斑病。

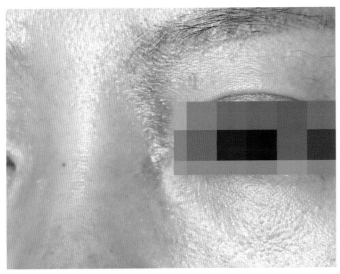

图 8.6.5.2　线状红斑狼疮

### 线状红斑狼疮 3

女,8 岁,下颌红斑 3 年。下颌部局限性萎缩性红斑,表面轻度萎缩(图 8.6.5.3)。

病例点评:女性儿童,皮损局限,具有线性分布特征,表面无鳞屑,注意鉴别线状苔藓。

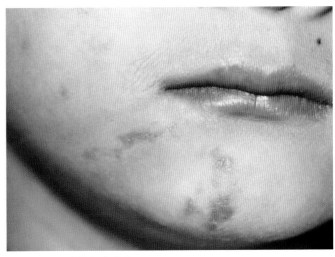

图 8.6.5.3　线状红斑狼疮

### 线状红斑狼疮 4

2 岁幼儿,头皮脱发 1 年余(图 8.6.5.4)。头顶、头皮左颞部浸润性红斑,质硬,呈环状改变,并伴有圈状脱发。

病例点评:2 岁幼儿,以脱发为主要表现,呈狼疮性脂膜炎表现。

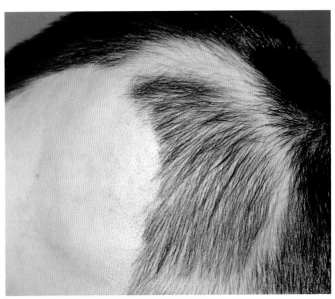

图 8.6.5.4　线状红斑狼疮

## 8.6.6　红斑狼疮非特异性皮损

（nonspecific lesions of lupus erythematosus）

### 8.6.6.1　大疱性系统性红斑狼疮

（bullous systemic lupus erythematosus）

　　大疱性系统性红斑狼疮是一种暂时性自身免疫性大疱性皮肤病，好发于曝光部位，临床上需注意与自身免疫性大疱病相鉴别。

#### 大疱性系统性红斑狼疮　典型病例

　　女，51 岁，全身小丘疹、水疱、糜烂 10 余天（图 8.6.6.1）。以口腔、口唇处糜烂、溃疡伴多发小水疱为主要表现，双侧腋下及腰骶部浸润性红斑、丘疱疹，腰骶部红斑糜烂、溃疡，临床初诊大疱性类天疱疮。经免疫荧光及自身抗体检测诊断为系统性红斑狼疮。

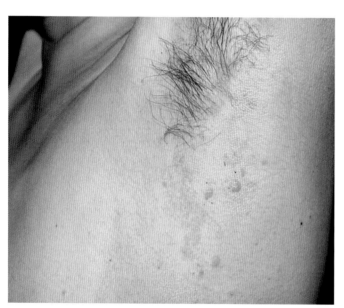

图 8.6.6.1a　大疱性系统性红斑狼疮

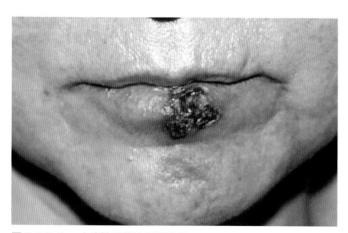

图 8.6.6.1b　大疱性系统性红斑狼疮

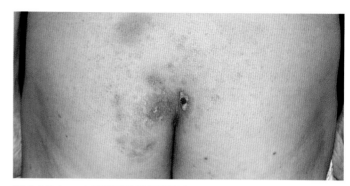

图 8.6.6.1c　大疱性系统性红斑狼疮

### 8.6.6.2　结节性皮肤狼疮黏蛋白病

（nodular cutaneous lupus mucinosis）

　　结节性皮肤狼疮黏蛋白病又名伴系统性红斑狼疮的丘疹结节性黏蛋白病（papular nodular mucinosis with systemic lupus erythematosus）在红斑狼疮基础上出现丘疹和结节，真皮内有黏蛋白沉积。

#### 结节性皮肤狼疮黏蛋白病　典型病例

　　女，34 岁，面部、四肢斑疹、丘疹 1 个月余（图 8.6.6.2）。面、四肢散在大小不等淡红色丘疹、结节、斑疹，以臀部、股部为重。病理见界面皮炎，毛囊和附属器周围淋巴细胞浸润及真皮内黏蛋白沉积。

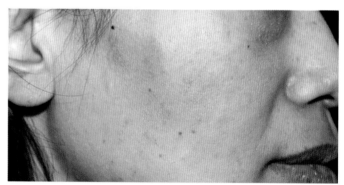

图 8.6.6.2a　结节性皮肤狼疮黏蛋白病

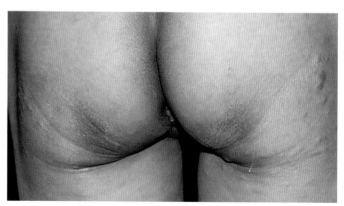

图 8.6.6.2b　结节性皮肤狼疮黏蛋白病

# 第七节 银屑病
## （psoriasis）

银屑病发病率较高,主要分为四型:寻常型、脓疱型、红皮病型、关节病型。

## 8.7.1 寻常型银屑病
### （psoriasis vulgaris）

寻常型银屑病为最常见类型,典型皮疹为覆银白色鳞屑的红斑、丘疹、斑块,其中点滴状银屑病是很多患者首次发病的典型表现,以累及躯干、四肢的泛发性直径3~5mm圆形红斑、丘疹伴少量白色鳞屑为典型特征,皮疹多互不融合;而反复发作的患者以斑块状银屑病为著,其皮肤好发部位以头皮、躯干、四肢伸侧居多,皮疹缓慢进展及互相融合时可于上述部位形成肥厚的大片斑块伴多层白色鳞屑。

### 寻常型银屑病（点滴状银屑病）1 典型病例

女,20岁,全身红斑、丘疹、鳞屑伴痒反复11年,复发2个月(图8.7.1.1)。

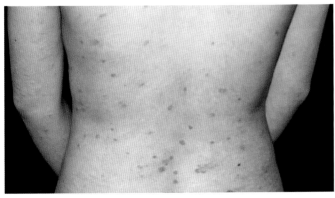

图 8.7.1.1a 寻常型银屑病(点滴状银屑病)

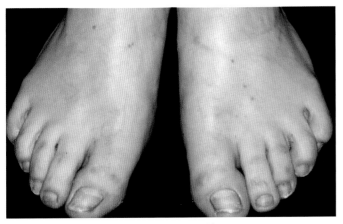

图 8.7.1.1b 寻常型银屑病(点滴状银屑病)

### 寻常型银屑病（点滴状银屑病）2 典型病例

女,21岁,全身反复红斑、鳞屑伴痒6年(图8.7.1.2),20余天前"感冒"发热后皮疹复发加重。

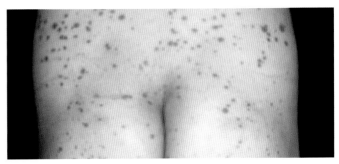

图 8.7.1.2a 寻常型银屑病(点滴状银屑病)

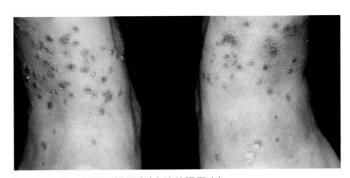

图 8.7.1.2b 寻常型银屑病(点滴状银屑病)

### 寻常型银屑病（斑块状银屑病）3 典型病例

男,28岁,双上肢红斑、鳞屑10年,泛发全身2年(图8.7.1.3),关节痛4个月。

病例点评:本例皮疹特征为斑块状银屑病,同时合并有关节损害。

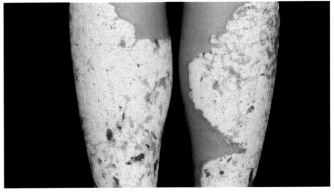

图 8.7.1.3a 寻常型银屑病(斑块状银屑病)

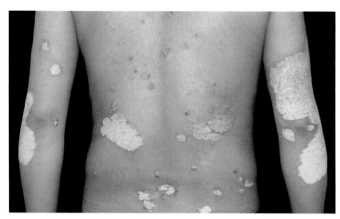

图 8.7.1.3b 寻常型银屑病(斑块状银屑病)

## 寻常型银屑病(斑块状银屑病)4 典型病例

男,64 岁,全身反复红斑、斑块、鳞屑 30 年余;关节痛、关节变形 1 年,皮疹反复半个月(图 8.7.1.4)。曾间断口服"中药(具体不详)"治疗,皮疹渐加重,1 年前外院诊断为红皮病型银屑病,系统使用地塞米松、醋酸泼尼松及甲氨蝶呤治疗,半个月前皮疹再次复发。

病例点评:本患者病程中曾有过红皮病型银屑病及关节病型银屑病表现,此次复发皮疹特征为斑块状银屑病。

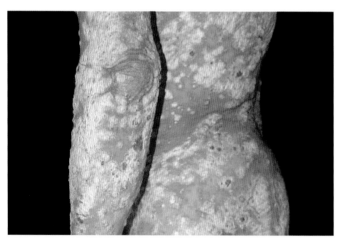

图 8.7.1.4a 寻常型银屑病(斑块状银屑病)

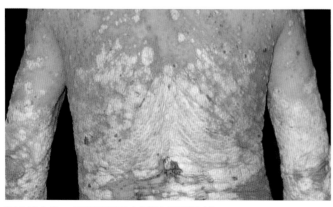

图 8.7.1.4b 寻常型银屑病(斑块状银屑病)

## 寻常型银屑病(头皮银屑病)5 典型病例

男,19 岁,全身多发红斑、丘疹、鳞屑伴痒反复 10 个月余(图 8.7.1.5),3 个月前"中药"治疗后皮疹曾大部分消退,2 周前"感冒"后再次加重。

病例点评:可见典型的"束状发"以及皮损超出发际线的现象。

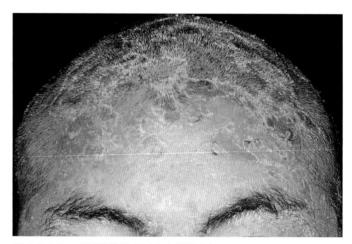

图 8.7.1.5a 寻常型银屑病(头皮银屑病)

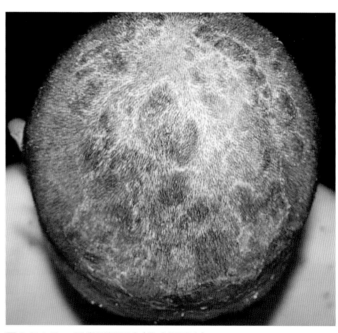

图 8.7.1.5b 寻常型银屑病(头皮银屑病)

## 寻常型银屑病(头皮银屑病)6 典型病例

男,61 岁,全身反复多发红斑、斑块、鳞屑伴痒 14 年,加重 2 个月余(图 8.7.1.6)。

病例点评:皮损时间较长,融合成整个头皮的大斑块,厚痂,应与石棉状糠疹鉴别,发际及枕部皮损有典型银屑病特征。

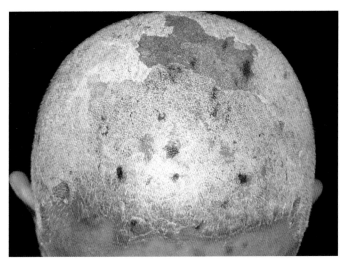

图 8.7.1.6a　寻常型银屑病（头皮银屑病）

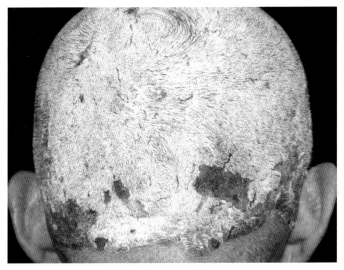

图 8.7.1.6b　寻常型银屑病（头皮银屑病）

## 8.7.2　脓疱型银屑病
（pustular psoriasis）

脓疱型银屑病是以红斑基础上的大小均一的密集脓疱为典型皮疹特征，可进一步划分为泛发性和局限性，前者以急性泛发性脓疱型银屑病为典型代表，后者以连续性肢端皮炎、掌跖脓疱病为典型代表。

### 8.7.2.1　连续性肢端皮炎
（acrodermatitis continua）

连续性肢端皮炎常自指/趾端起病，尤以甲下受累为著，常引起甲破坏乃至完全损毁无法再生，可单发于一处或数指/趾陆续受累，可长期局限于指/趾端，或沿指/趾向近端乃至掌跖部位蔓延。

### 连续性肢端皮炎 1　典型病例

女，54 岁，双手多指端反复红斑、脓疱伴甲破坏 6 年（图 8.7.2.1）。

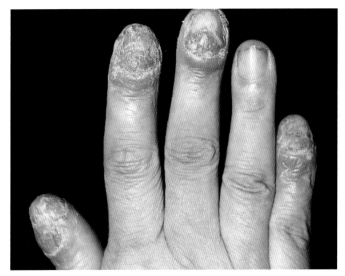

图 8.7.2.1a　连续性肢端皮炎

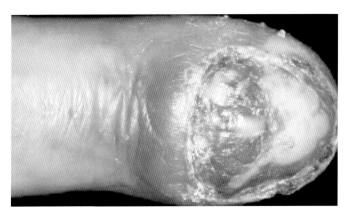

图 8.7.2.1b　连续性肢端皮炎

### 连续性肢端皮炎 2　典型病例

男，44 岁，双手足底以指/趾端为著反复红斑、脓疱 7 年（图 8.7.2.2）。

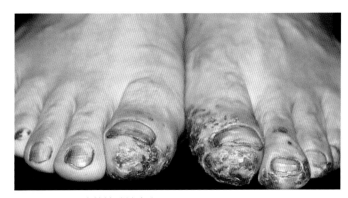

图 8.7.2.2a　连续性肢端皮炎

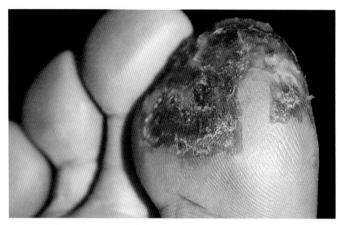

图 8.7.2.2b 连续性肢端皮炎

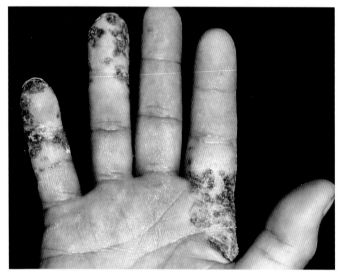

图 8.7.2.2c 连续性肢端皮炎

## 8.7.2.2 掌跖脓疱病
（palmoplantar pustulosis）

较之连续性肢端皮炎,掌跖脓疱病在分布模式上更倾向于自鱼际、小鱼际或足弓处起病,面积较大累及指/趾端者亦可引起甲破坏。

### 掌跖脓疱病 1 典型病例

男,46 岁,双手、足反复脓疱、鳞屑伴轻度瘙痒 4 年(图 8.7.2.3)。

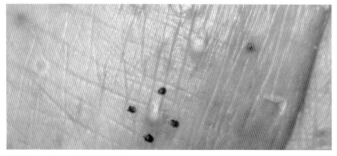

图 8.7.2.3a 掌跖脓疱病

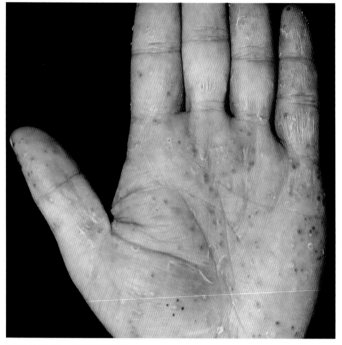

图 8.7.2.3b 掌跖脓疱病

### 掌跖脓疱病 2 典型病例

女,72 岁,右足红斑、脓疱反复 10 年余,加重并累及双手 2 个月(图 8.7.2.4)。10 年自右足姆趾起病,以连续性肢端皮炎反复治疗,病情时轻时重;5 年前皮疹累及前跖,曾诊断为掌跖脓疱病,治疗后仍有反复。2 个月前右足皮疹再次加重,双手鱼际、小鱼际及掌指关节屈侧等处出现较小类似红斑伴脓疱。

病例点评:虽然典型的掌跖脓疱病存在以鱼际、小鱼际、足弓为起病部位的倾向,但部分患者可以从指/趾端一处以连续性肢端皮炎起病,继而其他掌跖部位出现掌跖脓疱病样分布模式的皮疹,提示这两种局限性脓疱型皮肤病存在延续性及互相演变倾向。

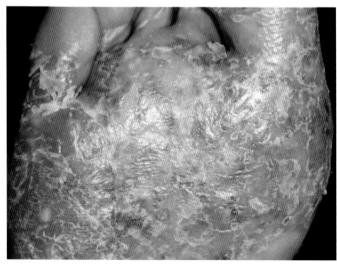

图 8.7.2.4a 掌跖脓疱病

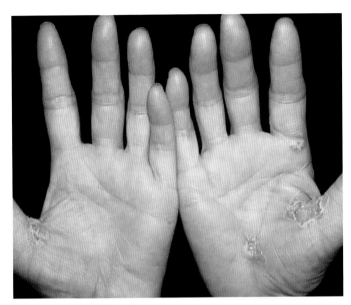

图 8.7.2.4b　掌跖脓疱病

## 8.7.2.3　泛发性脓疱型银屑病
（generalized pustular psoriasis）

泛发性脓疱型银屑病常急性起病,伴弛张热,反复周期性发作。

### 急性泛发性脓疱型银屑病 1　典型病例

女,19 岁,全身反复红色丘疹脓疱 5 年(图 8.7.2.5),复发加重伴高热 20 天余。病程中曾反复口服"中药"及系统使用糖皮质激素等治疗,20 天前复发后再次系统使用糖皮质激素控制不佳。

病例点评:本病急性发作期皮损为典型的密集脓疱。

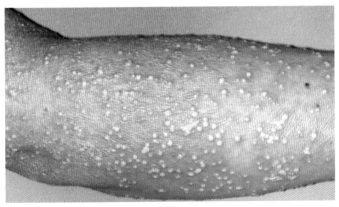

图 8.7.2.5　急性泛发性脓疱型银屑病

### 急性泛发性脓疱型银屑病 2　典型病例

女,54 岁,全身反复红斑、脓疱 20 年余(图 8.7.2.6),复发伴高热 4 天。

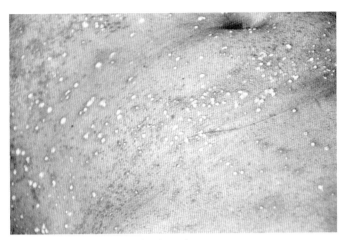

图 8.7.2.6　急性泛发性脓疱型银屑病

### 急性泛发性脓疱型银屑病 3　典型病例

男,1 岁 6 个月,全身多发红斑、脓疱、伴发热瘙痒 4 天(图 8.7.2.7)。

病例点评:急性泛发性脓疱型银屑病在幼儿期起病者多于其他类型银屑病,如本患儿即表现为红斑基础上的密集脓疱,局部融合成脓湖,躯干部部分脓湖干涸后形成大疱脓痂。

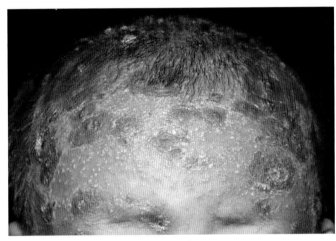

图 8.7.2.7a　急性泛发性脓疱型银屑病

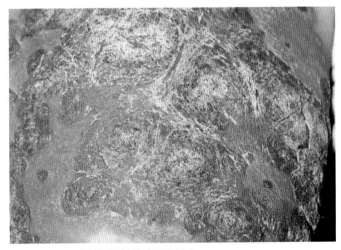

图 8.7.2.7b　急性泛发性脓疱型银屑病

### 急性泛发性脓疱型银屑病4　典型病例

女,22岁,全身反复红斑、丘疹、鳞屑伴痒2年余,复发伴脓疱1周(图8.7.2.8)。

病例点评:虽然很多脓疱型银屑病患者起病即为脓疱型,但也有部分患者起病为寻常型银屑病,2年后出现脓疱皮疹发作。此例脓疱皮疹发作特征表现为自原红斑皮疹基础上或边缘处开始出现环状或串珠样分布密集脓疱,尤以腋窝、腹股沟等褶皱部位典型。

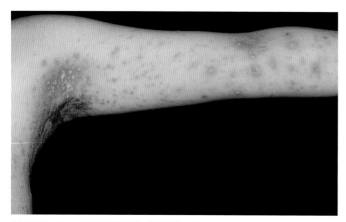

图8.7.2.8a　急性泛发性脓疱型银屑病

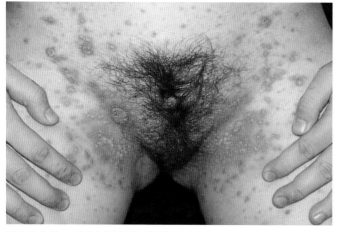

图8.7.2.8b　急性泛发性脓疱型银屑病

### 泛发性脓疱型银屑病5　典型病例

男,51岁,左手小指无明显诱因出现脓疱,伴疼痛、瘙痒1年,累及双掌跖1个月,继而右股内侧亦出现大片红斑基础上的密集脓疱,伴疼痛及瘙痒加重(图8.7.2.9)。

病例点评:虽然大部分泛发性脓疱型银屑病起病较少累及掌跖部位,但除了直接泛发起病以及自寻常型银屑病演进而来之外,部分泛发性脓疱型银屑病患者还可以自局限性脓疱型银屑病演进而来,此例起初为左手小指的连续性肢端皮炎,继而累及双掌跖,最后泛发至股内侧。因而需提防连续性肢端皮炎、掌跖脓疱病等局限性脓疱型银屑病与泛发性脓疱型银屑病之间的演变关系。

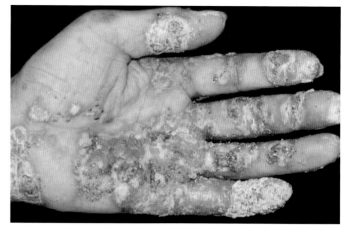

图8.7.2.9a　泛发性脓疱型银屑病

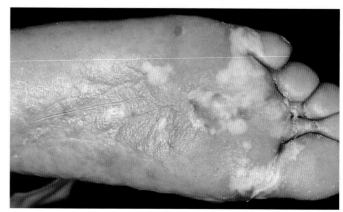

图8.7.2.9b　泛发性脓疱型银屑病

### 泛发性脓疱型银屑病(沟状舌)6　典型病例

女,63岁,双手多指端反复红斑、脓疱伴甲破坏,沟状舌37年,全身泛发红斑、脓疱反复发作18年(图8.7.2.10)。

病例点评:沟状舌多见于连续性肢端皮炎及泛发性脓疱型银屑病患者。

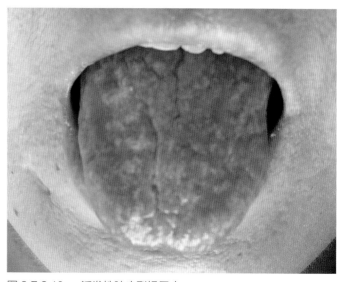

图8.7.2.10a　泛发性脓疱型银屑病

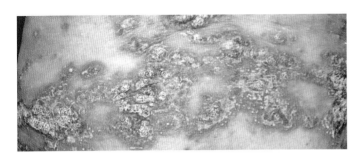

图 8.7.2.10b 泛发性脓疱型银屑病

## 8.7.3 红皮病型银屑病
（erythroderma psoriaticum）

银屑病是引起红皮病的常见原发病,大多红皮病型银屑病患者自其他银屑病类型演进而来,且多与不当治疗相关。

### 红皮病型银屑病 1 典型病例

男,24 岁,全身反复红斑、斑块、鳞屑伴痒 10 年,泛发伴全身弥漫潮红、间断关节痛 5 年(图 8.7.3.1)。10 年前以寻常型银屑病皮疹起病,5 年前因不当治疗转为红皮病型银屑病,并伴有间断关节痛。此次就诊伴多关节肿痛。

病例点评:全身 90% 以上体表面积弥漫潮红常给判断红皮病的原发病造成困难,对此尤其要注意患者下肢部位覆盖的厚层白色鳞屑以及正常皮岛附近残余的典型银屑病皮疹。

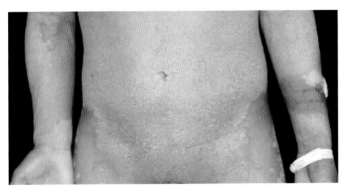

图 8.7.3.1a 红皮病型银屑病

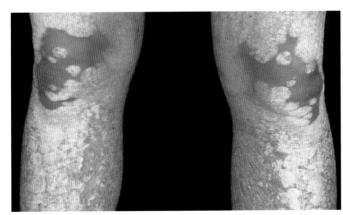

图 8.7.3.1b 红皮病型银屑病

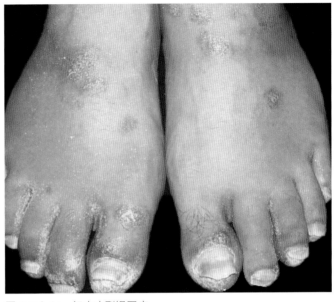

图 8.7.3.1c 红皮病型银屑病

### 红皮病型银屑病 2 典型病例

男,51 岁,全身泛发红斑、丘疹、鳞屑伴痒 28 年,弥漫潮红 3 年(图 8.7.3.2)。曾先后系统使用乙双吗啉、甲氨蝶呤等治疗仍有反复。16 年前注射狼毒注射液等治疗后皮疹明显增多,3 年前再次口服药物(具体不详)后开始出现反复红皮病表现。

病例点评:此类全身 100% 体表面积弥漫潮红的患者,面颈、躯干、四肢乃至掌跖均受累无正常皮岛或残余原发典型皮疹,除结合既往病史以及治疗后"水落石出"来判断之外,需注意患者头皮部位较为明显的鳞屑以及非真菌性的指/趾甲改变更倾向于银屑病诊断。

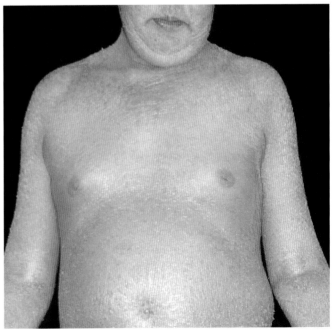

图 8.7.3.2a 红皮病型银屑病

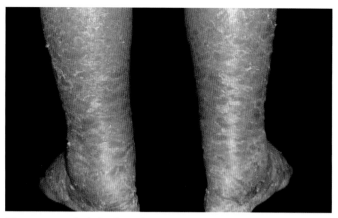

图 8.7.3.2b　红皮病型银屑病

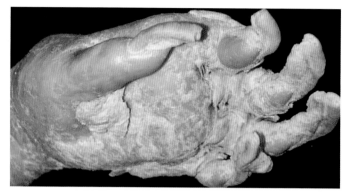

图 8.7.4.1b　关节病型银屑病（残毁型关节炎型）

## 8.7.4　关节病型银屑病

（arthropathic psoriasis）

关节病型银屑病根据临床表现,可划分为远端指/趾关节型、残毁型关节炎型、对称性多关节型、非对称少关节型、脊柱病型,其肌肉骨骼表现涵盖肌腱端炎、腱炎、腱鞘炎、指炎、趾炎、中轴关节病。其中两种或两种以上的受累类型或炎症受累也是十分常见的。

关节病型银屑病（远端指/趾关节型）参见 8.7.5 特殊部位银屑病（甲银屑病）部分。

### 关节病型银屑病（残毁型关节炎型）1　典型病例

女,31 岁,全身反复红斑、斑块、鳞屑伴痒 20 余年,泛发伴全身弥漫潮红、关节痛、关节变形 7 年（图 8.7.4.1）。早年曾反复以包括服用偏方等多种方式不规范治疗,至 7 年前网购药物（具体不详）治疗后出现红皮病表现,以及关节肿痛、关节变形。

病例点评:本例患者属于典型的残毁型关节炎型,可见明显的指节"套叠"现象及短缩畸形,病变关节强直,伴发热、体重下降和广泛的皮肤病变。

### 关节病型银屑病（对称性多关节型）2　典型病例

女,23 岁,全身红斑、鳞屑 10 年余,加重 1 年,双踝关节肿痛 2 个月（图 8.7.4.2）。

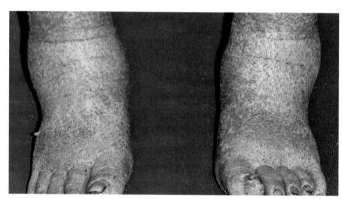

图 8.7.4.2　关节病型银屑病（对称性多关节型）

### 关节病型银屑病（非对称少关节型）3　典型病例

女,43 岁,全身反复红斑、鳞屑伴痒 20 年,关节肿胀畸形 8 年,加重 1 个月（图 8.7.4.3）。

病例点评:右中指及右足第 2 趾可见典型"腊肠指/趾"。

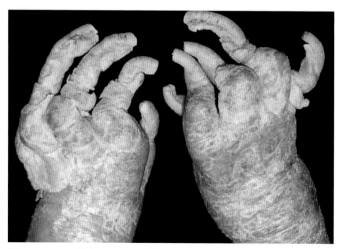

图 8.7.4.1a　关节病型银屑病（残毁型关节炎型）

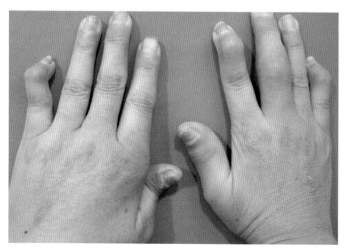

图 8.7.4.3a　关节病型银屑病（非对称少关节型）

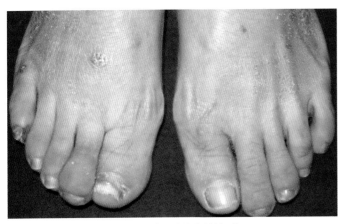

图 8.7.4.3b　关节病型银屑病（非对称少关节型）

### 关节病型银屑病（脊柱型）4　典型病例

男，39 岁，腰膝关节痛、背痛 8 年，头皮反复红斑、鳞屑 6 年，累及全身 3 年。脊柱胸段后凸（图 8.7.4.4）。

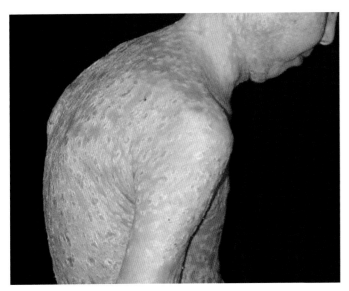

图 8.7.4.4　关节病型银屑病（脊柱型）

## 8.7.5　特殊部位银屑病
（psoriasis on special site）

虽然银屑病皮疹通常有明显的好发部位倾向，但非典型患者皮疹可以累及体表任何部位。其中累及腋窝、腹股沟部位为主者，因与常见好发部位相反，而被命名为反向银屑病（inverse psoriasis），还有累及龟头或女性外阴部位的龟头银屑病、外阴银屑病等，这些部位由于生理状态下角质层菲薄且局部微环境湿润，因而皮疹鳞屑特征相对不足，甚至会出现糜烂现象，具有一定迷惑性。银屑病甲改变，又称甲银屑病或银屑病病甲，具有不同于其他甲病的一些特征，且对于关节病型银屑病有线索价值，在此一并陈述。

### 特殊部位银屑病（反向银屑病）1　典型病例

女，64 岁，双腋下、乳间、双乳下、腹部、腹股沟红斑伴痒、痛反复 2 年（图 8.7.5.1）。

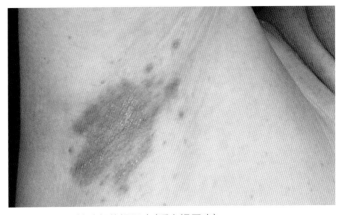

图 8.7.5.1a　特殊部位银屑病（反向银屑病）

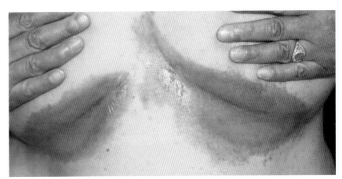

图 8.7.5.1b　特殊部位银屑病（反向银屑病）

### 特殊部位银屑病（反向银屑病）2　典型病例

男，11 岁，肛周、腹股沟、阴茎根部、鼻翼旁、腋下多发红斑、浸渍 3 个月余（图 8.7.5.2）。

病例点评：边界清楚红斑，注意与股癣鉴别。

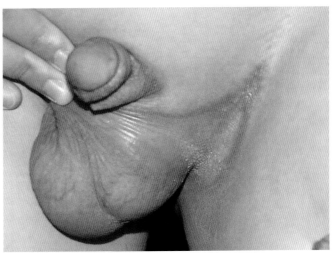

图 8.7.5.2a　特殊部位银屑病（反向银屑病）

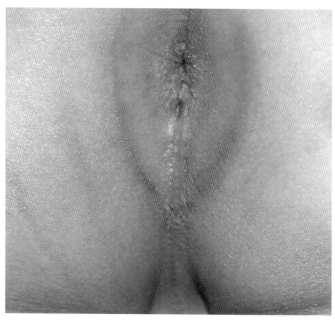

图 8.7.5.2b　特殊部位银屑病(反向银屑病)

### 特殊部位银屑病(龟头银屑病)3　典型病例

男,57 岁,龟头红斑、糜烂、鳞屑 3 个月余(图 8.7.5.3)。

病例特点:由于龟头部位角质层菲薄,因而很多患者病程进展期可出现类似糜烂的过程,而照片中所见龟头静止期皮损可出现典型的鳞屑表现,此时更易与其他疾病鉴别。

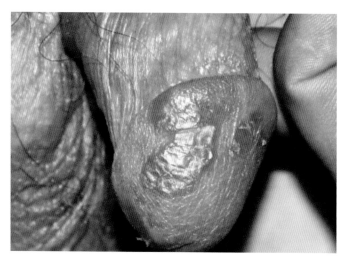

图 8.7.5.3　特殊部位银屑病(龟头银屑病)

### 特殊部位银屑病(龟头银屑病)4　典型病例

男,57 岁,阴茎、龟头、包皮红斑、鳞屑、偶痒 2 个月(图 8.7.5.4)。

病例点评:部分龟头银屑病患者皮疹可向近端延伸累及冠状沟、包皮内板(如此例),甚至阴茎体,尤其是伴发于反向银屑病者,甚至可以与下腹或腹股沟等部位的皮疹相延续。对于这类鳞屑较少的皮疹,尤其需要注意皮疹边缘部位的领圈样脱屑。

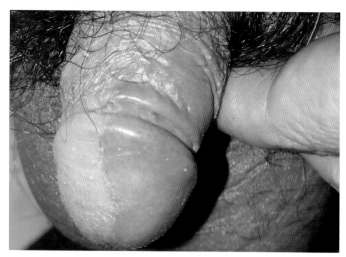

图 8.7.5.4　特殊部位银屑病(龟头银屑病)

### 特殊部位银屑病(外阴银屑病)5　典型病例

女,50 岁,头皮、腋下、外阴红斑、鳞屑伴瘙痒 2 年(图 8.7.5.5)。

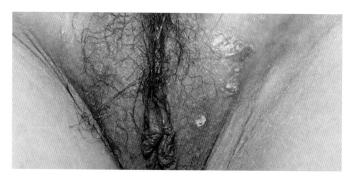

图 8.7.5.5　特殊部位银屑病(外阴银屑病)

### 特殊部位银屑病(外阴银屑病)6　典型病例

女,50 岁,双侧腋下、外阴、肛周红斑伴糜烂、鳞屑 4 个月余(图 8.7.5.6)。

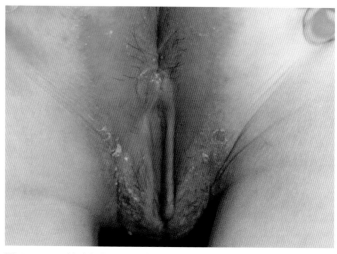

图 8.7.5.6　特殊部位银屑病(外阴银屑病)

### 特殊部位银屑病(外阴银屑病)7 典型病例

女,40 岁,右侧大阴唇红色斑块、鳞屑伴瘙痒 4 年余(图 8.7.5.7)。

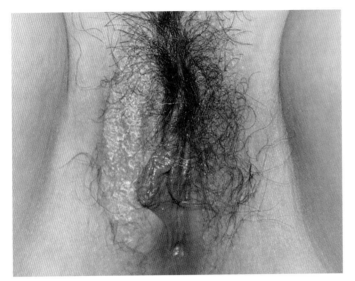

图 8.7.5.7 特殊部位银屑病(外阴银屑病)

### 甲银屑病

( nail psoriasis )

当银屑病累及甲母质和/或甲床时即引起甲银屑病改变,可引起包括甲点状凹陷(顶针甲)、油滴征(油滴样斑)、甲剥离、甲变形、裂片状出血(splinter hemorrhages)等多种多样的甲损害。当仅有甲床受累时,甲板表面大多光滑平整,主要异常表现为油滴征、甲下肥厚、甲剥离、裂片状出血等;如果甲母质受累,则更容易引起甲凹陷点、甲碎裂、甲变形等。如果仅累及甲母质/甲床,缺乏其他部位银屑病皮疹作为佐证时,甲银屑病就会具有一定的迷惑性,需要与湿疹甲、甲扁平苔藓及甲真菌病等鉴别,尤其值得注意的是甲银屑病虽然很少与湿疹甲、甲扁平苔藓等其他炎症性甲病合并,但继发甲真菌病的概率升高。

### 特殊部位银屑病(甲银屑病)8 典型病例

女,60 岁,双手多指甲黄浊,远端甲缘剥离 28 年(图 8.7.5.8)。

病例点评:患者有寻常型银屑病病史,手背具有典型的斑块状银屑病皮疹,左环指甲近端甲皱襞可见红斑、鳞屑,甲改变以远端甲剥离为主伴轻度的甲凹凸不平,一般认为这种单纯的甲剥离很少超过 1/2 甲,环指甲还可见点状的裂片状出血。提示该患者左无名指甲母质及甲床受累,而余指主要为甲床受累。

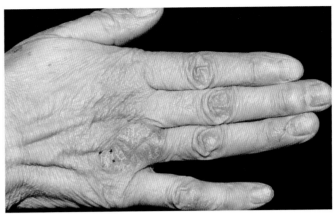

图 8.7.5.8a 特殊部位银屑病(甲银屑病)

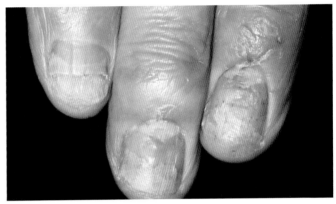

图 8.7.5.8b 特殊部位银屑病(甲银屑病)

### 特殊部位银屑病(甲银屑病)9 典型病例

男,25 岁,双手足甲前端分离、变形 2 个 9 月(图 8.7.5.9)。甲真菌镜检阴性。

病例点评:患者不伴有银屑病皮疹,指甲表现为典型的甲下增厚,有观点认为这种仅有甲下肥厚,而甲板表面光滑无破坏的特征是甲银屑病与甲真菌病的重要鉴别点。此外,此患者趾甲表现除了与指甲相同的甲下肥厚之外还可见到拇趾甲肥厚部位近端油滴征(油滴样斑),该现象与甲下含铁血黄素沉积相关。该患者指/趾甲表面均光滑,可见以甲床受累为主。

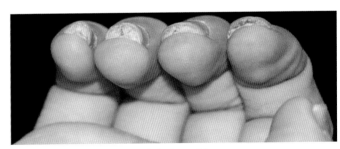

图 8.7.5.9a 特殊部位银屑病(甲银屑病)

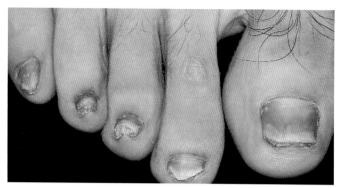

图 8.7.5.9b　特殊部位银屑病（甲银屑病）

## 特殊部位银屑病（甲银屑病）10　典型病例

女,6岁,手足多指/趾端红斑、鳞屑伴甲板增厚2年(图8.7.5.10)。可见右中指甲典型点状凹陷(顶针甲)以及左足蹬趾甲典型油滴征。

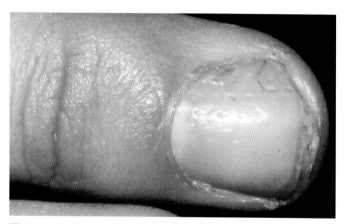

图 8.7.5.10a　特殊部位银屑病（甲银屑病）

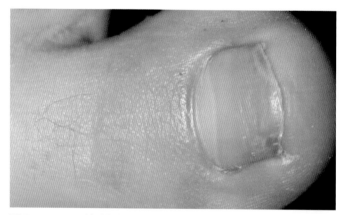

图 8.7.5.10b　特殊部位银屑病（甲银屑病）

## 特殊部位银屑病（关节病型银屑病伴甲改变）11　典型病例

男,43岁,指甲增厚伴指间关节肿胀、变形、疼痛1年(图8.7.5.11)。

病例点评:累及指间关节的关节病型银屑病伴有甲损害者高发。此例患者即为关节病型银屑病伴随甲改变,甲改变多样,如左环指与左拇指的甲碎裂、左示指的甲完全损毁缺失、右拇指的甲油滴征、右示指的钩甲及右小指的甲碎裂和甲横沟。

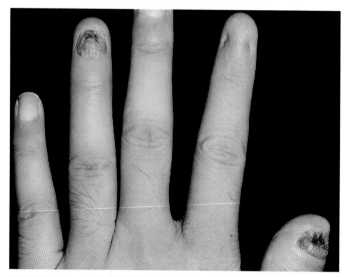

图 8.7.5.11a　特殊部位银屑病（关节病型银屑病伴甲改变）

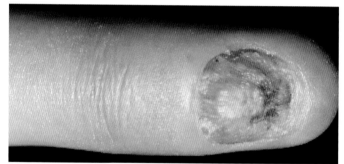

图 8.7.5.11b　特殊部位银屑病（关节病型银屑病伴甲改变）

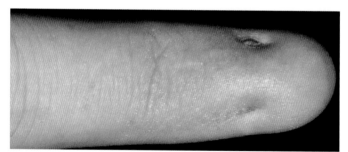

图 8.7.5.11c　特殊部位银屑病（关节病型银屑病伴甲改变）

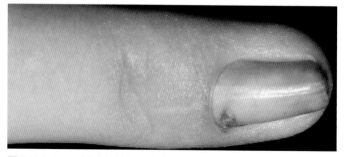

图 8.7.5.11d　特殊部位银屑病（关节病型银屑病伴甲改变）

### 特殊部位银屑病（甲银屑病合并肢端型白癜风）12

男,45 岁,双手指甲、双足趾甲变厚、变色 2 年(图 8.7.5.12)。患者既往白癜风病史 27 年,累及甲周、口唇、口周、双手足、左小腿。2 年前患者双手拇指指甲前端甲剥离、变黄、增厚,表面凹凸不平,类似情况累及右手中指、无名指、左手示指、小指指甲及双足第 1 趾和第 2 趾甲,部分前端毁损,甲周出现红肿,挤压可见白色少许液体渗出,挤压时无疼痛。真菌镜检阴性。

病例点评:虽然同时罹患白癜风和银屑病的患者并不常见,仅出现银屑病甲改变者更为少见,但鉴于白癜风患者罹患银屑病的风险及银屑病患者罹患白癜风的风险均高于健康人群,因而当白癜风患者出现甲损害时需提防甲银屑病。

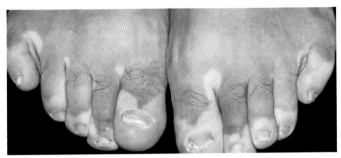

图 8.7.5.12 特殊部位银屑病(甲银屑病合并肢端型白癜风)

## 8.7.6 特殊表现银屑病
（special forms of psoriasis）

银屑病皮疹分布模式通常呈对称分布,丘疹或斑块一般散在分布,增大后可互相融合,但部分特殊银屑病皮疹可成线状、序列状、带状分布,而被称为线状银屑病(linear psoriasis)或带状银屑病(psoriasis zosteriformis)。在皮疹局部形态上,银屑病皮疹一般呈现均匀肥厚性增生,伴有分层鳞屑,但罕见情况下可出现疣状增生,表面角化不易剥除,而被称为疣状银屑病(verrucous psoriasis)。

#### 线状银屑病 1 典型病例

女,45 岁,左臀部下方至左大腿屈侧及腘窝部可见暗紫红色线状斑块、鳞屑、瘙痒 2 个月(图 8.7.6.1)。

病例点评:线状银屑病是一种皮疹分布特征罕见的银屑病,主要表现为皮疹沿 Blaschko 线分布,如在背部呈 V 字形,在腹部呈 S 形,在胸部呈倒 U 形,在四肢呈折线形等。线状银屑病目前认为是一种体细胞突变引起的镶嵌现象(mosaicism),主要需要与炎性线性疣状表皮痣鉴别,后者主要在出生最初数月发病,免疫组化染色示其 Ki67 比例较低且角蛋白 10(K10)阳性细胞比例低于银屑病皮损。

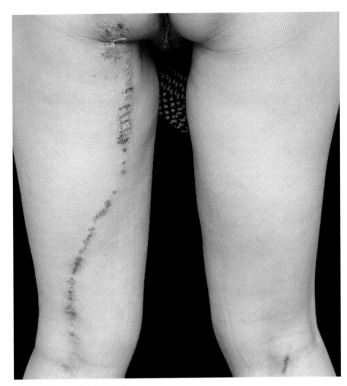

图 8.7.6.1 线状银屑病

#### 线状银屑病 2 典型病例

女,17 岁,左胫内侧至足内侧暗红色线状斑块、鳞屑、瘙痒 2 年,左臀部、双股屈侧散在红色丘疹、鳞屑 2 个月(图 8.7.6.2)。

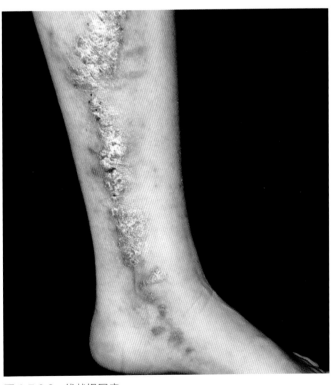

图 8.7.6.2 线状银屑病

#### 线状银屑病 3　典型病例

男,6 岁,出生即有掌跖角化伴鳞屑,躯干、四肢多发蜿蜒带状、地图状、环状斑块伴灰白色鳞屑 2 年(图 8.7.6.3)。较大斑块周围可见多发直径 3~6mm 毛囊性角化性丘疹。

病例点评:本患者出生即有手足角化、鳞屑,以及大斑块皮疹周围的毛囊性角化性丘疹需要与毛发红糠疹鉴别。

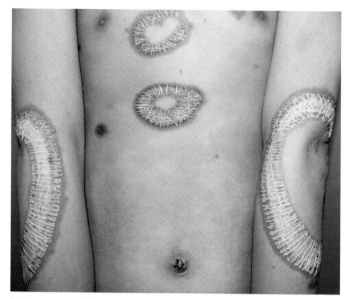

图 8.7.6.3b　线状银屑病

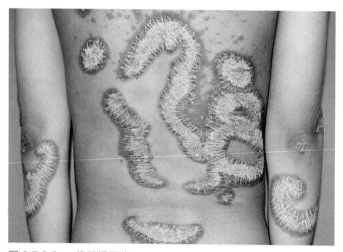

图 8.7.6.3a　线状银屑病

# 第八节　皮肤转移癌
## （cutaneous metastases）

发病率高的肿瘤出现皮肤转移的比例高。皮肤转移癌可发生于任何年龄,41~70 岁发生率最高。男性最常见的皮肤转移癌依次来自肺、肠、皮肤(黑色素瘤)、肾以及口腔鳞状细胞癌,女性则最常见于乳腺,其次为肺、皮肤(黑色素瘤)、肾和卵巢。转移癌在皮肤的发生部位依次为腹部、胸部、肩背部、腰臀部和头颈部,四肢及会阴等处少见。皮肤转移癌易发生于与原发肿瘤靠近的部位,如肺癌转移到胸壁、胃肠道癌和卵巢癌转移到腹壁、肾癌转移到下背部。皮肤转移癌的临床表现无特异性,不同器官来源的转移肿瘤不易区分,大多为孤立或多发性非溃疡性硬结节,无自觉症状,其次为丘疹、斑块和瘢痕样皮损,少数病例皮损呈环形红斑样、丹毒样、带状疱疹样,可伴淋巴水肿和毛细血管扩张。临床缺乏特征性也是诊断转移癌的一个线索,仔细询问病史、系统查体有助于诊断,有恶性肿瘤病史患者出现皮肤结节应怀疑皮肤转移癌的可能。确诊通常需要皮肤组织病理学检查,对于尚未发现原发肿瘤的患者,皮损组织病理诊断也有助于发现原发肿瘤。

## 8.8.1　胸腺癌皮肤转移
### （skin metastasis of thymic carcinoma）

男,54 岁,头皮结节伴疼痛 3 个月,增多 2 周(图 8.8.1.1)。

病例点评:头皮结节伴疼痛 3 个月,切除术后病理诊断为皮肤转移癌。2 周前新发一结节,中央明显隆起,充血。10 个月前诊断胸腺癌,有纵隔、心包转移,放疗后好转,不耐受化疗,躯干上部疼痛明显。

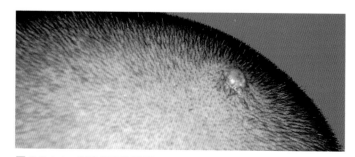

图 8.8.1.1　胸腺癌皮肤转移

## 8.8.2  原发肿瘤不明的皮肤转移癌
（skin metastasis of unknown primary tumor）

女,87岁,左下肢红色结节4年,触痛,逐渐增大增多（图8.8.2.1）。

病例点评:于4年前出现左下肢疼痛结节,触碰后易出血,曾抗真菌治疗无效,逐渐增大增多,皮肤病理诊断为皮肤转移癌,建议进一步检查。

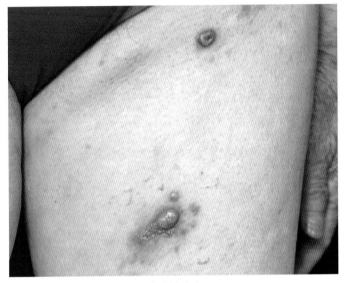

图 8.8.2.1  原发肿瘤不明的皮肤转移癌

## 8.8.3  肺癌皮肤转移
（skin metastasis of lung cancer）

### 肺癌皮肤转移1

男,47岁,头皮包块、结节1个月,增大增多迅速（图8.8.3.1）。

病例点评:于1个月前出现头皮包块结节,既往无特殊病史,皮肤病理考虑肺癌皮肤转移,建议进一步检查。

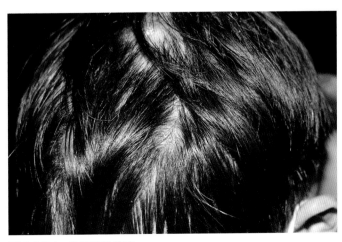

图 8.8.3.1  肺癌皮肤转移

### 肺癌皮肤转移2

女,49岁,前胸结节半年,渐增大（图8.8.3.2）。

病例点评:前胸部皮肤结节半年,无自觉症状,逐渐增大,未治疗。9年前曾患"肺腺癌",行手术治疗,近3年未行放化疗。

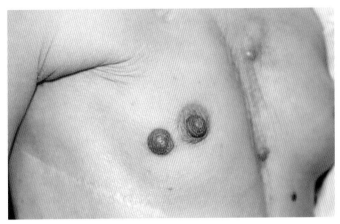

图 8.8.3.2  肺癌皮肤转移

## 8.8.4  肾癌皮肤转移
（skin metastasis of renal carcinoma）

男,50岁,左侧耳后红色结节3个月（图8.8.4.1）。

病例点评:患者3个月前理发时发现左侧耳后红色丘疹,直径约4mm,时有瘙痒,无疼痛,生长迅速。20余年前曾诊断"肾癌",10余年前有"肾癌骨转移"。

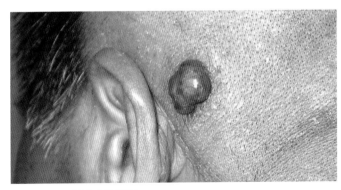

图 8.8.4.1  肾癌皮肤转移

## 8.8.5  鼻咽癌皮肤转移
（skin metastasis of nasopharyngeal carcinoma）

男,58岁,右下颌肿物6个月,左面部斑块3个月（图8.8.5.1）。

病例点评:6个月前右下颌出现肿块,活动性差,质硬,偶有针刺感。3个月前左侧面部、鼻左侧出现红斑块,边界尚清,约5cm×4cm,偶伴瘙痒。有鼻咽癌病史。

623

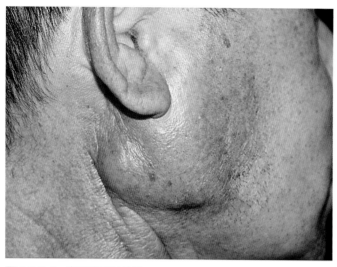

图 8.8.5.1 鼻咽癌皮肤转移

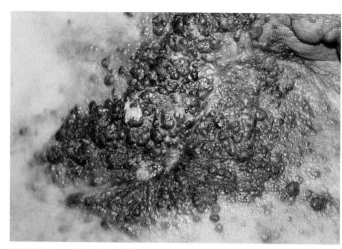

图 8.8.7.1 乳腺癌皮肤转移

## 8.8.6 宫颈癌皮肤转移
（skin metastasis of cervical cancer）

女,52 岁,鼻部紫红色斑疹伴疼痛 10 天(图 8.8.6.1)。

病例点评:于 10 天前出现鼻部毛细血管扩张性红斑,并发现肺部结节影及包裹性积液,3 年前曾行宫颈癌手术治疗。

### 乳腺癌皮肤转移 2

女,48 岁,右侧胸背部弥漫红斑、斑块 2 年,加重伴疼痛 3 个月(图 8.8.7.2)。

病例点评:乳腺癌术后放射治疗局部出现红斑 2 年,考虑为放射皮炎。于 3 个月前红斑明显加重为斑块伴疼痛,病理示转移癌。

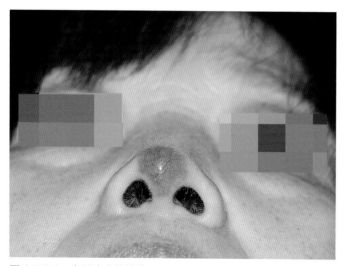

图 8.8.6.1 宫颈癌皮肤转移

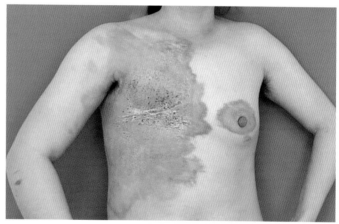

图 8.8.7.2a 乳腺癌皮肤转移

## 8.8.7 乳腺癌皮肤转移
（skin metastasis of breast cancer）

### 乳腺癌皮肤转移 1

女,61 岁,左侧乳房周围斑块,结节 9 个月,偶痛(图 8.8.7.1)。

病例点评:9 个月前乳腺癌第 4 次化疗后左侧乳房周围发现红色斑块,其上多发小丘疹、结节,偶有疼痛,渐增多,化疗后皮损稍好转。

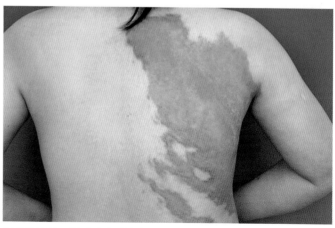

图 8.8.7.2b 乳腺癌皮肤转移

## 8.8.8 卵巢癌皮肤转移
（skin metastasis of ovarian cancer）

女,39 岁,剑突下、左大腿、左腰部皮下红色肿块伴溃烂 4 个月余(图 8.8.8.1 )。

病例点评:患者 4 个月余前相继出现剑突下、左大腿、左腰部皮下红色肿块,伴肿胀疼痛。肿物缓慢增大,伴表面破溃。有卵巢癌病史,3 周前在当地口服化疗药物,效果不佳。

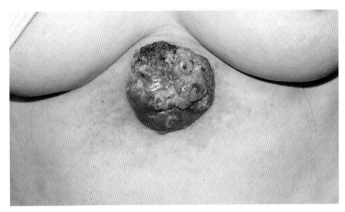

图 8.8.8.1 卵巢癌皮肤转移

## 8.8.9 胃癌皮肤转移
（skin metastasis of gastric cancer）

### 胃癌皮肤转移 1

男,53 岁,左肩部、腋下胸部红斑、结节 2 个月,增大迅速(图 8.8.9.1 )。

病例点评:于 2 个月前出现左肩部、腋下胸部红斑、结节,渐增大隆起形成斑块,表面渗液结痂。2007 年曾诊断胃癌行手术治疗。

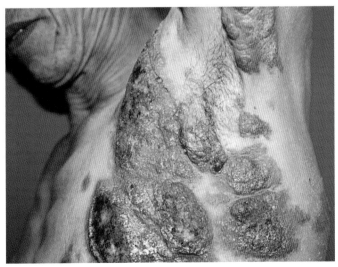

图 8.8.9.1a 胃癌皮肤转移

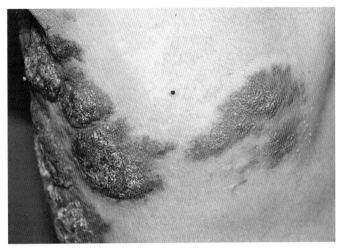

图 8.8.9.1b 胃癌皮肤转移

### 胃癌皮肤转移 2

男,70 岁,面颈部、腹部皮下结节 2 个月余(图 8.8.9.2 )。

病例点评:患者 2 个月余前左面部发现一花生粒大小的质硬皮下结节,无不适。随后面部、颈部、腹部出现类似皮损。未治疗。9 年前曾因 "胃癌" 行手术治疗。

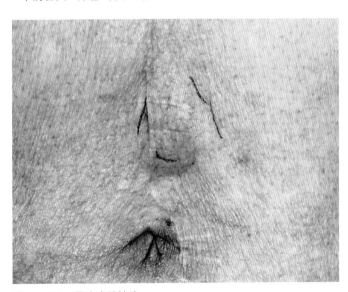

图 8.8.9.2 胃癌皮肤转移

### 胃癌皮肤转移 3

女,63 岁,脐部肿块 3 个月,逐渐增大(图 8.8.9.3 )。于 3 个月前脐部出现不光滑丘疹,逐渐增大为疼痛肿块。2014 年曾因胃癌行手术治疗。

病例点评:脐部转移癌被命名为 Sister Mary Joseph 结节,大多数为腹内肿瘤转移引起,男性最常见为胃肠道恶性肿瘤,女性最常见为卵巢癌。偶有转发性乳腺癌或间皮瘤表现为 Sister Mary Joseph 结节。

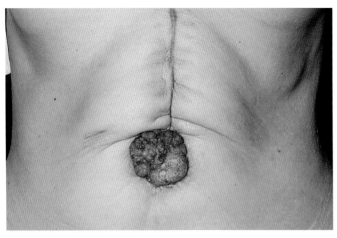

图 8.8.9.3　胃癌皮肤转移

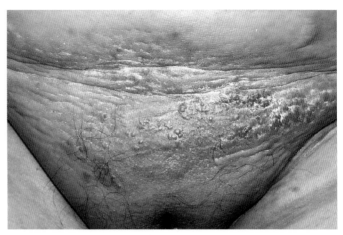

图 8.8.10.1　直肠癌皮肤转移

### 胃癌皮肤转移 4

男,80 岁,左肩部结节 3 年(图 8.8.9.4)。

病例点评:3 个月前左肩部出现红色结节,无明显自觉症状,皮损渐增大。近期轻微瘙痒,皮疹表面无溃疡、糜烂。既往胃癌病史,曾行手术治疗。

### 直肠癌皮肤转移 2

女,68 岁,头皮包块 3 个月,增大增多迅速(图 8.8.10.2)。

病例点评:于 3 个月前出现头皮疼痛包块,增大迅速,包块周边隆起、中央凹陷,临床酷似角化棘皮瘤,有直肠癌病史。

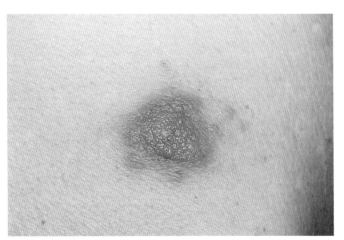

图 8.8.9.4　胃癌皮肤转移

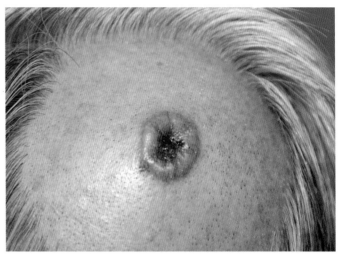

图 8.8.10.2　直肠癌皮肤转移

## 8.8.10　直肠癌皮肤转移
（skin metastasis of rectal cancer）

### 直肠癌皮肤转移 1

女,52 岁,下腹部暗红色斑块 20 天余,迅速增大(图 8.8.10.1),疼痛明显。

病例点评:直肠癌术后 1 年,控制不佳,近期发现腹部盆腔出现转移灶。20 余天前下腹部出现暗红色斑块,其上小丘疹、部分假水疱,皮损增大迅速,局部变硬,伴剧烈疼痛。

## 8.8.11　消化道肿瘤皮肤转移伴淋巴水肿
（skin metastasis of gastrointestinal tumors with lymphedema）

男,63 岁,左侧大腿根部淋巴结处蚕豆大小结节 4 个月余,皮肤增厚、浸润 3 周(图 8.8.11.1)。

病例点评:患者 4 个月前无明显诱因出现淋巴结肿大,活检考虑淋巴结转移癌(消化道来源),但行 CT、核磁共振等检查均未查明原发灶。3 周前下腹部及双侧大腿出现浸润性红斑,逐渐进展,出现有光泽丘疹,双下肢硬化,局部皮肤增厚,坚实。

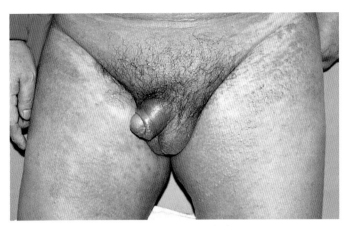

图 8.8.11.1　消化道肿瘤皮肤转移伴淋巴水肿

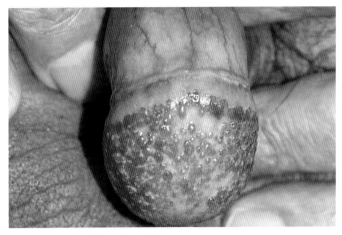

图 8.8.13.1　前列腺癌龟头转移

## 8.8.12　印戒细胞癌皮肤转移伴淋巴水肿
（skin metastases of signet ring cell carcinoma with lymphedema）

女,28 岁,下腹部红斑、丘疹、斑块伴下肢水肿 10 个月（图 8.8.12.1）。患者 10 个月前孕 5 个月时发现下腹部至阴阜红斑,逐渐出现丘疹、结节,皮肤肥厚,表面凹凸不平,质硬,压痛不显,双下肢高度非凹陷性水肿。皮肤病理考虑转移性印戒细胞癌。外院彩超提示子宫内膜癌。化疗 2 次后可以缓解,不久复发。

病例点评:印戒转移癌大数开源于胃、肠和胰腺的原发肿瘤。少数情况下,可来源于子宫内膜和胆囊（陆军军医大学西南医院杨希川教授提供）。

## 8.8.14　梅克尔细胞癌全身皮肤转移
（systemic cutaneous metastasis of Merkel cell carcinoma）

男,56 岁,全身散发结节 5 个月余,迅速增多 1 个月余（图 8.8.14.1）。

病例点评:患者 5 个月前无明显诱因双大腿外侧出现直径约 1.5cm 大小结节,无不适。近 1 个月结节迅速增多,分布于头面部、躯干及四肢,以伸侧为主,直径约 1.5~4.0cm,部分结节表面皮肤呈暗红色,触诊时疼痛。

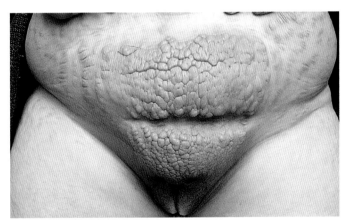

图 8.8.12.1　印戒细胞癌皮肤转移伴淋巴水肿

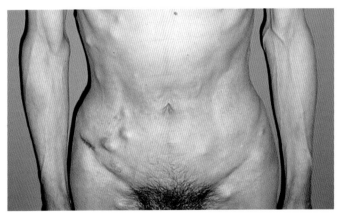

图 8.8.14.1a　梅克尔细胞癌全身皮肤转移

## 8.8.13　前列腺癌龟头转移
（glans metastasis of prostate cancer）

男性,71 岁,龟头红色丘疹 3 个月余。患者 3 个月前发现龟头红色丘疹,逐渐增多,部分相互融合,无明显自觉症状（图 8.8.13.1）。

病例点评:龟头部位是前列腺癌转移的相对常见部位（陆军军医大学西南医院杨希川教授提供）。

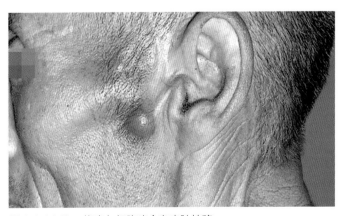

图 8.8.14.1b　梅克尔细胞癌全身皮肤转移

## 8.8.15 鳞状细胞癌淋巴结转移
（squamous cell carcinoma with lymph node metastasis）

男,66 岁,头皮结节、破溃 6 个月,手术切除后病理提示浸润性鳞状细胞癌,4 个月前枕部出现多处结节,渐增大（图 8.8.15.1）。

病例点评:既往局部浸润性鳞状细胞癌病史,手术切除后发现皮下结节,无疼痛,考虑局部转移。

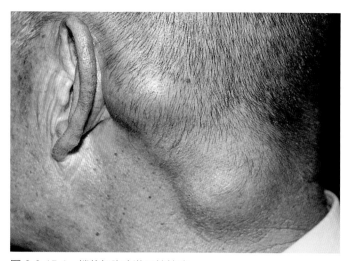

图 8.8.15.1 鳞状细胞癌淋巴结转移

# 第九节 皮肤淋巴细胞增生性疾病及淋巴瘤
（cutaneous lymphoproliferative diseases and lymphomas）

分为原发性皮肤 T 细胞淋巴瘤及原发性皮肤 B 细胞淋巴瘤两大类。每一大类中的个别病又可分多个级别,为减少排序级别,本节以大的病名排序以避免出现 5、6 级别的序号。

### 原发性皮肤 T 细胞淋巴瘤
（primary cutaneous T-cell lymphoma）

包括蕈样肉芽肿、原发性皮肤 CD30⁺T 细胞增生性疾病、皮下脂膜样 T 细胞淋巴瘤等。

## 8.9.1 蕈样肉芽肿
（mycosis fungoides）

蕈样肉芽肿（MF）是一种低度恶性的原发于皮肤的 T 细胞淋巴瘤,约占皮肤 T 细胞淋巴瘤的 50%。各年龄阶段均可发生,多见于中老年人,男性多于女性。临床典型病程呈惰性,从斑片期、斑块期、发展到肿瘤期从数年至数十年不等。目前有研究表明其惰性的发病进程可能与 CD4 阳性组织常驻记忆 T 细胞（CD69⁺ CD103⁺）相关。仅极少数病例一发生即迅速进展为肿瘤期。少数病例晚期可累及淋巴结、血液系统和内脏。

经典的蕈样肉芽肿通常分为斑片期、斑块期和肿瘤期。斑片期蕈样肉芽肿皮疹形态多样,通常表现为非特异性的湿疹样或银屑病样皮损。目前基本上公认大斑片副银屑病是早期的斑片期蕈样肉芽肿。对于小斑片副银屑病是不是蕈样肉芽肿尚存在不同意见,部分研究者认为是早期蕈样肉芽肿,而部分研究者认为和蕈样肉芽肿为性质不同的疾病。

斑片期蕈样肉芽肿常发生于躯干和四肢等非曝光部位。表现为大小不等的长时间存在的红斑,表面可有轻度皱缩。随病情进展,皮损逐渐增生肥厚形成浸润性的红棕色斑块进入斑块期。部分患者可停留在斑块期,但大多数患者会进展到肿瘤期。肿瘤期的皮损表现为斑片或斑块基础上的单发或多发的结节、肿块,可出现溃疡。肿瘤期蕈样肉芽肿可出现斑片、斑块及肿瘤等多种皮疹共存的现象。多数病例有顽固性瘙痒,少数无自觉症状。但肿瘤期皮损自觉症状不明显,破溃后可疼痛。如仅出现肿瘤期皮损,而未经斑片或斑块期皮损,则不应诊断为蕈样肉芽肿。

### 蕈样肉芽肿 1（斑片期） 典型病例

男,48 岁,躯干、四肢红斑半年（图 8.9.1.1）。

病例点评:大小不一浸润性红色斑片,逐渐增多、增大,部分表面有鳞屑,无自觉症状,皮疹持续不消退提示本病。

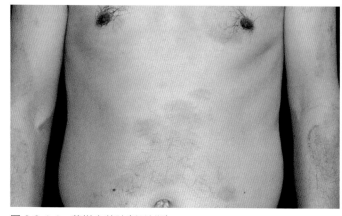

图 8.9.1.1 蕈样肉芽肿（斑片期）

## 蕈样肉芽肿 2(斑片期)　典型病例

男,20 岁,躯干、四肢暗红色斑片 5 年(图 8.9.1.2)。

病例点评:皮损逐渐增多、增大,部分相互融合,无痛痒,持续不消退。

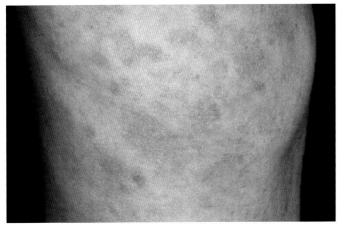

图 8.9.1.2　蕈样肉芽肿(斑片期)

## 蕈样肉芽肿 3(斑片期)　典型病例

男,32 岁,躯干、四肢暗红斑 15 年(图 8.9.1.3)。

病例点评:浸润性红斑,上覆鳞屑,表面轻度皱缩。病程长,持续不消退。

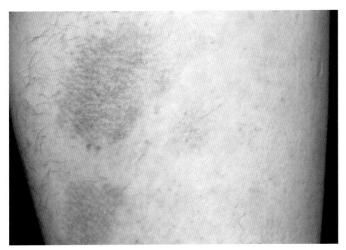

图 8.9.1.3　蕈样肉芽肿(斑片期)

## 蕈样肉芽肿 4(斑片期)　典型病例

女,60 岁,四肢褐色斑片伴瘙痒 10 年(图 8.9.1.4)。

病例点评:色素沉着性斑片,局部皮肤异色,表面皱缩伴细小鳞屑,病程长,持续不消退。

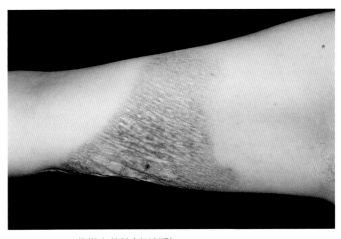

图 8.9.1.4a　蕈样肉芽肿(斑片期)

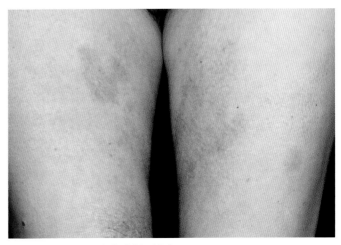

图 8.9.1.4b　蕈样肉芽肿(斑片期)

## 蕈样肉芽肿 5(斑片期)　典型病例

男,40 岁,躯干、四肢红斑伴轻度瘙痒 10 年余(图 8.9.1.5)。

病例点评:浸润性红斑表面轻度皱缩,可见鳞屑。

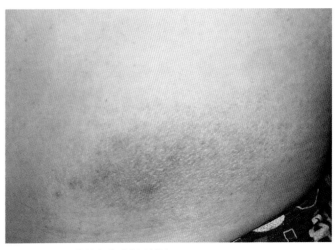

图 8.9.1.5a　蕈样肉芽肿(斑片期)

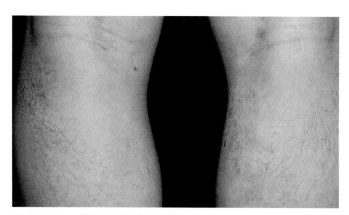

图 8.9.1.5b 蕈样肉芽肿(斑片期)

## 蕈样肉芽肿 6(斑片期)

男,21 岁,全身散在褐色斑片、鳞屑 6 年(图 8.9.1.6)。

病例点评:褐色斑片渐增多,表面薄层鳞屑,轻度皱缩,无不适。

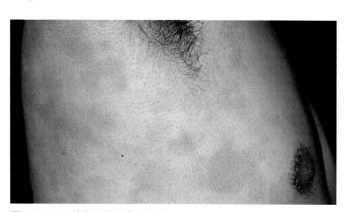

图 8.9.1.6 蕈样肉芽肿(斑片期)

## 蕈样肉芽肿 7(斑片期)

男,37 岁,腹部暗红斑 4 个月(图 8.9.1.7)。

病例点评:单发暗红斑片,无不适,表面轻度皱缩。

图 8.9.1.7 蕈样肉芽肿(斑片期)

## 蕈样肉芽肿 8(斑片期)

男,26 岁,四肢及背部红色斑片、丘疹 2 年余(图 8.9.1.8)。

病例点评:合并丘疹性皮疹时需详细询问丘疹变化情况,排除合并淋巴瘤样丘疹病可能性。

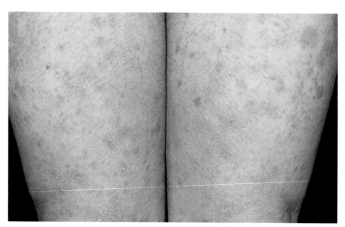

图 8.9.1.8 蕈样肉芽肿(斑片期)

## 蕈样肉芽肿 9(斑片期)

男,50 岁,双眼周暗红色斑片 7 年,泛发全身 5 年余(图 8.9.1.9)。

病例点评:皮疹以双腋下、双侧腹股沟等避光部位为著,区别于皮肌炎相关皮疹分布特点。

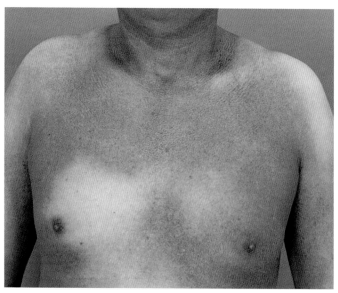

图 8.9.1.9 蕈样肉芽肿(斑片期)

## 蕈样肉芽肿 10(斑块期) 典型病例

男,47 岁,全身红色斑片 10 余年,斑块 4 年(图 8.9.1.10)。皮损界限清楚,表面鳞屑。

病例点评:初期斑片,后发展至斑块,触之有浸润感。

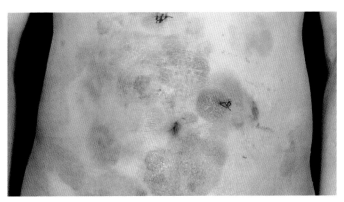

图 8.9.1.10 蕈样肉芽肿（斑块期）

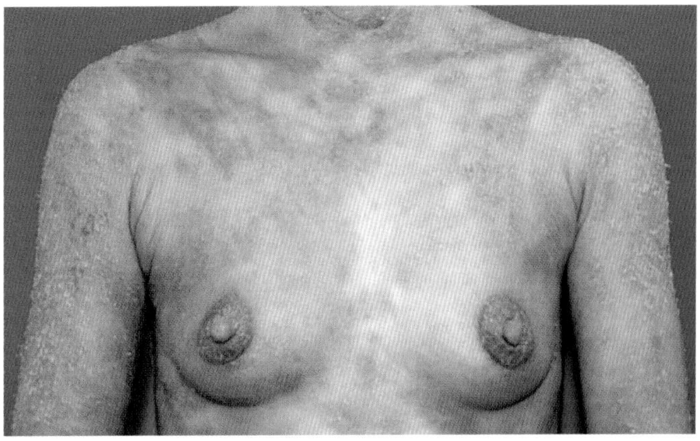

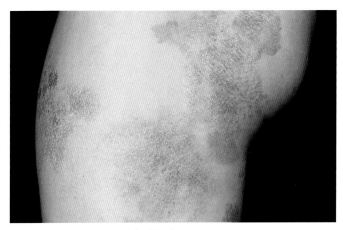

图 8.9.1.12b 蕈样肉芽肿（斑块期）

### 蕈样肉芽肿 11（斑块期） 典型病例

男，69 岁，躯干、四肢红斑 3 年（图 8.9.1.11）。皮损渐发展，上覆少许白色鳞屑，部分皮损融合成片，触之有浸润感。

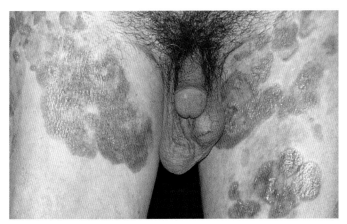

图 8.9.1.11 蕈样肉芽肿（斑块期）

### 蕈样肉芽肿 13（斑块期） 典型病例

男，46 岁，四肢红斑伴鳞屑 10 年余，无明显瘙痒，皮损渐发展（图 8.9.1.13）。

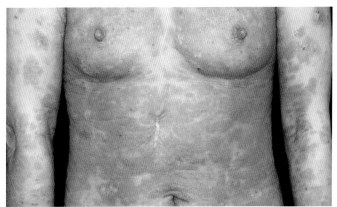

图 8.9.1.13 蕈样肉芽肿（斑块期）

### 蕈样肉芽肿 12（斑块期） 典型病例

女，33 岁，全身浸润性斑块 5 年余（图 8.9.1.12）。

病例点评：皮损渐发展，注意部分眉毛、头发脱落，部分皮疹表面渗出，瘙痒剧烈。

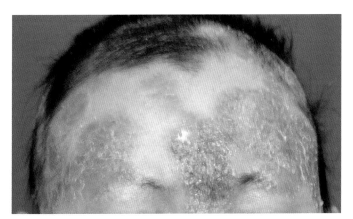

图 8.9.1.12a 蕈样肉芽肿（斑块期）

### 蕈样肉芽肿 14（斑块期至肿瘤期） 典型病例

女，37 岁，躯干、四肢红斑 7 年余，皮损进展为斑块 1 年余，皮损表面可见鳞屑，瘙痒明显（图 8.9.1.14）。

图 8.9.1.14 蕈样肉芽肿（斑块期至肿瘤期）

### 蕈样肉芽肿 15(肿瘤期)　典型病例

女,25 岁,全身红斑、斑块 4 年,结节 2 年(图 8.9.1.15)。

病例点评:斑片、斑块、肿块多种皮疹共存。

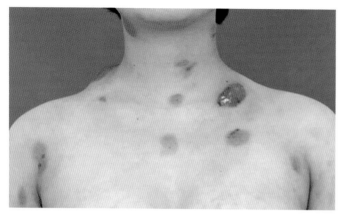

图 8.9.1.15a　蕈样肉芽肿(肿瘤期)

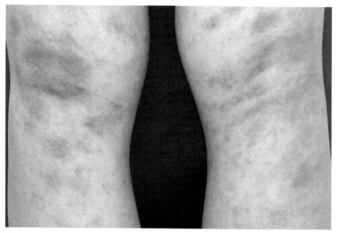

图 8.9.1.15b　蕈样肉芽肿(肿瘤期)

### 蕈样肉芽肿 16(肿瘤期)　典型病例

男,77 岁,全身红斑伴瘙痒 5 年,结节、肿块 2 年(图 8.9.1.16)。

病例点评:斑片、斑块、结节、肿块共存,部分肿块表面糜烂、渗出,注意局部眉毛缺失。

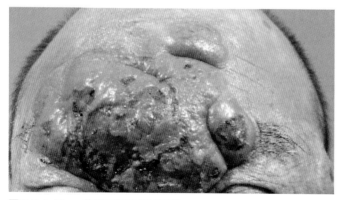

图 8.9.1.16a　蕈样肉芽肿(肿瘤期)

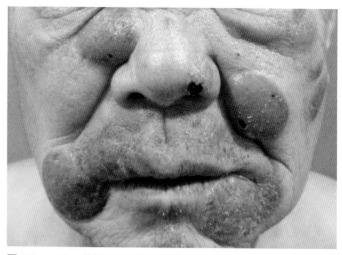

图 8.9.1.16b　蕈样肉芽肿(肿瘤期)

### 蕈样肉芽肿 17(肿瘤期)　典型病例

男,53 岁,躯干、臀部、四肢红斑、斑块 1 年余(图 8.9.1.17)。

病例点评:斑片、斑块、肿块共存,有破溃结痂。注意色素减退性皮损。该例短期内进入肿瘤期。

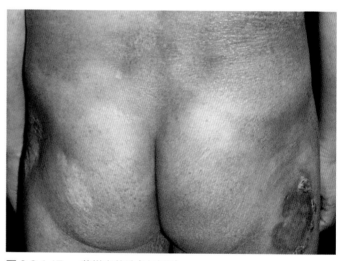

图 8.9.1.17a　蕈样肉芽肿(肿瘤期)

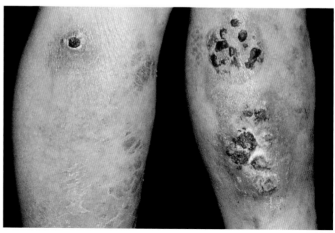

图 8.9.1.17b　蕈样肉芽肿(肿瘤期)

### 蕈样肉芽肿 18（伴大细胞转化的肿瘤期） 典型病例

男，43 岁，全身暗红斑、肿块伴瘙痒 7 个月余（图 8.9.1.18）。

病例点评：以斑块、肿块为主，融合明显。

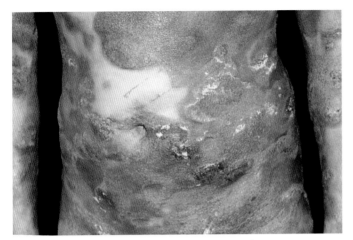

图 8.9.1.18 蕈样肉芽肿（伴大细胞转化的肿瘤期）

### 蕈样肉芽肿 19（伴大细胞转化的肿瘤期） 典型病例

男，57 岁，左臀部斑块、结节 3 年余（图 8.9.1.19）。

病例点评：初期为斑片，无不适，后皮损逐渐增大、隆起，并出现明显瘙痒。

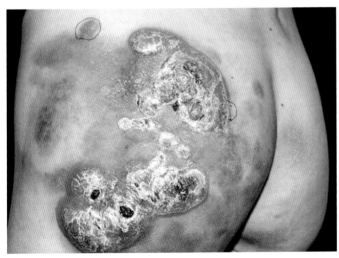

图 8.9.1.19 蕈样肉芽肿（伴大细胞转化的肿瘤期）

### 蕈样肉芽肿亚型和变异
（subtypes and variants of mycosis fungoides）

蕈样肉芽肿的几种亚型或者变异型具有特殊的临床和组织学特点，包括肉芽肿性蕈样肉芽肿、肉芽肿性皮肤松弛症、亲毛囊性蕈样肉芽肿、亲汗腺性蕈样肉芽肿和佩吉特样网状细胞增多症。

此外，蕈样肉芽肿还有色素减退型、色素性紫癜样型、鱼鳞病样、皮肤异色症样、色素增加型、大疱型、掌跖型、角化过度型/疣状、菜花状、乳头状、脓疱型等多种临床变异，这些亚型的组织病理学改变和临床过程与经典型蕈样肉芽肿类似。

### 8.9.1.1 肉芽肿性蕈样肉芽肿
（granulomatous mycosis fungoides）

本病是蕈样肉芽肿病理上出现明显的肉芽肿反应，临床皮损与经典蕈样肉芽肿相似，可表现为斑疹、斑片、结节、斑块、肿块、溃疡、皮肤异色症样损害等。部分病例预后很好，而另一些病例预后很差。

### 肉芽肿性蕈样肉芽肿 典型病例

女，42 岁，全身红斑、丘疹、鳞屑伴痒 10 年，右下腹斑块 5 年（图 8.9.1.20）。

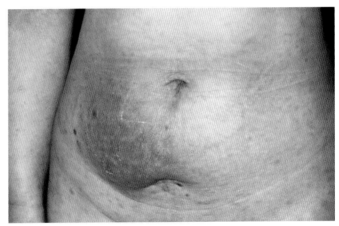

图 8.9.1.20a 肉芽肿性蕈样肉芽肿

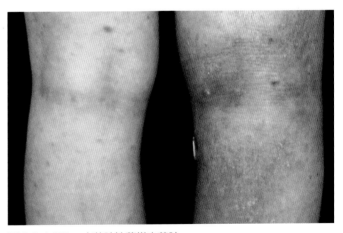

图 8.9.1.20b 肉芽肿性蕈样肉芽肿

### 8.9.1.2 肉芽肿性皮肤松弛症
（granulomatous slack skin）

该病少见，中青年男性较多见。好发于皮肤的皱褶部位，尤其是腋窝和腹股沟。早期表现为轻微的界限较清楚的斑片和斑块，后期因弹性纤维破坏逐渐发展成皮肤松弛下垂,严重者呈布袋样外观。临床过程缓慢,预后相对较好。部分病例数年或数十年后可伴发其他皮肤和淋巴结淋巴瘤,如霍奇金淋巴瘤、外周 T 细胞淋巴瘤等。

### 肉芽肿性皮肤松弛症　典型病例

女,55 岁,右上臂、右前胸及腋下褐色斑片 15 年余,皮肤松弛(图 8.9.1.21)。

病例点评:病程长,腋窝为主暗红色斑片,表面皮肤皱缩伴皮肤松弛,皮疹持续不消退。

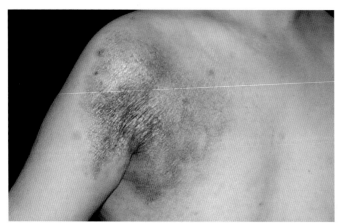

图 8.9.1.21　肉芽肿性皮肤松弛症

## 8.9.1.3　亲毛囊性蕈样肉芽肿
（folliculotropic mycosis fungoides）

该病为最常见的蕈样肉芽肿亚型,多见于成年人,表现为 2 种形式,一种是临床表现为头面部及头皮的红斑、斑块或脱发,常伴有剧烈的瘙痒。特征性的皮损表现为眉毛处浸润性斑块伴脱发,瘙痒剧烈。病理上见毛囊黏蛋白沉积伴淋巴细胞浸润。另一种为多发的粟丘疹样改变,临床非常少见,以头面部多见,临床上表现为群集性粉刺,但与常见痤疮的发病年龄和部位不一样。病理上表现为小的表皮囊肿及毛囊漏斗部扩张,囊壁及周围有致密的淋巴细胞浸润。别名:蕈样肉芽肿相关毛囊黏蛋白病（MF-associated follicular mucinosis）、毛囊中心性蕈样肉芽肿（folliculocentric mycosis fungoides）、毛囊性蕈样肉芽肿（follicular mycosis fungoides）。

### 亲毛囊性蕈样肉芽肿 1　典型病例

女,67 岁,面部多发丘疹伴皮肤瘙痒 20 余年(图 8.9.1.22)。

病例点评:多发粟丘疹样皮疹,双侧眉区及前额可见特征性的浸润性红斑并伴眉毛缺失,剧烈瘙痒。

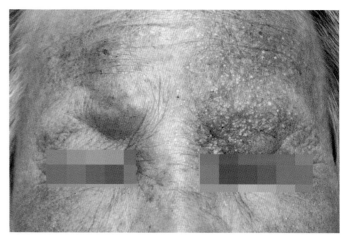

图 8.9.1.22　亲毛囊性蕈样肉芽肿

### 亲毛囊性蕈样肉芽肿 2　典型病例

女,32 岁,面部四肢红斑丘疹 7 年,加重半年(图 8.9.1.23)。

病例点评:面部见淡红斑,其上有密集分布的粟丘疹或粉刺样皮疹。

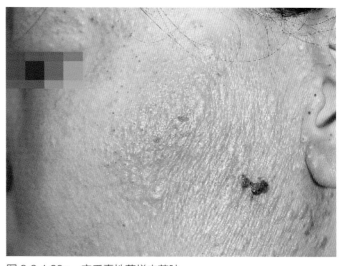

图 8.9.1.23a　亲毛囊性蕈样肉芽肿

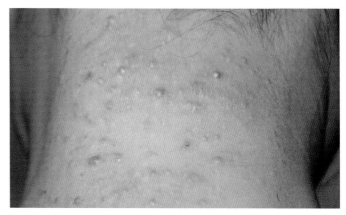

图 8.9.1.23b　亲毛囊性蕈样肉芽肿

### 亲毛囊性蕈样肉芽肿 3　典型病例

男，34 岁，头顶部暗红色斑块、脱发伴痒 2 年（图 8.9.1.24）。

病例点评：瘙痒性暗红色斑块伴脱发，渐增大，触之浸润感，行组织病理检查确诊。

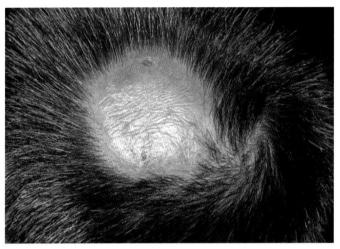

图 8.9.1.24　亲毛囊性蕈样肉芽肿

### 亲毛囊性蕈样肉芽肿 4

男，60 岁，全身红斑伴瘙痒 3 年，加重 6 个月（图 8.9.1.25）。

病例点评：仔细查体，见较多毛囊性红丘疹。

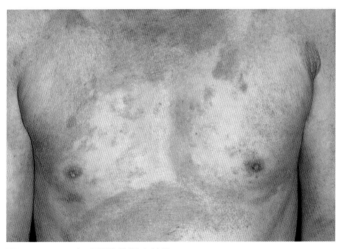

图 8.9.1.25　亲毛囊性蕈样肉芽肿

## 8.9.1.4　亲汗腺性蕈样肉芽肿
（syringotropic mycosis fungoides）

该病非常罕见，容易发生于成年人。临床可表现为斑片、斑块或多发丘疹，诊断需依靠组织病理检查。病理上表现为致密的淋巴细胞主要围绕在增生的小汗腺周围，通常伴有汗管化生。部分病例可同时出现亲毛囊性蕈样肉芽肿的特点。

### 亲汗腺性蕈样肉芽肿　典型病例

女，31 岁，额部红色斑块 2 年（图 8.9.1.26）。

病例点评：红斑周围色素减退。该病例病理上同时还伴有亲毛囊的特点。

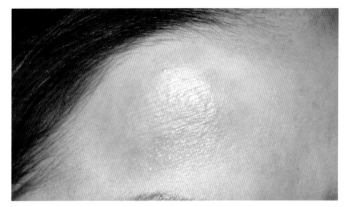

图 8.9.1.26　亲汗腺性蕈样肉芽肿

## 8.9.1.5　佩吉特样网状细胞增多症
（pagetoid reticulosis）

该病主要发生于成人。皮损多发生于四肢远端，可累及掌跖。皮损往往为局限性改变，缓慢发展，通常不累及皮肤外器官。临床表现为孤立的边界清楚的红色或棕红色斑片或斑块，随着皮损发展，边缘隆起，中央趋于消退，使皮损呈弧形或环状。其上附着有鳞屑，易合并溃疡和肿块形成。别名：Woringer-Kolopp 病（Woringer-Kolopp disease）、局限性亲表皮性网状细胞增生症（localized epidermotropic reticulosis）、亲表皮性局限性蕈样肉芽肿（localized mycosis fungoides with epidermotropism）、佩吉特样蕈样肉芽肿（pagetoid mycosis fungoides）。

### 佩吉特样网状细胞增多症　典型病例

男，36 岁，左肩背红斑、鳞屑 4 年，偶伴瘙痒。皮损轻度浸润，中央皮损消退，呈环状（图 8.9.1.27）。

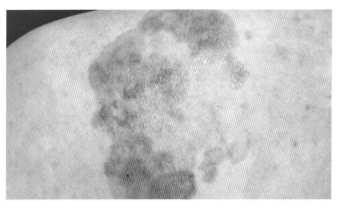

图 8.9.1.27　佩吉特样网状细胞增多症

### 8.9.1.6　色素减退性/色素增加性蕈样肉芽肿
（hypopigmented/hyperpigmented mycosis fungoides）

色素减退性蕈样肉芽肿表现为轻微瘙痒或无症状的色素减退斑或色素脱失斑,边缘不规则,皮损表面通常无明显鳞屑。临床上易误诊为花斑糠疹、白色糠疹或白癜风,好发于躯干及四肢近端,偶尔累及肢体远端及面部。极少数情况下,蕈样肉芽肿的临床表现以显著的色素增加为特征,组织病理学上见色素失禁及真皮浅层大量的噬黑素细胞。

#### 色素减退性蕈样肉芽肿 1　典型病例

男,26 岁,躯干色素减退斑 2 年(图 8.9.1.28)。

病例点评:多发色素减退斑,持续不消退应想到本病可能。

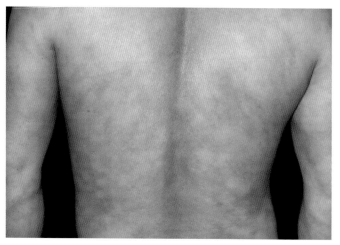

图 8.9.1.28a　色素减退性蕈样肉芽肿

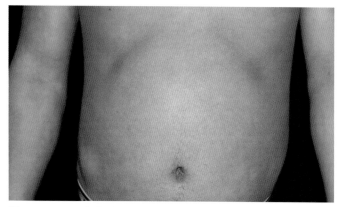

图 8.9.1.28b　色素减退性蕈样肉芽肿

#### 色素减退性蕈样肉芽肿 2　典型病例

女,30 岁,躯干、四肢红斑及色素减退斑伴痒 10 年余,其上可见鳞屑(图 8.9.1.29)。

病例点评:色素减退及红斑共同存在,红斑触诊有浸润感。

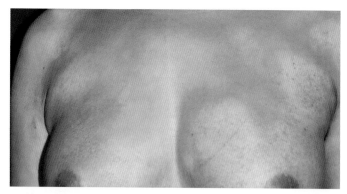

图 8.9.1.29a　色素减退性蕈样肉芽肿

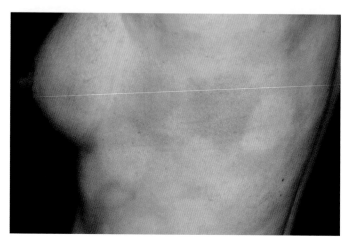

图 8.9.1.29b　色素减退性蕈样肉芽肿

#### 色素减退性蕈样肉芽肿 3　典型病例

女,8 岁,躯干色素减退斑 3 年余(图 8.9.1.30)。

病例点评:皮疹持续,表面少许鳞屑及轻度皱缩区别于其他色素减退性皮肤病。

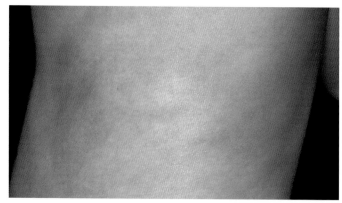

图 8.9.1.30　色素减退性蕈样肉芽肿

### 8.9.1.7　色素性紫癜样型蕈样肉芽肿
（pigmented purpura-like mycosis fungoides）

色素性紫癜样型蕈样肉芽肿临床上皮损类似色素性紫癜性皮

病,但后者皮损一般局限于下肢,而色素性紫癜样型蕈样肉芽肿的皮损可泛发全身,表现为对称分布的瘀点、瘀斑、色素沉着和苔藓样变的皮损,其上可见鳞屑。

### 色素性紫癜样型蕈样肉芽肿 典型病例

男,24 岁,躯干、四肢紫癜、瘀斑 2 年(图 8.9.1.31)。

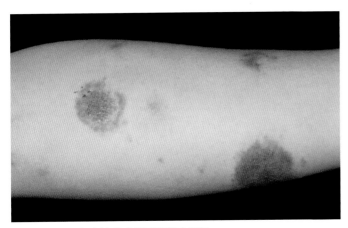

图 8.9.1.31 色素性紫癜样型蕈样肉芽肿

## 8.9.1.8 皮肤异色症样蕈样肉芽肿
(poikilodermic mycosis fungoides)

皮肤异色症样蕈样肉芽肿是斑片期蕈样肉芽肿的一个临床变异,可以是唯一的表现。好发于易受衣物摩擦的部位,如乳房、臀部和髋部,表现为大的深红色或者棕色斑块,皮损上覆鳞屑,同时有色素沉着、色素减退、萎缩和毛细血管扩张。可同时伴有经典蕈样肉芽肿或其他变异型的皮损。

### 皮肤异色症样蕈样肉芽肿 典型病例

女,39 岁,下肢丘疹、红斑 10 年余,全身皮肤异色 3 年(图 8.9.1.32)。

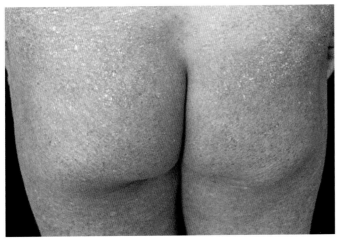

图 8.9.1.32 皮肤异色症样蕈样肉芽肿

## 8.9.1.9 掌跖型蕈样肉芽肿
(mycosis fungoides palmaris et plantaris)

约 11% 的蕈样肉芽肿患者可有掌跖的累及,当蕈样肉芽肿皮损主要累及或病变的初发部位为手掌或足底时,称为掌跖型蕈样肉芽肿。临床表现为红色角化过度性斑片或斑块伴鳞屑,偶可表现为环状或色素沉着性斑片或斑块、水疱、脓疱、角化过度性、疣状、溃疡性病变或指甲的萎缩等。

### 掌跖型蕈样肉芽肿

男,33 岁,双手足红斑、破溃伴瘙痒、疼痛 1 年,加重半个月(图 8.9.1.33)。

病例点评:患者 1 年前无明显诱因双手足出现红色斑片,局部可见糜烂面,部分皮损为角化性斑片,曾于外院诊断为"掌跖脓疱病",给予"生物制剂"治疗,疗效欠佳。近半个月皮损加重。经组织病理检查确诊,并检测到 T 细胞受体(T-cell receptor, TCR)基因单克隆性重排。

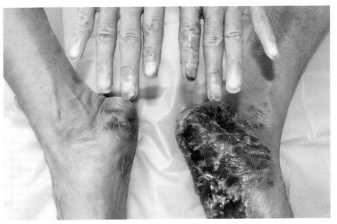

图 8.9.1.33 掌跖型蕈样肉芽肿

## 8.9.1.10 鱼鳞病样蕈样肉芽肿
(ichthyosiform mycosis fungoides)

鱼鳞病样蕈样肉芽肿临床表现为鱼鳞病样皮损,通常瘙痒明显。皮损好发于四肢,但也可累及身体其他部位。根据其临床表现可分为 3 型:1 型为仅有鱼鳞病样皮损;2 型为合并典型蕈样肉芽肿皮损;3 型为并发其他非典型皮损。

### 鱼鳞病样蕈样肉芽肿 典型病例

女,68 岁,全身皮肤干燥、脱屑 30 余年(图 8.9.1.34)。

病例点评:后天出现的鱼鳞病样皮损,皮疹持续不消退,进行性加重,触之有浸润感,仔细查体皮肤表面皱缩。

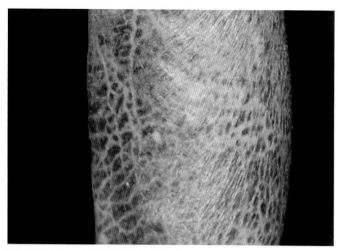

图 8.9.1.34a　鱼鳞病样蕈样肉芽肿

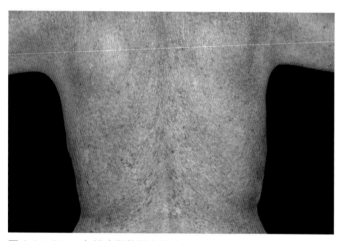

图 8.9.1.34b　鱼鳞病样蕈样肉芽肿

## 8.9.2 原发性皮肤 CD30⁺ T 细胞淋巴增生性疾病

（primary cutaneous CD30⁺ T-cell lymphoproliferative disorder）

### 8.9.2.1 淋巴瘤样丘疹病

（lymphomatoid papulosis）

　　淋巴瘤样丘疹病是一组慢性复发性、可自愈性的丘疹坏死性或丘疹结节性皮肤疾病。好发于青壮年，也可见于儿童，无明显性别差异。好发于躯干和四肢近端，也可见于掌跖、头皮及外生殖器，偶发生于口腔黏膜。典型的皮损是大量的直径 2cm 以内的丘疹和结节，成批出现，数个至数百个，常对称分布，少数为水疱和脓疱，皮损继而坏死、破溃、结痂或表面有鳞屑，最后形成色素沉着斑或浅表萎缩性瘢痕。常常在同一患者身上可同时见到各期皮损，病程长短不一（数月到数十年）。一般无自觉症状，系统受累少见。目前认为淋巴瘤样丘疹病有 A~F 6 种组织学类型，E 型淋巴瘤样丘疹病皮疹数目较少，坏死明显。预后较好，5 年生存率 100%。

5%~20% 的患者可进展为其他类型的皮肤淋巴瘤，如蕈样肉芽肿、原发性皮肤间变性大细胞淋巴瘤和霍奇金淋巴瘤。临床注意与苔藓样糠疹、丘疹坏死性结核疹、坏死性血管炎类疾病、种痘样水疱病样淋巴增殖性疾病鉴别。约 60% 患者可检查到 TCR 基因单克隆性重排。

### 淋巴瘤样丘疹病 1　典型病例

　　女，29 岁，颈部、四肢泛发性丘疹和小结节，伴表面糜烂、结痂 1 个月（图 8.9.2.1）。

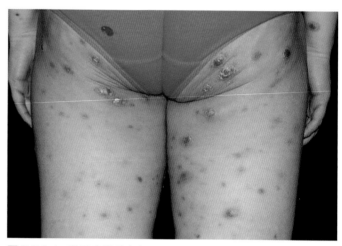

图 8.9.2.1　淋巴瘤样丘疹病

### 淋巴瘤样丘疹病 2

　　男，7 岁，全身红色结节 1 个月余（图 8.9.2.2）。

　　病例点评：发病年龄小，全身散发性黄红色小结节，类似组织细胞瘤。病程短，全身皮损形态单一，未见明显坏死和结痂。

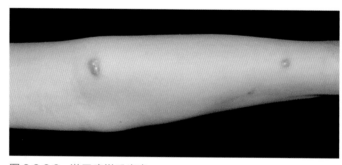

图 8.9.2.2　淋巴瘤样丘疹病

### 淋巴瘤样丘疹病 3

　　男，47 岁，背部溃疡 4 年余，下颌、颈部及双手溃疡 3 个月余（图 8.9.2.3）。

　　病例点评：本例表现为溃疡性暗红色结节，皮损较大，需仔细询问是否可自行消退，大的皮损并不代表向侵袭性淋巴瘤的转化。

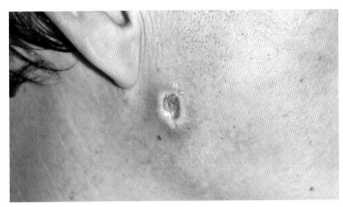

图 8.9.2.3 淋巴瘤样丘疹病

## 淋巴瘤样丘疹病 4

女,34 岁,双侧腋下、腹部丘疹、红斑,伴瘙痒 1 年余(图 8.9.2.4)。

病例点评:皮损分布局限,仅表现为红斑、丘疹,注意红色丘疹周围有已消退的皮损有助于临床诊断。

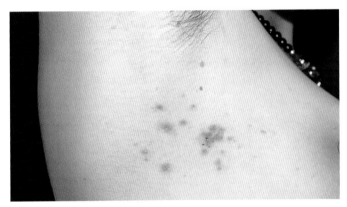

图 8.9.2.4 淋巴瘤样丘疹病

## 淋巴瘤样丘疹病 5

女,14 岁,全身红色丘疹、结痂、鳞屑 4 年(图 8.9.2.5)。

病例点评:本例多发色素减退斑,部分浅瘢痕,皮疹坏死不明显,注意与慢性苔藓样糠疹鉴别,需追问病史发病过程中皮疹变化,瘢痕形成的原因,既往有无糜烂、坏死等情况。

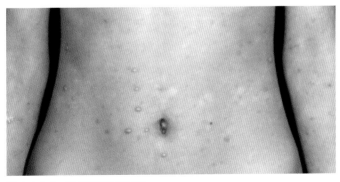

图 8.9.2.5 淋巴瘤样丘疹病

## 8.9.2.2 原发性皮肤间变性大细胞淋巴瘤

(primary cutaneous anaplastic large cell lymphoma)

该病占皮肤淋巴瘤的 25%~30%,仅次于蕈样肉芽肿。好发于 50~70 岁老人,婴幼儿及儿童偶见,男性稍多。患者无蕈样肉芽肿或其他类型的皮肤 T 细胞淋巴瘤病史。好发于四肢、头皮、躯干等部位,临床多表现为单发或局限性的坚实结节或肿块,呈淡红至紫红色,单发皮疹更为常见,也可见到多发性皮损。直径多大于 2cm,甚至可达 8~12cm,常伴溃疡,常不伴有发热、消瘦、体重减轻等系统症状,多数病例生物学行为偏惰性,病程数月至数年。部分皮损可自发消退,但易复发,多局限于皮肤,约 10% 的病例可播散到皮肤外,主要累及区域淋巴结。预后较好,5 年生存率超过 90%。大多数病例可检测到 TCR 基因克隆性重排及 ALK 染色体易位。

### 原发性皮肤间变性大细胞淋巴瘤 1 典型病例

男,46 岁,躯干、四肢多发红斑、结节 2 年余,加重 3 个月(图 8.9.2.6)。

病例点评:泛发性紫红色坚实结节、肿块,溃疡常见。

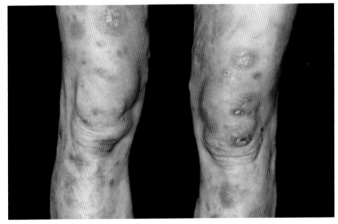

图 8.9.2.6a 原发性皮肤间变性大细胞淋巴瘤

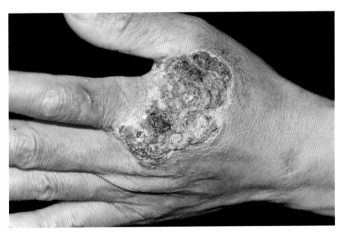

图 8.9.2.6b 原发性皮肤间变性大细胞淋巴瘤

### 原发性皮肤间变性大细胞淋巴瘤 2

女,17 岁,右侧口角单发溃疡性肿块 1 个月余,渐增大,伴疼痛(图 8.9.2.7)。抗酸染色及 PAS 染色均阴性。

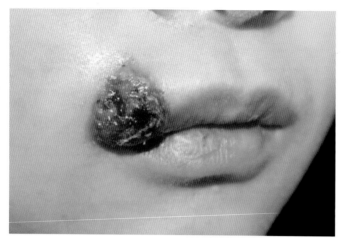

图 8.9.2.7 原发性皮肤间变性大细胞淋巴瘤

### 原发性皮肤间变性大细胞淋巴瘤 3

男,36 岁,右股屈侧结节、溃疡伴脓性分泌物 3 个月,疼痛 1 周(图 8.9.2.8)。

病例点评:原发肿块周围有卫星灶样损害,类似局限性淋巴瘤样丘疹病的临床表现。

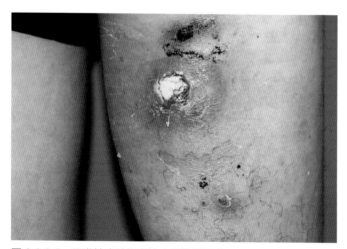

图 8.9.2.8 原发性皮肤间变性大细胞淋巴瘤

### 原发性皮肤间变性大细胞淋巴瘤 4

女,23 岁,左足背暗红色类圆形斑块、溃疡 2 个月余(图 8.9.2.9)。

病例点评:疼痛性瘀斑、溃疡,临床类似坏疽性脓皮病、血管炎、嗜中性脂膜炎等,组织病理活检结合 TCR 基因重排可确诊。

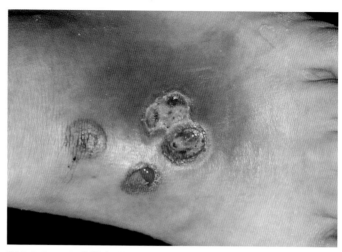

图 8.9.2.9 原发性皮肤间变性大细胞淋巴瘤

### 原发性皮肤间变性大细胞淋巴瘤 5

男,73 岁,右手中指肿胀,伴破溃溢脓 1 个月(图 8.9.2.10)。

病例点评:皮疹初期为米粒大小皮色丘疹,部分皮疹渐融合,破损后溢脓,伴手指红肿及疼痛。临床易诊断为皮肤软组织感染,本例抗生素治疗无效。

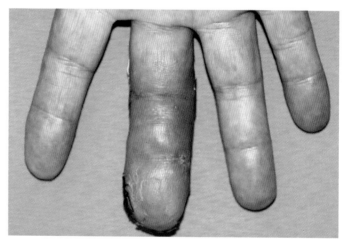

图 8.9.2.10 原性发皮肤间变性大细胞淋巴瘤

## 8.9.3 皮下脂膜炎样 T 细胞淋巴瘤
(subcutaneous panniculitis-like T-cell lymphoma)

该病青壮年多见,偶见于儿童,好发于四肢,尤其是下肢,其次是躯干。皮损常为紫红色或皮色的单发或多发的斑块、皮下结节及肿块,部分皮损可形成溃疡。临床进展缓慢,皮损反复出现,常为非特异性脂膜炎表现,部分患者有长期脂膜炎的病史,少数患者可见与狼疮性脂膜炎临床病理特点的重叠,有时可同时存在红斑狼疮的临床特征(可查到自身抗体、皮损直接免疫荧光阳性等)。一般不发生淋巴结或皮肤外的播散。临床需与狼疮性脂膜炎、结节性红斑、淤积性皮炎及其他皮肤淋巴瘤等鉴别诊断。预后相对较好,5年生存率大于80%,病情恶化时可死于噬血细胞综合征。本病有特征性的组织病理表现和免疫表型(α/β细胞毒性T细胞表型),多数患者可查到TCR基因单克隆性重排。

### 皮下脂膜炎样 T 细胞淋巴瘤 1　典型病例

女,31岁,双小腿红斑、结节8年,可自行缓解,皮损复发加重2个月(图8.9.3.1)。

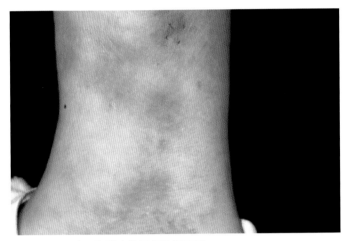

图 8.9.3.1　皮下脂膜炎样 T 细胞淋巴瘤

### 皮下脂膜炎样 T 细胞淋巴瘤 2　典型病例

男,55岁,双下肢红斑、结节伴疼痛10天(图8.9.3.2)。

病例点评:类似结节性红斑的临床表现,组织病理、免疫表型结合TCR基因重排有助于诊断。

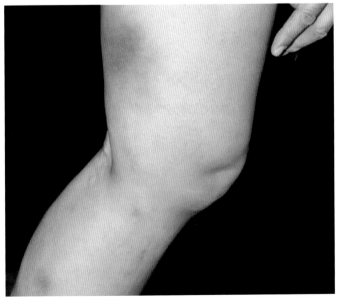

图 8.9.3.2　皮下脂膜炎样 T 细胞淋巴瘤

### 皮下脂膜炎样 T 细胞淋巴瘤 3

男,8岁,躯干、双下肢红斑、结节伴疼痛半个月余(图8.9.3.3),发热5天。

病例点评:儿童皮下脂膜炎样 T 细胞淋巴瘤,皮损泛发,伴有发热等系统症状。

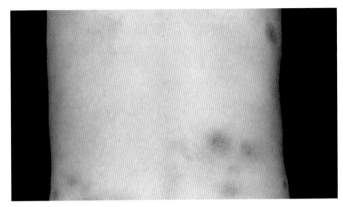

图 8.9.3.3　皮下脂膜炎样 T 细胞淋巴瘤

## 8.9.4　结外 NK/T 细胞淋巴瘤,鼻型
( extra-nodal NK/T-cell lymphoma, nasal type )

该病好发于中年男性,东亚人种好发,与EB病毒感染密切相关。皮损好发于面部、躯干和四肢。皮损为紫红色或肤色的结节或肿块,易形成溃疡,皮损也可呈斑块、紫癜、大疱。病程中易出现发热、体重下降等系统症状,部分病例伴有噬血细胞综合征。本病易发生皮肤外或内脏播散,预后很差,5年生存率很低。

### 结外 NK/T 细胞淋巴瘤,鼻型 1　典型病例

男,48岁,面部、左上肢、背部皮下结节,伴溃疡10年余(图8.9.4.1)。

病例点评:该患者面部表现为以鼻部为中心的溃疡性"中线肉芽肿"样皮损。

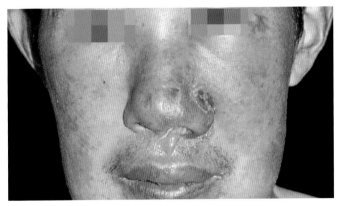

图 8.9.4.1　结外 NK/T 细胞淋巴瘤,鼻型

### 结外 NK/T 细胞淋巴瘤,鼻型 2　典型病例

男,37 岁,左颈部肿块伴眶周水肿 1 年余(图 8.9.4.2 )。

病例点评:本例有眶周水肿性红斑,但颈部见肿块,区别于皮肌炎,触诊有助于鉴别。

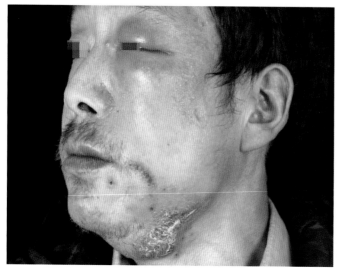

图 8.9.4.2　结外 NK/T 细胞淋巴瘤,鼻型

### 结外 NK/T 细胞淋巴瘤,鼻型 3

男,30 岁,头部、躯干包块 8 年,破溃伴发热 5 个月(图 8.9.4.3 )。

病例点评:头皮孤立性巨大肿块、溃疡,病程长。EBER 原位杂交阳性,结合典型的组织病理和免疫标记有助于明确诊断。

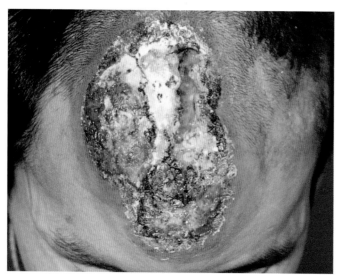

图 8.9.4.3　结外 NK/T 细胞淋巴瘤,鼻型

### 结外 NK/T 细胞淋巴瘤,鼻型 4

女,68 岁,双上肢红斑、斑块 4 个月,累及下肢、躯干 2 个月(图 8.9.4.4 )。

病例点评:红斑、斑块快速进展为结节性皮损,伴有双腋下淋巴结肿大,提示淋巴瘤可能性,但未见明显溃疡形成,NK/T 细胞淋巴瘤诊断依靠组织病理。

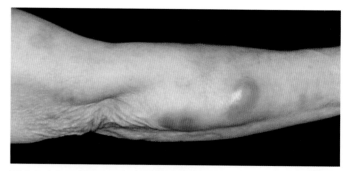

图 8.9.4.4a　结外 NK/T 细胞淋巴瘤,鼻型

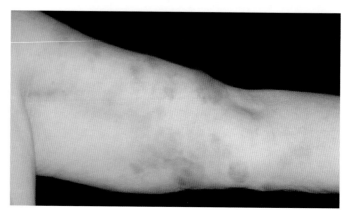

图 8.9.4.4b　结外 NK/T 细胞淋巴瘤,鼻型

### 结外 NK/T 细胞淋巴瘤,鼻型 5

男,35 岁,全身红斑、溃疡 2 个月(图 8.9.4.5 )。

病例点评:该患者口腔溃疡病史 3 个月,2 个月前出现鼻出血不止,在当地医院住院紧急处理后缓解,出院后发现双上肢及双小腿溃疡斑块,逐渐扩散至前胸、四肢。近 1 周出现间歇性发热,最高 38℃。鼻腔出血提示鼻腔内溃疡可能性,溃疡性皮肤损害进展迅速,同时出现全身症状,临床特点结合既往史高度提示 NK/T 细胞淋巴瘤可能性。

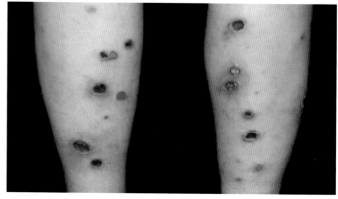

图 8.9.4.5　结外 NK/T 细胞淋巴瘤,鼻型

### 结外 NK/T 细胞淋巴瘤,鼻型 6

男,47 岁,全身散在红斑 3 个月(图 8.9.4.6),发热 10 余天。

病例点评:躯干皮损轻微,类似湿疹样。既往 40 余天前面部肿胀,7 个月前曾口服泼尼松 30mg/d,治疗后好转后停服。10 余天前出现发热,体温最高 40℃。查体发现口腔明显白膜附着,阴囊潮红有脓性分泌物。由于激素治疗后皮损并不典型,但面部肿胀,口腔和阴囊浅表溃疡,且伴有全身症状,提示淋巴瘤可能性,最终皮肤病理确诊。

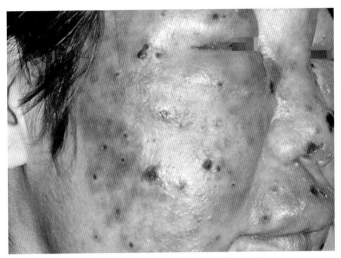

图 8.9.5.1 种痘样水疱病样淋巴增殖性疾病(发展期)

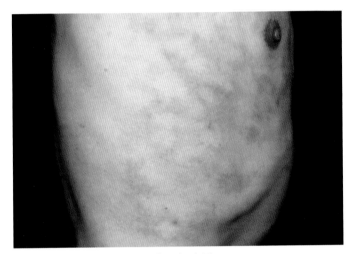

图 8.9.4.6 结外 NK/T 细胞淋巴瘤,鼻型

## 8.9.5 种痘样水疱病样淋巴增殖性疾病
( hydroa vacciniforme-like lymphoproliferative disorder )

本病与 EB 病毒感染相关,具有特征性临床表现和组织学表现。蚊虫叮咬常诱发及加重病情,出现高反应性皮损。好发于东亚人群,儿童和青少年多见,但成年人可发生,偶见于老年人,无明显性别差异。好发于日光暴露部位如面部、胸部 V 区,手背等,偶可见于躯干,部分患者伴有口腔、眼结膜及鼻腔损害。皮疹形态多样,有丘疹、水疱、血疱、坏死、溃疡、结痂,愈合后留下浅的痘疮样瘢痕,常伴面部、四肢水肿。皮疹长期反复发作,大多数患者呈现自限性、惰性生物学行为。严重病例可伴发热、消瘦、肝脾、淋巴结肿大等全身症状,可伴噬血细胞综合征。EBER 原位杂交阳性。

### 种痘样水疱病样淋巴增殖性疾病 1(发展期) 典型病例

女,43 岁,面部红斑、丘疹、水疱、坏死、结痂伴明显肿胀 8 个月余(图 8.9.5.1 )。

### 种痘样水疱病样淋巴增殖性疾病 2(晚期复发) 典型病例

女,23 岁,面部红斑、丘疱疹 7 年,水疱 3 年,加重伴结痂半年余(图 8.9.5.2)。面部可见明显的痘疮样凹陷瘢痕形成,伴有鼻腔损害。

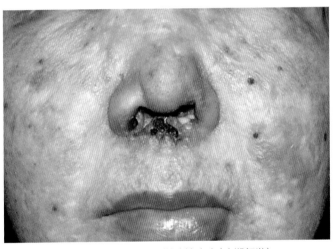

图 8.9.5.2 种痘样水疱病样淋巴增殖性疾病(晚期复发)

### 种痘样水疱病样淋巴增殖性疾病 3

男,7 岁,全身反复丘疹、水疱、溃疡伴发热 4 年,加重 1 个月(图 8.9.5.3 )。

病例点评:皮损轻微,类似急性痘疮样苔藓样糠疹,可见表浅瘢痕形成。但患儿病程较长且反复发作,皮疹以曝光部位为主,伴有全身症状,未见明显自愈倾向,高度提示本病。

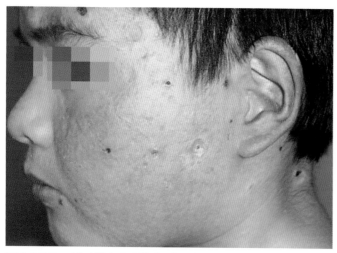

图 8.9.5.3a 种痘样水疱病样淋巴增殖性疾病

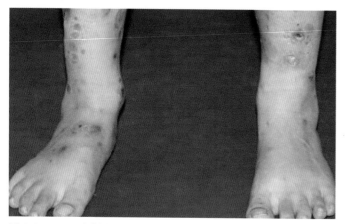

图 8.9.5.3b 种痘样水疱病样淋巴增殖性疾病

### 种痘样水疱病样淋巴增殖性疾病 4

男,20 岁,双上肢红斑、水疱、破溃 6 年,加重 3 年(图 8.9.5.4)。

病例点评:曝光部位及非曝光部位红斑和水疱及色素沉着,未见明显坏死和瘢痕形成,仅凭临床表现很难诊断,应询问水疱与日晒是否相关,结合血 EB 病毒核 DNA、抗原 IgG 检测及组织病理可明确诊断。

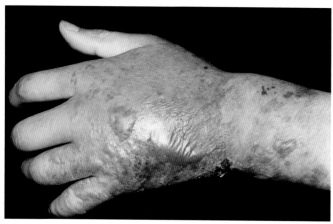

图 8.9.5.4a 种痘样水疱病样淋巴增殖性疾病

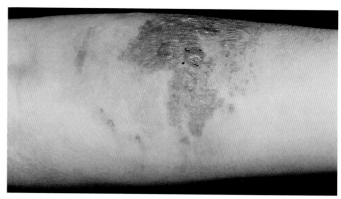

图 8.9.5.4b 种痘样水疱病样淋巴增殖性疾病

## 8.9.6 原发性皮肤外周 T 细胞淋巴瘤,罕见类型

(primary cutaneous peripheral T-cell lymphoma,rare subtype)

### 8.9.6.1 原发性皮肤 γ/δ T 细胞淋巴瘤

(primary cutaneous gamma-delta T-cell lymphoma)

本病临床罕见,主要发生于成人,男性稍多于女性。几乎均累及四肢,也可累及躯干等其他部位。皮损无特异性,可表现为斑片、斑块、结节及肿瘤,常形成溃疡。病变可累及黏膜,较少累及淋巴结、脾、骨髓,常伴发噬血细胞综合征。肿瘤侵袭性强,预后差,对化疗和放疗均不敏感,偶有惰性经过。

### 原发性皮肤 γ/δ T 细胞淋巴瘤

男,80 岁,额部红色肿块伴溃疡 4 个月余。皮损最初为直径约 0.5cm 大小的丘疹,逐渐增大、增多(图 8.9.6.1)。

病例点评:本病发生于非典型部位,皮损为多发溃疡性肿块,发病后进展迅速。组织病理不易与原发皮肤侵袭性 CD8⁺ T 细胞淋巴瘤区别,基因重排显示 *TCRγ* 和 *TCRδ* 基因重排。

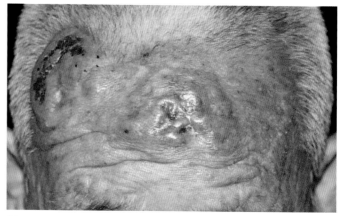

图 8.9.6.1 原发性皮肤 γ/δ T 细胞淋巴瘤

### 8.9.6.2 原发性皮肤 CD4⁺ 小/中等 T 细胞淋巴增生性疾病

（primary cutaneous CD4⁺ small/medium T-cell lymphoproliferative disorder）

该病临床少见，多见于中老年人。好发于面部、颈部及躯干上部。大多数为单发斑块、肿瘤，少数为数个皮损。皮损可为红色或紫色结节、斑块或肿块。临床无侵袭性，预后好。组织病理与假性淋巴瘤不易区分。

#### 原发性皮肤 CD4⁺ 小/中等 T 细胞淋巴增生性疾病

女，35 岁，鼻部红色结节 2 个月余，偶痒（图 8.9.6.2）。临床考虑假性淋巴瘤。组织病理表现为 T 细胞免疫表型和 TCR 单克隆性增生。

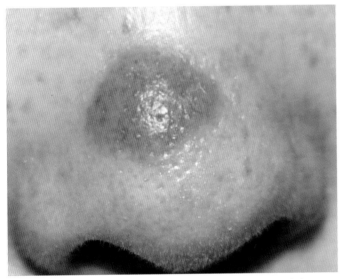

图 8.9.6.2　原发性皮肤 CD4⁺ 小/中等 T 细胞淋巴增生性疾病

### 8.9.6.3 原发性皮肤外周 T 细胞淋巴瘤，非特指

（primary cutaneous peripheral T-cell lymphoma, not otherwise specified）

在临床中，有少数确诊为皮肤 T 细胞淋巴瘤的病例在经过细致的临床和病理分析后仍无法进行精确分类，这类淋巴瘤被归于此病名之中。对于单个病例而言，其临床预后不可预测，大多数病例可能属于高侵袭性淋巴瘤，预后差。

#### 原发性皮肤外周 T 细胞淋巴瘤，非特指

男，13 岁，四肢红色结节伴疼痛 2 年（图 8.9.6.3）。

病例点评：较泛发皮损，临床初步考虑为结节性血管炎、结节性红斑和急性发热性嗜中性皮病，皮损特点和组织病理不能明确进行分类。

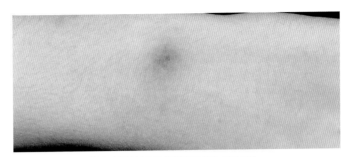

图 8.9.6.3　原发性皮肤外周 T 细胞淋巴瘤，非特指

#### 原发性皮肤 B 细胞淋巴瘤

（primary cutaneous B-cell lymphoma）

包括原发性皮肤滤泡中心性淋巴瘤、原发性皮肤边缘区淋巴瘤、腿型原发性皮肤弥漫大 B 细胞淋巴瘤等。

皮肤 B 细胞淋巴瘤的特征是肿瘤性增生的 B 淋巴细胞浸润皮肤。大部分皮肤 B 细胞淋巴瘤的皮损为单发或多发的红色或紫红色丘疹、结节、斑块或肿块，持续数月或数年。多见于成年人，无明显性别差异。皮损好发于头颈部或躯干部。一般认为原发性 CBCL 是低度恶性的，预后良好，大部分 5 年生存率大于 90%。

### 8.9.7 原发性皮肤滤泡中心性淋巴瘤

（primary cutaneous follicle centre lymphoma）

该病多见于中老年人，无明显性别差异。好发于头皮、前额、躯干。皮损表现为孤立或群集性丘疹、斑块或结节，表面光滑发亮，极少破溃，周围绕以较小丘疹，轻度浸润感，无自觉症状。播散到皮肤外器官少见。预后良好，可在局部复发。

#### 原发性皮肤滤泡中心性淋巴瘤

女，48 岁，右额部红色结节 1 个月余，无不适（图 8.9.7.1）。

病例点评：与其他大多数淋巴瘤类似，诊断基本上依靠病理及免疫组化。

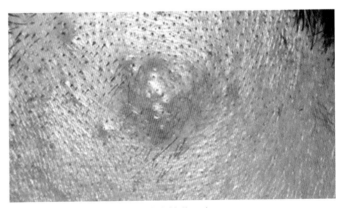

图 8.9.7.1　原发性皮肤滤泡中心性淋巴瘤

### 8.9.8　原发性皮肤边缘区淋巴瘤
（primary cutaneous marginal zone lymphoma）

相比欧美国家,中国人发生本病相对罕见。经典型好发于成年人四肢和躯干,表现为局限性反复发生的红色至紫红色的丘疹、斑块或结节,溃疡少见。淋巴浆细胞型常见于老年人,表现为单发暗红色斑块或多发皮疹,下肢多见。浆细胞型和母细胞型临床特征和经典型类似。预后良好,5 年生存率接近 100%。母细胞型预后相对较差。

#### 原发性皮肤边缘区淋巴瘤 1

男,30 岁,躯干多发红斑、斑块 2 个月余(图 8.9.8.1)。

病例点评:皮疹缓慢增大,惰性生物学行为表现。但应注意系统查体,除外系统性浆细胞瘤和骨髓瘤的可能性。

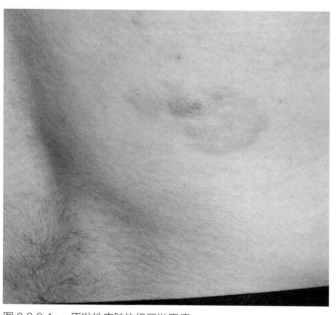

图 8.9.8.1a　原发性皮肤边缘区淋巴瘤

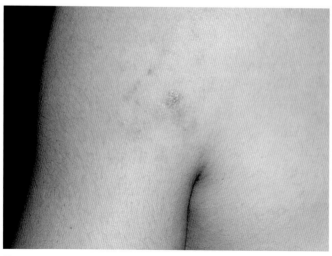

图 8.9.8.1b　原发性皮肤边缘区淋巴瘤

#### 原发性皮肤边缘区淋巴瘤 2

男,32 岁,躯干、上肢多发红斑、斑块伴压痛 5 个月余。

病例点评:曾于外院病理活检诊断"亚急性皮肤型红斑狼疮",治疗无效。诊断皮肤边缘区淋巴瘤后给予皮下注射重组人干扰素α1b 注射液等治疗皮损消退(图 8.9.8.2a)。3 年后复发,颈部、右上肢出现淡红斑(图 8.9.8.2b)。

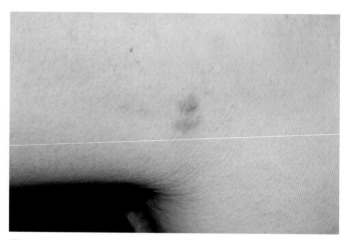

图 8.9.8.2a　原发性皮肤边缘区淋巴瘤

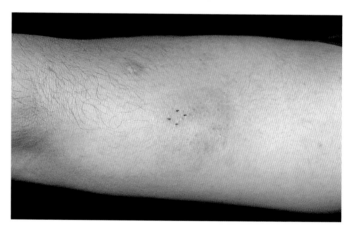

图 8.9.8.2b　原发性皮肤边缘区淋巴瘤

### 8.9.9　原发性皮肤弥漫大 B 细胞淋巴瘤,腿型
（primary cutaneous diffuse large B-cell lymphoma, leg type）

该病好发于老年女性,皮损为单发或多发性丘疹、结节,多见于下肢,肿块快速增大,呈红色或蓝红色,圆顶状,不易形成溃疡。常播散到皮肤外器官。病程数月至数年,预后不良。

#### 原发性皮肤弥漫大 B 细胞淋巴瘤,腿型 1

男,55 岁,左下肢红色斑块 9 个月(图 8.9.9.1),在我院曾行手术切除,经 CHOP(环磷酰胺 + 泼尼松 + 长春新碱 + 多柔比星)方案化疗 3 次皮损好转,4 个月后复发。

病例点评:临床部位典型,后经组织病理诊断为皮肤复合性淋巴瘤(原发性皮肤弥漫大 B 细胞淋巴瘤,腿型,合并皮肤细胞毒性 T 细胞淋巴瘤)。

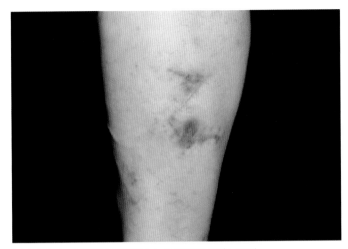

图 8.9.9.1　原发性皮肤弥漫大 B 细胞淋巴瘤,腿型

### 原发性皮肤弥漫大 B 细胞淋巴瘤,腿型 2

男,65 岁,左足多发暗红色结节、肿块 1 年余,呈线状分布(图 8.9.9.2 )。

病例点评:左足及左小腿可见线状分布的多个界限清楚的暗红色结节、肿块,无发热,外院曾诊断"孢子丝菌病"。特征性皮损及分布,除了感染性疾病外,也应考虑到本病,组织病理及免疫组化可以确诊。

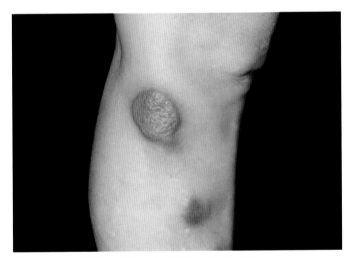

图 8.9.9.2　原发性皮肤弥漫大 B 细胞淋巴瘤,腿型

## 8.9.10　EBV 阳性皮肤黏膜溃疡
（ EBV-positive mucocutaneous ulcer ）

该病多发生于老年人或免疫抑制患者,发病部位主要位于口腔黏膜、皮肤和消化道,通常不累及淋巴结等其他部位。皮损好发于口腔,其次为皮肤及消化道,表现为孤立或局限性黏膜、皮肤溃疡。通常无系统症状及淋巴结肿大。外周血 EBV DNA 阴性,皮损处 EBV 原位杂交阳性。一般预后良好,可自行消退或完全缓解,但也可能转化为淋巴瘤。

### EBV 阳性皮肤黏膜溃疡

男,69 岁,左前额结节伴溃疡 3 个月(图 8.9.10.1)。

病例点评:本例患者临床为老年患者,发病部位有带状疱疹的病史,临床表现为额部局部的、界限清楚的皮肤溃疡,发病以来无消瘦、发热等系统症状,全身未触及肿大的淋巴结。外周血 EBV DNA 阴性,EBV 原位杂交阳性。经皮肤组织病理检查确诊,基因重排结果显示免疫球蛋白重链的克隆性重排。该患者临床完整切除皮损后,随访 2 年,皮损无复发。

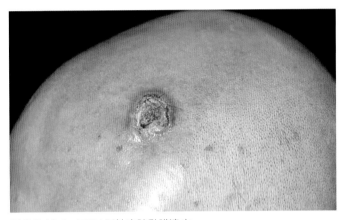

图 8.9.10.1　EBV 阳性皮肤黏膜溃疡

## 8.9.11　血管内大 B 细胞淋巴瘤
（ intravascular large B-cell lymphoma ）

本病罕见,多为中老年人患病,男女无明显差异。皮损可见于头皮、面部、躯干、四肢。皮损多形性且非特异,可为斑片、丘疹、斑块,可有坏死、溃疡形成,有时为蜂窝织炎样改变。早期可无系统症状,也可有发热、体重减轻、盗汗等症状。较多病例以中枢神经系统症状为首要表现,如痴呆、癫痫发作、精神障碍等。可见其他内脏器官(如肺,偶见肾、心、肝、胃肠道、泌尿生殖道)受累的相关症状。血管内淋巴瘤多为系统性淋巴瘤的皮肤表现,90% 为 B 表型,10% 为 T 表型,少数为间变大 T 细胞淋巴瘤表型。多数病例病情进行性发展,预后差。

### 血管内大 B 细胞淋巴瘤 1

女,63 岁,双下肢多发红斑、皮下结节半年余(图 8.9.11.1)。

病例点评:外院诊断为"结节性红斑、脂膜炎",予以对症治疗(具体不详),效果欠佳,皮损加重,双下肢肿胀。提醒临床医生对有皮肤结节性红斑、脂膜炎样改变的患者,尤其是伴有原因不明发热及咳嗽症状者,必须做组织病理、免疫组化及基因分析避免漏诊。因部分患者血管病变仅见于深部脂肪层血管内,组织病理取材应深达皮下脂肪层。

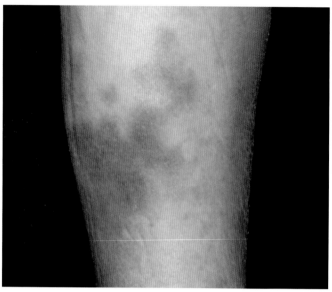

图 8.9.11.1 血管内大 B 细胞淋巴瘤

### 血管内大 B 细胞淋巴瘤 2

女,74 岁,躯干、双下肢红斑、皮下结节、毛细血管扩张伴疼痛半年余(图 8.9.11.2)。

病例点评:该患者肿瘤累及血管管腔,表现为胸腹部皮肤毛细血管扩张。

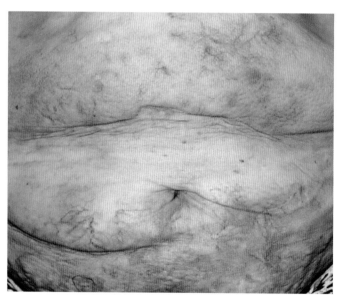

图 8.9.11.2 血管内大 B 细胞淋巴瘤

## 8.9.12 其他
（others）

### 8.9.12.1 母细胞性浆细胞样树突状细胞肿瘤
（blastic plasmacytoid dendritic cell neoplasm）

该病临床罕见。多见于中老年人,儿童和年轻患者预后较好。最常见于头面部,四肢及躯干也可发生。绝大多数病例皮损表现为单发或多发性斑块、结节、肿块,大小从几毫米到 10cm 不等,一般不形成溃疡。可同时或相继伴有皮肤外累及,以淋巴结、骨髓、外周血、软组织、中枢神经系统受累常见。皮损无症状。临床过程凶险,预后差,中位生存时间 12~14 个月。

### 母细胞性浆细胞样树突状细胞肿瘤

女,60 岁,左小腿暗红色斑块 2 个月余(图 8.9.12.1)。2 年前外院诊断 "淋巴瘤",曾行 8 次化疗。

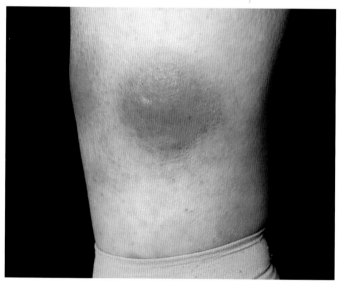

图 8.9.12.1 母细胞性浆细胞样树突状细胞肿瘤

### 8.9.12.2 皮肤假性淋巴瘤
（cutaneous pseudolymphoma）

皮肤假性淋巴瘤是一种反应性、多克隆性皮肤淋巴细胞增生性病变,临床和病理特点类似真性皮肤淋巴瘤但具有良性生物学行为。好发于儿童与青少年,女性多见。病因不明,部分病例与螺旋体感染有关,少数与昆虫叮咬、疫苗接种、药物以及金银饰物刺激等有关。皮损好发于头面部,尤其是耳垂,乳头、腹股沟、阴囊也常见。多数病例为单发性皮损,表现为红色或暗红色丘疹、结节、斑块,多发者皮疹可群集,罕见溃疡,斑块一般小于 5cm。皮疹多无自觉症状,部分可有瘙痒。通常无全身症状,外周血淋巴细胞可反应性增加。病变常在数月或数年后消退,也可复发,少部分病例可发展为恶性淋巴瘤。

### 皮肤假性淋巴瘤 1

男,17 岁,右侧鼻翼红色半球形结节 2 个月余(图 8.9.12.2)。
病例点评:典型的结节型假性淋巴瘤。

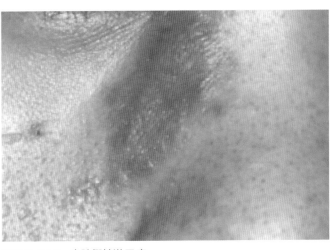

图 8.9.12.3 皮肤假性淋巴瘤

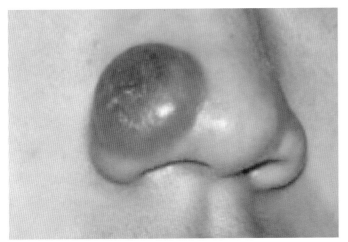

图 8.9.12.2 皮肤假性淋巴瘤

### 皮肤假性淋巴瘤 3

女,7 岁,左胸部淡红色丘疹 7 年(图 8.9.12.4)。
病例点评:乳头周围群集性淡红色小丘疹,部分融合,病程长。

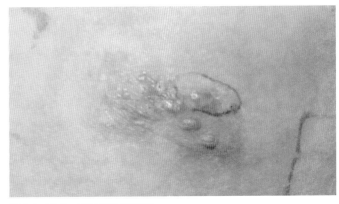

图 8.9.12.4 皮肤假性淋巴瘤

### 皮肤假性淋巴瘤 2

女,12 岁,右鼻翼及周围红色斑块 2 年(图 8.9.12.3)。
病例点评:面部单发扁平斑块,周围小丘疹。

# 第十节 黑色素瘤
## (melanoma)

黑色素瘤与恶性黑色素瘤(malignant melanoma)为同义词,早先定名词时可能未经皮肤科专家审定,被称为黑色素瘤,这一名称在病理科、肿瘤科中使用。黑色素瘤是皮肤科恶性程度最高的肿瘤,因此早期识别对患者预后至关重要。早期黑色素瘤与色素痣鉴别的 ABCDE 规则:不对称(asymmetry,A),边界不规则(border,B),颜色不均一(color,C),直径大于 6mm(diameter,D),进展(elevation,E),此规则在黑色素瘤中具有共性,但 ABCDE 特点也可见于部分先天性色素痣;另外,不少黑色素瘤缺乏 ABCDE 特征。黑色素瘤的分类较为复杂。重要的是将其分为原位黑色素瘤和浸

润性黑色素瘤。黑色素瘤经典分型为:恶性雀斑样黑色素瘤,浅表扩散性黑色素瘤、肢端黑色素瘤及结节性黑色素瘤。中国人以肢端黑色素瘤为主,白种人以浅表扩散性黑色素瘤最多见。发生在任何部位的黑色素瘤均可从原位进展至浸润阶段,其中不同分型的黑色素瘤发展至浸润阶段的时间不等。

原位黑色素瘤定义为肿瘤细胞局限于表皮和黏膜上皮内。多数黑色素瘤经过 1 年左右即进入垂直生长期成为浸润性黑色素瘤。临床病理所见的原位黑色素瘤主要是恶性雀斑样痣,常见于面部、甲、肢端、唇等部位。通常发生于 30 岁以上的成年人,其中

老年人更多见。有色人种好发于肢端、甲下,特别是足多见。病史多为数月至数年。皮损多表现为黑色、褐色斑疹,斑片,有时可略凸于皮面,不对称,边缘不规则,颜色不均,直径多大于0.6cm。临床无特殊不适。手术切缘离肿瘤0.5cm切除几乎能终生治愈。原位黑色素瘤临床诊断相对困难,故本节展示了较多原位黑色素瘤。

# 8.10.1 肢端黑色素瘤
## （acral melanoma）

肢端黑色素瘤又称肢端雀斑样黑色素瘤(acral lentiginous melanoma),定义为发生于掌跖无毛皮肤、甲及甲周区域的黑色素瘤,其中最常见于足底。因雀斑样生长只占肢端型的一部分,用肢端黑色素瘤更妥。该型为亚洲人黑色素瘤的主要亚型。以中老年人多见,足底最多见,临床早期表现为黑色斑疹、斑片,颜色不均,边界模糊,形态不规则,多符合ABCDE特点,后期出现为结节、溃疡。甲黑色素瘤包含于此型内,但有其特殊性。

## 肢端黑色素瘤1　典型病例

男,55岁,左跖前外侧黑斑3年,渐扩大(图8.10.1.1)。

病例点评:黑斑颜色不均匀,颜色较淡,需仔细查体。病理见肿瘤细胞位于表皮内。

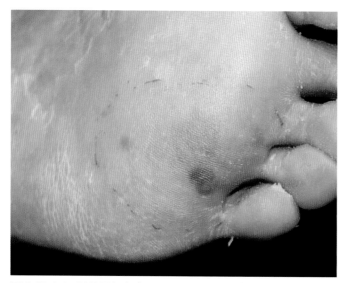

图8.10.1.1　肢端黑色素瘤

## 肢端黑色素瘤2　典型病例

女,63岁,左足弓内侧黑斑1年,初期4mm大小,逐渐增大,现约7mm(图8.10.1.2),自觉轻度胀痛。

病例点评:直径>6mm,边缘不齐,表面光滑,无破溃。

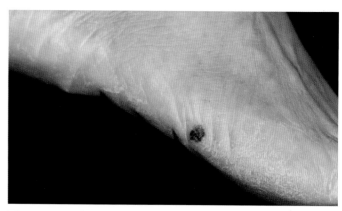

图8.10.1.2　肢端黑色素瘤

## 肢端黑色素瘤3　典型病例

男,78岁,左足跖黑斑3年,渐增大(图8.10.1.3)。

病例点评:左足跖黑色斑片,不对称,边界明显不规则,颜色不均一,直径远>6mm。部分肢端黑色素瘤早期病理呈恶性雀斑样,故又称肢端恶性雀斑样黑色素瘤。

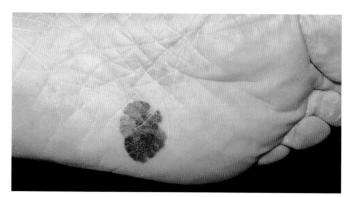

图8.10.1.3　肢端黑色素瘤

## 肢端黑色素瘤4　典型病例

男,47岁,左手示指黑色斑片2年(图8.10.1.4)。

病例点评:该例皮损小,但具有ABCDE的各个特征。

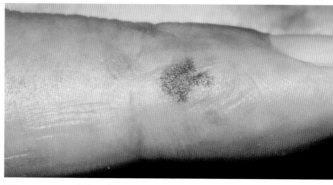

图8.10.1.4　肢端黑色素瘤

### 肢端黑色素瘤 5　典型病例

女,46 岁,左手掌黑斑 3 年,色素不均匀,总面积约 4.0cm×4.0cm 大小(图 8.10.1.5)。

病例点评:该例 ABCDE 的各个特征非常明显,临床容易诊断。

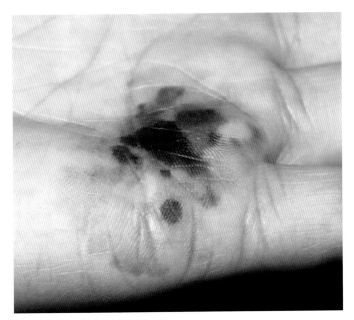

图 8.10.1.5　肢端黑色素瘤

### 肢端黑色素瘤 6

男,54 岁,右足跟红色包块 5 年(图 8.10.1.6),钉子扎伤后出现红色丘疹,逐渐增大,1 年前曾有修脚史,刮破右足跟皮损后流血,后局部皮损缓慢增大、破溃。

病例点评:外伤后出现,应想到黑色素瘤可能,注意表面色素斑。

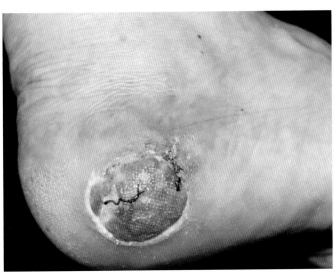

图 8.10.1.6　肢端黑色素瘤

## 8.10.2　甲黑色素瘤
### （nail melanoma）

甲黑色素瘤好发于成年人,尤其是中老年患者,手拇指、示指及足蹬趾最常受累。多为单发,多发者极罕见。早期甲黑色素瘤表现为皮损较宽、颜色不均的甲黑线或弥漫性黑甲,生长快者呈近端宽远端窄的楔形黑色条带。表现为三角形(近端宽,远端窄)的纵行黑甲是甲黑色素瘤的特点。晚期甲黑色素瘤累及甲周皮肤(Hutchinson 征)或形成结节溃疡性损害,常出现甲板不同程度破坏。甲黑色素瘤需要与多种表现为纵行黑甲的疾病鉴别,对于黑素细胞增生性纵行黑甲,笔者总结了大量的病例后发现:30 岁后,黑素细胞增生性纵行黑甲基本上都是黑色素瘤,16 岁前极少出现甲黑色素瘤,16~29 岁发生的黑素细胞增生性黑甲,至少半数为黑色素瘤。

### 甲原位黑色素瘤 1　典型病例

女,55 岁,右手拇指甲黑线 3 年,甲后襞黑斑半年(图 8.10.2.1)。

病例点评:右手拇指甲外侧 2/3 变黑,颜色不均一,Hutchinson 征阳性。

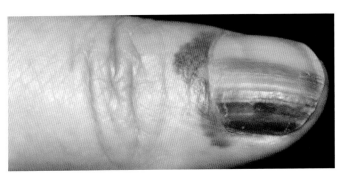

图 8.10.2.1　甲原位黑色素瘤

### 甲原位黑色素瘤 2　典型病例

女,39 岁,右手拇指甲黑线 1 年(图 8.10.2.2)。渐增宽,近 3 个月颜色加深。

病例点评:年龄大于 20 岁,纵行黑甲,颜色不均一,逐渐变宽、变黑,均提示恶性。

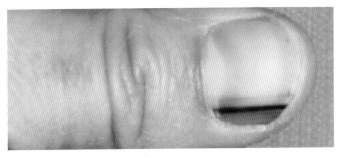

图 8.10.2.2　甲原位黑色素瘤

### 甲原位黑色素瘤 3　典型病例

女,35 岁,右手示指甲线状黑斑 2 个月余(图 8.10.2.3)。

病例点评:黑斑呈楔形,即近端宽,远端窄,也称为三角形模式。本例临床诊断甲原位黑色素瘤除依据形态特点外,黑斑发生于 30 岁后才是关键依据。类似特别早期的甲原位黑色素瘤,病理非常难以获得诊断依据,本例经连续切片后,于甲母质最近端发现一群增生的瘤细胞而获诊断。

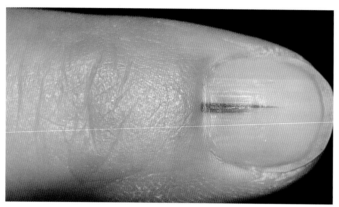

图 8.10.2.3　甲原位黑色素瘤

### 甲原位黑色素瘤 4　典型病例

女,24 岁,右手拇指甲黑线 2 年余,术后复发 1 年(图 8.10.2.4)。

病例点评:术后复发提示恶性可能,纵行黑甲颜色不均一,甲纵嵴为术后改变。

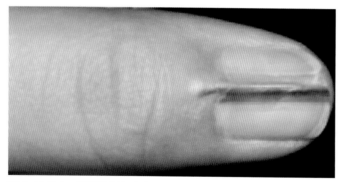

图 8.10.2.4　甲原位黑色素瘤

### 甲原位黑色素瘤 5　典型病例

男,25 岁,左手拇指甲黑斑 25 年(图 8.10.2.5)。出生时即发现左手拇指甲黑线,增长缓慢,未予治疗,1 年前诉黑斑明显增宽,颜色无明显变化。

病例点评:纵行黑甲,几乎全甲累及,色素不均一,Hutchinson 征阳性,结合近 1 年快速增宽病史,高度提示黑色素瘤。

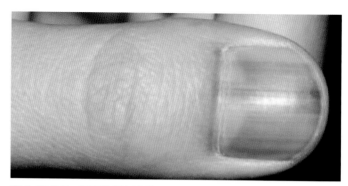

图 8.10.2.5　甲原位黑色素瘤

### 甲黑色素瘤 6　典型病例

女,69 岁,右手中指黑色条带半年,甲板开裂 3 个月(图 8.10.2.6)。

病例点评:老年患者,病史较短的纵行黑甲,甲板破坏,Hutchinson 征阳性。

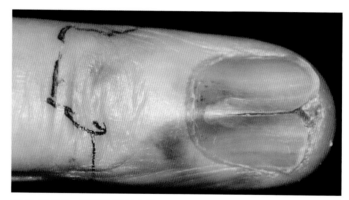

图 8.10.2.6　甲原位黑色素瘤

### 甲黑色素瘤 7　典型病例

女,75 岁,左足跗趾甲黑变 3 年,结节伴糜烂、渗出 1 年(图 8.10.2.7)。

病例点评:结节性肉芽组织样改变,甲板破坏,甲下皮色素斑,结合既往黑甲病史,可考虑到黑色素瘤诊断。

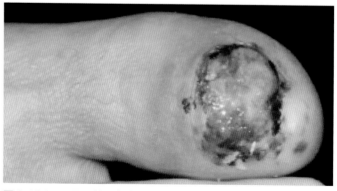

图 8.10.2.7　甲原位黑色素瘤

### 甲黑色素瘤 8　典型病例

女,66 岁,左手拇指甲外伤后 1 年(图 8.10.2.8)。指甲真菌镜检菌丝阳性。

病例点评:左手拇指甲板破坏,甲后襞色素斑提示黑色素瘤,为黑色素瘤合并甲真菌病。

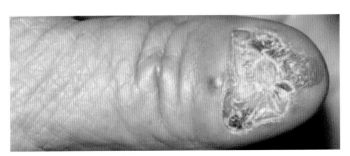

图 8.10.2.8　甲原位黑色素瘤

## 8.10.3　恶性雀斑样黑色素瘤
### （lentigo maligna melanoma）

皮损通常发生于长期日光暴露的老年人,主要见于面部。偶可发生于背部、前臂、小腿。皮损初为黄褐色至褐色斑点,渐扩大成色更暗、不对称的斑片。部分区域向外扩展时,其他区域可出现自发消退,形成不规则无色素区。皮损如果缺乏黑色素沉着,其临床表现可类似于光线性角化病、脂溢性角化病或鲍恩病,或炎症性斑块,如红斑狼疮。此类肿瘤进展缓慢,有的病例 50 余年仍为原位阶段。未浸润至真皮时的原位黑色素瘤称恶性雀斑样痣(lentigo maligna),浸润至真皮后称恶性雀斑样黑色素瘤,形成可触摸的丘疹、斑块,进一步发展可形成结节、溃疡性损害。

### 恶性雀斑样痣 1　典型病例

女,69 岁,右面颊褐色斑片 8 年(图 8.10.3.1)。皮损逐渐增大,无破溃。

病例点评:老年患者,曝光部位黑色斑片,具有黑色素瘤 ABCDE 特点。

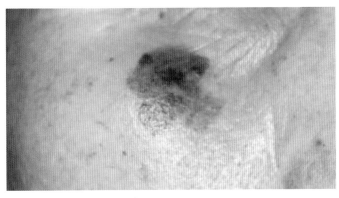

图 8.10.3.1　恶性雀斑样痣

### 恶性雀斑样痣 2　典型病例

女,45 岁,左面部黑褐色斑片 5 年(图 8.10.3.2)。自觉不痛不痒,后逐渐缓慢增大,颜色变深。

病例点评:边界不规则,局部色素减退。

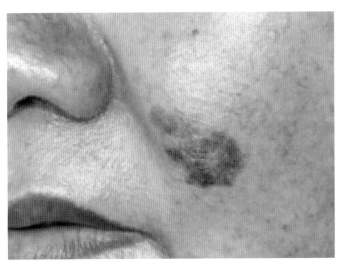

图 8.10.3.2　恶性雀斑样痣

### 恶性雀斑样痣 3

男,53 岁,左颊部褐色斑片 5 个月(图 8.10.3.3)。

病例点评:该例病史短,无论是临床还是皮肤镜鉴别均很困难。

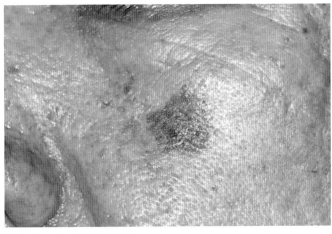

图 8.10.3.3　恶性雀斑样痣

### 恶性雀斑样痣 4　典型病例

女,60 岁,右侧眼角下方黑色斑片 7 年余(图 8.10.3.4)。逐渐增大,颜色逐渐加深,无自觉症状。

病例点评:右侧眼角下方直径约 1.5cm 黑褐色斑片,色素欠均匀,边界欠规则。

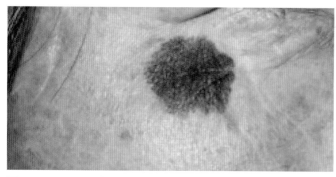

图 8.10.3.4　恶性雀斑样痣

#### 恶性雀斑样黑色素瘤 5　典型病例

女,75 岁,左面颊黑斑 20 年,快速增大 1 年(图 8.10.3.5)。近20 年皮疹缓慢增大,近 1 年快速增大,表面出现丘疹。

病例点评:不对称性,边界不规则,颜色不均一,直径远 >6mm,皮损持续进展,符合黑色素瘤特点,且短期内快速增大,表面出现丘疹,提示肿瘤浸润。

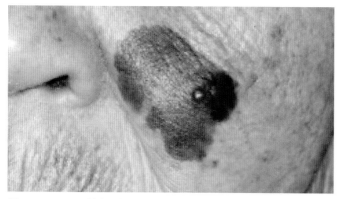

图 8.10.3.5　恶性雀斑样黑色素瘤

#### 恶性雀斑样黑色素瘤 6

女,73 岁,左面颊黑色斑块 21 年,手术后复发 6 年,溃烂伴疼痛 5 个月(图 8.10.3.6)。

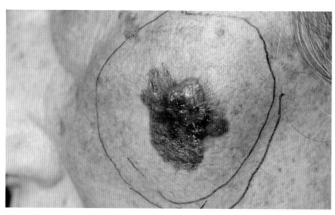

图 8.10.3.6　恶性雀斑样黑色素瘤

## 8.10.4　结节性黑色素瘤
（nodular melanoma）

结节性黑色素瘤定义为仅有致瘤性垂直生长,无明显水平生长期。浸润瘤团之上的表皮边缘受累范围少于 3 个表皮突。一般预后较差,与浅表扩散型相比,发病年龄略高,常发生于 41~60 岁,男女发病比例为 2∶1。好发于躯干和四肢,亦见于手足。初起为隆起性、颜色深浅不一的丘疹,进而迅速增大形成结节,常常出现溃疡,皮损常不遵循 ABCDE 特点,因为通常表现为较小的、对称性的、境界清楚的丘疹或者结节。可表现为显著黑色、少色素甚至无色素。生长较快,早期即呈结节生长,易形成溃疡。实际上结节性黑色素瘤代表了一类压缩式生长的肿瘤进程,其前驱期短到几乎看不到,因为其临床病史相对较短,却表现出晚期肿瘤的生物学行为,较其他亚型黑色素瘤,突变模式常发生 BRAF、NRAS 突变。本病预后差。

### 结节性黑色素瘤 1

女,49 岁,左耳后头皮黑褐色结节 1 年余(图 8.10.4.1)。

病例点评:黑褐色结节,有少量渗出及结痂,边界清楚,虽隆起不明显,但较短时间增至约 2cm,出现溃疡、结痂,属较典型的结节性黑色素瘤。

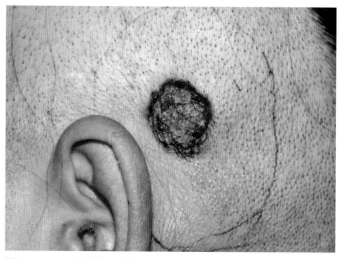

图 8.10.4.1　结节性黑色素瘤

### 结节性黑色素瘤 2　典型病例

男,50 岁,左手掌黑色斑丘疹 6 年,快速增长伴疼痛 1 年(图8.10.4.2)。

病例点评:生长于肢端可称肢端黑色素瘤,本例根据临床形态诊断为结节性黑色素瘤,但病史有约 5 年的水平生长期,组织切片见肿瘤边缘有多个表皮突受累。即诊断结节性黑色素瘤除临床形态外,应结合病史,最后由病理确定。

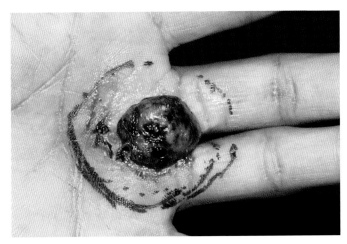

图 8.10.4.2 结节性黑色素瘤

### 结节性黑色素瘤 3

男,43 岁,背部黑丘疹 2 年,发现增大伴瘙痒 3 个月(图 8.10.4.3)。皮损约 0.8cm。

病例点评:本例病理诊断结节性黑色素瘤,但临床病史有 1 年多的水平生长期,可见皮损一侧有褐色斑,应为浅表扩散型。诊断结节性黑色素瘤可能与组织包埋的方向有关,即诊断结节性黑色素瘤需结合临床综合分析。

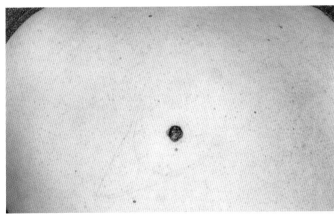

图 8.10.4.3a 结节性黑色素瘤

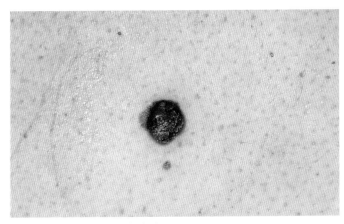

图 8.10.4.3b 结节性黑色素瘤

## 8.10.5 浅表扩散性黑色素瘤
### (superficial spreading melanoma)

此类皮损好发于相对年轻至中年人群,欧美人黑色素瘤以此型最多见,约占 75%。男性多位于背部,女性多见于小腿。皮损初为黑色或褐色斑,逐渐向周围扩大,经数月或数年的原位水平扩展后发生侵袭性生长,斑片中出现丘疹、结节,进一步形成溃疡。皮损常符合黑色素瘤 ABCDE 特点。临床常无明显不适。微侵袭可能临床上不明显,但丘疹及后续结节的发生及出现溃疡提示肿瘤进入垂直生长期,而溃疡通常是晚期表现。罕见情况下,皮损表面呈疣状,需与脂溢性角化病鉴别。

### 浅表扩散性黑色素瘤 1 典型病例

女,46 岁,右大腿黑色斑块 20 余年(图 8.10.5.1)。近 2~3 年瘙痒,按压后疼痛。

病例点评:黑色斑块,边界不规则,表面色素分布不均匀,局部隆起。

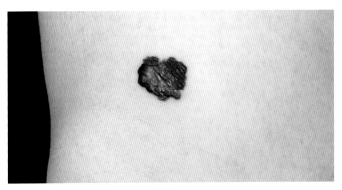

图 8.10.5.1 浅表扩散性黑色素瘤

### 浅表扩散性黑色素瘤 2

女,42 岁,右股外侧黑色斑疹 1 年余(图 8.10.5.2)。初起为 1mm 大小黑色斑疹,渐增大,近期出现轻微疼痛。

病例点评:病理示此皮损为原位阶段,无论是临床还是皮肤镜均很难鉴别良恶性,发病年龄大于 30 岁是具有重要提示价值。

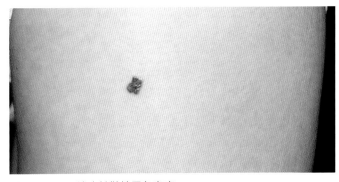

图 8.10.5.2 浅表扩散性黑色素瘤

### 浅表扩散性黑色素瘤 3

女,51 岁,左腰部褐色丘疹 20 年(图 8.10.5.3)。初期为浅褐色扁平丘疹,后逐渐缓慢增大。

病例点评:左腰部见一个褐色斑块,部分发红,色素不均匀,直径约 2cm 大小,临床需与色素性鲍恩病鉴别。

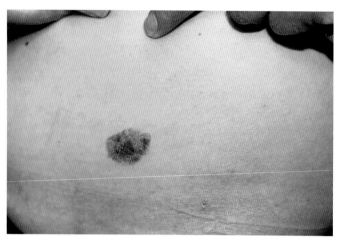

图 8.10.5.3　浅表扩散性黑色素瘤

### 浅表扩散性黑色素瘤 4

女,78 岁,左股外侧褐色丘疹 6 年余(图 8.10.5.4)。皮损缓慢增大,无不适,约 0.8cm。

病例点评:皮损小,临床误诊脂溢性角化病。

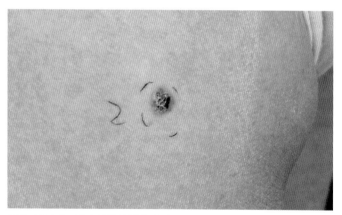

图 8.10.5.4　浅表扩散性黑色素瘤

## 8.10.6　外阴和黏膜黑色素瘤
（vulvar and mucosal melanoma）

黏膜黑色素瘤是起源于呼吸道、消化道和泌尿生殖道黏膜的黑色素瘤。多发于鼻黏膜、口腔、肛门直肠、外阴和阴道部位。女性外阴部位黑色素瘤好发于小阴唇和阴蒂部位,少数发生于大阴唇、阴道或宫颈。临床早期主要表现为黑色斑疹,通常缺乏对称

性,边界不规则呈锯齿状,直径较大,颜色不均一,进展等符合普通黑色素瘤 ABCDE 的临床诊断规则。大部分病例起病部位隐匿,临床上早期缺乏特异性症状,多数患者由于就诊较晚,往往已出现结节或溃疡性损害,预后较差。

### 外阴黏膜黑色素瘤 1　典型病例

女,66 岁,外阴黑斑 40 余年,瘙痒、破溃 3 个月(图 8.10.6.1)。3 个月前出现瘙痒、破溃,3 天前自觉瘙痒加重,外阴黑斑面积迅速变大,颜色加深。

病例点评:外阴可见约 5cm×3cm 大小黑斑,累及大阴唇内外侧,边界清楚,不对称,部分区域见溃疡面。

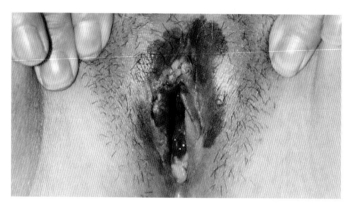

图 8.10.6.1　外阴黏膜黑色素瘤

### 外阴黏膜黑色素瘤 2　典型病例

女,33 岁,外阴黑斑 5 年,结节 2 年(图 8.10.6.2)。

病例点评:黑色斑块上方红色结节,表面不平,颜色不均一。

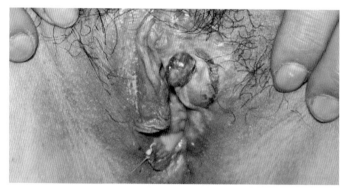

图 8.10.6.2　外阴黏膜黑色素瘤

### 外阴黏膜黑色素瘤 3　典型病例

女,65 岁,发现阴道黑色包块 3 个月,突出至外阴 15 天(图 8.10.6.3)。

病例点评:发生于阴道的黑色素瘤,早期不易发现,该型进展迅速。

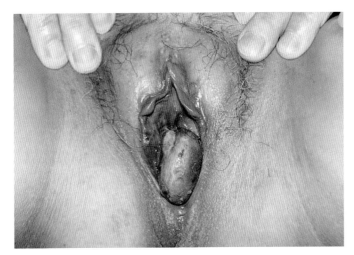

图 8.10.6.3　外阴黏膜黑色素瘤

### 黏膜黑色素瘤 4　典型病例

男,23 岁,上唇黑斑 2 年(图 8.10.6.4)。缓慢扩大,无不适。

病例点评:上唇红及唇黏膜黑色斑片,色素不均,边缘不规则。

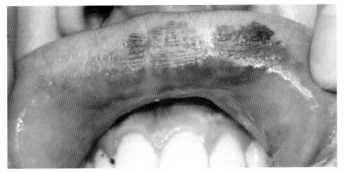

图 8.10.6.4　黏膜黑色素瘤

### 黏膜黑色素瘤 5　典型病例

男,36 岁,下唇左侧黑斑 10 年余,增大半年(图 8.10.6.5)。

病例点评:部分口腔、唇黑色素瘤水平生长期亦可很长。

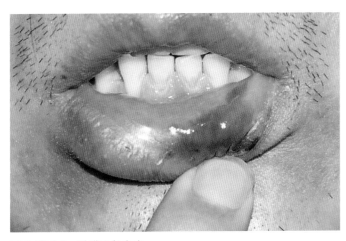

图 8.10.6.5　黏膜黑色素瘤

### 黏膜黑色素瘤 6　典型病例

男,66 岁,口唇黑色斑片 10 年,下唇结节增生、破溃 7 个月(图 8.10.6.6)。

病例点评:黑斑表面结节破溃,浸润性黑色素瘤典型特点。

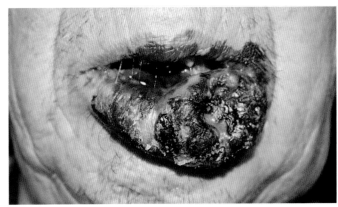

图 8.10.6.6　黏膜黑色素瘤

## 8.10.7　痣样黑色素瘤
（nevoid melanoma）

痣样黑色素瘤曾用于命名组织学上接近良性色素痣的黑色素瘤,尤其强调总体结构,是黑色素瘤的一种罕见特殊亚型,具有与普通黑素细胞痣相似的对称性、圆顶状或疣状、乳头瘤状轮廓等表现。临床常表现为良性病变的特征,常被误诊为色素痣、脂溢性角化病等,光镜下也貌似提示良性色素痣,皮损对称、成巢、缺少放射状生长,如不仔细观察细胞学或细微结构特征则易造成误诊。

### 痣样黑色素瘤 1　典型病例

男,60 岁,右额部黑褐色斑片 6 年(图 8.10.7.1)。开始约 0.5cm 大小黑褐色斑疹,无不适,近 2 年较前明显增大,偶感略痛。

病例点评:本例临床为浅表扩散型特点,痣样黑色素瘤为病理诊断。

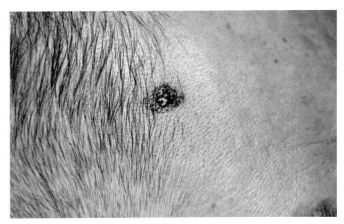

图 8.10.7.1　痣样黑色素瘤

### 痣样黑色素瘤2　典型病例

女,26岁,右颞部疣状丘疹4年,术后7个月,右颞部局部多次复发,左臀部结节1年(图8.10.7.2),右下颌结节10个月。右颞部外院手术切除,提示色素痣,术后局部多次复发。

病例点评:此例额部为复发及局部转移性损害,病理仍为痣样特点。下颌、臀等部转移性皮损呈疣状、淡黄及淡红色,独立皮损缺乏恶性特点,但病理有明显异型性。

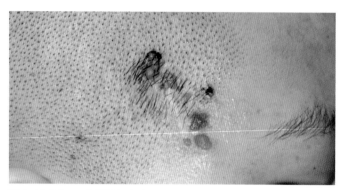

图8.10.7.2a　痣样黑色素瘤

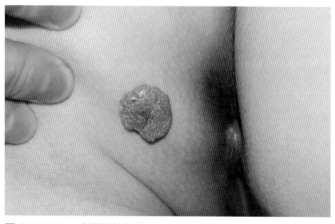

图8.10.7.2b　痣样黑色素瘤

## 8.10.8　Spitz痣样黑色素瘤
（spitzoid melanoma）

Spitz痣样黑色素瘤又称恶性Spitz样肿瘤或恶性Spitz痣,可发生于任何年龄,多位于躯干。皮损常表现为黑色或者红褐色丘疹、结节性或疣状损害,颜色常不均一。大部分患者皮损不符合黑色素瘤的ABCDE特点,是最容易被误诊的黑色素瘤之一。有糜烂、溃疡、复发高度提示恶性。此型黑色素瘤的结构及细胞形态类似于Spitz痣,两者的鉴别难度甚大。

### Spitz痣样黑色素瘤1

女,1岁,左臀部红色丘疹3个月,渐增大,约7mm大小,边界清楚,表面光滑(图8.10.8.1a)。术后局部复发转移4个月(图8.10.8.1b)。

病例点评:临床为典型的Spitz痣,但病理示浸润性生长,考虑Spizt痣样黑色素瘤,1岁儿童的红色丘疹,临床形态无恶性特点,予以观察。术后4个月局部复发、转移方予积极治疗。该病例对临床医生有重要警示。

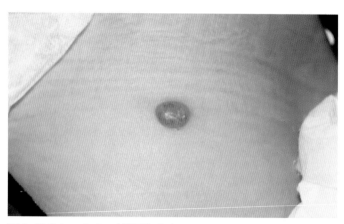

图8.10.8.1a　Spitz痣样黑色素瘤

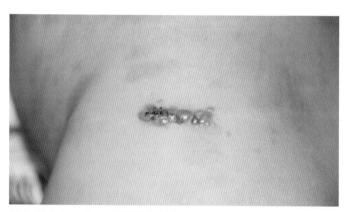

图8.10.8.1b　Spitz痣样黑色素瘤

### Spitz痣样黑色素瘤2

女,50岁,左小腿红色结节2个月,渐增大(图8.10.8.2)。

病例点评:此例临床上考虑汗孔瘤,另还需考虑化脓性肉芽肿。皮肤镜示红褐色皮损,边界清,皮损边缘附着鳞屑,其间可见毛细血管扩张,未给黑色素瘤相关提示。

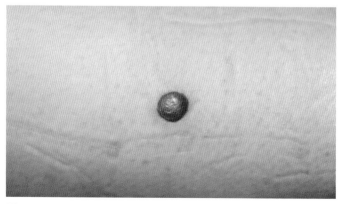

图8.10.8.2　Spitz痣样黑色素瘤

### Spitz 痣样黑色素瘤 3

女,6 岁,左面部红色丘疹 3 年(图 8.10.8.3)。缓慢增大,直径 1.0cm,其下可触及质韧包块,直径 1.5cm。

病例点评:本例为儿童,皮损生长缓慢,对称性好。儿童通常不考虑恶性肿瘤,临床诊断 Spitz 痣,皮肤镜"不除外色素痣或 Spitz 痣"。皮损可触及深部质韧包块,直径大于隆起部分,提示侵袭性生长,即具有恶特点。

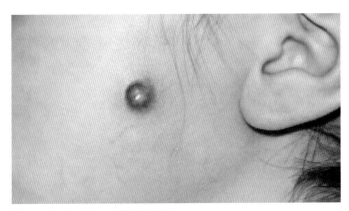

图 8.10.8.3 Spitz 痣样黑色素瘤

## 8.10.9 结缔组织增生性黑色素瘤
（desmoplastic melanoma）

本病是一种浸润较深的黑色素瘤,最常发生于老年男性的头部或颈部,有时黏膜、肢端等部位也可发生。临床上因色素较少而多被误诊为瘢痕或其他软骨组织肿瘤。研究显示该病的局部复发率并不高于其他皮肤黑色素瘤,且单纯的结缔组织增生性黑色素瘤转移风险性较小。

### 结缔组织增生性黑色素瘤 1

男,74 岁,左足底外侧黑色斑块半年(图 8.10.9.1)。初为约 0.5cm 大的褐黑色斑,逐渐增大,表面出现皲裂。

病例点评:因前期曾取病理,原始形态被破坏,但整体看,与普通黑色素瘤无明显差别。

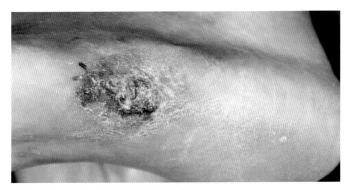

图 8.10.9.1 结缔组织增生性黑色素瘤

### 结缔组织增生性黑色素瘤 2

女,55 岁,左手中指甲外伤后黑斑 10 年余(图 8.10.9.2)。10 年前左手中指被竹签刺伤后甲下出现褐色黑线,缓慢增宽。

病例点评:本例临床与普通甲黑色素瘤无区别。

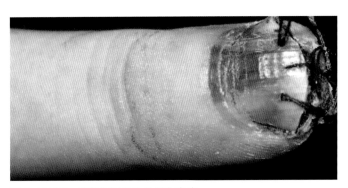

图 8.10.9.2 结缔组织增生性黑色素瘤

### 结缔组织增生性黑色素瘤 3

男,51 岁,右手示指甲床包块,伴溃烂、疼痛 1 年(图 8.10.9.3)。迅速增大,甲板破坏,曾不慎碰烂。

病例点评:本例临床诊断血管球瘤。无色素,发生于甲,临床很难考虑到黑色素瘤。

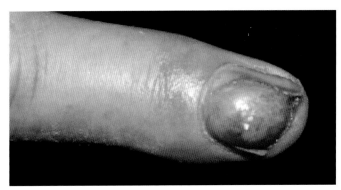

图 8.10.9.3 结缔组织增生性黑色素瘤

## 8.10.10 发生于先天性色素痣的黑色素瘤
（melanoma arising in congenital melanocytic nevus）

文献中将大于 20cm 的先天性色素痣称为巨痣,小于 1.5cm 的称为小痣,介于两者间的称为中型痣。我们将大于患者 1 手掌的定义为巨痣,小于拇指甲的定义为小痣,介于掌及甲之间的定义为中型痣。先天性巨痣恶变率为 6%~7%,但巨痣发生率低,故先天性巨痣恶变在整个黑色素瘤中的比例很低。先天性巨痣恶变常表现为痣内出现结节、巨痣的肢体增粗、肿瘤性疼痛或溃疡性改变,部分发生转移但未能找到恶变的具体部位。先天性小痣恶变最多见,特别是平的小痣。恶变多见于 30 岁以后,表现为皮疹数月内明显增大、斑疹中出现丘疹,或丘疹边缘出现色素斑,色素明显加深,周围出现红晕或出现疼痛、瘙痒。少数可表现为自出生后至 30 岁后仍继续缓慢增大,无明确发生恶变的年龄。

### 先天性巨痣恶变 1　典型病例

女,45 岁,左耳、左耳后、枕部黑斑 45 年,皮下包块半年(图 8.10.10.1)。10 年前黑斑上出现色素脱失,半年前耳后出现疼痛不适,随即发现皮下包块,约 0.8cm,后逐渐增大,质硬。

病例点评:此巨痣出现皮下包块、疼痛,有较明确的恶变时间。

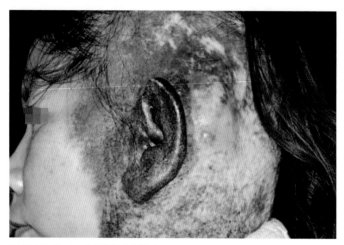

图 8.10.10.1　先天性巨痣恶变

### 先天性巨痣恶变 2　典型病例

女,18 个月,右胸部、背、上肢黑色斑片 18 个月,出现结节半年(图 8.10.10.2)。出生时为黑色斑块,出生后 1 个月黑斑上出现 1 个黑红色结节,切除后病理诊断黑色素瘤,后逐渐出现多处大小不一结节。

病例点评:此例先后 3 批小结节病理均示恶性,扩大切除后人干扰素 α1b 治疗 1 年,停药已 3 年,未复发转移。类似的结节需与先天性巨痣良性增生结节鉴别。

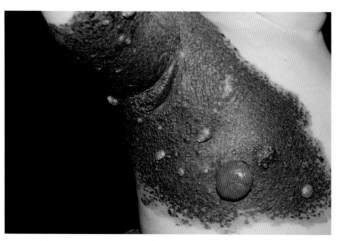

图 8.10.10.2　先天性巨痣恶变

### 先天性巨痣恶变 3　典型病例

女,43 岁,出生即发现右下肢黑斑(图 8.10.10.3),右腹股沟、左肩皮下结节 2 个月,切除病理为转移性黑色素瘤。近 2 年右下肢明显增粗,未触及包块或结节。

病例点评:PET/CT 示整个右下肢代谢增高,未能提示恶变的某一具体位置。该患者对人干扰素 α1b 反应良好,治疗 1 个月下肢缩小的周长达 13cm。治疗 2 年病情稳定,停药 2 年后再出现新的转移。

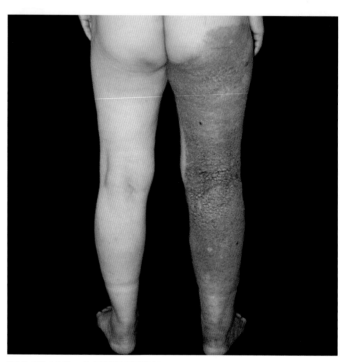

图 8.10.10.3　先天性巨痣恶变

### 先天性中型痣恶变 4　典型病例

男,37 岁,项部黑色斑 37 年,皮下结节 20 年(图 8.10.10.4)。出生时黑斑约 1cm,缓慢增大并突起于皮面。现包块直径约 5cm,黑色斑片 4cm×3cm,形状不规则,边缘有点状黑斑。

病例点评:此为一先天性中型痣恶变(出生时黑斑大于拇指甲)。恶变时间可能发生于 20 年前,增长非常缓慢。

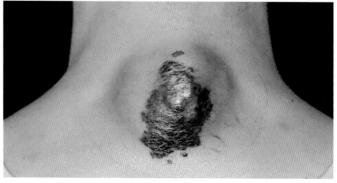

图 8.10.10.4　先天性中型痣恶变

### 先天性小痣恶变 5 典型病例

女,24 岁,左上臂外侧黑丘疹 24 年,快速增大 10 个月(图 8.10.10.5)。出生时黑色斑丘疹 0.3cm,10 个月前搔抓挤压后皮损迅速增大,3 个月前皮损表面出现丘疹、结节。

病例点评:先天性小痣恶,短期内迅速增大。恶变可能与损伤有关。

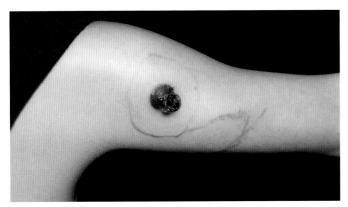

图 8.10.10.5 先天性小痣恶变

### 先天性小痣恶变 6 典型病例

女,35 岁,左乳房黑斑 30 余年(图 8.10.10.6),近 3 年逐渐增大,约 1 年半前曾至当地医院冷冻治疗 2 次,数月后皮疹原位复发。

病例点评:根据病史,此病例可能为先天性小痣恶变,恶变发生时间应判断为 3 年前。病理为浅表黑色素瘤,与很多痣恶变一样,组织学上常未能找到痣恶变依据。

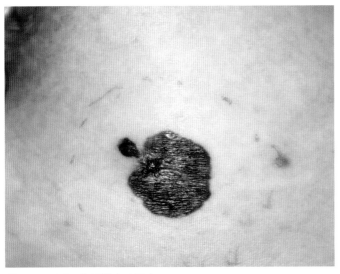

图 8.10.10.6 先天性小痣恶变

### 先天性小痣恶变 7 典型病例

女,56 岁,左股部黑色丘疹 56 年,增大、破溃 2 年余(图 8.10.10.7)。红色结节,约 1.2cm×1cm×0.4cm。

病例点评:此例临床诊断主要赖于病史,皮损形态、皮肤镜均缺乏先天性痣恶变的黑色素瘤特点。

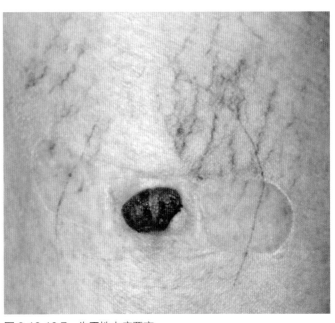

图 8.10.10.7 先天性小痣恶变

## 8.10.11 激光除痣导致的黑色素瘤
( melanoma caused by treating "nevus" with laser )

该病多见于青少年,好发于暴露部位。原发皮损为良性,可为先天或后天性,通常小于 0.5cm,长期稳定或缓慢增大,近期内无明显变化。有明确的激光或电灼治疗,或药物腐蚀除痣史。激光治疗后数月内原皮损旁出现新的皮损,增长快;或原部位皮损复发,短期内快速增大;或观察到引流区淋巴结肿大。

### 激光除痣导致的黑色素瘤 典型病例

男,29 岁,右面颊黑色丘疹 10 年,电灼去除后复发 5 个月(图 8.10.11.1)。复发皮疹逐渐增大、增多。诉电灼前皮疹无明显变化。

病例点评:皮疹既往多年无明显变化,电灼去除后局部复发,出现多发丘疹并增多、增大提示恶性。需注意有些皮损开始即为黑色素瘤且有激光治疗史,不应包括在内。

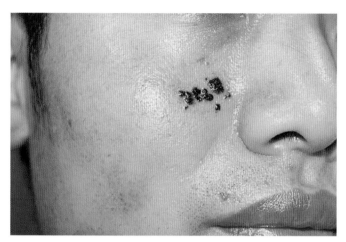

图 8.10.11.1　激光除痣导致的黑色素瘤

## 8.10.12　恶性蓝痣
（malignant blue nevus）

恶性蓝痣又称"蓝痣样黑色素瘤"，是一种罕见的真皮黑素细胞肿瘤，且无法通过垂直生长指标来评估预后，好发于头皮，男性居多，平均发病年龄为 45 岁。可继发于蓝痣、先天性巨痣、太田痣或者一开始就为恶性，多累及真皮、可引起溃疡或深在浸润团块。临床表现为蓝色或蓝黑色斑块或结节，直径 1~4cm，平均 2.5cm，多呈多叶状。临床具有高复发率及转移率。

### 恶性蓝痣 1　典型病例

男，62 岁，左面颊蓝黑色斑块 15 年（图 8.10.12.1）。
病例点评：蓝黑色斑块，边界不规则，表面不平提示恶性。

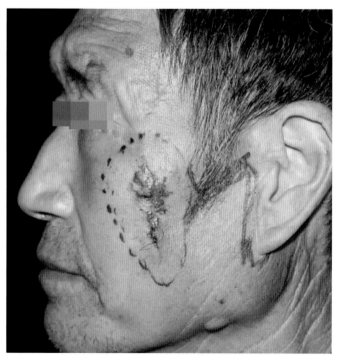

图 8.10.12.1　恶性蓝痣

### 恶性蓝痣 2

男，52 岁，左踝部黑色丘疹 52 年（图 8.10.12.2）。初约 0.4cm，渐增大，近 2 年增长加快至 2cm×1cm。
病例点评：该例切除后病理示细胞无异型性，误诊为细胞性蓝痣，3 年后死于黑色素瘤转移。该患者术后 1 年发现淋巴结转移，补免疫组化染色，仍难以诊断恶性。与不少难诊断的黑色素瘤类似，临床病史在病理诊断中有重要参考价值。

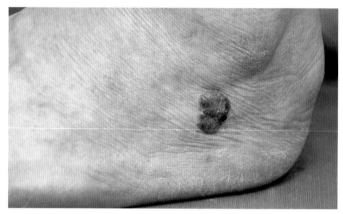

图 8.10.12.2　恶性蓝痣

## 8.10.13　儿童黑色素瘤
（pediatric melanoma）

儿童黑色素瘤通常是指发生于 20 岁以下患者的黑色素瘤。胚胎期至青春期均可发生，总体发病率较低，可分为先天性黑色素瘤、来源于色素痣的黑色素瘤，Spitz 痣样黑色素瘤以及传统成人型黑色素瘤等。家族史、着色性干皮病、先天性巨痣及免疫抑制是儿童黑色素瘤的危险因素。部分肿瘤临床表现并不典型，成人黑色素瘤诊断标准可能不完全适用于儿童。儿童黑色素瘤的肿瘤行为与成人相同。因此本病的分期、治疗及预后均依据成人理论。

### 儿童黑色素瘤 1　典型病例

女，17 岁，左足底部出现黑色斑疹 3 年，渐增大（图 8.10.13.1）。
病例点评：皮损形态不规则，渐增大提示恶性。

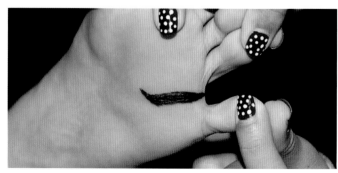

图 8.10.13.1　儿童黑色素瘤

### 儿童甲黑色素瘤 2　典型病例

男,18 岁,左手大拇指甲黑斑 7 年,加重 1 年(图 8.10.13.2)。1 年前外院拔甲后新生指甲中黑斑迅速增大,变黑。

病例点评:本例病检前 7 年基本无变化,黑斑约 1mm 宽,拔甲病检未明确诊断,很快复发,黑斑迅速增宽累及全甲。复发后 1 年就诊时临床考虑原位黑色素瘤,病理浸润厚度 1.1mm,有微卫星灶,其后发生肺转移死亡。儿童甲黑色素瘤罕见,本例的不良后果可能与拔甲病检密切相关。

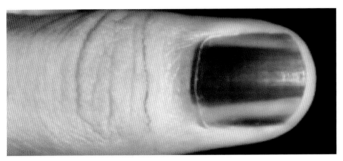

图 8.10.13.2　儿童黑色素瘤

## 8.10.14　转移性黑色素瘤
### （metastatic melanoma）

转移性黑色素瘤主要分为皮肤转移、淋巴结转移和脏器转移。皮肤转移通常表现为黑色、青色、皮色的丘疹或结节,常位于原发灶周围、至引流淋巴结中途、晚期则超出引流淋巴结范围,可单发或多发。可被误诊为化脓性肉芽肿、血管瘤、疣等。浅表淋巴结转移通常表现为局部淋巴结肿大,可通过触诊、B 超或其他影像学方法进行初步诊断。B 超、MRI 对淋巴结转移的诊断有巨大帮助。

### 转移性黑色素瘤 1　典型病例

女,50 岁,臀部黑色斑疹术后 1 年,局部斑块 9 个月(图 8.10.14.1)。表面偶破溃、出血。

病例点评:原黑色素瘤部位出现浸润性紫红色斑块,表面毛细血管扩张、有破溃、出血,高度提示局部转移。

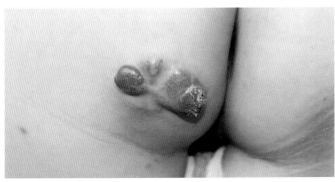

图 8.10.14.1　转移性黑色素瘤

### 转移性黑色素瘤 2　典型病例

女,55 岁,右足跟黑斑 4 年,术后 3 年,局部多发丘疹 1 个月(图 8.10.14.2)。

病例点评:原肿瘤切缘及周围多发皮色结节,为移行转移或途中转移。

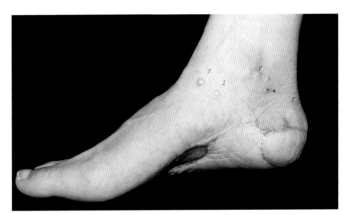

图 8.10.14.2　转移性黑色素瘤

### 转移性黑色素瘤 3

男,61 岁,右枕部红色结节半年(图 8.10.14.3)。近期明显增大。结节边界清楚,质硬,基底有浸润感。2 年前诊断右胸前黑色素瘤。

病例点评:远离原发灶的红色结节,形态似化脓性肉芽肿,触诊、病史多能提供重要线索。

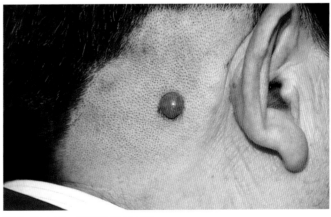

图 8.10.14.3　转移性黑色素瘤

### 转移性黑色素瘤 4

男,61 岁,右足外侧黑斑 1 年余,术后 5 个月,全身密集丘疹 1 个月(图 8.10.14.4),呼吸困难。1 个月前胸部出现多发红色丘疹,快速累及全身,皮损渐变为黑色。肺部 CT 示弥漫性间质性肺炎改变,穿刺为转移瘤。

病例点评:全身多发密集黑色丘疹,开始为红色,实属罕见,可能为超进展。该患者瘤组织 *BRAF* 基因 V600E 位点突变,给予甲磺酸达拉非尼及曲美替尼治疗当天呼吸困难改善,皮损短期内快速缩小。

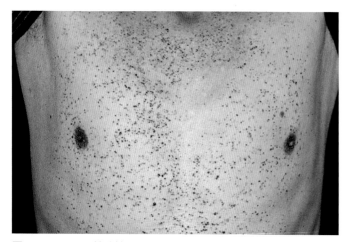

图 8.10.14.4a 转移性黑色素瘤

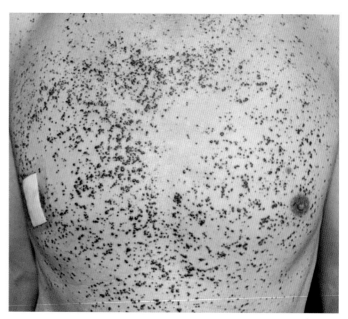

图 8.10.14.4b 转移性黑色素瘤

# 附　录

## 附录一
## 年龄相关皮肤病
（age of onset）

本附录列出几个特殊年龄及特殊时期易发生的各种皮肤病，所列疾病中有少数未收入本书中。

### 1. 新生儿

血管畸形

鲜红斑痣

婴幼儿血管瘤

疣状血管瘤

先天性毛细血管扩张性大理石样皮肤

先天性色素痣

蒙古斑

无色素痣

贫血痣

新生儿红斑狼疮

新生儿中毒性红斑

早期胎传梅毒

新生儿暂时性脓疱性黑变病

新生儿皮下脂肪坏死

吸吮水疱

局灶性真皮发育不良

结缔组织痣

甲状舌管囊肿

支气管源性囊肿

副乳

多指/趾

管状大汗腺腺瘤

乳头状汗腺腺瘤

### 2. 婴幼儿

婴幼儿痤疮

婴儿脂溢性皮炎

婴儿肢端脓疱病

脓疱疮

葡萄球菌性烫伤样皮肤综合征

疱疹性瘭疽

水痘

手足口病

传染性软疣

传染性红斑

麻疹

幼儿急疹

儿童丘疹性肢端皮炎

川崎病

大疱性表皮松解症

特应性皮炎

尿布皮炎

丘疹性荨麻疹（虫咬皮炎）

幼儿痒疹（Hebra 痒疹）

婴儿臀部肉芽肿

婴儿腹部离心性脂肪营养不良

疣状痣

炎性线性疣状表皮痣

脊柱裂

色素痣

色素失禁症

咖啡牛奶斑

单侧痣样毛细血管扩张

类脂质蛋白沉积症

良性头部组织细胞增生症

朗格汉斯细胞组织细胞增生症

皮脂腺痣

皮肤脑膜瘤

乳头状汗管囊腺瘤

小汗腺血管瘤样错构瘤

婴儿纤维性错构瘤

## 3. 学龄期

白色糠疹

石棉状糠疹

头癣

毛发红糠疹

人工皮炎

舌舔皮炎

太田痣

雀斑

黑棘皮病

蜘蛛痣

匐行性血管瘤

线状苔藓

小棘苔藓

粟丘疹

扁平疣

IgA 血管炎

单纯性紫癜

咬甲癖

甲母痣

Spitz 痣

拔毛癖

种痘样水疱病

念珠菌性肉芽肿

指厚皮症

毛囊黏蛋白病

毳毛囊肿

黄瘤病

## 4. 青年

痤疮

玫瑰糠疹

马拉色菌毛囊炎

细菌性毛囊炎

嗜酸性脓疱性毛囊炎

颜面播散性粟粒狼疮

面颈部毛囊性红斑黑变病

花斑糠疹

连圈状秕糠疹

鳞状毛囊角化病

进行性斑状色素减少症

甲真菌病

甲沟炎

甲下出血

甲裂片状出血

嵌甲

甲下外生骨疣

回状颅皮

色素性毛表皮痣

青斑样血管病

乳头乳晕角化过度症

汗管瘤

## 5. 老年

慢性光化性皮炎

色素性紫癜性皮病

老年性紫癜

大疱性类天疱疮

颞动脉炎

头皮糜烂脓疱性皮病

脂溢性角化病

皮脂腺增生

日光性黑子

光线性角化病

结节性类弹力纤维病

鳞状细胞癌

基底细胞癌

毛囊漏斗部肿瘤

外毛根鞘癌

皮脂腺瘤

皮脂腺癌

圆柱瘤

血管肉瘤

卡波西肉瘤

微囊肿附属器癌

妊娠多形疹

妊娠特应性皮疹

妊娠性类天疱疮

妊娠期脓疱性银屑病

## 6. 妊娠期

妊娠瘙痒症

黄褐斑

# 附录二
# 皮损形态特殊的皮肤病
（rash morphology）

本附录列出形态特殊的各种皮肤病供读者使用,所列疾病中有少数未收入本书中。斑疹、斑块、结节等疾病众多,不列入附录。

## 1. 鞭笞状

香菇皮炎

海蜇皮炎

皮肌炎

隐翅虫皮炎

植物日光性皮炎

药疹（博来霉素、培美曲塞等）

人工皮炎

嗜酸性粒细胞增多综合征

成人斯蒂尔（Still）病

## 2. 匍匐状及簇集状

肺吸虫病

疥疮

匍行性穿通性弹力纤维病

匍行性回状红斑

虫蚀状皮肤萎缩

螺旋腺瘤

隐翅虫皮炎

疱疹样皮炎

带状疱疹

单纯疱疹

疱疹性瘭疽

生殖器疱疹

种痘样水疱病

卡波西水痘样疹

淋巴管扩张

平滑肌瘤

斑痣

簇集状痣

簇集状黑子

黑头粉刺样痣

## 3. 环状

面部肉芽肿

面部非典型性类脂质渐进性坏死

光线性肉芽肿

基底细胞癌

痣样基底细胞癌综合征

Jessner-Kanof 皮肤淋巴细胞浸润症

老年性皮脂腺增生症

面癣

舌舔皮炎

浅表播散型汗孔角化病

环状弹性纤维溶解性巨细胞肉芽肿

渐进性坏死性黄色肉芽肿

脂肪萎缩性脂膜炎

离心性环状红斑

环状肉芽肿

类脂质渐进性坏死

连圈状秕糠疹

匍行性回状红斑

风湿性边缘性红斑

婴儿腹部离心性脂肪营养不良

离心性环状红斑

二期梅毒

疱疹样皮炎

多形红斑

坏死松解性游走性红斑

汗孔角化病

线状 IgA 大疱性皮病

股癣

匍行性穿通性弹力纤维病

胰高血糖素瘤综合征

莱姆病

668

妊娠多形疹

Netherton 综合征

荨麻疹

急性发热性嗜中性皮病

荨麻疹性血管炎

结核样型麻风

偏结核样型界线类麻风

界线类麻风

偏瘤型界线类麻风

疣状皮肤结核

固定型药疹

荨麻疹型药疹

盘状红斑狼疮

亚急性皮肤型红斑狼疮

环状型结节病

蕈样肉芽肿

## 4. 线状

线状苔藓

炎性线状疣状表皮痣

线状扁平苔藓

线状银屑病

Blaschko 皮炎

色素性分界线

线状 IgA 大疱性皮病

线状和漩涡状痣样过度黑素沉着病

胸腹壁血栓性静脉炎（Mondor 病）

线状红斑狼疮

线状红斑狼疮样药疹

回旋形线状鱼鳞病

## 5. 水疱

卟啉病

小汗腺汗囊瘤

单纯疱疹

带状疱疹

水痘

手足口病

种痘样水疱病

卡波西水痘样疹

疱疹性瘭疽

蜂蜇伤

多形性日光疹

日晒伤（日光性皮炎）

植物日光性皮炎

大疱性皮肌炎

红斑型天疱疮

葡萄球菌烫伤样皮肤综合征

丹毒

变应性皮肤血管炎

螨虫皮炎

昏睡性水疱

大疱性表皮松解症

烟酸缺乏症

多形红斑

刺激性接触性皮炎

变应性接触性皮炎

家族性良性慢性天疱疮

黏膜瘢痕类天疱疮

坏疽性脓皮病

天疱疮

大疱性类天疱疮

疱疹样皮炎

线状 IgA 大疱性皮病

淋巴管扩张

生殖器疱疹

疥疮

股癣

胰高血糖素瘤综合征

移植物抗宿主病

妊娠多形疹

色素失禁症

肥大细胞增生症（大疱型）

急性发热性嗜中性皮病

获得性大疱性表皮松解症

中毒性表皮坏死松解症

史-约综合征

光敏性药疹（光毒性药疹）

大疱性红斑狼疮

大疱型蕈样肉芽肿

## 6. 脓疱

牙源性瘘管

氯痤疮

嗜酸性脓疱性毛囊炎

肠病性肢端皮炎

寻常痤疮

玫瑰痤疮

脓疱疮

隐翅虫皮炎

面癣

激素依赖性皮炎

脂溢性皮炎

皱褶部无菌性脓疱病

头皮糜烂脓疱性皮病

头部脓肿性穿掘性毛囊周围炎

毛囊炎

秃发性毛囊炎

头癣

梅毒疹

马拉色菌毛囊炎

手足口病

疱疹性瘭疽

婴儿肢端脓疱病

掌跖角化病

掌跖脓疱病

连续性肢端皮炎

化脓性汗腺炎

坏疽性脓皮病

疥疮

股癣

皮肤念珠菌病

尿布皮炎

单纯疱疹

慢性甲沟炎

急性发热性嗜中性皮病

二期梅毒

播散性粟粒性皮肤结核

脓疱型银屑病

Reiter 病

隐球菌病

脓疱型蕈样肉芽肿

## 7. 囊肿

皮样囊肿

表皮囊肿

小汗腺汗囊瘤

寻常痤疮

甲状舌骨导管囊肿

增生性毛鞘囊肿

外毛根鞘囊肿

毳毛囊肿

多发性脂囊瘤

黏液囊肿

粟丘疹

杂合囊肿

耳周瘘管

疣状囊肿

跖部表皮囊肿

脂囊瘤

支气管源性囊肿

胸腺囊肿

腮裂囊肿

皮肤纤毛性囊肿

外阴纤毛性囊肿

中缝囊肿

指/趾黏液囊肿

黏膜黏液囊肿

腱鞘囊肿

化生性滑膜囊肿

耳郭假性囊肿

藏毛囊肿

## 8. 色素减退

白癜风

无色素痣

斑驳病

贫血痣

白化病

白色糠疹

花斑糠疹

盘状红斑狼疮色素减退

硬化性苔藓

特发性点状色素减少症

老年性白斑

小斑点性白斑病

结节性硬化症性叶状白斑

无色性色素失禁症(伊藤色素减少症)

豹斑状白癜风

对称性进行性白斑

斑秃后白斑

热带减色斑

假梅毒性白斑

麻风白斑

血管痉挛性假性白斑

马歇尔-怀特综合征

斑驳病

白细胞异常色素减退综合征

Ziprkowski-Margolis 综合征

Waardenburg 综合征

Woolf 综合征

福格特-小柳综合征

Westerhof 综合征

## 9. 色素沉着

色素痣

黑色素瘤

太田痣

雀斑

黑子

老年性黑子

脂溢性角化病

光线性角化病

基底细胞癌

咖啡牛奶斑

黄褐斑

颧部褐青色痣

色素性毛表皮痣

固定型药疹

色素失禁症

文身

持久性色素异常性红斑（灰皮病）

炎症后色素沉着

模式黑变病

里尔（Riehl）黑变病

色素性分界线

色素性荨麻疹

褐黄病

肢端黑变病

含铁血黄素沉着症

网状色素性皮病

屈侧网状色素异常

网状肢端色素沉着症

遗传性对称性色素异常症

遗传性泛发性色素异常症

先天性弥漫性黑变病

广泛性获得性黑变病

艾迪生病

家族性进行性黑变病

家族性巨大黑素细胞症

摩擦黑变病

转移性黑素瘤相关的泛发性黑变病

色素性痒疹

皮肤淀粉样变性

伴大疱的先天性皮肤异色症

特发性血色素沉着症

婴儿青铜综合征

金属沉着

西瓦特皮肤异色病

Nelson 综合征

POEMS 综合征

Albright 综合征

Naegeli-Franceschetti-Jadassohn 综合征

# 索 引

## 索引一
## 英文病名索引
## (English index)

# 索引二
# 中文病名索引
## （Chinese index）

06